JN446322

6th EDITION

임상미생물학실습

Laboratory of Clinical Microbiology

임상미생물학 실습 집필진

책임저자 **한국임상병리학과 미생물학 연구회**

공동저자

권필승 (원광보건대학교)
김성훈 (나사렛대학교)
김소진 (대구보건대학교)
김수정 (대구보건대학교)
김시현 (인제대학교)
김아름 (서영대학교, 파주)
김혜란 (동의과학대학교)
김혜영 (신성대학교)
류재기 (김천대학교)
박 민 (마산대학교)
박은석 (경복대학교)
박인원 (경동대학교)
박지애 (진주보건대학교)
박창은 (남서울대학교)
박 철 (광주보건대학교)
박훈희 (안산대학교)
성지연 (극동대학교)
송현제 (광주보건대학교)
심인숙 (동남보건대학교)
양은주 (대구한의대학교)
엄용빈 (순천향대학교)
염종화 (동의대학교)
육근돌 (대전보건대학교)
이동석 (인제대학교)
이영기 (단국대학교)
이용헌 (동서대학교)
이형선 (중원대학교)
장경수 (부산가톨릭대학교)
장유지 (호남대학교)
정무상 (제주한라대학교)
정선도 (신한대학교)
정운원 (청주대학교)
조혜현 (대전과학기술대학교)
진현석 (호서대학교)
최해람 (송호대학교)
허지혜 (동강대학교)
현성희 (을지대학교, 의정부)
홍승복 (충북보건과학대학교)

(가나다 순)

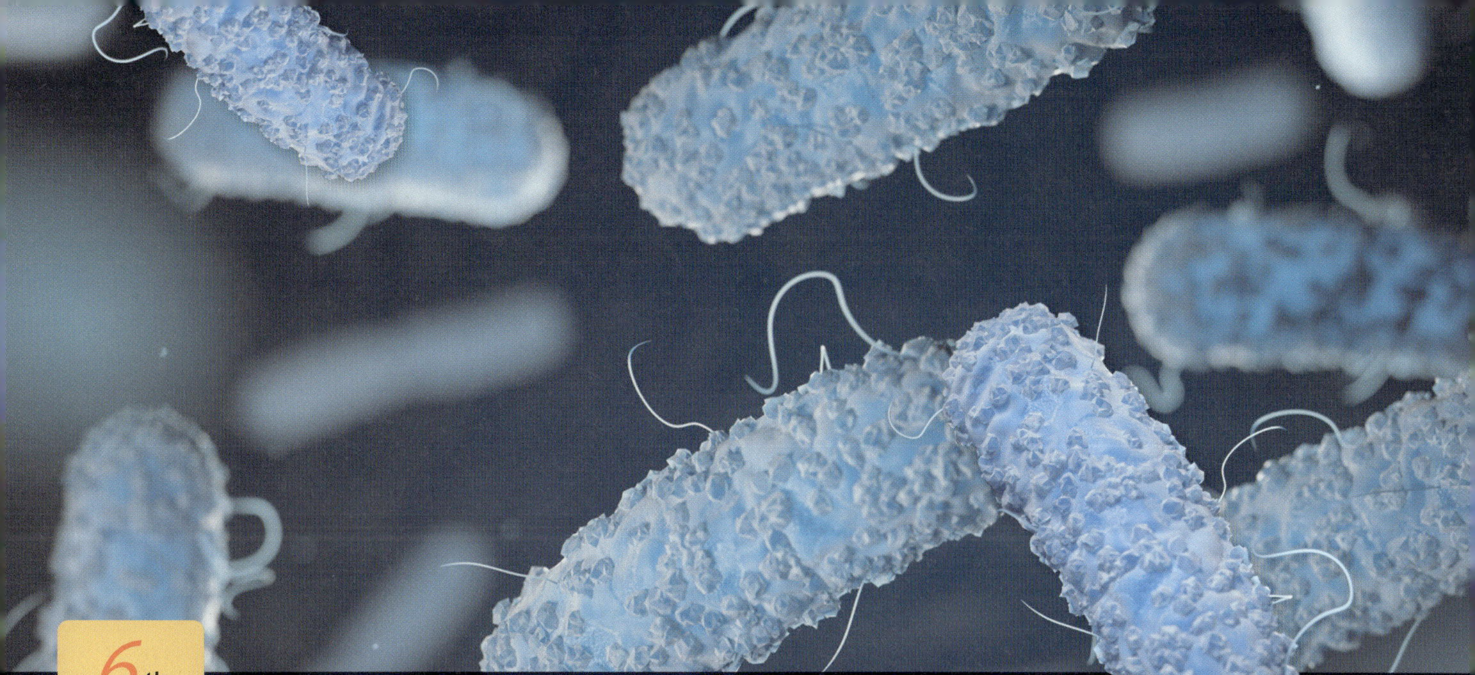

6th EDITION

임상미생물학실습

Laboratory of Clinical Microbiology

한국임상병리학과 미생물학 연구회 편

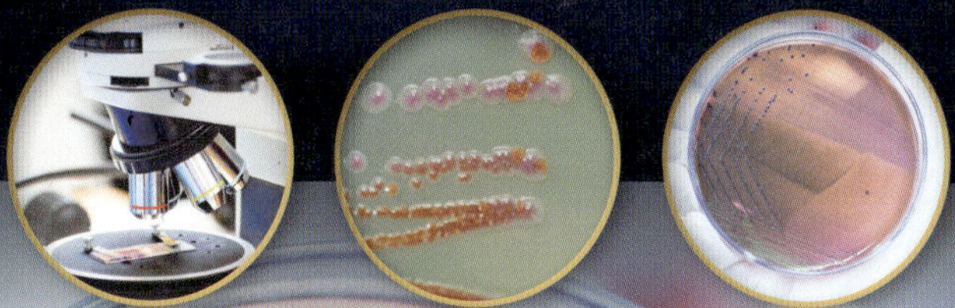

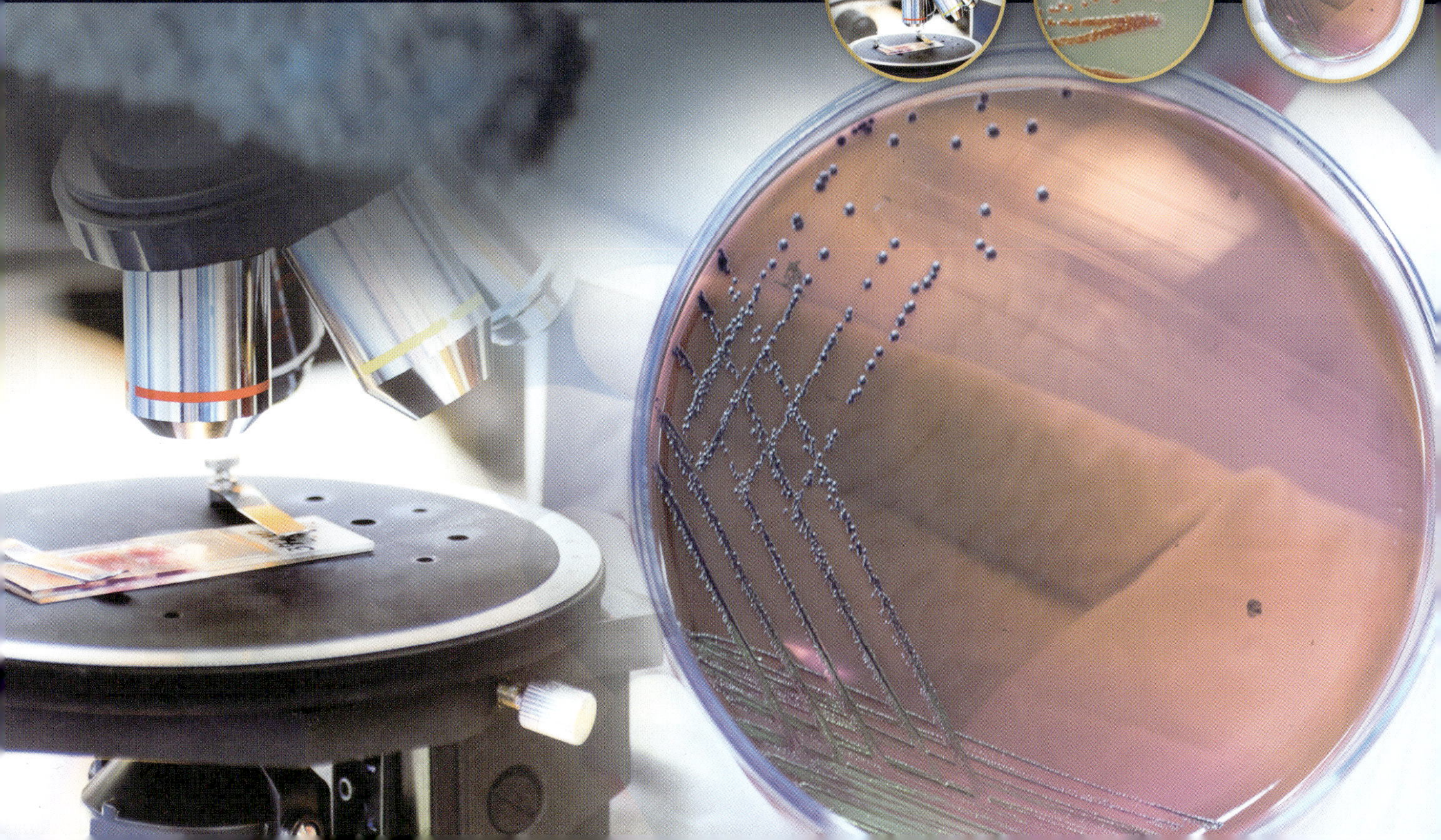

6판 머리말

이번에 출간하는『임상미생물학 실습』제 6개정판은 2018년도에 출간한 제5판을 근간으로 하여 임상미생물 분야의 전문가이신 한국임상병리학과 미생물교수연구회에서 집필에 참여하였습니다.

이번 개정판에는 미생물의 신속 진단을 위한 다양한 분자 검사법의 원리 및 진행 과정, 판독을 포함한 지침서 부분을 추가하였습니다.

또한 각 세균의 동정결과 사진의 교체와 목차 부분을 수정하였습니다.

다양한 분자진단법과 항균제 감수성 검사의 사례에 대한 부분은 아쉽지만 다음 개정판에서 수록하도록 하겠습니다 부족하지만 언제든 고견이 있으면 수정개정하도록 노력하겠습니다

감사합니다.

저자일동

2025년 2월

미생물학 실습 시 주의사항

미생물 실습 시간에는 사람이나 동물에 질병을 일으킬 수 있는 눈에 보이지 않는 병원성 미생물을 취급한다는 것을 염두에 두고 내내 세심한 주의를 기울일 필요가 있다. 실습실, 연구실 등에서 감염은 본인뿐만 아니라 다른 사람에게까지 병원균을 옮길 수 있는 원천이 된다는 것을 명심해야 한다. 미생물 실습을 통하여 미생물을 취급하는 사람들 각 개인의 안전은 물론, 실습을 효과적이고 성공적으로 하기 위해서 아래의 주의 사항을 반드시 지켜야 한다.

미생물학 실습을 대상으로 하는 균만을 계획한 공간 내에서만 취급하고, 외부의 오염균이 오염(contamination)되지 않도록 해야 한다. 이것을 무균조작이라고 하며, 무균조작을 위해서는 소독(消毒, disinfection)과 멸균(滅菌, sterilization) 방법을 익혀야 한다.

1) 실습실에 들어올 때에는 반드시 실습복(laboratory coat)을 착용한다.
2) 실습 시에는 안전사고를 예방하기 위해서 소화기, 70% 알코올 등의 소독약이 있는 위치를 알아야 하며, 특히 사용법도 익혀둔다.
3) 실습시간에 사용되는 물건 이외의 것은 실습실 내에 가지고 들어오지 않는다.
4) 실습실 내에는 흡연과 음식을 절대로 피해야 하며, 불필요하게 손을 입이나 얼굴에 갖다 대지 말고, 본인이 감염되지 않도록 한다.
5) 미생물이 들어 있는 용기를 취급할 때에는 특별히 주의하고 만약 파손되었을 때에는 담당교수에게 연락하여 적절한 조치를 받으며, 혼자 처리하지 않도록 한다. 만약 혼자 처리할 때에는 실험대는 3~5% phenol 용액이나 70% 알코올로 15분 이상 넓게 소독하고 담당 교수에게 연락한다.
6) 피부나 손에 미생물이 묻었을 경우에는 70% 에틸 알코올로 소독하고 비누로 깨끗이 씻는다.
7) 실습하기 전에 실습내용을 충분히 익혀서 정해진 실습시간에 끝낼 수 있도록 한다.
8) 실습결과를 실습교재에 상세히 기록하고 필요에 따라 색을 칠한다(색연필 지참).
9) 각자 배양하는 배지에는 검체명, 날짜, 실습조, 접종자 이름을 기입한 후 실습한다.
10) 페트리 접시(Petri-dish)는 특별한 경우를 제외하고는 뚜껑을 아래로 하고 배양시 놓아 공기 중에 있는 균으로부터 오염되지 않도록 한다.
11) 실습복을 입고 실습실 밖으로 나가서는 안되며, 특히 실습 중의 미생물을 밖으로 가지고 나가서는 안된다.
12) 실습이 끝난 후 세균이 들어 있는 시험관이나 유리 슬라이드 등은 반드시 멸균 후 세척하여 재활용하거나 버려야 한다.

13) 그람염색액 등 환경 오염물질을 버릴때에는 지정된 장소에 버린다.

14) 알코올 램프를 사용하는 경우에는 실습시간 전에 미리 알코올을 알코올 램프병에 2/3가량 채우며, 실습시간 중 특히 불꽃이 있는 알코올 램프는 이동해서는 안되며, 화재에 주의한다.

15) 알코올 램프에 불을 붙이기 전에 알코올 램프 안의 기화된 알코올을 밖으로 내보내기 위해 심지를 공기 중에 들어올렸다가 내려 놓고 성냥이나 라이터로 불을 붙인다.

16) 세균을 접종한 페트리 접시 등을 옮길 때에 반드시 적당한 용기에 담아 배양기 등에 운반하도록 한다.

17) 실습 준비조는 실습에 사용하는 배양기, 항온수조 등의 기기가 실습목적에 맞는 온도(35–37℃ 등)인지를 확인해야 한다.

18) 긴머리가 불꽃이나 병원성 미생물이 든 배지 등에 닿지 않도록 뒤로 묶어서 감염이나 위험으로부터 피해야 한다.

19) 각자가 사용하는 현미경은 항시 소중히 다루고 사용 후에는 렌즈용 종이로 깨끗이 닦고 특히 유침렌즈는 유침유(immersion oil) 사용 후 렌즈용 종이에 현미경 세척액을 묻혀서 깨끗이 닦아서 보관한다.

20) 실습이 끝나면 사용한 기구, 시약병, 배양한 것들을 지정된 장소로 옮겨 정돈하고 실험대를 소독제로 닦도록 한다.

21) 실습이 끝났을 때에는 수돗물을 잠그고, 전기 등의 스위치가 꺼졌는지 확인한다.

22) 실습실을 떠날 때에는 반드시 손을 비누 혹은 소독물로 씻는다.

차례

부록

01 혈액 배양 (Blood culture)

학습목표

1. 혈액배양에서 자주 분리되는 병원성 세균을 3가지 이상 열거한다.
2. 혈액의 초기 배양에 필요한 액체배지를 2가지 이상 열거한다.
3. 혈액배양 시 배지 내의 세균발육을 확인하는 성상을 4가지 이상 열거한다.
4. 전통적인 혈액배양을 실시한다.
5. 자동화 기계에 의한 혈액배양을 설명한다.
6. 맹계대배양을 설명한다.

1 개요

혈액배양은 패혈증(septicemia) 혹은 균혈증(bacteremia)이 의심될 경우 실시하며, 환자는 위중할 경우가 많으므로 적절한 화학요법제가 필요하다. 그러므로 미생물이 검출될 경우에는 중간보고 등의 신속한 조치가 필요하다. 균혈증은 지속적으로(continuously), 간헐적으로(intermittently) 혹은 일시적(일과성)으로(transiently) 일어난다. 일시적 균혈증은 감염조직 혹은 정상균무리(normal flora)가 있는 점막에 치료를 위한 처치나 수술을 할 때 일어나며, 감염으로 변하기도 한다. 일시적인 균혈증은 저절로 혹은 음식을 씹을 때 일어나기도 한다.

농양으로 인한 균혈증은 간헐적이며, 초기의 장티푸스, 브루셀라증, 렙토스피라증 때의 균혈증은 지속적이고 수막염, 폐렴, 화농성 관절염, 골수염의 경우는 초기에 균혈증이 있다.

혈액에서는 세균, 진균, 바이러스, 기생충이 병원체로서 검출될 수 있다.

Epstein-Barr virus, cytomegalovirus, human immunodeficiency virus (HIV, AIDS의 virus) 등은 혈구에 감염하는 바이러스이다. 진균이 혈류 중에 있음은 대단히 위중한 상태이며, 대개는 면역부전증이나 말기 환자에서 볼 수 있다. 혈액 중에 진균이 분리되는 것은 신체의 어느 부위에 진균이 있음을 뜻한다. 위장관 등 점막의 손상, 피부의 손상, 폐 등의 감염, 카테터의 삽입 등이 있을 때 혈관 내에 진균이 들어간다.

진균은 보통의 혈액배양 배지에서 증식할 수 있지만 산소 공급이 충분해야 한다. 진균 중에는 30℃에서 더 잘 증식하는 것이 있다. 효모 진균(yeast)은 혈액에서 잘 배양되지만, 사상형 진균(mold)은 잘 배양되지 않는다.

2 혈액배양 방법의 종류

혈액배양 방법에서는 여러 가지의 배양 병이 사용되며, ① 산소성 배지 병과 ② 무산소성 배지 병에 혈액을 접종하고 방치 배양하여 육안으로 세균의 증식을 관찰하는 전통적 혈액배양 방법과 자동 혈액배양 기기 등이 있다. 또한 혈액에서 병원미생물을 직접 검출하는 집균배양법, 면역학적 방법(항원 검출), 유전자 검출법(PCR법)이 있다.

즉, 혈액에서 병원미생물의 검출법에는 다음과 같다.

1) 배양 병을 사용하는 방법

① 전통적인 혈액배양 방법

산소성과 무산소성 배지 병에 혈액을 접종하고 세균의 증식을 유관판정하는 방법이 전통적 혈액배양 방법이며, 자동판정 방법에 비해 세균 양성의 발견이 느리다.

② 자동 혈액배양 기기 방법

산소성과 무산소성 배지 병에 혈액을 접종하고 세균의 증식을 자동판정하는 방법이 자동 혈액배양 기기 방법이며, 양성의 검출이 빠르다. 그러나 위양성과 위음성에 주의가 필요하다.

2) 혈액에서 병원미생물을 직접 검출하는 방법

① 집균배양법 : 용해원침(lysis-centrifugation)법
  혈액의 항균작용이나 항균제의 작용을 제거하여 혈액배양 결과를 개선하기 위한 방법으로 혈구를 용해시키고 membrane filter로 여과하여 세균을 모은 뒤 배양하는 방법. 집균 조작이 복잡하고, 야간이나 휴일에는 배양하기 곤란하다. 균수의 추정이 가능하다.

② 면역학적 방법(항원 검출) : 화농성 수막염 환자의 혈액이나 척수액 및 요에서 직접 검출

③ 유전자 검출법(PCR법)
  Salmonella, Mycobacterium, MRSA 등을 검출

3 흔히 분리되는 세균

근래 병원 환자에서 흔히 분리되는 균종은 우리나라에서는 coagulase negative *Staphylococcus*, *Escherichia coli* 등의 *Enterobacteriaceae*, *Staphylococcus aureus*, viridans *Streptococcus*, *Enterococcus*, *Pseudomonas aeruginosa* 등이다. *Vibrio vulnificus*는 혈액에서 드물게 분리되지만, 이 세균에 감염된 대부분의 환자가 빠르게 사망하므로 신속하고 정확한 검사와 보고가 필요한 예이다.

입원 환자에서는 *S. aureus*와 *Enterococcus*의 분리가 많아졌고, 정맥 내 카테터, 인공 심장판막 등의 시술은 *S. epidermidis* 같은 피부 정상균무리의 감염을 일으키기도 한다. 피부 정상균무리인 *Cutibacterium*

(*Propionibacterium*)이 혈액에서 분리되는 것은 피부의 오염 때문이다. Coagulase negative *Staphylococcus*는 피부의 정상균무리이기도 하고, 균혈증의 원인이 되기도 한다. 따라서 그 분리된 의의를 판단하기 쉽지 않으며, 환자 상태에 따라서 판단할 수밖에 없다. 원내감염 환자에서는 *Serratia marcescens*, *Enterobacter*, *Acinetobacter* 등도 흔히 분리된다. 감염성 심내막염 환자에서는 viridans *Streptococcus*가 가장 흔히 분리되고, 이어서 *Abiotrophia* 및 *Granulicatella* spp., *Streptococcus bovis*, *Enterococcus* spp., *Staphylococcus aureus* 등이 흔히 분리된다. 정맥 내 관 삽입 환자의 균혈증에서는 coagulase negative *Staphylococcus*가 가장 흔히 분리되고, 이어서 *S. aureus*, *Enterobacteriaceae*, *Pseudomonas aeruginosa*, 효모형 진균 등이 분리된다.

무산소성 세균 중에는 *Bacteroides fragilis*가 흔하고 *Clostridium perfringens*는 분리된 50%만이 감염균이라는 보고가 있다.

균혈증이 드문 세균으로는 *Campylobacter fetus* subsp. *fetus* (*C. fetus*), *Cardiobacterium hominis, Eikenella corrodens*, *Listeria monocytogenes*, *Erysipelothrix rhusiopathiae* 등이 우리나라에서도 분리된 바 있다.

4 전통적 혈액 배양 방법

1) 채혈 시기

채혈 시기는 균혈증이 지속적인 경우에는 어느 때나 채혈하면 되지만 일과성이나 간헐적일 때 특히 일정한 시기마다 열이 나는 환자에서는 열이 나기 전에 채혈하는 것이 좋고, 발열시기를 예측하기 어려울 때는 열이 날 때 채혈한다. 병소에서 혈액으로 미생물이 들어간 약 1시간 후에 열이 나기 때문이다. 심내막염인 경우 세균이 계속해서 혈류로 들어가기 때문에 아무 때나 채혈해도 된다.

2) 채혈량

채혈량은 CLSI의 권장에서 1회의 채혈량이 성인에서는 20~30 mL이고, 영아와 소아에서는 전체 혈액양의 1%를 넘어서는 안 된다고 하였으나 실제는 1회에 대부분이 10 mL를 채혈하고 있다. 최소량이 10 mL로 권장되며 30 mL까지 채혈하면 혈액배양 양성률이 올라간다. 소아의 패혈증은 1 mL당 균수가 많기 때문에 소량으로도 양성 결과를 얻을 수 있으므로 1~5 mL를 채혈한다. 채혈한 검체는 혈액 양의 10배 이상 되는 배지에 접종한다. 혈액을 희석하므로 혈액의 항세균 작용을 줄이고, 환자가 항균제 투여를 받았을 때는 항균제를 희석하여 세균의 발육을 돕는다. 그러나 항균제 투여 전에 채혈하는 것이 좋으며 만약 penicillin을 사용한 환자에서는 penicillinase를, sulfa제 투여 환자에서는 para-aminobenzoic acid (PABA) 등의 중화제를 배지에 첨가하는 것이 좋으나 penicillin이나 sulfa제가 많이 쓰이지 않게 되므로 penicillinase나 PABA 첨가 효과로는 기대할 수 없다.

3) 혈액배양 횟수

혈액배양 횟수는 성인에서 24시간 사이에 2~3회 혈액배양하며, 채혈은 30분~1시간 정도의 간격을 두어야 하며 항균제를 투여 중인 환자는 48시간 안에 6회 채혈하되 다음 항균제를 투여하기 전에 채혈한다. 아급성 심내막염인 경우는 하루 3회, 15분 이상 간격으로 채혈하며 2일 배양 후 음성이면 다시 3회 배양한다.

4) 채혈 방법

혈액배양에 가장 오염되는 쉬운 세균은 *S. epidermidis, Corynebacterium* 및 *Cutibacterium acnes* 이다. 그러나 여러 검체에서 동일한 균종이 분리되었을 때는 감염균일 가능성이 있다.

혈액배양은 액체배지를 쓰기 때문에 한 개의 오염세균이 들어가더라도 증식이 되며, 따라서 피부 정상균무리가 배양되기도 한다.

임상소견을 근거로 평가해서 오염률이 3%를 넘을 때는 피부소독 방법을 개선해야 한다. 혈관 지름술(션트, shunt)이나 카테터에서 채혈해서는 안 되며, 정맥주사 시는 하부 혈관에서 채혈한다. 혈액은 즉시 배지에 접종하는 것이 좋고 그렇지 못할 때는 sodium polyanethol sulfonate (SPS)가 든 시험관에 채혈하나 heparin, EDTA, citrate 등의 항응고제는 세균의 증식을 억제한다.

▶ 채혈 방법

① 정맥을 만져 보고 천자할 부위를 정한다.
② 천자할 정맥 주변 피부의 지름 5 cm 넓이를 70% 알코올로 닦고 마를 때까지 기다린다.
③ 2% 옥도로 30초간(또는 povidone iodine으로 1분간) 원의 중앙에서 시작하여 가장자리로 발라 간다. 마를 때까지 1분 이상 둔다. 접촉시간이 중요하므로 시간을 재야 한다.
④ 소독한 피부를 만지지 않도록 조심하면서 주사기로 어른에서는 최소 10~20 mL를 채혈한다.
⑤ 주사침을 빼고 피부를 알코올 솜으로 닦아낸다. 옥도(요오드, iodine)에 민감한 사람이 있다.
⑥ 산소성 및 무산소성 배지 병의 마개를 70% 알코올로 닦고 1분간 놓아 둔다.
⑦ 산소성 및 무산소성 배지 병에 혈액을 반씩 나누어서 넣는다.

5) 혈액배양용 배지와 항응고제

산소성과 무산소성 배지 각각의 배지에 접종한다. 산소성 배지로는 tryptic (trypticase) soy broth (TSB) 혹은 brain heart infusion (BHI)과 무산소성 세균을 위한 배지로는 thioglycollate broth가 널리 쓰인다. Thioglycollate broth에서는 산소성 세균도 증식되지만 산소성 세균의 양성률이 낮고, 증식 시기도 늦으며, *P. aeruginosa*의 배양을 위해서는 부적당하다.

접종된 혈액이 응고되면 세균이 잘 증식되지 못하므로 채혈 즉시 접종할 때도 배지에는 항응고제를 넣게 된다. Sodium citrate와 EDTA 항응고제는 세균의 증식을 억제하므로 사용할 수가 없으며, sodium polyanethol sulfonate (SPS, Liquid) 0.025~0.03%가 널리 이용된다. SPS는 보체, lysozyme 및 백혈구의 식균작용을 억제하며, aminoglycoside 항균제와 polymyxin B를 불활성화하는 작용이 있다. 그러나 *Neisseria*와 *Peptostreptococcus anaerobius*, *Gardnerella vaginalis*의 증식이 억제된다. 이 억제작용을 중화하기 위해서는 1.2% gelatin을 첨가하기도 한다.

6) 증식의 관찰

세균이 증식되었는지 매일 1~2회 육안으로 관찰한다. 배양한 병을 항온기에서 꺼낼 때에는 배지가 흔들리지 않게 조심해서 꺼내야 한다. 미생물 증식이 있으면 혼탁, 용혈, 가스 생성, 세균 덩어리, 혈장의 응고 등의 변화를 관찰한다.

육안으로 세균증식이 음성인 배양 병은 배양시작 6~18시간 뒤에 산소성 배지에서 맹계대배양(blind subculture)을 해야 한다. 육안으로 증식이 검출 안 된 소수의 세균도 맹계대 배양으로 검출될 수 있고, 또한 *Haemophilus influenzae*, *Neisseria meningitidis* 등은 증식되어도 배지를 혼탁시키거나, 용혈시키거나, 가스를 생성하지 않기 때문이다. 육안으로 안 보이는 소수의 균도 검출될 수 있다. 육안 관찰로 음성인 병은 잘 섞고, 주사기로 무균적으로 배지 두세 방울을 초콜릿 우무배지에 접종하여 CO_2 배양기에서 48시간 배양한다.

Castaneda 배지(한 병에 사면 배지와 액체배지가 함께 담기고 *Brucella*도 증식됨)나, Septi-Check (Becton Dickinson)를 병에 꽂고 하루에 한 번씩 병을 기울였다가 세우면 계대배양이 된다. Septi-Check의 판에는 초콜릿, MacConkey 및 malt extract agar가 부착되어 있다. 육안으로 음성인 병에서는 그람염색을 하여도 검출효과가 적고 오염시킬 염려가 있지만 모든 병에서 그람염색이나 acridine orange로 염색하도록 권장되기도 한다. 그람염색으로는 약 10^5/mL의 세균이 있어야 검출이 된다. Acridine orange 염색으로는 세균 수가 적어도 검출되므로 유용하다. 이 염색으로 세균은 적황색 형광을 내고 적혈구는 염색이 안 되며, 100배 확대로 관찰하기 때문에 10^4/mL의 세균이 있으면 검출된다. 따라서 맹계대배양 대신으로 사용될 수 있다.

혈액배양은 통상 방법으로는 7일간, 자동화방법은 5일간 배양한다. *Campylobacter*, HACEK (*Haemophilus aphrophilus*, *Actinobacillus actinomycetemcomitans*, *Cardiobacterium hominis*, *Eikenella corrodens*, *Kinngella kingae*), 효모형 진균 등은 항균제가 투여된 환자에서도 1주일 이후에 증식되기도 한다. 그러나 자동 기기를 사용해서 배양할 때는 HACEK 등 배양이 어려운 세균의 분리를 위해서도 6일 이상 배양할 필요가 없다는 보고도 있다.

7) 양성 검체의 처리–배양 병의 혼탁, 가스발생, 균괴(덩어리) 등이 보일 때

(1) 배양 병의 내용물을 꺼낸다.

배양 병의 양성 성상이 보였을 경우 그 발육성상과 검출균은 표 1-1과 같다. 이것은 참고로 활용하며, 전부 이와 같은 소견을 보인다고는 할 수 없다.

표 1-1. 배양 병의 양성 시 육안 소견과 추정되는 검출균

육안 성상	추정되는 검출균
적혈구는 밑으로 침전되고 상층이 현저히 혼탁함	장내세균과 등의 그람음성 막대균, *Staphylococci*, *Bacteroides*
배양 병 전체가 암적색을 보임	*Clostridium, Bacillus, Listeria, Streptococci, Staphylococci, Aeromona*s
배지의 표면에 거품이 많고 배지를 움직이면 많은 기포가 생김	장내세균과, *Clostridium, Bacteroides*, 기타 무산소성 세균
백색의 균덩어리	*Staphylococci, Streptococci, Propionibacterium*
약간 혼탁 또는 배지의 표면에 균막형성	*Pseudomonas* 등의 포도당 비발효 그람음성 막대균, *Bacillus*, 효모진균
배지 표면에 솜과 같은 부유물 또는 녹조류와 같은 부유물 형성	사상균(곰팡이)

표 1-2. 자동 혈액배양 기기의 특징

기기	증식 검출 원리	탐지 주기	교반
BacT/Alert	CO_2 증가를 비색법	10분	앞뒤로
BACTEC 9000	CO_2 증가를 형광 발광	10분	앞뒤로
ESP	가스 생성이나 소모를 압력 변화로	12분(산소성)	회전
Vital	CO_2 증가를 형광 감광	15분	사인곡선형

표 1-3. 혈액배양의 과정

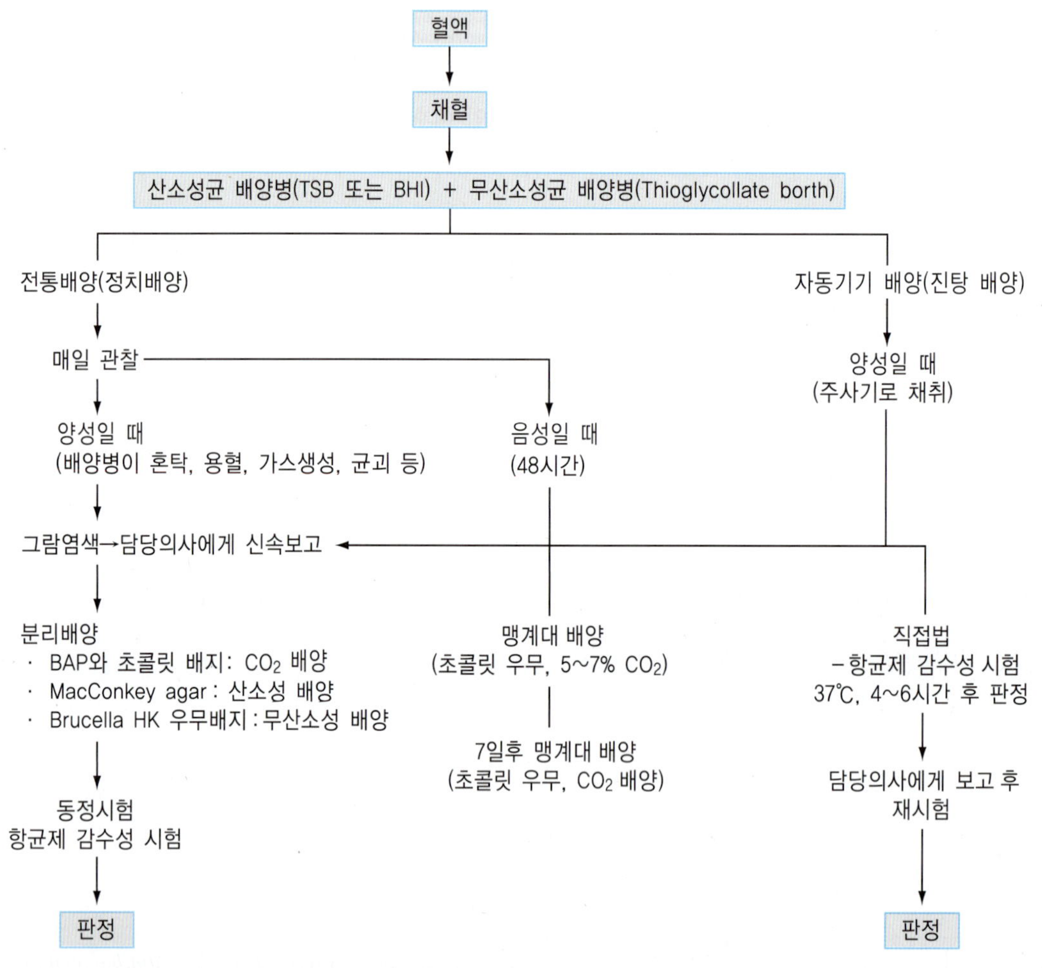

표 1-4. 혈액에서 검출되는 주요 세균과 진균

Escherichia coli *Klebsiella pneumoniae* 등 *Salmonella* Typhi *Salmonella* Paratyphi A *Salmonella* 등	*Neisseria gonorrhoeae* *Neisseria meningitidis* *Listeria monocytogenes* *Corynebacterium* spp. *Mycobacterium* spp.
Aeromonas spp. *Vibrio vulnificus* *Haemophilus influenzae* *Campylobacter fetus* subsp. *fetus*	*Bacteroides* spp. *Fusobacterium necrophorum* *Peptostreptococcus* *Clostridium* spp. *Cutibacterium acnes* 그밖의 무산소성 세균
Pseudomonas aeruginosa *Acinetobacter baumannii* 포도당 비발효 그람음성 막대균	*Candida albicans* *C. parapsilosis* *Candida* spp. *Cryptococcus neoformans* Yeast *Mucor* spp.
Staphylococcus aureus Coagulase negative *Staphylococcus* (CNS)	
Streptococcus pneumponiae *Streptococcus pyogenes* *Streptococcus agalactiae* α-, γ-hemolytic *Streptococcus* *Enterococcus*	

① 1 mm 또는 그 이하의 작은 균괴(덩어리)가 소수 관찰되었을 경우는 배양 병의 입구를 70% 알코올로 소독하고, 멸균 피펫으로 이 부분을 멸균 소시험관에 꺼내어 검사한다.
② 균괴(균덩어리)의 수가 많거나 배양 병 전체가 혼탁되었을 경우에는 배양 병의 내용물을 잘 혼합하여 주사기를 이용하여 2~3 mL를 꺼낸다.

(2) 그람염색

① 배양 병에서 꺼낸 내용물로 도말표본을 만들고, 메탄올로 고정 후 그람염색한다.
② 그람염색성, 형태(알균, 막대균)를 관찰하고, 되도록 균종을 추정한다.
③ 그람염색 결과는 즉시 담당 의사에게 보고한다.
④ 자동화 기기를 사용하는 경우 위양성의 성적은 1~3% 이하로 보고 있다. 따라서 양성인 결과인데도 불구하고 그람염색이나 배양 음성인 경우에는 *Mycobacterium* 등 통상 배양으로 힘든 미생물을 의심하여 신중히 검사할 필요가 있다.

(3) 분리배양

① 혈액우무 배지와 초콜릿우무 배지는 CO_2로 배양한다.
MacConkey 우무 배지는 산소성 배양한다.

② 그람염색에서 효모(yeast)양 진균이 검출되었을 때는 CHROM agar를 이용하면 *Candida* 균종을 신속히 추정 동정할 수 있다.

③ 무산소성 배양은 통상 *Brucella* HK 우무에 배양한다. 그람음성 막대균이 검출되었을 때 BBE 우무배지를 추가하면 *Bacteroides fragilis* group의 균종 검출에 편리하다.

④ 혈액배양 검체는 8% 이상은 양성을 보이는 것이 보통이다. 혈액배양 양성 시 약 15~20%는 혼합균이 검출된다. 그러므로 한 종류의 세균 검출에 만족하지 말고 분리평판배지는 2일째 이후도 관찰해야 한다.

⑤ 산소성균에 혼합된 무산소성균의 소수가 검출되는 경우도 있기 때문에 무산소성 평판배지도 최후까지 관찰해야 한다.

⑥ *Leptospira*의 배양은 Fletcher, Tween 80 albumin, EMJH (Ellinghausen McCullough Johnson Harris) 반고체 배지에 접종하여, 28~30℃, 공기환경에서 5~6주간 배양한다.

8) 직접 항균제 감수성 검사

그람염색에서 단일균이 확인되면 디스크 확산법으로 시험하여 4~6시간 후 엷게 발육한 것으로 결과를 잠정 판정하여 보고한다. 계속해서 배양 후 다음날 다시 판정하여 전날에 보고한 것과 다를 경우 다시 보고한다. 직접법으로 시험했을 경우에는 중간보고로 하며, 간접법에 의해서 재검할 필요가 있다.

9) 음성 결과의 확인

전통적인 방법은 7일간 배양 후에, 자동혈액배양 기기는 5일간 배양 후에 그람염색 및 최종 배양을 실시하여 발육이 안 되었을 때 음성으로 보고한다.

10) 자동혈액배양 기기

① 자동화 기기는 배지에서 세균이 증식되었는지를 지속적으로 검출하는 기기들(continuous monitoring blood-culture system)이다.

② 주요 기기 4가지 : BacT/Alert (Organon Technica), BACTEC 9000 (Becton Dickinson), Vital (bioMerieux) 및 ESP (Accumed International)

③ 원리
Glucose + Bacteria → CO_2 증가 → 비색법, 형광출현, 형광소실 및 가스 생성이나 압력 변화

④ 각 기기의 원리는 비슷하다. 혈액 5~10 mL(소아는 0.3~4 mL)가 접종된다. 이 기기는 배지를 흔들면서 배양하므로 세균증식이 빠르다. 배양 병을 기계 안에 넣고 배양하는 동안 세균이 증식되었는지를 주기적으로 측정하므로 증식의 검출시기가 빠르다. 배지병에서 변화가 측정되면 컴퓨터로 보내져서 신호를 발한다.

▶ 혈액배양을 위한 채혈 순서

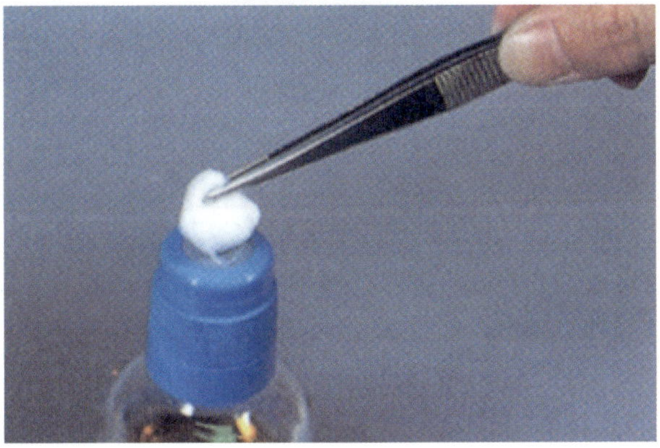

그림 1-1. **혈액 배양 병의 마개를 소독.** 먼저 70% 알코올로 소독한다.

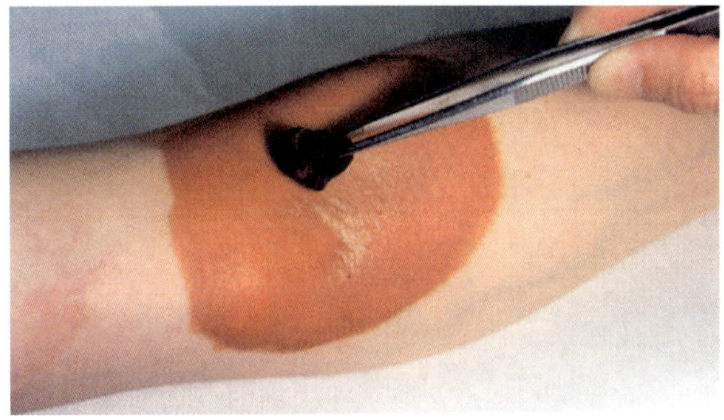

그림 1-2. **포비돈 요오드(povidone iodine)에 의한 피부소독.** 포비돈 요오드는 1분간(또는 2% 옥도는 30초간) 원의 중앙에서 시작하여 가장자리로 발라간다.

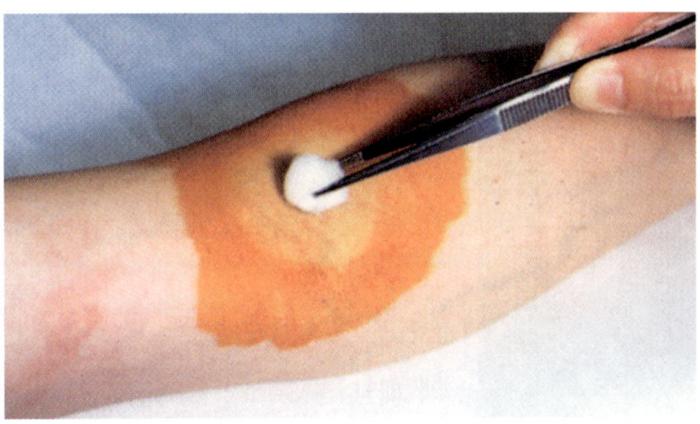

그림 1-3. **70% 알코올로 포비돈 요오드를 닦아낸다.** 천자부위를 포비돈 요오드로 닦아내고 건조시킨다.

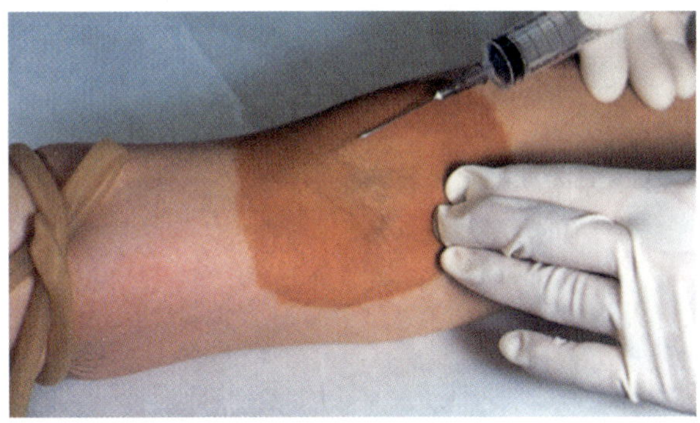

그림 1-4. **정맥 채혈.** 멸균장갑을 끼고 약 10 mL를 채혈한다.

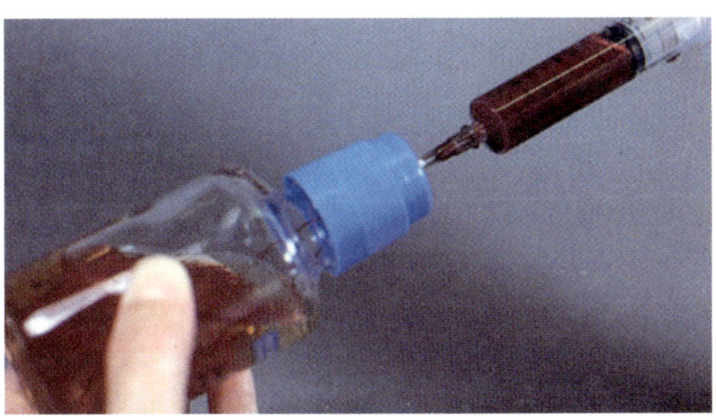

그림 1-5. **혈액을 배양 병에 넣고 산소성 배양기에 배양.** 무산소성 세균 배양 목적으로 Thioglycollate broth 45 mL에 혈액 5 mL, 산소성 세균 배양 목적으로 BHI 45 mL에 혈액 5 mL를 넣고 배양기에서 1주간 배양하여 배지의 혼탁 용혈 등을 관찰한다.

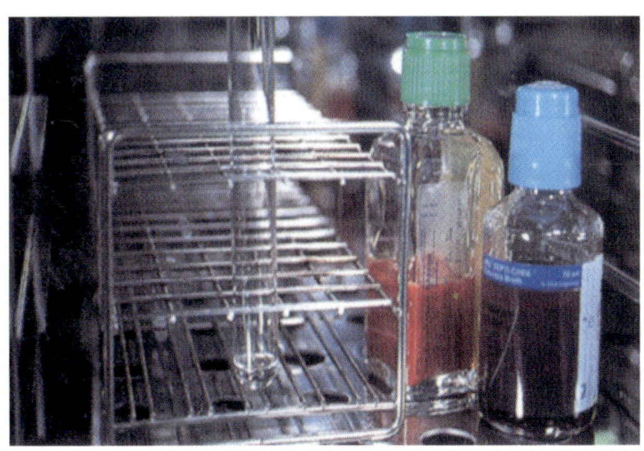

그림 1-6. **혈액이 접종된 Thioglycollate broth와 BHI 배지를 배양기에 배양.** 37℃ 1주간 공기 중(산소성 환경) 배양기에 배양하여 용혈이나 혼탁, 집락 및 가스 생성 등을 관찰한다.

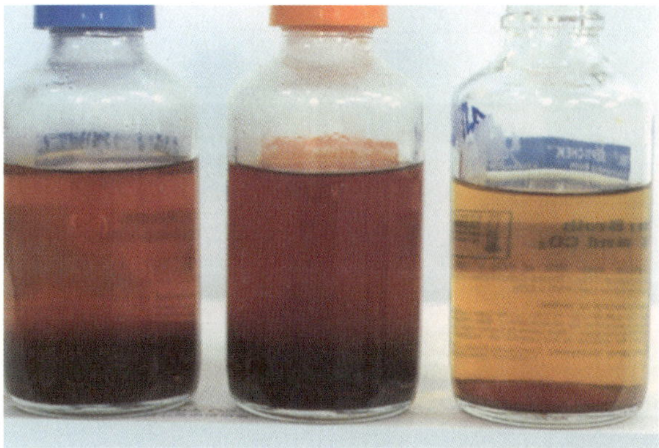

그림 1-7. 미생물이 발육한 혈액 배양 병. 혈액과 혈액배양 배지(BHI, Thioglycollate broth)의 비율은 1 : 10으로 희석한다. 왼쪽에서 첫 번째와 두 번째는 세균이 발육하여 용혈과 균막이 보이고, 세 번째는 안 자란 배양 병이다.

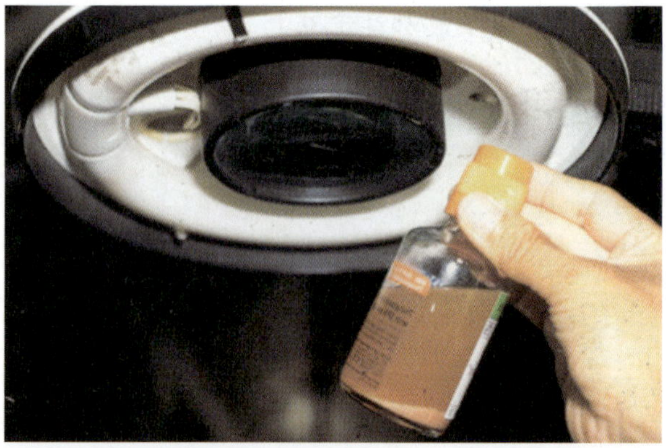

그림 1-8. 혈액배양 병의 관찰. 전통적 혈액 배양법은 적어도 1주간 배양하고, 매일 관찰하는데, 배양 병의 혼탁과 집락 형성, 균막, 용혈 및 가스 발생이 있는지를 육안으로 관찰한다.

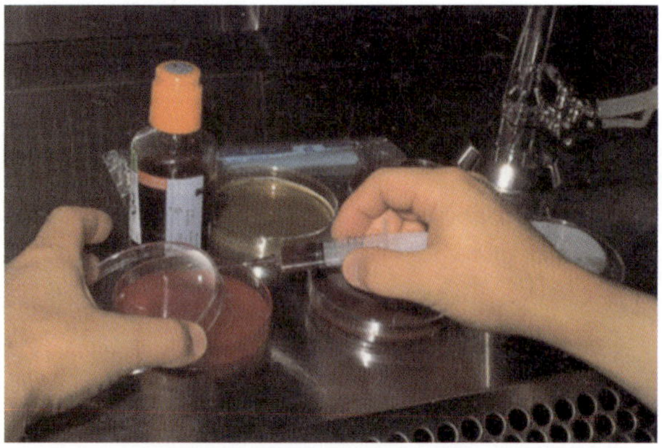

그림 1-9. 혈액배양 병에서 계대배양(subculture). 배양 병에 세균이 증식되었으면 배양액의 일부를 주사기로 채취해서 그람염색과 계대배양을 실시한다. 또한 Haemophilus나 Campylobacter 등의 발육을 보기 위해서는 맹계대배양(blind subculture)을 배양 2일과 7일째 실시한다.

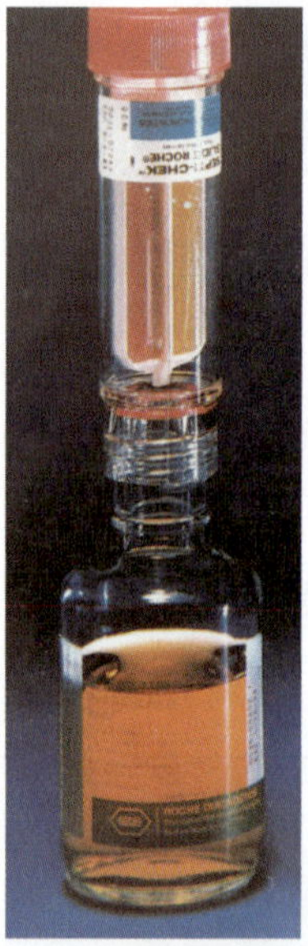

그림 1-10. 사면배지를 장착한 혈액 배양 병(Septic Check, Becton Dickinson). 혈액을 산소성 세균용 배지에 넣고 Septic Check를 장착한다. 하루에 한 번씩 병을 기울였다 세우면 접종되므로 계대배양을 편리하게 이용할 수 있다. Castaneda 배지(Brucella 배양용 배지)도 그림과 같이 한 병에 사면배지와 액체배지가 함께 있다.

5 자동화 혈액배양

BacT/Alert 3D 자동화 혈액배양기(BacT/Alert Blood Culture System)

1) BacT/Alert 3D의 자동화 혈액배양기 특징

BacT/Alert 자동화 혈액배양기는 BACTEC 9240보다 개량된 완전자동화된 비침습성 혈액배양검사기이며, 비색탐지기를 내장한 혈액배양기와 컴퓨터 시스템을 가진 탐지 장치로 구성된다. 환자 혈액 외에 관절액(joint fluid), 복막액(peritoneal fluid,) 뇌척수액(cerebrospinal fluid, CSF), 복수(ascites), 양수(amniotic fluid), 늑막액(pleural fluid), 윤활액(synovial fulid), 심장막액(pericardial fluid), 상처흡입액(wound aspirates), 고름(pus), 담즙(bile) 등 모든 종류의 체액 검체를 산소성 및 무산소성 액체배양 병에 주입하여 교반되는 장치로 옮겨 4~8시간 배양되는 동안 미생물 발육 시 대사과정에서 생성된 이산화탄소(CO_2)를 배양 병 외부에서 측정하게 되며 이에 따라 교차 오염가능성은 배제된다. 감지된 이산화탄소는 암녹색에서 노란색으로 변하면 미생물의 존재여부가 화면상에 그래프로 일단 주치의에게 보고된다. 이 기기는 BacT/Alert3D 30, 60, 240병(bottle)을 내장할 수 있는 3가지 종류를 기본으로 하여 1,440병까지 용량이 확장 가능하며, 신속하고 정확한 탐지를 위해 계속적인 교반이 이루어지고 모니터된다. 또한 양성 검체를 증명할 수 있는 바코드 해석 장치가 내장되어 있고 정교한 정도관리도 이루어져 있다. 일단 발육된 배양 병에서 균 동정을 필요시에는 혈액우무 평판배지(BAP)와, MacConkey agar에 분리배양하여 발육된 집락을 신속 간이 동정 kit나 자동화 동정기기로 동정하여 항균제 감수성 시험을 실시한 결과를 최종 보고한다.

2) 측정원리

혈액배양 검체를 성인은 5~10 mL, 소아는 4 mL 정도 채혈하여 배양 병에 주입한다. 이 배양 병은 세균이 성장함에 따라 발생하는 이산화탄소(CO_2)를 감지하는 비색감지기인 LED illunimate Sensor SYSTEM으로 탐지기 내부로 들어가 35~37℃ 상태로 배양되고, 이산화탄소 증가에 따라 암녹색에서 노란색으로 변하게 된다. 진공관에서 LED illuminate Sensor가 적색 빛을 감지기에 방출하게 되면 빛이 광 진공관에 모아져 신호로 처리되고 증폭되어 컴퓨터 시스템에 전달된다. 결과는 10분 간격으로 하루에 144회 모니터되며 색의 변화에 의해 신속하게 결과를 판독한다.

3) 액체배양 병(Culture Bottle)

(1) Standard aerobic (SA) bottle

산소성 배양용 액체배양 병

(Tryptic soy broth, TSB)

(2) Standard anaerobic (SN) bottle

무산소성 배양용 액체배양 병

(Thioglycollate broth)

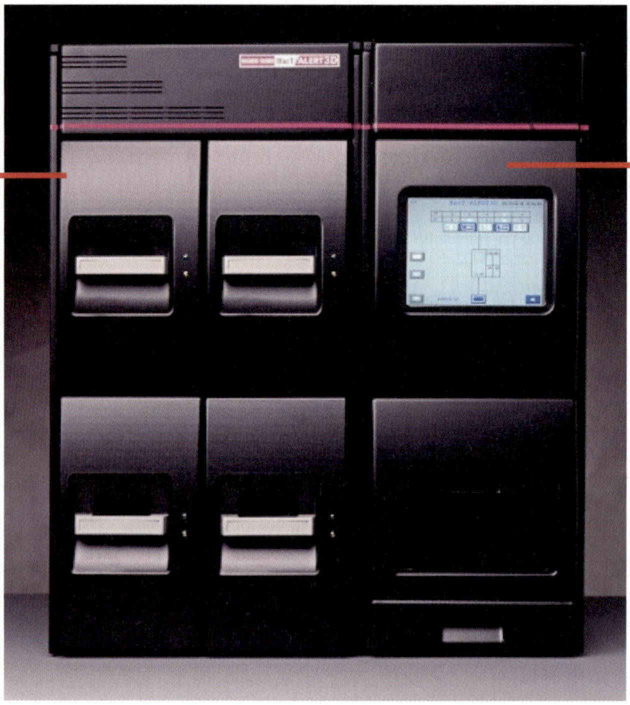

그림 1-11. BacT/Alert 3D의 자동화 혈액배양기.

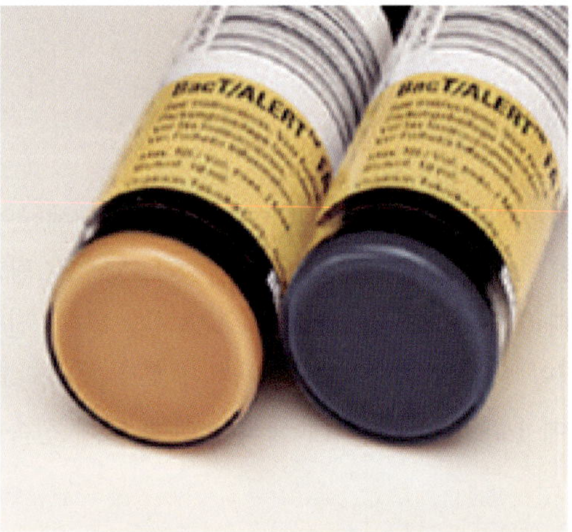

그림 1-12. **혈액배양 병.** 미생물 발육 시 CO_2 생성으로 암녹색(오른쪽병)이 황색(왼쪽병)으로 변하는 비색법을 원리로 한다.

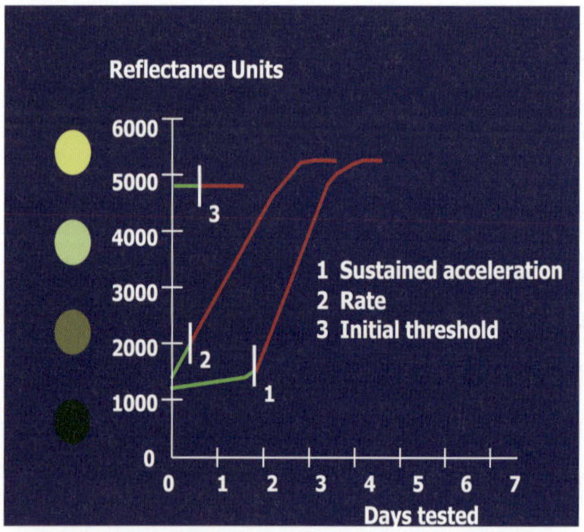

그림 1-13. **검체가 접종된 배양 병인 경우 다음의 Algorithms에 의해 검사가 진행된다.** 즉 1. Sustained Acceleration, 2. Rate, 3. Initial Threshold.

(3) Pediatric fastidious (PF) bottle

소아용 배양용 액체배양 병(TSB)

(4) Fasitidious antibiotic neutralizing (FAN) Aerobic bottle

Ecosorb란 항생제 중화제가 첨가된 산소성 배양용 액체배지

(5) Fasitidious antibiotic neutralizing (FAN) Anaerobic bottle

: Ecosorb란 항생제 중화제가 첨가된 무산소성 배양용 액체배지

4) Computer system

BacT/Alert 3D 시스템은 내부모뎀과 테이프 교체장치, 바코드 해석 장치로 구성되어 있다. 바코드 기술을 이용하여 각각을 확인하고 혈액배양을 탐지하며, 내장된 테이프 교체시스템은 자료를 효과적으로 정리, 신속한 검색이 가능하도록 되어 있고, 내부모뎀을 통해서는 고장수리와 서비스 제공이 원활하게 이루어질 수 있다. BacT/Alert 3D select link는 양방향 소프트웨어 공유 영역으로 LIS에 내장된 자료를 검색하고 사무실 내에선 시간 절약이 가능하며 또한 잠재적인 데이터 입력 오류도 막을 수 있다.

6 재료

1) 검체

균혈증 가능성 환자의 혈액 또는 기타 혈액

2) 배지

① 산소성 배양용 배지: Brain heart infusion (BHI) 또는 Tryptic (Trypticase) soy broth (TSB) 중의 한 개

② 무산소성 배양용 배지: Thioglycollate broth

3) 채혈 재료

① 70% 알코올 솜, 1~2% 옥도(요오드, iodine tincture) 솜 혹은 10% 포비돈-옥도(povidone-iodine) 솜

② 멸균 주사기(syringe)와 바늘(needle)

7 시험 방법

▶ 채혈

① 채혈 방법에 따라 어른에서 한 번에 주사기로 최소 10 mL를 채혈한다. 소아환자에서는 1~5 mL를 채혈한다.

② 주사침을 뺀 자리를 알코올 솜으로 누른다.

③ 산소성 배양 병(TSB 45 mL 혹은 BHI 45 mL)과 무산소성 배양 병(Thioglycollate broth 45 mL)을 70% 알코올로 닦고 1분간 둔 후 채혈한 혈액을 각각 5 mL씩 접종한다.

④ 35℃에 최소한 7일간 배양하되 매일 1번 이상 세균의 증식이 있는지 관찰한다. 그러나 의심되는 균종에 따

라서는 4주일간 배양할 수도 있다.

⑤ 시판되는 환원배지를 쓸 때는 두 병에 혈액을 접종하고 그중 한 병에는 산소성 세균이 자라도록 솜마개가 된 통기침(venting needle)으로 공기를 넣어 배양한다. BACTEC법에서는 배양 첫날은 교반기로 흔들면서 배양한다. 자동혈액배양 기기는 최소 35℃에서 5일간 배양한다.

8 양성 검체의 처리 및 결과 보고

① 하룻밤 배양 후 내용물이 섞이지 않게 배양 병을 관찰하며, 혼탁, 용혈, 가스 생성, 세균 덩어리의 생김, 혈장 응고 등의 변화가 있으면 세균 증식 의 양성 결과이다.

② 육안으로 세균 증식이 음성인 배양 병은 배양시작 6~18시간 뒤에 산소성 배지에서 맹계대배양(blind subculture)을 해야 한다. 육안으로 음성인 병은 잘 섞고, 주사기로 무균적으로 배지를 흡인해서 2~3방울을 초콜릿 우무에 접종하여 CO_2 배양기에 48시간 배양한다. 2일 배양 후에 또 다시 맹계대 배양할 수 있다.

③ 흔히 1주일 이후에 증식이 검출되는 세균에는
Campylobacter,
HACEK (*Haemophilus aphrophilus*,
Actino bacillus actinomycetemcomitans,
Cardiobacterium hominis, *Eikenella corrodens*,
Kingella kingae), 효모형 진균 등이 있다.
항균제가 투여된 환자에서는 1주일 이후에 세균이 증식되기도 한다.

④ 배양 병이 혼탁할 때와 용혈이 심할 때는 상청만으로, 세균 덩어리가 생겼을 때는 덩어리를 채취해서 도말(smear) 표본을 하고 그 결과에 따라 동정시험을 하며, 예비보고도 하고, 분리배양도 해야 한다.

⑤ 항균제 감수성 시험은 균액의 탁도를 맞추어서 시험하고, 예비결과를 낸 후 분리된 집락으로 다시 시험하여 간이 감수성 시험결과를 확인하는 것이 원칙이다.

⑥ 혈액배양 검체는 8% 이상은 양성을 보이는 것이 보통이다. 외국에서 5%는 무산소성 세균이다. 이 비율은 병원의 특성에 따라 다르다.

⑦ 혈액배양 병에 미생물이 증식되면 즉시(균종동정 전에) 예비보고 해야 한다. 음성결과는 1~2일 배양 후까지 증식이 없으면 "No growth after 2 days." 1주일 후에는 "No growth after 7 days" 등으로 보고한다. 그러나 자동방법은 5일 후 "No growth after 5 days"로 보고한다. 혈액배양에서 분리균주가 의의 있는 것인지를 검사실에서 판정하기 어려우므로 모든 양성 결과를 보고한다. *Corynebacterium* spp. *Cutibacterium* (*Propionibacterium* spp.), *Bacillus* spp., coagulase negative *Staphylococcus* (CNS) 중의 일부는 대개 오염균이다.

성명:	학번:	실습일자:	확인:

제1장 실습 결과 보고서

1. **혈액배양(Blood culture)**

검체 / 결과		Sample 1		Sample 2	
사용배지	산소성 세균용				
	무산소성 세균용				
발육상 (mode of growth)		산소성 배지 (BHI or TSB)	무산소성배지 (Thioglycollate broth)	산소성 배지 (BHI or TSB)	무산소성배지 (Thioglycollate broth)
그람염색 (sketch)					
집락 성상 (BAP media)					
동정 과정 (procedure of ID)					
최종 동정 (final identification)					

work sheet

02 요 배양 (Urine culture)

학습목표

1. 요 배양에서 잘 분리되는 병원성 세균 3가지 이상을 열거한다.
2. 요 배양을 위한 채뇨법을 설명한다.
3. 요 배양에 필요한 배지를 2가지 이상 열거한다.
4. 반정량법에 의한 요 배양을 실시하고 집락계산법을 설명한다.

1 요배양

요로감염은 대단히 흔한데, 신장, 요관 등의 상부요로와 방광, 요도의 하부요로 및 전립선 등의 감염이 있다.

요로감염의 대부분은 상행성 감염이지만, 혈류를 통한 감염도 있다. 급성이나 만성 및 단순성과 복잡성에 의해서도 검출되는 균종에 차이가 있다.

1) 검체의 채취 및 보존

① 중간뇨, 카테터(catheter) 뇨를 멸균용기에 채취한다. 정상인의 방광 안에 들어 있는 요는 무균이다. 감염뇨 중 세균의 수는 아침 첫뇨 중에 많으므로 아침에 채취하는 것이 좋다. 요는 채취할 때 요도의 정상균무리가 섞이게 된다. 청결 채취 중간뇨(clean catch midstream urine)를 흔히 검사에 사용한다. 청결 중간뇨를 채취하기 위해서는 요도구를 소독 비누로 씻고, 물로 헹구고, 배뇨한 첫 부분을 버리고 중간 부분을 무균용기에 채취한다. 여성의 경우는 검체 용기에 오염되지 않게 직접 채취한다. 즉시 배양할 수 없을 때는 냉장고에 보관한다.

② 유치 카테터가 있을 때는 채뇨 부위를 알코올로 소독한 후에 채취한다.

③ 드물게 방광천자로 채뇨한다.

④ *Chlamydia* 검출에는 요를 원침하여 그 침사를 수송배지에 넣어 냉동 보존해 둔다.

⑤ *Neisseria gonorrhoeae, Trichomonas vaginalis* 검출에는 침사를 각각의 배지에 접종한다.

표 2-1. 요 검체의 배양 적합성 판단을 위한 선별

선별 시험	배양에 적합	배양에 부적합
요 분석	상피세포< 3+ Leukocyte esterase + 다형핵 백혈구>10/μl	상피세포 ≥10
그람염색		감염가능 세균 ≥ 4가지

Manual of clinical microbiology (ASM, 2007, p.307)에서 인용.

2) 육안 관찰

① 혼탁, 적혈구, 혈색소 색상 및 혼탁도를 기록한다.

3) 직접검사

원침 요의 침사와 원침 안한 요의 그람염색

① 생체표본 : 1,500 rpm/5분의 원침요

- 백혈구의 수, 세포의 유무, *Trichomonas vaginalis* 유무를 확인한다.

② 그람염색

- 균의 수를 알려고 할 때에는 원침 안한 요를 한 방울 슬라이드에 놓고, 펴지 않고 말려서 그람염색한다. 유침렌즈 시야당 1개 이상의 세균이나 1개 이상의 백혈구가 있으면 대개 ≥ 10^5 세균뇨나 농뇨를 뜻한다. 편평상피가 있고, 여러 가지 형태의 세균이 있을 때는 오염을 뜻하므로 검체를 새로 채취해야 한다.

③ 암시야 검경 : *Leptospira*의 검출

4) 균수의 정량배양 – 정량백금이(calibrated loop)법

① 채뇨 시에 요도, 외음부 부위에서 정상균무리의 혼합을 피할 수 없으므로 원인균과의 감별이 필요하다.

② 0.01 mL 백금이보다 0.001 mL 백금이를 쓰는 것이 더 간편하다.

표 2-2. 요 검체에서 검출 빈도가 높은 균과 오염균

검출 빈도가 높은 균	드물게 분리되는 균	원내 감염균	오염균[a]
Escherichia coli *Klebsiella* spp. *Enterobacter* spp. *Proteus* spp. 기타 *Enterobacteriaceae*	*Staphylococcus aureus* *S. saprophyticus*	*E. coli* *K. pneumoniae* *Proteus mirabilis* 기타 *Enterobacteriaceae* *Pseudomonas aeruginosa* *Enterococcus*	*Lactobacillus* *Diphtheroid* *Gardnerella vaginalis* 등

[a] 다수가 배양되어도 오염균으로 해석한다.

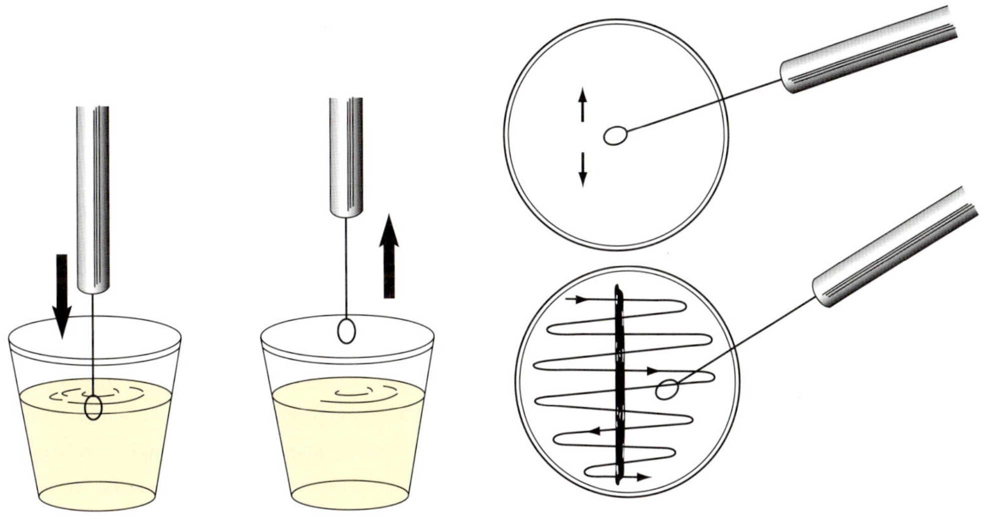

그림 2-1. **요검체의 정량배양을 위한 정량백금이법.** 정량백금이를 요의 수면 바로 밑까지 수직으로 넣었다가 꺼낸다. 백금이 귀에 요가 채워진 것을 확인 후 평면의 중앙에 긋는다. 이어서 접종선에 직각이 되게 획선한다.

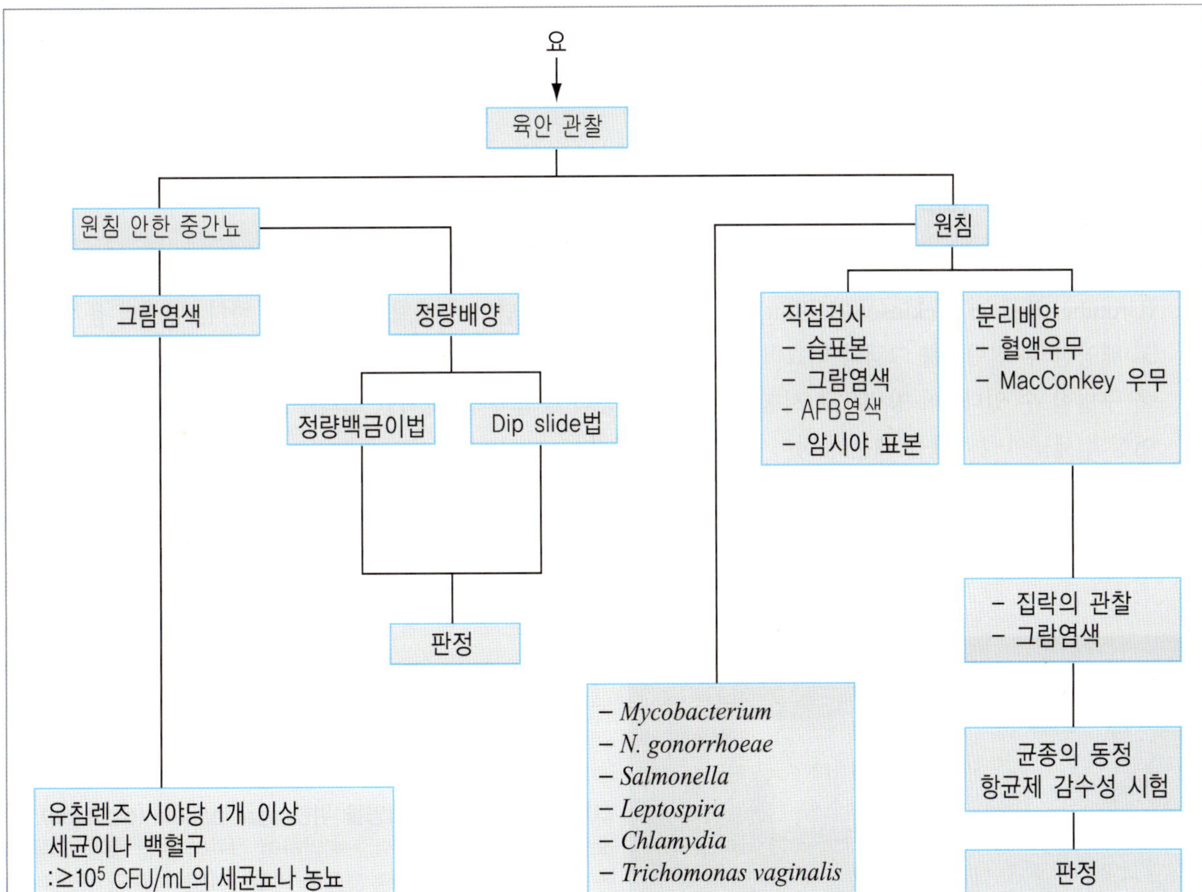

그림 2-2. **요 배양 과정**

표 2-3. 요검사에서 특수한 미생물의 검사

미생물	도말검사	배지
Mycobacterium	Ziehl-Neelsen 염색 형광염색	3% Ogawa 배지
N. gonorrhoeae	그람염색	Thayer-Martin 배지(CO_2 배양) Chocolate agar (CO_2 배양)
Salmonella	그람염색	Selenite broth SS agar
Leptospira	암시야법 Fontana 도은 염색	Stuart 액체배지 EMJH Fletcher 반고체 배지
Mycoplasma		PPLO broth PPLO 우무
Ureaplasma		PPLO broth PPLO 우무
Chlamydia	형광항체법 등	HeLa 세포
Trichomonas vaginalis	습윤표본(wet mount)	

5) Agar paddle (dip-slide)법

① 전통적 방법으로 배양할 수 없을 때는 agar paddle (dip-slide)법을 이용할 수 있다(그림 2-4). Paddle (Urotube, Becton Dickinson; Uriline, BioMerieux)을 요에 담가서 배지표면에 묻게 한다. 원래의 용기에 넣고 배양한 후 집락수를 그림과 비교하여 추정한다. 세균이 자란 배지의 종류에 따라서 그람양성과 음성 세균을 구별할 수 있다. 이 방법으로 시험한 결과와 전통적 방법과 잘 맞지만 집락수를 적게 추정하며, 두 가지 이상의 세균이 증식했을 때는 동정이 어렵다고 하였다.

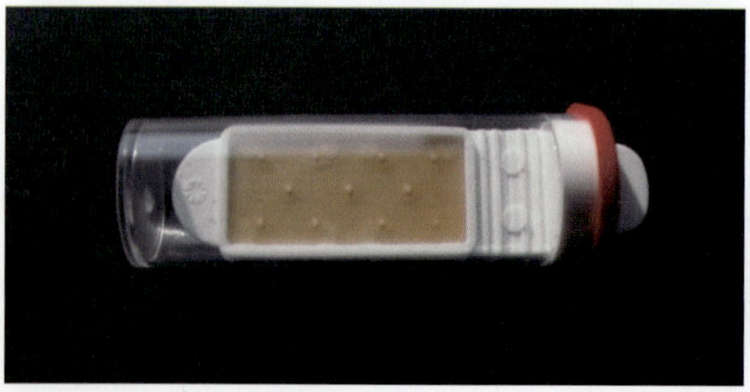

그림 2-3. 정량적 요배양을 위한 agar paddle (dip slide). 요를 묻힌 후 37℃, 24시간 배양하여 집락이 생긴 것을 그림 2-4와 같은 표준 판정표 그림과 비교하여 요 1 mL당 세균수를 추정한다.

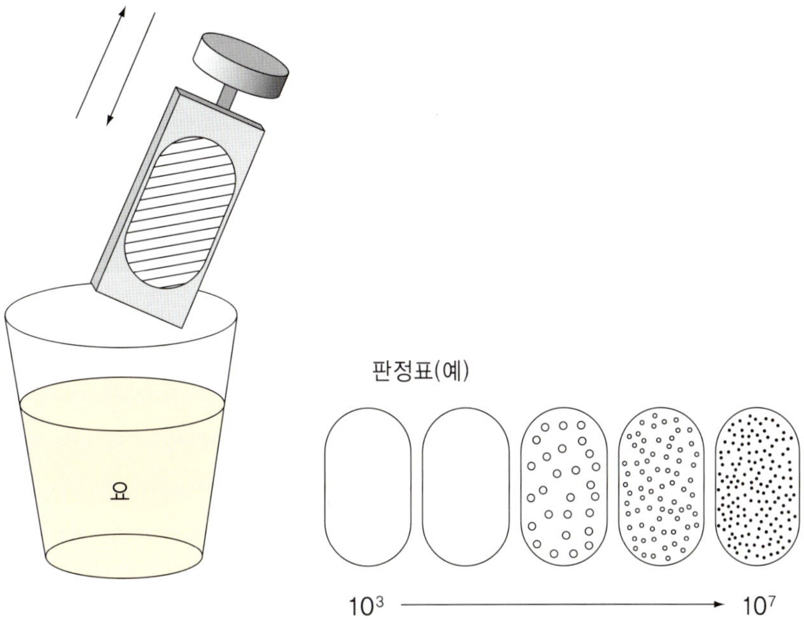

그림 2-4. Agar Paddle (dip slide)법. 그림과 같이 요에 Dip slide를 넣어서 묻힌 다음 35℃에 하룻밤 배양하여 판정표와 비교하여 균수를 결정한다.

6) 기타 방법

요검사 strip 중에는 아질산염(nitrite)과 다형핵 백혈구를 검사하는 것이 있다. 이들 검사는 다른 검사 대신에 단독으로 쓸 만큼 정확하지는 않다.

Bac-T screen (bioMetieux)은 여과지에 세균과 백혈구를 모으고 염색하는 방법인데, 민감도는 높지만 특이도가 낮고 검사비용이 많다.

7) 결과보고

① 0.001 mL 백금이를 썼고, 집락이 없을 때는 "Less than 1,000 CFU/mL"라고 보고한다.

② 0.001 mL 백금이를 사용하였고 집락수가 100개였다면 $1,000 \times 100 = 10^5$ CFU/mL 라고 보고한다.

③ 방광염과 신우신염을 진단하기 위해서는 10^5 CFU/mL 이상은 감염, 10^3 CFU/mL 이하는 오염, $10^{4\sim5}$ CFU/mL는 불확실로 판정하는 것이 보통이다. 그러나 조건에 따라 감염뇨인데도 세균수가 적을 때도 있다.

④ 요로감염을 일으키는 균종이 10^4 CFU/mL 이상으로 증식되었을 때는 동정과 감수성 시험을 해야 한다.

2 재료

① 검체 : 세균뇨나 농뇨
② 요 채취용 용기(멸균된 컵)
③ 백금이(loop)
④ 혈액우무배지와 MacConkey 우무배지
⑤ Dip Slide

3 시험 방법

▶ 정량백금이법

① 원침 안한 중간뇨를 섞는다. 0.001 mL 백금이를 불꽃으로 멸균한다.
② 백금이의 귀가 요의 수면 밑까지 잠기게 수직으로 담근다. 수직으로 꺼내고 귀에 요가 채워진 것을 확인한다.
③ 혈액우무배지와 MacConkey agar 배지의 중앙에 한 줄로 긋고, 이어서 이 줄에 직각이 되게 적절한 간격으로 획선한다.
④ 35℃에 하룻밤 배양한다.
⑤ 두 가지 이상의 집락이 있을 때는 형태마다 수를 세고, 그 수에 1,000을 곱하여 요 1 mL당의 세균수로 한다. 그람염색 표본에는 세균이 있으나, 집락이 생기지 않았을 때는 24시간 더 배양한다.

▶ Agar paddle (dip slide)법

① 그림과 같이 요에 agar paddle (dip slide)를 넣어서 적신 다음 케이스에 넣는다.
② 35℃에서 18~24시간 배양한 후 판독표와 비교하여 균수를 결정한다.

성명:	학번:	실습일자:	확인:

제2장 실습 결과 보고서

1. 요배양(Urine culture)

검체 / 결과	요 검체 번호(urine sample No.)
육안 관찰 (혼탁, 적혈구, 혈색소 등 색상 및 혼탁도 기록)	
직접 검사 결과 (원침 안한 요를 한 방울 슬라이드에 놓고, 펴지 않고 말려서 그람염색 한다.)	
결과 보고(정량백금이법, calibrated–Loop Count) – **혈액우무 배지**에 자란 집락 성상을 그림으로 그린다. – 계산 : 0.001 mL 사용 시 1,000 × 집락수 = ( ) CFU/mL	( ) CFU/mL of Urine
결과 보고(정량백금이법, calibrated–Loop Count) – MacConkey agar에 자란 집락 성상을 그림으로 그린다. – 계산 : 0.001 mL 사용 시 1,000 × 집락수 = ( ) CFU/mL	( ) CFU/mL of Urine
결과 보고 : agar paddle (dip slide법) – Dip slide에 자란 집락을 그림으로 표시	( ) CFU/mL of Urine

03 뇌척수액 배양 (Cerebrospinal fluid culture)

학습목표

1. 척수액에서 잘 분리되는 병원성 세균을 3가지 이상 열거한다.
2. 척수액 배양에 필요한 배지를 3가지 이상 열거한다.
3. 척수액에서 흔히 분리되는 병원성 세균의 그람염색상 특성을 설명한다.
4. 척수액의 먹물(묵즙, india-ink) 염색법을 실시한다.
5. 척수액 배양법을 설명한다.

1 개요

중추신경계의 감염인 수막염은 패혈증과 같이 위중한 감염이며, 신속한 진단과 적절한 화학요법이 환자의 예후와 후유증 유무를 좌우한다. 따라서 척수액 검사에는 신속성과 정확성이 중요하다. 화농성 수막염은 세균, 진균, 드물게는 원충이 병원체이고, 무균성 수막염(aseptic meningitis)은 주로 바이러스가 병원체이다. 뇌염은 주로 바이러스 감염 때문이고, 발작(seizure), 마비, 정신장애가 동반될 수 있다.

1) 검체의 채취와 수송

- 척수액은 3개의 시험관에 나누어서 받는다. 첫 번째나 두 번째 받은 시험관을 세균검사에 쓴다.
- 척수액은 보통 소량이나 2 mL 이상은 원심하며, 원심 시 파괴를 방지하기 위해서 플라스틱 멸균 원심관을 사용한다. 3,000~3,500 rpm, 10~15분간 원심한다. 원심 후 상층은 항원 항체 반응에 의한 신속검사에, 침사는 도말검사 및 배양검사에 사용한다.
- 세균검사가 지연 시 척수액을 실온이나 37℃에 보관한다.

2) 직접검사 – 도말검사

- 세균성 수막염에 도말검사 양성률은 80~85%라고 한다. 척수액의 도말표본은 매우 의의가 크다. 균이 관찰되면 균종을 추정하여 신속하게 담당의사에게 보고해야 한다.

– 현미경 검사에는 호중구, 림프구 등의 관찰이 중요하다. 세균성 수막염에는 통상 호중구가, 결핵성과 무균성 수막염에는 림프구가 증가한다.

(1) 먹물(India-ink) 표본

–검체와 먹물을 섞어서 표본을 만든다. 협막을 가진 둥근 형태를 찾는다. 주로 *Cryptococcus neoformans* 검출을 위해서 실시한다.

(2) 그람염색

– 두꺼운 표본을 만든다. 그람양성 쌍알균은 폐렴사슬알균(폐렴구균, *Pneumococcus*)을, 그람음성 쌍알균(특히 세포 내)은 수막알균(수막구균, *meningococcus*)을, 그람음성 작은 짧은 막대균(구간균)은 *Haemophilus influenzae*를 의심할 수 있다.
– 백혈구의 종류와 수도 관찰한다. 이 결과는 30분 이내에 보고해야 한다.

(3) 신속 항원 검사

– 항원 검사에는 신속하게 원인균을 추정할 수 있고, 진단에 의의가 매우 크다.
–*Streptococcus pneumoniae,*
*Neisseria meningitidis, Haemophilus influenzae, Streptococcus agalactiae*의 주요 4균종의 검출이 가능하다. 특히 도말검사와 병행 시 신뢰도가 높을 수 있다.
– 검사방법에는 협막팽화시험, 슬라이드 응집반응(latex 응집, 공동응집반응)이 있다.

(4) Ziehl-Neelsen 염색

– 양성률이 낮으나 결핵성 수막염에서는 큰 림프구가 관찰된다.

(5) 습윤표본(wet mount)

– *Leptospira*나 *Naegleria fowleri* 등의 유무를 관찰한다.

3) 분리배양

① 일반세균 분리배지에는 혈액우무, 초콜릿우무, thioglycollate broth에 접종하고 35℃의 CO_2 배양기에 적어도 3일간 배양한다.
② 특수한 미생물의 배양
  – 무산소성균 감염이 의심될 때 → *Brucella* HK 혈액우무배지에 배양한다.
  – 진균감염이 의심될 때 → Sabouraud dextrose agar에 접종하여 실온에서 4주간 배양한다.
  – 결핵균 배양을 위해서는 3% Ogawa 배지에 접종하여 37℃에 8주간 배양한다.
  – *Leptospira* → Stuart 액체배지, EMJH 및 Fletcher 반고체 배지에 접종, 28~30℃에 6주간 배양한다.

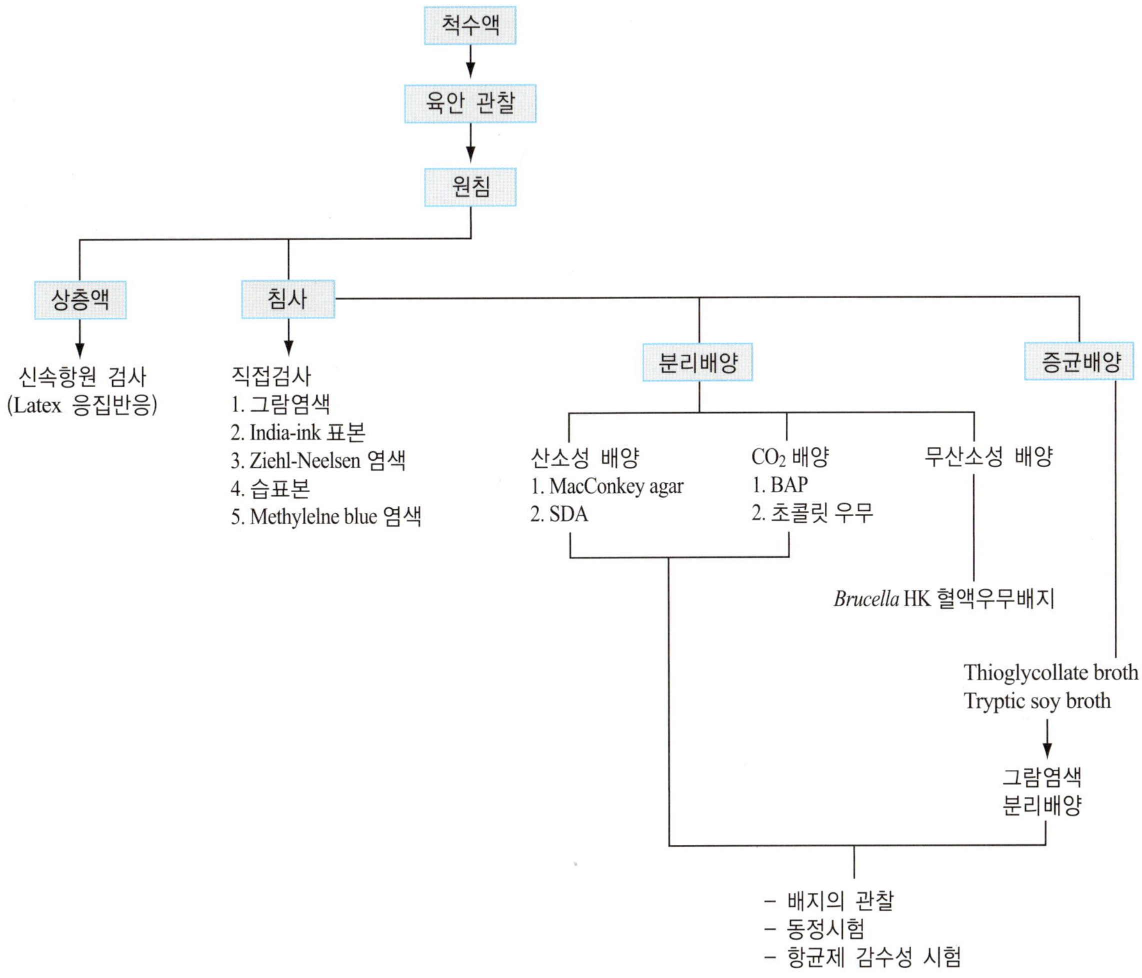
척수액
육안 관찰
원침
상층액
침사
신속항원 검사
(Latex 응집반응)
직접검사
1. 그람염색
2. India-ink 표본
3. Ziehl-Neelsen 염색
4. 습표본
5. Methylelne blue 염색
분리배양
증균배양
산소성 배양
1. MacConkey agar
2. SDA
CO_2 배양
1. BAP
2. 초콜릿 우무
무산소성 배양
Brucella HK 혈액우무배지
Thioglycollate broth
Tryptic soy broth
그람염색
분리배양
– 배지의 관찰
– 동정시험
– 항균제 감수성 시험

그림 3-1. **척수액 배양**

성명:	학번:	실습일자:	확인:

제3장 실습 결과 보고서

1. 뇌척수액 배양(Cerebrospinal fluid culture)

<table>
<tr><th colspan="2" rowspan="2">성상</th><th colspan="2">검체번호(CSF sample No.)</th></tr>
<tr><td></td><td></td></tr>
<tr><td colspan="2">검체</td><td></td><td></td></tr>
<tr><td rowspan="3">직접 검사</td><td>먹물 표본 (India ink)</td><td></td><td></td></tr>
<tr><td>Gram stain</td><td></td><td></td></tr>
<tr><td>항원 검사</td><td></td><td></td></tr>
<tr><td colspan="2">접종 배지</td><td></td><td></td></tr>
<tr><td colspan="2">배양 조건</td><td></td><td></td></tr>
<tr><td colspan="2">집락 관찰</td><td></td><td></td></tr>
<tr><td colspan="2">동정 과정</td><td></td><td></td></tr>
<tr><td colspan="2">최종 동정 (final ID)</td><td></td><td></td></tr>
</table>

04 인두 배양 (인후 배양, throat culture)

학습목표

1. 목구멍(인후) 정상 균무리를 3가지 이상 열거한다.
2. 목구멍(인후) 배양에서 잘 분리되는 병원성 세균 2가지 이상을 열거한다.
3. 목구멍(인후) 배양에 필요한 배지를 1가지 이상 열거한다.
4. 목구멍(인후) 배양을 실시한다.

1 개요

인두(인후)배양은 주로 상기도 감염증일 때 검사한다. 상기도 감염증일 때는 코염(비염, rhinitis), 인두염(pharyngitis), 후두염(laryngitis), 편도염(tonsillitis) 등이 있고, 원인균은 각각 다르다. 또한 디프테리아 외에 A군 사슬알균(*Streptococcus pyogenes*), 백일해도 검사대상이 되며, 수막알균(*Neisseria meningitidis*) 보균자 검색이나 객담을 받기 어려운 하기도 감염증 환자, 외과적 처치(삽입관, 수술 등)나 화학요법에 의한 균교대 현상의 파악 목적에도 인후배양한다. 또한 바이러스 감염과 항균제 치료가 필요한 세균감염과 감별에 세균검사가 필요하다. 인두(인후)인 코인두(nasopharynx)와 입인두(oropharynx) 감염에서 가장 흔히 분리하려는 세균은 *Streptococcus pyogenes*이다. 이 세균 감염을 심각하게 생각하는 것은 후유증(sequela)으로 급성 류마티스열(rheumatic fever)이나 사구체신염(glomerulonephritis)을 일으킬 수 있기 때문이다. 드물게는 B, C 및 G군 사슬알균도 인두염을 일으킨다.

1) 검체의 채취와 수송

① 면, dacron, calcium alginate의 섬유로 만든 면봉을 사용하며, 오래 보관될 때는 수송배지를 써야 한다.

② 특히 디프테리아균 배양 시는 인두에서, 백일해균 배양에서는 코인두(비인강, nasopharynx)에서 검체를 채취한다. 백일해균 배양을 위해서는 채취 즉시 접종하고, 수송배지 사용 시는 1% casamino acid에 넣고 2시간 이내에 배양한다.

2) 도말검사(smear test)

① 인두검체의 도말검사는 디프테리아나, Vincent씨 구협염 및 Candida증을 제외하고 일반적으로 의의가 작다. 특히 사슬알균 감염의 진단에 그람염색은 전혀 도움이 되지 못한다. 정상균무리(상재균)와 사슬알균(사슬알균)과의 감별은 도말검사로 할 수가 없기 때문이다.

② 위막(pseudomembrane)은 이염소체(metachromatic granule) 염색, 즉 Loeffler methylene blue 염색이나 Albert 염색을 한다. 이염소체가 확인되면 *Corynebcaterium diphtheriae*가 의심된다.

③ 직접 형광항체법(direct fluorescent antibody test, DFA)은 *Streptococcus pyogenes*, 백일해균, 디프테리아균을 상기도 검체에서 검출하기에 유용하다.

3) 신속항원검출 검사

① 항원검출 검사는 원인균을 신속하게 검사하는 것이며, 진단에 의의가 매우 높다. 인두검체를 2개의 섬유면봉으로 채취해서 1개는 항원검사를 한다.

② A군 사슬알균(A군 연쇄구균, *Streptococcus pyogenes*)의 균체에 포함된 군특이 항원을 검출하는 키트가 이용되고 있다. Latex 응집반응이나 효소면역 측정법(EIA)의 원리로서 30분 이내에 간편하게 결과를 얻을 수 있다. 검출한계는 10^4~10^5 CFU/면봉이다. *S. pyogenes* 이외의 용혈 사슬알균에서도 양성이 되는 경우도 있다.

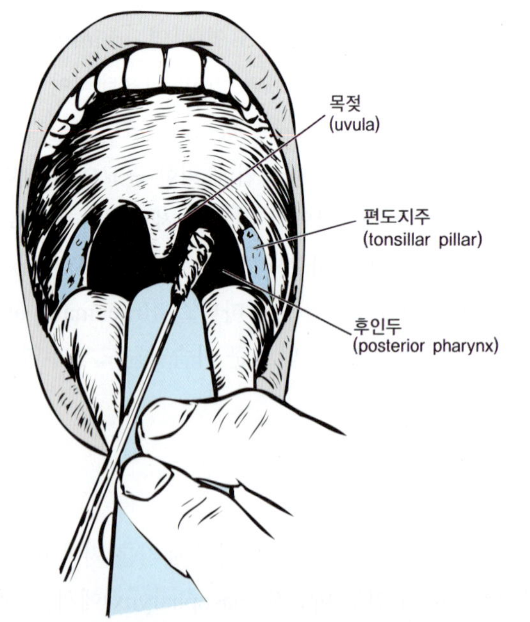

그림 4-1. **인두(인후, throat) 검체의 채취.** 환자의 입을 크게 벌리게 하고 설압자로 혀를 누른다. "아" 소리를 내도록 하며 면봉으로 구개수 뒤쪽과 편도선 사이의 인두후벽 부위를 앞뒤로 가볍게 문지르면서 채취한다.

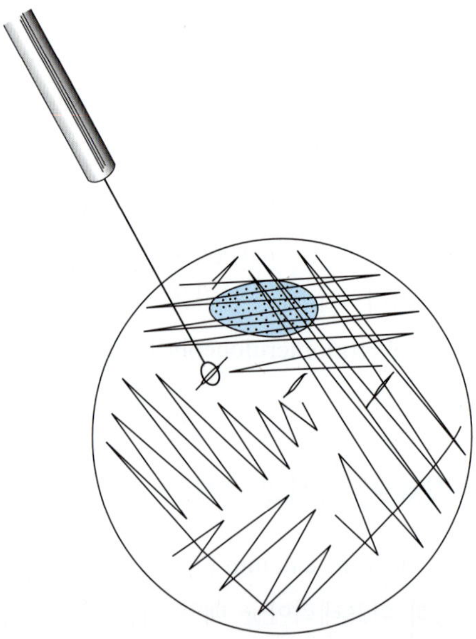

그림 4-2. **인두(인후) 검체를 평판배지에 획선하는 방법.** (Optional method of streaking plate for throat culture).

4) 분리배양

① 분리배지는 일상적으로 면양혈액우무, 초콜릿 우무 및 MacConkey 우무배지를 사용한다. 디프테리아균의 배지(Cystine tellurite blood agar, CTBA; Loeffler serum 배지)도 사용한다.

② 배양은 면양혈액우무, 초콜릿 우무는 CO_2 배양, MacConkey 우무배지 등 기타는 산소성 배양한다.

③ 배양은 2일간 하며, 배양 24시간에는 배지를 1차 관찰하고, 다시 계속해서 24시간 배양한다. 디프테리아균이나 미산소성균, 진균 등은 2일간 배양이 아니면 집락을 확인할 수 없는 경우가 있다.

5) 결과 보고

결과 보고지에는 검사 목적 균종이 있었는지를 보고하는 것이 보통이다. 만일 병원성 세균이 있었으면 집락수를 객담에서와 같은 방법으로 +에서 4+로 보고한다. 즉 *S. pyogenes*의 배양이 목적이었으나, 배양이 안 되었을 때는 "No β-hemolytic *Streptococcus* isolated"와 같이 보고하며, *S. pyogenes* 집락 수가 중등도로 생겼을 때는 "3+ growth of *S. pyogenes*"로 보고한다. 인두배양의 목적이 검사 의뢰지에 표시되지 않았을 때는 *S. pyogenes*의 배양이 목적인 것으로 간주한다. 배양된 정상균무리 종류 모두를 보고하면 도움이 되지 않고, 오히려 혼동을 일으키기 쉽다.

6) 특수한 미생물 등의 배양법

① 용혈 사슬알균 배양에는 증균배지(Pike Streptococcal broth)를 혈액우무배지와 함께 사용한다. 증균배지에 하룻밤 배양 후 1 백금이를 혈액우무배지에 분리한다.

② *Corynebacterium diphtheriae*

C. diphtheriae 배양에는 CTBA에 2일간 배양하면 디프테리아균은 검은색 집락을 보이나 다른 균(*Staphylococcus*, *Candida* 등)도 검은색 집락을 보이기 때문에 그람염색으로 확인한다. 검은색 집락을 또는 인두검체를 Loeffler serum 배지에서 37℃, 8～10시간 배양 후 이염소체 염색하여 이염소체 형태를 확인한다. *C. diphtheriae* 최종 동정 확인은 독소생성 시험(Elek법 등)으로 한다.

표 4-1. 상기도에 있는 주요 정상균무리(상재균)와 병원균

감염을 거의 안 일으키는 균종	감염을 일으키는 균종	
α 및 γ 용혈성 *Streptococcus*	β 용혈성 *Streptococcus*	*Haemophilus influenzae*
Coagulase-negative Staphylococcus	*Streptococcus pneumoniae*	*Eikenella corrodens*
Corynebacterium spp.	*Staphylococcus aureus*	*Bacteroides* 등 무산소성 세균
Neisseria spp.(임균이나 수막알균은 제외)	*Neisseria meningitidis*	*Fusobacterium*
Lactobacillus	*Moraxella* (Branhamella) *catarrhalis*	*Peptostreptococcus*
나선균	*Corynebacterium diphtheriae*	*Actinomyces*
	Mycobacterium	*Mycoplasma*
	Enterobacteriaceae	*Candida albicans*
	Pseudomonas	*Cryptococcus neoformans*
	Acinetobacter	

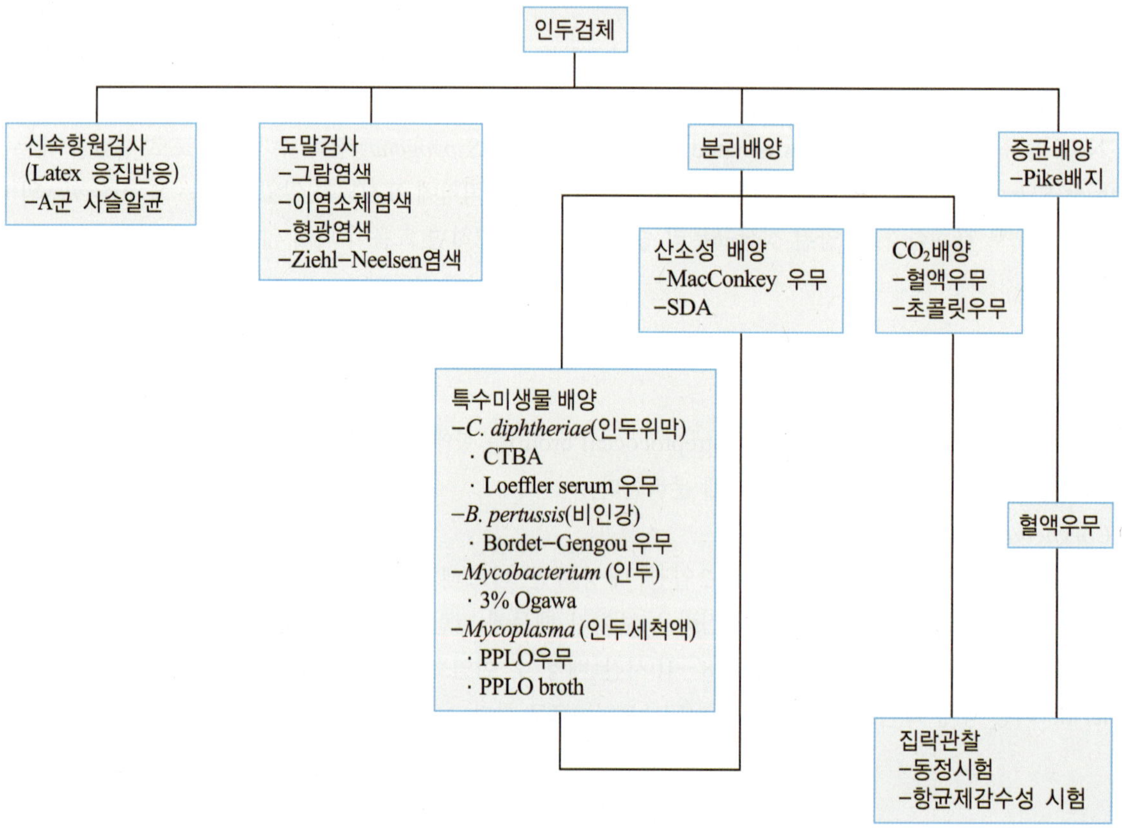

그림 4–3. 인두(인후)배양의 동정

③ *Bordetella pertussis*(백일해균)

백일해균 배양에는 Bordet-Gengou 배지가 이용된다. 비인강 검체를 접종 후 37℃, 3~4일간 배양 후 배지를 관찰한다. 백일해균 집락은 흑진주 모양이며, 전형적인 것은 약한 β-용혈을 보인다. 최종적인 것은 1주간 배양한다. 신선한 배지를 사용하지 않으면 발육이 나쁘다.

④ *Mycoplasma pneumoniae*

*M. pneumoniae*는 주로 PPLO 우무나 PPLO broth를 이용한다. 3~7% CO_2로 2~3주간 배양하나 항균제 사용 환자는 4주간까지 배양해야 한다.

⑤ *Neisseria meningitidis*(수막알균),
N. gonorrhoeae(임균)

*N. meningitidis*는 변법 Thayer-Martin (MTM) 등의 선택배지에 접종하고 3~7% CO_2로, 70% 습도에서 24~72시간 배양한다.

⑥ *Haemophilus influenzae*

초콜릿우무나 혈액우무 배지에 *Staphylococcus* 획선법으로 배양한다.

⑦ *Staphylococcus*와 *Streptococcus pneumoniae*

후두개염을 일으킬 수 있으므로 혈액우무배지에서 집락을 관찰한다.

성명:	학번:	실습일자:	확인:

제4장 실습 결과 보고서

1. 인두배양(인후배양, throat culture)

성상		인후면봉 검체번호(Throat swab sample No.)	
검체			
분리 배지 집락 성상	BAP		
	Chocolate agar		
	CTBA		
	MacConkey agar		
Gram stain	BAP		
	Chocolate agar		
	CTBA		
	MacConkey agar		
동정과정			
최종동정 (final ID)			

05 객담 배양 (sputum culture)

학습목표

1. 객담의 정상 균무리를 3가지 이상 열거한다.
2. 객담 배양에서 잘 분리되는 병원성 세균 4가지 이상을 열거한다.
3. 객담의 채취법을 설명한다.
4. 객담 배양에 필요한 배지를 2가지 이상 열거한다.
5. 객담 배양에 적당한 검체 판별법(정도관리)을 설명한다.
6. 객담 배양을 실시한다.

1 개요

호흡기 감염증은 병소부위별로 상기도, 하기도, 허파꽈리(폐포) 조직 및 가슴막(흉막) 감염증으로 구분한다. 객담(가래)검사는 주로 하기도(기관, 기관지 및 세기관지)와 허파꽈리(폐포) 조직의 감염증 병인균을 검사한다.

하부기도에서 분리되는 감염을 일으킬 수 있는(potential pathogen) 세균은 *Staphylococcus aureus*, *Streptococcus pneumoniae*, *Streptococcus pyogenes*, *Haemophilus influenzae*, *Enteobacteriaceae*, 다른 산소성 및 조건무산소성 그람음성 막대균, *Moraxella catarrhalis*, *Neisseria meningitidis*이다. *Crytpcoccus* 이외의 효모형 진균은 potential pathogen으로 간주하지 않으나, 원내 감염 폐렴은 *Candida* spp.가 병인균인 경우가 있다(표 5-1).

표 5-1. 상기도 정상균무리(상재균)

α 용혈성 *Streptococcus*	*Neisseria* spp.(임균이나 수막알균 제외)
γ 용혈성 *Streptococcus*	*Lactobacillus*
Coagulase negative *Staphylococcus*	*Veillonella*
Corynebacterium spp.	나선균

표 5-2. 호흡기 감염증의 절대 병원균

부위	균종
상기도	*Corynebacterium diphtheriae*, *Neisseria gonorrhoeae*
하기도	*Mycobacterium tuberculosis*, *Mycobacterium* spp. *Mycoplasma pneumoniae*, *Bordetella pertussis*, *Legionella pneumophila*, *Nocardia asteroides*, *Cryptococcus neoformans*, *Chlamydia psittaci*, *Chlamydia* spp.

표 5-3. 호흡기 감염증의 가능성 병원균(잠재병원균, potential pathogen)

부위	균종
상기도	*Streptococcus pyogenes*, B · C · G 군 용혈 *Streptococcus*, *Neisseria meningitidis*, *Corynebacterium diphtheriae*, *Neisseria gonorrhoeae*, *Staphylococcus aureus*
하기도	*Streptococcus pneumoniae*, *Staphylococcus aureus*, *Moraxella catarrhalis*, *Haemophilus influenzae*, *Klebsiella pneumoniae*, *Escherichia coli*, *Proteus* spp.

표 5-4. 호흡기 감염증의 기회 병원균

부위	균종
상기도	*Candida albicans*
하기도	*Pseudomonas aeruginosa*, *Burkholderia cepacia*, *Stenotrophomonas maltophilia*, *Acinetobacter baumannii*, *Flavobacterium* spp., *Alcaligenes* spp., *Serratia* spp., *Enterobacter* spp., *Enterococcus* spp., 무아포 무산소성균, *Candida* spp., *Aspergillus* spp., *Mucor* spp., *Pneumocystis jirovecii*.

1) 객담의 채취와 보존

① 객담은 환자에게 고통 없이 채취가 가능하며 호흡기 감염의 검사에 많이 이용한다. 객담은 일어나자마자 양치질을 한 후 침 등이 섞이지 않게 깊은 데서 객출하는 객담을 1~3 mL를 멸균 용기에 받도록 한다. 여러 번 모은 검체(pooled specimens)는 일반 세균배양에는 부적당하다.

② 객담은 채취 후 신속히(실온에서 2시간 이내) 검사를 해야 하며, 보존할 경우 냉장고(4℃)에서 24시간까지 보존할 수 있다.

2) 육안 관찰

① 객담 검사에서 육안 검사는 매우 중요한 의의를 가진다. 외관 판정 성상은 도말 검사 성적과 매우 일치도가 높다.

② 객담의 외관은 ㉠ 수액성 ㉡ 점액성 ㉢ 농성 ㉣ 혈성(혈담)의 4가지로 구분된다. 수액성 객담은 면역이 저하된 환자나 특수한 예를 제외하고는 일반적으로 병적인 의의가 낮아 검사할 가치가 부적당하다. 경우에 따라서는 결핵균이 검출되는 경우도 있다. 외관관찰 시 기포나 냄새 등에 대해서도 주의 깊게 관찰해야 한

다. 기포는 신선한 검체를 의미하고, 악취는 무산소성균의 존재를 의미한다. 또한 *Aspergillus*의 균괴나 *Actinomyces*의 유황과립(황색과립상의 균괴)이 존재하는지 주의해야 한다.

3) 직접검사(도말표본)

① 객담의 그람염색에 의한 품질의 평가법에는 Geckler의 분류법을 많이 사용한다. 객담의 경우 1~3군은 상기도의 농후한 오염이므로 검사할 가치가 없다. 4~5군이 양질의 객담으로 검사에 이용한다. 6군은 경기관 흡입담(TTA)이나 기관지 세척액의 경우로 검사할 가치가 있다.
② 섬모상피세포는 하기도에서 유래된 것이다. Geckler의 분류와 외관에 의한 분류는 대체로 일치하지만 일부는 맞지 않는 경우도 있다. 양질의 담에서 호흡기 감염증의 원인균이 검출되는 경우가 많다.
③ 농성담에서 원인균이 발견되지 않을 때 저배율로 진균(*Aspergillus*, *Mucor* 등)이나 *Nocardia* 검출 외에 *Capnocytophaga*나 항산성균도 의심해야 한다.
④ 진균검출에는 형광염색이 우수하다. Gimenez는 *Legionella*증에, Toluidine blue O 염색은 *Pneumocystis carinii* 폐렴이 의심될 경우 사용한다.
⑤ 질 채취된 검체의 그람염색 표본에서는 폐렴의 원인균을 알아낼 수 있다. 그람염색 표본에서 효모진균과 세균을 관찰할 수가 있다. 균사를 가진 진균을 검사하기 위해서는 10% KOH 표본을 만들어서 경검한다.
⑥ 폐결핵이 의심되는 환자의 담은 50 mL 원침관에 10 mL를 채취하고 액화, 오염제거 및 원침을 같은 용기에서 하는 것이 편리하고 안전하다. 결핵균 검사에는 항산성 염색하여 경검한다.

표 5-5. 객담의 정도관리(Geckler법)

Group	세포수/시야(100배)	
	백혈구(호중구)	편평상피세포
1 [a]	<10	>25
2	10~25	>25
3	>25	>25
4	>25	10~25
5	>25	<10
6	<25	<25

[a] 1~3군은 검사할 가치가 없다. 4~5군이 검사할 가장 좋은 객담이다. 6군은 경기관흡입액 등으로 검사할 가치가 있다.

4) 객담의 전처리(균질화)

① 객담은 점조성 때문에 객담의 일부를 분리하거나 우무배지에 획선 도말하는 것이 매우 불편하다. 또한 객담 중 균의 분포가 일정하지 않으므로 이것을 균일하게 할 필요가 있다.
② 객담의 균일화 방법에는 homogenizer를 사용하는 물리적 방법과 객담 용해제를 사용하는 화학적 방법(N-acetyl-L-cysteine, NALC 등)이 있다. 일상검사에서는 후자가 많이 이용된다. 혼합기(mixer)로 교반 혼합하는 경우에 발생하는 연무질(aerosol)을 흡입하지 않도록 매우 주의해야 한다.

5) 분리배양 – 일반세균 분리목적

분리배지는 ① 혈액우무배지, ② 초콜릿 우무 ③ MacConkey 우무를 사용한다. 기타 임상에서 의뢰나 외관, 도말표본 소견에 따라 배지를 추가할 수 있다. 배양은 통상 2일 배양한다. 24시간 후에 관찰하고, 다시 한번 더 24시간 배양한다. 미산소성균(CO_2를 좋아하는 세균), *Corynebacterium, Haemophilus, Pseudomonas aeruginosa*(점조형), 효모양 진균 등은 48시간 배양에 증식하는 경우가 있다. *Legionella, Nocardia*는 3~4일 이상, *Cryptococcus neoformans, Aspergillus* 등의 사상균은 최저 1주간 배양할 필요가 있다.

성명:	학번:	실습일자:	확인:

제5장 실습 결과 보고서

1. 객담 배양(Sputum culture)

성상		객담 검체번호(sputum sample No.)
검체		
객담의 질 판정		– 백혈구(WBC) : 저배율에서 호중구의 수 – 상피세포(Epithelial cell) : 저배율에서 상피세포의 수 – 세균(Bacteria) Gram positive cocci – many, moderate, few, rare Gram positive rod – many, moderate, few, rare Gram negative cocci – many, moderate, few, rare Gram negative rod – many, moderate, few, rare – 효모(Yeast) : many, moderate, few, rare – 사상균(Mold) : many, moderate, few, rare
객담의 정도관리		
분리 배양 (접종배지)	BAP	
	MacConkey agar	
	Chocolate agar (또는 BAP *S. aureus* 획선)	
배양 조건		
집락 관찰		
동정 과정		
최종 동정(final ID)		

06
균주보관
(Stock of strain)

학습목표

1. 균주의 보존 목적을 설명한다.
2. 균주(strain), 참고균주(reference strain), ATCC 및 NCTC를 설명한다.
3. 균주의 보존 방법에 따라 배지를 제조한다.
4. 균주의 보존방법을 실습한다.

1 개요

균주 또는 주(strain)라는 의미는 한 종류의 균을 순수배양(pure culture)하여 분리한 세균을 말하며, 세균 분류에서 기본이 되는 개체의 단위이다. 균주는 생물학적 또는 유전학적으로 확인되고 국제적으로 인정되어 보존하고 있는 것을 표준균주(standard strain) 또는 참고균주(reference strain)라고 한다. 나라마다 해당 균주 보관기관은 다음과 같다(표 6-1).

또한 균주의 보존 목적은 첫째로 정도관리를 위해서 표준균주 또는 참고균주를 보존하며, 임상분리주와 생물학적 성상을 비교하기 위해서 보존한다. 둘째로는 동정할 수 없는 균주를 훗날에 동정하기 위해서 보존한다. 셋째로는 학생실습이나 연구의 목적으로 보존한다.

균주를 보존할 때에는 다음과 같은 주의가 필요하다. ① 생존율 : 균주는 사멸 없이 장기간 생존이 가능하여야 한다. ② 오염방지 : 보존균이 다른 균과 섞여 오염되지 않도록 한다. ③ 형질유지 : 보존균주를 여러 번 계대배양하여 유전적, 생리학적 성질의 변화가 없어야 한다. ④ 관리유지 : 보존균주의 균주명, 균주번호, 분리 연월일, 기타정보(배지의 종류, 활성화 방법, 보존방법)를 균주보존 기록부(log book)에 작성하여 보관한다. ⑤ 사용의 용이성 : 쉽게 활성화시켜 사용할 수 있어야 한다.

미생물을 장기간 보존하기 위해서는 세포의 대사활동을 정지시키거나 최대한 억제해야 한다. 특히, 수분활성도의 조절, 보존온도의 저하, 산소공급의 제한, 영양소 공급의 제한 등으로 억제할 수 있다. 일반적으로 수분을 유지한 상태에서 대사활동을 억제하는 방법으로는 계대배양 보존법(저온유지), 액체 파라핀 중층법(산소 공급의 제한), 현탁액 보존법(영양소 공급 제한)이 있으며, 수분을 한정시킨 상태에서 대사활동을 억제하는 방법으로는 냉동보존법(수분의 이동 정지)으로 일반냉동 보존법(−5∼−20℃), 초냉동 보존법(−60∼−80℃), 액체질소 보존법(−150∼−196℃)이 있으며, 건조보존법(수분 제거)으로는 진공동결건조 보존법, 건조담체 보존법, L−건조 보존법(liquid drying, 액상건조보존법)이 있다.

표 6-1. **중요 균주 보관기관**

균주 보관기관		위치
ATCC	: The American Type Culture Collection	Rockville, MD, USA
CBS	: Centraalbureau voor Schimmelcultures	Baarn, Netherlands
CCM	: Czechoslovak Collection of Microorganisms	Brno, Czechoslovakia
CIP	: Collection of the Institute Pasteur	Paris, France
CMI	: Commonwealth Mycological Institute	Kew, Surrey, UK
DSM	: Deutsche Sammlung von Mikroogranismen	Gőttingen, Germany
FERM	: Fermentation Research Institute	Tokyo, Japan
IFO	: Institute for Fermentation	Osaka, Japan
IMET	: Institute for Microbiology and Experimental Therapy	Jena, Germany
JFCC	: Japanese Federation of Culture Collections of Microorganisms	Tokyo, Japan
NCIB	: National Collection of Industrial Bacteria	Aberdeen, UK
NCTC	: National Collection of Type Cultures	London, UK
NCYC	: National Collection of Yeast Cultures	Norwich, UK
NRRL	: Northern Regional Research Center	Peoria, IL, USA
RIA	: Research Institute for Antibiotics	Moscow, Russia
KCCM	: Korean Culture Center of Microorganisms	Seoul, Korea
KCTC	: Korean Collection for Type Cultures	Seoul, Korea

2 보존 배지 및 방법

1) 배지

(1) 15% glycerol-BHI 배지

BHI (2% NaCl) ········· 0.7 mL(70 mL)

50% Glycerol ········· 0.3 mL(30 mL)

→ 작은 삼각플라스크에 넣고 가압 멸균한 후

→ 멸균 Pasteur pipette로 Cryotube (corning tube)에 1 mL씩 무균적으로 분주하여 냉장고에 보관 사용한다.

① 50% glycerol **제조 방법**

Glycerol ········· 50 mL

BHI ········· 50 mL

② 15% glycerol-BHI 배지에 접종 및 보존

*Streptococcus*는 혈액우무배지에, 임균이나 수막알균은 chocolate agar에, *Vibrio* 균종을 포함한 장내세균, 포도알균 등은 Mueller-Hinton agar의 표면 전체에 고르게 접종하여 하룻밤 배양한 후 합성섬유 면봉, 즉 calcium alginate나 Dacron (polyester) 섬유로 만든 면봉(swab)으로(솜면은 사용하지 말 것) 집락을 15% glycerol-BHI 배지에 모두 넣고 −70℃에 보존한다.

(2) 15% 탈지우유(Skim milk)

플라스크(flask)에 증류수 100 mL와 탈지우유(skim milk) 15 g을 넣고 자석막대기(magnetic bar)를 써서 교반기(stirrer)로 1시간 이상 혼합하여 121℃에 15분간 멸균한 후 안전상자(biological safety cabinet) 안에서 1 mL씩 작은 시험관에 분주하고 냉장고에 보관하면서 사용한다. 대개 하룻밤 배양된 집락을 멸균된 면봉으로 모두 채취하여 1 mL 탈지우유에 넣어 −70℃ 냉동고에 보관하면 대부분의 균주를 오래 보관할 수 있다. 이 방법을 대부분의 실험실에서 사용한다.

(3) Modified Salt Water Yeast Extract Agar – Vibrio 균종 보관 시 양호함

① 성분

Proteose peptone ········· 1 g

Yeast extract ········· 1 g

Agar ········· 15 g

Three salt

KCl ········· 0.75 g

$MgSO_4$ ········· 7 g

NaCl ········· 23.4 g

증류수 ········· 1,000 mL

② **제조 및 보관방법**

위의 성분을 녹인 다음 고무마개 시험관에 8 cm 높이로 분주한 다음 가압 멸균하여 위쪽만 약간의 사면으로 만들어서 냉장고에 보관, 사용한다.

③ **사용방법**

24시간 배양된 균주를 천자하고 사면배지에도 획선한 다음 35℃에 하룻밤 배양하여 실온(22~25℃)에 보관한다. 고무마개로 단단히 막아야 건조를 예방할 수 있다.

특히 Vibrio 균종 등의 균주 보관이 양호하다. 대부분의 세균은 1년 이상 보존이 되고, 장내세균, *Vibrio, Aeromonas, Plesiomonas, Pseudomonas, Acinetobacter, Alcaligenes* 등은 5년 이상 보존된다.

2) 보존법

(1) 동결건조(freezedrying, lyophilization) 보존법

진공동결건조법(freeze drying, lyophilization)은 냉동보호제를 함유한 분산매에 균주를 현탁하여 −35℃ 정도로 동결시킨 후 4 mmHg 이하의 낮은 압력에서 승화(sublimation)에 의해 물을 제거하여 건조한 후 보존하는 방법이다. 오래 보존할 수 있고 성상의 변화가 적은 방법으로, 세균은 10년 이상 보존할 수 있다.

세균과 virus는 이 방법으로 보존할 수 있으나 원충이나 동물세포는 보존할 수 없다. 특수한 장치인 동결건조장치(freeze dryer, lyophilizer)를 필요로 하며(그림 6-1), 기술이 필요하기 때문에 소규모 실험실에서는 실시하기 어렵다. 건조된 후에는 운반할 때 냉동상태를 유지하거나 또는 해동 후 재생시켜 운반할 필요가 없으므로 보존 중인 균주를 자주 옮겨야 하는 경우에 편리하며, 보존용기의 크기가 작아 많은 균주를 보존할 수 있는 장점이 있다.

(2) Sabouraud dextrose agar (SDA) 사면 보존법 : 진균의 보존배지

SDA 사면을 이용하여 1~3개월마다 계대 배양한다. 실온(25℃)에 보존하나 4℃에 보존하면 계대 간격을 늘릴 수 있다.

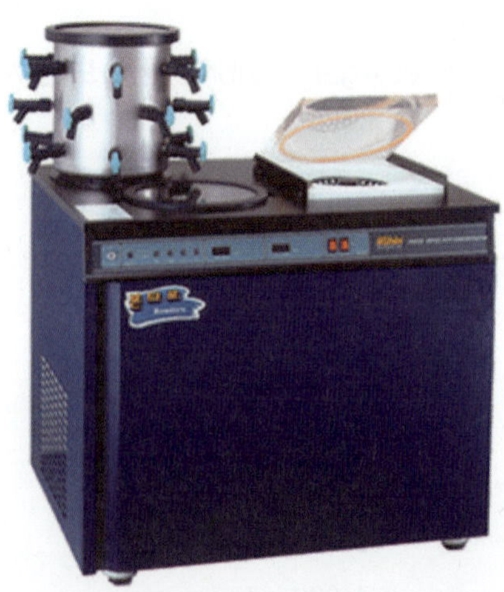

그림 6-1. 동결건조기

(3) 유동 paraffin 혹은 광유 중층법 : 진균보존 배지

SDA 배지에 충분히 자란 사면배지에 유동파라핀이나 광유(mineral oil)를 배지가 덮일 정도로 채워, 실온 보존한다. 1~2년간의 보존이 가능하다.

(4) 냉동보존법

냉동보존법(freezing)은 간단하여 일반적으로 많이 사용되는 방법으로, 보관온도가 -20℃ 이하여야 하며, 장기 보존을 위해서는 -50~-80℃ 범위에서 보존이 적합하다. 초저온 냉동고(deep freezer, -60~-80℃)에서 초냉동 또는 일반 냉동 보존법도 사용된다. 냉동에 의한 세포의 상해를 막기 위해서 냉동보호제(cryoprotective agent)를 사용하여야 하고, 보관 중 정전이나 냉동장치의 고장 등으로 보존온도가 올라가는 것에 대한 적절한 대책을 마련해야 한다.

(5) 액체질소 냉동보존법(liquid nitrogen freezing)

세포를 냉동보호제(cryoprotective agent)를 함유한 분산매에 현탁하여 액체질소(-196℃), 액체질소증기(-150℃)에서 얼린 상태로 보관하는 방법으로 다양한 종류의 미생물을 안정적으로 장기간 보존할 수 있어 많이 사용되나, 비용이 많이 드는 단점이 있다. 동결건조나 그 밖의 건조 보존법으로 보존이 불가능한 세균을 비롯하여, 인공배지상에서 포자를 형성하기 어려운 곰팡이, 미세조류, 원생동물, 파지 및 동식물 세포의 장기 보존에도 사용할 수 있다. 초냉동 보존법 또는 진공동결 건조법에 비해 간편하고 비용도 적게든다.

동결보존제(cryoprotective agent) 글리세롤(glycerol)과 디메틸 술폭시드(dimethyl sulfoxide, $(CH_3)_2SO$, DMSO)는 세포막을 쉽게 통과하여 세포 내부와 외부가 빙점 이하로 떨어지는 것을 방지하는 보존제이다. 설탕, 유당, 포도당, 만니톨(mannitol), 소르비톨(sorbitol), 덱스트란(dextran), 폴리글리콜(polyglycol) 같은 동결보호제는 세포막 밖에서 동결을 방지한다. 대체로 전자의 냉동방지제가 효과적이며 글리세롤과 DMSO가 널리 사용된다. 물론 사용 전에 내성시험(tolerance test)을 거쳐야 하지만, 글리세롤은 10%, DMSO는 5~10%가 최적 농도이다. 글리세롤은 가압증기멸균(autoclaving)으로, DMSO는 막 여과기(membrane filter)로 멸균하며 5℃에서 얼린 상태로 보존한다(DMSO의 빙점은 18℃). 보존용기는 낮은 온도에서도 파손되지 않는 재질의 플라스틱(polypropylene, cryotube)을 사용한다. 멸균된 분산매에 현탁시킨 후 냉동시켜 특수한 액체 질소통에 넣어 보존한다.

3 방법

1) 표준(균)주의 보관

표준(균)주 확인동정을 끝낸 후, 다음 중 한 가지 방법을 선택하여 보관한다.

(1) 세균의 동결보관

① 액체배지에 배양할 경우: 원심분리하여 상층액을 버리고 동일한 배지를 이용해 재부유시킨다. 동량의 20% (vol/vol) glycerin이 0.5 mL가 첨가되어 있는 1.5 mL vial에 균액을 0.5 mL씩 분주하여 잘 흔든 후, −70℃ 초저온냉동고에 보관한다.

② 고체배지에 배양할 경우: 액체배지에 부유시키고 동량의 20% (vol/vol) glycerin이 0.5 mL가 첨가되어 있는 1.5 mL vial에 균액을 0.5 mL씩 분주하여 잘 흔든 후, −70℃ 초저온냉동고에 보관한다.

(2) 세균의 microbank 보관(ex. Cryocare, Microbank™ – Pro Lab Diagnostics Inc)한다.

고체배지에 배양한 균주를 Cryocare vial에 McFarland 3~4 standard 정도 되게 부유시킨다. vial을 6번 invert 한 후 30초 동안 정치시킨다. vial에 있는 액체를 완전히 제거한 후 −70℃ 초저온냉동고에 보관한다.

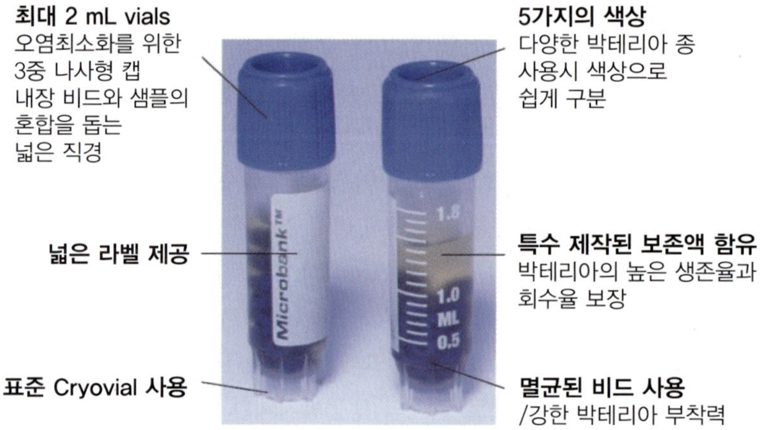

그림 6-2. Cryocare vial

그림출처 : (주) 시너지이노베이션

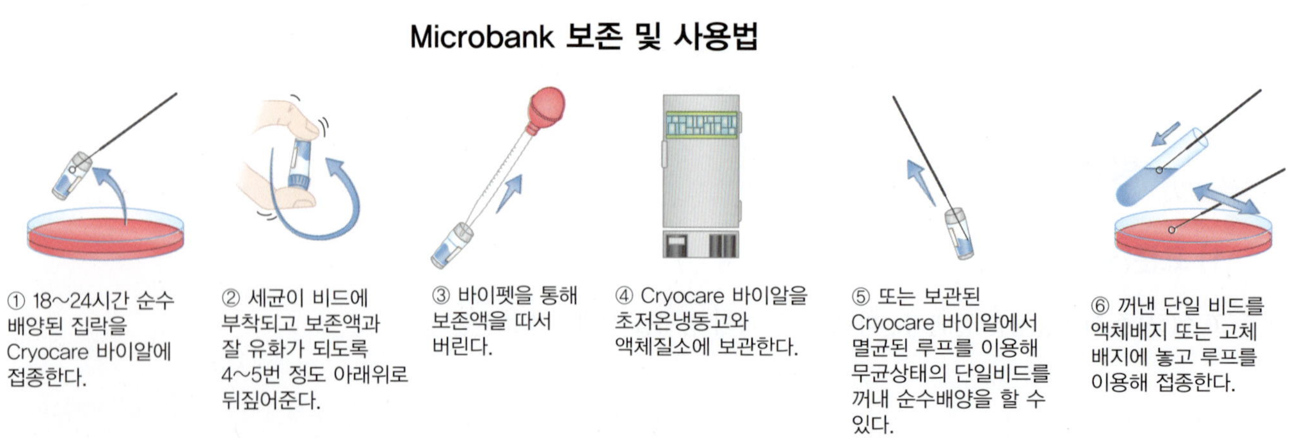
Microbank 보존 및 사용법
① 18~24시간 순수 배양된 집락을 Cryocare 바이알에 접종한다.
② 세균이 비드에 부착되고 보존액과 잘 유화가 되도록 4~5번 정도 아래위로 뒤집어준다.
③ 바이펫을 통해 보존액을 따서 버린다.
④ Cryocare 바이알을 초저온냉동고와 액체질소에 보관한다.
⑤ 또는 보관된 Cryocare 바이알에서 멸균된 루프를 이용해 무균상태의 단일비드를 꺼내 순수배양을 할 수 있다.
⑥ 꺼낸 단일 비드를 액체배지 또는 고체 배지에 놓고 루프를 이용해 접종한다.

그림 6-3. Microbank 보존 및 태동 과정

2 mL Cryocare vial(바이알)은 오염을 줄이기 위한 3중 깊이의 나사뚜껑과 세균과 비드가 잘 혼합이 되도록 넓은 직경을 갖고 있다. 순수 배양된 집락을 Cryocare 바이이알에 접종한 후 액체질소에 급속동결이 가능하도록 견고하게 만들어졌으며 Cryocare 바이알 내 5가지 색상의 비드가 있어 다양한 세균의 종을 구분할 수 있으며 필요한 경우 단일비드를 사용하여 세균을 순수배양이 가능하다. 바이알내 보존액은 배양하기 어려운 세균에 적합하며 세리믹 비드는 세균부착을 향상시킴으로써 정량적 회수율을 보장하고 있다.

(3) 바이러스의 보관

세포에 배양한 후 3회 얼렸다 녹였다 반복 후 원심 분리하여 상층액을 모아 1.5 mL vial에 바이러스 배양액을 0.5~1 mL씩 분주하여, −70℃ 초저온냉동고에 보관한다.

2) 표준(균)주의 계대(세균)

① 보관용 표준(균)주를 액체배지에 배양시킨다.
② 10개의 선택배지에 계대배양하고 plate마다 사용할 날짜를 기록한다.
③ 랩에 싸서 냉장(4℃) 상태로 보관하면서 해당 날짜에 사용 후 당일 폐기한다.
④ 9번째 plate를 사용하기 전에 액체배지에 배양시킨다.

3) 표준(균)주의 사용

① 표준(균)주는 시험 수행 시 양성 실험의 대조군으로 사용되는 것이므로 아래 사항과 같은 주의가 필요하다.
② 표준(균)주 조제 혹은 계대 배양 시 반드시 무균작업대에서 실시하며, 작업자나 기타 환경에 의한 다른 균의 오염이 없도록 주의한다.
③ 표준(균)주가 오염되었을 경우, 즉각 멸균하여 폐기처리하고 재분양 받는다.

4) 표준균주관리대장 양식

<table>
<tr><td colspan="12">표 준 균 주 관 리 대 장</td></tr>
<tr><td colspan="7"></td><td colspan="2">등록번호</td><td colspan="3">표준균주 관리목록상의 등록번호와 일치</td></tr>
<tr><td>표준균주명
(학명)</td><td colspan="6"></td><td colspan="2">품종(계통)명</td><td colspan="3"></td></tr>
<tr><td>도입(분리)일시</td><td colspan="6"></td><td colspan="2">도입(분리)처</td><td colspan="3"></td></tr>
<tr><td>보 존 방 법</td><td colspan="6">동결건조, 동결, 냉장, 실온등 구분 / 온도 명시</td><td colspan="2">보 존 단 위</td><td colspan="3">앰플, 바이알, 튜브 등 표준균주
보관단위 기록</td></tr>
<tr><td>표준균주 내력</td><td colspan="11">표준균주 분리 숙주명, 역학적 사항, 표준균주의 병원성, 배양방법, 배양종류, 보관방법,
참고문헌, 기타 참고사항 기록</td></tr>
<tr><td rowspan="6">계 대 및
성상시험
(계대 및
성상시험 일자,
평가결과 기록)</td><td>구 분</td><td>일 자</td><td>일 자</td><td>일 자</td><td>일 자</td><td>일 자</td><td>일 자</td><td>일 자</td><td>일 자</td><td>일 자</td><td>일 자</td></tr>
<tr><td>계 대</td><td></td><td></td><td></td><td></td><td></td><td></td><td></td><td></td><td></td><td></td></tr>
<tr><td>성 상</td><td></td><td></td><td></td><td></td><td></td><td></td><td></td><td></td><td></td><td></td></tr>
<tr><td>구 분</td><td>일 자</td><td>일 자</td><td>일 자</td><td>일 자</td><td>일 자</td><td>일 자</td><td>일 자</td><td>일 자</td><td>일 자</td><td>일 자</td></tr>
<tr><td>계 대</td><td></td><td></td><td></td><td></td><td></td><td></td><td></td><td></td><td></td><td></td></tr>
<tr><td>성 상</td><td></td><td></td><td></td><td></td><td></td><td></td><td></td><td></td><td></td><td></td></tr>
</table>

5) 동결과 해동 시 원칙

동결 시 냉각속도(cooling rate)는 미생물의 생존에 중요한 요소로 작용하는데 일반적으로 느린 냉각속도(1~2℃/min)가 냉동보존법에 적당하다. 동결된 균주를 녹이기 위해서는 앰플을 37~40℃의 항온수조에 넣고 가볍게 흔들어 녹인다. 유리 앰플의 경우 약 40~60초가 소요된다. 다 녹으면 꺼내어 표면을 70% 에탄올로 소독한 후 개봉하여 사용한다.

07

Staphylococcus 균종의 동정
(Identification of *Staphylococci* species)

학습목표

1. 포도알균(포도상구균)의 일반적 성상을 열거하고 설명한다.
2. *S. aureus, S. epidermidis* 및 *S. saprophyticus* 주요 질병명을 설명한다.
3. *S. aureus*를 배양하고 동정한다.
4. *Staphylococcus*와 *Micrococcus*의 동정상 차이점을 설명한다.
5. 다음의 시험 원리, 방법 및 실습할 수 있어야 한다.
   1) Catalase 시험
   2) Coagulase 시험
   3) DNase 시험
   4) Mannitol 분해능 시험
   5) Novobiocin 내성 시험

1 분류

Staphylococcus(포도알균)는 조건무산소성(facultative anaerobic)인 그람양성 알균이고, 주로 포도송이 같은 불규칙한 배열을 하며, 운동성과 아포가 없다. *Staphylococcus*와 *Micrococcus*는 catalase 양성이므로 *Streptococcus*와 구별할 수 있다.

*Staphylococcus*는 총 32균종이 있고, 가장 중요한 균종은 coagulase 양성인 *S. aureus*이며, coagulase 음성인 포도알균을 총칭하여 coagulase-negative *Staphylococcus* (CNS)라고 부른다. CNS 중에서 빈번히 임상검체에서 분리되는 균종은 *S. epidermidis*와 *S. saprophyticus*이며, 최근에는 *S. hemolyticus, S. lugdunensis* 등도 임상검체에서 종종 분리된다(표 7-1).

표 7-1. *Staphylococcus*의 분류

과명(Family)	균속(Genus)	균종(Species)	
Micrococcaceae	*Micrococcus*	9균종	
		S. aureus	Coagulase−positive
Staphylococcaceae	*Staphylococcus*	*S. epidermidis*	Coagulase−negative *Staphylococcus* (CNS)
		S. saprophyticus	Coagulase−negative *Staphylococcus* (CNS)
		Staphylococcus 총 35균종 7아종	
Caryopharaceae	*Planococcus*	25균종	
	Stomatococcus	1균종	

2 감염

*S. aureus*는 중요한 병원균이고, 가장 많은 것은 피부감염으로는 모낭염(folliculitis), 종기(뾰루지, furuncle), 큰 종기(옹종, carbuncle), 연조직감염(봉소염, cellulitis), 농가진(impetigo), 화상피부증후군(scaled skin syndrome), 수술 후 감염 등이 있다. 피부 외 감염으로는 균혈증(bacteremia), 심내막염, 수막염, 폐렴, 화농성 관절염, 골수염 등이 있고, 내열성 장독소(enterotoxin)에 의한 식중독(food poisoning), 표피박리성 독소(exofoliatin)에 의한 열상 피부증후군은 소아에서 많이 일어난다.

Toxic shock syndrome toxin−1 (TSST−1)에 의한 독소성 쇼크 증후군(toxic shock syndrome)은 주로 탐폰을 사용한 여자에게서 발생한다.

*S. aureus*는 중요한 병원 내 감염(nosocomial infection)이고, 근년에는 병원 외 감염(community acquired infection)도 증가하는 추세이다. 병원 내 감염에서는 methicillin 내성 *S. aureus* (methicillin-resistant *Staphylococcus aureus*, MRSA)가 많고, 여러 항균제에 내성이 많다. MRSA의 병원 내 감염을 예방하기 위해서는 손씻기와 비강 내 보균자를 조사하여 치료 및 예방 대책이 필요하다.

Coagulase 음성 포도알균(coagulase-negative *Staphylococcus*, CNS)에는 여러 균종이 있고, 특히 피부 정상균무리(normal flora)가 많고, 기회감염도 일으킨다. CNS 중 특히 *S. epidermidis*가 흔한 감염을 일으키며, 과립구 감소증 환자, 분로(shunt) 혹은 인조삽입물이 있는 환자, 심혈관계 수술환자에게 균혈증, 심내막염, 관절염, 지속성 복막투석(continuous ambulatory peritoneal dialysis, CAPD) 등을 일으킨다. *S. saprophyticus*는 젊은 여자에게 요로감염(urinary tract infection)을 일으킨다. CNS가 감염균인지는 다음과 같이 판단한다. 즉 첫째 감염부위나 체액에서 단독으로 분리되었는지, 둘째 같은 균주가 반복 분리되었는지가 도움이 된다.

3 동정시험

1) 검체 및 염색

척수액, 관절액, 농양 등 정상균무리(상재균, normal flora)가 없는 부위의 검체를 그람염색하여 백혈구와 불규칙한 그람양성 알균(구균)이 있는지를 관찰한다(그림 7-1). *Micrococcus* 등 포도알균과 비슷하기 때문에 "gram-positive resembling *Staphylococcus*"라고 보고하며, 염색결과만 가지고 "*Staphylococcus*"라고 보고하지 말아야 한다.

2) 집락

산소성으로도 잘 증식되는 조건무산소성인 *S. aureus*는 혈액우무배지에서 집락은 24시간 배양 시 흰색집락으로 보이나 실온에 두면 **노란색 집락**을 보이고, 원형, 평활(smooth), 불투명(opaque)하고, 1~3 mm의 크기이며, 단단하기는 버터 같으며, 물에 잘 풀리고 대개 **완전용혈**이 보인다(그림 7-2). 선택배지로는 mannitol salt agar (MSA), Staphylococcus medium 110 우무배지, phenylethylalcohol blood agar (PEBA), Columbia CNA agar 등이 있으며, 48~72시간까지 배양해야 한다. 포도알균(포도구균)은 thioglycollate 반고체배지에서 위아래 모두 증식된다.

Mannitol salt agar (MSA) 배지는 *Staphylococcus*와 같은 식염내성균(salt-tolerant organism)의 선택배지로써 ***S. aureus***는 **mannitol**를 분해해서 phenol red 지시약에 의해 반응하여 집락주위가 노란색을 보이고, *S. epidermidis*는 **mannitol**를 **분해하지 못해** 배지 색깔인 분홍색으로 MSA 배지의 접종 전 배지색이며, *S. saprophyticus*는 분홍색 또는 노란색으로도 보인다.

3) 감별동정 시험

① *S. aureus*의 중요한 생화학적 성상은 **catalase** 양성, **coagulase 양성**, **mannitol 양성**, DNase **양성**이며, 이 외에 phosphatase, gelatin 액화, 식염에 대한 내성시험 등이 있다(표 7-3).

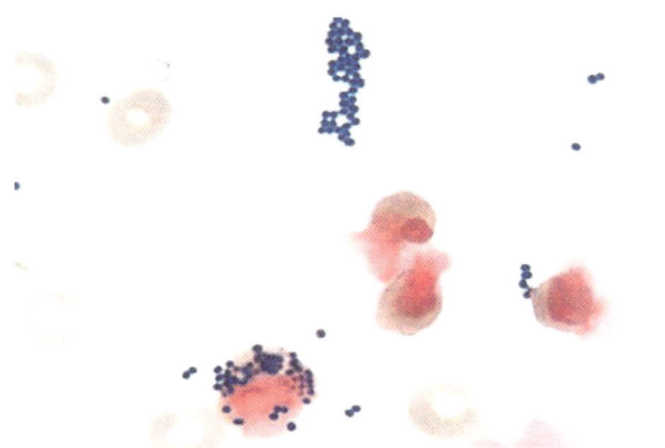

그림 7-1. **농의 직접 도말표본에서 그람염색된 *S. aureus*.** This Gram-stained pus smear shows a mixture of Gram positive cocci arranged in clusters and pus cells.

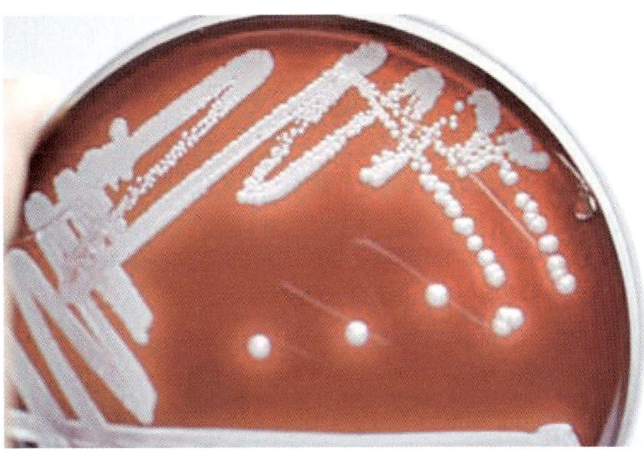

그림 7-2. **혈액우무 배지에서 β용혈인(완전용혈) *S. aureus*의** 집락

② *S. epidermidis*는 혈액우무 배지에서 집락은 원형이고, 평활하며, 주로 흰색이고(그림 7-3) 중요 동정시험에서 coagulase 음성, mannitol 음성, DNase 음성, maltose와 sucrose에서 산 생성, trehalose에서 산 생성하지 않는 성상 등이 *S. aureus*와 다르다.

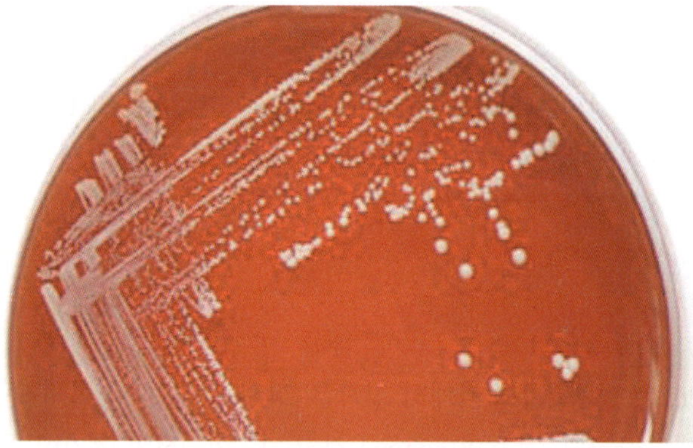

그림 7-3. 혈액우무배지에서 비용혈성인 *S. epidermidis*의 집락

③ *S. saprophyticus*의 집락은 *S. aureus*와 크기가 비슷하며 대개는 무색이다. 중요 동정시험에서 coagulase 음성, mannitol 음성, DNase 음성, **novobiocin 내성** 등이다.

④ CNS는 API Staph (21 시험) 키트나 Vitek나 MicroScan system과 같은 자동기계를 사용하면 다양한 균종을 편리하게 동정할 수 있고, 항균제 감수성 검사도 동시에 할 수 있다.

⑤ MRSA : Methicillin (penicillinase resistant penicillin, PRP)에 대한 내성은 정확히 시험하기 어렵다. MRSA (methicillin-resistant *Staphylococcus aureus*) 중에는 특별히 내성을 나타내는 heteroresistance형이 있기 때문이다. MRSA를 검출하기 위해서는 (1) Oxacillin 디스크법(혹은 cefoxitin 디스크법) (2) Oxacillin salt agar screening법 (3) PCR (polymerase chain reaction)을 이용한 *mecA* 유전자 검출법 등이 있다. 특히 oxacillin 디스크법에서 *S. aureus*가 내성을 보여도 methicillin 내성 *S. aureus*라고 한다.

mec A gene → PBP 2a 또는 2′ → MRSA

⑥ *Micrococcus* : *Micrococcus* 균종은 쌍, 사련(tetrad) 및 불규칙한 배열을 보이며 산소성(aerobic)이다. 감염을 일으키는 일이 드물기 때문에 대개는 균속만 동정하면 된다. 집락은 노란색 혹은 분홍색 집락을 보이며, 병원환경에서 흔히 배양되며 큰 알균이고, 4련 알균(tetrad)의 배열이면 이 세균을 의심할 수 있다. 이 세균은 포도당 산화-환원(glucose OF) 시험에서 산화(oxidation)이며, lysostaphin (200 μg/mL)에 내성이다(표 7-2).

표 7-2. *Staphylococcus*와 *Micrococcus*의 감별

성상	*Micrococcus*	*Staphylococcus*
포도송이 배열(irregular clusters)	+	+
사련알균(tetrad) 배열	+	−
Glucose OF 시험	산화(O)	발효(F)
Lysostaphin (200 μg/mL)에 내성 시험	+(내성)	−(감수성)

⑦ *Staphylococcus* 주요 균종의 동정표는 그림 7-4와 같다.

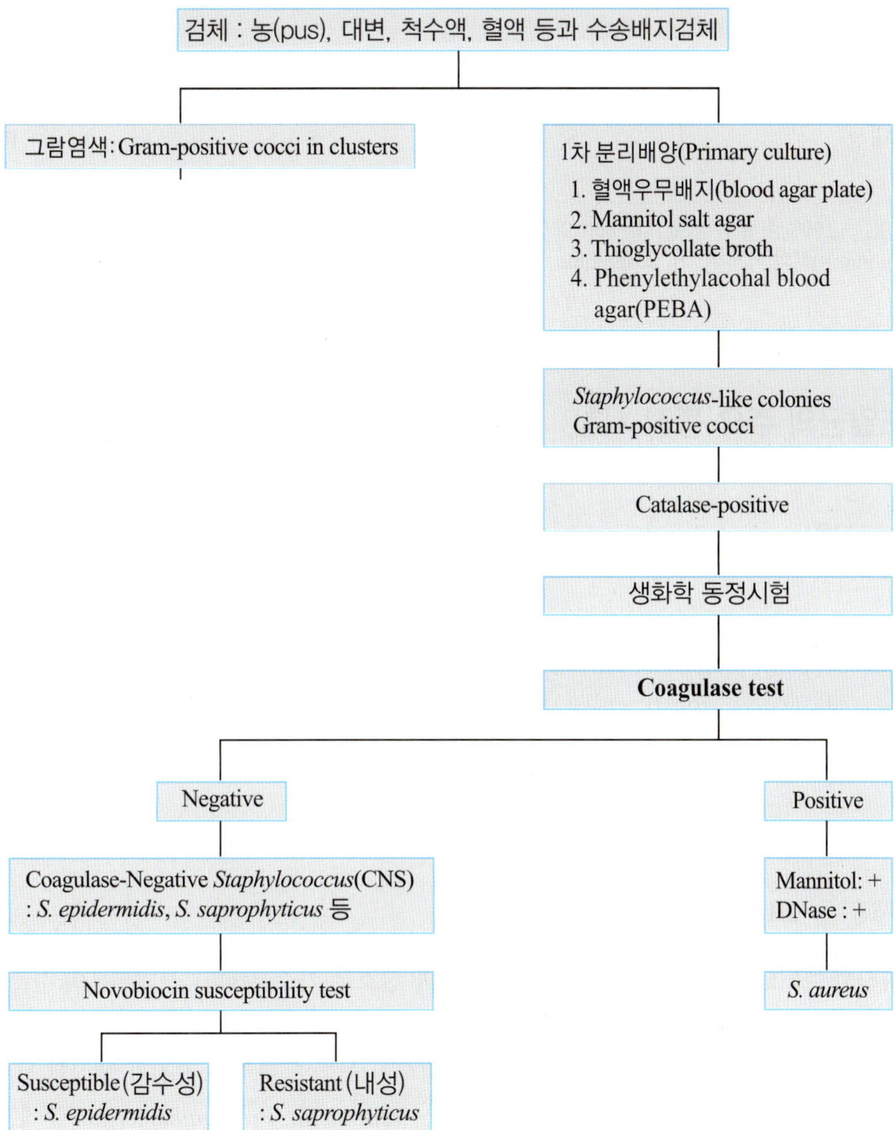

그림 7-4. *Staphylococcus* 균종의 동정

표 7-3. 주요 *Staphylococcus*의 감별

시험	주요균		
	S. aureus	*S. epidermidis*	*S. saprophyticus*
노란색 색소	+[a]	−	d
Hemolysis	+	−	−
Coagualse	+	−	−
DNase	+	−	−
Mannitol	+	−	d
Novobiocin 내성[b]	S[C]	S	R[d]
Phosphatase	+	+	−

[a] +, 90% 이상 양성, −, 90% 이상 음성; d, 11~80% 양성
[b] 5 μg 디스크로 16 mm 이하의 억제대, [C]S; Susceptible, [d]R; Resistant

4 포도알균의 주요 동정 시험

1) Catalase 시험

(1) 목적

① *Micrococcus*(양성), *Staphylococcus*(양성) 감별과 *Streptococcus*(음성), *Enterococcus*(음성)
② *Listeria monocytogenes*(양성), *Corynebacterium*(양성)와 *Erysipelothrix*(음성) 감별
③ *Bacillus*(양성)와 *Clostridium*(음성) 감별

(2) 원리

Catalase(세균) + $2H_2O_2 \rightarrow 2H_2O + O_2$(거품)↑

Catalase는 과산화수소(hydrogen peroxide, H_2O_2)를 물과 산소로 가수분해한다. 대부분의 산소성 세균은 과산화수소가 대사과정 중에 생성되며 이로 인하여 세균에게 유해 작용을 가진다. Catalase는 H_2O_2를 분해하여 무해한 물로 만든다. 무산소성 세균의 대부분은 catalase를 생성하지 못하며 따라서 자기가 생성한 H_2O_2에 의해 죽는다고 생각된다. 그러나 무산소성 세균인 *Peptococcus niger, Veillonella, Propionibacterium* 중에는 catalase를 가지고 있는 것이 있고, 산소성 중에 *Streptococcus, Lactobacillus* 등은 이것을 가지고 있지 않는 세균이다. Catalase 시험은 24시간 이상 배양된 오래된 집락으로 시험을 하면 위음성일 수가 있다. 왜냐하면 catalase는 살아 있는 세균에서만 생성되기 때문이다. 또한 혈액이나 농(pus)이 섞인 검체로 시험하면 위양성일 수가 있다. 왜냐하면 혈액 속에는 catalase가 존재하기 때문이다. Inoculating loop는 니크롬으로 된 loop를 사용해야 한다.

(3) 재료

① 3% Hydrogen peroxide (H_2O_2)

- 30% H_2O_2 원액을 증류수를 사용해서 1:10 비율로 희석하면 3% H_2O_2가 된다. 즉 30% H_2O_2 원액 1 mL에 증류수 9 mL를 넣으면 1:10의 비율이 된다. 단 무산소성균은 15% H_2O_2를 사용한다.
- 2~8℃에 보관한다.
- 주의 : 만약 30% H_2O_2 원액이 피부에 닿으면 물로 씻지 말고 70% 에틸알코올로 즉시 씻어야 한다.

② 유리 슬라이드(clean glass slide)

(4) 시험 방법

유리 슬라이드 위에 혈액이 들어가지 않도록 집락을 올려놓고 3% H_2O_2를 떨어뜨린다. 거품(bubble)이 나면 양성이다. 이때 집락과 시약을 혼합할 필요가 없다.

(5) 정도관리(quality control)(그림 7-5)

① Catalase 양성 세균 : *Staphylococcus aureus* ATCC 25923

② Catalase 음성 세균 : *Streptococcus pyogenes* ATCC 12344

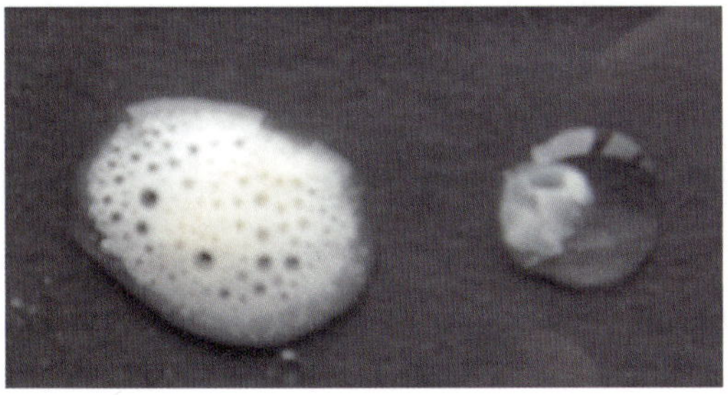

그림 7-5. **Catalase 시험.** 집락에 3% H_2O_2를 떨어뜨리면 *Staphylococcus aureus*는 양성(거품), 생성 *Streptococcus pyogenes*는 음성(거품 없음)

(6) 주의사항

① 시험 시 혈액이나 농이 혼합되면 위양성을 보이므로 이러한 성분이 혼합되지 않도록 한다.

② 백금으로 만든 loop는 위양성을 보일 수 있으므로 니크롬 loop를 사용하는 것이 좋다.

2) 혈장응고 효소 시험(coagulase test)

(1) 목적

① *Staphylococcus aureus*(양성)와 *S. epidermidis*(음성), *S. saprophyticus*(음성) 감별

(2) 원리

혈장(plasma) + Coagulase from *S. aureus* → 응고
(fibrinogen + coagulase → fibrin clot)

즉 혈장 속의 섬유소원(fibrinogen)을 *S. aureus*가 생성하는 coagulase에 의해서 섬유소(fibrin)가 형성하므로 응고되는 것을 원리로 하고 있다.

Coagulase 시험은 *S. aureus* 동정 시험 중 가장 중요한 검사이며, 병원성(pathogenicity)이나 독력(virulence)을 나타내는 지표로써 이용되기도 한다. Coagulase는 비교적 열에 안정성 있는 효소이며, 결합(bound) coagulase와 유리(free) coagulase의 2가지가 있다. Coagulase의 구조나 기전은 아직 확실하지 않으나 응고(clotting) 과정에 관여하는 것으로 추측되고 있다.

Coagulase 시험은 슬라이드법(bound coagulase)과 시험관법(free coagulase)법이 있다. 슬라이드법은 간단하고 빠르나 *S. aureus* 중에는 음성인 것이 있어서, 이런 경우에는 시험관법으로 확인해야 한다. 또한 methicillin-resistant *S. aureus* (MRSA)는 음성 반응을 보이기 쉽다. Citrate를 쓴 항응고제로 준비한 혈장은 위양성 결과를 보일 수 있기 때문에 EDTA 혈장을 쓰는 것이 좋다.

(3) 재료

① **토끼 혈장**(rabbit plasma)
- 슬라이드법 : 희석 안한 토끼혈장 사용
- 시험관법 : 토끼혈장 1에 식염수(0.85% NaCl) 4의 비율로 희석하여 0.5 mL씩 멸균 시험관에 넣는다.

② 유리 슬라이드
③ 시험관(13×100 mm)

(4) 방법

① **슬라이드법**(bound coagulase)(그림 7-6)
㉠ 포도알균 집락을 슬라이드 위에서 식염수로 진하게 균부유액을 만든다. 혈장 한 방울을 떨어뜨린다.
㉡ 5~10초 안에 엉키면(clumping) 양성이다.
㉢ 음성 결과를 보이면 시험관법으로 다시 해야 한다.

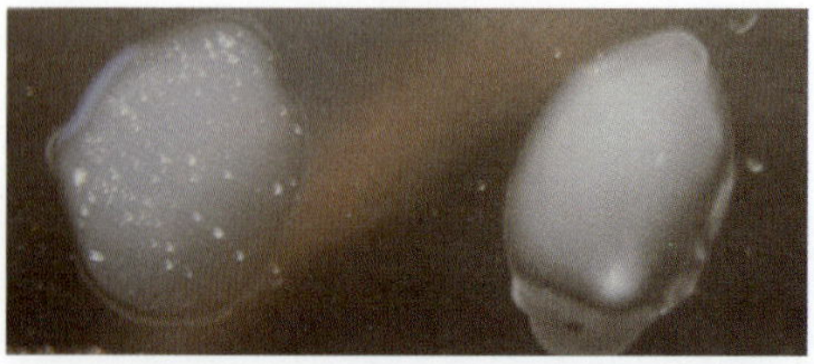

그림 7-6. Coagulase(혈장응고효소) 슬라이드법. 왼쪽은 양성(*S. aureus*), 오른쪽은 음성(*S. epidermidis*)

② **시험관법**(free coagulase) (그림 7-7)
㉠ 1:5로 희석한 토끼혈장 0.5 mL씩 멸균 시험관에 넣는다.
㉡ 시험할 집락을 백금이로 따서 접종한다.

㉢ 35℃에 1~4시간 두었다가 시험관을 기울이면서 응고되었는지 본다. 응고가 되지 않으면 다시 하룻밤 실온(staphylokinase의한 활성으로 응고된 섬유소의 용해를 피하기 위해서 실온에 둔다)에 두었다가 본다. 응고된 덩어리가 작아도 있으면 양성이다.

㉣ 양성 반응 : 응고가 되었으면 양성이다.
음성 반응 : 응고가 없으면 음성이다.

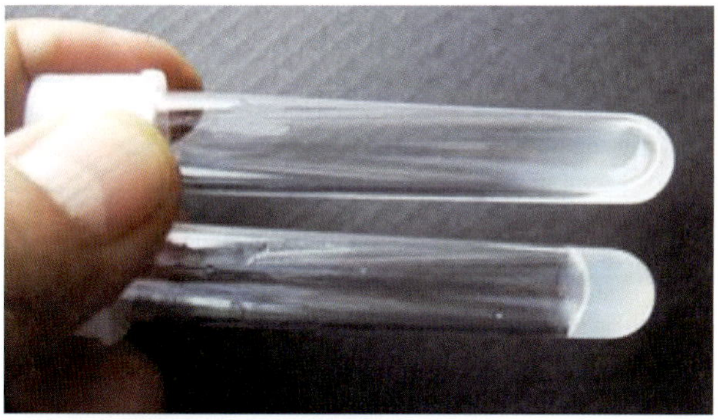

그림 7-7. **Coagulase 시험(시험관법).** 혈장이 응고된 coagulase 양성인 *S. aureus*(아래)와 혈장이 응고 안된 coagulase 음성인 *S. epidermidis*(위).

(5) 정도관리(quality control)

① Coagulase 양성 세균 : *S. aureus* ATCC 25923

② Coagulase 음성 세균 : *S. epidermidis* ATCC 14990

3) Deoxyribonuclease (DNase) 시험

(1) 목적

① *S. aureus*(양성)와 *S. epidermidis*(음성) 감별

② *Serratia* spp.(양성)와 *Klebsiella, Enterobacter, Hafnia*(음성) 감별 등

(2) 원리

DNA + 세균(DNase) → ① 1N HCl → 집락주위가 투명(DNase 양성)
② 0.1% toluidine blue → 분홍색(DNase 양성)
③ Methyl green → 집락 주변이 투명(DNase 양성)

DNase를 생성하는 세균은 DNA (deoxyribonucleic acid)를 분해할 수 있다. 그 결과를 1N HCl을 떨어뜨려 집락 주위가 투명해지면, 0.1% toluidine blue, methyl green이 지시약으로 들어 있는 배지는 집락 주변이 분홍색, 또는 무색이면 양성이다.

(3) 재료

① DNase test agar

② DNase test agar w/Methyl green (Difco)−0.005% methyl green 포함

③ 1N HCl

(4) 방법

① 순 배양된 집락을 DNase test agar 배지에 한 줄로 긋고 37℃에 하룻밤 배양한다.

② 양성 －1N HCl을 떨어뜨려 집락 주위가 투명하면 양성이다(그림 7-8).

0.1% toluidine blue가 든 배지는 집락 주변이 분홍색이면 양성이다(그림 7-9).

Methyl green이 든 배지는 집락 주변이 무색이면 양성이다(그림 7-10)

음성 －변화가 없다.

(5) 정도관리(quality control)

① DNase 양성 : *S. aureus* ATCC 25923

② DNase 음성 : *S. epidermidis* ATCC 14990

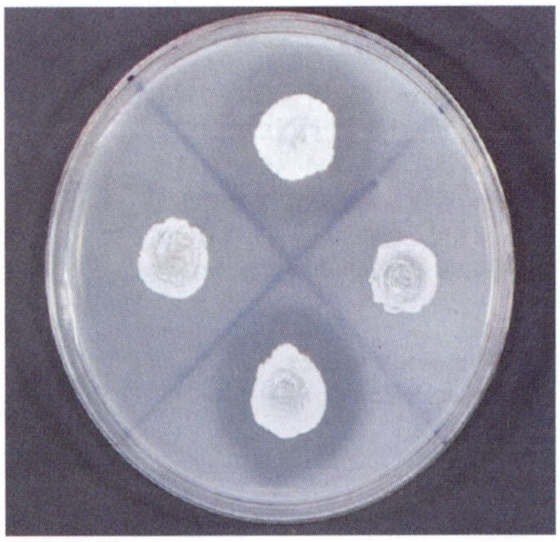

그림 7-8. **DNase 시험.** 배양 후 1N HCl을 떨어뜨린 것으로 집락 주변이 투명한 DNase 양성인 *S. aureus*(위쪽과 아래쪽)와 투명대가 없는 DNase 음성인 *S. epidermidis*(좌, 우쪽)

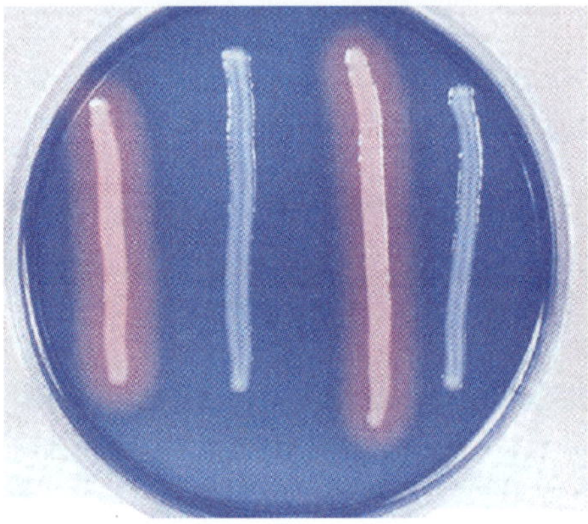

그림 7-9. **Deoxyribonuclease (DNase) 시험.** DNase test agar with toluidine blue 배지에서 DNase 양성(*Serratia*, *S. aureus*)은 집락 주위가 분홍색이다.

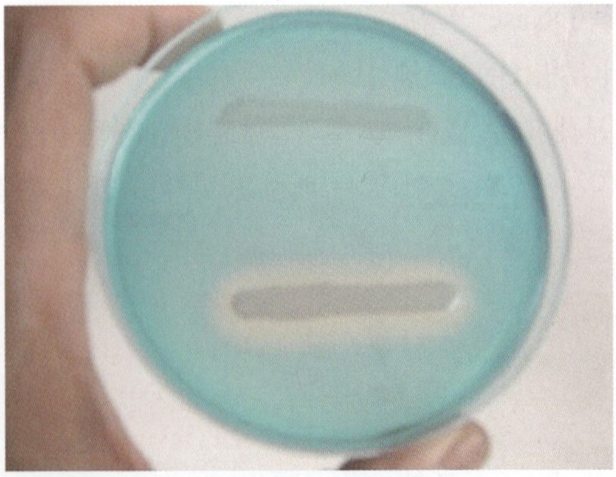

그림 7-10. **Deoxyribonuclease (DNase) 시험.** DNase test agar with methyl green 배지에서 DNase 양성(*S. aureus*, *Serratia*)은 집락주위 투명(아래쪽), 음성(*S. epidermidis*)은 집락 주위 투명대 없음(위쪽)

4) Mannitol 분해능 시험(그림 7-11)

(1) 목적

S. aureus (양성)와 *S. epidermidis* (음성), *S. Saprophyticus* (음성) 감별

(2) 원리

Mannitol salt agar + 세균 + phenol red → 산성(황색)

7.5% Nacl 식염에 내성인 포도알균이 mannitol salt 에서 mannitol 을 분해하여 지식약인 phenol red에 의해 황색의 집락을 보인다.

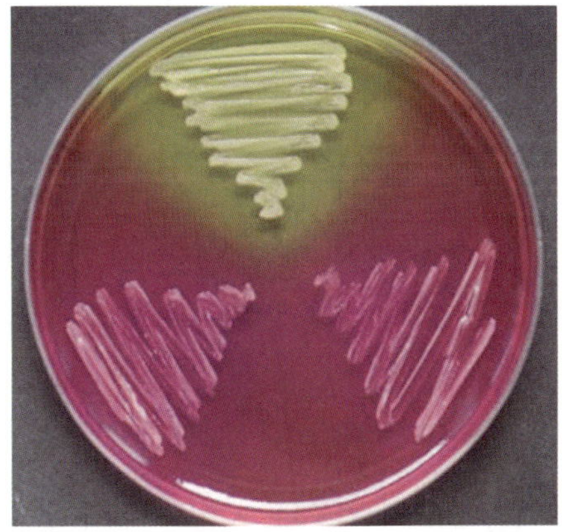

그림 7-11. Mannitol salt agar 배지에서 mannitol 발효양성인 *S. aureus*(황색)와 mannitol 발효음성인 *S. epidermidis*(적색)

(3) 재료

Mannitol salt agar

(4) 방법

① 순수분리 배양된 집락을 MSA 배지에 한줄로 획선을 긋고 37℃에 하룻밤 배양한다.

② 양성 – 황색 집락
음성 – 적색 집락

5) Novobiocin 내성시험 (그림 7-12)

(1) 목적

S. Saprophyticus (내성)와 *S. epidermidis* (감수성), *S. aures* (감수성) 감별

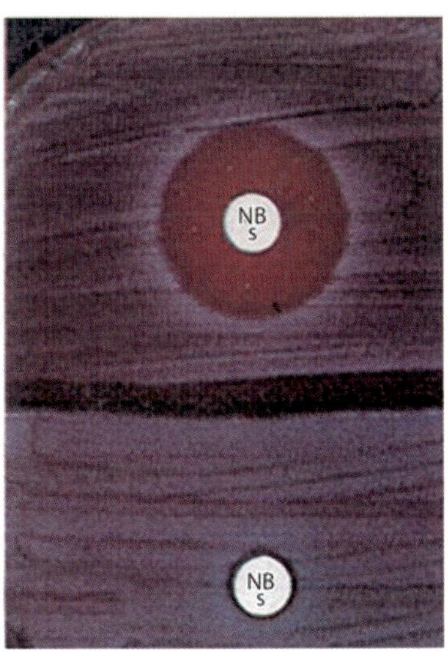

그림 7-12. Novobiocin 내성시험
위 : 감수성 ; *S. aureus* &, *S. epidermidis*
아래 : 내성 ; *S. saprophyticus*

(2) 재료

① Blood agar plate
② Novobiocin disk 5 μg

(3) 방법

① 혈액우무배지 또는 Muller Hinton agar에 TSB (Tryptic soy agar)에 배양해놓은 *S. aureus*와 *S. saprophyticus*를 MacFarland 0.5를 맞춘 후 위에는 *S. aureus*에 아래는 *S. saprophyticus*를 접종한다.
② 5μg Novobiocin disk를 각 영역의 중앙에 올려놓은 후 18~24시간 35~37℃에서 배양 후 결과를 판독한다.

6) Coagulase 시험인 혈구 및 latex 응집 시험

(1) STAPHYLASE 시험 – 혈구 응집시험

세포결합 혈장응고효소(clumping factor)를 이용하는 시험이다. 섬유소원(fibrinogen)에 감작된 양의 적혈구를 clumping factor가 응집하면 coagulase 양성(*S. aureus*)이다. 종종 *Staphylococcus sciuri*가 위양성을 보인다.

(2) STAPHYTECT 시험 – Latex 응집시험

Clumping facor와 protein A를 가지고 있는 포도알균을 인식하기 위한 latex 응집시험이며, 특히 MRSA (methicillin- resistant *S. aureus*)에 존재하는 협막 다당체도 검출할 수 있다.

(3) 기타 latex 시험

Staphylatex, Staph-AUREX 등이 상품화로 시판되고 있다.

(4) Kit법 동정

*S. aureus*는 coagulase 시험 등 몇 가지 시험으로 쉽게 동정할 수 있다. 그러나 coagulase-negative *Staphylococcus* (CNS)는 많은 균종 때문에 동정이 쉽지 않으며 임상검사실에서는 균종을 동정하지 않고 CNS로 보고하는 것이 보통이다. 그러나 동정이 필요할 때 kit system을 사용하면 빠르며 편리하다. Kit 종류에 따라서는 70~90% 정도의 정확성이 보고되어 있다. API STAPH (biomerieux), Gram Positive Identification (GPI) card (biomerieux), MicroSan Pos ID panel (Dade MicroScan) 등이 있다.

검은색 집락은 *S. aureus*에 의한 potassium tellurite의 환원작용 때문이며, 집락을 둘러싼 egg yolk 안의 투명대와 집락에 인접하는 곳에 lipase에 의한 불투명대가 보인다. 그러나 모든 *S. aureus*가 2가지 특징을 보이는 것은 아니다.

5 실습 재료

1) 사용균주

Tryptic soy agar (TSA) 사면배지에 24시간 배양한 *S. aureus, S. epidermidis* 및 *S. saprophyticus* 균주 또는 수송배지검체

2) 배지

① 1개 조에 Blood agar plate (BAP) 3개, mannitol salt agar (MSA) 1개 또는 Staphylococcus medium 110 1개, DNase test agar 1개, Mueller-Hinton agar 3개

② Glucose OF 배지 3개, tryptic soy broth (TSB) 3 mL

3) 시약

① 각 조에 토끼 혹은 사람 혈장 1에 식염수 4로, 즉 1:5로 희석된 혈장 0.5 mL 시험관 3개, 3% 과산화수소(H_2O_2) 1병, 1N HCl 10 mL, phenol red 지시약 10 mL, 포화 ammonium sulfate[포화$(NH_4)_2$ SO_4] 10 mL

② 그람염색 시약 : Crystal violet, Gram iodine, 95% Alcohol, Safranin O

4) 기타 재료

Oxacillin 디스크(1 μg) 혹은 cefoxitin 5 μg 디스크, Novobiocin 30 μg 디스크, McFarland 0.5관 탁도시험관 또는 Densitometer, 멸균 면봉, 핀셋, 왁스 라벨용 연필(그람염색 시 사용), name pen(시험관 및 평판 배지에 라벨용), slide rack, loop rack, 알코올램프, 현미경, immersion oil, 95% 알코올스펀지 등

6 방법

① 24시간 TSA 사면배지에 배양한 *S. aureus, S. epidermidis* 및 *S. saprophyticus*를 BAP, MSA 혹은 staphylococcus medium 110 우무배지에 접종한다. 이어서 혈장, DNase test agar, glucose OF 배지에 접종한다.

② 37℃ 18~24시간 배양한다.

③ TSB에 접종 후 2~6시간 후에 McFaland 0.5관 탁도에 균수를 맞춘 후 MH agar 평판배지에 면봉으로 고르게 3방향으로 접종한 후 novobiocin 30 μg 디스크를 올려놓고 멸균 핀셋으로 살며시 누른 후 37℃ 16~18시간 배양한다.

④ BAP에 자란 집락을 판정하고, 그람염색을 한다.

⑤ 슬라이드에 집락을 올려놓고 3% 과산화수소(H_2O_2)로 catalase 시험을 한다.

⑥ MSA 또는 Staphylococcus 110 agar 배지, coagulase 시험, DNase 시험, glucose OF 시험, novobiocin 감수성 시험의 결과를 판정한다.

성명:	학번:	실습일자:	확인:

제7장 실습 결과 보고서

1. *Staphylococcus* 균종의 동정

1) 그람염색 및 배양 성상

술식	*S. aureus*	*S. epidermidis*	*S. saprophyticus*
그람염색 그람성(Gram reaction) 형태(morphology) 배열(arrangement)			
Blood agar plate : 집락관찰 크기(size, mm) 융기(elevation) 색소(pigmentation) 용혈성(hemolysis)			
Mannitol salt agar 증식(growth) (+ 또는 −) 배지의 색 Mannitol 산 생성(+ 또는−)			
Staphylococcus medium 110 agar 증식여부(+ 또는 −) Mannitol 산 생성(+ 또는 −) Gelatin 액화(+ 또는 −)			

2) 생화학적 동정 시험

시험	*S. aureus*	*S. epidermidis*	*S. saprophyticus*
Catalase 시험 결과(+ 또는 −)			
Coagulase 시험(SLIDE) 결과(+ 또는 −)			
Coagulase 시험(TUBE) 결과(+ 또는 −)			
DNase 시험(1N HCl) 접종 전 배지의 색 결과(+ 또는 −)			
DNase 시험(0.1% toluidine blue or methyl green) 접종 전 배지의 색 결과(+ 또는 −)			
Novobiocin 내성시험 억제대의 지름(mm) 결과(감수성 또는 내성)			

최종판독결과

Test	*S. aureus*	*S. epidermidis*	*S. saprophyticus*
OF			
Hemolysis			
Catalase			
Coagulase			
DNase			
Gelatinase			
Phosphatase			
Mannitol			
7.5% NaCl			
Novobiocin			

08

MRSA와 VRSA의 동정
(Identification of methicillin-resistant *Staphylococcus aureus* and vancomycin-resistant *Staphylococcus aureus*)

학습목표

1. 메티실린 내성 황색포도알균(MRSA) 및 반코마이신 내성 황색포도알균(VRSA)의 정의 및 검사법을 설명하고 실습한다.

1 개요

Methicillin은 penicillinase에 의해서 불활성화 되지 않는 penicillinase-resistant penicillin 중의 한 가지이다. 따라서 penicillinase를 생성하는 *Staphylococcus aureus*에 대해서도 항균력을 발휘하므로 *S. aureus* 감염에는 이러한 약제가 널리 쓰여 왔다.

Methicillin-resistant *Staphylococcus aureus* (MRSA)는 methicillin의 MIC (minimum inhibitory concentration) 농도 16 μg/mL 혹은 oxacillin의 MIC 4 μg/mL 이상에 의해서만 증식이 억제되는 균주를 뜻한다. MRSA는 methicillin에 대해서 뿐만 아니라 같은 계열인 cloxacillin, oxacillin, nafcillin 등에 대해서도 내성을 나타내는 좋지 않은 특성을 가지고 있다. 또한 MRSA 검사 시 oxacillin 내성 포도알균을 methicillin 내성이라고 부르며, 모든 β-lactam 항균제(penicillin, cephalosporin, imipenem 및 β-lactam과 β-lactamase 저해제 복합제)에 감수성이 보일지라도 내성으로 고쳐서 보고한다. vancomycin-intermediate *S. aureus* (VISA; minimum inhibitory concentration [MIC] = 4~8 μg/mL).

S. aureus isolates with a vancomycin minimum inhibitory concentration (MIC) of 8 μg/mL or higher should be submitted to CDC for confirmation of susceptibility results. If VRSA (vancomycin MIC ≥16 μg/mL) is suspected or confirmed

CDC definitions

Vancomycin-susceptible *S. aureus* (VSSA)	• Vancomycin MIC ≤ 2 μg/mL
Vancomycin-intermediate *S. aureus* (VISA)	• Vancomycin MIC = 4~8 μg/mL
Vancomycin-resistant *S. aureus* (VRSA)	• Vancomycin MIC ≥ 16 μg/mL

2 MRSA의 검출

MRSA 중에는 균질성 내성(homogeneous resistance 혹은 definitive resistance)과 이질성 내성(heterogeneous resistance 혹은 occult resistance)인 균주가 있다. 균질성 내성은 한 균주 중의 세균 세포들이 고르게 내성을 나타냄을 뜻한다. 이질성 내성은 1개의 독립된 집락에서 유래된 세균 세포들의 methicillin 감수성이 같지 않다는 것을 뜻한다. 균질성 내성은 우무(한천) 희석법이나 디스크 확산법 감수성 시험에서 분명한 내성 결과를 보이므로 검사가 잘못될 염려가 없다. 반면 이질성 내성은 특별한 조건으로 배양해야 내성을 발현하게 된다. 이질성 내성인 균주는 일부 세포만이 methicillin에 내성인 것으로 생각하기도 하였으나, 내성인자는 모두가 가지고 있으나 그 발현이 잘 안 되는 것으로 생각하기도 한다.

▣ 이질성 내성(heterogenous resistance)인 MRSA를 정확히 검사하기 위해서는

① 디스크 검사법에서 methicillin 디스크는 불안정하므로 oxacillin 디스크를 사용한다. 최근에는 oxacillin 대신에 cefoxitin 디스크가 더 정확성이 높은 것으로 보고되고 있다. 배양을 30~35℃에서 한다.

② 접종균액을 우무 평판에서 하룻밤 배양된 집락으로 바로 McFarland 0.5관의 탁도로 맞추고 접종에 사용한다.

③ 배양은 30~35℃에서 한다(37℃가 아님).

④ 배양 시간은 24~48시간 한다(18시간이 아님).

⑤ Oxacillin salt-agar screen 시험에서는 Mueller-Hinton agar에 4% NaCl을 넣어야 한다.

⑥ 억제대 중의 엷은 증식을 관찰할 수 있게 하기 위하여 투과광선을 써야 한다.

⑦ 디스크 주변에 엷은 증식이나 소수의 집락이 있어도 내성으로 판독한다.

▣ MRSA 검사법

① Oxacillin 디스크법 혹은 cefoxitin 디스크법

② Oxacillin 식염 고체배지 선별법 (oxacillin salt-agar test)

③ 희석법(우무 및 액체배지 희석법)

④ PBP 2′ 검출법(latex slide agglutination)

⑤ PCR (polymerase chain reaction)에 의한 *mecA* 유전자 검출법

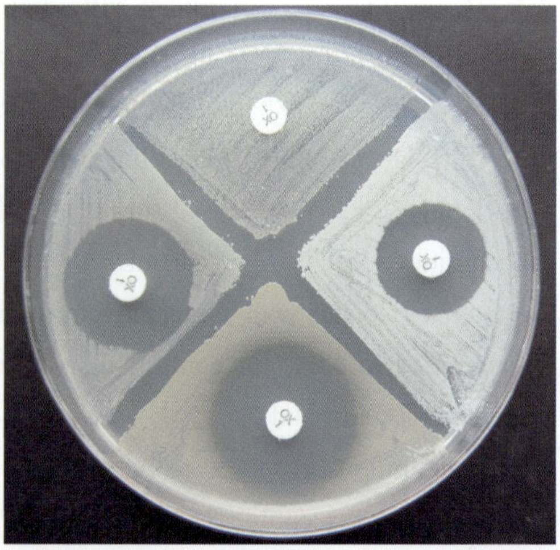

그림 8-1. Methicillin-Resistant *Staphylococcus aureus* (MRSA) 검출을 위한 oxacillin 디스크 감수성 시험. 12시 방향 디스크는 MRSA, 3시, 6시, 9시 방향 디스크는 Methicillin-Susceptible *Staphylococcus aureus* (MSSA) 균주이다.

3 VRSA의 검출

Technique	VRSA Results	VISA Results	Comment
Reference Broth Microdilution	VA*MIC≥16 μg/mL in cation-adjusted Mueller-Hinton broth	VA MIC = 4~8 μg/mL in cation-adjusted Mueller-Hinton broth	Incubate test for full 24 hrs.
Commercially-prepared Brain Heart Infusion Agar containing 6 μg/mL of vancomycin	Growth of >1 colony in 24 hrs.	Growth of >1 colony in 24 hrs.	Two or more colonies is a positive result' For QC* use enterococcus faecalis ATCC 29212 as susceptible control and E faecalis ATCC 51299 as resistant control
Gradient diffusion (e.g., Etest®)	VA*MIC≥16 μg/mL on Mueller-Hinton broth	VA MIC = 4~8 μg/mL on Mueller-Hinton broth	Use a 0.5 McFarland standard to prepare the inoculum suspension. Incubate test for full 24 hrs.

* VA, vancomycin : QC, quality control

4 재료

1) 균주

① *S. aureus* ATCC 25923 (MSSA)

② *S. aureus* ATCC 33591 (MRSA)

2) 배지와 시약

① Mueller Hinton agar (MHA) : 지름 100 mm 혹은 87 mm Petri dish와 높이 4 mm 배지

② MHA with 4% NaCl and oxacillin (6 μg/mL)

③ Tryptic soy broth (TSB) 3~5 mL

④ Oxacillin 1 μg 디스크 혹은 cefoxitin 30 μg 디스크
(최근에는 MRSA 검출에 oxacillin 대신에 cefoxitin 디스크를 권장하고 있다)

⑤ McFarland 0.5관 탁도계

3) 다른 재료 및 기구

① 멸균 면봉(sterile cotton-tipped swabs)
② 멸균 플라스틱 피펫
③ Calibrated loop (1 μL = 0.001 mL)
④ Vortex mixer
⑤ 공기 중 배양기(ambient-air incubator) 35℃
⑥ 핀셋(forcep)
⑦ 자 또는 sliding caliper
⑧ 디스크 분주기(disk-dispensing apparatus)

5 방법 1 – Oxacillin 디스크 확산법

① 하룻밤 배양한 배지에 생긴 4~5개의 잘 분리된 집락을 백금이나 백금선으로 채취하여 4 mL의 TSB에 접종하여 식염수나 TSB로 McFarland의 0.5관 탁도에 바로 맞춘다(바로 탁도를 맞추는 방법, direct colony suspension inoculation method).
② 탁도를 맞춘 후 20분 이내에 평판에 접종해야 한다.
③ 멸균면봉을 균액에 담갔다가 꺼내어 시험관 벽에 대고 돌려서 많은 양의 액체를 짜낸다.
④ 이 면봉으로 평판에 한 방향으로 바르고 이어서 120° 돌려서 바르고 또 한 번 120° 돌려서 발라 고르게 접종되게 한다. 마지막으로 면봉으로 평판 주위를 돌려서 접종한다.
⑤ 3~5분간 말리고 15분 이내에 oxacillin 디스크를 놓는다.
⑥ 핀셋 끝으로 디스크를 눌러준 후 15분 이내에 35℃ (37℃ 아님) 공기 중 배양기(CO_2 배양기 아님)에 배양한다.

6 방법 2–Oxacillin 고체배지 선별법(oxacillin salt-agar screen test)

1) 균액 준비(inoculum preparation)

35℃에서 하룻밤 배양된 집락으로 TSB 4 mL 배지에 McFarland 0.5관 탁도를 맞춘다.

2) 접종 및 배양

① 준비된 균액을 MHA with 4% NaCl and oxacillin (6 μg/mL) 배지에 10 μL 접종하여 10^6 CFU/mL가 접종되게 하거나, 또는 멸균된 면봉을 균액에 담갔다가 꺼내어 시험관 벽에 대고 돌려서 많은 양의 액체를 짜낸 다음 10~15 mm이 지름이 되게 접종한다(spot inoculation).

② 35℃의 공기 중 배양기에서 약 24시간 배양한 후에 판독한다.

3) 결과

해석

① Oxacillin 내성 균주 : 집락 한 개 이상이 생기거나 엷은 증식이 있어도 내성으로 판독한다.

② Oxacillin 감수성 균주 : 집락의 증식이 없으면 감수성으로 판독한다.

4) Oxacillin 내성 *S. aureus*의 적용

① 모든 β-lactam 계열은 내성으로 보고한다.

② 이들 β-lactam 계열은 모든 penicillin, 모든 cephem, 모든 carbapenem, 모든 β-lactamase 억제결합 약제이다.

성명: 학번: 실습일자: 확인:

제8장 실습 결과 보고서

항균제	디스크 중 항균제 농도	억제대 지름 (mm)	실험균	항균제 감수성 결과(S, susceptible or R, resistant)	
				S. aureus ATCC 25923 (MSSA)	*S. aureus* ATCC 33591 (MRSA)
Cefoxitin (FOX)	30 μg				
Oxacillin (OX)	1 μg				
Penicillin (P)	10 unit				

09

*Streptococcus*와 *Enterococcus* 균종의 동정
(Identification of *Streptococcus* species and *Enterococus* species)

학습목표

1. 사슬알균(연쇄상구균)의 일반적인 성상을 열거한다.
2. 사슬알균(연쇄상구균) 균종 5가지 이상을 열거한다.
3. *S. pyogenes*의 감염에 의한 질병명을 열거한다.
4. *S. pyogenes*를 분리 동정한다.
5. *S. agalactiae*의 감염에 의한 질병명을 열거한다.
6. *S. agalactiae*의 분리 동정한다.
7. *S. pneumoniae*의 형태학적 특징과 병원성을 설명한다.
8. *S. pneumoniae*의 분리 동정한다.
9. 장알균(장구균, *Enterococcus*)의 균종을 3가지 이상 열거한다.
10. 장알균과 사슬알균(장구균과 연쇄상구균)의 차이점을 설명한다.
11. 다음의 시험 원리 및 방법에 대하여 설명하고 실습한다.
    1) 용혈성 시험
    2) Bacitracin 감수성 시험
    3) Optochin 감수성 시험
    4) CAMP 시험
    5) Hippurate 가수분해 시험
    6) 담즙용해시험
    7) 협막팽화시험
    8) Anti streptolysin O (ASO)
    9) 6.5% NaCl 내성 시험
    10) Bile esculin 시험
    11) PYR 시험
    12) SF 배지의 발육시험

1 개요

1) Brown의 용혈성에 의한 분류

Brown(1919)은 사슬알균의 용혈성을 처음으로 기술하였으며, 집락 주변의 적혈구 중 일부만이 용혈(incomplete hemolysis)되어 배지가 녹색이거나 갈색으로 변하는 α-hemolytic *Streptococcus,* 집락주변이 투명하고 무색이며 적혈구가 모두 용혈(complete hemolysis)되어 없어지는 β-hemolytic *Streptococcus*, 그리고 용혈도 없고(no hemolysis) 배지의 변색도 없는 γ-hemolytic *Streptococcus*의 3종류로 분류하였다.

Group A *Streptococcus*의 용혈소(hemolysin)에는 streptolysin O (SLO)와 streptolysin S (SLS)가 있는데, SLO는 산소와 만나면 파괴되나 항원성은 강하여 group A *Streptococcus* 감염환자 중 특히 류마티스열(rheumatic fever)이나 급성 사구체 신염(acute glomeruloephritis) 환자의 혈중에는 SLO에 대한 항체, 즉 antistreptolysin O (ASO)가 생긴다.

2) Lancefield의 혈청군(serogroup) 분류

β-hemolytic *Streptococcus*의 세포벽 탄수화물 항원, 즉 C 다당체(c-polysaccharide)에 따른 군(group) 분류는 Lancefield(1930)가 시작하였으나, 원법은 침강(precipitation) 반응으로 복잡하여 통상검사에 널리 쓰이지 못하였다. 최근에는 슬라이드 응집시험인 공동응집(coagglutination, COA)이나 latex 응집시험이 사용되고 있다. 사슬알균의 혈청군은 Group A, B, C, D−V group *Streptococcus* 총 20군으로 분류되고 있으나, 이 중 group I와 J는 사슬알균 혈청군에 속하지 않으며, 또한 *Streptococcus pneumoniae*와 viridans *Streptococcus*도 역시 Lancefield 혈청군에 속하지 않는다.

3) Bergey manual의 분류

Bergey manual(1986)의 section 12 기타 균속항에는 *Streptococcus, Leuconostoc, Pediococcus, Aerococcus, Gemella*가 실려 있다(표 9-1).

2 주요 균종의 동정

대부분의 *Streptococcus*는 catalase가 음성이므로 *Staphylococcus* 및 *Micrococcus*와 감별이 된다. 여기에서는 임상검체에서 흔히 분리되는 *S. pyogenes, S. agalactiae, S. pneumoniae*, viridans *streptococcus* 및 *Enterococcus*에 대해서 논하기로 한다.

1) *Streptococcus pyogenes* (group A Streptococcus)

이 세균은 소아의 인두염(pharyngitis), 농가진(impetigo), 단독(erysipelas), 균혈증(bacteremia), 관절염(arthritis), 골수염(osteomyelitis), 심내막염(endocarditis), 수막염(meningitis), 성홍열(scarlet fever) 및 독소성 쇼크양 증후군(toxic shock-like syndrome) 등 여러 가지 감염을 일으킨다. 이 중 성홍열은 적혈구성 독소

표 9-1. ***Streptococcus* & *Enterococcus*의 분류**

Gram positive cocci; *S. pyogenes*, *S. agalactiae*, *S. pneumoniae*, *S. viridans*, *E. faecalis*

- *Streptococcaceae*–*Streptococcus*
  - Pyogenic hemolytic *Streptococci*
    - *S. pyogenes*(화농성 사슬알균)
    - *S. agalactiae*(B군 사슬알균)
    - *S. pneumoniae*(폐렴사슬알균)
    - 그 외 2균종
  - Oral *Streptococci*
    - *S. salivarius*
    - *S. sanguis*
    - *S. mitis*
    - *S. mutans*
    - 그 외 5균종
  - Anaeronbic *Streptococci*
    - *S. morbollorum*
    - 그 외 3균종
  - Oral *Streptococci*
    - *S. bovis(= s. equinus)*
    - 그 외 3 균종
- *Enterococcaceae* – *Enterococcus*
  - *E. faecalis*
  - *E. faecium*
  - 그외 2 균종
- *Peptostreptococcaceae* – *Peptostreptococcus*
  - *P. anaerobius*
  - 그 외 8균종
- 그 외 9 균속 — 28 균종

(erythrogenic toxin)를 생성하는 균주에 의해서 일어난다. 또한 상기도 감염의 속발증으로 류마티스열(rheumatic fever) 또는 급성 사구체신염(acute glomerulonephritis)을 일으키기도 한다.

이 균은 액체배지에서 사슬(연쇄상, chain)의 배열을 하며(그림 9-1), 혈액우무(blood agar)배지나 혈청이 들어 있는 배지에서는 잘 발육하지만, 보통우무(nutrient agar)배지에서는 잘 발육하지 않는다. 혈액우무에서 1일 배양 후에 생긴 집락은 0.5 mm 정도로 투명 내지 반투명이고 볼록하며, 평활(smooth)하거나 무광(matt)을 나타낸다. 집락보다 2~4배 되는 완전용혈(complete hemolysis)대를 보이지만 예외가 많다(그림 9-2). C, G군(group)의 사슬알균의 용혈도 A군과 비슷하다.

예비동정(presumptively identification)은 bacitracin 감수성 시험으로 Maxted(1953)법을 이용하며, 0.02~0.04 U의 낮은 농도의 bacitracin 디스크(A 디스크, BBL 회사)에 억제대가 있으면 양성으로 판단한다. 간편한 방법이지만 5~15%의 위양성과 2~7%의 위음성 결과를 나타낸다. α용혈성 사슬알균도 억제되는 것이 있으므로 β용혈성임을 확인한 후에 시험해야 한다. 3~4개의 집락을 백금이로 따서 혈액우무에 고르게 바른 다음 디스크를 놓고 35℃에 하룻밤 배양한 후에 약간이라도 억제대가 있으면 양성으로 판단한다. 양성인 경우 "Presumptively group A beta-hemolytic *streptococci* by bacitracin test"로 보고하며 음성인 경우는 "β-hemolytic *streptococci*, not group A by bacitracin test"로 보고한다.

혈청군(serogroup) 시험은 Lancefield 침강반응이 원법으로 되어 있지만 복잡하여 널리 사용하지 못하고 슬라이드 응집시험인 latex 응집시험이나 공동응집(coagglutination, COA)을 사용한다.

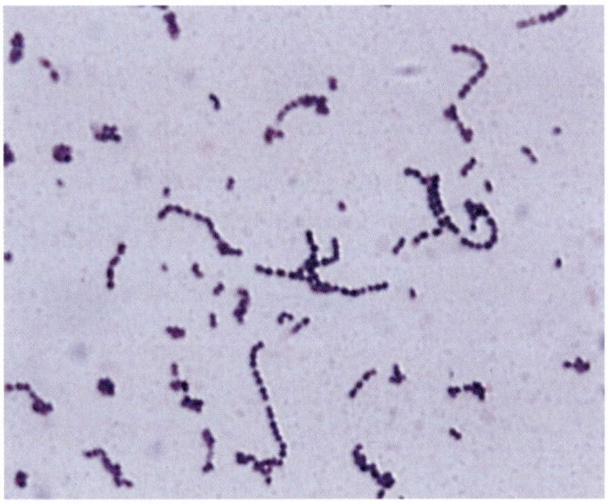

그림 9-1. 액체배지에서 *Streptococcus pyogenes*의 그람 염색. 그람양성 알균 사슬배열.

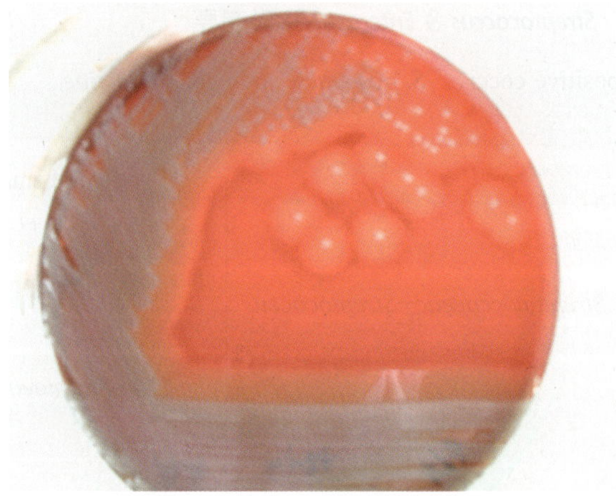

그림 9-2. 혈액우무배지에서 β 용혈성인 *Streptococcus pyogenes*의 집락. β용혈대가 집락의 2~4배로 크다.

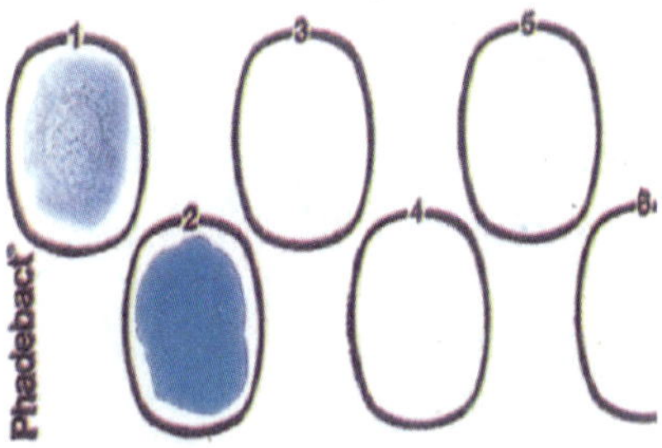

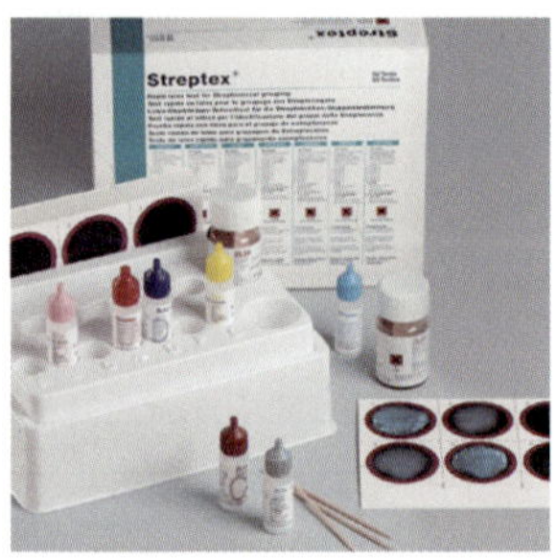

Thermo Scientific™ Streptex™ Latex Agglutination Test

그림 9-3. *Streptococcus*의 혈청군 시험을 위한 공동 응집 시험. 1번 칸에는 Streptococcus A군의 응집이 보인다.

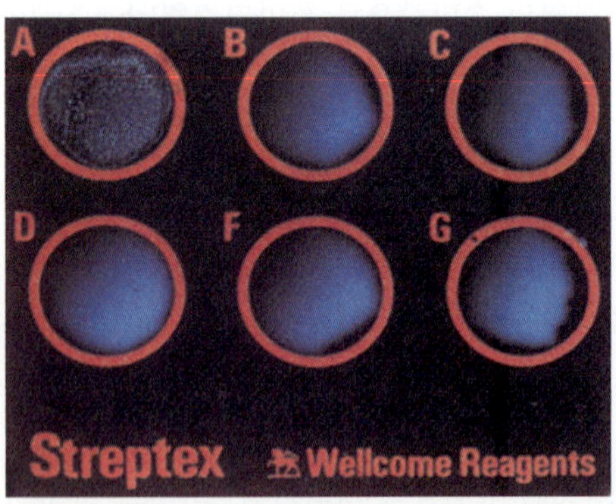

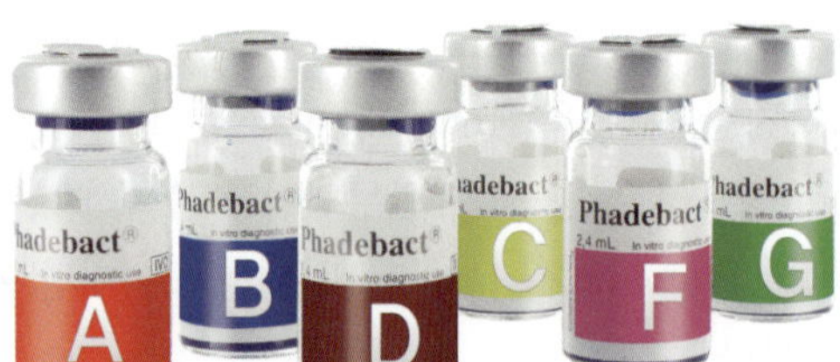

Streptococcus Test A-D, F, G(Mkl Diagnostics)

그림 9-4. Latex 응집(latex agglutination) 시험. Streptococcus의 혈청군 시험으로 A칸에 A군 Streptococcus 항혈청, B칸에는 B군 항혈청, C칸에는 C군 항혈청, D칸에는 D항혈청, F칸에는 F항혈청, G칸에는 G항혈청을 반응시켰다. A칸에만 응집이 되어 A군 Streptococcus로 동정한다.

상품화된 kit로는 Phadebact, Streptex 등이 있다(그림 9-3, 9-4). Latex 응집시험은 사슬알균을 효소로 추출된 Lancefeld 군 특이항원(enzyme-extracted Lancefield group-specific antigen of *Streptococci,* 세포벽의 탄수화물)이 특이 항체에 입힌 polystylene latex 입자와 응집반응을 일으키는 것을 원리로 한다. 공동응집시험에는 군 항혈청을 protein A가 풍부한 포도알균에 결합시킨 것을 시약으로 사용한다. Lancefield A, B, C, D 및 F군에 대한 항혈청이 있다(그림 9-5).

검체(specimen) : 입인두(비인두), 편도, 코면봉, 객담, 혈액, 골수, 농, 창상, 늑막이나 복막액, 척수액

Direct smear

Gram stain : Gram-positive cocci (in chains)

Primary culture

1. 혈액우무배지(blood agar plate)
2. Phenylethylalcohol blood agar
3. Thioglycollate broth or TSB

S. pyogenes-like colonies(큰 β-용혈)

생화학 동정시험

1. Catalase 시험.. : -
2. **Bacitracin 감수성 시험**.. : 감수성(S)
   (bacitracin 0.04 units)
3. PYR (L-pyrrolidonyl-β-naphthylamide) 시험 : +
4. Serologic grouping test(혈청군 시험)
   1) Lancefield precipitin test (Lancefield 침강반응)
   2) 슬라이드 응집 시험(Slide agglutination test)
      (1) 공동응집 시험(coagglutination test)
      (2) Latex 응집 시험(Latex agglutination test)
         - A군 사슬알균 항혈청에 응집........................ : +
         - B군 사슬알균 항혈청에 응집........................ : -
         - D군 사슬알균 항혈청에 응집........................ : -

Group A *Streptococcus* (*S. pyogenes*) isolated

그림 9-5. ***Streptococcus pyogenes*의 동정**

▣ A군 사슬알균(*Streptococcus pyogenes*) 주요 동정시험

(1) Bacitracin 감수성 시험

① 목적

A군 사슬알균(*Streptococcus pyogenes*)을 예비동정하기 위함이다.

② 원리

A군 사슬알균 + Bacitracin 0.04 U → 감수성(susceptible)

A군 사슬알균은 혈액우무 배지에서 0.02~0.04 U bacitracin 디스크(예비시험)에 억제된다. 역시 *Micrococci*, *Stomatococci* 및 α-hemolytic *Streptococcus*도 억제되므로 β용혈성 사슬알균으로 시험해야 한다. Maxted(1953)가 처음 보고하여 간편하게 많이 이용하지만 5~15%의 위양성과 2~7%의 위음성 결과도 있다. SXT (sulfamethoxazole-Trimethoprim) 디스크 시험과 bacitracin 디스크 시험을 동시에 하면 진단적 가치를 더욱 높일 수 있다. Group A *Streptococci*는 SXT에 내성이고, bacitracin 디스크에 감수성이 있으며, group B *Streptococci*는 SXT와 bacitracin 디스크에 다같이 내성이 있다. 무산소성 배양은 streptolysin O에 대해서 비활성화를 방지할 수 있다(그림 9-6).

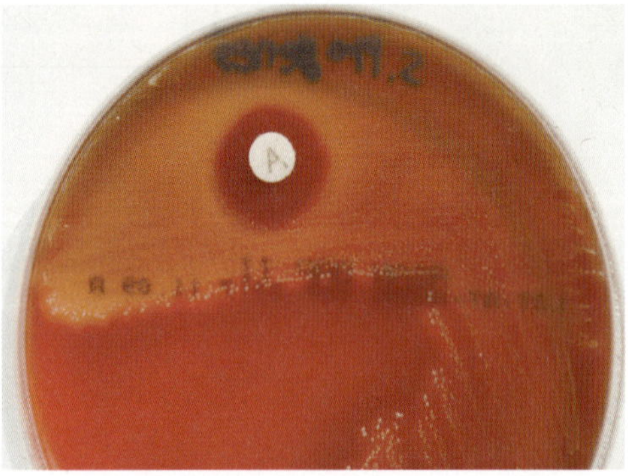

그림 9-6. Bacitracin 감수성 시험. ***Streptococcus pyogenes***(A군 사슬알균)는 bacitracin (A디스크, 0.04 U, BBL) 디스크에 억제대 지름이 ≥10 mm 이상이면 감수성이다.

③ 재료

㉠ 혈액우무 배지

㉡ Bacitracin 디스크(0.02~0.04 U) : Taxo A (BBL) disk, Bacto-differential disk (Difco)

④ 방법

㉠ β-용혈성인 *Streptococcus*의 3~4개의 집락을 따서 혈액우무에 고루 바르고 bacitracin 0.04 unit 디스크를 올려놓고 35℃에 하룻밤 배양 후에 판정한다.

⑤ 결과

Bacitracin 감수성 시험

㉠ 양성 시험 - 6 mm 디스크 사용 시

- 억제대가 ≥10 mm이면 감수성(susceptible)으로 판정한다.
- 억제대가 7~10 mm이면 "감수성 가능성(probably susceptible)"
  이때는 다시 반복하여 시험하든가 다른 시험으로 확인한다.

보고방법 :

"Presumptively group A β-hemolytic *Streptococci* by bacitracin"

㉡ 음성 시험

- 억제대가 6 mm이면 내성(resistant)으로 판정한다.

"β-hemolytic *Streptococci*, not group A by bacitracin.

⑥ 정도관리(quality control)

㉠ *S. pyogenes* ATCC 19615 (group A *Streptococci*) – Bacitracin 디스크에 감수성(억제대 ≥ 10 mm)

㉡ *S. agalactiae* ATCC 13813 (group B *Streptococci*) – Bacitracin 디스크에 내성(억제대가 6 mm)

(2) L-pyrrolidonyl-β-naphthylamide (PYR) 시험

A군 사슬알균은 PYR을 가수분해하나 다른 β용혈성 사슬알균은 가수분해하지 못한다. 액체배지법과 고체배지법이 있다. 액체배지법은 PYR 배지에 세균을 접종하고 35℃에 4~5시간 배양한 후에 PYR 시약(N, N-dimethylaminocinnamaldehyde)을 넣는다. 1분 이내에 빨간색이면 양성이고, 노란색이나 무색이면 음성이다(그림 9-7, 9-8).

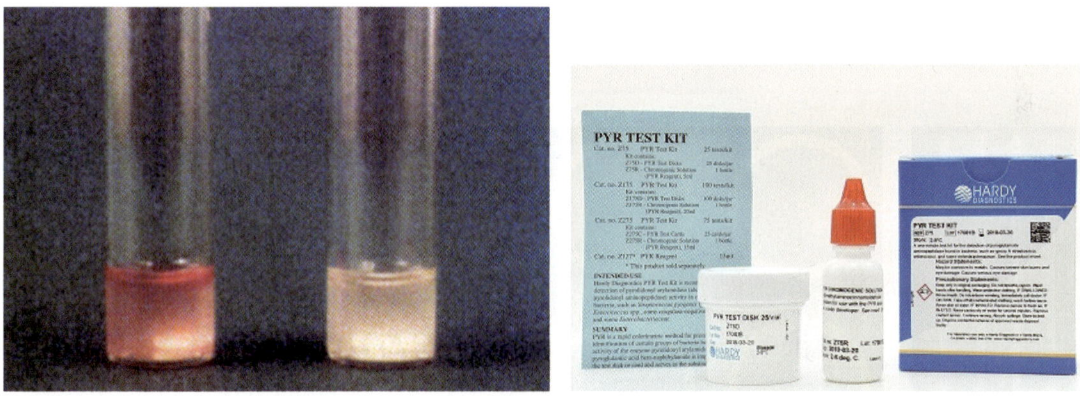

그림 9-7. PYR (L-pyrrolidonyl-β-naphthylamide) **시험관법.** 왼쪽 적색이 양성(*S. pyogenes*)

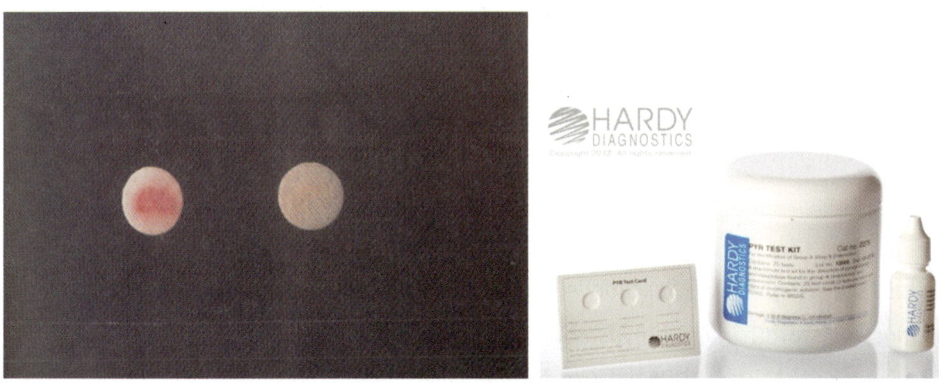

그림 9-8. PYR (L-pyrrolidonyl-β-naphthyla-mide) **디스크법.** 왼쪽 적색이 양성(*S. pyogenes*)

2) *Streptococcus agalactiae* (group B *Streptococcus*)

신생아 감염의 중요한 세균으로 흔히 상기도나 질(vagina)에서 분리되며, 특히 임신부의 질에서는 보균율이 40% 정도나 된다. 신생아의 조기감염은 폐렴(pneumonia)과 패혈증(septicemia 혹은 sepsis)이 많고, 사망률이 55%이며, 후기감염은 수막염이 많고 사망률이 14~23%이다. 또한 소아와 성인에 균혈증, 심내막염, 폐렴, 골수염, 화농성 관절염, 산욕패혈증(puerperal sepsis), 요로감염을 일으킨다. A군 사슬알균보다 집락이 크고 평활(smooth)하며, 좁은 용혈대이나 용혈이 불완전하며 전혀 용혈이 없을 때도 있다.

예비동정 시험은 CAMP (Christie, Atkins and Munch-Peterson) 시험과 hippurate 가수분해 시험이 있다. CAMP 시험은 B군 사슬알균이 생성하는 세포외 물질인 CAMP 인자가 포도알균의 β−독소, 즉 β-lysin에 의한 적혈구의 용혈을 촉진시킨다. CAMP 시험은 면양이나 소의 혈액우무배지에 β 독소, 즉 β-lysin을 생성하는 포도알균을 배지의 중앙 왼쪽에서 오른쪽으로 loop로 그은 다음 의심스러운 B군 사슬알균을 3~4 mm 가까이 접근하여 직각으로 획선한다. 35℃에서 하룻밤 배양 후 판정하는데, B군 사슬알균에 의한 용혈이 포도알균에 의해 촉진되어 화살촉(arrowhead) 모양의 용혈대를 보이면 CAMP 시험 양성이다.

Hippurate 가수분해(hydrolysis) 시험은 B군 사슬알균이 생성하는 hippuricase에 의해서 hippurate를 가수분해하여 benzoic acid와 glycine을 만드는 데 기초한 것이다. Ninhydrin 시약법은 glycine이 산화제인 ninhydrin에 의해서 탈아미노화되어 자색(purple)으로 되면 양성 반응이다. Ferric chloride 시약법은 가수분해된 benzoic acid에 ferric chloride를 첨가하면 침전이 생기는데 10분 이상 계속 침전이 되면 양성이다. Ferric chloride 시약법보다 ninhydrin 시약법의 반응이 신속하다.

혈청군 시험은 A군 사슬알균과 동일하다(그림 9-9).

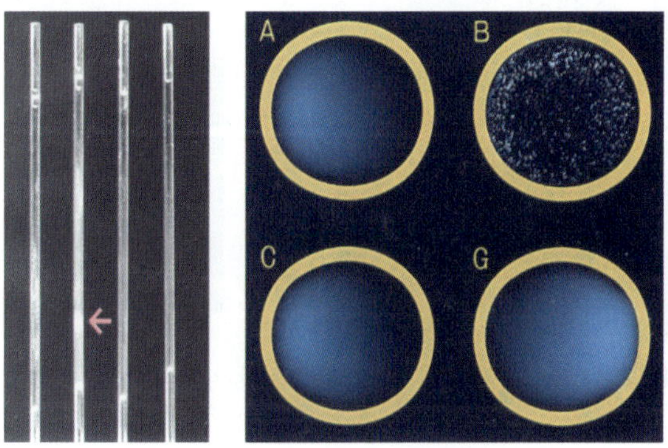

그림 9-9. **B군 *Streptococcus*의 혈청군 시험.** 왼쪽은 침강반응으로 왼쪽에서 두 번째(B군 항혈청)가 침강반응을 보이며, 오른쪽 그림은 Streptex latex 응집반응으로 B군이 양성인 *S. agalactiae*(B군 *Streptococcus*).

▣ B군 사슬알균(*S. agalactiae*) 주요 동정 시험

(1) CAMP 시험

① 목적

㉠ B군 사슬알균(양성 반응)과 다른 *Streptococcus* spp.(음성 반응) 감별

㉡ *Listeria monocytogenes*(양성)와 다른 *Listeria* spp.(대개 음성) 감별

㉢ 역 CAMP (reverse CAMP) 시험 양성 : *Clostridium perfringens*의 예비동정 시험

② 원리

Staphylococcal β-lysin (*S. aureus*) + CAMP 인자(B군 사슬알균)

→ 화살촉 머리모양 용혈(소나 면양 혈액 사용)

CAMP 시험은 최초로 Christie, Atkins 및 Munch-Petersen에 의해서 보고되었으며 첫 문자를 연결시켜 CAMP 시험이라고 부른다. B군 사슬알균이 생성하는 세포외 물질인 CAMP 인자는 *S. aureus*의 β-toxin (β-hemolysin, β-lysin)과 상승(synergistic) 작용이 있으며 면양 혹은 소의 적혈구 용해를 촉진하여 화살촉 모양의 투명대를 보이는 것이 원리이다. CAMP 반응은 예민하여 hippurate 가수분해 시험을 함께 할 필요가 없다.

검체(specimen) : 코인두(비인두), 편도 및 코면봉, 객담, 혈액, 골수, 농, 창상, 늑막이나 복막액, 척수액, 질 분비물 등.

Direct smear

Gram stain : Gram-positive cocci (in chains)

Primary culture

1. 혈액우무배지(blood agar plate)
2. Phenylethylalcohol blood agar (PEBA)
3. Thioglycollate broth

S. agalactiae-like colonies : 좁은 β-용혈

생화학 동정시험

1. Catalase .... : −
2. **CAMP test** .... : +
3. Hippurate hydrolysis(가수분해) 시험 .... : +
4. Serologic grouping test(혈청군 시험)
   1) Lancefield precipitin test (Lancefield 침강반응)
   2) Slide agglutination test
      (1) 공동응집 시험(coagglutination test)
      (2) Latex 응집 시험(Latex agglutination test)
         - A군 사슬알균 항혈청에 응집 .... : −
         - B군 사슬알균 항혈청에 응집 .... : +
         - D군 사슬알균 항혈청에 응집 .... : −

Group B *Streptococci* (*S. agalactiae*) isolated

그림 9-10. ***Streptococcus agalactiae*의 동정**

*Clostridium perfringens*도 역 CAMP 시험으로 예비 동정할 수 있는데, 즉 *S. agalactiae*를 면양이나 소의 혈액우무 배지에서 가운데를 가로질러 접종하고 직각이 되게 *C. perfringens* (α-toxin)를 접종하여 37℃에 하룻밤 배양하면 역시 CAMP 인자와 *C. perfringens*의 α-toxin과 상승 작용하여 화살촉 모양의 투명대가 생기는데, 이것을 역(reverse) CAMP 시험의 양성이라고 한다(그림 9-11).

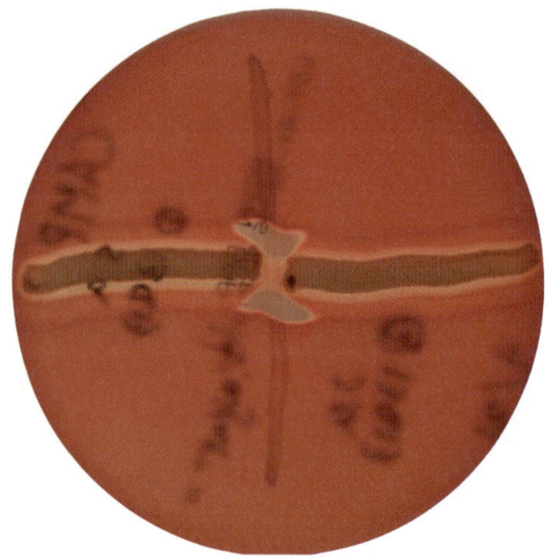

그림 9-11. CAMP 시험. 세로줄이 CAMP 시험양성인 *S. agalactiae*, 가로 줄은 *S. aureus* (β-lysin 생성).

③ 재료

㉠ 면양 혹은 소의 혈액우무 배지 : TSA나 blood agar base 등을 써서 면양이나 소 혈액으로 만든 배지를 사용해야 하며 사람 혈액은 사용할 수 없다.

㉡ *Staphylococcus aureus, Streptococcus agalactiae, Streptococcus pyogenes, Clostridium perfringens* 균주

④ 방법

β-toxin을 생성하는 *Staphylococcus aureus*를 혈액우무배지의 가운데에 접종하고 B군 사슬알균을 *S. aureus*의 3~4 mm 가까이 접근하여 직각으로 긋는다. 37℃에 하룻밤 배양한다. 화살촉 모양의 용혈 투명대가 보이면 CAMP 시험 양성이다.

⑤ 정도관리(quality control)

㉠ *Streptococcus agalactiae* ATCC 13813 : CAMP 시험 양성

㉡ *S. pyogenes* ATCC 19615 : CAMP 시험 음성

(2) Hippurate 가수분해 시험(hippurate hydrolysis test)

① 목적

㉠ B군 사슬알균(양성)과 다른 β용혈성 사슬알균(음성) 감별

㉡ *Campylobacter jejuni*(양성)와 *Campylobacter coli*(음성) 감별

② 원리

Hippuric acid + H_2O + 세균(hippurate hydrolase) → Benzoic acid + Glycine

- **신속법** : Glycine + Ninhydrin(**산화제**) → **자색(양성)**, Glycine **시험**
- Benzoic acid 법 : Benzoic acid + 12% $FeCl_3$ → 침전 시 양성(10분 후)

B군 사슬알균은 hippurate 가수분해하여 benzoic acid와 glycine을 만든다. Ferric chloride 시약법보다 ninhydrin 시약법의 반응이 더 신속하다. Ninhydrin 시약법은 아미노산이 들어 있으면 반응하기 때문에 배지에는 ninhydrin만 들어 있어야 한다.

③ 재료 – Glycine 시험(신속법)

㉠ Sodium hippurate 시약

1% Sodium hippurate (Sigma) ········ 1.0 g

증류수 ········ 100.0 mL

작은 시험관에 0.4 mL씩 넣고 마개를 한 후 −20℃에 둔다.

유효기간은 6개월이다.

㉡ Ninhydrin 시약

Ninhydrin (Sigma) ········ 3.5 g

1:1 acetone-butanol ········ 100.0 mL

갈색병에 넣고 실온에 보관하면 6개월까지 사용할 수 있다.

④ 방법

㉠ Sodium hippurate 0.5 mL에 순수분리 배양한 시험세균을 진하게 접종한다. 양성 대조균과 음성 대조균도 동시에 시험한다.

㉡ 37℃에 2시간 둔 후 0.2 mL ninhydrin 시약을 넣고 10분간 다시 방치한 후 판정한다.

㉢ 자색이면 양성이고, 음성 반응은 무색 혹은 황색이다(그림 9-12).

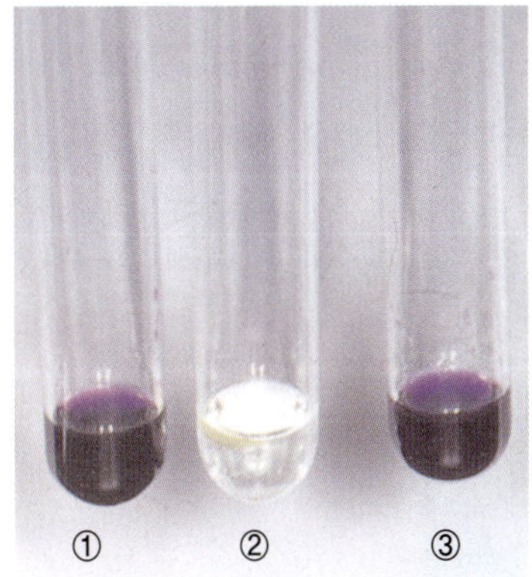

그림 9-12. **Hippurate 가수분해시험.** Ninhydrin 시약법으로 양성인(1, 3) *S. agalactiae*.

⑤ 정도관리(quality control)

㉠ 양성 세균 : *S. agalactiae* ATCC 13813 (B군 *Streptococcus*)

㉡ 음성 세균 : *S. pyogenes* ATCC 19615

3) *Streptococcus pneumoniae*(폐렴알균, 폐렴구균, Pneumococcus)

소아의 균혈증(bacteremia) 및 중이염(otitis media)의 가장 빈번한 원인균이며, 원외감염 폐렴(lobar pneumonia)의 가장 많은 원인균이다. 결막염, 부비동염, 유양돌기염, 심낭염, 균혈증, 관절염, 심내막염 등을 일으킨다. 폐렴알균은 그람양성의 란셋모양이며, 쌍알균의 형태를 하고 있는 것이 특징이다(그림 9-13)

집락은 원형이고, 점조성이며, 1 mm 정도이지만, 훨씬 큰 집락(pneumococcus type III)도 있다(그림 9-14).

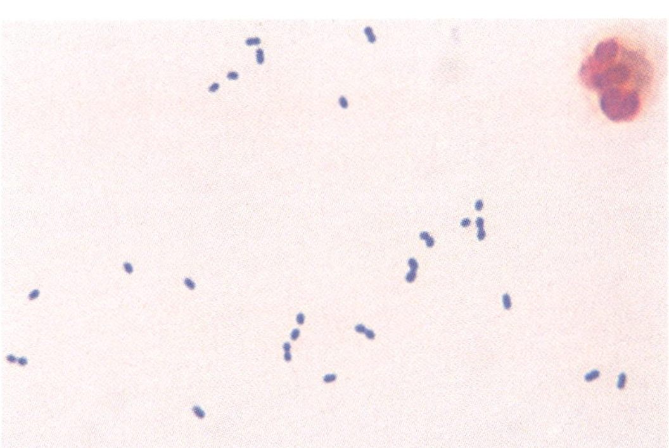

그림 9-13. ***S. pneumoniae*(폐렴사슬알균) 그람염색.** 그람양성 란셋형 쌍알균

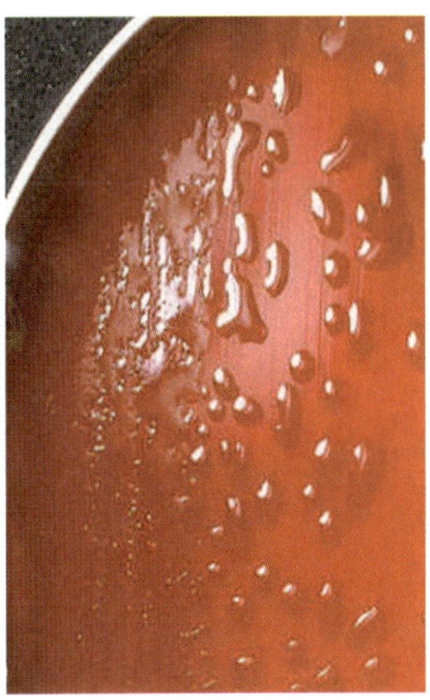

그림 9-14. ***S. pneumoniae* type Ⅲ의 집락.** 크고 볼록하며 물방울 같은 집락.

α 용혈을 나타내지만 확대경으로 보면 α 사슬알균과의 감별에 도움이 된다(그림 9-15). 폐렴사슬알균(폐렴구균, *Streptococcus pneumoniae*)의 초기 집락(young-culture colony)은 볼록하지만, 시간이 경과하면서 편평해지다가 오목해진다(autolysis)(그림 9-16).

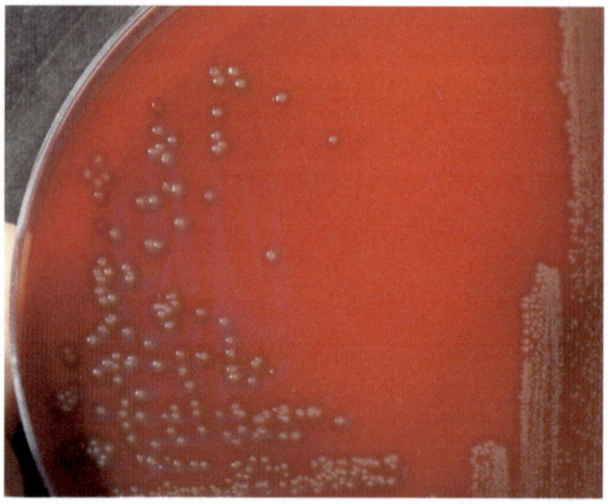

그림 9-15. ***Streptococcus pneumoniae*의 집락.** α 용혈성, 원형이며 배양초기는 볼록하다가 시간이 지나면 평평해지고 자가용해로 오목해진다.

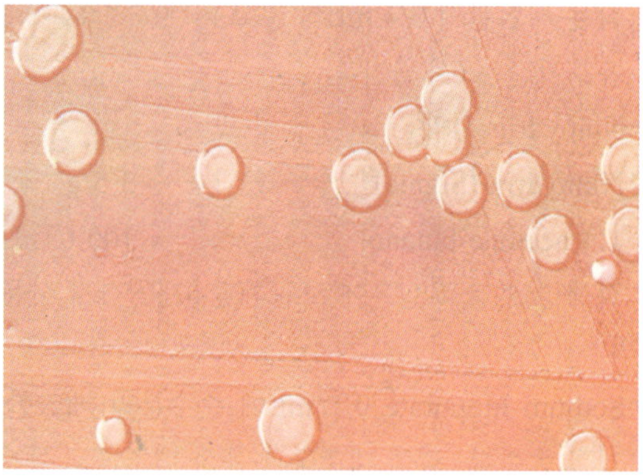

그림 9-16. ***S. pneumoniae*의 집락.** 원형이고 가운데가 자가용해로 함몰됨.

예비동정은 optochin 감수성, 담즙용해(bile solubility) 시험으로 한다(표 9-2).

이 세균의 항원형을 알기 위해서는 협막팽화 시험(quellung 혹은 Neufeld quellung reaction, 혹은 capsular swelling reaction)을 한다. 즉 객담이나 척수액, 삼출액 또는 배양액에서 슬라이드 유리 위에 한 백금이 정도의 현탁시킨 객담(또는 다른 임상검체)과 항폐렴사슬알균 혈청과 methylene blue를 섞고 유침유를 사용하여 현미경으로 관찰한다. 양성 반응인 경우는 폐렴사슬알균과 동종 협막 항혈청이 반응하여 협막이 부푼 것처럼 보인다(그림 9-17). *S. pneumoniae*의 동정흐름도는 그림 9-18과 같다.

표 9-2. ***S. pneumoniae*와 viridans *Streptococcus*의 예비동정 시험**

성상	*S. pneumoniae*	Viridans *Streptococcus*
형태	란셋형 쌍알균(쌍구균)	사슬(연쇄상)
Lancefield 혈청군	없음	없음
용혈	α 용혈	α 용혈
자가용해(집락)	+	−
담즙용해 시험	+	−
Optochin 감수성 시험	+	−
Inulin에서 산 생성	+	− *
협막팽화(Quellung) 시험	+	−
Mouse 독력시험	+	−

* *Streptococcus salivarius*와 *S. sanguis*는 양성

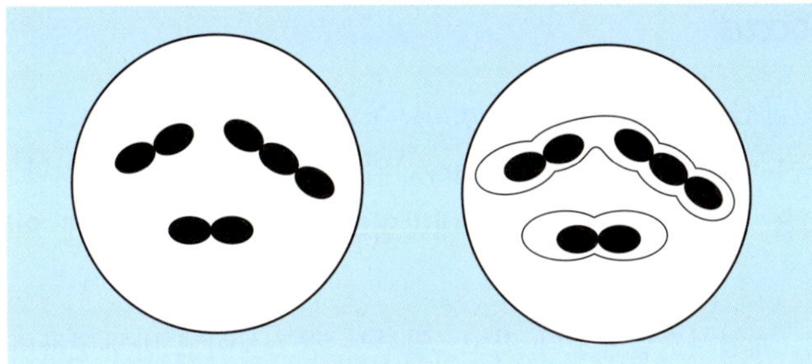

그림 9-17. **폐렴알균의 협막 팽화시험 결과.** 왼쪽 그림은 음성, 오른쪽은 양성이다.

검체(specimen) : 코인두(비인두) 면봉, 척수액, 객담, 질분비물, 농, 활액(synovial fluid), 늑막액, 복막액 등

Direct smear

Gram stain : Gram−positive lancet−shapsed diplococci

Primary culture

1. 혈액우무배지(blood agar plate)
2. TSB

S. pneumoniae−like colonies (α−용혈)

생화학 동정시험

1. Catalase 시험 .... : −
2. **Optochin 감수성 시험** .... : 감수성
3. 담즙용해 시험(Bile solubility test) .... : +(soluble)
4. Inulin 발효 시험 .... : +
5. **협막팽화 시험(Neufeld Quellung test)** .... : +
6. 독력시험(Virulence test in mice) .... : +

S. pneumoniae isolated

그림 9−18. ***Streptococcus pneumoniae*의 동정**

4) Viridans *Streptococcus*

Viridans에 속하는 사슬알균은 *S. mutans, S. sanguis, S. salivarius, S. mitis* 등 여러 균종이 포함되는데, 모두가 α용혈성을 보이진 않는다. 주로 구인두(oropharyx)의 상재균이며 위장관이나 생식기에서도 분리된다. 치아우식(dental caries, 충치)을 유발하며, 아급성 심내막염의 58%는 사슬알균에 의하고, 그중의 반은 viridans *Streptococcus*이다.

0.1~0.5 mm의 집락이며, 폐렴사슬알균보다 작고, 일부는 점조성이고 반투명하며, 광택이 있다. 대부분 α 용혈성이다. Viridans *Streptococcus*는 균종명도 통일되어 있지 않고 동정 또한 대단히 어렵고 동정해야 할 필요가 있을 때는 상품화된 키트를 사용한다.

▣ *Streptococcus pneumoniae* (Pneumococcus)

(1) Optochin 감수성 시험

① 목적

Streptococcus pneumoniae(감수성)와 다른 viridans *Streptococcus* (α-*Streptococcus* spp.)(내성) 감별

② 원리

Optochin + *S. pneumoniae* → 감수성

Optochin (ethylhydrocupreine hydrochloride, EHC) 디스크(5 μg/disk, 1:4,000의 0.02 mL)에 의해서 *S. pneumoniae*가 억제되는데, 이것을 optochin 감수성 시험 양성이라고 한다. *S. pneumoniae* 중 어떤 균주는 optochin 디스크에 억제가 안되는 경우가 있고, 한편 viridans *Streptococcus* 중에는 좁은 억제대가 생길 수 있으므로 결과가 의심될 때는 담즙용해 시험으로 확인해야 한다.

③ 재료

㉠ Optochin disk (Taxo-P, BBL 혹은 Bacto optochin disk, Difco)

㉡ 혈액우무(blood agar plate)배지

④ 방법

㉠ *S. pneumoniae*가 의심되는 순수분리 배양된 알파 용혈집락(원형, 점조성, 혹은 오목해진 집락)을 혈액우무 1/4 구역에 접종한다. Optochin 디스크(P 디스크)를 놓고 35℃, 5% CO_2 배양기에 하룻밤(약 18시간) 배양한다.

㉡ 억제대의 지름을 재어 감수성인지 혹은 내성인지를 판정한다.

㉢ 6 mm optochin 디스크를 썼을 때는 14 mm 이상의 억제대는 양성(감수성)이고, 6~14 mm는 불확실하므로 다른 시험으로 확인해야 한다. 10 mm 디스크를 썼을 때는 16 mm 이상이 양성이고 10~16 mm는 불확실하므로 담즙용해시험 등으로 확인해야 한다(그림 9-19).

⑤ 정도관리

㉠ 양성 시험 : *Streptococcus pneumoniae* ATCC 6303

㉡ 음성 시험 : Viridans *Streptococci* 혹은 *Streptococcus salivarius* ATCC 13419

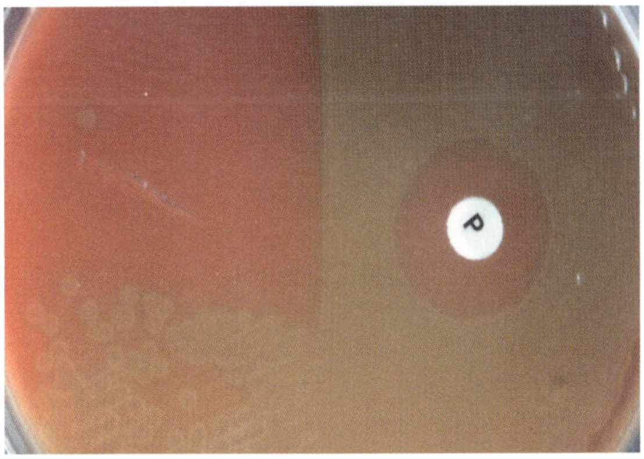

그림 9-19. **Optochin (ethylhydroxycupreine hydro--chloride, EHC) 감수성 시험.** P 디스크(Optochin disk, BBL Co.)에 감수성인 *S. pneumoniae*.

(2) 담즙 용해 시험(bile solubility test)

① 목적

Streptococcus pneumoniae(양성)와 viridans *Streptococcus*(음성) 감별

② 원리

담즙(bile salts) + *S. pneumoniae* → 용해(solubility)

S. pneumoniae 집락은 10% sodium desoxycholate 또는 10% sodium taurocholate에 의해서 30분 이내에 용해된다. Plate법과 시험관법이 있다. Plate법의 결과가 애매할 때는 시험관법으로 확인한다.

③ 재료

㉠ 10% sodium desoxycholate 또는 10% sodium taurocholate

㉡ 시험관(12×75 mm)

㉢ 0.85% NaCl

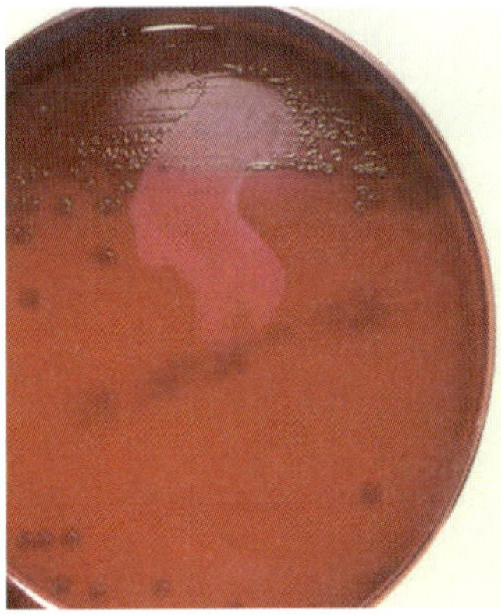

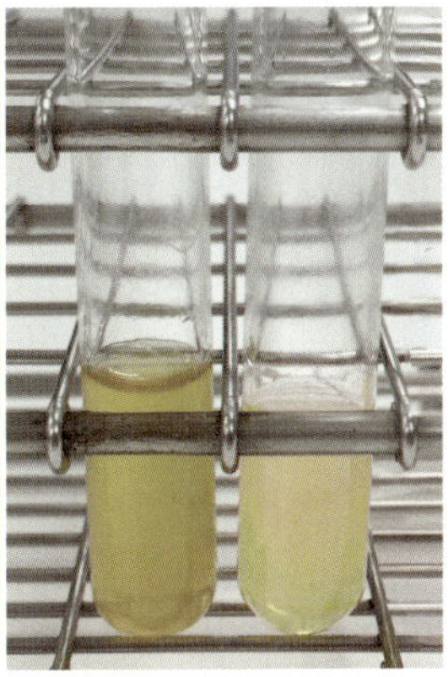

그림 9-20. **담즙용해시험.** 왼쪽은 평판배지법, 오른쪽은 시험관법으로 10% Sodium desoxycholate를 떨어뜨려 집락의 모양이 변하고(왼쪽), 시험관이 투명한(오른쪽) *S. pneumoniae*의 양성 반응.

④ 방법

㉠ Plate법 : 평판배지에 잘 분리된 *S. pneumoniae* 집락에 10% sodium desoxycholate를 1~2방울을 떨어뜨리고 35℃에 30분에서 2시간 방치 후 판정한다. 시약을 증발시키기 위해서 뚜껑을 약간 열어 놓는다.

㉡ 시험관법 : 0.85% NaCl 1 mL에 McFarland 탁도 1번의 농도가 되게 시험할 균주의 집락을 준비한다. 2개의 시험관에 나누어서 한 개는 test 시험, 다른 한 개는 control 시험을 한다. Test 시험의 시험관에 3~4방울의 10% sodium desoxycholate를, control 시험관에는 0.85% NaCl을 3~4방울 떨어뜨린다. 35℃에 2시간 후 판정한다(그림 9-20).

⑤ 결과

㉠ 양성 시험 : 집락이 용해되거나(plate법), 담즙이 든 시험관이 투명하고 control 시험관이 혼탁할 때(시험관법)

㉡ 음성 시험 : 집락의 모양이 변하지 않고 완전하거나(plate법), 담즙 시험관이 혼탁할 때(시험관법)

⑥ 정도관리(quality control)

㉠ 양성 시험 : *Streptococcus pneumoniae* ATCC 6303

㉡ 음성 시험 : *Streptococcus salivalius* ATCC 13419

(3) 협막 팽화시험(Capsule Swelling test; Quellung reaction, Neufeld reaction)

① 목적

배양된 집락이나 액체배지 또는 임상검체(척수액, 체액 등)에서 협막(capsule)이 있는 세균, 즉 *Streptococcus pneumoniae, Haemophilus influenzae, Neisseria meningitidis* 등의 **협막 항원형**(type of capsular antigen)**을 동정**하기 위해서 이용한다.

② 원리

협막이 있는 세균 + 협막 항혈청(specific anticapsular typing serum) + Methylene blue →1,000×로 검경 시 협막이 부푼 것처럼 보이면 양성이다.

협막에 대한 항혈청을 검체와 섞고 유침렌즈로 관찰하면 협막이 팽창된 것 같이 보이면 협막팽화시험 양성이다(그림 9-21).

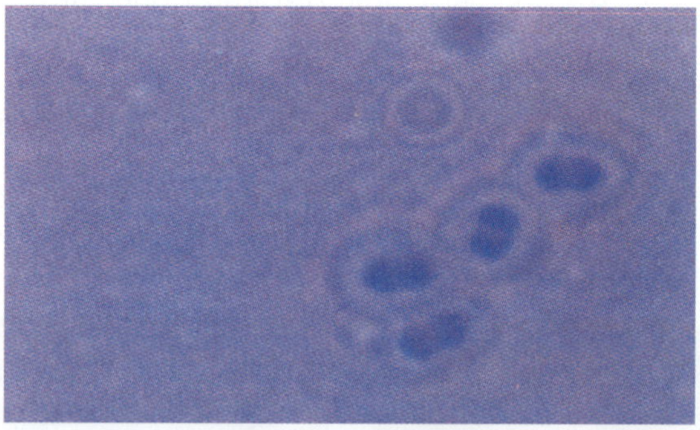

그림 9-21. **협막팽화(capsule swelling test) 시험.** *S. pneumoniae* 항혈청과 *S. pneumoniae* 및 methylene blue가 반응하여 협막이 팽창함으로 *S. pneumoniae*의 항원형을 알 수 있으며, 폐렴사슬알균의 확인 동정으로도 사용된다.

③ 방법 및 결과

㉠ 객담이나 체액 또는 액체배양액을 슬라이드 유리의 두 곳에 1 cm 정도로 퍼지게 하여 놓는다. 집락인 경우 식염수로 McFarland 0.5관 되게 균액을 만든다.

㉡ 한쪽은 협막 항혈청을 다른 쪽은 식염수(대조군)를 섞고 각각에 Loeffler methylene blue 1방울을 놓은 다음 cover glass를 덮고 3~5분 후 유침유(immersion oil)을 놓고 현미경으로 관찰한다.

㉢ 균체 주위에 굴절률이 높은 어두운 halo가 관찰되면(협막이 팽창된 것 같은 모양) 양성이다.

㉣ 혼합항혈청(polyvalent antiserum)이 양성이면 혼합 각각의 항혈청을 검사한다. 폐렴사슬알균 중 집락이 크고 점조성인 mucoid형은 3형이고, 젤라틴주는 37형이다.

5) *Enterococcus*와 D군 *Streptococcus* (Nonenterococcal group D *Streptococcus*)

*Enterococcus*는 cephalosporin 제제에 자연내성이므로 최근에 이 세균 감염이 현저히 증가하고 있다. *E. faecalis* 감염이 가장 많고 다음으로 *E. faecium* 감염이 많으며 다른 균종도 드물게 분리된다. 장알균(장구균 *Enterococcus*)은 복강 내 감염, 요로감염 및 균혈증이 흔하다.

한편 *Enterococcus*가 전에는 *Streptococcus*로 분류되었고, D군 항원을 가지고 있으므로 D군 사슬알균이라 불렀으며, D군 사슬알균 중 *Enterococcus* 이외의 것을 구별하여 "nonenterococcal group D *Streptococcus*"라고 하였다. *S. bovis* (group D *Streptococcus*)는 신생아의 패혈증이나 수막염을 일으키며, 위장관에 병변이 있는 환자의 혈액에서 분리되는 일도 있다.

*Enterococcus*나 *S. bovis*와 같은 D군 사슬알균의 집락은 *Streptococcus*보다 커서 0.5～1.0 mm 되며, 융기되었고 회백색이다. 대부분의 장알균은 용혈성이 없으나 48～72시간에 α 용혈을 보이기도 하며, *E. faecalis*와 *E. durans*는 β 용혈을, *E. faecalis*는 말과 토끼혈액 배지에서 β 용혈성으로 보이고, 면양혈액 배지에서는 용혈성이 없을 때도 있다.

*Enterococcus*는 catalase 음성, esculin 가수분해시험 양성이며, 6.5% NaCl 배지에 증식하고, SF broth나 SF agar에 노란색으로 양성이며, 특히 mannitol 발효 및 pot. tellurite를 환원하면 *E. faecalis*로 동정한다. 또한 모든 *Enterococcus*는 L-pyrrolidonyl-β−naphthylamide (PYR) 시험에 반드시 양성이어야 한다. D군 *Streptococcus*는 catalase, esculin 가수분해, 6.5% NaCl 배지에서의 증식 시험 외에도 혈청군(serological grouping) 시험으로 확인해야 한다(표 9-3). *E. faecalis*의 주요동정 단계는 그림 9-22와 같다.

표 9-3. 장알균(*Enterococcus*)과 D군 사슬알균(사슬알균)의 감별

시험	*Enterococcus* (*E. faecalis*)	Group D *Streptococci* (*S. bovis*)
Bile esculin 시험	+	+
6.5% NaCl 내성 시험	+	−
SF broth 증식	+	−
pH 9.6 증식	+	−
10℃ 증식	+	−
45℃ 증식	+	−

검체(specimen) : 입인두(비인두), 편도, 코면봉, 객담, 혈액, 골수, 농, 창상, 늑막이나 복막액, 척수액, 요, 대변 및 질분비물 등

Direct smear

Gram stain : Gram-positive cocci (in short chains)

Primary culture

1. 혈액우무배지(blood agar plate)
2. Phenylethylalcohol blood agar (PEBA)
3. Thioglycollate broth

Enterococcus-like colonies(α, β, γ-용혈)

생화학 동정시험

1. Catalase 시험 ……………………………………: −
2. Bile Esculin 시험 ……………………………………: +
3. **6.5% NaCl tolerance(내성) 시험** ……………………………: +
4. SF (Streptococcus faecalis) broth배지에서 증식 시험 ….: +(노란색)
   Pot. tellurite(0.04%) 내성 시험 · ……………………………: +(검은색)
5. PYR (L-pyrrolidonyl-beta-naphthylamide)시험 ……………: +
6. Serologic grouping test(혈청군 시험)
   1) Lancefield precipitin test(Lancefield 침강반응)
   2) Slide agglutination test
      (1) 공동응집 시험(coagglutination test)
      (2) Latex 응집 시험 (Latex agglutination test)
         − A군 사슬알균 항혈청에 응집 …………………: −
         − B군 사슬알균 항혈청에 응집 …………………: −
         − **D군 사슬알균 항혈청에 응집** …………………: +

↓

E. faecalis isoalted

그림 9-22. ***Enterococcus faecalis*의 동정**

▣ *Enterococcus*

(1) 담즙 esculin 가수분해 시험(bile esculin hydrolysis test)

① 목적

㉠ *Enterococci*와 D군 사슬알균(양성) : D군이 아닌 다른 *Streptococci*는 음성

㉡ *Listeria monocytogenes* : 양성

㉢ *Bacteroides fragilis* group (*B. caccae, B. eggerthii, B. fragilis, B. ovatus, B. stercoris, B. thetaiotaomicron, B. uniformis, B. vulgatus*), *Parabacteroides distasonis* 및 *Parabacteroides merdae*는 양성(단 *B. vulgatus*는 음성), 다른 무산소성 그람음성 막대균(간균)은 음성

② 원리

Esculin + 담즙(bile) + 세균(group D Streptococcus) → Esculetin + Glucose

Esculetin + 철(Iron, Fe^{+++}) → 검은색(phenolic iron complex)

D군 사슬알균과 *Enterococcus* 및 *Listeria monocytogenes* 등의 세균은 40% 담즙이 든 상태에서 esculin을 esculetin과 glucose로 가수분해한다. Esculetin은 철(ferric citrate)과 결합하여 검은색으로 된다(양성 시험). 대부분의 viridans *Streptococci*는 esculin을 가수분해하지만, 40% 담즙에서는 자라지 못한다. Oxgall 4%는 bile 40%의 농도와 같다. Bile esculin agar에 너무 많이 균을 접종하거나 40% bile 농도가 되지 못하면 viridans *Streptococcus*가 양성 반응을 보일 수가 있다. 평판법과 시험관법이 있으며, 시험관법은 반 이상이 검게 되면 양성이다(그림 9-23).

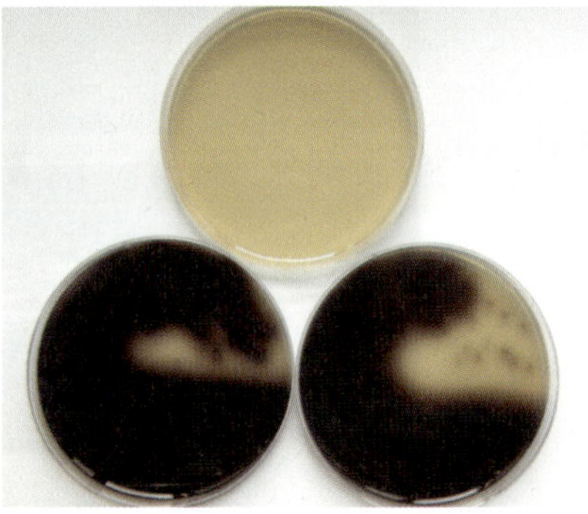

그림 9-23. Bile esculin 시험. 위 사진은 접종 전의 bile esculin 배지, 왼쪽은 *Enterococcus*, 오른쪽은 *Streptococcus bovis* (group D nonenterococcus)로 모두 양성 반응.

③ 재료

㉠ Bile esculin agar (pH 7.0)

㉡ Bile esculin azide agar (BEAA) : 장알균(*Enterococcus*)의 선택배지이다. Bile eaculin 우무에 소의 담즙 분말인 Oxgall이 4% 들어 있어서 D군 이외의 사슬알균을 억제하며, BEAA에는 Oxgall은 1%가 든 대신에 sodium azide가 0.015% 들어 있어서 그람음성 막대균이 억제된다.

④ 방법

㉠ Bile esculin agar 평판배지에 *Enterococcus* 균주를 접종하여 35℃에 24~72시간 배양한다.

㉡ 한 개의 평판배지를 나누어서 여러 균주를 접종할 수 있다.

⑤ 결과

㉠ 양성 시험 : 검은색이면 양성이다(esculin을 가수분해).

㉡ 음성 시험 : 검은색이 없다(esculin을 가수분해하지 않음).

⑥ 정도관리(quality control)

㉠ *Enterococcus faecalis* ATCC 929212 : bile esculin 양성

㉡ *Streptococcus salivalius* ATCC 13419 : bile esculin 음성

(2) 6.5% 식염 내성 시험(6.5% salt tolerance test)

① 목적 : *Enterococcus*(양성)와 nonenterococcal group D *Streptococcus* (*Streptococcus bovis* 등, 음성) 감별

② 배지 : 6.5% NaCl broth (BHI + 6.5% NaCl)

③ 방법 및 결과 : 6.5% NaCl broth에 접종하여 35℃에 24~48시간 후에 혼탁해지면 양성이다(그림 9-24).

④ 정도관리(quality control)

㉠ *Enterococcus faecalis* ATCC 929212 : 6.5% 식염 내성시험 양성(혼탁)

㉡ *Streptococcus bovis* : 6.5% 식염 내성시험 음성(투명)

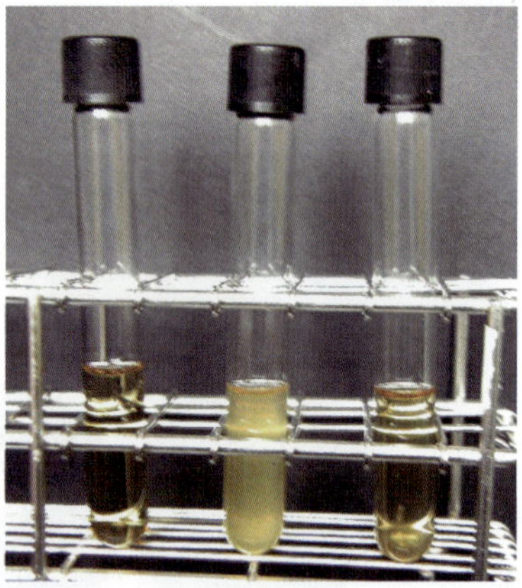

그림 9-24. *Enterococcus*의 6.5% NaCl 내성 시험. 왼쪽 시험관인 세균 접종 전의 6.5% NaCl broth 배지, 가운데는 *Enterococcus faecalis* 증식(내성), 오른쪽 시험관은 *Streptococcus bovis*, 투명하므로 증식하지 않음(6.5% NaCl에 감수성).

(3) 선택배지에서 증식 : SF (*Streptococcus faecalis*) 배지

① 목적 : *Enterococcus*(양성)와 nonenterococcal group D *Streptococcus*(음성) 감별

② 원리 : SF 배지에는 sodium azide가 선택제로 들어 있고, 장알균이 증식되면 포도당을 발효하여 산 생성이 되어 지시약인 bromcresol purple (BCP)과 반응하여 자색에서 황색(양성 반응)으로 변한다.

③ 배지 : SF (*Streptococcus faecalis*) 배지 : 액체배지와 고체배지가 있다. 특히 고체배지인 SF 우무는 SF broth에 dextrose의 최종 농도가 1% 되게 넣고, 우무를 1.5% 넣는다. 장알균 감별에 BEAA와 SF 우무를 함께 사용하면 편리하다.

④ 방법 및 결과 : SF broth 또는 SF 우무에 접종하여 35℃에 24시간 후에 자색이 황색으로 변하면 양성이다(그림 9-25).

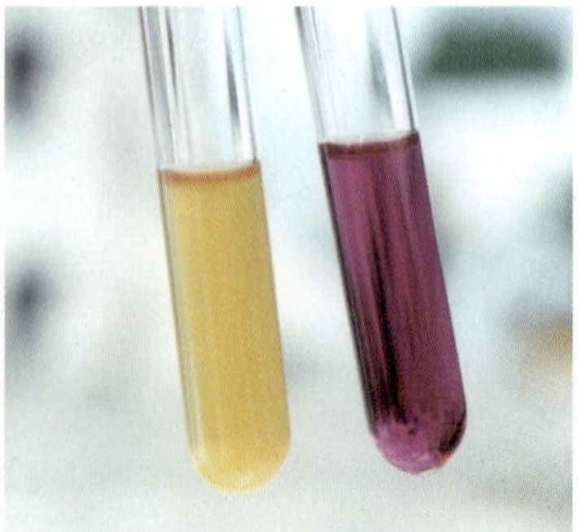

그림 9-25. SF broth 배지. *Enterococcus* spp.는 SF broth 배지에서 황색(양성)이고, *Streptococcus bovis* (nonenterococcal group D *Streptococcus*)는 접종 전 배지색깔인 자색(음성)이다.

⑤ 정도관리(quality control)

㉠ *Enterococcus faecalis* ATCC 929212 : SF 배지 증식시험 양성(황색)

㉡ *Streptococcus bovis* : SF 배지 증식시험 음성(자색)

(4) Tellurite 내성시험

① 목적 : *Enterococcus faecalis*(양성)와 *E. faecium*(음성)의 감별

② 원리 : Potassium tellurite + *Enterococcus faecalis* → 환원 시 검은색으로 변함(양성)

③ 배지

0.04% tellurite 배지 : Tryptose blood agar base에 121℃로 15분 멸균한 다음 50℃로 식힌다. 여과한 potassium tellurite를 최종 농도가 0.04% 되도록 넣고 평판배지를 만든다.

④ 방법 및 결과 : 0.04% tellurite 우무배지에 시험세균을 접종하고 35℃에 24시간~7일간 배양한다. 검은색이 생기면 양성이다. *E. faecalis*는 대개 1일이면 양성을 보이나 결과가 애매하면 하루 더 배양 후 판정한다.

⑤ 정도관리(quality control)

㉠ *Enterococcus faecalis* ATCC 929212 : 검은색(양성)

㉡ *E. faecium* : 색깔 변화 없음(음성)

(5) PYR (L-pyrrolidonyl-β-naphthylamide) 시험

① 목적 : A군 사슬알균(*Streptococcus pyogenes*)과 *Enterococcus*는 PYR 양성이며, PYR 음성인 다른 *Streptococcus* 균종(*S. agalactiae* 또는 *S. bovis*)과의 감별 목적임

② 원리

㉠ 1단계

L-pyrrolidonyl-β-naphthylamide + L-pyrrolidonyl arylamidase(장알균 또는 A군 사슬알균 생성효소) → L-Pyrrolidone + free β-naphthylamine

㉡ 2단계

β-naphthylamine + ρ-dimethylaminocinnamaldehyde (PYR 시약) → 적색(양성 반응)

장알균이나 A군 사슬알균은 PYR을 가수분해하나 다른 β용혈성 사슬알균은 가수분해하지 못한다. 액체배지법과 고체배지법이 있다. PYR 시약은 발암물질이기 때문에 준비나 보관 시 주의해야 한다.

③ 배지 및 시약

㉠ PYR broth

Todd-Hewitt broth를 멸균 후 PYR 0.01% 넣고 멸균된 나사마개 시험관에 0.2 mL 넣는다. PYR 시약을 methyl alcohol에 녹인 후 배지에 혼합한다.

㉡ PYR 디스크도 상품화되어 시판되고 있으며 사용 시 편리하다.

㉢ 1% ρ-dimethylaminocinnamaldehyde (DMACA)

10% HCl에 1% ρ-dimethylaminocinnamaldehyde 되게 만든다. 최종농도는 0.01%이다.

④ 방법 : 액체배지법은 PYR 배지에 세균을 접종하고 35℃에 4~5시간 배양한 후에 PYR 시약(N, N-dimethy-laminocinnamaldehyde)을 넣는다. 1분 이내에 빨간색이면 양성이고, 노란색이나 무색이면 음성이다(그림 9-7, 9-8).

⑤ 정도관리(quality control)

㉠ *Enterococcus faecalis* ATCC 929212이나 A군 사슬알균 : 빨간색(양성)

㉡ *Streptococcus agalactiae* : 노란색이나 무색(음성)

(6) MGP (1-O-methyl-α-D-glucopyranoside) 시험

① 목적 : 운동성 양성인 *Enterococcus casseliflavus*와 *E. gallinarum*는 MGP 양성이고, *E. faecalis*와 *E. faecium*은 MGP 음성이므로 이들 균종 간의 감별목적이다.

② 원리

MGP + *Enterococcus casseliflavus*와 *E. gallinarum* → 노란색(양성 반응)

③ 배지 : Heart infusion broth에 1% MGP를 넣고 다음에 bromcresol purple 0.006% 되게 넣고 시험관에 2 mL씩 분주한 다음 121℃에서 10분간 가압 멸균한다.

④ 방법 및 결과 : MGP broth에 접종 후 35℃에 하룻밤~7일간 배양한다. 노란색이 보이면 양성이다.

⑤ 정도관리(quality control)

㉠ *Enterococcus casseliflavus*와 *E. gallinarum* : 노란색(양성 반응)

㉡ *E. faecalis*와 *E. faecium* : 무색(음성 반응)

3 방법

1) *S. pyogenes*와 *S. agalactiae*의 동정(Identification of *S. pyogenes* and *S. agalactiae*)

(1) 재료

① *S. pyogenes* ATCC19615와 *S. agalactiae* ATCC12386, *Staphylococcus aureus* ATCC25923

② 5% Sheep blood agar plate (SBAP), Brain heart infusion (BHI) 혹은 Todd-Hewitt broth, Hippurate broth.

③ 3% H_2O_2, Ninhydrin 시약, Bacitracin disk (0.04 U, BBL : A 디스크)

④ Lancefield grouping 항혈청 시약 : coagglutination 시험용 Phadebact kit 혹은 Latex 응집시험용 Streptex kit 혹은 Lancefield 침강반응용 항혈청

(2) 방법

▶ Bacitracin 디스크 감수성 시험

① 보관균주인 *S. pyogenes*와 *S. agalactiae* 균주를 임의대로 번호를 붙여서 실습용 검체로 사용한다.

② 접종할 배지에 검체번호, 접종자의 조, 번호 및 접종일자를 네임펜으로 표시한다.

③ 3~4개의 집락을 백금이로 따서 혈액우무평판 배지의 반구역에는 고르게 바르고 bacitracin 디스크를 놓

고, 다른 반구역에는 집락이 잘 분리되게 획선한다. 35℃에 하룻밤 배양 후에 bacitracin 디스크의 억제대와 집락의 용혈성, 크기 등을 관찰한다.

▶ CAMP 시험

④ 면양이나 소의 혈액우무 배지에 β-lysin 생성 *S. aureus* 균주를 한 줄로 긋고, 시험할 *S. agalactiae*를 *S. aureus* 3~4 mm 가까이 직각으로 획선한다. 35℃에서 하룻밤 배양 후 화살촉 모양의 투명대를 확인한다.

▶ BAP 배양

⑤ 면양 혈액우무 배지에 *S. agalactiae*를 접종하여 배양 후 용혈성 및 크기 등을 관찰한다.

▶ Hippurate 가수분해 시험

⑥ Hippurate broth에 *Streptococcus*를 진하게 접종하고 35℃ 항온수조(water bath)에 2시간 둔 다음 ninhydrin 시약 0.2 mL를 넣고 10분간 다시 보온한 후 진한 자색이면 양성으로 판정한다.

▶ 그람염색 및 증식 성상

⑦ BHI 혹은 Todd-Hewitt broth도 접종하여 각각 35℃에 하룻밤 배양 후 그람염색하여 배열을 확인한다.

▶ Catalase 시험

⑧ 집락을 슬라이드에 옮겨 놓고 3% H_2O_2 시약을 떨어뜨려 거품이 있으면 catalase 시험 양성으로, 거품이 없으면 음성으로 판정한다.

▶ 혈청군 응집시험

⑨ 혈청군(serological group) 시험은 시약제조자의 설명에 따라 시험해야 한다. 원법인 Lancefield 침강반응은 시간이 많이 걸리나 공동응집 시험이나 Latex 응집시험은 조작이 간단하고 시간도 훨씬 덜 걸리고 정확성은 같다.

성명:	학번:	실습일자:	확인:

제9장 실습 결과 보고서

1. *Streptococcus pyogenes*와 *S. agalactiae*의 동정

1) 그람염색 및 배양 성상

술식	*S. pyogenes*	*S. agalactiae*
그람염색 그람성(Gram reaction) 형태(morphology) 배열(arrangement)		
Blood agar plate 집락의 형태 집락의 크기(mm) 용혈종류(α, β, γ)		

2) 생화학 및 혈청군 동정 시험

성상	*S. pyogenes*	*S. agalactiae*
Catalase 시험 결과(+ 또는 −)		
Bacitracin 감수성 시험 억제대 지름(mm) 결과(S 또는 R)		
CAMP 시험 (Sheep BAP) 결과(+ 또는 −)		
Hippurate 가수분해 시험		
혈청군 시험 (serologic grouping) A군 사슬알균 항혈청 응집 B군 사슬알균 항혈청 응집		

균종 / Test	Gr. A	Gr. B	Gr. D		S. pneumoniae
	S. pyogenes	*S. agalactiae*	*Enterococcus*	Non enterococcus	
Hemolysis	β	β	α,β,γ	α,γ	α
Bacitracin	S	R			
SXT	R	R			
CAMP	−	+	−	−	−
Sod. hippurate	−	+	−	−	−
BEA	−	−	+	+	−
SF Broth	−	−	+	−	−
6.5% NaCl	−	−	+	−	−
Optochin 감수성 시험	−	−	−	−	S*
Bile solubility	−	−	−	−	+
Capsule swelling	−	−	−	−	+
Inulin	−	−	−	−	+
PYR	+	−	+	−	−

*S: susceptibility

2) *S. pneumoniae*와 viridans *Streptococci* 동정(Identification of *S. pneumoniae* and viridans *Streptococci*)

(1) 재료

① *S. pneumoniae*와 viridans group의 *Streptococcus*의 ATCC 균주
② 멸균 면봉(sterile cotton swab)과 설압자(tongue blade)
③ 5% Sheep blood agar plate (SBAP), Brain heart infusion (BHI), Nutrient broth
④ Optochin disk : 5 μg (BBL : Taxo P disk, Difco : Bacto-Differential disk, Optochin)
⑤ 10% sod. desoxycholate, 3% H_2O_2
⑥ 협막팽화 시험(Quellung test)용 형특이 항혈청 시약(Antiserum)

(2) 방법

▶ Optochin 감수성 시험과 집락관찰

① 접종할 배지에 검체번호, 접종자의 조 및 번호, 접종일자를 왁스연필로 표시한다.
② *S. pneumoniae*와 viridans *Streptococcus*의 집락 2~3개를 SBAP 배지의 반쪽에 고루 바르고, 다른 반쪽에는 집락이 분리되도록 획선하며 배지의 한 구석에는 천자 접종한다.
③ Optochin 디스크를 각각의 배지에 놓고 35℃, CO_2 배양기에 하룻밤 배양하여 6 mm 디스크를 썼을 때는 14 mm 이상의 억제대가 있으면 양성이고, 6~14 mm는 불확실하여 다른 시험으로 확인해야 하며, 10 mm 디스크를 썼을 때는 억제대가 16 mm 이상이 양성이고, 10~16 mm는 불확실하다.
④ 인두검체(pharynx swab)는 설압자와 면봉을 이용하여 조원 중에서 채취하여 SBAP 배지에 접종하고 35℃에 하룻밤 배양 후 *S. pneumoniae*나 viridans *Streptococcus*가 의심되는 집락이 있는지 또는 어떤 세균의 집락이 우세하게 배양되는지를 관찰한다.

▶ 담즙용해시험과 catalase시험

⑤ *S. pneumoniae*와 viridans *Streptococci* 집락에 10% sod. desoxycholate를 한 방울 떨어뜨리고, 배지를 뒤집지 말고 35℃에 2시간 후 판정한다. 집락의 모양이 변하면 담즙용해시험 양성이다. 이 방법은 흔히 쓰이지 않는다.
⑥ 슬라이드에 위 균주의 집락을 옮겨놓고 3% H_2O_2를 떨어뜨려 catalase 시험을 한다.
⑦ 위 균주들을 BHI와 Nutrient broth에 접종하고 배양 후 증식여부를 확인한다.

▶ 협막팽화 시험

⑧ *S. pneumoniae* 집락을 이용해서 항혈청과 섞고 methylene blue를 혼합하여 유침렌즈로 협막이 부푼 것처럼 보이는지 관찰한다.

성명:	학번:	실습일자:	확인:

제9장 실습 결과 보고서

1. *Streptococcus pneumoniae*와 viridans *Streptococci*의 동정

1) 염색성 및 배양 성상

술식	*S. pneumoniae*	Viridans *Streptococci* (*S. mitis*)
그람염색 그람성(Gram reaction) 형태(morphology)		
Blood agar plate 집락의 형태 집락의 크기(mm) 용혈종류(α, β, γ)		

2) 생화학 및 혈청군 동정 시험

성상	*S. pneumoniae*	Viridans *Streptococci* (*S. mitis*)
Catalase 시험 결과(+ 또는 −)		
Optochin 감수성 시험 억제대 지름(mm) 결과(S 또는 R)		
담즙용해 시험 배양성상 결과(+ 또는 −)		
협막팽화시험 결과(+ 또는 −)		

3) *Enterococcus*와 비장알균 D군 *Streptococcus*의 동정 (Identification of *Enterococcus* and nonenterococcal group D *Streptococcus*)

(1) 재료

① *E. faecalis*와 *S. bovis* (group D *Streptococcus*)의 ATCC 균주

② 5% Sheep blood agar, BHI, nutrient broth, bile esculin agar(평판 혹은 사면배지), 6.5% NaCl broth, SF (*Streptococcus faecalis*) broth 혹은 KF (Kenner fecal) Streptococcus agar 혹은 broth, tellurite blood agar.

③ 3% H_2O_2

④ PYR (L-pyrrolidonyl-β−naphthylamide) 배지

⑤ PYR 시약(N, N-dimethylaminocinnamaldehyde)

⑥ MGP (1−o-methyl-α−D-glucopyranoside) 배지 : BHI에 MGP를 1% 되게, bromcresol purple을 0.006% 되게 넣는다. 시험관에 2 mL씩 분주하고 10분간 가압 멸균한다.

⑦ 0.4% 반고체 배지 또는 SIM 배지

⑧ Lancefield grouping 항혈청 시약, coagglutination 시험용 Phadebact kit 혹은 Latex 응집시험용 Streptex kit 혹은 Lancefield 침강 반응용 항혈청

(2) 방법

① 보관균주인 *Enterococcus faecalis*와 *S. bovis* (Group D *Streptococcus*) 각각 A, B로 표시하여 실습용 검체로 사용한다.

② 접종할 배지에 검체번호, 접종자의 조 및 번호, 접종일자를 왁스연필로 표시한다.

③ 혈액우무 배지, BHI, nutrient broth, bile esculin agar, 6.5% NaCl broth, SF broth, tellurite blood agar 배지에 순수 배양된 세균을 접종하고 35℃에서 18∼24시간 배양한다.

④ 혈액우무배지에서 집락의 성상, BHI와 nutrient broth에서 증식 여부를 관찰한다.

⑤ Catalase 시험을 하고, bile esculin 가수분해시험은 검은색이면 양성으로, 6.5% NaCl broth에 혼탁이 있으면 6.5% NaCl에 내성으로, SF broth는 황색 또는 양성 자색이면 음성으로 판정한다. Tellurite blood agar에서 *E. faecalis*는 대개 2일 이내에 검은색 집락을 보인다.

⑥ PYR 배지에 세균을 접종하고 35℃에 4∼5시간 배양 후 PYR 시약을 넣는다. 1분 이내에 빨간색이면 양성이고, 노란색이나 무색은 음성이다 → PYR 시험

⑦ MGP 배지 2 mL에 세균을 접종하고 35℃에 하룻밤 배양한다. 노란색으로 변하면 양성이다 → MGP 시험

⑧ 운동성 시험은 반고체배지(0.4% 반고체배지나 SIM 배지 중에)에 천자접종하고 30℃에 하룻밤 배양한다.

⑨ 혈청군(serological grouping) 시험으로 D군 사슬알균인지를 확인한다.

성명:	학번:	실습일자:	확인:

제9장 실습 결과 보고서

1. *Enterococcus faecalis*와 *Streptococcus bovis*의 동정

1) 그람염색 및 배양 성상

술식	*E. faecalis*	*S. bovis* (D군 *Streptococcus*)
그람염색 그람성(Gram reaction) 형태(morphology) 배열(arrangement)		
Blood agar plate 집락의 형태 집락의 크기(mm) 용혈종류(α, β, γ)		

2) 생화학 및 혈청군 동정 시험

성상	*E. faecalis*	*S. bovis* (D군 *Streptococcus*)
Catalase 시험 결과(+ 또는 −)		
Bile esculin 시험 결과(+ 또는 −)		
6.5% NaCl 내성 시험 증식성상(혼탁 또는 투명) 결과(+ 또는 −)	______________ ______________	______________ ______________
SF (Streptococcus faecalis) broth 증식시험 결과(+ 또는 −)		
PYR 시험 결과(+ 또는 −)		
혈청군 시험 D군 사슬알균 항혈청 응집		

10 *Neisseria gonorrhoeae*와 *N. meningitidis*의 동정

(Identification of *N. gonorrhoeae* and *N. meningitidis*)

학습목표

1. *Neisseria*의 일반적인 성상을 열거한다.
2. *N. gonorrhoeae*와 *N. meningitidis*의 병원성을 설명한다.
3. *N. gonorrhoeae*를 분리 동정한다.
4. *N. meningitidis*의 분리 동정한다.
5. *Neisseria*와 *Moraxella catarrhalis*의 차이점을 설명한다.
6. *Moraxella catarrhalis*를 분리 동정한다.
7. 임균과 수막염균의 선택배지를 두 가지 이상 열거하고 설명한다.
8. 다음의 시험 원리 및 방법에 대하여 설명하고 실습한다.
   1) Oxidase 시험　　2) CTA 배지에서 탄수화물 분해시험
   3) β-lactamase 시험

1 개요

Family : *Neisseriaceae*

Genus : *Neisseria*

Species : *N. gonorrhoeae, N. meningitidis, N. lactamica* 등

*Neisseriaceae*와 *Moraxellaceae*의 분류는 표 10-1과 같다.

*Neisseria*는 그람음성 강남콩 모양의 쌍알균이다. 특히 임균과 수막알균은 임상검체의 염색에서 흔히 다형핵 백혈구(polymorphonuclear leukocyte) 안에서 관찰되는데, 이런 성상을 "gram-negative intracellular diplococcus (GNID)"라고 하며 진단적 가치가 매우 높다(그림 10-1). 임균과 수막알균(수막구균, *N. meningitidis*)은 보통 우무배지에서는 자라지 않으며 영양요구도가 크고 산소성이다. 남자 임질의 경우 요도분비물(urethral exudate)에서, 여자검체에서는 자궁경관 분비물(endocervical exudate)에서 배양률이 높다. 오염 가능성이 높은 검체는 modified

Thayer-Martin (MTM), New-York city (NYC), TM, Martin-Lewis 등의 선택배지를 사용하여 양초단지(candle jar)나 CO_2 배양기 등을 써서 적당한 습도를 유지하면서 35~37℃에서 24~72시간(대개 48시간) 배양한다.

요도 검체를 배양 후 임균이 의심되는 집락이 생겼을 때 예비동정 시험 3가지

① MTM 등의 선택배지에서의 증식
② 그람음성 강낭콩 모양의 쌍알균
③ Oxidase 양성의 3가지를 확인하고 예비동정으로 보고한다.

표 10-1. ***Neisseria* 균종과 *Moraxella* 균종의 분류**

과명(科名)	균속(菌屬)	균종(菌種)
Neisseriaceae	*Neisseria*	*N. gonorrhoeae* (임균) *N. meningitidis* (수막알균) *N. lactamica* (인두 정상균무리)
Moraxellaceae	*Moraxella*	*M. catarrhalis* (그람음성 쌍알균)

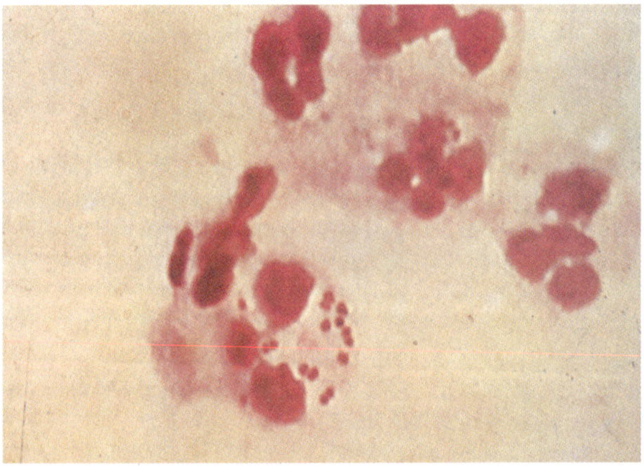

그림 10-1. **임질 환자의 요도분비물 그람염색.** 임균(*N. gonorrhoeae*)은 백혈구 내(gram-negative intracellular diplococci, GNID)에 그람음성 쌍알균으로 보이는 것이 특징이다.

확인 동정은 탄수화물에서 산 생성 시험인 CTA (cystine trypticase agar) 배지법이나 신속 산 시험법(nongrowth carbohydrate degradation test) 혹은 kit법과 혈청학적 동정법인 Phadebact Gonococcus test와 같은 공동응집(coagglutination) 시험 등이 있다. 또한 항균제 내성 임균이 많아져 penicillinase producing *N. gonorrhoeae* (PPNG)인지를 확인해야 한다. 즉 penicillin에 내성이 있는지 신속하게 시험하기 위해서 penicillin 10 unit 디스크 시험이나 acidometric, iodometric, chromogenic cephalosporin (nitrocefin, cefinase)와 같은 β-lactamase 시험을 해야 한다. Nitrocefin 디스크법이나 cefinase 시험은 일종의 chromogenic cephalosporin법으로 예민하여 쓰기 편리한 β-lactamase 시험이다. 대개 5분 이내에 반응이 나타나지만, *S. aureus*는 1시간이 걸릴 때도 있다. *N. gonorrhoeae*의 주요동정단계는 그림 10-2와 같다.

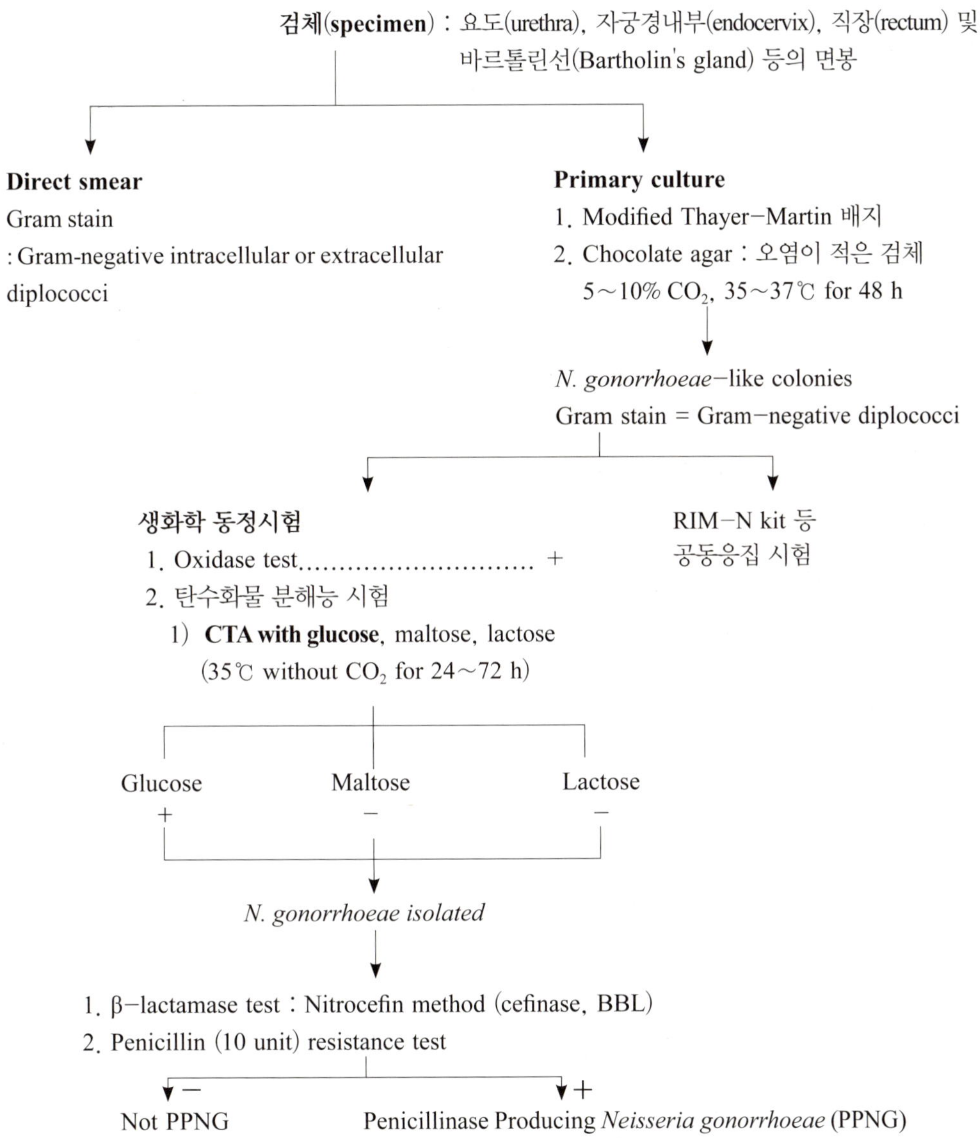

그림 10–2. *Neisseria gonorrhoeae*의 동정

수막알균은 건강인의 코인두(비인강)에서 3～30%의 보균율이며, 임상 상태에 따라서 척수액, 혈액, 관절액 등에서 검체가 채취된다. 분리배양 및 동정법은 임균과 비슷하나 영양요구도가 임균보다 덜하다. 정상균무리가 없는 검체는 초콜릿과 혈액 우무 및 thioglycollate broth에, 정상균무리가 있는 검체는 MTM, NYC, ML 등과 같은 선택 배지에 접종한다(그림 10-3), 35～37℃, 50% 이상의 습도, 5～10% CO_2에 48시간 배양하며 선택 배지에서 수막알균이 의심되는 집락은 oxidase 양성이고, 그람음성 쌍알균이면 수막알균(그림 10-4)으로 예비동정하며 탄수화물에서 산 생성 시험으로 확인 동정한다. 수막알균은 β-lactamase 시험을 할 필요가 없다(그림 10-6). 디스크 감수성 시험조건으로 임균은 defined supplement를 넣은 GC agar base (GC-DS) 배지에서, 3～7% CO_2 환경으로 20～24시간 배양하고, β-lactamase 시험이 필요하며, 수막알균은 5% 면양혈액 첨가 Mueller-Hinton agar에서 임균과 같은 조건으로 배양한다. *N. meningitidis*의 주요동정단계는 그림 10-5와 같다.

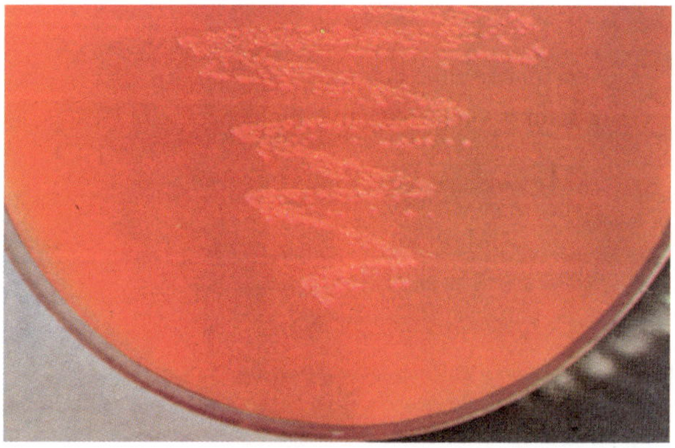

그림 10-3. **혈액우무배지에서 *N. meningitidis*의 집락.** 수막알균은 초콜릿 우무는 물론 혈액우무배지에서 잘 자라지만, 임균은 초콜릿 우무에서만 잘 자라고, 혈액우무배지에서는 잘 자라지 않는다.

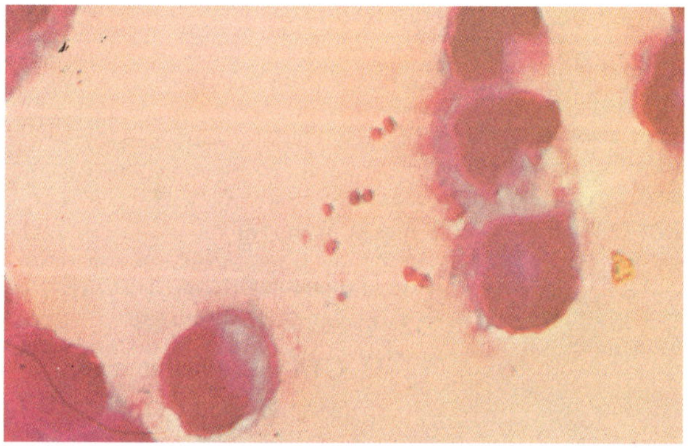

그림 10-4. **뇌척수액의 그람염색.** *N. meningitidis*(수막알균)는 그람음성 세포내 또는 세포외 쌍알균이 특징으로 보인다.

표 10-2. **주요 *Nesisseria* 균종과 *Moraxella* 균종의 성상**

균종	증식[a]			산 생성				환원		
	MTM	Cho 22℃	NA 35℃	Glu	Mal	Lac	Suc	NO_3	NO_2	DNase
N. gonorrhoeae	+[b]	−	−	+	−	−	−	−	−	−
N. meningitidis	+	−	−	+	+	−	−	−	V	−
N. lactamica	+	V	+	+	+	+	−	−	−	−
M. catarrhalis	−	+	+	−	−	−	−	+	+	+

[a] Cho, chocolate agar; NA, nutrient agar; Glu, glucose; Mal, maltose; Lac, lactose; Fru, fructose; Suc, sucrose.
[b] 기호; +, 양성; −, 음성; V, 일정하지 않음

검체(specimen) : 척수액(spinal fluid), 혈액, 코인두(비인강) 면봉, 점상출혈 피부(petechial skin), 객담 등

Direct smear

1. Gram stain
   Gram-Negative Intracellular or extracellular Diplococci
2. Serogrouping by slide agglutinaton test
   1) Latex agglutination test

Primary culture

1) Modified Thayer−Martin 배지
2) Chocolate agar : 오염이 적은 검체
3) Blood agar plate
4) Thioglycollate broth

35℃, 3∼10% CO_2 for 24∼48 h

N. meningitidis−like colonies
Gram stain = Gram−negative diplococci

생화학 동정시험

1. Oxidase test........................... : +
2. 탄수화물 분해능 검사
   1) CTA with glucose, maltose, lactose
      (35℃ without for 24∼72 h)

Glucose	Maltose	Lactose
+	+	−

N. meiningitidis isolated

그림 10−5. ***Neisseria meningitidis*의 동정**

*Moraxella catarrhalis*는 주로 호흡기 질환을 일으키며 그람음성 알균 또는 쌍알균의 형태를 보인다(그림 10–6). *Moraxella catarrhalis*는 CO_2 배양에서 잘 자라며 BAP와 초콜릿 우무배지에 볼록하고 회백색의 집락을 보인다(그림 10–7).

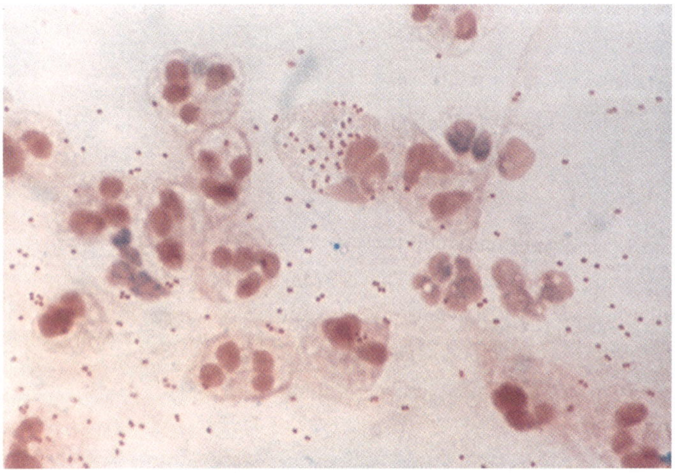

그림 10-6. ***Moraxella catarrhalis*에 의한 폐렴환자의 객담에서 그람염색.** 그람음성 알균 또는 쌍알균(gram-negative intracellular & extracellular diplococci with polymorphonuclear leukocyte)이 보인다.

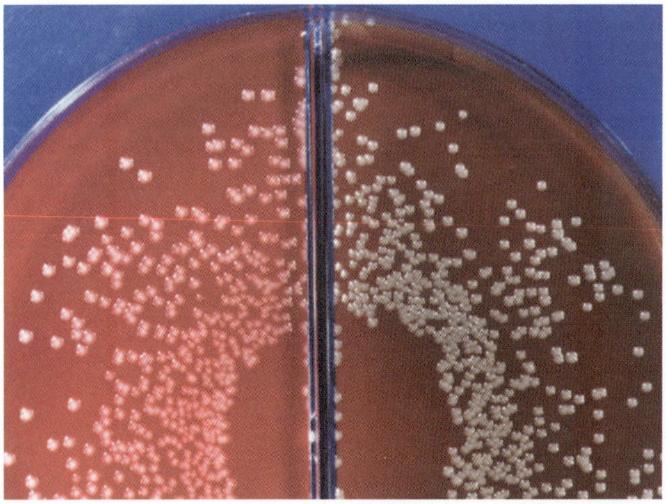

그림 10-7. **혈액우무(왼쪽)와 초콜릿 우무(오른쪽)배지에서 *Moraxella catarrhalis*의 집락.** 37℃에 공기 중 또는 5% CO_2로 24시간 배양 후 볼록하고 회백색의 집락이 보인다.

2 임균(*N. gonorrhoeae*)과 수막알균(*N. meningitidis*)의 주요 동정 시험

1) Oxidase 시험

(1) 목적

① *Neisseria*(양성), *Moraxella*(양성)와 *Acinetobacter*(음성) 감별
② *Aeromonas*(양성), *Vibrio*(양성), *Plesiomonas*(양성)와 *Enterobacteriaceae*(음성) 감별
③ *Stenotrophomonas maltophilia*(음성)와 다른 *Pseudomonas* spp.(양성) 감별
④ 양성 세균 : *Alcaligenes*, *Moraxella catarrharis*

(2) 원리

① 2 Reduced cytochrome c + $2H^+$ + 1/2 O_2 + 세균(Cytochrome oxidase) →
2 Oxidized cytochrome c + H_2O
② 2 Oxidized cytochrome c + Oxidase 시약(전자수용체) → 시약에 따라 검은색, 청색(양성)

Oxidase 시험은 세균이 시토크롬 산화 효소(cytochrome oxidase) 혹은 indophenol oxidase 혹은 cytochrome oxidase를 생성하는지를 보는 시험으로 Cytochrome oxidase는 산소분자에 의해 환원된 cytochrome의 산화를 촉매하는 것이 원리이다. Oxidase는 산소성 호흡에서 전자수송계 역할을 한다. 즉 산소에 수소전자를 수송하여 H_2O를 형성한다. Oxidase 시험 시 주의사항은 ① 직사광선을 피한다. ② 니크롬이나 스테인리스 loop는 위양성을 보이므로 백금으로 만든 loop를 사용한다. ③ 포도당이 든 배지에서 증식된 집락은 oxidase 활성이 억제되어 위음성일 수도 있다. ④ Oxidase 시약은 공기 중 유리산소 환경에서 빠르게 자가 산화할 수 있다. 0.1%의 비타민 C를 넣으면 자가 산화를 줄일 수 있다. ⑤ 비선택 배지에서 증식된 집락으로 시험한다. ⑥ *Pseudomonas* spp.와 *Neisseria* spp.가 혼합되어 증식한 배지에서는 위음성 결과가 보일 수 있다. 그 이유는 oxidase를 생성한 *Pseudomonas* spp.는 *Neisseria* spp.의 oxidase 생성을 억제하는 물질을 생성할 수 있기 때문이다(그림 10-8).

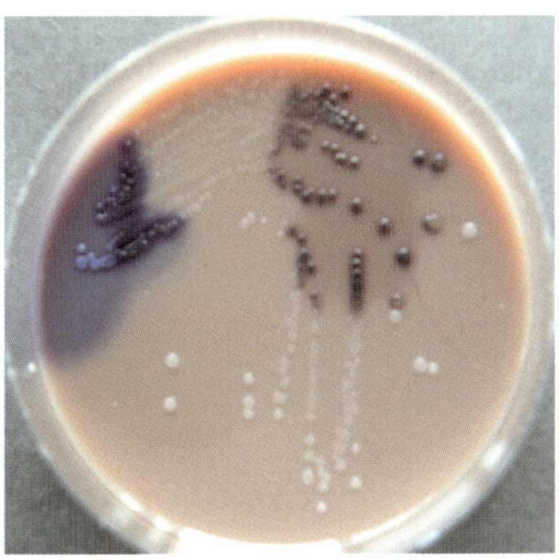

그림 10-8. **Modified Thayer-Martin agar에서 *N. gonorrhoeae*의 집락과 oxidase 시험.** 왼쪽 청색은 1% tetramethyl-ρ-phenylenediamine dihydrochloride로, 오른쪽 검은색은 1% Dimethyl-ρ-phenylenediamine dihydrochloride 수용액을 떨어뜨린 oxidase 양성 반응이고, 임균의 집락은 회백색이고 불투명하다.

(3) 재료

① Kovac 시약

1% tetramethyl-ρ−phenylenediamine dihydrochloride (TPD)

혹은 N, N, N, N-tetramethyl-ρ−phenylenediamine dihydrochloride; 용액은 무색

참고 : Tetramethyl 시약이 dimethyl 시약보다 예민하고 독성이 적다. 그러나 유효기간이 Tetramethyl 시약이 짧고(24시간), dimethyl은 1주일 정도이며 ρ-aminodimethylaniline oxalate 시약은 6개월 정도로 안정하다.

② Gorden과 McLeod 시약

1% dimethyl-ρ−phenylenediamine dihydrochloride HCl; 시약 색깔은 연한 자색

③ 변법 Gaby와 Hadley 시약(indole oxidase 시약 혹은 nadi 시약)

시약 A

1% α-naphthol 용액

α-naphthol .... 1 g

95% ethyl alcohol .... 100 mL

약간 가온하여 녹이고 갈색병에 보존

시약 B

1% ρ-aminodimethylaniline HCl(혹은 oxalate)(혹은 dimethyl-ρ−phenylenediamine oxalate)

④ Oxidase 디스크 : Taxo N 디스크(BBL), Bacto-differenciation disk oxidase (Difco)

(4) 방법

① 니크롬 loop는 위양성이 보일 수 있으므로 백금 loop로 24시간 배양된 집락을 채취하여 여과지에 묻힌 뒤 시약을 떨어뜨린다.

② 선택배지의 집락은 위음성을 보일 수 있다.

③ Indole oxidase는 시약 A와 시약 B를 각각 2~3방울씩을 떨어뜨린다.

④ Nutrient agar와 같은 비선택 배지에 배양된 집락은 배지에 직접 시약을 떨어뜨릴 수 있다.

(5) 결과

① 양성 시험 : Tetramethyl(청색), dimethyl(분홍색 뒤에 검은색), indole oxidase(청색)

② 음성 시험 : 집락에 색 변화가 없음

(6) 정도관리(quality control)

① 양성 세균 : *Pseudomonas aeruginosa* ATCC 27853

② 음성 세균 : *Escherichia coli* ATCC 25922

2) CTA 배지법 산 생성 시험

(1) 목적

① 임균 : Glucose에서만 산 생성; maltose, lactose 및 sucrose에서 산 생성 무
② 수막알균 : Glucose와 maltose에서만 산 생성; lactose와 sucrose에서 산 생성 무
③ *N. lactamica : Glucose, maltose, lactose*에서만 산 생성; sucrose에서 산 생성 무
④ *Moraxella catarrhalis* : Glucose, maltose, lactose 및 sucrose에서 **모두 산 생성 무**

(2) 원리

탄수화물 + 세균 → 산 생성 + Phenol red → 황색(양성)

CTA (cystine tryptic agar)를 기초배지로 하여 여기에 탄수화물을 1% 되게 넣고 고층배지를 만들어서 천자 접종 후 35℃ 공기환경에 배양하여 배지표면에 산 생성을 보는 것이다(그림 10-9, 10-10).

Sucrose → Glucose + Fructose
Maltose → Glucose + Glucose
Lactose → Glucose + Galactose

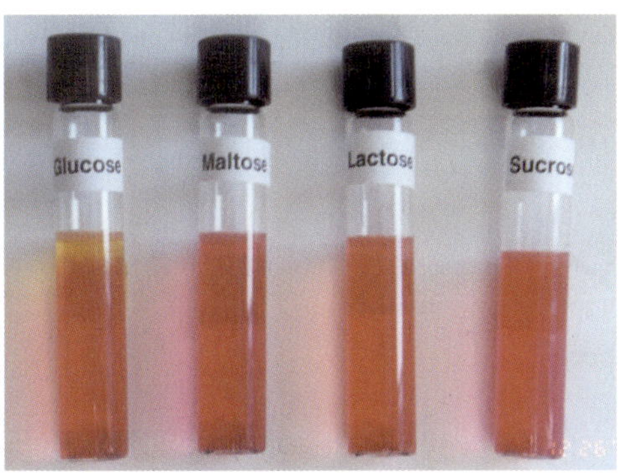

그림 10-9. ***N. gonorrhoeae*의 탄수화물에서 산 생성 시험(CTA법).** Glucose 양성, maltose 음성, lactose 음성, sucrose 음성이다.

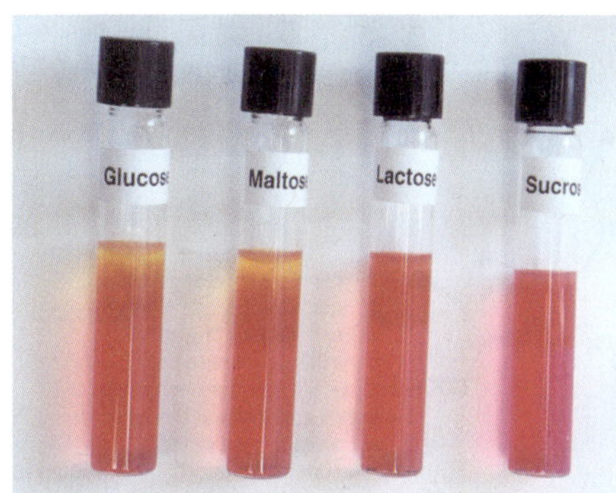

그림 10-10. ***N. meningitidis*의 탄수화물에서 산 생성 시험(CTA법).** Glucose 양성, maltose 양성, lactose 음성, sucrose 음성이다.

(3) 재료

배지의 제조는 CTA 탄수화물 기초배지를 가압멸균 후 50℃에 식힌다.
그 후 10% 탄수화물을 여과멸균 후 13×10 mm 시험관에 3 mL씩 넣고 고층배지를 만들어 냉장 보관한다.

(4) 방법

초콜릿우무에 배양된 집락을 3 mm 백금이로 CTA 배지표면 바로 밑에 진하게 접종한다.
마개를 밀폐하고 35℃에 24～72시간 배양한다. CO_2 배양 시 CO_2의 영향으로 배지표면이 산성이 되므로 실온에 방치했다가 판정해야 한다.

(5) 결과

양성 : 노란색

음성 : 적색 – 분홍색

3) β–lactamase 시험

(1) 목적

β-lactame 계열(penicillin, cephalosporin)에 내성이 있는지를 보는 것이다.

Neisseria gonorrhoeae, Haemophilus influenzae, Moraxella catarrhalis 등의 균주에서 β-lactamase가 생성하는지를 집락을 가지고 신속하게 시험할 수 있다.

(2) 원리

β-lactamase 시험은 chromogenic cephalosporin 시험, acidometric 시험, iodometric 시험 등이 있다. 모두가 β-lactamase가 β-lactam ring을 가수분해하여 그 결과 지시약에 의해서 색깔 변화가 일어나 β-lactamase 생성을 알 수 있다(그림 10–11). 가장 흔히 사용하는 방법은 chromogenic cephalosporin 방법이다. Chromogenic cephalosporin을 Nitrocefin이라고 하며, Becton-Dickinson microbiology system에서는 Nitrocefin을 cefinase라고 한다.

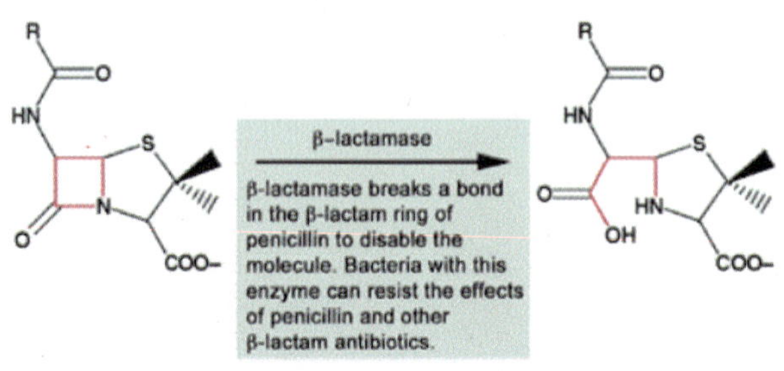

그림 10-11. β-lactamase의 기전 모식도

(3) 방법 및 결과–Chromogenic cephalosporin 법

Nitrocefin이 든 cefinase 디스크(Becton-Dickinson microbiology system, BD Taxo™ differentiation discs and strips)에 물을 축이고(loop로 증류수를 1~2 loop 넣음) 시험세균을 진하게 문지른다. 노란색이 분홍색으로 변하면 양성이다. 5분 이내에 반응이 나타나지만, *S. aureus*는 1시간이 걸릴 때도 있다. Cefinase 시험이 예민하여 쓰기 편리하다(그림 10–12).

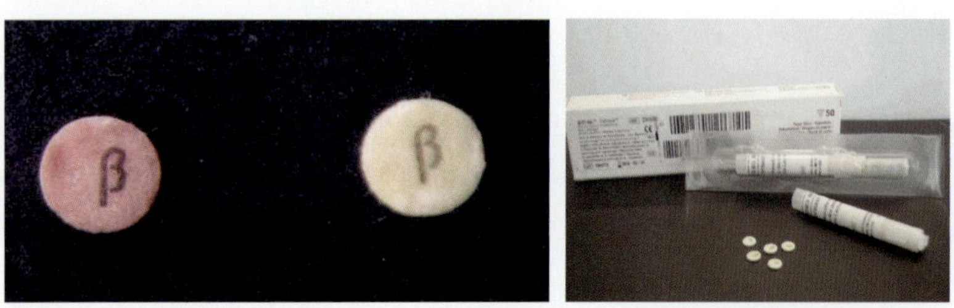

그림 10-12. Nitrocefin (Cefinase, BBL) **디스크법에 의한 β-lactamase 시험.** 분홍색이 양성, 노란색이 음성이다.

3 재료

1) 사용균주

*N. gonorrhoeae, N. meningitidis*의 ATCC 균주를 1~2번의 기호를 붙여서 검체로 사용한다.

2) 배지

① MTM (modified Thayer-Martin), CHOC (chocolate agar), NA (nutrient agar)
② 탄수화물 배지－Glucose, maltose, lactose, sucrose를 CTA 배지로 만들어 사용한다(CTA법)

3) 시약

① Oxidase 시약 : Tetramethyl-ρ−phenylenediamine dihydrochloride 1% 수용액 혹은 Dimethyl-ρ−phenylenediamine dihydrochloride 1% 수용액 상품화된 oxidase 디스크 : Difco-Bacto differentiation disk, oxidase, BBL-Taxo N disk
② 3% H_2O_2－Catalase 시험
③ 혈청학적 동정 시약 : Phadebact gonococcus test kit
④ β-lactamase 생성 시험 디스크 : Nitrocefin (Cefinase, BBL 회사)

4 방법

① 사용균주, 즉 1~2번의 검체를 MTM, CHOC, NA에 접종하여 35℃ 3~10% CO_2 배양기에 48시간 배양한다.
② 각 배지에서 증식 유무 및 집락의 성상을 관찰하고 그람염색과 oxidase 시험을 한다.
③ 임질 환자 요도검체를 그람염색한 슬라이드를 현미경으로 관찰하여 그람음성 세포내 쌍알균(gram-negative intracellular diplococci, GNID)을 찾는다.
④ CTA 배지법의 탄수화물(glucose, maltose, lactose, sucrose)에서 산 생성 시험은 초콜릿 우무에 배양된 순수 집락을 3 mm 백금이로 CTA 배지 표면 바로 밑에 진하게 접종하고 마개를 밀폐하여 35~37℃ 공기 환경에서 24~72시간 배양한다.
⑤ CTA 배지법은 배지의 표면을 보고 산 생성 유무를 판정한다.
⑥ 임균으로 동정된 균주는 cefinase 디스크로 시험하여 분홍색이면 β-lactamase 양성으로 판정한다.

1. *Neisseria gonorrhoeae*와 *N. meningitidis*의 동정

1) 그람염색 및 배양 성상

술식	*N. gonorrhoeae*	*N. meningitidis*
그람염색 Pus cell* Epithelial cells GNID		
그람염색 (배양 집락) 그람성 형태		

* 세포와 세균수를 등급에 따라 다음과 같이 표시한다. 즉 <1, +; 1–5, ++; 10–30, +++; >30, ++++

성명: 학번: 실습일자: 확인:

제10장 실습 결과 보고서

술식	*N. gonorrhoeae*	*N. meningitidis*
Modified Thayer−Martin 크기(size) : mm 형태(shape) 집락의 색(color)		
초콜릿 우무 배지 크기(size) : mm 형태(shape) 색(color)		

2) 생화학 및 혈청학적 동정 시험

성상			*N. gonorrhoeae*	*N. meningitidis*
Oxidase 시험	반응색 결과(+또는 −)			
탄수화물에서 산 생성 시험 (CTA법)	Glucose	반응색 결과(+, −)	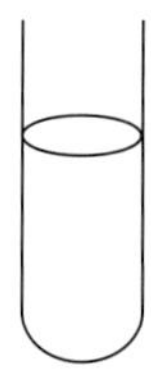	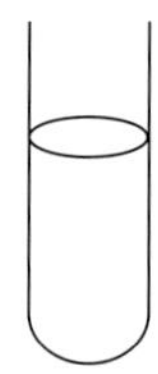
	Maltose	반응색 결과(+, −)	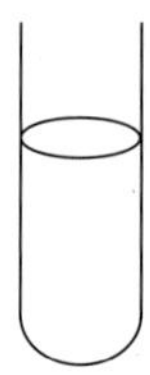	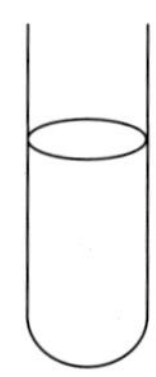
	Lactose	반응색 결과(+, −)	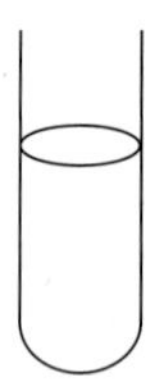	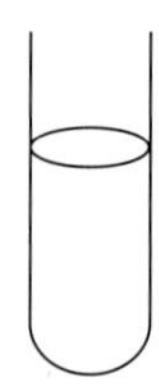
	Sucrose	반응색 결과(+, −)	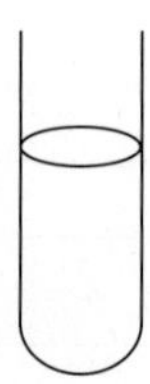	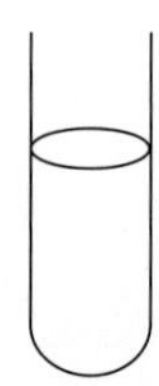

성상		*N. gonorrhoeae*	*N. meningitidis*
β−lactamase 시험 (Nitrocefin 디스크 또는 cefinase 디스크)	반응색 결과(+, −)		
PPNG (Penicillinase Producing *Neisseria gonorrhoeae*)	결과(+, −)		
혈청학적 시험 (공동 응집 시험)	Phadebact meningococcus test(+, −)		
	Phadebact gonococcus test(+, −)		

		N. gonorrhoeae	*N. meningitidis*	*N. lactamica*
TM 발육능		+	+	+
Oxidase		+	+	+
Catalase		+	+	+
DNase		–	–	–
Nitrate		–	–	–
당분해능	Glucose	+	+	+
	Maltose	–	+	+
	Lactose	–	–	+
	Sucrose	–	–	–
	Mannitol	–	–	–
22℃ 발육능		–	–	+(V)*

Variable: V, 일정하지 않음

11 *Corynebacterium diphtheriae*의 동정 (Identification of *C. diphtheriae*)

학습목표

1. *Corynebacterium*의 일반적 성상을 열거하고 설명한다.
2. *Corynebacterium*의 균종 2가지 이상을 열거한다.
3. *C. diphtheriae*의 병원성을 설명한다.
4. *C. diphtheriae*의 분리 동정한다.
5. *C. diphtheriae*의 이염색과립(이염소체) 염색법에 대하여 설명한다.
6. *C. diphtheriae*의 독소생성시험(Elek)법을 설명한다.

1 개요

*Corynebacterium*은 Bergey's manual(1986)의 section 15. 불규칙(irregular), 무아포(nonspore), 그람양성 막대균(gram-positive rod) 항(표 11-1)에 수록되어 있다. 산소성 및 조건무산소성 그람양성의 곤봉형 막대균으로, L, V, W, Y자와 같은 배열을 하고 있는 다형태성 세균이다. 일부는 이염색과립(異染色小體, metachromatic granule 혹은 Babes-Ernst 소체)을 형성하며 Loeffler methylene blue, Albert, Neisser 법으로 염색된다. 의학적으로 중요한 디프테리아균(*C. diphtheriae*)을 포함하여 *Corynebacterium* 균속에는 67종이 있고, 이 중 40종은 임상검체에서 분리된다.

C. diphtheriae(표 11-2)는 제1급 법정 감염병인 디프테리아(diphtheria)의 병원체로써 Klebs(1883)가 디프테리아 환자 인두의 위막(僞膜, pseudomembrane)에서 발견하였고, Loeffler(1884)가 분리배양에 성공하였다. Behring과 Kitasato(北里)는 디프테리아 항독소를 제조하여 혈청요법을 확립하였다.

이 세균은 디프테리아 환자나 보균자로부터 호흡기를 통해 전파되며

① 인두에 위막을 형성한 국소염증과

② 외독소(exotoxin)로 인한 심장과 말초신경의 손상이 특징이다.

표 11-1. 산소성 혹은 조건무산소성 그람양성 막대균

아포	균속(genus)	균종(species)의 예	감염증
유아포	*Bacillus*	*B. anthracis* *B. cereus*	탄저(anthrax) 식중독(food poisoning)
무아포	*Corynebacterium* *Erysipelothrix* *Listeria* *Nocardia* *Lactobacillus* *Mycobacterium*	*C. diphtheriae* *E. rhusiopathiae* *L. monocytogenes* *N. asteroides* *L. acidophilus* (*Doederlein bacillus*) M. tuberculosis	디프테리아 유단독(類丹毒, erysipeloid) 패혈증, 수막염 폐렴, 농양 입, 위장관, 질 등의 정상균무리, 극히 드물게 심내막염 결핵

표 11-2. *Corynebacterium* 균종의 성상

균종	Catalase	β-용혈성	Nitrate	Urease	Gelatin 가수분해	운동성 운동성	Esculin 가수분해	산 생성[b]				
								Glu	Mal	Suc	Sta	Tre
C. diphtheriae (mitis)	+	+	+[a]	−	−	−	−	+	+	−	−	−
C. diphtheriae (gravis)	+	−	+	−	−	−	−	+	+	−	+	−
C. diphtheriae (intermedius)	+	−	+	−	−	−	−	+	+	−	−	−
C. ulcerans	+	+	−	+	−/+	−	−	+	+	−	+	+
C. pseudotuberculosis	+	+	+/−	+	−	−	−	+	+	−	−	−

[a] *C. diphtheriae* (mitis, belfanti strain) is nitrate-negative.
[b] Glu, glucose; Mal, maltose; Suc, sucrose; Sta, Starch; Tre, trehalose.

디프테리아균은 비인강(nasopharynx)을 포함한 상기도에서 증식하면서 외독소를 생성하고, 외독소는 점막의 괴사와 염증을 유발한다. 회색의 위막은 호중구(neutrophils), 괴사된 상피세포, 적혈구와 세균 등이 섬유소(fibrin)에 혼합되어 형성된 것이다. 이 세균에 의한 감염은 점막에 국한되나, 외독소는 점막으로 흡수되어 혈류를 통해 주로 심장과 말초혈관에 도달하여 병을 유발하며 사망률은 10~30%이다. *C. diphtheriae* 중 β-phage (bacteriophage)를 가진 균주만이 독소를 생성한다. 독소 비생성 디프테리아 균주는 인두염을 일으킬 수 있지만, 디프테리아의 전신증상은 나타나지 않는다. 따라서 분리된 디프테리아균이 독소를 생성하는지도 검사해야 한다.

디프테리아 환자의 검체는 염증부위를 세게 문질러서 채취하며, 비인강에서도 채취한다. 직접검사에서는 도말표본 2장을 준비하고 한 장은 그람염색한 후 그람양성 막대균과 L 또는 V 자형 배열을 관찰하여 Vincent씨 병과 감별한다. 방추형(fusiform)의 그람음성 막대균과 나선균이 많고, 그람양성 막대균이 없으면 Vincent씨 병일 가능성이 있다. 다른 한 장의 도말 표본은 Neisser, Albert 또는 Loeffler methylene blue 염색한 후 특징적인 V, L 또는 Y 자형 배열과 함께 진하게 염색된 이염색과립이 관찰되는지 확인한다. 이런 특징은 디프테리아균뿐만 아니라 상기도의 정상균무리인 *Corynebacterium* 균종에서도 볼 수 있다. 따라서 그 검사결과는 "gram-positive pleomorphic bacilli present, morphologically resembling *C. diphtheriae*"로 보고하며, 염색의 결과 판정은 임상의사가 하게 된다.

임상검체에서 디프테리아균을 분리하려면 검체를 선택배지와 비선택배지에 함께 접종한다. 검체는 blood agar plate, Loeffler serum 배지, potassium tellurite 함유배지(Tinsdale agar, cystine tellurite blood agar)에 접종한다.

① 혈액우무 배지에서는 β용혈성 사슬알균이 관찰되는지를 확인한다. 이 배지에서는 디프테리아균이 다른 세균보다 더 빨리 증식하며, 디프테리아균의 3가지 생물형 집락과 *Streptococcus pyogenes* 집락을 감별할 수 있다.

집락 : ㉠ Biotype gravis – 가장 크고, 건조하며, 조면성 및 주름진 모양, 비용혈
㉡ Biotype mitis – 중등도 크기, 원형, 평활, 베타용혈
㉢ Biotype intermedius – 작고, 편평, 투명, 비용혈
㉣ *Streptococcus pyogenes* – 사슬모양의 그람양성 알균, 베타용혈

② Loeffler serum 배지에서는 다른 세균보다 디프테리아균이 빨리 증식되며, 이 배지에서 증식된 세균은 이염색과립(異染色顆粒, 이염소체, metachromatic granule)이 잘 관찰된다. 이 배지에서 선택배지로 반드시 계대 배양한다.

③ Tinsdale 배지와 cystine tellurite blood agar (CTBA)는 potassium tellurite가 포함되어 있으며 상기도의 여러 가지 정상균무리를 억제하기 때문에 *C. diphtheriae*의 분리가 용이하고 potassium tellurite의 환원 작용으로 검은색 집락을 형성한다. 특히 CTBA 배지에서는 3가지 생물형의 집락을 감별할 수 있고, Tinsdale 배지에서는 검은색집락 주위에 갈색테두리를 형성하기 때문에 쉽게 감별할 수 있다. *Proteus* 균종도 갈색테두리가 보일 수 있으나 그람염색으로 디프테리아균과 감별할 수 있다.

집락 : CTBA **배지** – 검은색 집락, 지름 1~3 mm, 마늘냄새
㉠ Biotype gravis – 가장 크고(larger), 볼록(convex), 평활(smooth) 또는 주름진(wrinkled) 모양의 집락
㉡ Biotype mitis – 중등도 크기, 원형, 평활(smooth)
㉢ Biotype intermedius – 가장 작고(smaller), 편평(flat), 개구리알 모양
Tinsdale **배지** – 검은색 집락주위에 갈색의 테두리(halo)가 특징이다.

CTBA 배지는 제조하기 쉽고 1개월간 보관할 수 있기 때문에 많이 사용한다. 35℃에서 24~48시간 배양 후, 디프테리아균 뿐만 아니라 다른 *Corynebacterium* 균종도 검은색 집락을 형성하며, *Staphylococcus* 등도 검은색 집락을 형성하는 경우가 있으므로 그람염색으로 그람양성 막대균인지 확인해야 한다(그림 11-1). 선택배지에서 증식된 세균은 이염색과립(이염소체)이 잘 관찰되지 않는다.

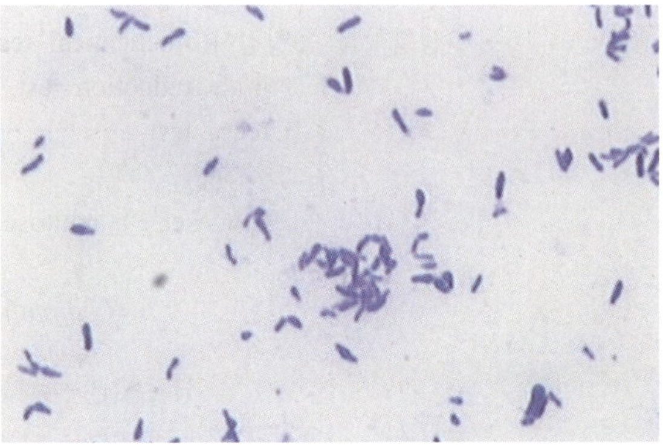

그림 11-1. ***C. diphtheriae*의 그람염색.** 디프테리아균은 그람양성 곤봉형인 막대균으로 불규칙한 배열이 특징이다.

디프테리아균으로 의심되는 집락은 생화학적 성상으로 균종을 동정한다(그림 11-2). *C. diphtheriae*는 CAMP 시험 음성, catalase 양성, nitrate 환원은 대부분 양성, urease 음성이다. Glucose와 maltose 분해에서 가스 생성 없이 산을 생성하며, trehalose와 sucrose 분해는 일부 mitis와 gravis형을 제외하고 음성이다. Gravis형만 starch와 glycogen을 분해하여 산을 생성한다. 발효 시험에는 가토혈청을 1~2방울을 첨가해야 잘 증식된다. 24~72시간 배양 후 판독한다.

디프테리아균은 독소를 생성하지 않는 균주가 있으므로 독소생성 시험이 반드시 필요하다. 독소생성 시험에는 guinea pig를 이용한 동물시험과 시험관 내(in vitro) 시험인 Elek법(Elek gel diffusion법)이 있다.

검체 : 비인두 또는 인두 면봉(throat swab)

↓

직접검사(direct test)

1. Gram stain
   : Gram-positive club-shaped pleomorphic rod
2. Loeffler methylene blue, Albert 및 Neisser 염색(이염색과립 염색법)

일차배양(primary culture)

1) Blood agar plate - 24 h
   : for β -hemolytic *Streptococci*
2) **Loeffler's serum medium**
   (1) 2~8 h → metachromatic granule
   (2) 18 h → CTBA
3) Tellurite medium
   (1) **CTBA − black colony**
   (2) Tinsdale's medium − halo colony

↓

4) *diphtheriae*-like colonies

↓

Catalase = positive
Gram stain = diphtheroid-like
Gram-positive rod

↓

BAP에서 순수배양

↓

생화학적 동정검사(biochemical tests for identification)

1. Nitrate reduction test ············ : +
2. Urease test ············ : −
3. 탄수화물 분해능
   Glucose(+), maltose(+), sucrose(−)

↓

C. diphtheriae

↓

시험관내 독소 생성 시험 (In vitro toxigenicity test)
(modified Elek method)

− → Nontoxigenic *C. diphtheriae*
(비병원성)

\+ → Toxigenic *C. diphtheriae*
(병원성)

그림 11-2. *C. diphtheriae*의 동정

2 *Corynebacterium diphtheriae*의 주요 동정시험

1) 이염색과립(metachromatic granule) 염색

이염색과립 염색은 디프테리아균을 동정하기 위해서 이용한다. 그러나 *C. diphtheriae*뿐만 아니라 정상균무리인 *Corynebacterium, Propionibacterium* spp. *Actinetobacter, Streptococci* 등에서도 이염색과립(이염색소체)이 발견될 수 있어, 이 결과만으로 디프테리아균이라고 단정해서는 안 된다. 디프테리아 동정은 다른 생화학적 시험으로 감별해야 한다.

(1) Albert 염색

① 목적

*C. diphtheriae*는 특징적인 L, V, W 혹은 Y자형 배열과 함께 진한 청색으로 염색되는 이염색과립이 있다.

② 시약

제1액

Toluidine blue	0.15 g
Malachite green	0.2 g
Glacial acetic acid	1 mL
Ethyl alcohol 95%	2 mL
증류수	100 mL

Toluidine blue와 malachite green을 알코올로 용해시키고 증류수와 초산을 넣고 잘 혼합하여 24시간 뒤 여과하여 사용한다.

제2액

Iodine crystal	2 g
Potassium iodide	3 g
증류수	300 mL

증류수 10 mL에 iodine과 potassium iodide를 넣고 막자 사발로 곱게 분쇄하고 남은 증류수를 넣는다. 제2액 대신 그람염색에 사용하는 Gram's iodine을 사용해도 된다.

③ 방법

㉠ 환자 검체 또는 Loeffler serum 배지의 집락으로 도말표본을 만들어 건조하고 불꽃으로 고정한다.

㉡ 제1염색액으로 3~5분간 염색한다. 수돗물로 세척한다.

㉢ 제2용액으로 1분간 매염 처리한다. 수돗물로 세척하고 여분의 물을 여과지로 흡수한다.

㉣ 건조한 뒤 immersion oil을 사용하여 1,000×로 검경한다.

㉤ *C. diphtheriae*의 이염색과립은 진청색, 세포질은 연녹색으로 염색된다(그림 11-3).

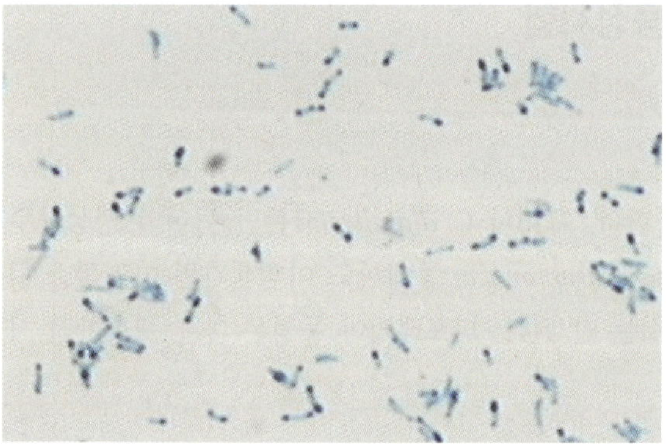

그림 11-3. **Albert 법으로 염색된 이염색과립(metachromatic granule)의 *C. diphtheriae*.** Loeffler serum 배지에 배양된 세균으로 Alber 염색한 결과 과립은 진청색, 세포질은 연녹색으로 보인다.

(2) Loeffler methylene blue 염색

① 목적 및 원리

Methylene blue는 단일염색으로 *C. diphtheriae* 동정에 사용한다. *C. diphtheriae*의 이염색과립(이염소체)은 methylene blue와 쉽게 결합하여 진한 청색으로 염색된다.

② 시약

Methylene blue ········· 0.3 g
Ethyl alcohol 95% ········· 30 mL
증류수 ········· 100 mL

Methylene blue를 알코올로 용해하고 증류수로 잘 혼합하여 24시간 뒤 여과하여 사용한다.

③ 방법

㉠ 환자 검체나 Loeffler serum 배지의 집락으로 도말표본을 만들어 건조하고 불꽃으로 고정한다.
㉡ 염색액으로 1분간 염색한다. 수돗물로 세척한다.
㉢ *C. diphtheriae*의 이염색과립은 진한 청색, 세포질은 연한 청색으로 염색된다.

2) Loeffler serum 배지에서 배양

(1) 목적 및 원리

Loeffler serum 배지는 *C. diphtheriae*의 이염색과립을 생성하기 위한 배지로 어떤 세균의 색소생성 시험에도 이용되며, 포함된 혈청으로 단백분해 효소의 활성도 관찰할 수 있다. 이 배지는 응고멸균법으로 멸균한다. 이염색과립은 Loeffler serum 배지에서 배양 후 염색하여 관찰할 수 있으나 potassium tellurite가 포함된 CTBA(그림 11-4)나 Tinsdale 배지(그림 11-5)에서는 관찰할 수 없다.

(2) 방법

① *C. diphtheriae*를 Loeffler serum 배지의 사면에 접종하고 35℃에 8~24시간 배양 후 이염색과립을 염색하여 검경한다.

② Methyene blue 염색 시 이염색과립은 진한 청색으로, 세포질은 연한 청색으로 염색된다.

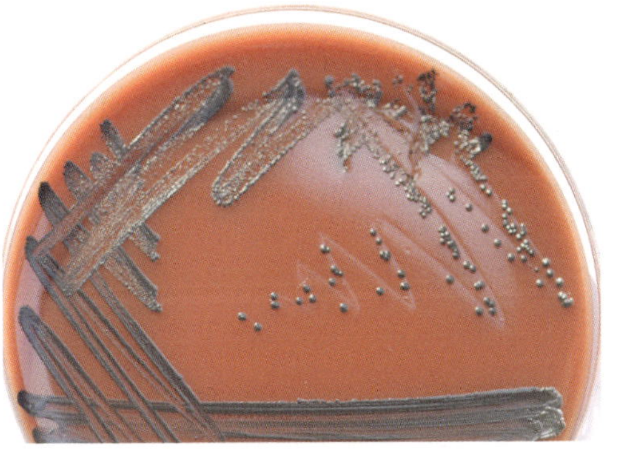

그림 11-4. CTBA (Cystine tellurite blood agar) 배지에서 *C. diphtheriae*의 검은색 집락. 디프테리아균이 potassium tellurite를 환원하여 검은색으로 보인다.

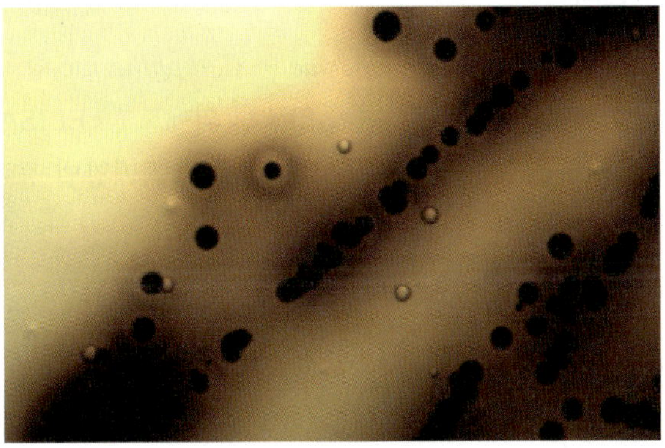

그림 11-5. Tinsdale tellurite agar 배지에서 *C. diphtheriae*의 검은색 집락. 디프테리아균은 검은색 집락 주위에 갈색의 테두리가 관찰되지만, *C. diphtheriae* 외에도 *S. aureus*나 Proteus 등에서 검은색 집락이나 갈색 테두리가 있는 검은색 집락을 보인다. 그러나 그람염색과 생화학적 시험으로 감별된다.

3) 독소 생성 시험–변법 Elek법

(1) 목적

C. diphtheriae 균주 중 독소를 생성하는 세균만 디프테리아를 일으키기 때문에 환자에서 분리한 균주가 독소를 생성하는지 검사가 필요하며, *C. diphtheriae*를 확인 동정하기 위해서도 독소생성(toxigenicity) 시험을 한다(그림 11–6).

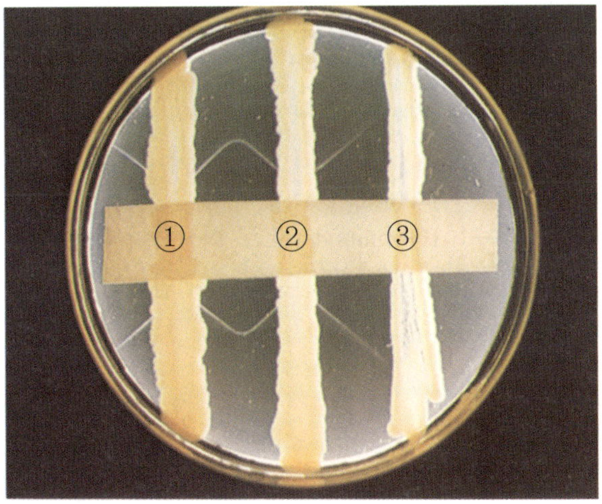

그림 11-6. Elek gel 확산법에 의한 *C. diphtheriae*의 독소생성 시험. 가운데 여과지는 10 unit의 디프테리아 항독소, 45˚로 침강선이 형성된 ①과 ② 균주가 *C. diphtheriae* 독소생성 균주이고, ③ 균주는 독소생성이 없는 *C. diphtheriae* 균주이다.

(2) 원리

① 독소 생성 *C. diphtheriae* + *C. diphtheriae* 항독소(antitoxin) → 침강반응(양성)

② 독소생성법은 ㉠ 변법 Elek법 외에도 ㉡ ELISA법, ㉢ PCR법 [독소 유전자(*tox*) 검출], ㉣ 기니픽(Guinea pig)을 이용하는 동물시험법, ㉤ 조직배양법 등이 있다.

(3) 배지 및 항독소 디스크

① 소혈청이 포함된 Elek 배지

② 10 Units의 항독소 디스크나 여과지

(4) 시험방법

① 배지가 응고되기 전에 중심부에 여과지를 놓고 가라앉힌다.

② 항독소 여과지와 90°로 검사할 세균을 접종한다.

③ 35℃에 24~48시간 배양 후 침강선이 형성되면 양성이다.

3 재료

1) 사용균주

C. diphtheriae ATCC 700971

2) 배지

① 5% Sheep blood agar plate, Loeffler serum medium, Cystine tellurite blood agar (CTBA)

② KL virulence agar, Nitrate agar, Urea agar, 탄수화물(glucose, maltose, sucrose 등) 분해에서 산 생성 시험 배지

3) 시약

① 3% H_2O_2, 디프테리아 항독소 여과지(1×8 cm) : 사용 시 항독소 100 units/1 mL로 희석하여 사용한다.

② 그람염색액, 이염색과립 염색액(Loeffler의 methylene blue, Albert 염색액 또는 Neisser 염색액)

4 방법

① 사용균주와 검체를 혈액우무, Loeffler serum medium, CTBA 배지에 접종한다. 혈액우무나 Loeffler serum medium은 35℃에서 하룻밤, CTBA는 24~48시간 배양한다.

② 각 배지에서 용혈성 등의 집락성상을 관찰한 후, 그람염색과 함께 Loeffler serum medium에서 증식된 집락을 이용하여 이염색과립 염색(Albert, Neisser, Methylene blue 염색)을 한다.

③ CTBA에서 증식된 집락으로 potassium tellurite 환원 반응(검은색 집락이면 양성)을 확인하고, 저배율로 관찰하여 디프테리아균의 생물형을 감별한다.

④ Catalase 시험을 한다. Nitrate agar, urea agar, 산 생성 시험 배지(glucose, maltose, sucrose 등)에 접종하고 35℃에서 24~48시간 배양하여 판독한다. 산 생성 시험 배지에는 가토혈청을 1~2방울 첨가 후 배양해야 잘 증식한다.

⑤ 독소생성 시험의 변법 Elek법은 멸균한 KL virulence agar (Difco)를 55℃로 가온하고 배지 10 mL에 무균 가토 혈청 2 mL와 0.3% potassium tellurite 1 mL를 첨가하여 잘 혼합하여 우무배지를 제조한다.

⑥ 항독소 여과지를 배지가 굳기 전에 배지 중앙에 넣고 배지가 굳은 뒤에 항온기에서 물기를 건조하고 2시간 이내에, 하룻밤 배양된 독소 양성 균주, 음성 균주와 검체에서 분리된 균주를 여과지에 직각이 되게 획선 접종한다.

⑦ 35~37℃ 배양기에서 24~48시간 배양 후 접종된 세균과 여과지 사이에 45° 각도로 침강선(line of precipitation)이 형성되었는지 관찰하고 침강선이 있으면 디프테리아균 독소생성 시험 양성으로 판정한다.

성명:	학번:	실습일자:	확인:

제11장 실습 결과 보고서

1. *Corynebacterium diphtheriae*의 동정

1) 염색 및 배양 성상

검사 항목	*C. diphtheriae*	
그람염색 그람염색 결과(gram reaction) 형태(morphology) 배열(arrangement)		
이염색과립 (metachromatic granule) 염색 ▣ Loeffler methylene blue 염색 ▣ Albert 염색 → Loeffler serum 배지의 배양액으로 염색한다. 과립(granule)의 색 세포질(cytoplasm)의 색		
CTBA 집락의 형태 집락의 색		
Blood agar plate 용혈 집락의 형태 집락의 크기		

2) 생화학적 및 확인 동정 시험

검사 항목		*C. diphtheriae*	
Catalase 시험 결과(+ 또는 −)			
탄수화물 산 생성 시험	Glucose 결과(+, −)	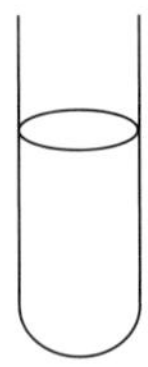	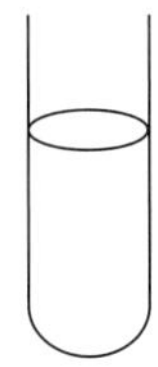
	Maltose 결과(+, −)	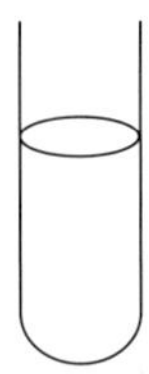	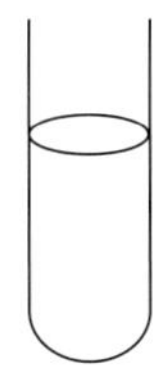
	Sucrose 결과(+, −)	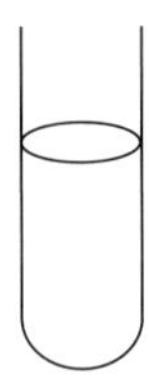	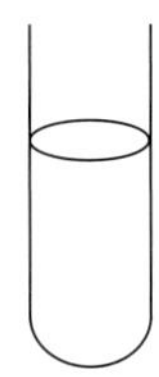
독소생성 시험 (toxigenicity test)	변법 Elek법		

12 *Listeria monocytogenes*의 동정 (Identification of *Listeria monocytogenes*)

학습목표

1. *Listeria*의 일반적 성상을 열거하고 설명한다.
2. *Erysipelothrix*의 일반적 성상을 열거하고 설명한다.
3. *Listeria*의 병원성에 대해서 설명한다.
4. *Erysipelothrix*의 병원성에 대해서 설명한다.
5. *Listeria*와 *Erysipelothrix*의 생화학적 차이점을 설명한다.
6. *Listeria*와 β-*Streptococcus*와의 동정 차이점을 설명한다.
7. *L. monocytogenes* 분리 동정한다.

1 분류

*Listeria*는 *Lactobacillus*(그림 12-1), *Erysipelothrix* 등과 함께 Bergey's manual(1986)에 Section 14. 규칙(regular), 무아포(nonspore), 그람양성 막대균(gram-positive rod) 항에 수록되어 있다.

따라서 *Listeria* 균속은 *L. monocytogenes, L. grayi, L. innocua, L. ivanovii, L. seeligeri, L. welshimeri*의 6균종으로 분리되었다.

*L. monocytogenes*는 Murray(1920)가 토끼에서 처음 분리하였으며, 토끼의 귀정맥에 접종하면 수일 후에는 말초혈액 중에 단핵구가 증가(monocytosis)하여 *L. monocytogenes*라고 명명하였다.

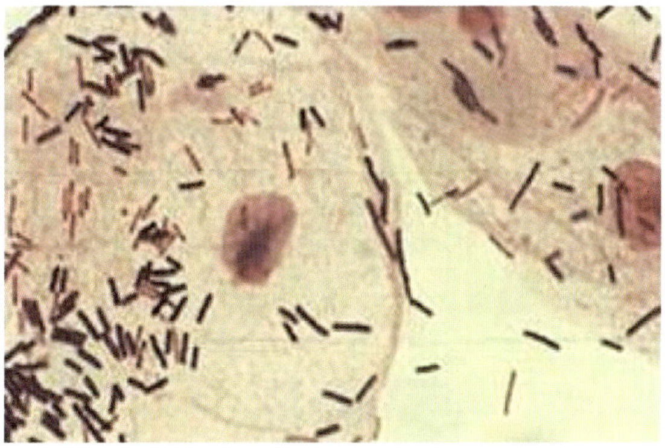

그림 12-1. 질분비물에서 그람양성 큰 막대균인 *Lactobacillus* spp.

2 개요

*Listeria*는 조건무산소성이나 미세산소성의 그람양성 짧은 막대균(그림 12-2)이지만, 쌍으로 배열되거나 사슬을 보이는 경우가 드물게 있다. 아포와 협막은 없으며 20~25℃에서 배양하면 운동성이 있고, 편모는 1~4개이다. 반고체배지에서 우산모양의 운동성 증식이 특징이다.

리스테리아증은 *L. monocytogenes*에 의해 발생되는 전신감염으로 주로 임신부나 노약자 및 신생아에서 발생하고, 악성 종양과 장기이식 수술 후 면역억제요법을 받은 환자에서 기회감염의 중요한 원인균이다. 척수액, 혈액, 태변, 변, 질분비물, 호흡기 분비물, 식품 등에서 분리되며, 다른 그람양성 막대균보다는 작다. 척수액 검체의 그람염색 표본에서 폐렴사슬 알균과 혼동되는 일이 있다.

일반배지, 3~42℃, 10~20% NaCl, 그리고 공기와 CO_2 및 무산소성 환경에서 증식된다. 좁은 β-용혈(그림 12-3)을 일으키므로 B군 사슬알균의 집락과 유사하다. 따라서 혈액, 척수액, 여성 생식기 검체에서 분리되는 경우 그람염색으로 감별해야 한다.

이 세균은 catalase 양성, 25℃에서 운동성 양성, 4℃에서 증식한다. Glucose, trehalose 및 salicin을 분해하여 산을 생성하고, esculin을 가수분해하며, H_2S는 음성이다. 25℃에서 6시간 액체 배양한 현적표본(hanging drop)에서 구르는(tumbling)듯 운동하는 것이 관찰된다. CTA 등 반고체 배지에 접종하여 실온(25℃)에서 배양하면 "우산모양"의 증식을 보인다(그림 12-4). Methyl red와 Voges-Proskauer 시험 양성이며, 질산염 환원 및 urease 음성이다(표 12-1).

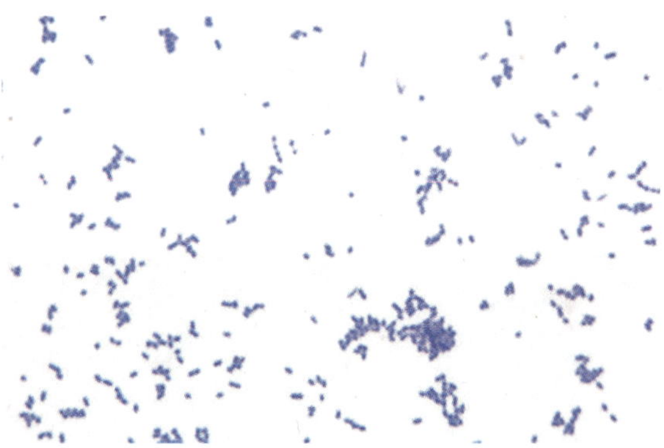

그림 12-2. ***L. monocytogenes*의 그람염색.** 그람양성 짧은 막대균이다.

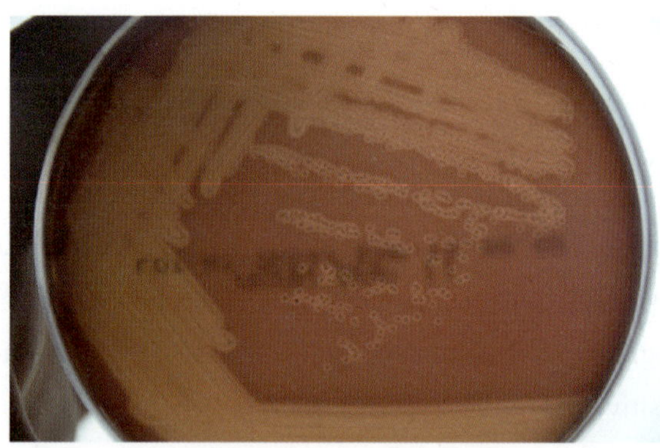

그림 12-3. **혈액우무배지에서 *L. monocytogenes*의 집락.** 지름 1 mm 이하의 작은 집락으로 좁은 β용혈이다.

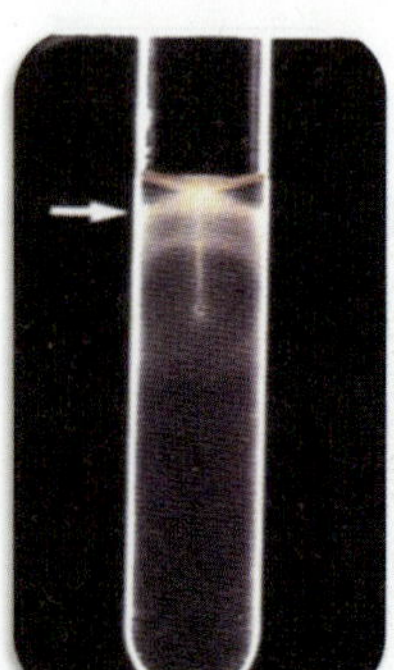

그림 12-4. ***L. monocytogenes*의 운동성 시험.** 반고체배지에 접종하여 실온(25℃)에서 배양한 결과로 우산모양의 운동성이 관찰된다. 37℃에서는 운동성 음성이다.

표 12-1. *L. monocytogenes*의 생화학적 성상

시험	양성(%)[a]	시험	양성(%)[a]
운동성(25℃)	100	TSI 사면, 산	100
Glucose에서 가스	0	고층, 산	100
β 용혈성(좁은)	98	H_2S	0
산생성 Glucose	97(7)[b]	증식 25℃	100
Lactose	69(27)	35℃	100
Sucrose	12(57)	42℃	82
Maltose	92(8)	Esculin 가수분해	100
Catalase	99		
Oxidase	0		
Urease	0		

[a]Weaver와 Hollis(1984)
[b]괄호 안의 수는 3~7일 배양 후의 성적

통상 병원성 시험은 하지 않으나 시험 세균을 24시간 액체 배양하여 그 한 방울을 토끼나 guinea pig의 결막에 접종하고 24~36시간 후에 심한 화농성 결막염을 일으키는 Anton 시험을 시행할 수 있다.

Listeria 균종은 편모(H)와 균체(O) 항원에 따라 13가지 혈청형으로 구분하며, 미국에서는 분리균 90% 이상이 1/2a, 1/2b 및 4b 혈청형이며, 우리나라와 일본에서 분리된 균주는 Ⅰ형(1a, 1b)과 4b뿐이며 90% 이상을 차지한다.

*Listeria monocytogenes*의 주요동정단계는 그림 12-5와 같다.

*Erysipelothrix rhusiopathiae*는 그람양성 무아포 긴 막대균이며 motility 음성, catalase 음성, esculin 가수분해 음성이다. 인수공통 감염균이며 돼지에서 돼지단독, 사람에서는 유단독의 원인균이며 동물을 다루는 직업인 또는 낚시과정에서 감염이 일어날 수 있다. Catalase 음성, 무아포, 그람양성 막대균 중 유일하게 H_2S를 생성하는 세균으로 H_2S 생성시험으로 감별할 수 있다(그림 12-6).

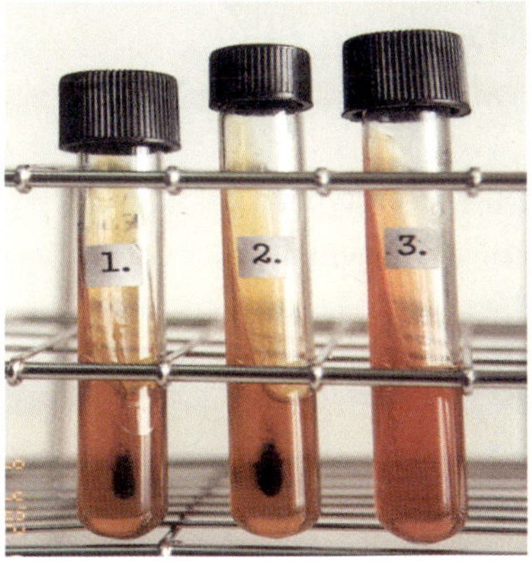

그림 12-6. TSI agar 배지에서 *E. rhusiopathiae*의 성상(1, 2번 시험관). *E. rhusiopathiae*는 H_2S 양성(1, 2번 시험관)이나 *L. monocytogenes*는 H_2S 음성(3번 시험관)이다.

검체(specimen) : 혈액, 척수액(spinal fluid), 객담 등

직접검사(direct test)

Gram stain

: Gram-positive short rod

일차배양(primary culture)

1) Blood agar plate : narrow zone of β -hemolysis
2) Selective media
   (1) LPM agar
   (2) PLCAM agar

L. monocytogenes-like colonies

Catalase = positive
Gram stain = short gram-positive rod

생화학 동정시험

1. **Motility test (25℃)** ······ : +
   1) 반고체 배지(SIM) : 우산모양 운동성
   2) TSB(25°C for 6h) : tumbling motility(구르는 운동)
2. 탄수화물 분해능 시험
   Glucose(+), Mannitol(−), Salicin(−)
3. Bile esculin test ······ : +
4. H_2S test (TSI agar) ······ : −
5. Growth test at 4℃ ······ : +
6. **CAMP test with *S. aureus*** ······ : +

↓

L. monocytogenes isolated

↓

Other tests

1. Serological test for serotyping : 13 serotypes
2. Anton's test for determination of pathogenicity

그림 12-5. *L. monocytogenes*의 동정

3 *Listeria monocytogenes*의 주요 동정시험

▣ *L. monocytogenes*의 동정(Identification of *L. monocytogenes*)

*L. monocytogenes*의 주요 생화학적 동정 특성은 catalase 양성, 25℃에서 motility 양성, 4℃에서 증식 양성, 혈액우무배지에서 좁은 β 용혈이다. 탄수화물 glucose, trehalose, salicin을 발효하며 esculin 가수분해 양성, H_2S 생성은 음성이다.

1) 운동성(motility) 시험

(1) 목적

① 37℃ 배양

㉠ 산소성(aerogenic) *E. coli*(양성)과 무산소성(anaerogenic) *E. coli*(전에는 Alkalescens-Dispar라고 부름)(음성)

㉡ *Enterobacter*(양성)와 *Klebsiella*(음성) 감별

㉢ *Bacillus anthracis*(음성)와 다른 *Bacillus* spp.(양성) 감별

㉣ *Burkholderia mallei*(음성)와 다른 *Burkholderia* spp.(양성)

㉤ *Salmonella* Pullorum(음성), *Salmonella* Gallinarum(음성)과 다른 *Salmonella* spp.(주로 양성) 감별

㉥ *Shigella* spp.(음성)

㉦ *Enterococcus casseliflavus*와 *Enterococcus gallinarum*은 양성

㉧ *Acinetobacter*(음성)

② 22℃(실온) 배양

㉠ *Listeria monocytogenes*(**양성**)와 *Erysipelothrix rhusiopathiae*(음성)
Corynebacterium spp.(주로 음성) 감별
*L. monocytogenes*는 반고체배지에서 실온(25℃) 배양 시 **우산모양의 운동성이 특징**이며, 현적표본 방법으로 운동성을 시험할 때는 25℃에서 6시간 **액체 배양한 후 구르는 듯한(tumbling) 운동**을 관찰한다.

㉡ *Yersinia pseudotuberculosis*(양성), *Y. enterocolitica*(양성)와 *Y. pestis*(음성)

(2) 원리

반고체배지(0.2~0.5% agar) 세균 배양 → 운동성(혼탁) 또는 비운동성(투명) 시험

세균은 편모로 운동하고 편모는 주로 막대균에 있으나 드물게는 알균 중 *Enterococcus casseliflavus*와 *E. gallinarum*은 운동성 양성이다. 편모는 균종에 따라서 그 수와 부착된 위치가 다르다. 그러나 편모염색은 쉽지 않기 때문에 특별한 경우에만 이용된다.

운동성은 현적표본(hanging drop, broth motility test)으로 관찰할 수 있으며, 일반배지에서 잘 증식되지 않는 세균의 운동성 시험에 이용할 수 있다. 특히 *L. monocytogenes*는 35℃보다 실온(22~25℃)에서 운동성이 더 활발하다. 임상검사실에서는 반고체 고층배지 천자법(semisolid stab method)이 널리 사용된다. 반고체 배지에는 약 0.4%의 우무가 포함된다. 다른 성상도 동시에 시험할 수 있는 SIM이나 MIO 배지도 널리 사용된다.

2) 재료

(1) Motility test medium (semisolid)

① Motility test medium ···················· pH 7.3
Beef extract ···················· 3.0 g
Peptone ···················· 10.0 g
Sodium chloride ···················· 5.0 g
Agar ···················· 4.0 g
증류수 ···················· 1,000 mL

위의 배지를 가열하여 용해시킨 후 시험관에 5 cm 높이로 분주하고 121℃에 15분간 멸균한다.

② SIM, MIO 등도 반고체배지 천자법에 사용한다.

③ BHI 혹은 TSB − 현적표본법에 사용한다.

3) 방법

(1) 반고체배지 천자법

① 순수분리 배양된 세균을 백금이(platinum needle)로 2개의 배지에 각각 수직으로 중앙에 2 cm 깊이까지 접종하고, 35℃와 25℃에서 24시간 배양 후 관찰한다.

② 천자한 곳에서만 증식되면 운동성 음성이고, 퍼져서 증식되면 양성이다.
*L. monocytogenes*는 35℃에서 운동성 음성이나 25℃에서는 우산모양의 운동성이 특징이다.

(2) 현적표본법(hanging drop method)

BHI 혹은 TSB에 접종하여 35℃에서 6시간 배양 후 혹은 30℃에 2시간 배양 후 커버유리(cover glass)에 액체배양액 한 방울을 점적하고 테두리에 바세린을 바른 다음 오목슬라이드((hanging drop slide, depression slide)에 덮은 후 400배 혹은 1,000×로 검경한다. 원 안에서 주위를 돌면서 움직이면 운동성 양성이며, 특히 *L. monocytogenes*는 구르는 듯한(tumbling) 운동성을 관찰한다.

4) 정도관리(quality control)

① 양성 세균 : *Enterobacter cloaceae* ATCC 23355 (37℃),
Listeria monocytogenes ATCC 15313 (22℃)

② 음성 세균 : *Klebsiella pneumoniae* ATCC 13883 (37℃),
Corynebacterium diphtheriae ATCC 11913 (22℃)

5) CAMP 시험

B군 사슬알균 편을 참조.

4 재료

1) 사용균주

① *L. monocytogenes*의 serovar 1/2a ATCC BAA-679
② *S. aureus* ATCC 25923

2) 배지

5% Sheep blood agar, Bile esculin agar, CTA medium, 탄수화물에서 산 생성 배지(glucose, xylose, mannitol), TSI agar, MR-VP broth, 6.5% NaCl broth (in BHI), Nitrate agar, SIM

3) 시약

① 3% H_2O_2, Kovac 시약, 0.5% α-Naphthylamine, 0.8% Sulfanilic acid, Methyl red 지시약
② 그람염색액

5 방법

① 사용균주와 검체를 혈액우무, bile esculin agar, CTA medium, 탄수화물배지(glucose, xylose, mannitol), TSI agar, MR-VP broth, nitrate agar, SIM에 접종하고 CTA medium은 25℃에서, 다른 배지는 35℃에서 24시간 배양한다.
② CAMP 시험은 면양 혈액우무배지에서 *L. monocytogenes* 검체를 중앙에 한 줄로 접종하고, β-lysin 생성 *S. aureus*를 3~4 mm 거리를 두어 직각으로 획선 접종하여 35℃에 하룻밤 배양한다.
③ CTA medium에서 "우산모양"의 증식을 관찰할 수 있으며, 혈액우무배지에서 증식한 집락으로 그람염색을 한다.
④ 생검이나 부검조직에서 이 세균을 분리하기 어려울 때 한냉증균(cold enrichment)법을 이용하기도 하나 권장되지는 않는다. 이 시험은 tryptose broth에 접종하여 4℃에서 1주마다 계대배양을 4주 동안 진행하며, 그 이후는 2~3개월 후에 계대배양한다. 그러나 양성 결과가 어렵다.
⑤ 병원성 시험은 통상적으로 하지 않으나 토끼나 guinea pig을 이용하여 Anton's eye 시험을 할 수 있다.
⑥ 혈청형 시험을 할 수 있다.

성명: 학번: 실습일자: 확인:

제12장 실습 결과 보고서

1. *Listeria monocytogenes*와 *Erysipelothrix rhusiopathiae*의 동정

1) 염색 및 배양 성상

검사 항목	*L. monocytogenes*	*E. rhusiopathiae*
그람염색 그람염색 결과(Gram reaction) 형태(morphology)		
Blood agar plate 크기(mm) 형태(shape) 용혈(α, β, γ)		
Tryptic soy broth (TSB) 증식 성상(37℃) 전체혼탁(turbidity) 균막형성(pellicle) 침전증식(deposit)	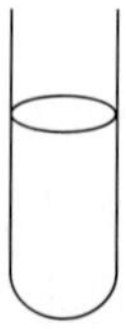	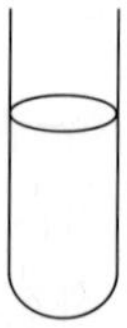

2) 생화학적 및 혈청형 동정 시험

<table>
<tr><th colspan="2">검사 항목</th><th colspan="2">L. monocytogenes</th><th colspan="2">E. rhusiopathiae</th></tr>
<tr><td colspan="2">운동성 시험(SIM 배지)
(25℃)
결과(+, −)</td><td colspan="2">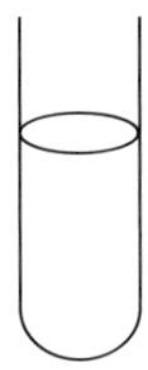</td><td colspan="2">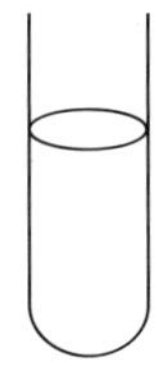</td></tr>
<tr><td colspan="2">CAMP 시험
화살촉 머리모양 용혈
결과(+ 또는 −)</td><td colspan="2"></td><td colspan="2"></td></tr>
<tr><td colspan="2">Catalase 시험
결과(+ 또는 −)</td><td colspan="2"></td><td colspan="2"></td></tr>
<tr><td colspan="2">Nitrate 환원 시험
결과(+ 또는 −)</td><td colspan="2"></td><td colspan="2"></td></tr>
<tr><td rowspan="3">KIA</td><td>사면 반응(산 또는 알칼리)</td><td></td><td rowspan="3">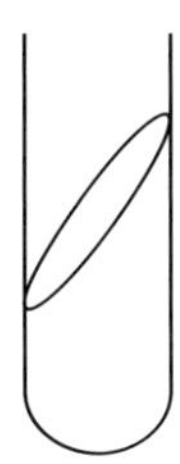</td><td></td><td rowspan="3">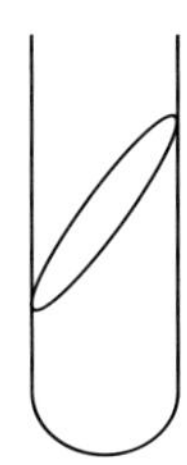</td></tr>
<tr><td>고층 반응(산 또는 알칼리)</td><td></td><td></td></tr>
<tr><td>H_2S 생성(+ 또는 −)</td><td></td><td></td></tr>
<tr><td colspan="2">Bile esculin 시험
결과(+ 또는 −)</td><td colspan="2"></td><td colspan="2"></td></tr>
<tr><td colspan="2">혈청형(serogrouping) 시험</td><td colspan="2"></td><td colspan="2"></td></tr>
</table>

13 *Bacillus anthracis*와 *B. cereus*의 동정 (Identification of *Bacillus* spp.)

학습목표

1. *Bacillus*의 일반적인 성상을 열거하고 설명한다.
2. *Bacillus*의 균종 3가지 이상을 열거한다.
3. *Bacillus*의 아포염색법을 1가지 이상 열거하고 설명한다.
4. *B. anthracis*의 병원성을 설명한다.
5. *B. cereus*의 병원성을 설명한다.
6. *B. cereus*를 분리 동정한다.
7. *B. anthracis*를 분리 동정한다.

1 분류

Bacillus spp.는 *Bacillaceae*과에 속하며 *Bacillus* 속에는 *B. anthracis, B. cereus, B. subtilis, B. stearothermophilus* 등이 포함된다. 아포(spore)를 형성하는 그람양성 막대균 중 산소성 및 조건무산소성인 *Bacillus* 속(단 *B. infernus*와 *B. arseniciselenatis*는 절대 무산소성임)과 무산소성인 *Clostridium* 속이 있다.

토양이 주요 서식지이고 물 속, 병원과 미생물검사실 환경에도 *B. subtilis*(고초균) 등 비병원성 세균이 흔하게 존재하며, 병원성 세균으로는 탄저(anthrax)를 일으키는 *Bacillus anthracis*(탄저균)와 식중독을 일으키는 *B. cereus*가 있다(표 13-1). 아포는 가압증기멸균법으로 사멸이 가능하고 *B. stearothermophilus* 균주의 아포는 멸균을 검증하는 생물학적 방법으로 사용한다.

표 13-1. *B. anthracis*와 *B. cereus*의 감별

성상	*B. anthracis*	*B. cereus*
용혈(면양혈액)	−	+
운동성[a]	−	+
Gelatin 액화(7일)	−	+
Salicin에서 산 생성	−	+
Phenylelthyl alcohol (PEA) blood agar에서 증식	−	+
String of pearl 시험(10 U penicillin G)	+	−
Lecithinase	+	+
Indole	−	−
무산소성 증식	+	+
Penicillin 10 Unit 감수성[b]	S	R
Mice 병독력	+	−

[a]운동성 시험 배지 : Yeast extract 0.1% + K_2HPO_4 0.001% + agar 0.2%
[b]S, susceptible; R, resistant

2 감염

1) *B. anthracis*

탄저병은 소, 양 등 초식동물의 질병이고 흙 속에 있는 탄저균이 소나 양에 감염되어 이 감염동물과 직접 또는 간접적인 접촉으로 사람이 감염된다.

사람의 탄저는 동물의 털, 가죽 및 뼈를 다루는 작업장 근무자에서 발생하는 산업탄저(industrial anthrax)와 농부, 수의사 등 작업장 이외의 사람에서 발생하는 비산업탄저(nonindustrial anthrax)로 구분할 수 있다.

탄저병은 감염경로에 따라 3가지 유형으로 분류한다. 사람탄저의 95~99%이다.

① 피부탄저(cutaneous anthrax)는 피부상처에 아포가 유입되어 발생하며, 특히 작업장 근무자에서 많이 발생한다. 탄저균 아포가 피부상처에 유입되고 1~5일 후에 홍반으로 둘러싸인 궤양이 생기고 검은색 가피(eschar)가 덮이는데 악성 농포(malignant pustule)라고 하며, 치료하지 않으면 전신으로 감염이 퍼져 20%의 사망률을 보인다.

② 폐탄저(pulmonary anthrax)는 양털 고르는 사람의 병, wool-sorters' disease라고도하며 주로 작업장에서 호흡기로 아포를 흡입하여 감염되고 치료하지 않으면 100%의 사망률을 보인다.

③ 장탄저(intestinal anthrax)는 탄저병에 감염된 고기를 먹고 감염된다. 우리나라에서는 1994년에 환자가 발생했으며, 3명의 환자에서 혈액과 인두에서 탄저균이 분리되었다(고 등, 1994).

2) *B. cereus*

*B. cereus*는 독소형 식중독(food poisoning)을 일으키는 세균이다. 흙, 야채, 물, 먼지에 있는 세균으로 야채나 고기가 들어 있는 식품, 곡물식품, 우유(파스퇴르 소독한) 등에서도 분리된다.

▶ 2가지 독소

① 구토독소(emetic toxin) 혹은 내열성 장독소(heat stable enterotoxin) : *B. cererus*로 오염된 볶은 쌀 요리(fried rice) 등을 실온에 오래두면 음식물에 독소가 축적되고 이 음식을 섭취한지 1~6시간 후에 구토를 일으키며 포도알균과 비슷한 식중독을 일으킨다. 즉 미리 생성된 독소를 섭취하기 때문에 독소형 식중독의 일종이다.

② 이열성 장독소(heat labile enterotoxin) : 오염된 육류와 야채요리를 섭취한지 10~12시간 후에 장내에 정착하여 *Clostridium perfringens*와 비슷한 이열성 장독소(heat labile enterotoxin)를 만들어 설사를 일으키는 감염형 식중독이다. *B. cereus* 식중독은 의심되는 음식물 중 1 g당 10^5 이상의 *B. cereus*가 있음을 증명하여 진단한다.

3 검체채취

탄저가 의심될 때 모든 검체는 생물학적 안전상자(biologic safety cabinet)에서 취급해야 한다. 피부탄저인 경우는 수포나 까만 가피를 면봉(swab)으로 채취하고, 폐탄저인 경우는 객담과 혈액, 장탄저인 경우는 위 흡입액, 변, 식품, 혈액을 배양한다. 실험대에 탄저균이 오염된 경우 5% hypochloride 또는 5% phenol 소독제를 사용한다.

B. cereus 식중독인 경우는 환자의 변이나 식품을 배양하며, 건강인의 변에서도 분리될 수 있다.

4 분리 및 배양

① 아포형성 유도(induction) 방법은 다음과 같다.

㉠ 45℃와 같은 높은 온도로 배양

㉡ Vancomycin 30 ug 디스크 주위에서 증식된 세균

㉢ Esculin agar, urea agar, TSI agar 및 반고체배지에서 증식된 세균

② 아포 확인 방법

㉠ 열처리 방법

80℃ water bath에서 10분간 열처리한 후 계대배양에서 증식하면 아포 양성이다.

㉡ 알코올 처리 방법 – Ethanol 아포 시험

: 배양액 1 mL와 95% ethanol 1 mL를 잘 혼합하여 30~45분간 처리한다. 면봉으로 혈액우무에 접종하여 배양 시 집락이 생기면 아포양성이다.

B. anthracis

큰 그람양성 막대균이며 크기는 1~1.3 μm×3~10 μm이다. 균단은 네모모양이며, 아포는 난형(그림 13-1), 아말단(subterminal)에 위치하고 균체는 부풀지 않는다. 그람염색에서는 아포가 염색되지 않으며, 아포만 노출되어 관찰되는 경우도 있다. 동물 체내에 있을 때에도 아포는 볼 수 있지만, 인공배지에서 증식된 세균에서 더 잘 관찰되고, 협막(capsule)(그림 13-2)은 동물 체내에 있을 때 형성된다.

*B. anthracis*는 35℃에서 24시간 배양하면 4~5 mm 크기의 편평하고 불규칙한 물결모양 집락이 형성되며, 그람염색에서 형태학적 특성으로 *B. anthracis*로 예비 동정할 수 있다. 집락을 확대해보면 사상형으로 배열되었기 때문에 집락가장자리가 불규칙하여 일명 메두사(Medusa) 머리모양의 집락을 보인다(그림 13-3).

*B. anthracis*는 비용혈, 질산염환원, Voges-Proskauer 양성, 탄수화물(glucose, sucrose 및 maltose)의 분해에서 산 생성 양성이고, xylose, mannitol, lactose 및 salicin 분해에서는 산을 생성하지 않는다. 탄저균은 생화학 성상으로 동정하지만 전문기관에 확인을 의뢰해야 하며 탄저가 의심되면 보건소 및 관계 보건기관에 즉시 보고해야 한다.

B. cereus

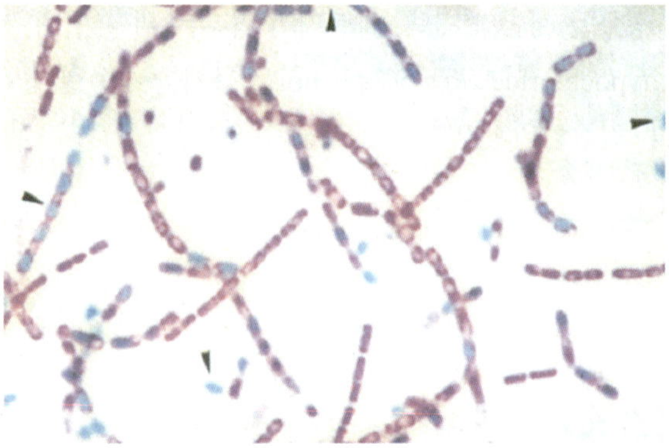

그림 13-1. ***B. anthracis*의 Wirtz-Conklin법에 의한 아포염색.** 아포(→ 표시)는 녹색, 균체는 적색으로 보인다.

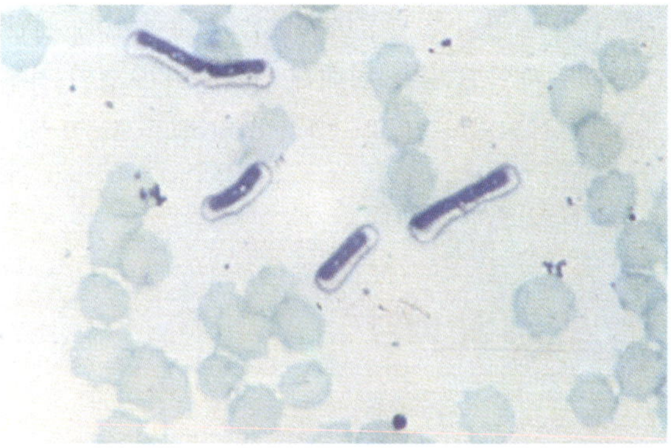

그림 13-2. ***B. anthracis*의 methylene blue법에 의한 협막염색.**

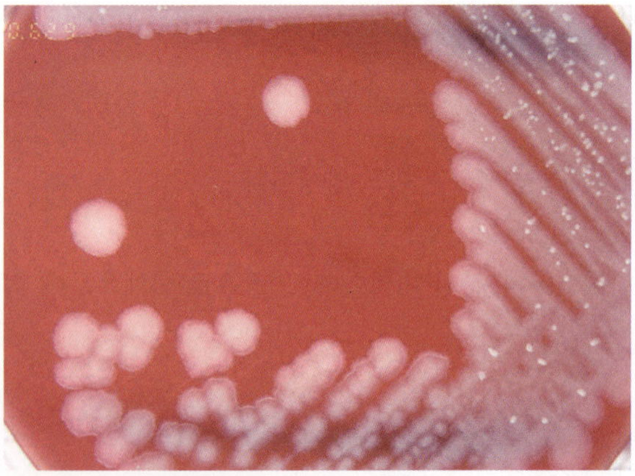

그림 13-3. **혈액우무배지에서 *B. anthracis*의 집락.** 35℃에서 24시간 배양하면 4~5 mm로 크고 편평하며, 불규칙한 물결모양의 비용혈성 집락이 형성된다.

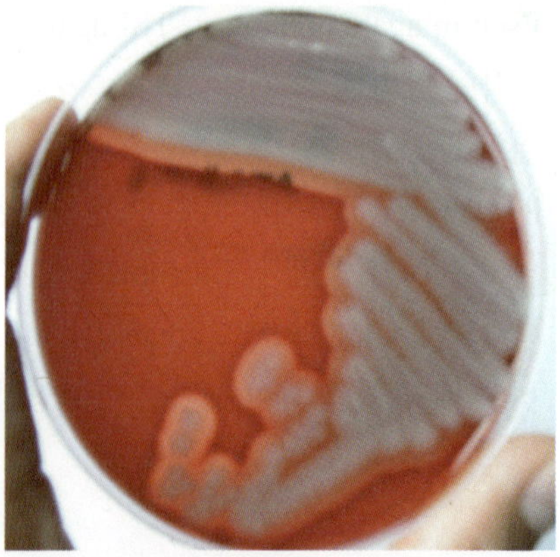

그림 13-4. **혈액우무배지에서 *B. cereus*의 집락.** *B. cereus* 집락은 크고, 편평하며 큰 β-용혈대가 있는 집락이다.

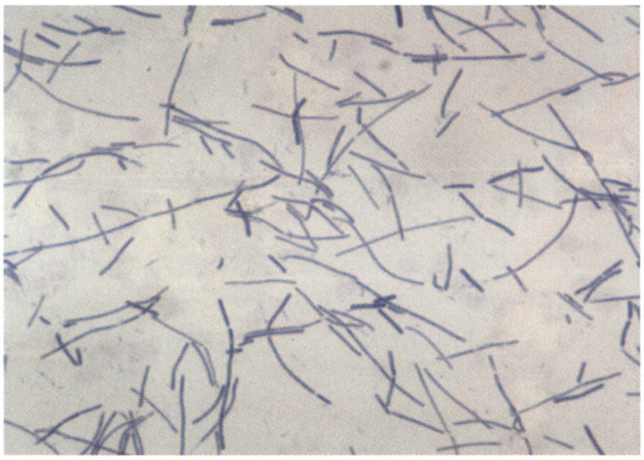

그림 13-5. ***B. cereus*의 그람염색.** 그람양성인 큰 막대균이다.

변 등 검체에서 이 세균을 분리할 경우 열이나 알코올을 처리한다.

- 열처리(heat treatment)
  : 처음 검체의 1/10 부유액을 70℃에서 15분간 처리한다. 이때 영양세포(vegetative cell)는 사멸한다.
- 알코올 처리(alcohol treatment)
  : 95% 에탄올과 처음 검체 부유액을 1:1로 희석하여 실온에서 30분간 처리한다. 영양세포를 감별하기 위해서 다른 배지로 계대배양한다. 식품인 경우 peptone water로 10^{-1}, 10^{-2}, 10^{-3}, 10^{-4}, 10^{-5} 및 10^{-6}까지 희석하여 혈액우무배지에 배양한다. 열이나 알코올로 처리하지 않은 검체는 phenylethylalcohol (PEA) 혈액우무배지에 배양한다. 35℃에서 24시간 배양 시 집락은 큰 β-용혈이며(그림 13-4), 3~8 mm 크기로 불규칙하다. 회백색 또는 녹색을 띤 젖빛 유리 같으며, 가장자리는 털모양이다. 그람염색에서 큰 그람양성이나 그람음성 막대균으로도 염색되며(그림 13-5), 아포는 중앙 또는 중앙주위에 위치하고 북채모양이며 팽창되지는 않는다. Catalase, 운동성, lecithinase(난황우무배지), Voges-Proskauer 반응에서 모두 양성이며, 탄수화물 glucose, sucrose, maltose 및 salicin 분해에서 산 생성 양성 반응이고 xylose, mannitol 및 lactose 분해에서는 산을 생성하지 않는다. 한편 *B. mycoides*는 nutrient agar에서 곱슬머리(curled) 모양의 집락이다.

5 *B. anthracis*와 *B. cereus* 동정의 주요시험

1) Lecithinase 시험

(1) 목적

Bacillus cereus, Clostridium perfringens, Pseudomonas fluorescens 등의 균주에서 lecithinase 생성을 보기 위한 것이다.

(2) 원리

Egg yolk agar + Lecithinase → 세균집락 주위가 불투명(opacity)하게 되면 양성이다.

검체: 설사변이나 식품 등
- 검체를 buffered gelatin 희석액으로 계단희석
  (10−1~10−5)하여 0.1 mL 접종 − 영양형 세균 배양
- 열이나 알코올 처리 검체 − 아포생성 시험
  - 열처리 : 70℃ 10분
  - 알코올 처리 : 검체와 90% 에탄올 1:1로 실온에서 30분

↓

선택배지
- Phenylethylalcohol blood agar: 열이나 알코올 철 안한 검체 접종
- MYP (Mannitol egg yolk polymyxin) agar: 열이나 알코올 처리 안한 검체 접종

비선택배지
- Blood agar plate 배지: 열이나 알코올 처리검체 접종
  35℃ 18~24시간 산소성 배야

↓

MYP agar에서 집락관찰
- Egg yolk 침전물에 둘러싸인 자줏빛 분홍색 배경 거칠고 건조한 집락
- Gram 염색: 그람양성 아포형성 막대균

↓

생화학 성상
- 용혈시험 : β -용혈
- Catalase 시험 : +
- 운동성 시험 : +
- **Lecithinase : +**
- Penicillin 감수성 시험 : 내성
- Gelatin 액화시험 : +
- 탄수화물에서 산생성 시험
- Glucose : +
- Maltose : +
- Salicin : +
- Mannitol : −
- Xylose : −

Kit나 자동화 기기
- API CH 50 kit
- 자동화 기기
  - Vitek system
  - MicroScan system

독소생성 시험
- PCR
- RPLA 키트

그림 13-6. *B. cereus*의 분리 및 동정

(3) 배지

난황우무(Egg yolk agar) 배지

CW agar base with kanamycin	200 mL
Egg yolk, 50%	20 mL

제조법 :

1개의 계란에서 난황을 무균으로 10 mL 채취하여 멸균식염수 10 mL와 희석한다. 즉 50% Egg yolk가 된다. CW agar bae with kanamycin 20 g을 증류수 200 mL에 넣고 가열하여 용해시킨 후 가압증기멸균한다. 50℃로 하온하고 50% Egg yolk 20 mL를 첨가하여 거품이 일어나지 않도록 잘 혼합 후 Petri-dish에 분주하여 굳힌 다음 안전상자에서 건조시켜서 1개는 무균시험을 위해서 35℃에 하룻밤 배양한다.

(4) 방법 및 결과

Egg yolk agar 평판배지에 수평으로 접종하여 35℃에 하룻밤 배양한다. 집락주위에서 흰색의 불투명대가 관찰되면 lecithinase 양성이다(그림 13-7).

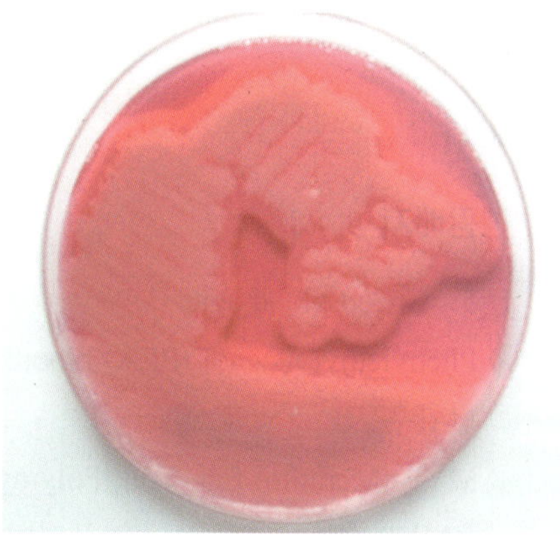

그림 13-7. MYP (mannitol egg yolk-polymyxin) agar상에서 *B. cereus*의 집락. *B. cereus* 집락은 크고 편평하며 집락주위가 분홍색이다.

(5) 정도관리

Bacillus cereus ATCC14579 : lecithinase 양성

Fusobacterium necrophorum ATCC 25286

: lipase 양성(진주빛 같은 광택)

E. coli ATCC25922 : lecithinase 음성

2) String of pearl test

(1) 목적

탄저균(*Bacillus anthracis*)이 penicillin에 감수성이 있는지를 확인하는 시험으로 penicillin에 감수성인 균주는 pearl 시험 양성이고, 내성이면 음성으로 나타난다.

(2) 원리

탄저균은 penicillin에 감수성으로 저농도(penicillin 0.05 Unit)가 들어 있는 tryptic soy agar (TSA) 배지에서 배양하면 원형의 원형질체(protoplast)를 형성하여 집락이 진주목걸이 사슬처럼 보인다(그림 13-8).

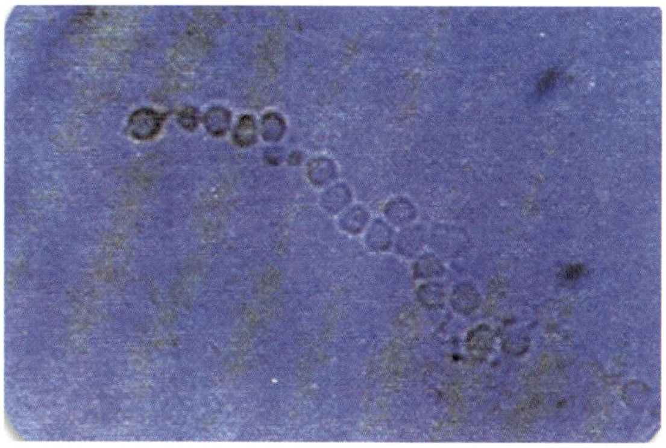

그림 13-8. *B. anthracis*의 진주시험(Pearl test) 양성. 탄저균은 penicillin 0.05 Unit TSA 배지에서 3시간 배양 후 진주목걸이 형태의 배열이 관찰된다.

(3) 방법

Penicillin 0.05 Unit이 포함된 TSA 배지에 탄저균을 접종한 후 35℃에서 3시간 정도 배양하여 슬라이드에 배양된 배지를 올려 놓고 그 표면을 검경하면 원형의 진주목걸이 모양 혹은 포도송이 형태의 집락이 관찰된다. 그러나 탄저균이 penicillin에 내성이면 원형의 진주목걸이 모양의 집락은 보이지 않는다.

6 재료

1) 사용균주

① *B. cereus* ATCC 11778, *B. anthracis*(탄저균은 현실적으로 실습이 어렵기 때문에 대개 실습하지 않음)

② *S. aureus* ATCC 25923(운동성 음성 대조)

③ *Morganella morganii* (Salicin 음성 대조)

2) 배지

(1) 평판배지

① 5% Sheep blood agar

② Phenylethyl alcohol (PEA) blood agar

③ 난황우무(Egg yolk agar)

④ MYP (Mannitol Egg Yolk Polymyxin B) agar

: MYP agar base (Oxoid 품명번호 CM0929) 21.5 g을 증류수 450 mL에 용해시켜 가압증기 멸균하여 50℃로 하온하고, Egg Yolk Emusion (Oxoid 품명번호 SR47) 50 mL와 설명서에 따라 용해시킨 *Bacillus cereus* selective supplement (Oxoid 품명번호 : SR99E, Polymyxin B 50,000 IU) 1병을 첨가하여 잘 섞고 멸균된 페트리 접시에 분주하여 굳힌다.

(2) 생화학 동정 시험배지

① SIM 배지

② Nutrient gelatin 배지

③ CTA 탄수화물 배지(Arabinose, glucose, mannitol, xylose)

④ String of pearl 시험 배지

⑤ Nitrate broth

⑥ MR-VP broth

3) 시약

① 그람염색 시약

② 아포염색 시약(5% Malachite green, 그람염색 Safranin 시약)

③ 협막염색 시약

④ 3% H_2O_2, Kovac 시약

4) 키트

① API 50 CH kit (Biomerieux)

② RPLA (reversed passive latex agglutination, Oxoid, 품명번호 TD 950A) kit
: *B. cereus* enterotoxin(설사형 독소) 검출키트

7 방법

1) *B. cereus* 균주를 혈액우무, PEA 혈액우무, MPY 배지, 난황우무, SIM, salicin CTA 배지에 접종하여 35℃에서 24시간 배양한다.

2) 그람염색, 아포염색, 협막염색하여 그 결과를 기록한다.

① 아포염색(Wirtz-Conklin method for Spore stain)

㉠ 도말표본을 열로 고정한다.

㉡ 5% malachite green으로 김이 날 정도로 3~6분간 가온염색하며 염색하는데 끓이거나 건조시켜서는 안 된다. 흐르는 물로 세척한다.

㉢ 0.5% safranin으로 30초간 대조 염색한다.

㉣ 아포(spore)는 녹색으로 균체나 이물질(debris)은 빨간색으로 염색된다.

② 협막염색(Hiss method for capsule stain)

㉠ 도말표본을 열로 고정한다.

㉡ 1% Crystal violet으로 1분간 가온 염색 후 20% 황산동(copper sulfate, $CuSO_4$)으로 세척한다.

㉢ 협막은 연한 청색으로 균체는 진한 청색이나 자색으로 보인다.

3) 집락성상과 생화학적 성상의 결과를 판독한다.

4) API 50 CH 키트, RPLA 키트(독소검출)를 설명서에 따라 시험한다.

성명:	학번:	실습일자:	확인:

제13장 실습 결과 보고서

1. *Bacillus cereus*와 *B. subtilis*의 동정

1) 염색 및 배양 성상

술식	*B. cereus*	*B. subtilis*
그람염색 그람성(Gram reaction) 형태(morphology) 배열(arrangement)		
아포염색(spore stain) 현미경 관찰 아포 형태 아포 위치 아포 색깔 균체 색깔		
협막염색(capsule stain) 현미경 관찰 균체 색깔 협막 색깔		

2) 생화학적 및 혈청형 동정 시험

<table>
<tr><th colspan="2">성상</th><th>B. cereus</th><th>B. subtilis</th></tr>
<tr><td colspan="2">Blood agar plate
크기(mm)
형태(shape)
용혈(α, β, γ)</td><td></td><td></td></tr>
<tr><td colspan="2">Phenylethyl alcohol blood agar
에서 증식 여부(+ 또는 −)</td><td></td><td></td></tr>
<tr><td colspan="2">Lecithinase 시험(egg yolk agar)
양성 시 집락주위 성상
음성 시 집락주위 성상</td><td></td><td></td></tr>
<tr><td rowspan="2">운동성 시험
(반고체배지)</td><td>성상</td><td>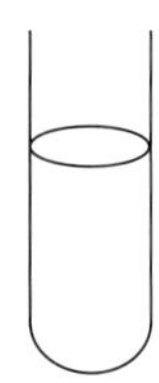</td><td>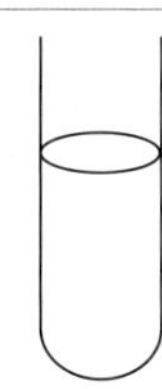</td></tr>
<tr><td>결과(+, −)</td><td></td><td></td></tr>
<tr><td colspan="2">Catalase(+ 또는 −)</td><td></td><td></td></tr>
<tr><td colspan="2">Penicillin 10 Unit 감수성 시험(S or R)</td><td></td><td></td></tr>
<tr><td colspan="2">진주 시험
(String of pearl) (+ 또는 −)</td><td></td><td></td></tr>
</table>

14

*Mycobacterium tuberculosis*의 동정
(Identification of *M. tuberculosis*)

학습목표

1. *Mycobacterium*의 일반적인 성상을 열거하고 설명한다.
2. *Mycobacterium*의 주요 균종 3가지 이상을 열거한다.
3. *Mycobacterium*의 병원성을 설명한다.
4. *Mycobacterium*의 세포벽과 다른 그람양성 세균과의 구조적 차이를 설명한다.
5. *Mycobacterium tuberculosis* 및 *M. bovis*를 분리 동정한다.
6. *Mycobacterium tuberculosis* complex 균종에 대하여 설명한다.
7. *Mycobacterium avium* complex (MAC) 균종에 대하여 설명한다.
8. 결핵균 이외의 *Mycobacterium* (nontuberculosis mycobacteria, NTM)의 Runyon group을 열거하고 설명한다.
9. *M. leprae*의 일반적인 성상을 열거한다.
10. 아래의 시험 원리 및 방법에 대하여 설명하고 실습한다.
    1) 결핵균 검출을 위한 전처리를 설명한다.
    2) 균삭형성(Cord 형성) 시험
    3) Niacin 시험
    4) T_2H 증식억제시험
    5) BCG 접종
    6) Neutral red 시험
    7) Tuberculin 반응 시험
    8) 분자생물학적 검출법

1 분류

*Mycobacterium*은 항산성 막대균(acid fast bacilli, AFB)이고, 약한 항산성균은 *Nocardia*(그림 14-1)와 *Rhodococcus* 등이 있다. *Mycobacterium* 균종은 200균종이 알려져 있다. *Mycobacterium*은 약간 굽었거나 곧은 막대균이고, 분지형으로 보일 때도 있으며, 크기는 0.2~0.6×1.0~10 μm이다. 그람염색은 잘 안되지만 그람양성이다. 운동성이 없고 기중균사(aerial hyphae)를 형성하지 않으며(*Nocardia*와 차이점), 절대산소성이고 catalase 양성이다.

*Mycobacterium*은 세포벽에 mycolic acid 등과 같은 지질(lipid)이 많이 포함되어 염색액의 침투가 어렵지만 일단 염색이 되면 산-알코올(acid alcohol)로도 탈색이 안 된다. 이러한 반응 때문에 항산성(acid-fast)이라고 한다(그림 14-2, 14-3).

Mycobacterium 균속(표 14-1)에는 *M. tuberculosis*(결핵균), *M. bovis*(우형결핵균), *M. leprae* 등의 병원성 균종과 기회감염 균종이 있다. 비병원성 및 기회감염 균종은 자연계에 흔하다. 결핵은 전염성이 대단히 크고, 밀집생활자, 학교, 선박, 구성원이 많은 가정에서는 집단 감염이 흔하다. 우리나라 환자에서 분리된 *Mycobacterium*은 대부분 결핵균(*M. tuberculosis*)이다.

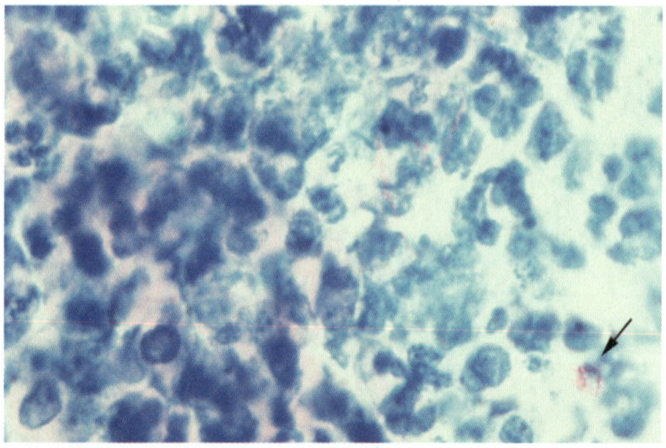

그림 14-1. *Nocardia asteroides*는 Ziehl-Neelsen 항산성 염색. 부분적인 항산성 막대균으로 보인다(화살표).

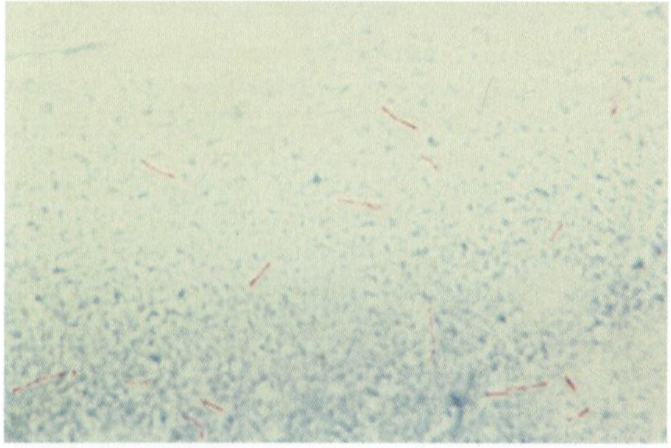

그림 14-2. 결핵환자 객담에서 Ziehl-Neelsen 법에 의한 항산성(acid-fast) 염색. 항산성 막대균(抗酸菌, acid-fast bacillus, AFB)은 분홍색, AFB 이외의 다른 세균이나 세포는 청색을 보인다.

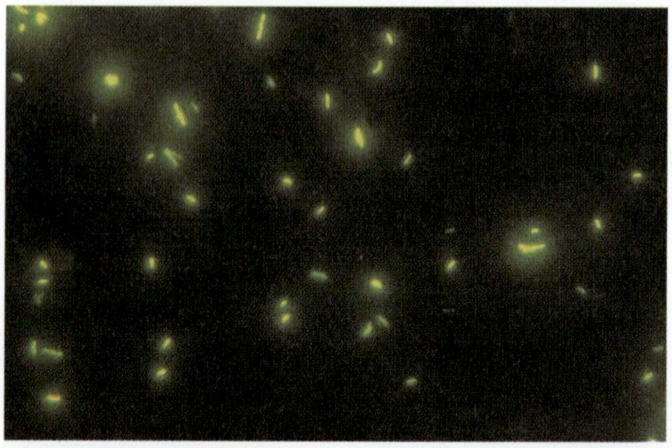

그림 14-3. 형광염색인 Auramine rhodamine 항산성 염색. 형광현미경 검경에서 항산성 세균(acid-fast bacillus, AFB)은 밝은 노란색으로, AFB 이외의 다른 세균이나 세포는 녹색, 배경은 검은색으로 보인다.

결핵균 이외의 *Mycobacterium*을 Mycobacterium other than tuberculosis (MOTT) 또는 nontuberculosis Mycobacterium (NTM)이라고 부르며, 여러 균종이 있고, AIDS 등 면역부전 환자에게 감염을 일으킨다.

표 14-1. *Mycobacteria*과(Family *Mycobacterium*)의 균종

과(family)	속(genus)	균종(species)
Mycobacteriaceae - *Mycobacterium*	지연발육균종 (slow grower)	*M. tuberculosis*(인형 결핵균) *M. bovis*(우형 결핵균) *M. kansasii* *M. marinum* *M. scrofulaceum* *M. intracellulare* *M. leprae*(나균) 이외의 19균종
	빠른발육균종 (rapid grower)	*M. fortuitum* *M. smegmatis* *M. phlei* 이외의 25균종 *Mycobacterium* 총 80균종

결핵 환자가 기침할 때 나오는 입자에는 결핵균이 들어 있고, 이를 흡입하여 감염된다. 감염된 사람 모두가 발병하지 않지만 살아 있는 결핵균을 보유하게 되고, 감염자의 10%는 일생 중 발병하게 되고, 발병률은 2년 이내가 가장 높게 나타난다. HIV 감염자는 1년에 10~20%가 발병한다.

MOTT를 비정형(atypical), 무명(anonymous), 미분류(unclassified) 항산성균(AFB) 등의 이름으로 불려 왔으나 Runyon은 이들 항산성균을 4개의 군으로 분류하였다. Runyon's group은 (1) 어두운 곳에서 배양하면 색소를 생성하지 않으나 광선에 1시간 노출시키면 노란색 색소를 생성하는 빛발색균(광발색균), photochromogen : Runyon's group I), (2) 어두운 곳에서 배양하여도 노란색 색소를 생성하는 (암발색균), scotochromogen : Runyon's group II), (3) 색소를 생성하지 않는 비빛발색균(비광발색균), nonphotochromogen : Runyon's group III), (4) 3~5일 만에 집락이 나타나는 빠른발육균(신속발육균), rapid grower : Runyon's group Ⅳ)이다. 그러나 *M. tuberculosis*와 *M. bovis*는 지연발육균인 TB complex로 Runyon's group에는 속하지 않는다(표 14-2, 그림 14-4).

표 14-2. 염색표본의 항산성 세균 보고방법

관찰된 AFB수(×1,000)	CDC의 보고방법	
0	AFB 음성	(−)
300 시야당 1−2	관찰된 수	(±)
100 시야당 1−9	100 시야당 평균수	(1+)
10 시야당 1−9	10 시야당 평균수	(2+)
1 시야당 1−9	1 시야당 평균수	(3+)
1 시야당 9 이상	1 시야당 9 이상	(4+)

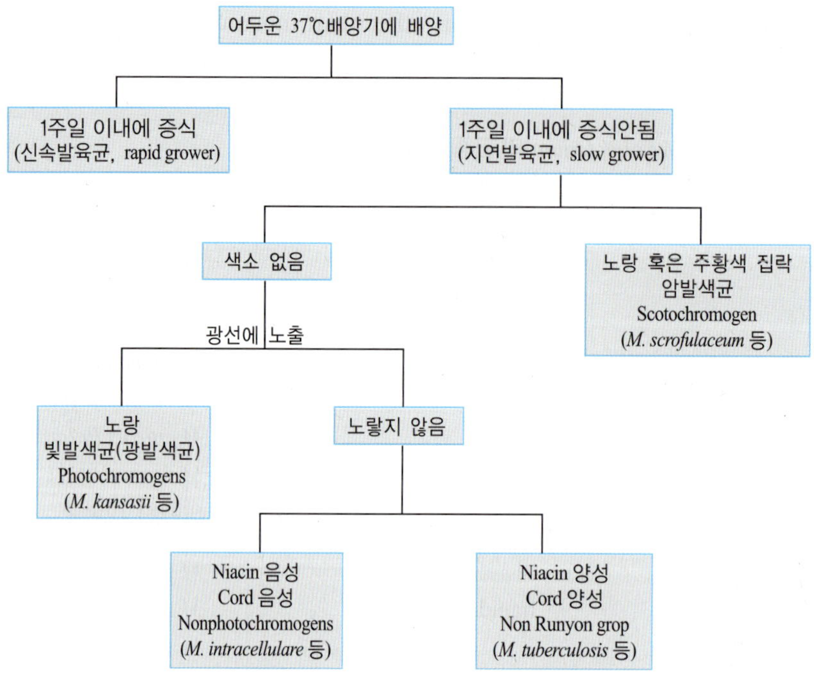

그림 14-4. 중요 *Mycobacterium*의 감별

또한 항산성균을 편의상 지연발육균(slow grower : 결핵균과 Runyon's group I, II, III)과 빠른발육균(rapid grower : Runyon's group Ⅳ) 및 인공배지 발육 불가능균(*M. leprae*)의 3군으로 분류하기도 한다.

세대시간은 2~20시간이므로 2~8주간 배양 후에 집락이 관찰된다. 결핵균은 인형 결핵균(*N. tuberculosis*)과 우형 결핵균(*M. bovis*)으로 구별되며, 결핵균이라고 부르는 경우 인형 결핵균을 의미한다.

2 개요

결핵균 분리를 위해서는 객담, 요, 척수액, 간, 골수, 림프절 등의 생검조직 검체를 이용한다. 특히 객담은 일어나자마자 바로 채취하며 하루에 1번씩 3번 반복해서 채취하는 것이 양성률을 높인다. 요는 이른 아침에 채취한 중간뇨가 좋으며 즉시 검사할 수 없을 때는 냉장 보존한다.

객담의 항산성 염색은 carbolfuchsin을 이용한 Ziehl-Neelsen (hot stain)법과 Kinyoun (cold stain)법이나 형광염색법(fluorochrome stain)을 이용하며, 결핵검체로 오염된 경우 5% sodium hypochloride(희석 안한 유한 락스 등)를 처리하면 결핵균이 사멸하므로 취급 전후 안전에 주의한다. 염색 보고에서는 항산성 세균, 즉 acid-fast bacilli (AFB)라는 용어를 사용하며 *M. tuberculosis*로 보고해서는 안 된다(표 14-3).

결핵균 분리용 검체는 대부분 객담이다. 객담에는 정상균무리가 섞이게 되므로 여러 가지 방법으로 오염균을 제거하고 또한 객담을 균질화(homogenization)해야 원침도 잘 된다. 균질화와 오염균 제거 방법에는 4% NaOH법과 N-acethyl-L-cysteine을 첨가한 2% NaOH법 등을 가장 많이 사용한다.

표 14-3. 임상검체에서 분리되는 *Mycobacterium*의 동정(계속)

Runyon group	Complex[a]	균종	임상적 의의[b]	증식속도(℃)[c]				집락형		Niacin[f]	T_2H[g] (5 μg/mL) 감수성	Nitrate 환원
				45	37	31	24	집락 형태[d]	색소 생성[e]			
			1	−	−	S	−	R	N	−	−	−
		M. tuberculosis	1	−	S	S	−	R	N	+(95)	−	+
		M. bovis	1	−	S		−	Rt	N	−(4)	+	−
Ⅰ		*M. marinum*	2		∓	M	M	S/SP	P	∓(21)	−	−
		M. kansasii	2		S	S	S	SR/S	P	− (4)	−	+
		M. simiae	3~2	−	S			S	P	+ (63)	−	−
		M. asiaticum		−	S			S	P	− (0)	−	−
Ⅱ	*M.scrofula-ceum*	*M. scrofulaceum*	3~2		S	S	S	S	S	− (0)	−	−
		M. szulgai	1		S	S	S	S 또는 R	S/P	− (0)	−	+
		M. gordonae	4		S		S	S	S	− (0)	−	−
		M. flavescens	4		M		M	S	S	− (0)	−	+
		M. xenopi	3	S	S			S	S	− (0)	−	−
Ⅲ	*M. avium*	*M. avium*	2	−/+	S		±	St/R	N	− (0)	−	−
		M. intracellulare	2	−/+	S		±	St/R	N	− (0)	−	−
		M. gastri	4		S		S	S/SR/R	N	− (0)	−	−
		M. malmoense	1		S	S	S	S	N	− (0)	−	−
		M. haemophilum	1	−	−	S[h]	S	R	N	−	−	−
		M. nonchromo-genicum	4		S		S	SR	N	−	−	+
	M. terrae	*M. terrae*	4		S		S	SR	N	− (1)	−	+
		M. triviale	4		M		S	R	N	− (0)	−	+
Ⅳ	*M. fortuitum*	*M. fortuitum*	4~3	−	R		R	Sf/Rf	N	−	−	+
		M. chelonae	4~3	−	R		R	S/R	N	V	−	−
		M. phlei	4	R	R		R	R	S			+
		M. smegmatis	4	R	R		R	R/S	N			+
		M. vaccae	4		R		R	S	S			+

[a] 일반검사실에서는 이러한 이름으로 보고하면 된다.
[b] 1. 병원성, 2. 대개 병원성, 3. 흔히 비병원성, 4. 거의 비병원성
[c] S : 느림, M : 중등도, R : 신속
[d] R, R형; S, S형; SR, 중간형; t, thin 또는 투명; f, 사상으로 뻗어 나옴
[e] P. photochromogen; S. scotochromogen; N. nonphotochromogen
*M. szulgai*는 37℃에서는 scotochromogen이고 25℃에서는 photochromogen임
[f] +, 양성; −, 음성; V, 일정치 않음; ±, 대개 양성; ∓, 대개 음성
[g] T_2H, Thiophene−2−carboxylic acid hydrazide
[h] Hemin이 있어야 증식됨

표 14-3. 임상검체에서 분리되는 *Mycobacterium*의 동정

균종	반정량 catalase (>45 mm)	68℃ cata-lase	Tween 가수 분해 (5일)	Tel-lurite 환원	5% NaCl 내성	Iron up-take	Arylsulf-atase (3일)	Mac-Con-key 우무	Urease	Pyra-zinami-dase (4일)	응집 시험법
M. ulcerans	−	+	−		−	−	−		−	−	
M. tuberculosis	−	−	−	∓	−	−	−	−	+	−	
M. bovis	−	−	−	∓	−	−	−	−	+	−	
M. marinum	−	−	+	∓	−	−	∓	−	+	+	+
M. kansasii	+	+	+	∓	−	−	−	−	+	−	+
M. simiae	+	+	−	+	−	−	−		+	+	+
M. asiaticum	+	+	+	−	−	−	−		−	−	
M.scrofulaceum	+	+	−	∓	−	−	V	−	+	∓	+
M. szulgai	+	+	∓	∓	−	−	V	−	+	+	+
M. gordonae	+	+	+	−	−	−	V	−	−	∓	+
M. flavescens	+	+	+	∓	+	−	−	−	+	+	
M. xenopi	−	+	−	∓	−	−	+	−	−	V	+
M. avium	−	±	−	+	−	−	−	∓	−	+	+
M. intracellulare	−	±	−	+	−	−	−	∓	−	+	+
M. gastri	−	−	+	∓	−	−	−	−	+	−	
M. malmoense	−	±	+	+	−	−	−		V	+	
M. haemophilum	−	−	−	−	−	−	−	−	−	+	
M. nonchromogenicum	+	+	+	−	−	−	−	V	−	V	
M. terrae	+	+	+	−	−	−	−	V	−	V	
M. triviale	+	+	+	−	+	−	∓	−	−	v	
M. fortuitum	+	+	V	+	+	+	+	+	+	+	+
M. chelonae	+	V	V	+	V	−	+	+	+	+	+
M. phlei	+	+	+	+	+	+	−	−			
M. smegmatis	+	+	+	+	+	+	−	−			
M. vaccae	+	+	+	+	V	+	−	−			

결핵균 배지로써 비선택배지인 1% 혹은 3% Ogawa(그림 14-5), Loewenstein-Jensen, Petragnani, Middlebrook 7H10 혹은 7H11 등이 있고, 세균이나 진균의 오염을 막기 위해 Loewenstein-Jensen 배지에 penicillin, nalidixic acid와 RNA를 첨가한 Gruft 선택배지 등을 사용한다.

*M. tuberculosis*는 계란배지(egg medium)에서 2~3주 배양 후에 집락을 형성하며, 37℃에서는 잘 증식되지만 30℃ 또는 42~45℃에서는 잘 증식되지 않는다. 4~8주일 동안 배양하면서 4주까지는 매주 2회, 4주 후에는 매주 1회씩 관찰한다. 집락의 크기는 1~3 mm이고, 건조하고 주름이 있으며 때로는 볼록하다. 담황색(buffy color)이지만, Runyon's group에는 속하지 않는다. 배지 표면에서는 쉽게 떨어지나 물에 풀기는 어렵다.

결핵균의 동정시험으로는 (1) 최적 증식온도와 증식 속도(optimal temperature for isolation and growth), (2) 색소 생성(pigment production), (3) Niacin 시험(그림 14-6), (4) 질산염 환원(reduction of nitrate to nitrite), (5) catalase 시험, (6) thiophene-2-carboxylic acid hydrazide (T_2H) 증식 억제 등의 시험으로 동정이 가능하다(그림 14-7).

결핵균은 cord를 형성(그림 14-8)하고, 어떠한 조건에서도 색소를 생성하지 않고 단지 담황색을 띤다. Niacin과 질산염 환원 시험 양성이고, catalase는 양성이지만, INH에 내성인 균주는 흔히 음성이다.

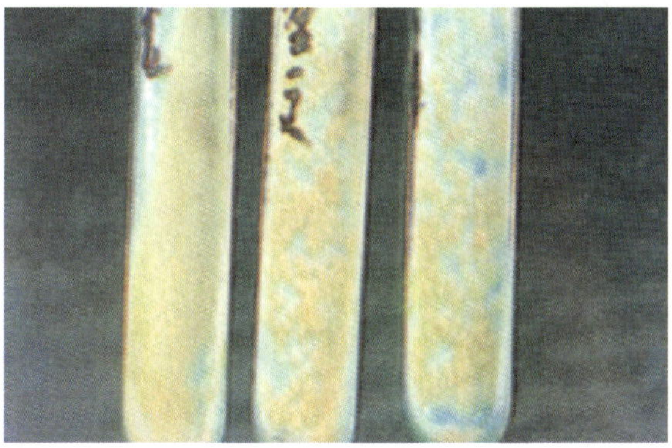

그림 14-5. **Ogawa 배지에서 *M. tuberculosis*의 집락.** 결핵균의 집락은 37℃에서 3주 배양 후 조면성(rough), 담황색으로 보인다.

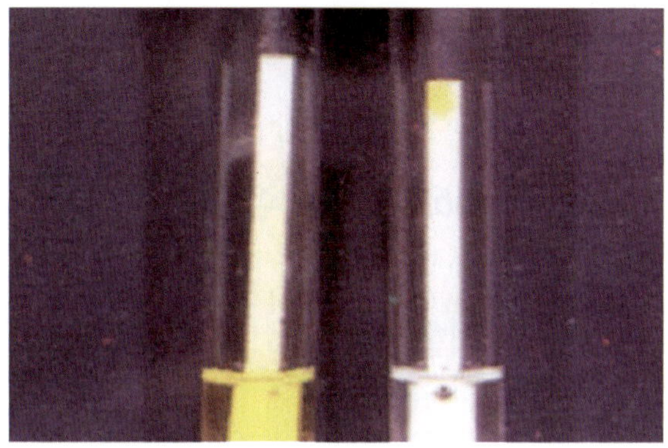

그림 14-6. **Niacin 시험.** 왼쪽 노란색이 niacin 양성인 ***M. tuberculosis,*** 오른쪽 무색이 음성 반응이다.

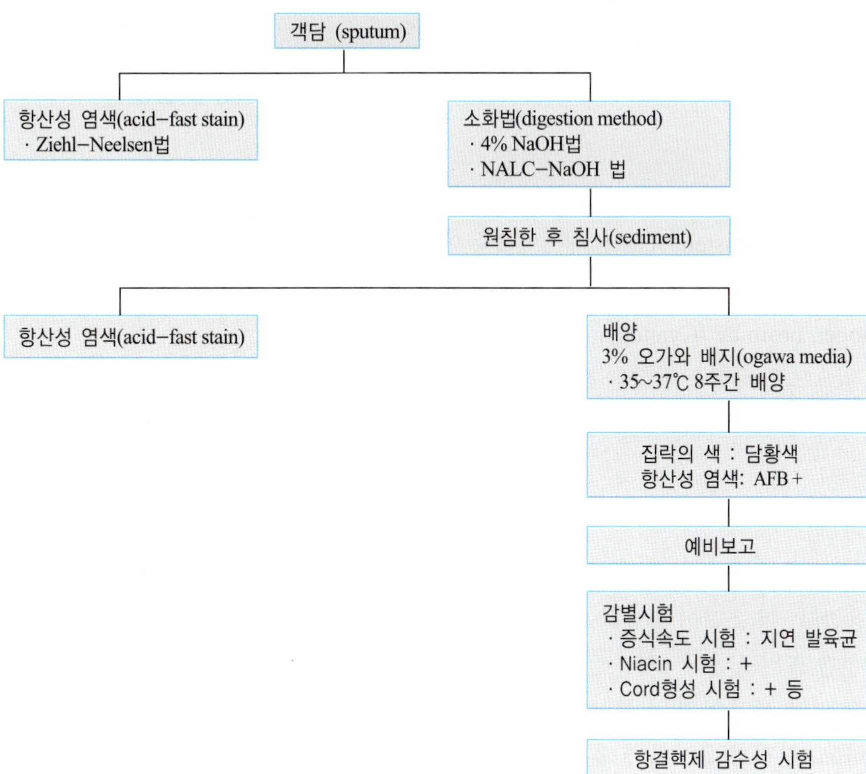

그림 14-7. ***M. tuberculosis*의 동정**

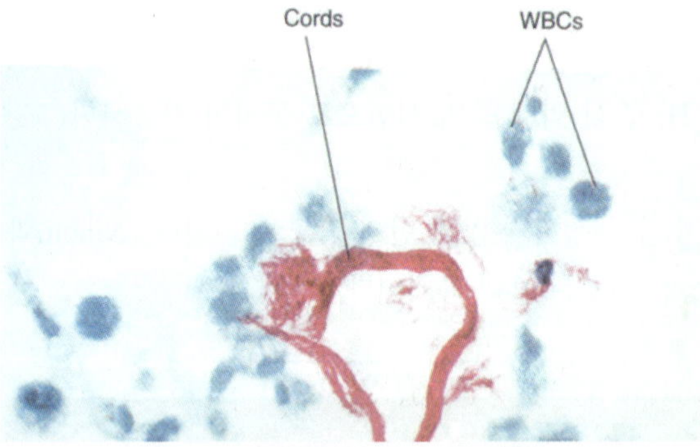

그림 14-8. **감염된 조직에서 *M. tuberculosis*의 코드 형성 (cord formation).** 항산성 염색에서 결핵균은 적색으로 염색된 긴 막대균이 코드를 형성하고, 항산성균 이외의 다른 백혈구나 세포는 청색으로 보인다.

3 *M. tuberculosis* 주요 동정시험

1) Niacin 시험

(1) 목적

① *M. tuberculosis* H37Ra ATCC 25177(양성), *M. simiae*(양성)

② *M. bovis* ATCC BAA−935(음성)

(2) 원리

M. tuberculosis 등은 niacin (nicotinic acid)을 niacin ribonucleotide로 전환시키지 못하므로 수용성인 niacin이 계란배지에 축척되어 aniline과 cyanogen bromide와 반응하여 노란색이 된다(양성 반응).

(3) 시약 및 배지

① Ogawa 배지나 Loewenstein-Jensen 배지에 3주 이상 배양된 집락

② 4% Aniline 시약(aniline 4 mL + 95% ethyl alcohol 96 mL)

③ 10% Cyanogen bromide (Cyanogen 10 g + 증류수 100 mL)

　− 독성이 있으므로 라텍스 장갑을 착용하고, 생물안전상자에서 취급한다.

④ Paper strip법은 불안정하므로 정도관리를 하면서 사용한다.

(4) 방법

① Ogawa 배지 등에서 발육이 좋은 집락을 멸균 증류수나 식염수로 덮는데, 집락이 아래쪽에 있도록 멸균 피펫을 사용한다. 이 조작이 중요하다.

② 36℃에 15분간 또는 실온에 1시간 둔다.

③ 집락을 덮고 있던 식염수 2방울을 시험관에 옮기고, 4% aniline 2방울, 10% cyanogen bromide 2방울을 각각 첨가하고 5분간 반응시킨 후에 판정한다. 노란색이면 양성이다.

④ 주의 : 판정 후 시약을 버릴 때 동량의 10% NaOH를 첨가하여 cyanide 가스를 중화시킨 후 폐기처리한다.

2) Catalase 시험

(1) 목적

INH 내성 결핵균인지를 감별하기 위한 시험이다. 즉 INH 내성 결핵균은 catalase 음성이므로 감별된다.

(2) 원리

$2H_2O_2$ + Catalase(모든 *Mycobacterium* spp.) → $2H_2O$ + O_2(거품)

INH 내성 결핵균과 *M. bovis*는 catalase 음성이지만, 다른 모든 *Mycobacterium* spp.는 양성이다. 그러나 그 양이나 열에 대한 안정성은 다르다.

(3) 시약

① 10% Tween 80

② 30% Hydrogen peroxide

③ 0.067 M 인산염 완충액, pH 7

0.067 M Na_2HPO (9.47 g/L) ········ 61.1 mL

KH_2PO_4(9.07 g/L) ········ 0.5 mL

(4) 방법

① 나사마개 시험관에 0.067 M 인산염 완충액(pH 7) 0.5 mL와 5~7개 집락을 혼합한다. 68℃의 수조에 20분간 반응시킨다.

② 실온으로 하온하고 Tween 80과 hydrogen peroxide를 동량 혼합한 시약 0.5 mL를 첨가하고 20분간 관찰한다. 거품이 나면 양성이다.

③ 반정량 catalase 시험

㉠ 거품의 높이가 45 mm 이상인지 이하인지를 시험한다. *M. tuberculosis* 등 몇 균종은 45 mm 이하이다.

㉡ 계란배지에 시험 세균액 0.2 mL를 접종하고 35℃에 2주일간 마개를 2/3 정도 닫고 배양한다.

㉢ Tween peroxide 시약 1 mL를 첨가하여 실온에서 5분간 반응시키고 거품의 높이를 측정한다.

3) T_2H (Thiophene-2-carboxylic acid hydrazide)의 증식 억제 시험

(1) 목적

M. bovis (T_2H가 들어 있는 배지에서는 증식 못함, T_2H 증식억제 시험 **양성**)와 *M. tuberculosis* (T_2H가 들어 있는 배지에서는 증식, T_2H 증식억제 시험 **음성**) 감별한다.

(2) 원리

*M. tuberculosis*와 다른 지연 발육 *Mycobacterium*은 T_2H에 내성이나 *M. bovis*는 T_2H에 감수성이므로 감별된다. 즉 T_2H에 의해 증식 억제 유무로 감별한다.

(3) 배지

T_2H 배지

① T_2H stock 용액(1,000 ug/mL) : T_2H 0.1 g을 50% ethanol 100 mL에 용해시켜 여과 멸균한다. 1.5 mL씩을 시험관에 분주하고 −70℃에 보관한다. 1년간 사용할 수 있다.

② T_2H 배지(10 ug/mL) : Middlebrook 7H10 배지 가압증기멸균 후 50℃로 하온하고, 시험관에 5 mL씩 분주한다. Stock ① 용액 2 mL를 첨가하여 혼합하고 사면으로 굳힌다.

(4) 방법

① 엷은 탁도의 균액을 증류수로 1:1,000으로 희석한다.

② T_2H 배지와 T_2H가 첨가되지 않은 배지에 3방울씩 접종한다. CO_2 배양기에서 3주간 35℃로 배양한다.

③ T_2H 배지에서 증식된 집락이 대조의 >1%이면 내성(억제음성)으로 판정한다.

4 재료

1) 사용균주

M. tuberculosis, M. kansasii 및 *M. phlei* 혹은 신선한 폐결핵 환자의 객담, 특히 *M. phlei* 균주는 신속 발육균인 비병원성균으로 혈액우무배지나 오가와 배지에서 35~37℃에서 2~3일이면 증식하므로 실습균주로 사용하면 편리하다.

2) 배지

① 3% Ogawa 배지, Loewenstein-Jensen 배지

② 혈액우무 배지−*M. phlei* 배양

3) 시약 및 기타

① 4% NaOH

② NALC-NaOH 오염 제거제 : Trisodium citrate $3H_2O$ 2.94% (0.1 M) 50 mL에 4% NaOH 50 mL를 혼합하고 사용 직전에 NALC 0.5 g을 첨가한다. 사용하지 않을 때는 냉장고에 보관한다. 혼합된 용액은 48시간까지 사용할 수 있다.

③ Ziehl-Neelsen 염색액

㉠ Carbolfuchsin : 제1차 염색액

㉡ Acid alcohol : 탈색제

㉢ Methylene blue : 대조염색액

④ Niacin 시험액(4% aniline, 10% cyanogen bromide)

⑤ 질산염 환원 시험액(0.01 M sodium nitrate 인산염 완충액, Conc. HCl, 0.25% sulfanilamide 수용액,

0.1% N-(1-naphthyl) ethylenediamine dihydrochloride 수용액

⑥ Catalase test(반정량적) 시험액(Tween 80-hydrogen peroxide mixture : Tween 80의 10% 증류수 용액과 30% hydrogen peroxide를 같은 비율로 혼합한다)

⑦ Thiophene-2-carboxylin acid hydrazide (T_2H)

⑧ 기타

㉠ Pasteur pipette

㉡ Pipette filler

㉢ 나사마개 시험관(screw cap tube)

㉣ Vortex mixer

5 방법

1) Ziehl-Neelsen 항산성 염색

① 객담을 도말하고 불꽃으로 고정한다. Carbolfuchsin을 충분히 도포하고 김이 오를 정도로 밑에서 가온하되 건조시키거나 끓지 않도록 조심하면서 5분간 염색한다.

② 흐르는 물에 세척하고 acid alcohol로 약 1분간 탈색한다. 슬라이드를 기울여 볼 때 염색액이 흘러나오지 않아야 한다. 물로 세척한다.

③ Loeffler methylene blue 염색액으로 1분간 대조 염색한다. 물로 세척하고 슬라이드를 세워서 건조하고 1,000배 확대로 검경한다. 덜 탈색된 부분이나 슬라이드에 긁힌 홈에 들어간 분홍색을 항산균으로 오인하지 않도록 조심해서 판독한다.

④ 항산성 세균(AFB)은 분홍색, 다른 세균이나 세포는 청색으로 보인다.

2) 객담의 균질화와 오염균 제거법

(1) 4% NaOH 용액법

4% NaOH 용액으로 객담을 처리하여 3% Ogawa 배지에 접종한다.

객담을 뚜껑이 있는 시험관에 옮기고, 가압증기 멸균한 4% NaOH를 검체와 동량으로 첨가하여 vortex mixer로 5~30초간 혼합하고 NaOH가 작용하도록 20분간 처리한다. 3,000×g으로 15분간 원침시키고 상층액을 조심스럽게 버리고, 침사에 1방울의 bromthymol blue를 첨가한다. 멸균된 2 N HCl을 첨가하여 정확하게 중화한다. 3% Ogawa 배지에 접종할 때는 HCl로 중화하지 않는다. 객담을 균질화할 때는 4% NaOH와 37℃에서 1시간 이상 접촉시키면 결핵균도 거의 사멸하게 되므로 주의해야 한다. 중화한 객담검체 0.1 mL를 Ogawa 배지에 Pasteur pipette으로 접종하고 마개를 느슨하게 닫고 사면배지가 수평이 된 상태에서 2일간 37℃에서 배양한 다음, 뚜껑을 조이고 세워서 매주 1회, 8주간 관찰하여 집락이 보이면 그 집락 수와 발육정도, 성상을 기록한다. 집락은 Ziehl-Neelsen 염색으로 항산성균(AFB)인지 확인하여 즉시 *Mycobacterium*으로 예비 보고한다.

(2) NALC 알칼리 용액법

NALC (N-acetyl-L−cysteine)+2% NaOH의 혼합액을 사용하는 경우 NALC는 객담의 점액을 균질화하여 결핵균을 집균시키고 NaOH는 오염균 제거작용을 하게 된다.

멸균된 50 mL 플라스틱 시험관에 채취한 객담과 동량의 NALC-NaOH를 첨가하여 vortex mixer로 안전상자 안에서 20초간 혼합하고, 실온에서 15분간 처리한다(단, 결핵균이 사멸할 수 있기 때문에 처리시간이 15분을 넘지 않도록 주의한다). 멸균한 pH 6.8, 0.067 M 인산염 완충액을 50 mL 눈금까지 첨가하여 혼합한다. 원침기로 × 3,000 g으로 15분간 원침한 후 상층액을 소독제가 포함된 용기에 폐기한다. 소독제 거즈로 시험관 입구를 닦고 뚜껑을 닫는다. 그 침사를 무균 bovine serum fraction 0.2% 용액(pH 6.8)이나 인산 완충액 1~2 mL에 부유시켜 1회용 피펫으로 적절한 고체배지와 액체배지에 접종한다. 고체배지에는 3방울을 접종한다. 항산성 염색표본은 침사 1방울을 슬라이드에 올려놓고 1~2 cm 너비로 도말한다. 65~75℃ slide warmer에서 2시간 동안 부착하고 고정하거나 또는 건조된 슬라이드에 3~4번 불꽃을 통과시켜서 고정한다. 그러나 불꽃을 통과시켜도 결핵균이 살아 있을 수 있으므로 주의한다. NALC-NaOH법이 4% NaOH법보다 결핵균 양성률이 양호하다고 알려져 있다.

35℃의 항온기에 배양하면서 첫 1주일은 매일, 그 후부터는 1주에 한 번씩 결핵균의 증식을 관찰한다.

3) 동정 시험

(1) 증식 속도(rate of growth) 시험

37℃에서 1주일 이내에 증식하면 빠른발육균(rapid grower, Runyon's group Ⅳ)이고, 1주 후에 집락이 보이면 지연발육균(slow grower, 결핵균과 Runyon's group I, II, III Ⅲ)이다.

*M. tuberculosis*는 계란배지에서 12일 만에 집락이 관찰되기도 하지만 21일이 지나서 관찰되는 것이 보통이다.

(2) 색소 생성(pigment production) 시험

어두운 곳에 배양해도 색소를 생성하는 암발색균(scotochromogen), 광선에 노출된 후에 색소를 생성하는 빛발색균(photochromogen)이 있다. *M. tuberculosis*는 어떠한 조건하에서도 색소를 생성하지 않고 단지 담황색(buffy color)을 띤다.

독립된 집락을 비선택배지 세 개에 접종하여 두 개는 알루미늄 박지로 빛을 가리고, 한 개는 그대로 배양한다. 빛발색균종이 의심될 때는 두 쌍을 접종해서 한 쌍은 24~26℃에, 다른 한 쌍은 37℃에서 배양한다. 빛을 차단하지 않은 대조시험관에 집락이 생긴 수일 후에, 빛을 차단한 병에 집락이 형성되었는지 확인한다. 집락이 형성되었으면 두 병 중 한 개의 마개를 느슨하게 닫고 100 W 전구의 빛에 1시간 노출시킨다. 다시 배양하고 24시간 또는 48시간 후에 관찰한다. 광선에 노출시킨 집락이 주황색으로 변하면 양성이다(photochromogen).

(3) Niacin 시험

원법은 독성이 강한 cyanogen bromide 시약을 사용하므로 위험하였으나, 새로운 paper strip법은 안전하며, 노란색이 생기면 양성이다(*M. tuberculosis, M. simiae* 등이 양성 균주). Ogawa 배지의 집락(집락수 50개 이상)에 증류수 1.5 mL를 첨가하고 36℃에 15분간 배양한다(생성된 niacin의 추출과정). 이 추출액 0.6 mL를 새로운 시험관에 옮기고, aniline 용액(aniline 4 mL + 95% alcohol 96 mL 제조된 용액) 0.6 mL와 동량의 10% cyanogen bromide를 첨가한다. 즉시 노란색이 나타나면 양성이다. 시험에 사용한 시약은 버리기 전에 NaOH를 첨가하여 맹

독성 청산(HCN)이 형성되는 것을 막아야 한다.

(4) 질산염 환원(nitrate reduction) 시험

M. tuberculosis, M. kansasii, M. szulgai 등은 질산염(nitrate)을 아질산염(nitrite)으로 환원시킨다. 특히 *M. szulgai*는 양성이므로 이 세균 동정을 위한 중요한 시험이다. 이 시험은 재현성이 좋지 않으므로 반드시 질산염 양성, 음성, 약양성인 세 가지 균주를 대조 시험해야 한다.

나사마개 시험관에 증류수를 5방울, 3~4주일 배양된 집락 한 백금이를 혼합한다. 0.01 M sodium nitrate 인산염 완충액 2 mL를 첨가하여 혼합하고 37℃에서 2시간 반응시킨다. 농염산 1:1 희석액 한 방울과 0.2% sulfanilamide 수용액 두 방울을 첨가한 후 0.1% N-(1-naphthyl) ethylenediamine dihydrochloride 수용액 두 방울을 첨가하여 혼합한다. 30~60초 이내에 적색이 되면 양성이다.

(5) Catalase 시험

대부분의 *Mycobacterium*은 catalase를 분비하지만 열에 대한 안정성이 다르며, 68℃로 20분간 가열하기 전과 후에 catalase 시험을 하여 그 양을 비교한다. INH 내성 결핵균은 catalase 음성이므로 내성 균주 감별에 특히 유용하다.

계란배지에서 충분히 증식된 독립 집락을 이용한다. 10분간 가압증기 멸균한 10% Tween 80을 30% hydrgen peroxide 동량과 시험 직전에 혼합한다. pH 7의 0.067 M Na_2HPO_4 61.1 mL와 0.067 M KH_2PO_4 38.9 mL를 혼합하고 나사마개 시험관에 혼합액 0.5 mL를 분한 후 5~6개의 집락을 첨가한다. 68℃의 항온수조에서 20분간 반응시킨다. 실온까지 하온하고 Tween peroxide 시약 0.5 mL를 혼합하여 20분간 관찰한다. 거품이 형성되면 양성이며, 이 시험법은 일종의 정성시험이고 spot 시험이라고 한다.

- 반정량적 시험법(semiquantitative test)

  거품 높이가 45 mm 이상인지 이하인지를 시험한다. 균종의 동정에 이용되며, *M. tuberculosis* 등 몇 가지는 45 mm 이하이다.

  계란배지를 고층으로 만들고, 시험 세균액 0.2 mL를 접종하여 35℃에서 2주일간 마개를 느슨하게 닫고 배양한다. Tween peroxide 시약 1 mL를 첨가하여 실온에서 5분간 반응시키고 거품의 높이를 측정한다.

(6) Thiophene-2-carboxylic acid hydrazide (T_2H)의 증식억제 시험

*M. tuberculosis*와 *M. bovis* 감별방법으로 이용되며, T_2H가 함유된 배지에서 *M. tuberculosis*는 증식되지만, *M. bovis*는 증식하지 못한다.

Middlebrook 7H10 혹은 7H11 agar 배지에 T_2H를 mL당 1 μg과 5 μg의 농도를 첨가하여 평판배지를 제조한다. 엷은 탁도의 균액을 0 μg, 1 μg 및 5 μg/mL의 배지에 백금이로 접종한다. 5~8% CO_2에서 14~21일간 배양 후 T_2H가 함유된 배지에서 집락이 형성되지 않으면 양성이다.

(7) Cord(균삭) 형성시험

*M. tuberculosis*의 병독성 균주는 긴 줄 또는 뱀 같은 모양으로 증식한다. 비병독성 균주는 특별한 배열을 보이

지 않는다.

시험세균을 계란배지에 접종하고 3~7일간 배양한다. 피펫으로 수증기가 응축된 응결수 한 방울을 살며시 유리 슬라이드에 옮기고 문지르지 말아야하며 건조시키고 고정하여 항산성 염색을 한다. 유침 렌즈로 확대하여 관찰한다.

(8) 그 밖의 방법

전통적 방법(conventional method)으로 *Mycobacterium* 균종을 동정하기 위해서는 수주일이 걸리는 때도 있으므로 빠른 결과를 얻기 위해서 새로운 방법들이 이용되고 있다.

① 박층 크로마토그라피(thin layer chromatography)

② 가스 액체 크로마토그라피(gas-liquid chromatography)
위 두 방법은 지방산을 분석하고 그 양상을 표준과 비교하여 균종을 동정한다.

③ BACTEC TB System : ρ-nitro-α−acetylamino-β−hydroxypropiophenone (NAP)이 다른 *Mycobacterium*의 증식은 억제하지 않고 *M. tuberculosis*만을 억제하는 성상을 이용한다.

④ Nucleic acid probe법 : 시판용 Gen Probe Inc. (San Diego, CA)가 있다.
동정하려는 세균의 rRNA와 상보적인 한 가닥의 DNA에 ^{125}I를 표지한 probe를 반응시켜서 DNA-RNA의 혼성(hybrid)을 형성한다. Chemiluminescence법을 이용하는 probe는 방사선동위원소가 필요 없는 방법이다.

⑤ MTB PCR : AMPLICOR 결핵균(Mycobacterium tuberculosis, MTB) 검사는 임상검체에서 결핵균의 검출을 위한 정성 체외진단 검사이다. 핵산 증폭반응(Amplification)과 핵산 혼성반응(Hybridization)을 이용하여 검체 중 결핵균을 확인하는 DNA 분석법이다. MTB 특이영역을 PCR로 증폭하고 증폭된 산물과 혼성 결합하는 형광 probe를 이용하는 TaqMan assay법으로 realtime PCR을 진행하고 검체의 Cycle Threshold value (Ct) 값을 측정하여 판독한다. 최근에 가장 많이 사용하는 방법으로 검사시간은 약 7시간으로 짧은 시간 내에 진단이 가능하다.

4) *Mycobacterium*의 감별

① 배양 1주일 전후에서 집락이 관찰되면 Ⅳ 군균(rapid grower, *M. fortuitum* 등)으로 한다.

② 배양 2주일 후가되어 회백색~상아색의 집락이 관찰되면 결핵균, Ⅰ군균(photochromogen, *M. kansasii* 등) 혹은 Ⅲ군균(nonphotochromogen, *M. avium* 등)이며, 이 균주들 사이의 감별은 아래와 같다.

㉠ 광발색성 시험을 실시하여 양성의 Ⅰ군균(photochromogen)과 음성의 결핵균(nonRunyon group) 및 Ⅲ 군균(nonphotochromogen)을 구별한다.

㉡ 광발색성 음성균에 대해서는 niacin 시험을 실시하여 양성이면 결핵균, 음성이면 Ⅲ군균이다. Ⅲ군균에는 임상적으로 의의가 높은 *M. avium*과 *M. intracellulare*가 있지만, 임상적으로 의의가 적은 균종도 있다. 결핵균 집락은 R형, *M. avium*은 S형이므로 집락 성상의 주의 깊은 관찰도 매우 중요하다.

성명:	학번:	실습일자:	확인:

제14장 실습 결과 보고서

1. *M. tuberculosis* 또는 *M. phlei*의 동정

1) 항산성 염색과 객담의 농축

성상		*M. tuberculosis* or *M. phlei*
항산성 염색	Ziehl–Neelsen법 AFB 형태 AFB 색깔 AFB 결과(CDC법)	
	Rhodamine–auramine 염색법 → 형광염색법 (fluorescence method) 배경색 AFB 이외 세포 AFB 색깔	
객담의 소화법(4% NaOH 또는 NALC 알칼리 용액법 중 택일)		
배양일자		

2) 결핵균의 동정

<table>
<tr><th colspan="2">성상</th><th>M. tuberculosis or M. phlei</th></tr>
<tr><td colspan="2">집락이 처음 나타난 일자
(1st colony shown date)
배양 기간(일)</td><td></td></tr>
<tr><td colspan="2">집락의 특성
모양(shape)
색(color)
표면(surface)</td><td></td></tr>
<tr><td colspan="2">증식속도 시험(Rates of growth)
집락이 생긴 기간(일)</td><td></td></tr>
<tr><td colspan="2">색소생성 시험(pigment production)
1) Photochromogen(빛발색균)
2) Scotochromogen(암발색균)
3) Nonchromogen(비발색균)</td><td></td></tr>
<tr><td colspan="2">Niacin 시험(Niacin accumulation)
양성 반응의 색
결과(+ 또는 −)</td><td></td></tr>
<tr><td colspan="2">질산염 환원 시험(Reduction of nitrate to nitrite)
양성 반응의 색
결과(+ 또는 −)</td><td></td></tr>
<tr><td rowspan="2">Catalase 시험</td><td>Spot 시험
결과(+, −)</td><td></td></tr>
<tr><td>반정량 시험
거품의 높이(mm)
결과 : 약양성(5~50 mm),
강양성(50 mm 이상)</td><td></td></tr>
<tr><td colspan="2">Thiophene−2−carboxylin acid hydrazide
(T_2H)의 증식 억제 시험
T_2H가 든 배지에서 증식 여부
결과(+ 또는 −)</td><td></td></tr>
<tr><td colspan="2">Cord 형성 시험 결과(+ 또는 −)</td><td></td></tr>
</table>

work sheet

15
항균제 감수성 시험
(Antimicrobial susceptibility test of bacteria)

학습목표

이론

1. 항균제 종류 및 작용기전을 설명한다.
2. 항균제 내성의 기전을 설명한다.
3. 항균제 감수성 검사를 설명한다.
   1) 희석법 2) 확산법(CLSI 추천법)
4. 항균제의 선택적 독성을 정의한다.
5. 다음 용어를 정의한다.
   1) 최소억제농도(MIC) 2) 최소살균농도(MBC)
   3) 내성(resistance) 4) 중간(intermediate)
   5) 감수성(susceptibility) 6) 상승작용(synergism)
   7) 길항작용(antagonism) 8) Breakpoint

실습

1. 디스크확산법(CLSI법)
   1) 항균제 감수성 검사 결과에 영향을 미치는 각종인자를 설명한다.
   2) McFarland No. 0.5에 해당하는 표준혼탁액을 제조한다.
   3) Mueller-Hinton 배지를 제조한다.
   4) CLSI법에 디스크 확산법을 실시하고 결과를 판독한다.
   5) 특수내성 세균에 대한 검사법을 설명한다.
   6) 액체배지에서 MIC 판정
   7) MRSA 판정법
   8) VRE 판정법
   9) ESBL 판정법
   10) β-lactamase 판정법
2. 최소억제농도(MIC) 측정
   1) 다음의 방법을 설명한다.
      ① 액체배지 희석법 ② 우무(한천)희석법
   2) CLSI 판정기준을 설명한다.
   3) 균종에 따른 검사대상 항균제를 선택할 수 있어야 한다.

1 개요

▣ 항균제 감수성 검사법

항균제 감수성 검사는 항균제가 미생물로 인한 감염증을 치료하는데 효과적인지를 결정하기 위해 임상 검체로부터 분리된 미생물을 대상으로 수행한다. 이때 감염을 일으킨 병원균에 대해서만 시험하고 정상균무리(normal flora)에 대해서는 시험하지 말아야 한다. 병원균이 분명한 경우에도 모든 세균에 대해서 감수성 시험을 할 필요는 없다. *Streptococcus, Neisseria meningitidis*에 대해서는 통상으로 감수성 검사를 할 필요가 없다. 왜냐하면 penicillin에 모두 감수성이기 때문이다. 내성을 잘 얻는 균종이기 때문에 감수성을 예측할 수 없을 때만 감수성 시험이 필요하다. 이러한 세균으로는 *S. aureus, Enterococcus, Enterobacteriaceae,* 포도당 비발효 그람음성 막대균이다. *Haemophilus influenzae, N. gonorrhoeae*, *Moraxella* (*Branhamella*) *catarrhalis*에 대해서는 감수성시험을 하지 않았으나, 이들 중에는 β-lactamase를 생성하는 균주들이 많아졌고 따라서 내성 시험이 필요해졌다. 항균제를 환자에게 투여할 때는 여러 가지 요소를 고려해야 한다. 분리된 균주의 항균제에 대한 감수성 시험 성적과 함께 항균제의 독성, 흡수, 배설, 조직 내의 이행 등 약리작용을 고려하게 된다.

1) 희석법(dilution method)

시험하고자 하는 항균제를 계단희석하여 일정한 농도의 항균제가 포함된 액체 또는 고체 배지를 준비한 다음 표준 탁도(0.5 McFarland)로 준비된 대상 세균을 항균제가 들어 있는 배지에 접종한다. 이때 시험 세균은 5×10^5 CFU/mL가 되도록 접종하며 일정시간 배양한 후에 육안으로 판독하여 세균의 증식이 억제된 최소농도를 MIC (minimum inhibitory concentration, 최소억제농도)로 결정한다.

(1) 액체배지 희석법(broth dilution method)

액체배지 희석법은 배양액의 양에 따라 시험관법(macrodilution method)과 미량희석법(microdilution method)으로 나뉜다. 액체배지 희석법은 MIC뿐만 아니라 배양액을 평판배지에 맹계대배양하여 세균의 사멸 여부를 확인할 수 있어 MBC (minimum bactericidal concentration, 최소살균농도)도 알 수 있다는 장점이 있다.

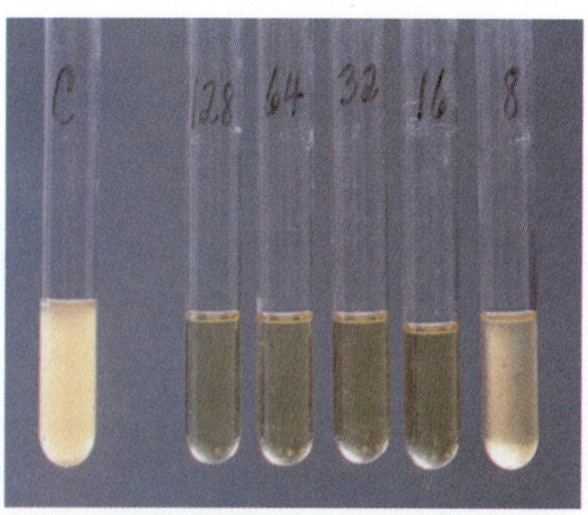

그림 15-1. 시험관(macrodilution broth)법에 의한 MIC 시험. 액체배지 희석에 의한 시험관법으로 어느 항균제의 MIC는 16 μg/mL이다.

(2) 우무배지 희석법(agar dilution method)

우무배지 희석법은 시험하고자 하는 항균제를 계단 희석하여 일정농도의 항균제가 우무배지에 포함되도록 만든 후 그 위에 균을 접종하여 MIC를 측정하는 방법인데 한 번에 많은 균주의 MIC를 동시에 검사할 수 있다. 일정 농도의 항균제가 존재하는 배지에서 세균이 집락을 형성하는지 여부를 확인하여 MIC를 결정하기 때문에 다른 세균의 오염 등에 의한 검사결과의 오류를 판별하기 쉽다. 그러나 많은 시간과 노력과 인력이 필요하다는 단점이 있다.

2) 확산법(diffusion method)

(1) 디스크 확산법(disk diffusion method)

디스크 확산법은 1966년에 Bauer와 Kirby 등이 처음 기술하였는데, 현재는 Kirby-Bauer법을 변경한 Kirby-Bauer 변법(modified Kirby-Bauer method) 또는 CLSI (Clinical and Laboratory Standards Institute)법이 미국의 FDA와 CLSI(예전에 NCCLS, National Committee for Clinical Laboratory Standards라고 하였으나, 현재는 CLSI라고 한다)에 의해 권장되고 있다.

디스크 확산법은 간단한 방법이지만 원법대로 시험한다면 세균의 항균제에 대한 감수성과 억제대의 크기는 상관관계가 있으므로 억제대의 크기에 따라 항균제의 감수성 정도를 알 수 있다. 억제대의 크기는 항균제의 종류와 함량, 배지의 종류와 두께, 세균 종류와 접종량, 배양시간 등 여러 가지 조건에 따라 달라지므로 원법에 따라야만 정확한 결과를 얻게 된다.

(2) E test (Epsilometer test)

E test는 한 개의 strip(가로 5 mm, 세로 60 mm)에 한 종류의 항균제가 농도별(0.06~256 μg/mL)로 들어 있으며, 이 결과로 직접 MIC를 측정할 수 있다(그림 15-2). 이 방법은 CLSI 디스크 확산법과 거의 동일한 방법으로 시험한다. 그림 15-3, 15-4, 15-5와 같이 타원형의 억제원이 생기며 strip의 억제원이 생기는 시작점의 눈금부분의 MIC치를 MIC로 한다. 여기에서 얻어진 MIC 성적은 CLSI MIC 측정법의 표준법인 우무평판희석법의 성적과 잘 일치하고 있다. 이 방법은 장내세균과나 포도당 비발효, 그람음성 막대균, *Staphylococcus, Streptococcus* 등의 그람양성균 *Neisseria gonorrhoeae, Haemophilus,* 무산소성균, ESBL 등 여러 세균의 MIC 측정이 가능하다.

다음은 E test의 특징이다.

① E test는 1매의 strip을 꺼낼 수 있도록 포장되어 있으며, 지름 9 cm Petri-dish에 2매, 지름 15 cm의 Petri-dish에는 5~6매의 strip을 사용할 수 있다(그림 15-2). E test는 가격이 비싸기 때문에 다음과 같은 특별한 경우에 한해서 사용된다.
   ㉠ 혈액이나, 뇌척수액에서 검출균으로 특히 MIC 성적을 필요로 하게 되는 경우
   ㉡ 무산소성균이나, *Campylobacter* 등 디스크법으로 적용할 수 없는 균의 감수성 검사를 필요로 하는 경우
   ㉢ 미량 액체 희석법을 적용할 수 없는 세균(*Helicobacter* 등)의 감수성이 필요한 경우

② E test는 측정 가능한 세균의 범위가 넓고 항산균이나 효모양 진균에 대해서도 MIC 측정이 가능하다.

③ 약제에 따라서는 저농도용, 고농도용의 두 종류 제품이 있다.

④ E test의 판정은 그림 15-3과 같이 한다.

⑤ β-lactam 계열과 β-lactamase 저해제와의 합성 약제의 MIC도 판정할 수 있다.

⑥ ESBL (extended spectrum β-lactamase) 검출용 strip도 사용할 수 있다.

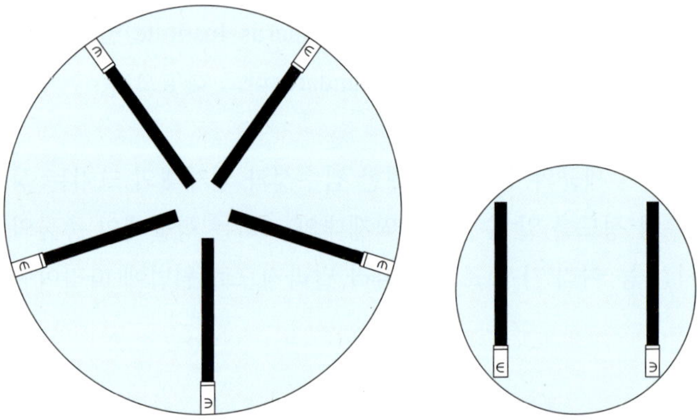

그림 15-2. **E test 항균제 strip을 놓는 위치.** 왼쪽은 15 cm의 Petri-dish로 5~6개의 strip을 놓고, 오른쪽은 9 cm Petri dish로 2개의 Strip을 놓을 수 있다.

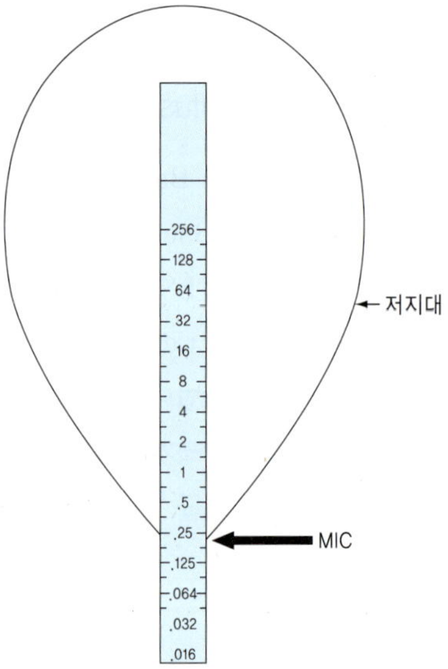

그림 15-3. **E test strip의 판정.** 억제원이 생기기 시작한 부분의 눈금이 MIC치이다.

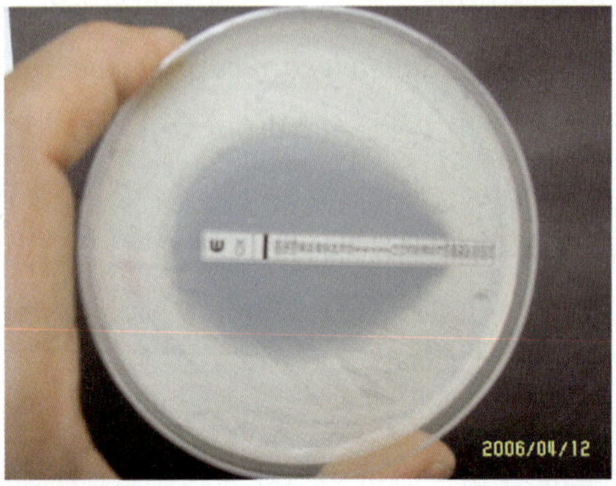

그림 15-4. **E test.** *S. aureus* ATCC25923의 oxacillin E test로써 MIC는 0.5 ug/mL이다.

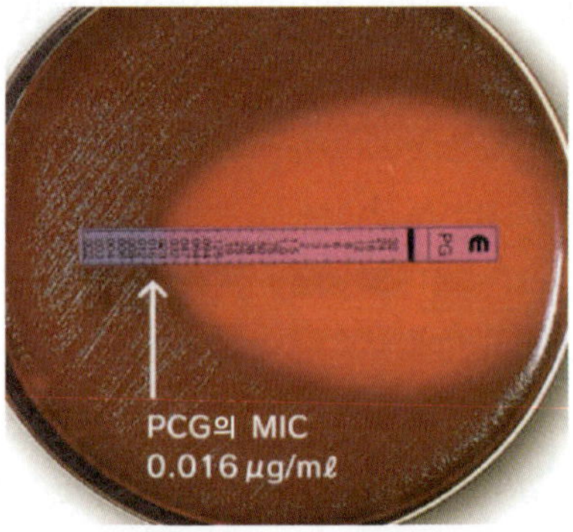

그림 15-5. **E test법에 의한 MIC 시험.** *Streptococcus pneumpniae*의 penicillin MIC는 0.016 ㎍/mL이다. E test는 CLSI 우무희석법과 결과가 잘 맞는다.

▣ 특이 내성 검출법

1) β-lactamase에 의한 내성 검출

(1) 일반적인 β-lactamase

β-lactam계, 즉 penicillin이나 cephalosporin계에 내성이 있는지를 신속하게 검사하는 방법으로 cefinase (Nitrocefin) 디스크법이 예민하여 많이 사용한다(그림 15-6).

β-lactam 계열에 대해 세균이 내성이 되는 원인의 하나는 β-lactamase 생성에 있다. β-lactamase는 β-lactam 계열을 가수분해하는 효소이며, β-lactam환에 작용하여 이것을 파괴시켜 항균력을 잃게 한다. β-lactamase는

penicillinase (penicillin, ampicillin 등의 penicillin을 분해), cephalosporinase (cephazolin, cephalothin 등의 cephalosporin을 분해) 등이 있어 이들은 염색체유전자에 지배하는 것과 R-plasmid에 지배되고 있는 것이 있다. β-lactamase는 효소단백의 구조나 유전학적으로 크게 4종류(class A, B, C 및 D)로 분류되고 있다. 그람음성 막대균에는 ① ESBL ② ampC β-lactamase ③ metallo-β−lactamase (MBL)가 특히 중요시되고 있어 약제감수성 양상에서 이들 균주가 추측될 경우에는 감염되지 않도록 주의해야 한다.

일반적으로 β-lactamase를 생성하는 균은 β-lactam 계열의 일부 또는 거의 전부에 내성으로 판정하여 이들의 항균제에 대해서는 치료가 안 된다. β-lactamase 검사는 소량의 균량으로 검사되며 동시에 즉시 성적을 알 수 있고 일부의 균종에서는 항균제 감수성 검사에 대신하는 신속검사법의 하나이다. 또한 β-lactamase가 음성인 경우에는 다음과 같이 해석할 수 있다.

① 그 세균이 β-lactam 계열에 감수성인 경우, ② β-lactamase 생성 이외의 원인으로 내성인 경우 이 두 가지로 생각할 수 있다. 특히 ②번 원인의 내성균주를 검사하기 위해서는 일상검사에 β-lactamase 검사가 필요한 세균은 다음과 같은 것이 있으며 β-lactamase 양성인 경우에는 penicillin, ampicillin 감수성 검사에 관계없이 내성으로 보고한다.

β-lactamase 검사가 필요한 세균은 ① *Haemophilus* spp. ② *Neisseria gonorrhoeae* ③ *Staphylococcus* spp. ④ *M.* (*B.*) *catarrhalis* ⑤ *Enterococcus faecalis* ⑥ *Prevotella* spp. ⑦ *Porphyromopnas* spp. 등이다.

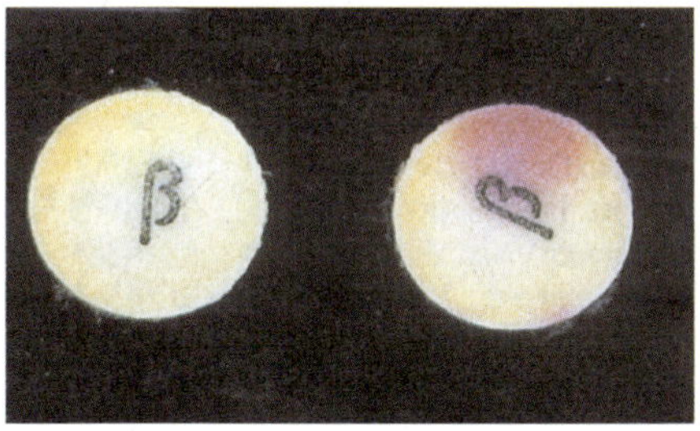

그림 15-6. Nitrocefin법(또는 Cefinase법)에 의한 β-lactamase 시험. 오른쪽과 같이 분홍색이이면 β-lactamase 양성이다.

(2) ESBL (extended−spectrum β−lactamase)

ESBL은 제1세대 β-lactam제는 물론 oxyiminocephalosporin인 제3세대 cephalosporin (extended spectrum cephalosporin; 예, cefotaxime, ceftriaxone, ceftizoxime, ceftazidime) 및 aztreonam에 내성을 나타내고, cefoxitin 등의 cephamycin계와 clavulanic acid에 효소활성이 저해(감수성)되는 β-lactamase를 ESBL이라고 한다.

ESBL 생성균으로 밝혀진 *E. coli, Klebsiella, P. mirabilis*는 모든 penicillin 계, cephalosproin 계(cefoxitin 등 cephamycin 계는 제외) 및 aztreonam에 내성으로 보고한다.

ESBL 생성균 선별은 CLSI의 기준에 따라 cefpodoxime 디스크에 의한 억제대가 22 mm 이하인 균주(주로 *E. coli*와 *K. pneumoniae*)를 선택한다. ESBL 확인시험으로는 CLSI법과 double disk synergy (DDS)법이 있다.

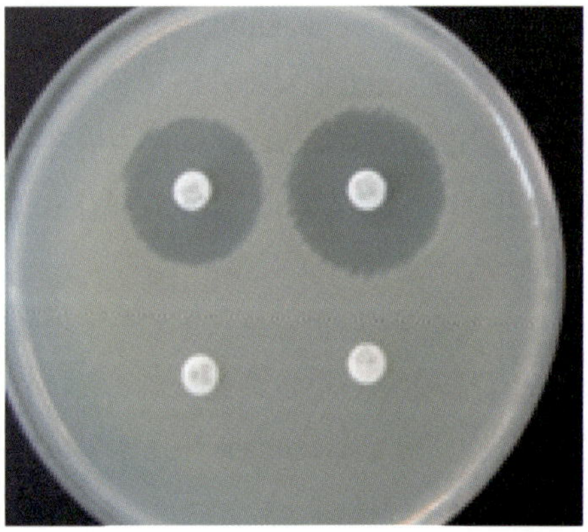

그림 15-7. **CLSI법에 의한 ESBL 생성 확인시험.** Ceftazidime (30 ug)와 ceftazidime-clavulanic acid (30/10 ug) 디스크, cefotaxime(30 ug)와 cefotaxime-clavulanic acid (30/10 ug) 디스크를 놓고 배양한 결과 clavulanic acid가 함유된 디스크에서 5 mm 이상 증가된 억제대가 관찰됨(CLSI 시험 양성으로 ESBL 생성균이다).

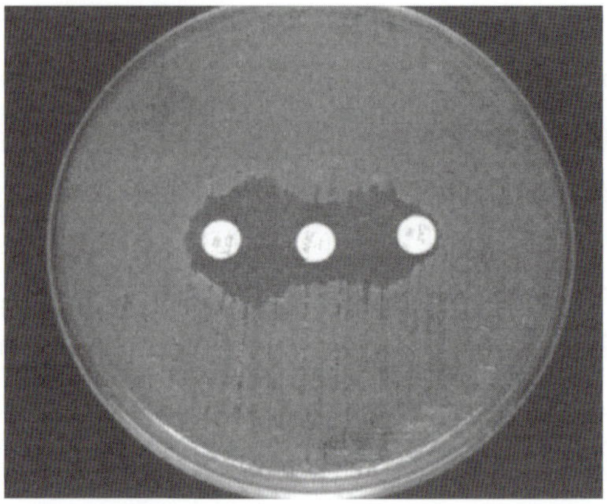

그림 15-8. **DDS (double disk synergy)법에 의한 ESBL 생성 확인시험.** 배지 중앙에 amoxicillin/clavulanic acid(20/10 ug) 디스크를 놓고 디스크 가장자리에서 15 mm 떨어진 왼쪽과 오른쪽에 각각 30 ug의 cefotaxime (CTX) 및 ceftazidime (CAZ) 디스크를 놓은 후 배양한 결과 clavulanic acid가 있는 중앙 주변의 억제대가 커짐(DDS 시험 양성으로 ESBL 생성균이다).

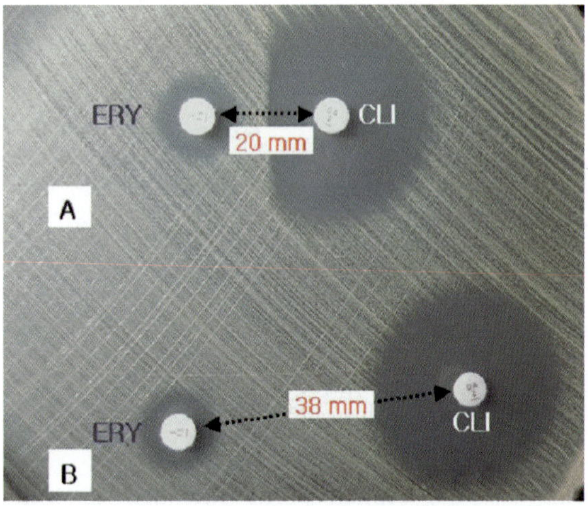

그림 15-9. **디스크 근접 시험.** *Staphylococcus aureus* 균주에 대한 D-zone 검사 결과이다. 그림 A는 erythromycin (15 ug)과 clindamycin (2 ug) 디스크 사이가 20 mm 간격으로, D-zone 시험양성을 보여 clindamycin 내성으로 판정한다. 그러나 그림 B는 erythromycin과 clindamycin 디스크의 간격이 38 mm로 시험하여 clindamycin이 감수성으로 판정되었다.

2) 유도성 clindamycin 내성 검출(disk approximation test, D-zone test)

Macrolide, lincosamide와 streptogramin B계(MLS) 항균제는 23S rRNA에 작용하여 세균의 단백질 합성을 저해함으로써 정균성(bacteriostatic) 항균제이다. *Staphylococcus aureus,* coagulase negative staphylococcus (CNS), *Streptoccus pneumoniae*, 베타 용혈성 연쇄상 알균에서 macrolide 계열인 erythromycin으로 유도되는 clindamycin 내성을 모든 staphylcoccus에서 CLSI를 통하여 표준화되고, 디스크 확산법을 이용한 항균제 감수성 시험에 모두 적용하도록 하였다. 통칭 'D-zone test'라고 알려진 디스크 근접 시험(disk approximation test)은 디스크 확산법을 시행할 때 매우 간단하고도 효율적으로 유도성 clindamycin 내성을 검출할 수 있다.

표 15-1. ESBL 생성 *E. coli, K. pneumoniae* 및 *K. oxytoca*의 디스크법 선별과 확인[a]

항균제	디스크 중 농도 (ug)	선별시험	확인시험		정도관리 허용범위[b]
		양성 기준 억제대(mm)	억제대 (mm)	양성 기준 억제대의 차(mm)	억제대 (mm)
Cefpodoxime (CPDX)	10	≤17	–		9~16
Ceftazidime (CAZ)	30	≤22	(A)		10~18(E)
Ceftazidime/clavulanic acid	30/10	–	(B)	(B)−(A)≥5	(F)(E)−(F)≥5
Cefotaxime (CTX)	30	≤27	(C)		17~25(G)
Cefotaxime/clavulanic acid	30/10	–	(D)	(D)−(C)≥5	(H)(G−H)≥3
Ceftriaxone (CTRX)	30	≤25	–		16~24
Aztreonam	30	≤27	–		9~17

[a] CLSI(2012)에서 인용

[b] 정도관리 균주 : *K. pneumoniae* ATCC 700603

표 15-2. 시험에 쓰는 class 항균제와 같은 결과로 해석되는 항균제

Class 항균제	같은 결과로 해석되는 항균제
Ampicillin	Ampicillin, amoxacillin, bacampicillin, cyclacillin, hetacillin
Oxacillin	Oxacillin, methicillion, nafcillin, cloxacillin, dicloxacillin
Cephalothin	Cephalothin, cefaclor (*Haemophilus*는 제외), cephapirin, cephradine, cephalexin, cefadroxil, cefazolin[a], loracarbef
Tetracycline	Tetracycline, chlortetracycline, democlocycline, doxycycline[b], methacycline, minocycline, oxytetracycline

[a]Cephalothin에 내성인 *Enterobacteriaceae* 중에는 cefazolin 감수성 균주가 있음.

[b]Doxycycline과 minocycline은 tetracycline보다 *Staphylococcus*와 *Acinetobacter*에 대한 항균력이 더 큼

표 15-3. *Haemophilus* spp., 임균 및 *Streptococcus pneumoniae* 이외의 세균에 대한 디스크법 감수성 시험 결과의 판독
Clinical and Laboratory Standards Institute (CLSI), 1994, M100-S22, M7-A9)

항균제	디스크 중 항균제(μg)	억제대 지름(mm)			기준 MIC(μg/mL)	
		내성	중간	감수성	내성	감수성
Penicillins						
Ampicillin[a]	10					
Enterobacteriaceae		≤13	14~16	≥17	≥32	≤8
Staphylococcus[b]		≤28	–	≥29	≥0.5	≤0.25
Enterococcus		≤16	–	≥17	≥16	–
Streptococcus (*not pneumococci*)		–	–	≥24	≥4	≤0.12
L. monocytogenes		≤19	–	≥20	≥4	≤2
Methicillin	5					
Staphylococcus		≤9	10~13	≥14	≥16	≤8
Oxacillin	1					
Staphylococcus		≤10	11~12	≥13	≥4	≤2
Piperacillin	100					
P. aeruginosa		≤17	–	≥18	≥128	≤64
다른 그람음성 막대균		≤17	18~20	≥21	≥128	≤16
β-lactam/β-lactamase inhibitor combinations						
Amoxicillin/clavulanic acid	20/10					
Staphylococcus		≤19	–	≥20	≥8/4	≤4/2
다른 세균		≤13	14~17	≥18	≥16/8	≤8/4
Ampicillin/sulbactam	10/10					
장내세균과 *Staphylococci*[a]		≤11	12~14	≥15	≥32/16	≤8/4
Piperacillin/tazobactam	100/10					
P. aeruginosa		≤17	–	≥18	≥128/4	≤64/4
다른 그람음성 막대균		≤17	18~20	≥21	≥128/4	≤16/4
Staphylococci[b]		≤17	–	≥18	≥16/4	≤8/4
Ticarcillin/clavulanic acid	75/10					
P. aeruginosa		≤14	–	≥15	≥128/2	≤64/2
다른 그람음성 막대균		≤14	15~19	≥20	≥128/2	≤16/2
Staphylococcus		≤22	–	≥23	≥16/2	≤8/2

항균제	디스크 중 항균제(㎍)	억제대 지름(mm)			기준 MIC(㎍/mL)	
		내성	중간	감수성	내성	감수성
Cephems (cephalosporins I, II, III, 및 IV)						
Cefaclor	30	≤14	15~17	≥18	≥32	≤8
Cefamandole	30	≤14	15~17	≥18	≥32	≤8
Cefazolin	30	≤14	15~17	≥18	≥32	≤8
Cefepime	30	≤14	15~17	≥18	≥32	≤8
Cefetamet	10	≤14	15~17	≥18	≥16	≤4
Cefixime	5	≤15	16~18	≥19	≥4	≤1
Cefmetazole	30	≤12	13~15	≥16	≥64	≤16
Cefonicid	30	≤14	15~17	≥18	≥32	≤8
Cefoperazone	75	≤15	16~20	≥21	≥64	≤16
Cefotaxime	30	≤14	15~22	≥23	≥64	≤8
Cefotetan	30	≤12	13~15	≥16	≥64	≤16
Cefoxitin	30	≤14	15~17	≥18	≥32	≤8
Cefpodoxime	10	≤17	18~20	≥21	≥8	≤2
Cefprozil	30	≤14	15~17	≥18	≥32	≤8
Ceftazidime	30	≤14	15~17	≥18	≥32	≤8
Ceftibuten	30	≤17	18~20	≥21	≥32	≤8
Ceftizoxime	30	≤14	15~19	≥20	≥32	≤8
Ceftriaxone	30	≤13	14~20	≥21	≥64	≤8
Cefuroxime (oral)	30	≤14	15~22	≥23	≥32	≤4
Cefuroxime (parenteral)	30	≤14	15~17	≥18	≥32	≤8
Cephalothin[c]	30	≤14	15~17	≥18	≥32	≤8
Loracarbef	30	≤14	15~17	≥18	≥32	≤8
Moxalactam	30	≤14	15~22	≥23	≥64	≤8
Monobactams						
Aztreonam	30	≤15	16~21	≥22	≥32	≤8
Carbapenems						
Ertapenem	10	≤15	16~18	≥19	≥16	≤4
Imipenem	10	≤13	14~15	≥16	≥16	≤4
Meropenem	10	≤13	14~15	≥16	≥16	≤4

항균제	디스크 중 항균제(㎍)	억제대 지름(mm)			기준 MIC(㎍/mL)	
		내성	중간	감수성	내성	감수성
Aminoglycosides						
Amikacin	30	≤14	15~16	≥17	≥64	≤16
Gentamicin						
Enterococcus	120	6	7~9	≥10	〉500	≤500
다른 그람양성 세균	10	≤12	13~14	≥15	≥8	≤4
Kanamycin	30	≤13	14~17	≥18	≥64	≤6
Netilmicin	30	≤12	13~14	≥15	≥32	≤12
Streptomycin						
Enterococcus	300	6	7~9	≥10	–	–
다른 그람양성 세균	10	≤11	12~14	≥15	–	–
Tobramycin	10	≤12	13~14	≥15	≥8	≤4
Tetracyclines						
Doxycycline	30	≤12	13~15	≥16	≥16	≤4
Minocycline	30	≤14	15~18	≥19	≥16	≤4
Tetracycline	30	≤14	15~18	≥19	≥16	≤4
Glycopeptides						
Teicoplanin	30	≤10	11~13	≥14	≥32	≤8
Vancomycin	30					
Enterococcus		≤14	15~16	≥17	≥32	≤4
다른 그람양성 세균		≤9	10~11	≥12	≥32	≤4
Fluoroquinolones						
Ciprofloxacin	5	≤15	16~20	≥21	≥4	≤1
Enoxacin	10	≤14	15~17	≥18	≥8	≤2
Fleroxacin	5	≤15	16~18	≥19	≥8	≤2
Lomefloxacin	10	≤18	19~21	≥22	≥8	≤2
Levofloxacin	5	≤13	14~16	≥17	≥8	≤2
Norfloxacin	10	≤12	13~16	≥17	≥16	≤4
Ofloxacin	5	≤12	13~15	≥16	≥8	≤2
Quinolones						
Cinoxacin	100	≤14	15~18	≥19	≥64	≤16
Nalidixic acid	30	≤13	14~18	≥19	≥32	≤8
Macrolides						
Azithromycin	15	≤13	14~17	≥18	≥8	≤2
Clarithromycin	15	≤13	14~17	≥18	≥8	≤2
Erythromycin	15	≤13	14~22	≥23	≥8	≤0.5

항균제	디스크 중 항균제(㎍)	억제대 지름(mm)			기준 MIC(㎍/mL)	
		내성	중간	감수성	내성	감수성
Lincosamides						
Clindamycin	2	≤14	15~20	≥21	≥4	≤0.5
Phenicols						
Chloramphenicol	30	≤12	13~17	≥18	≥32	≤8
Nitrofurantoins						
Nitrofurantoin	300	≤14	15~16	≥17	≥128	≤32
Folate pathway inhibitors						
Sulfonamides	250 or 300	≤12	13~16	≥17	≥350	≤100
Trimethoprim	5	≤10	11~15	≥16	≥16	≤4
Trimethoprim /sulfamethoxazole	1.25/23.75	≤10	11~15	≥16	≥8/152	≤2/38
Ansamycins						
Rifampin	5	≤16	17~19	≥20	≥4	≤1

[a] Ampicillin, amoxicillin, bacampicillin, cyclacillin 및 hetacillin에 대한 class disk임.

[b] Oxacillin에 내성을 보인 *S. aureus*는 다른 모든 penicillin, cephalosporin, carbaphenem, β-lactamase 억제제가 복합된 항균제에도 내성으로 보고해야 됨.

[c] Cephalothin은 cephalothin, cephapirin, cephradine, cephalexin, cefaclor, cefadroxil, cefazolin(장내세균과는 제외), cefuroxime, cefpodoxime, cefprozil 및 loracarbef(장내세균과는 제외)에 대한 대표 class disk임.

chapter 15

2 항균제 감수성 검사

▣ 확산법

1) 디스크 확산법

(1) 검체

① *S. aureus* ATCC 25923

② *E. coli* ATCC 25922

③ *Pseudomonas aeruginosa* ATCC 27853 등 비선택배지에 하룻밤 배양된 집락

(2) 재료

① Mueller-Hinton agar plates (150 mm 또는 100 mm 지름의 접시, 두께 4 mm)

② Tryptic(또는 Trypticase) soy broth (TSB) 5 mL

③ 멸균식염수(sterile 0.85% NaCl)

④ Antimicrobial disks(상품화된 cartridge, Difco 또는 BBL)

㉠ *S. aureus* ATCC 25923 – 8개 항균제 선택(penicillin 10 U, oxacillin 1 μg, erythromycin 15 μg, ciprofloxacin 5 μg, clindamycin 2 μg, tetracycline 30 μg, cotrimoxazole 1.25/23.75 μg, vancomycin 30 μg)

㉡ *E. coli* ATCC 25922–8개 항균제 선택(ampicillin 10 μg, amoxacillin/clavulanic acid 20/10 μg, cephalothin 30 μg, cefoxitin 30 μg, ciprofloxacin 5 μg, co-trimoxazole 1.25/23.75 μg, gentamicin 10 μg, tetracycline 30 μg)

㉢ *P. aeruginosa*–8개 항균제 선택(carbenicillin 100 μg, piperacillin 100 μg, cefotaxim 30 μg, aztreonam 30 μg, imiphenem 10 μg, amikacin 30 μg, gentamicin 10 μg, ceftazidime 30 μg) 디스크는 2~8℃ 냉장고나 –14℃ 이하에 보관한다. Penicillin이나 cephalosporin류의 디스크는 반드시 냉동 보관한다. 사용 중인 디스크는 1주일간 냉장보관해도 된다.

⑤ 멸균된 면봉(sterile cotton-tipped swab)

⑥ 멸균된 파스퇴르 피펫(sterile Pasteur pipette)

⑦ McFarland의 제0.5관 탁도(McFarland 0.5 turbidity standard) 또는 탁도계(densitometer)
: 0.048 M $BaCl_2$(1.175% [W/V] $BaCl_2 \cdot 2H_2O$) 0.5 mL + 0.36 N H_2SO_4(1% V/V) 99.5 mL, 실온 어두운 곳에 보관한다. 또는 탁도계(Densitometer)

⑧ 핀셋(Forcep)

⑨ 자 또는 sliding caliper

⑩ Vortex mixer

⑪ 디스크 분주기(disk-dispensing apparatus)

(3) 방법

① 4~5개의 분리된 집락을 백금이나 백금침으로 채취하여 5 mL의 TSB에 접종한다. 엷게 혼탁될 때까지 35℃에 2~5시간 배양한다.

② 식염수나 TSB로 희석하여 McFarland의 제0.5관 탁도에 맞춘다. 사용하기 전 세게 흔들어서 섞는다. 검은 줄이 있는 흰 바탕을 배경으로 밝은 조명 밑에서 비교한다. Densitometer 탁도계를 사용하면 편리하다.

③ 하룻밤 배양한 평판으로 생긴 집락으로 바로 탁도를 맞추는 방법은 TSB에서 증식되지 않는 세균인 *Haemophilus influenzae, Neisseria gonorrhoeaea, Streptococcus pneumoniae*를 시험할 때 쓰며, methicillin 내성 *S. aureus*의 검출을 위해서도 좋다. 탁도를 맞춘 후 20분 이내에 평판에 접종해야 한다.

④ 면봉을 균액에 담갔다가 꺼내어 시험관 벽에 대고 돌려 과량의 배지를 짜낸다. 이 면봉으로 평판에 한 방향으로 바르고 이어서 120도 돌려 바르고, 또 한 번 120도 돌려 발라 고르게 접종되게 한다. 마지막으로 면봉으로 평판주위를 돌려서 접종한다.

⑤ 3~5분 동안 말리고, 15분 이내에 디스크를 놓는다. 디스크는 접시 가장자리에서 15 mm 이상 떨어져야 한다. 억제대가 중복되지 않게 놓으려면 100 mm 접시에는 4~5개, 150 mm 접시에는 12~13개의 디스크를 놓을 수 있다.

⑥ 핀셋 끝으로 디스크를 눌러서 배지 표면에 접촉시킨다. 디스크를 놓고 15분 두었다가 35℃ 항온기에 배양한다. *Haemophilus*와 임균은 5~7% CO_2 배양기에 다른 세균은 공기 중 배양기에서 배양한다.

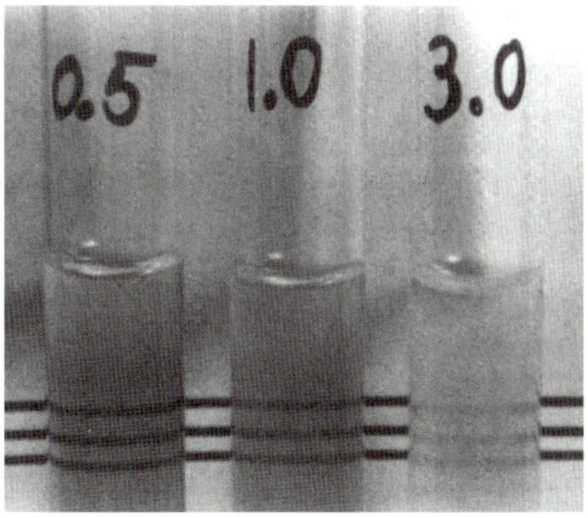

그림 15-10. **균액 탁도의 조정.** McFarland nephelometer(탁도표준) 제0.5관 시험관에 맞춘다. 디스크 확산법에서 사용하는 균액은 탁도 0.5관에 맞추어 접종하며, 이 성분은 barium sulfate ($BaSO_4$)이고, 이때 균수는 1.5×10^8/mL이다.

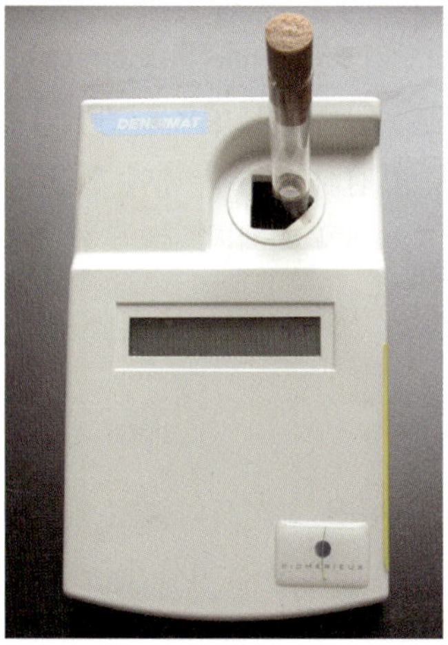

그림 15-11. **균수의 농도를 측정하는 탁도계.**(디스크 확산법은 0.5관 농도가 되도록 조정한다).

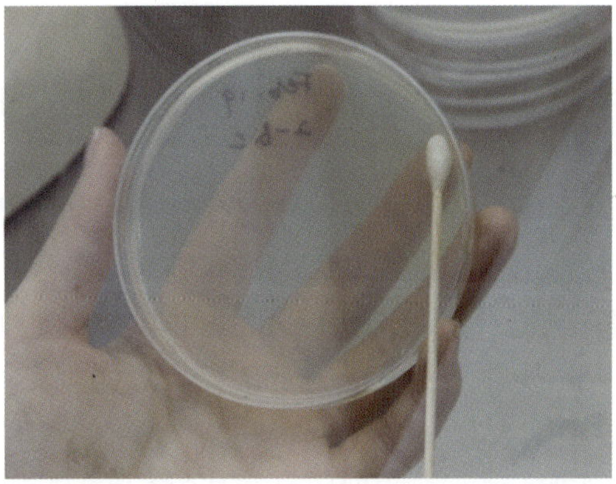

그림 15-12. 균액의 접종. 면봉을 McFarland 0.5관에 조정된 균액에 담갔다가 꺼내어 시험관 벽에 과량의 액체를 짜낸 다음, 이 면봉으로 평판에 한 방향으로 바르고 120° 돌려서 바르고 또 한 번 120° 돌려서 발라 고르게 접종되게 한다.

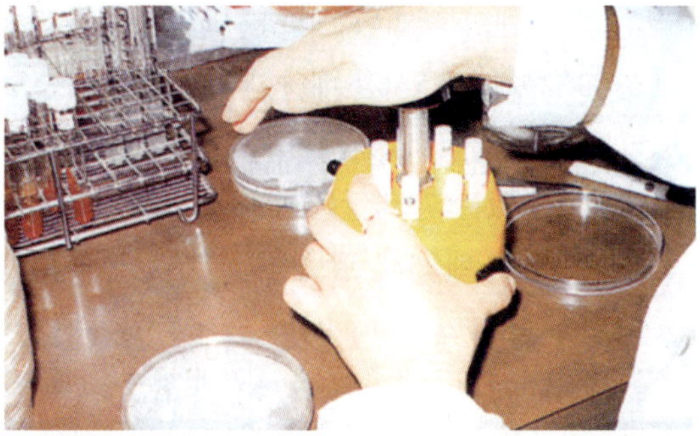

그림 15-13. 항균제 디스크를 놓는 과정. 디스크 분주기(disk dispenser)로 접종된 평판배지에 디스크를 놓고 핀셋 끝으로 디스크를 눌러서 배지표면에 접촉시킨다.

(4) 결과판독

16~18시간 배양 후에 억제대의 지름을 caliper나 자를 써서 mm 단위로 잰다. 해석기준의 동심원 본(template)을 쓸 수도 있다. 집락이 서로 붙거나 거의 붙을 정도로 생겼어야 한다. 첨가물을 넣지 않은 배지는 접시 뒤쪽에서 잰다. 반사하지 않는 검은색 배경에 접시를 놓고 반사경으로 관찰한다. 불투명한 배지의 억제대는 배지 표면에서 잰다. 완전히 억제된 곳까지의 지름을 잰다. 세밀히 관찰하거나, 투과광선이나 확대경을 써야만 관찰되는 미세한 집락은 무시한다. *S. aureus*의 methicillin 내성을 판독할 때는 18시간이 아닌 24시간 배양 후에 투과광선을 쓰고, 미세한 집락이 있으면 내성으로 판단한다. 억제대 안에 큰 집락이 섞여 있는 것은 내성 변이주거나 오염균이므로 동정과 감수성 검사를 다시 해야 한다. Sulfonamide나 sulfonamide-trimethoprim의 억제대 중에 엷게 증식된 것은 무시하고 80%가 억제된, 즉 두껍게 증식된 가장자리까지를 잰다. *Proteus*의 유주는 무시하고 진한 증식이 끝난 곳까지를 잰다.

(5) 해석

억재대의 지름을 해석표의 기준에 따라서 감수성(susceptible), 중간(intermediate) 및 내성(resistant)으로 해석한다. 감수성이나 내성의 해석기준(MIC breakpoint)은 항균제의 보통 용량을 투여했을 때의 혈중 농도를 기준으로 하며, 요로 감염에만 쓰이는 nalidixic acid 등의 경우에는 요 중 농도를 기준으로 한다.

① 감수성(susceptible)

감수성으로 판독된 균주의 감염은 그 균종, 그 부위의 감염에 권장되는 용량의 항균제로 치료될 수 있음을 뜻한다.

② 중간(intermediate)

㉠ 시험균주에 대한 항균제의 최소저지 농도가 혈중농도보다 높거나 비슷함을 뜻하며, 따라서 치료효과가 감수성인 균주에 대한 경우보다 낮다.

㉡ 요 등 항균제가 농축되는 부위에 감염이 되었을 때나 다량을 투여할 수 있는 약제를 최대량 투여했을 때는 치료효과가 있음을 뜻한다.

㉢ 또한 이 해석은 감수성 시험 시 기술적인 과오를 피하기 위한 완충대 역할을 한다.

③ 내성(resistant)

보통 용량을 투여했을 때 혈중 농도로는 치료되지 않음을 뜻한다. 항균제 중에는 혈중 농도보다 요 중의 농도가 월등히 높은 것이 있다. 이러한 경우에는 디스크법으로는 내성을 보인 경우에도 요로감염의 치료효과를 기대할 수 있다.

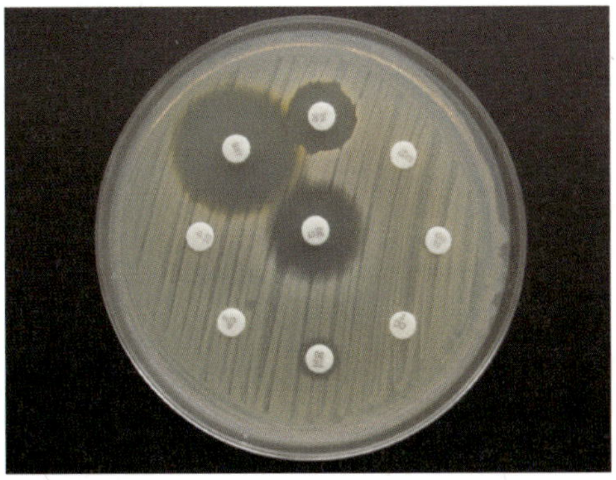

그림 15-14. **Caliper나 자를 써서 mm로 억제대의 지름을 잰다.** 억제대를 CLSI 판독표에서 찾아 그 결과를 감수성(susceptible, S), 중간(intermediate, I) 및 내성(resistant, R)으로 기록한다.

2) E test

(1) 재료

① 항균제 Strip (Oxacillin 등 strip, AB Biodisk 회사)

② Mueller-Hinton agar

③ Tryptic soy broth (TSB)

④ McFarland nephelometer 0.5관 또는 Densimeter

(2) 방법

① 장내세균과, 장알균, *Staphylococcus* 등은 CLSI 디스크 시험과 같이 McFarland nephelometer 0.5관에 맞춘 균액을 면봉으로 Mueller-Hinton agar에 바른다. 단, *Staphylococcus*의 methicillin이나 oxacillin 감수성을 시험하기 위해서는 Mueller-Hinton agar에 NaCl을 2% 되게 첨가해야 한다. 다른 세균을 시험할 때는 시험세균에 따라 알맞은 배지를 선택해야 한다.

② 9 cm 평판배지에는 항균제 strip을 2개, 15 cm 평판배지에는 5~6개를 놓고, 핀셋 끝으로 strip을 눌러서 배지표면에 접촉시킨다.

③ Strip을 놓고, 15분 이내에 35℃ 공기 중 항온기에 배양한다. 임균이나 *Haemophilus*는 5~7% CO_2 배양기에 배양한다.

(3) 판정

타원형의 억제원을 시작하는 눈금부분을 MIC로 한다.

3 특이 내성 검출

▣ β-lactamase에 의한 내성 검출

1) β-lactamase 검출 시험-Nitrocefin 디스크법(cefinase 디스크법)

(1) 재료

① Nitrocefin 디스크(Cefinase 디스크, BBL)

② Petri-dish

③ 멸균 증류수

④ Pasteur pipette

(2) 방법

① Petri-dish에 Nitrocefin 디스크를 놓는다.

② 증류수 1방울을 Nitrocefin 디스크에 떨어뜨린다.

③ 배양된 집락을 loop로 채취하여 디스크에 진하게 묻힌다.

④ 집락을 디스크에 바른 부분이 노란색에서 **분홍색으로 변하면 양성**, 변화가 없으면 음성으로 판정한다.

⑤ 대개의 경우 양성 반응은 15초~5분에 나타나며, 5분 후에도 변화가 없으면 음성으로 판정한다. *Staphy-lococcus aureus*는 1시간이 걸릴 때도 있다.

(참고) Nitrocefin 디스크는 Cefinase 디스크(BD, BBL)의 시판용이 예민하여 쓰기에 편리하다.

(3) 주의점

① Nitrocefin은 chromogenic cephalosporin이라고도 불리며, cephalosporin 계열의 일종이지만 치료에 사용하지 못하며 전적으로 β-lactamase 검사에 사용된다. 이 항균제는 빛이나 열에 불안정하므로 시약관리에 주의해야 한다.

② Nitrocefin 디스크는 2~8℃에 보존하지만 사용 시에는 용기가 실온 온도에 올라올 때까지는 개봉해선 안 된다.

③ 항상 양성 균주와 음성 균주의 대조균주를 실험균주와 동시에 실시한다.
양성 대조균주 : *S. aureus* ATCC 25923
음성 대조균주 : *Haemophilus influenzae* ATCC 10211

④ β-lactamase가 음성인 경우는 항균제 감수성 검사(디스크법 또는 희석법)에 의해 β-lactam 계열 약제에 내성인가를 확인해야 한다(β-lactamase 이외의 내성기전을 가지는 경우가 있다).

⑤ 일반적인 β-lactamase 시험에는
㉠ Rapid acidometric method
㉡ Rapid iodometric method
㉢ Rapid chromogenic cephalosporin method가 있다.

2) Extend spectrum β-lactamase (ESBL) 확인시험-Double disk synergy (DDS)법

(1) 재료

① 항균제 디스크 : ceftazidime (CAZ, 30 μg), cefotaxime (CTX, 30 μg), aztreonam (AZT 30 μg), cefepime (FEP, 30 μg) amoxicillin/clavulanic acid (20/10 μg)
② Mueller-Hinton agar
③ TSB (Tryptic soy broth)
④ McFarland nephelometer 0.5관 또는 Densimeter
⑤ 멸균 면봉

(2) 방법

① 시험 세균을 McFarland 0.5관에 맞추어 Mueller-Hinton 우무에 접종한다.
② amoxicillin/clavulanic acid (AMC) 디스크를 배지 중앙에 놓고 디스크 중심과 중심사이의 거리가 20~30 mm가 되도록 하여 cefotaxime (CTX), ceftazidime (CAZ), aztreonam (AZT) 및 cefepime (FEP) 디스크를 놓는다. 35℃에서 16~18시간 배양 후 판정한다.

(3) 결과

네 가지 항균제 디스크에 의한 억제대 크기가 한 가지라도 amoxicillin/clavulanic acid에 의해 커지면 DDS 시험 양성, 즉 ESBL 생성 균주로 판정한다. 균주에 따라서는 디스크 사이의 거리에 따라 결과가 불확실한 경우가 있으며, 이러한 경우는 거리를 달리하여 다시 시험하여 확인한다.

3) Extend spectrum β-lactamase (ESBL) 확인시험-CLSI법

(1) 재료

① 항균제 디스크 : cefotaxime (CTX, 30 μg), ceftazidime (CAZ, 30 μg), ceftazidime-clavulanic acid (30/10 μg), cefotaxime/clavulanic acid (30 μg/10 μg)
② Mueller-Hinton agar
③ TSB (Tryptic soy broth)
④ McFarland nephelometer 0.5관 또는 Densimeter
⑤ 멸균 면봉

(2) 방법

① 시험 세균을 McFarland 0.5관에 맞추어 Mueller-Hinton 우무에 접종한다.
② Ceftazidime (CAZ)와 ceftazidime-clavulanic acid 디스크, cefotaxime (CTX, 30)와 cefotaxime-clavulanic acid 디스크(총 4개 디스크)를 배지 가장자리에서 15 mm 이상 떨어지도록 하고 디스크 사이의 간격을 20~30 mm 이상 되도록 놓은 후 35℃에서 16~18시간 배양 후 판정한다.

(3) 결과

Clavulanic acid가 함유된 디스크의 억제대가 5 mm 이상 더 커져 있으면 양성, 즉 ESBL 생성 균주로 판정한다.

▣ 유도성 clindamycin 내성 검출

1) 디스크 근접시험(D-zone test)

(1) 재료

① 항균제 Disk (clindamycin 2 μg, erythomycin 15 μg)
② Mueller-Hinton agar
③ TSB
④ McFarland nephelometer 0.5관 또는 Densimeter
⑤ 멸균 면봉

(2) 방법

McFarland 0.5관 탁도에 맞춘 균액을 MHA에 디스크 확산법과 같이 평판배지에 고르게 바르고 clindamycin 디스크를 eryrhomycin 디스크 끝에서 20 mm 떨어지도록 놓고 핀셋 끝으로 디스크를 눌러서 배지 표면에 접촉시킨다. 35℃ 항온기에서 16~18시간 배양한다.

(3) 결과

- D-zone test 양성 : clindamycin의 억제대가 erythromycin 디스크 방향으로 위축되어 "D" 모양으로 나타난다.
- D-zone test 음성 : 두 항균제의 균 성장 억제대가 위축됨 없이 나타난다.

성명: 학번: 실습일자: 확인:

제15장 실습 결과 보고서

1. 일반적인 디스크 감수성 시험의 결과

균종	항균제	디스크 중 항균제 농도	억제대 지름 (mm)	판정 (S, I 및 R)
S. aureus	Penicillin (P10)	10 U		
	Oxacillin	1 μg		
	Erythromycin	15 μg		
	Ciprofloxacin	5 μg		
	Clindamycin	2 μg		
	Tetracycline	30 μg		
	Trimethoprin / sulfamethoxazole(SXT)	1.25/23.75 μg		
	Vancomycin	30 μg		
P. aeruginosa or *E. coli*	Carbenicillin	100 μg		
	Piperacillin	100 μg		
	Cefotaxim	30 μg		
	Aztreonam	30 μg		
	Imiphenem	10 μg		
	Amikacin	30 μg		
	Gentamicin	10 μg		
	Ceftazidime	30 μg		

2. Nitrocefin 디스크(cefinase 디스크) 시험 : β-lacmtamase

균주	결과(색깔)	해석
Neisseria gonorrhoeae		
Moraxella catarrhalis		

3. CLSI법에 의한 ESBL 확인시험 결과

항균제	디스크 중 농도 (ug)	선별시험	확인시험		정도관리 허용범위[b]
		양성 기준 억제대(mm)	억제대 (mm)	양성 기준 억제대의 차(mm)	억제대 (mm)
Ceftazidime (CAZ)	30				
Ceftazidime/clavulanic acid	30/10				
Cefotaxime (CTX)	30				
Cefotaxime/clavulanic acid	30/10				

4. E test 결과

균주	항균제 Strip	MIC (μg/mL)
S. aureus ATCC 25923	Oxacillin	
S. aureus ATCC 33591	Oxacillin	

5. 디스크 근접시험(disk approximation test, D-zone)

균주	D-zone test 결과	
	양성	음성
S. aureus ATCC 25923		
S. aureus ATCC 33591		

16

장내세균과 동정에 관한 기초실험
(Basic laboratory for identification of *Enterobacteraceae*)

학습목표

1. 탄수화물 분해시험 및 방법을 설명하고 실습한다.
   1) CTA 배지에 의한 탄수화물 분해 시험
   2) OF 시험
   3) Esculin 가수분해 시험
   4) ONPG 시험
   5) Methyl red 시험
   6) Voges-Proskauer 시험
   7) TSI 반응
2. 아미노산 분해시험 및 원리 및 방법에 관해서 설명하고 실습한다.
   1) Indole 시험
   2) Phenyalanine deaminase 시험
   3) 아미노산 탈탄산 효소 시험
   4) 황화수소 생성 시험
3. 다음 효소에 관한 시험의 원리 및 방법을 설명하고 실습한다.
   1) Oxidase 시험
   2) Catalase 시험
   3) DNase 시험
   4) Coagulase 시험
   5) urease 시험
4. 다음 시험의 원리 및 방법을 설명하고 실습한다.
   1) 용혈성 시험
   2) CAMP 시험
5. 다음 유기산염 이용시험의 원리 및 방법을 설명하고 실습한다.
   1) Citrate 이용능 시험
6. 색소 생성능 시험(pyocyanin, fluorescein)을 실습한다.
7. 다음 시험을 설명하고 실습한다.
   1) 담즙용해 시험
   2) 내염성 시험과 호염성 시험
   3) 운동성 시험
8. 다음 시험의 원리와 방법을 설명하고 실습한다.
   1) Optochin 감수성 시험
   2) Niacin 시험

1 개요

Bergey manual(1994) group 5는 Facultatively anaerobic gram-negative rods항이 있는데, 여기에는 장내세균과(*Enterobacteriaceae*), *Vibrionaceae* 및 *Pasteurellaceae*의 3과가 있고, 기타 균속이 수록되어 있다. 장내세균과에 속하는 세균은 44속과 176균종이 알려졌으며, *Plesiomonas shigelloides* 이외의 모든 균속이 oxidase 음성이며, 6% 식염에서 증식하지 못하고 포도당에서 발효시켜 산을 생성한다. 비브리오과에 속한 oxidase 양성인 *Plesiomonas*는 장내세균과로 변경되었다. 이 책에서는 *Salmonella*의 균종명은 오래 전부터 사용되던 것과 새로운 것을 함께 사용하였다.

장내세균과의 일반적인 특성은

① 그람음성 곧은 막대균으로 0.3∼1.0×1.0∼6.0 μm이다.
② 운동성인 균속은 주모성 편모(peritrichous flagella)인데, *Tatumella*는 예외적으로 극성 편모(polar flagella)를 가지고 있다.
③ 조건무산소성(facultatively anaerobic)이다.
④ MacConkey agar에서 잘 증식된다.
⑤ Glucose에서 산(acid) 또는 산과 가스를 생성한다.
⑥ Oxidase 음성이다(단, *Plesiomonas shigelloides*는 oxidase 양성이다).
⑦ 질산염 환원(nitrate reduction)은 대개 양성이다.

장내세균에는 사람과 동물의 장내와 식물 및 토양에 널리 분포되어 있고 병원성을 발휘하는 것과 정상균무리(normal flora)로써 존재하는 것들이 있다. 장내세균과(*Enterobacteriaceae*)는 임상 검체에서 분리되는 병인균 중의 50%, 그람음성 막대균 중의 80%를 차지하고, 원내 감염(nosocomial infection)을 일으키는 중요 세균이기도 하다. 이 세균은 장염(enteritis)을 일으키는 장내감염(장염 세균임이 분명한 *Escherichia, Salmonella, Shigella, Yersinia* 균속)과 장외감염으로 방광염(cystitis)이 가장 흔하고, 호흡기, 창상, 혈액, 중추신경계 감염의 순이며, 패혈증과 수막염 환자는 사망률이 높다.

표 16-1. Bergey manual(1984)에 의한 장내 세균과(Family Enterobacteriaceae)

과(family)	족(tribe)	속(genus)	종(species)
Enterobacteriaceae	*Escherichieae*	Genus Ⅰ. *Escherichia*	1. *Escherichia coli*
			2. *E. blattae*
		Genus Ⅱ. *Shigella*	1. *Shigella dysenteriae*
			2. *S. fiexnerl*
			3. *S. boydii*
			4. *S. sonnei*
	Edwardsielleae	Genus Ⅲ. *Edwardsiella*	1. *Edwardsiella tarda*
			2. *E. hoshinae*
			3. *E. ictaluri*

과(family)	족(tribe)	속(genus)	종(species)
	Salmonelleae	Genus Ⅳ. *Salmonella*	
		Subgenus Ⅰ	1. *S.* Choleraesuis
		: typical *Salmonella*	2. *S.* Hirschfeldii
			3. *S.* Typhi
			4. *S.* Paratyphi－A
			5. *S.* Schottmuelleri
			6. *S.* Typhimurium
			7. *S.* Enteritidis
			8. *S.* Gallinarum
		Subgenus Ⅱ	1. *S.* Salamae
		: atypical *Salmonella*	
		Subgenus Ⅲ	1. *S.* Arizonae
		: atypical *Salmonella*	
		Subgenus Ⅳ	1. *S.* Houtenase
		: atypical *Salmonella*	
		Subgenus Ⅴ	1. *S.* Bongori
		: strain(+) for	
		dulcitol, ONPG, and KCN	
	Citrobactereae	Genus Ⅳ. *Citrobacter*	1. *C. freundii* *C. diversus* *C. amalonaticus*
	Klebsielleae	Genus Ⅴ. *Klebsiella*	1. *K. pneumoniae* subsp. *pneumoniae* *K. pneumoniae* subsp. *ozaenae* *K. pneumoniae* subsp. *rhinoscleromatis*
Enterobacteriaceae			2. *K. oxytoca*
			3. *K. terrigena*
			4. *K. planticola*
			5. *K. aerogenes*
		Genus Ⅵ. *Enterobacter*	1. *E. cloacae*
			2. *E. sakazakii*
			3. *E. agglomerans*
			4. *E. gergoviae*
			5. *E. intermedium*
		Genus. Ⅸ. *Hafnia*	1. *H. alvei*
		Genus Ⅷ. *Serratia.*	1. *S. marcescens*
			2. *S. liquefaciens*
			3. *S. plymuthica*
			4. *S. rubidaea*
			5. *S. odorifera*
			6. *S. ficaria*
			7. *S. fonticola*

	Proteeae	Genus Ⅺ *Proteus*	1. *P. vulgaris*
			2. *P. mirabilis*
			3. *P. myxofaciens*
		Genus Ⅷ. *Morganella*	1. *M. morganii*
		Genus Ⅶ. *Providencia*	1. *P. alcalifaciens*
			2. *P. stuartii*
			3. *P. rettgeri*
	Yersinieae	Genus XⅣ. *Yersinia*	1. *Y. pestis*
			2. *Y. pseudotuberculosis*
			3. *Y. enterocolitica*
			4. *Y. intermedia*
			5. *Y. frederiksenii*
			6. *Y. kristensenii*
			7. *Y. ruckeri*
			8. *Y. philomiraginia*
	Yersinieae	Genus Ⅶ. *Erwinia*	1. *E. amylovora*
	Other Genera	Genus *Obesumbacterium*	
		Genus *Xenorhabdus*	
		Genus *Kluyvera*	
		Genus *Rahnella*	
		Genus *Cedecea*	
		Genus *Tatumella* Genus *Plesiomonas* 1. *P. shigelloides*	

1) 장내세균의 배양

(1) *Salmonella*와 *Shigella*의 증균배양

병원성 장내세균인 *Salmonella*와 *Shigella*가 의심이 되는 변 검체가 오면 증균 후 감별 및 선택배지에 접종을 하여 분리배양하게 된다. 증균배지(enrichment media)로는

- Gram-negative (GN) broth (*Shigella* 배양에 추천됨) : 검체접종 후 4~6시간 배양 후 다른 선택배지로 계대배양
- Selenite broth (*Salmonella*와 *Shigella* 배양 시 사용하나 *Shigella*는 일부가 억제됨) : 검체접종 후 8~12시간 배양 후 다른 선택배지로 계대배양
- Tetrathionate broth (*Salmonella*만 배양 시 사용) : 검체접종 후 12~24시간 후 계대 배양한다. 증균배지를 너무 오래 배양하면 억제되었던 대장균 등이 다시 증식되어 *Salmonella*나 *Shigella*가 억제될 수가 있다.

(2) *Salmonella*와 *Shigella*의 감별 및 선택배지

① 감별배지(differential media)인 MacConkey agar, Eosin Methylene Blue (EMB) agar, Desoxycholate Citrate agar (DCA) 및 Endo agar 중 한 가지와

② 중등도 선택배지(moderately selective media)인 Hektoen enteric (HE) agar, xylose lysine desoxycholate (XLD) agar 및 *Salmonella-Shigella* (SS) agar 중 한 가지와

③ 높은 선택배지(highly selective media)인 bismuth sulfite (BS) agar나 brilliant green (BG) agar 중 한 가지인 배지(*Salmonella* 분리만 사용)에 접종한다.

(3) *Salmonella*와 *Shigella*의 분리배양

감별배지와 선택배지는 35℃에서 하룻밤 배양 후 집락의 성상(발육정도, 색소생성, 당분해능, H_2S 생성능)을 관찰하고 *Salmonella*나 *Shigella* 선별을 위해서는 lactose 등이 함유된 선택배지에서 산 생성이 음성인 집락을 선택하고, H_2S 양성이면, *Salmonella*일 수 있다. 한 평판배지에서 형태가 다른 집락 2개 이상씩을 오염균이 섞이지 않게 택하여 감별배지인 triple sugar iron (TSI) agar 배지에 고층(butt)으로 천자하고 이어서 사면(slant)에 접종한다. 나사마개 시험관을 쓸 때는 마개를 조금 열어서 공기가 통하게 해야 반응이 정확하다. 그러나 silicon 마개는 조금 열어 놓지 않아도 공기 유통이 있어 사용하기 편리하다. TSI 반응이 *Salmonella*나 *Shigella*의 반응 같으면 우선 혈청학적 시험으로 혈청 군을 검출하고 이어서 생화학적 시험을 진행한다. *Salmonella*와 *Shigella* 분리동정 과정은 그림 16-1, 16-2와 같다.

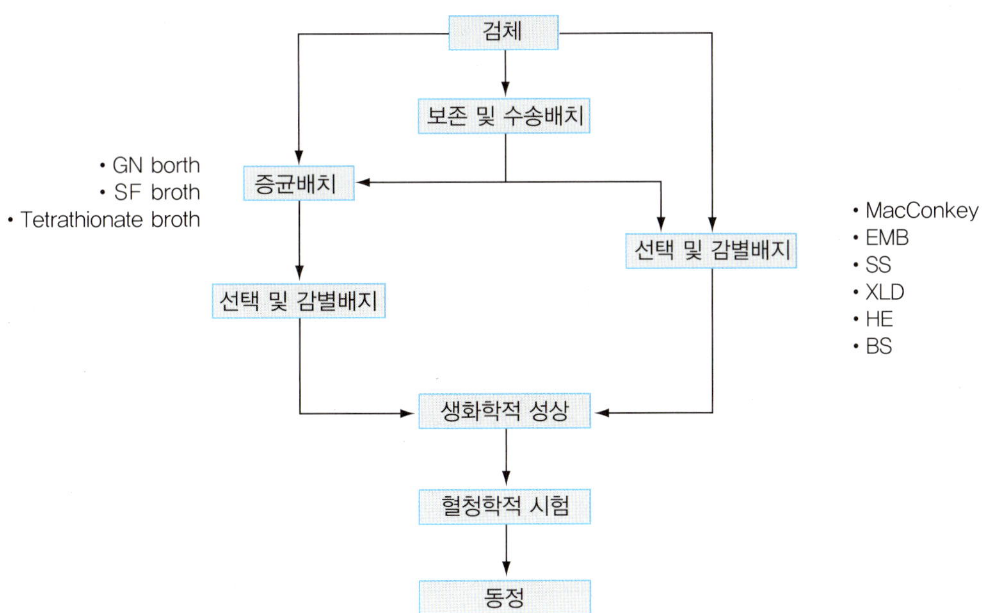

그림 16-1. 변에서 *Salmonella*와 *Shigella*의 분리.

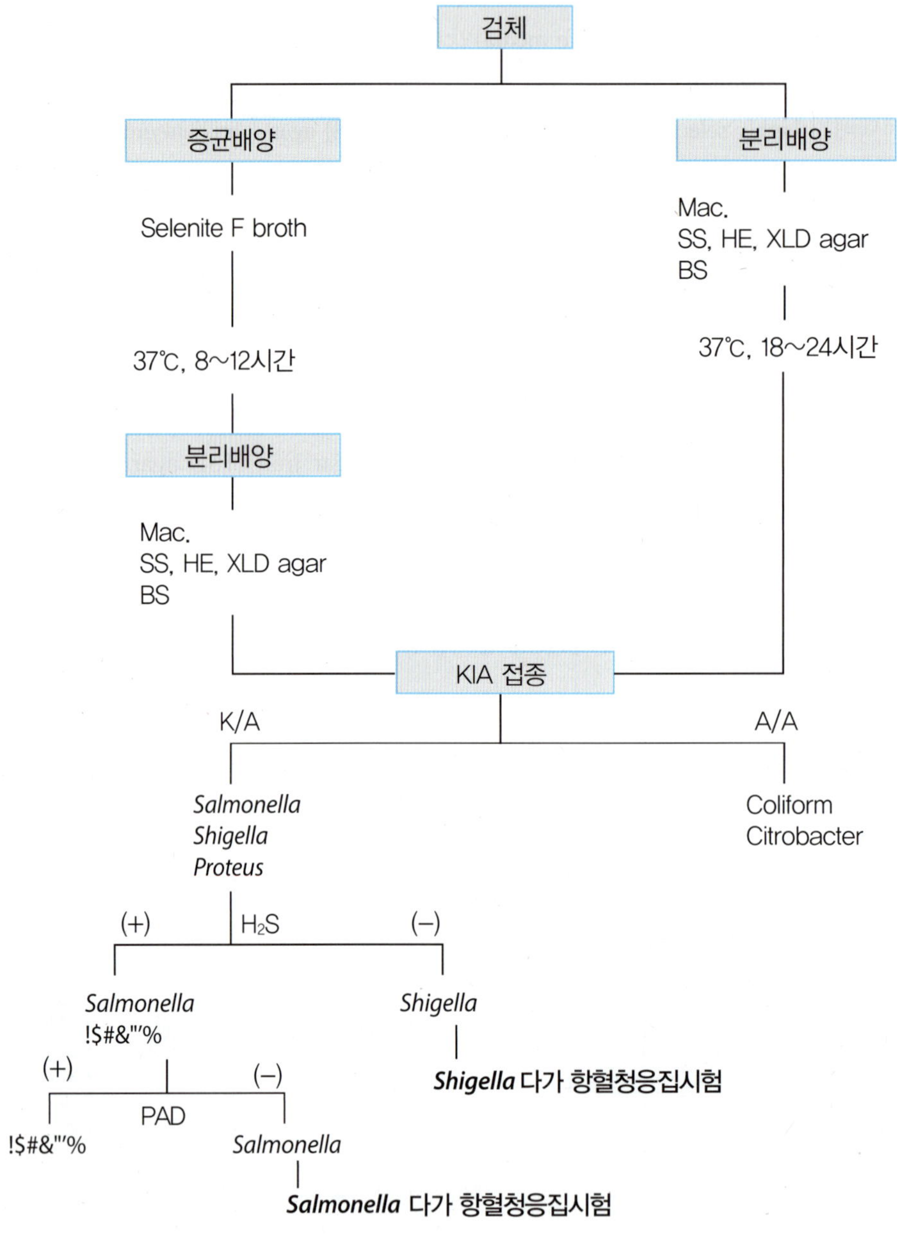

그림 16-2. 변에서 *Salmonella*와 *Shigella*의 분리.

[a] Mac, Macconkey agar; SS, *Salmonella Shigella* agar; HE, Hektoen enteric agar; BS, bismuth sulfite agar

(4) 병원성 장내세균의 감별 및 분리배양

장내세균의 감별에는 1차적으로 젖당(lactose)의 분해능을 이용한다. 이 목적에 이용되는 배지로는 증균배지를 포함하여 여러 가지가 있다. 가장 일반적으로 이용되는 것은 선택성이 약한 감별배지인 MacConkey 우무, EMB 우무 등과, 선택성이 중등도인 SS 우무, XLD 우무, HE 우무 등이 있고, *Salmonella*와 같은 분리목적으로 사용하는 높은 선택배지인 BS 우무나 BG 우무배지가 있다. 장내세균의 선택배지의 종류는 표 16-3과 같다. *Salmonella, Shigella, Yersinia*는 SS 우무나 XLD 우무에서 검출되나, 회복기 환자나 경증 환자 및 보균자 등에서는 이러한 배지에서 불가능한 경우가 있다. 또한 병원성 대장균의 대부분은 이 배지에서는 증식하지 않으므로 선택성이 약한 MacConkey 우무나 EMB 우무배지를 1차 선택분리 배양 시 병용한다. 임상검체에서 흔히 분리되는 몇 가지 균종은 소위 제1차 감별 최소시험(① MacConkey **우무에서 집락**, ② TSI **우무**, ③ MIO, ④ LIA, ⑤ Citrate **시험**, ⑥ phenylalanine deaminase **시험**, ⑦ urease **시험**, ⑧ DNase **시험**)으로도 정확하고 신속한 동정을 할 수 있다. 1차 감별 최소시험에는 각 균종이 가진 독특한 성상이 포함되어야 한다. *E. coli*와 *Proteus*는 흔히 분리된다. 유경험자들은 집락형태와 spot indole 시험만으로도 상당히 정확하게 예비동정할 수 있다. MacConkey 우무의 집락이 평평하고, 진한 분홍색이며, 주위에 담즙이 뿌옇게 침전되어 있으면 indole 양성을 확인하고 *E. coli*로 동정할 수 있다. 유주하는 *Proteus*는 indole 음성이면 *P. mirabilis*로, 양성이면 *P. vulgaris*로 동정할 수 있다. 장내세균과를 동정 시에는 반드시 oxidase 시험을 하여 포도당 비발효균과 감별해야 한다. 병원성 장내세균인 *Salmonella, Shigella*, 장염을 일으키는 *E. coli* (EHEC, ETEC, EPEC 및 EIEC)는 생화학적 시험과 동시에 **혈청학적 동정시험으로** 동정한다.

표 16-2. **주요 그람음성 막대균의 TSI 반응**

반응		가스	H_2S	당발효			성상	가능성	
사면	고층			Glrucose	Lactose	Sucrose		장염세균	다른 세균
산	산	+	−	+	+/−	+/−	A/AG	*E. coli*	*E. coli, Klebsiella, Enterobacter, Serratia, Hafnia, Proteus*
산	산	−	−	+	−	+	A/A	*Y. enterocolitica*	
알칼리	산	+	+	+	−	−	K/AG H_2S	*Salmonella*	*Proteus, Citrobacter*
알칼리	산	+	−	+	−	−	K/AG	*Salmonella*	
알칼리	산	−	−	+	−	−	K/A	*Shigella*, *S.* Typhi *Y. pseudotuberculosis*	*Proteus*
알칼리	산	−	+	+	−	−	K/AH_2S 소량	*S.* Typhi	
산	산	+	+	+	+/−	+/−	A/AG H_2S		*Citrobacter*
알칼리	알칼리	−	−	−	−	−	K/K		*Alcaligenes, Pseudomonas Acinetobacter* 등 포도당 비발효 세균

약어− Acid: A, Alkali : K, Gas: G, H_2S 생성 : H_2S

표 16-3. ***Salmonella*****나 *****Shigella*****의 세균 분리를 위한 선택배지**

배지	억제물질	탄수화물	지시약	탄수화물 반응	가능성 세균
MacConkey agar	Crystal violet Bile salt	Lactose	Neutral red	진분홍 : 강한 산 생성	*Escherichia coli, Citrobacter freundii,*
				연분홍 : 약한 산 생성	*Klebsiella, Enterobacter*
				무색 : 산 생싱 무	*Salmonella, Shigella, Yersinia, Proteus, Morganella, Providencia, Serratia, Edwardsiella, Hafnia*
EMB agar	Eosin Y Methylene blue	Lactose Sucrose	Eosin Y Methylene −blue	금속성 광택의 청색 : 강한 산 생성	*E. coli.*
				청색 : 약한 산 생성	*Klebsiella, Enterobacter Serratia, Hafnia*
				투명 : 산 생성 무	*Proteus, Salmonella, Shigella.*
Desoxycholate −citrate agar (DCA)	Sodium Desoxycholate	Lactose	Neutral red	진분홍 : 강한 산 생성	*E. coli*
				연한 분홍 : 약한 산 생성	*Klebsiella, Enterobacter*
			Ferric ammo−nium citrate	무색 : 산 생성 무	*Proteus, Salmonella, Shigella.*
				검은색 : H_2S 생성	*Salmonella*
Salmonella −Shigella (SS) agar	Bile salt Brilliant green Bile salt	Lactose	Neutral red	분홍색 : 산 생성	*Salmonella arizonae, E.coli*
				무색 : 산 생성 무 (장염 가능성)	*Salmonella, Shigella, Proteus*
		Sodium thiosulfate	Ferric citrate	검은색 : H_2S 생성	*Salmonella*
Hektoen enteric (HE) agar	Bile salt	Lactose Sucrose	Acid Fuchsin Thymol blue	분홍색 : 산 생성	*E. coli*
				청록색 : 산 생성 무	*Salmonella*
				진한녹색 : 산 생성 무	*Shigella*
		Sodium thiosulfate	Ferric ammo−nium citrate	검은색 : H_2S 생성	*Salmonella*
Xylose−lysine desoxy cholate (XLD) agar	Sodium desoxycholate	Xylose Lactose Sucrose	Phenol red	노란색 : 산 생성	*E. coli. Klebsiella, Enterobacter*
				무색 : 산 생성 무 (장염 가능성)	*Shigella, Providencia proteus*
		Lysine	Phenol red	적색 : lysine 탈탄산	*Salmonella*
		Sodium thiosulfate	Ferric ammo−nium citrate	검은색 : H_2S 생성	*Salmonella*(적색 띤) *Citrobacter*(황색 띤) *Proteus*(황색 띤)
Bismuth sulfite (BS) agar	Bismuth sulfite, Brilliant green	Glucose	Bismuth sulfite	검은색 : 산 생성	*Salmonella* Typhi
				녹색 : 산 생성	*Salmonella* Gallinarum, *S.* Choleraesuis, *S.* Paratyphi−A

2 장내세균과 주요 동정 시험

1) Triple sugar iron (TSI) agar와 Kligler iron agar (KIA) 배지의 반응

(1) 목적

① 사면 산, 고층 산, 가스 양성(A/AG) − *Esherichia coli, Klebsiella, Enterobacter, Serratia, Hafnia*
② 사면 산, 고층 산(A/A) − *Yersinia enterocolitica*
③ 사면 알칼리, 고층 산, 가스 양성, 검은색(K/AG H_2S) − *Proteus mirabilis, Salmonella* Choleraesuis, *Citrobacter freundii*
④ 사면 알칼리, 고층 산, 가스 양성(K/AG) − *Salmonella* Paratyphi-A, *Morganella morganii, Providencia rettgeri*
⑤ 사면 알칼리, 고층 산, 가스 음성(K/A) − *Shigella, Yersinia pseudotuberculosis*
⑥ 사면 알칼리, 고층 산, 가스 음성, 검은색(K/A H_2S) − *Salmonella* Typhi
⑦ 사면 산, 고층 산, 가스 양성, 검은색(A/AG H_2S) − *Citrobacter freundii, Proteus vulgaris, Salmonella* Arizonae
⑧ 사면 알칼리, 고층 알칼리(K/K)−포도당 비발효 그람음성 막대균, 즉 *Pseudomonas, Burkholderia, Stenotrophomonas, Acinetobacter, Alcaligenes, Chryseobacterium* 등 감별

(2) 원리

① 탄수화물(TSI-lactose 1%, sucrose 1%, glucose 0.1%;
KIA-lactose 1%, glucose 0.1%)에서 산 생성
② 가스 생성
③ H_2S 생성

TSI와 KIA (kliger iron agar) 반응은 그람음성 막대균을 감별하기 위하여 사용하는 편리한 시험이다. KIA에는 두 가지 탄수화물, 즉 glucose와 lactose가 들어 있다. TSI에는 sucrose도 들어 있어 삼중당 배지라고 부른다. 이들 배지에는 영양물질이 많이 들어 있으므로 영양요구도가 극히 높은 세균 이외는 모두 증식된다. 따라서 순 배양된 세균을 접종해야 된다. 세균이 증식되면 peptone이 분해되어 알칼리성으로 된다. 당을 발효(fermentation)하지 못하는 세균은 산화(oxidation)로 산을 생성하더라도 그 산은 극히 약하다. 따라서 이러한 세균이 TSI에 증식되면 배지는 알칼리 반응을 나타내어 적색이 된다. 이 배지에는 1리터당 glucose는 1 g(0.1%)이 들어 있을 뿐이지만, lactose와 sucrose는 10 g(1%)이 들어 있다. 따라서 소량인 glucose만을 발효하는 세균은 다량의 산을 만든다. 산이 생기면 phenol red 지시약이 노란색으로 변한다. Glucose를 발효하는 세균은 8~12시간 후에는 사면과 고층이 노란색을 보이나 그 이후에는 TSI의 고층과는 달리 사면은 산소에 접촉해 있으므로 peptide의 탈탄산(decarboxylation)이 일어나서 알칼리성인 amine이 생긴다. 이 알칼리에는 glucose 발효로 생긴 소량의 산을 중화하기에 충분하므로 24시간 후의 사면은 알칼리성으로 변한다. 그러나 lactose나 sucrose 발효로 생성된 산은 다량이기 때문에 peptide 대사로 생긴 알칼리로 중화되지 않고 24시간 후에도 산성으로 남아있게 된다(그림 16-3).

이들 배지에는 sodium thiosulfate와 ferrous sulfate가 들어 있어서 H_2S가 생기면 검은색이 된다. 이 지시약은

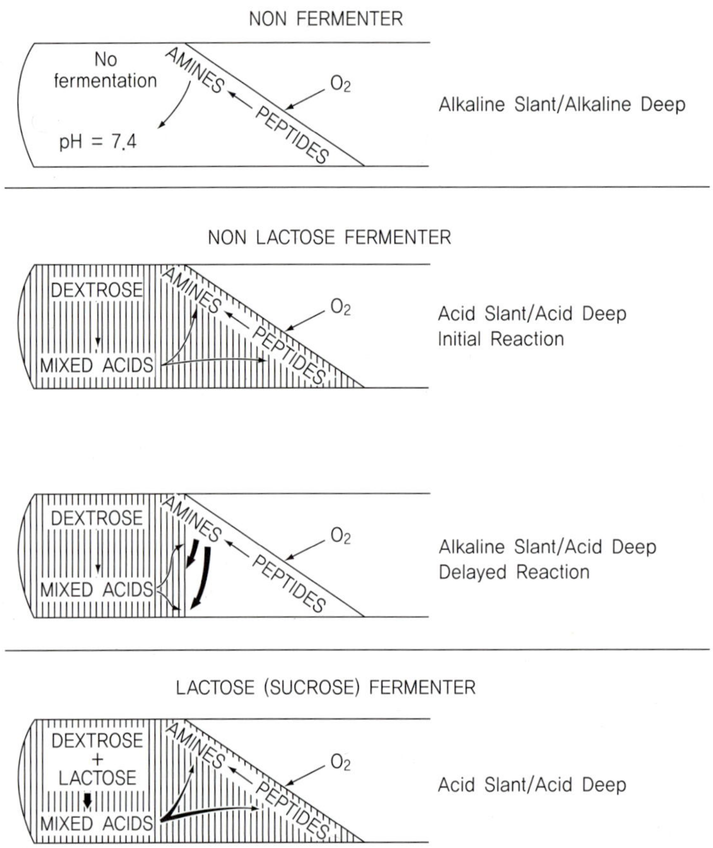

그림 16-3. TSI나 KIA 우무배지에서 탄수화물대사의 3가지 반응. 1. 포도당 비발효 세균(알칼리 사면, 중성 고층), 2. 포도당발효와 젖당 및 설탕 비발효세균(18시간 배양 후에 알칼리성 사면, 산성 고층), 3. 젖당 혹은 설탕(sucrose)발효 세균(산성사면, 산성 고층).

예민하지 못하므로 다량의 H_2S가 생길 때만 양성이 된다. *Salmonella* Typhi는 이 배지를 조금 검게 변화시키거나 또는 전혀 검게 하지 않는다. 배지가 산성이어야 H_2S의 생성이 촉진된다.

대부분의 경우는 lactose와 sucrose 발효가 일치하나 lactose 비분해하고 sucrose를 분해할 수 있는 세균도 있다. 즉 *Serratia marcescens*는 KIA는 K/A 반응이나 TSI는 A/A 성상이며, *Yersinia enterocolitica* 역시 KIA에서 K/A이나 TSI는 A/A이고, *Proteus vulgaris* 역시 KIA는 K/AG H_2S이고, TSI는 A/AG H_2S 반응이다.

(3) 재료

TSI 혹은 KIA 사면배지

(4) 방법

① 잘 분리된 집락 한 개의 중앙에 백금선으로 채취해서 TSI 배지 중앙에 천자(stab)하는데, TSI 사면 배지 바닥으로부터 3~5 mm까지 접종하고 사면을 바른다.

② 마개를 공기가 통하도록 약간 열어 놓고 37℃에 18~24시간 배양 후 판정한다.

(5) 결과(그림 16-4, 5 참조)

① 사면 산 – 고층 산, 가스 생성(A/AG)
: Glucose, sucrose 혹은 lactose 발효(*E. coli*)

② 사면 알칼리 – 고층 산(K/A)
: Glucose만 발효(*Shigella sonnei*)

③ 검은색(고층)
: H_2S (hydrogen sulfide) 생성(*Salmonella* Typhimurium)

④ 균열(splits or cracks)
: 가스 생성(*E. coli, Salmonella* Typhimurium)

2) 탄수화물 발효시험(carbohydrate fermentation test)

(1) 목적

① Glucose 발효 세균 : 모든 장내세균과(*Enterobacteriaceae*)

② Glucose와 lactose 발효 세균 : *E. coli, Klebsiella, Enterobacter*

③ *Staphylococcus aureus* (mannitol에서 산 생성)와 *S. epidermidis* (mannitol 음성) 감별

④ *Yersinia enterocolitica*(주로 sucrose 양성)와 다른 *Yersinia* spp. (sucrose 음성) 감별 등

(2) 원리

탄수화물 + 세균 → 산 생성 혹은 산 생성 무 + 지시약
→ 색깔에 의해서 산 생성 유무를 판정

탄수화물의 '발효'라는 뜻은 검사대상이 되는 미생물에 따라서 다르게 쓰일 수 있다. 그러나 장내세균과의 균종 감별에서는 흔히 산 생성을 뜻한다. 기초배지로는 phenol red broth, purple broth, cystine tryptic (trypticase) agar (CTA) 등의 어느 것을 사용해도 된다. 그러나 이러한 지시약이 든 배지에 세균이 증식하면 지시약의 환원으로 탈색되는 경우가 있으며 따라서 산이 생기지 않았는데도 생긴 것으로 잘못 판독하기가 쉽다. 이러한 과오를 피하기 위해서는 Andrade 지시약을 사용하도록 Ewing(1986)은 권장하고 있다.

Sucrose → glucose + fructose

Maltose → glucose + glucose

Lactose → glucose + galactose

(3) 방법

새로 배양한 시험세균을 써서 접종하고 시험세균에 최적인 온도로 배양한다. 매일 관찰하되 1주일까지 보는 것이 좋다. 연구기관에서는 30일까지 배양하기도 한다.

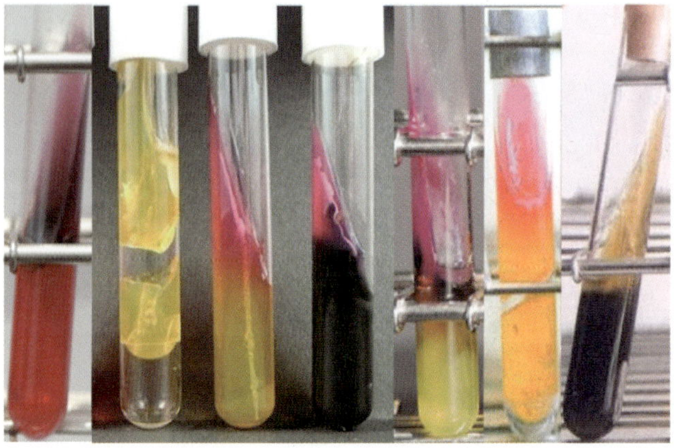

그림 16-4. **TSI 우무배지 반응.** 왼쪽부터 K/K, *Pseudomonas aeruginosa*; A/AG, *E. coli*; K/A, *Shigella*; K/AG H_2S, *Proteus mirabilis*; K/AH_2S(±), *S.* Typhi; K/AG, *S. Paratyphi*-A; A/AG H_2S, *Citrobacter freundii* 혹은 *Proteus vulgaris*

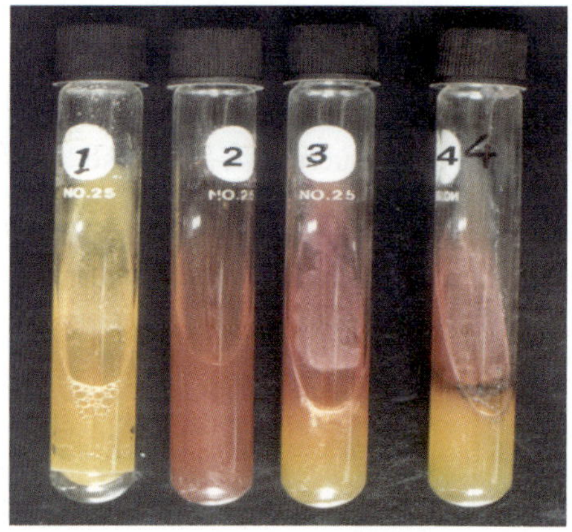

그림 16-5. **TSI 우무 반응.** 1. A/AG, *Escherichi coli;* 2. K/K, *Paeudomonas aeruginosa;* 3. K/A, *Shigella;* 4. K/A H_2S, *Salmonella* Typhi

(4) 결과(그림 16-6)

① Phenol red carbohydrate broth
양성(산 생성, pH 6.8) : 노란색
음성(접종 전의 색, pH 7.4) : 적색 – 분홍색

② Purple carbohydrate broth
양성(산 생성, pH 5.2) : 노란색
음성(접종 전의 색, pH 6.8) : 자색

③ CTA carbohydrate 배지
양성 : 노란색
음성 : 적색 – 분홍색

④ Andrade carbohydrate broth
양성 : 분홍색
음성 : 무색 – 연한 담황색

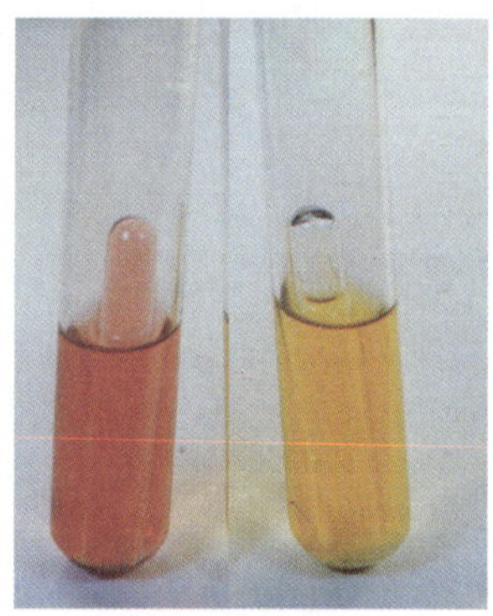

그림 16-6. **탄수화물 발효(Glucose broth 배지) 시험.** 왼쪽 시험관은 phenol red broth base에 1% gucose와 Durham관이 들어 있는 접종 전 배지인 glucose broth with Durham관, 오른쪽은 glucose에서 산(acid)과 가스(gas) 생성한 반응.

(5) 정도관리(quality control)

Carbohydrate broth에 따라서 양성과 음성 반응의 균주를 선택하여 사용한다.

3) ONPG 시험(Ortho-Nitrophenyl-β-D-galactopyranoside, β-galactosidase)

(1) 목적

① *Citrobacter*(양성), *Salmonella* Arizonae(양성)와 다른 *Salmonella* spp.(음성) 감별
② *Shigella sonnei*(양성) 감별와 다른 *Shigella* spp.(음성) 감별
③ *Neisseria lactamica*(양성)와 다른 *Neisseria* spp. 감별

(2) 원리

ONPG(무색) + 세균(β-galactosidase) → o-nitrophenol(황색) + galactose

ONPG는 구조가 lactose와 비슷하지만 glucose 대신에 o-nitrophenyl이 들어 있다. Lactose pemease와 β-galacto-sidase의 두 가지 효소를 가진 세균은 lactose를 발효하여 산을 만든다. Permease는 lactose가 균체 속으로 들어가게 하고 β-galactosidase는 lactose를 glucose와 galactose로 분해한다. Lactose를 발효하지 못하는 세균은 두 가지 효소 중 어느 것도 가지고 있지 않다. β-galactosidase를 가진 세균은 permease를 안가지고 있어도 ONPG 시험은 양성을 보인다. Lactose를 느리게 발효하는 세균도 ONPG는 양성을 보이므로 이러한 세균을 감별하는 데 이용된다.

ONPG 시험에서 주의할 것은
① 두꺼운 접종은 양성 반응을 촉진시킨다.
② 완충액(buffer)이 적당치 못하면 위양성 혹은 위음성이 나타날 수 있다.
③ Glucose는 β-galactosidase의 활성을 억제시키므로 이 성분이 든 배지에서 집락을 채취할 때 주의해야 한다.
④ ONPG broth가 접종 전에 무색인지 확인 후 시험해야 하며, 즉 황색을 보이면 이 시험에 쓸 수가 없다.

(3) 재료

① ONPG broth

㉠ Peptone broth

Peptone ······ 1.0 g
NaCl ······ 0.5 g
증류수 ······ 100.0 mL
121℃로 15분간 멸균한다.

㉡ Sodium phosphate buffer(1 M, pH 7.0)

Na_2HPO_4 ······ 13.8 g
증류수 ······ 100.0 mL
100 mL volumetric flask에 50 mL 증류수를 넣고 sodium phosphate를 넣어서
37℃로 녹인 다음 5 N NaOH를 15 mL 정도 넣어 pH 7.0을 맞춘 후 증류수로 100 mL 되게 채운다.

㉢ ONPG 용액

ONPG ······ 0.6 g
Sodium phosphate buffer ······ 100.0 mL
여과 멸균하여 냉장고에 보관한다(6개월까지 안정).

㉣ ONPG broth

ONPG 용액 25 mL를 peptone water 75 mL와 섞는다. 0.5 mL씩 무균시험관에 넣는다. 냉장하면 1개월까지 안정하다. 노란빛을 띠면 쓸 수 없다.

(4) 방법

① 순 배양된 집락을 ONPG broth에 진하게 접종하고 35℃에서 1~24시간 후 판정한다.

② 황색이면 양성이고, 무색이면 음성이다(그림 16-7).

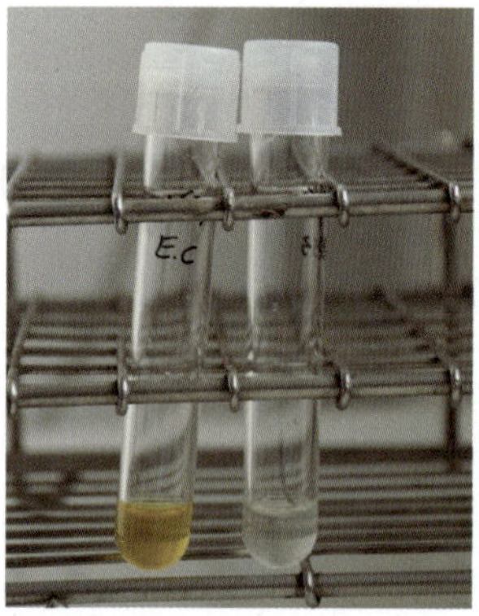

그림 16-7. ONPG 시험(β-galacto-sidase test). ONPG 양성(*Citrobacter*)은 황색, 음성은 무색(대부분의 *Salmonella*).

(5) 정도관리(quality control)

① 양성 세균 : *E. coli* ATCC 25922

② 음성 세균 : *Proteus mirabilis* ATCC 29245

4) IMViC 반응

(1) Indole 시험

① 목적

㉠ *E. coli*(양성)와 *Enterobacter*(음성) 감별

㉡ *Proteus vulgaris*(양성)과 *Proteus mirabil*(음성) 감별

㉢ *Klebsiella oxyoca*(양성)과 다른 *Klebsiella*(음성) 감별

㉣ *Edwardsiella*(양성)와 *Salmonella*(음성) 감별 등

② 원리

Tryptophan + 세균(tryptophanase) → Indole + Pyruvic acid + Ammonia (IPA)

Indole + Kovac 혹은 Ehrlich 시약(ρ-dimethylaminobenzaldehyde) → 적색

Indole은 아미노산인 tryptophan의 분해산물이다. Tryptophanase를 가진 세균은 tryptophan을 분해하여 indole, pyruvic acid 및 ammonia (NH_3)를 만든다. 이 시험에는 tryptophan이 많이 들어 있는 2% peptone water를 사용할 수 있으나, 실제로는 한 배지로 여러 시험을 할 수 있는 SIM, MIO 및 indole nitrate 등의 배지가 널리 쓰인다.

시약에는 Kovac과 Ehrlich의 두 가지가 있으나 후자는 시약을 넣기 전에 chloroform이나 xylene으로 indole을 추출(extract)해야 한다. 화재 위험이 있는 ether는 불 앞에서는 절대로 사용해서는 안 된다. Kovac법보다 Ehrlich법이 예민하므로 포도당 비발효 그람음성 막대균의 시험에 적당하다. Kovac법은 indole을 추출할 필요가 없고 안전하다.

③ 재료

㉠ 2% peptone water, SIM 혹은 MIO 배지

㉡ Kovac 시약

Amyl 혹은 isoamyl alcohol ········· 150 mL

ρ-dimethylaminobenzaldehyde ········· 10 g

Con-HCl ········· 50 mL

Aldehyde를 alcohol에 녹인 뒤에 농염산을 천천히 넣는다. 소량을 만들어서 냉장 보관한다.

④ 방법

㉠ 시험 세균을 접종하고 37℃에 하룻밤 배양하고 Kovac 시약은 0.5 mL를 넣고 시험관을 흔들어서 섞는다. 만약 Ehrlich 시약을 쓸 때는 chloroform이나 xylene 혹은 ether를 1 mL 넣고 잘 흔들어서 indole을 추출한 다음 Ehrlich 시약 0.5 mL를 넣는다.

㉡ 알코올층 위에 적색이면 양성이고, 색 변화 없이 Kovac이나 Ehrlich 시약색이면 음성이다(그림 16-8).

⑤ 정도관리(quality control)

㉠ 양성 세균 : *E. coli* ATCC 25922

㉡ 음성 세균 : *Pseudomonas aeruginosa* ATCC 27853

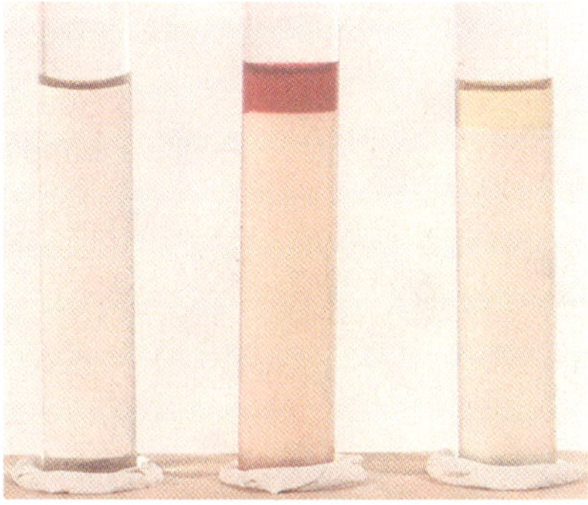

그림 16-8. Indole 시험(Kovac 시약). Indole 양성(*E. coli*)은 적색, 음성(*Enterobacter*)은 무색.

(2) Methyl red (MR) 시험

① 목적

㉠ *E. coli*(양성)와 *Enterobacter-Klebsiella*(음성) 감별

㉡ *Listeria monocytogenes*(양성) 동정

② 원리

2 Glucose + H_2O + 세균 → 2 lactic acid + acetic acid + ethanol + $2CO_2$ + $2H_2$(formic acid → H_2 + CO_2)

Mixed acid (lactic, acetic, formic acid) + 지시약(methyl red) → 적색(pH< 4.4)

Glucose를 대사하는 세균 중에는 균종에 따라서 mixed acid (lactic, acetic, formic acid)를 만드는 것과 그렇지 않은 것이 있다. Methyl red 시험은 glucose를 발효하여 수소이온 농도를 측정하는 반정량 시험이다. 모든 *Enterobacteriaceae*는 glucose를 Embden-Meyerhof pathway를 거쳐 pyruvic acid로 전환시킨다. Pyruvic acid를 대사하는 세균은 mixed acid에 의해서 산(pH < 4.4)을 유지한다. Butylene glycol pathway를 이용하는 세균은 acetoin, butanediol을 만들어서 pH를 중성 쪽(pH > 6)으로 올라간다. Methyl red는 pH < 5.0에서는 적색이고 pH > 5.8에서는 황색이다. 신속한 결과를 얻기 위해서 Barry의 변법을 쓴다. 배지의 양 0.5 mL에 진하게 접종하여 37℃에 24시간 배양 후 시약을 넣는다.

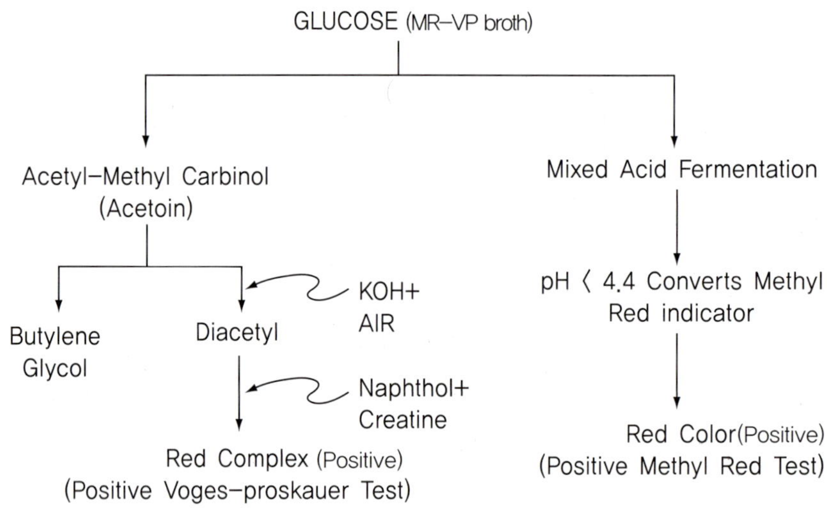

그림 16-9. **포도당 발효로부터 혼합산(MR 시험)과 butylene glycol (VP 시험) 경로.** Acetoin과 butylene glycol 형성은 pyrubic acid 대사 경로이다. Klebsiella-Enterobacter-Hafnia-Serratia group은 이 경로를 이용하고, 혼합산은 Klebsiella-Enterobacter-Hafnia-Serratia group을 제외한 대부분의 장내세균이 이용한다.

③ 재료

㉠ MR-VP broth

Polypeptone	7 g
Glucose	5 g pH 6.9
Dipotassium phophate	5 g
증류수	1 liter 되게

녹인 후 5 mL씩 시험관에 넣어 121℃에 15분간 멸균한다. 냉장고에 2~3개월 보관할 수 있다.

㉡ Methyl red 지시약

Methyl red	0.1 g
95% ethanol	300.0 mL
증류수	200.0 mL

지시약을 알코올에 녹이고 증류수를 넣는다.

④ 방법

㉠ MR-VP broth에 시험할 세균을 접종하고 37℃에 48~72시간 배양 후 5 mL 배지에 5방울의 지시약을 넣고, 즉시 판정한다. 노란색이나 등황색이면 음성이고, 적색이면 양성이다(그림 16-10).

⑤ 정도관리(quality control)

㉠ 양성 시험 : *E. coli* ATCC 25922

㉡ 음성 시험 : *Klebsiella pneumoniae* ATCC 13883

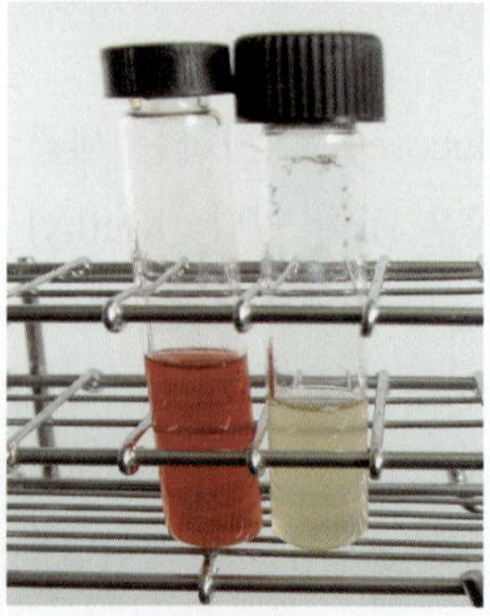

그림 16-10. **Methyl red 시험.** MR 양성(*E. coli*)은 적색, 음성(*Klebsiella–Enterobacter*)은 무색.

(3) Voges-proskauer (V-P) 시험

① 목적

㉠ *Klebsiella pneumoniae*(양성), *Enterobacter* spp.(주로 양성)와 *E. coli*(음성) 감별

㉡ *Staphylococcus* spp.(양성)와 *Micrococcus* spp.(음성) 감별

㉢ *K. pneumoniae*(양성), *K. oxytoca*(양성)와 *K. ozaenae*(음성), *K. rhinoscleromatis*(음성) 감별

② 원리

㉠ Glucose + 세균(*K. pneumoniae*) → Acetoin (acetylmethylcarbinol)

Acetoin + 40% KOH + O_2 → Diacetyl

Diacetyl + 0.5% α-naphthol 혹은 creatine(촉매작용) → 적색(V-P 시험 : 양성)

V-P 시험은 glucose 대사로부터 butylene glycol을 형성하는데 중간산물인 acetoin (acetylmethylcarbinol)의 생성을 보는 것이다. *Klebsiella*나 *Enterobacter* 등의 세균은 glucose를 대사하여 강하게 산을 만들지 못하고, 대신에 acetoin을 만든다. Acetoin은 40% KOH와 공기 중의 산소에 의해 diacetyl로 산화된다. Diacetyl은 α-naphthyl이나 creatine의 촉매작용으로 적색을 보인다. 시험은 KOH를 넣기 전에 α-naphthol을 먼저 넣는다.

대부분의 *Enterobacteriaceae*는 methyl red 시험과 V-P 시험의 결과가 반대이나 *Hafnia alvei*와 *Proteus mirabilis*는 두 시험이 모두 양성으로도 나타난다.

③ 재료

㉠ MR-VP broth (pH 6.9)

: 16×125 mm 시험관에 5 mL씩 넣어 가압 멸균한다.

㉡ 시약 A : 5% α-naphthol 용액

α-naphthol ········ 5 g

Absolute ethyl alcohol ········ 100 mL

㉢ 시약 B : 40% KOH 용액

KOH ········ 40 g

증류수 ········ 100 mL

④ 방법

㉠ 순 배양된 세균을 MR-VP broth에 접종하고 35℃에 24~48시간 배양한다. 덜어낸 2.5 mL 배지에 시약 A(α-naphthol) 0.3 mL(6방울)와 시약 B (KOH)를 0.1 mL(2방울)를 넣고 공기가 들어가게 세게 흔든다.

㉡ 10~15분 후, 1시간 이내에 적색이면 양성이고, 음성은 색 변화가 없다(그림 16-11). 24시간 후에 시험한 결과가 위음성일 염려가 있으면 남은 배지를 다시 24시간 배양하여 시험한다.

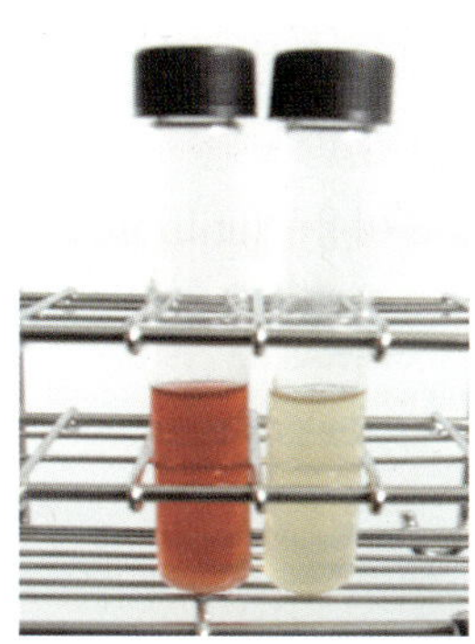

그림 16-11. **Voges-proskauer (VP) 시험.** VP 양성(*Klebsiella-Enterobacter*)은 적색, 음성(*E. coli*)은 무색.

⑤ 정도관리(quality control)

㉠ 양성 세균 : *K. pneumoniae* ATCC 13883

㉡ 음성 세균 : *E. coli* ATCC 25922

(4) 구연산염 이용능(citrate utilization) 시험

① 목적

㉠ *Klebsiella*(양성), *Enterobacter*(양성)와 *E. coli*(음성) 감별

㉡ *Edwardsiella*(음성)와 *Salmonella*(주로 양성, 단 *Salmonella* Typhi와 *Salmonella* Paratyphi-A는 음성) 감별

② 원리

구연산염(citrate) + 세균 → 알칼리 + Bromthymol blue (BTB) → 청색(양성 반응)

세균이 구연산염을 탄소원으로 이용하는지 능력 여부를 보는 것이다. Simmon citrate medium에는 탄소원으로써 sodium citrate가 질소원으로써 ammonium dihydrogen phosphate가 들어 있다. 이 두 가지를 이용해서 증식할 수 있는 세균은 배지의 pH를 알칼리성으로 변화시키므로 배지에 포함된 지시약 bromthymol blue로 인해 배지는 청색(blue)으로 된다.

이 반응은 산소를 필요로 하기 때문에 나사마개는 약간 열어둔다. 너무 많이 집락을 접종하거나 먼저 배지에서 peptone이나 탄수화물이 옮겨지면 위양성을 보일 수가 있다. 이용능(utilization) 시험에는 malonate, acetate, mucate 등도 쓰인다. 이 화합물들이 탄소원으로 이용되는지 시험하는 것이고 그 원리는 구연산 이용능 시험과 동일하다.

③ 재료

Simmon citrate agar (pH 6.8) 배지를 멸균 후에 사면이 되게 만든다(13×100 mm 시험관).

④ 방법

백금선으로 순 배양 된 집락을 연하게 접종하여 37℃에 24~48시간 배양한다. 녹색은 음성, 청색은 양성이다 (그림 16-12).

⑤ 정도관리(quality control)

㉠ 양성 세균 : *Enterobacter cloacae* ATCC 23355

㉡ 음성 세균 : *E. coli* ATCC 25922

⑥ 참고

이용능(utilization) 시험에는 malonate, acetate, mucate 등도 사용된다.

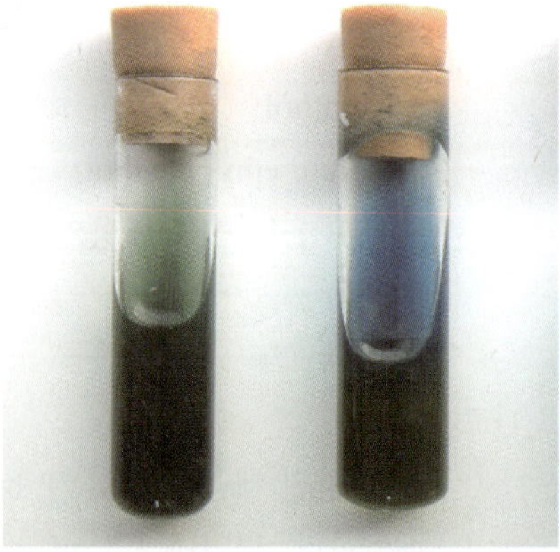

그림 16-12. Citrate 시험. Citrate 양성(*Klebsiella–Enterobacter*)은 청색, 음성(*E. coli*)은 녹색.

5) Malonate 이용능(malonate utilization) 시험

(1) 목적

① *Salmonella* Arizonae(양성)와 다른 *Salmonella*(음성) 감별
② *Klebsiella-Enterobacter*(양성)와 *E. coli*(음성), *Serratia* spp. (주로 음성) 감별 등
③ *Alcaligenes faecalis*(양성)와 *Acinetobacter*(음성) 감별

(2) 원리

Sodium malonate (malonic acid) + 세균(utilization) → 알칼리(alkalinity)
알칼리 + 지시약(bromthymol blue, BTB) → 청색(양성)

Malonate 이용능 시험은 탄소원으로써 malonate를 이용하는지를 보는 시험이다. Malonate를 이용하는 세균은 탄소원으로써 sodium malonate를, 질소원으로써 ammonium sulfate를 이용해서 pH가 알칼리로 변하여 지시약인 BTB를 녹색에서 청색으로 변화시킨다. 그러나 malonate 음성인 세균은 배지 속에 든 glucose만을 분해하여 녹색을 황색으로 변화시킨다.

(3) 재료

Malonate broth
: 배지를 녹인 후 3 mL씩 시험관에 넣어서 121℃에 15분 멸균한다. 냉장고에서 2~3개월 보존할 수 있다.

(4) 방법

① Malonate broth에 연하게 접종한다(McFarland 0.5관보다 낮은 농도로).
② 37℃에 하룻밤 배양하고 음성이면 4일까지 보온하여 판정한다.
③ 양성 시험 : 알칼리 반응(청색) – *K. pneumoniae*
음성 시험 : 변화가 없을 때(녹색) – *E. coli*
음성 시험 : 산성반응 – glucose만 분해할 때(황색)
(그림 16-13)
④ 판정이 애매할 때는 접종하지 않은 배지와 비교하여 판정한다.

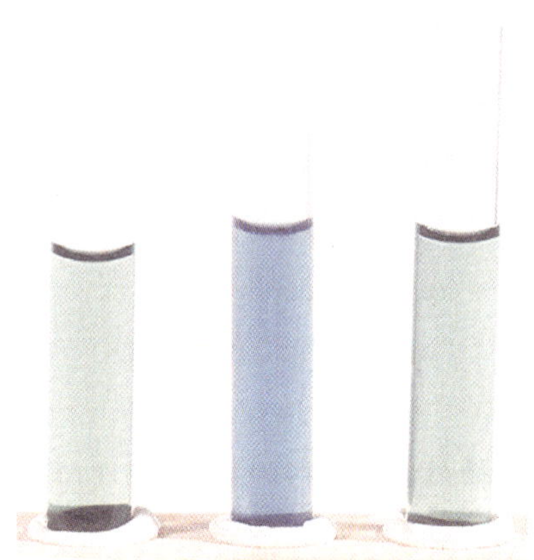

그림 16-13. Malonate 이용능 시험. Malonate 양성(*Salmonella* Arizonae)은 청색, 음성은 녹색(대부분의 *Salmonella*)

(5) 정도관리(quality control)

① 양성 반응 : *Klebsiella pneumoniae* ATCC 13882
② 음성 반응 : *E. coli* ATCC 25922

6) 질산염 환원(nitrate reduction) 시험

(1) 목적

① 모든 장내세균과(*Enterobacteriaceae*) 세균은 양성

② *Haemophilus ducreyi*(음성), *Gardnerella vaginalis*(음성)와 다른 *Haemophilus*(양성)

③ *Moraxella catarrharis*(양성), *Neisseria mucosa*(양성)와 다른 *Neisseria* spp.(음성) 감별

(2) 원리

① 질산염(NO_3, nitrate) + 세균 → 아질산염(NO_2, nitrite) + H_2O

아질산염 + α-naphthylamine 0.5% + Sulfanilic acid 0.8% → 적색(양성)

② $2NO_3$ + 세균 → N_2 + $6H_2O$

N_2 + Zinc dust + α-naphthylamine + Sulfanilic acid → 무색(양성), 적색(음성)

세균이 질산염(nitrate)을 아질산염(nitrate, NO_2)으로 환원시킬 수 있는지 능력 여부를 보는 검사이다.

질산염을 환원하는 세균은 산소를 추출해서 질산염을 아질산염 혹은 질소 가스(N_2 gas)로 전환시킨다. 배지에서 아질산염(NO_2)의 존재는 ① α-naphthylamine과 ② sulfanilic acid 그러나 위의 두 시약, 즉 ①과 ②를 넣었을 때 색 변화가 없다면 두 가지로 생각할 수 있다. 하나는 질산염을 아질산염으로 환원이 안 되었을 때의 경우이고, 다른 하나는 질산염이 암모니아(NH_3)나 질소가스(N_2), NO (nitric oxide), N_2O (nitrous oxide) 및 hydroxylamine으로 환원했을 경우이다. 후자인 경우 소량의 아연 분말(zinc dust)을 넣는다. 아연이온은 질산염을 아질산염으로 환원시키는 작용이 있어 아연 분말을 넣은 후 적색을 보이면 질산염 환원시험에서 진성의 음성(true negative) 반응이 된다. 아연 분말을 넣고 시약을 첨가하여 무색이면 질산염 환원 반응 양성으로 판정한다.

(3) 재료

① Nitrate broth(7.2)

Casitone ········· 10.0 g

Yeast extract ········· 3.0g

Potassium nitrate (KNO_3) ········· 2.0g

증류수 ········· 100.0 mL

시험관(13×100 mm)에 4 mL씩 넣는다. Durham관을 넣고, 121℃에 15분간 멸균한다.

② A 시약(0.8% sulfanilic acid)

Sulfanilic acid ········· 0.8 g

Acetic acid 5N ········· 100.0 mL

③ B 시약(0.5% α-naphthylamine)

α-naphthylamine ········· 0.5 g

Acetic acid 5N ········· 100.0 mL

약 5 N acetic acid는 glacial acetic acid 290 mL에 증류수 710 mL를 넣어서 만든다.

(4) 방법

① 순 배양된 세균을 nitrate broth에 접종하고 30℃ 또는 35℃에 12~24시간 혹은 5일까지 배양할 수 있다.

② 48시간까지 가스가 생성되지 않으면 A시약 10방울과 B시약 10방울을 넣는다. 적색이면 양성이다. 음성이면 zinc 분말을 넣는다. 넣은 후에 무색이면 양성(배지 중의 NO_3가 다 소모되었음)이고, 적색이면 음성(NO_3가 소모되지 않았음)이다(그림 16-14).

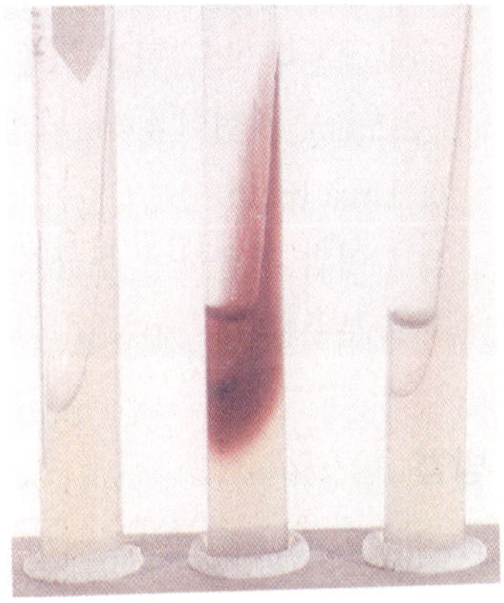

그림 16-14. **질산염 환원 시험.** 질산염 환원 양성(대부분의 장내세균과)은 적색, 음성(*Alcaligenes faecalis*)은 무색.

(5) 정도관리(qualith control)

① 양성 시험 : *E. coli* ATCC 25922

② 음성 시험 : *Acinetobacter baumanii* ATCC?

7) 요소 분해 효소(Urease) 시험

(1) 목적

① *Proteus vulgaris, P. mirabilis, Morganella morganii*와 *Providencia rettgeri*는 양성이며, *Providencia alcalifaciens*와 다른 장내세균은 대부분 음성이다.

② *Klebsiella pneumoniae*(양성)와 *E. coli*(음성) 감별

③ *Yersinia pestis*(음성)와 *Y. pseudotuberculosis*(양성), *Y. enterocolitica*(양성) 감별

④ *Helicobacter pylori*(양성)

⑤ *Cryptococcus neoformans*(양성)

(2) 고찰

요소(urea) + 2HOH + 세균(Urease) → CO_2 + H_2O + $2NH_3$

Ammonia (NH_3) + Phenol red → 적색(urease 양성)

Urease를 생성하는 세균이 요소(urea)를 분해하여 암모니아(NH_3)를 생성하는데, 이 암모니아는 알칼리성으로 배지 중의 지시약인 phenol red와 반응하여 적색을 보인다. 이 성상을 시험함으로써 균종을 감별할 수 있다.

Stuart의 urea broth는 완충작용이 커서 다량의 ammonia가 생겨야 pH가 8.0 이상이 되어 양성을 나타내므로 주로 Proteus만이 양성을 보인다. Christensen의 urea agar에는 완충제가 적게 들어 있어서 암모니아가 조금만 생겨도 양성 반응이 되며, 반응도 빠르다. 이 배지는 peptone과 glucose가 들어 있어서 여러 세균의 감별에 쓸 수 있다.

Urea broth와 urea agar base는 가압 멸균하면 파괴되므로 여과 멸균해야 한다.

(3) 재료

① Christensen urea agar (pH 6.8)

: Urea agar base 29 g을 1,000 mL의 증류수에 넣고 실온에서 흔들어 녹인 후 여과 멸균한다. 따로 15 g

의 우무를 끓여서 녹이고 가압멸균 후 50℃ 정도로 식혀서 섞는다. 멸균한 시험관에 무균적으로 분주하고 고층이 2.5 cm, 사면이 4 cm 되게 굳힌다.

② Urea broth

: 여과 멸균하여 무균적으로 멸균된 시험관에 3 mL씩 분주한다.

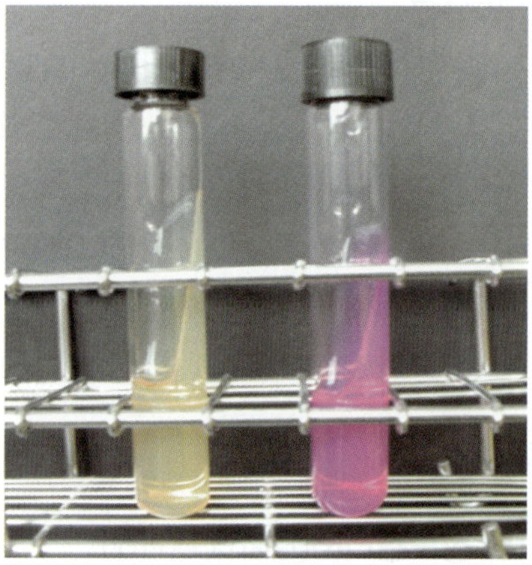

그림 16-15. 요소 분해 효소(urease)시험. Urease 양성(*Proteus* 등)은 적색, 음성(E. coli)은 무색.

(4) 방법

① Christensen urea agar 사면에만 진하게 접종하고 35℃에 24시간 배양한다. 1~2시간 후에도 양성을 보이지만 3일 이후에 양성이 되는 균주도 있다.

② 양성 시험 : 배지 전체가 적색 – *Proteus* spp.
음성 시험 : 본래의 배지색인 연한 황색 – *E. coli*
(그림 16-15)

(5) 정도관리(quality control)

① 양성 세균 : *Proteus vulgaris* ATCC 33420

② 음성 세균 : *E. coli* ATCC 25922

8) 탈탄산효소(decarboxylase) 시험

(1) 목적

① Lysine decarboxylase 시험

㉠ *Salmonella*(주로 양성)와 *Citrobacter freundii*(음성)

② Ornithine decarboxylase 시험

㉠ *Shigella sonnei*(양성)와 다른 *Shigella*(음성)

㉡ *Proteus mirabilis*(양성)와 *Proteus vulgaris*(음성)

㉢ *Morganella morganii*(양성)와 *Providencia rettgeri*(음성)

③ Arginine dihydrolase 시험

(2) 원리

▶ R-CH-NH_2–COOH → R-CH_2 –NH_2 + CO_2
Amino acid　　Amine　　Carbon dioxide

▶ Amine(cadaverine 등) + 지시약(bromcresol purple → 자색(양성 반응)

① Lysine + Lysine decarboxylase (LDC) → Cadaverine + CO_2

② Ornithine + Ornithine decarboxylase (ODC) → Putresine + CO_2

③ Arginine + Arginine dihydrolase (ADH) → Citrulline + NH_2

참고 : Arginine은 먼저 dihydrlation 된 뒤에 decarboxylation 되기 때문에 arginine dihydrolase (ADH) 시험이 라고 한다.

특정의 아미노산을 분해하여 amine과 CO_2를 만드는 세균이 있다. 아미노산의 carboxyl기(−COOH)가 제거된다. 포도당 비발효 그람음성 막대균이나 무산소성 세균은 decarboxylase 활성이 약하므로 더 예민한 Carlquist 반응을 쓰는 시험이 적당하다. 즉 액체배지에서 chloroform으로 amine을 추출하고 ninhydrin 시약을 넣어서 시험한다.

그러나 *Enterobacteriaceae*의 감별에는 Moeller decarboxylase base법이 널리 쓰인다. 이 배지에는 영양물질 이외에 glucose와 pH 지시약인 bromthymol blue와 cresol red가 들어 있다. L−아미노산(lysine, ornithine 및 arginine)은 1% 되게, DL 아미노산은 2% 되게 넣고 pH를 6.0으로 맞춘 후 3~4 mL씩 시험관에 넣고 121℃에 10분간 멸균한다.

순 배양된 세균을 아미노산을 넣은 배지와 넣지 않은 대조배지에 접종한다.

멸균한 광유(mineral oil)나 유동 파라핀(liquid paraffin)을 1 cm 높이로 덮고 35℃로 24시간 배양한다.

장내세균은 모두 glucose를 분해하므로 처음에는 산(acid)이 되어 황색으로 되나 decarboxylase 양성인 세균은 amine을 생성해서 산성으로 된 배지를 다시 알칼리성으로 변화시키나 음성인 세균은 산성으로 남게 된다. 자색은 양성, 황색은 음성이다. 회색으로 변하는 것은 지시약이 환원되었기 때문이다. 이때는 pH 지시약을 넣어서 확인하면 된다. 배양은 2주까지 해야 할 때도 있다.

(3) 재료

① Moeller decarboxylase broth base

② Amino acid (1% L-arginine monohydrochloride, 1% L-lysine dihydrochloride, 1% L-ornithine dihydrochloride 혹은 2% DL-amino acid)

주의 : ornithine은 멸균하기 전에 1 N NaOH로 pH 6.0으로 맞춘 다음 screw cap 시험관에 3~4 mL씩 분주하여 121℃에 10분간 멸균한다. 냉장고(2~6℃)에서 3개월간 보관, 사용할 수 있다.

③ 멸균된 광유(mineral oil)

광유 100 mL에 증류수 1 mL를 넣고 121℃에서 15분간 멸균한다.

(4) 방법

① 순 배양된 세균을 아미노산을 넣은 배지와 넣지 않은 대조배지에 접종한다.

② 멸균한 광유를 1 cm 높이로 덮고 35℃에 24시간에서 4일간 배양한다.

③ MIO (motility indole ornithine) 배지는 광유를 덮지 않아도 된다.

④ LIA (lysine iron agar)는 H_2S, lysine decarboxylase, lysine deaminase 시험할 수 있다.

고층과 사면이 되게 만든 LIA 배지에 TSI agar에 접종하듯이 하되 고층에 2~3번 천자하고 사면에 바르고, 마개를 늦추어서 37℃에 하룻밤 배양한다.

(5) 결과

① Decarboxylase (lysine, ornithine)와 arginine dihydrolase 양성 : 혼탁된 자색

② Decarboxylase (lysine, ornithine)와 arginine dihydrolase 음성 : 황색(그림 16-16)

③ LIA

- Lysine decarboxylase 양성 : 고층이 자색, LDC 음성 : 고층이 황색
- H_2S 양성 : 검은색
- Lysine deaminase 양성 : 사면이 적색
- Lysine deaminase 음성 : 사면이 자색

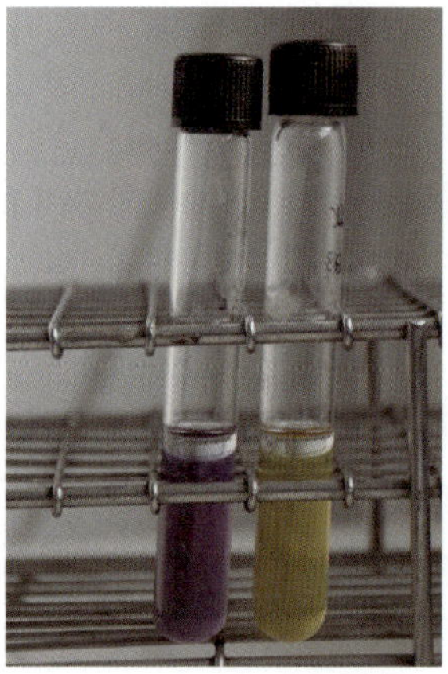

그림 16-16. **라이신 탈카르복실기 효소 시험(lysine decarboxylase, LDC test).** LDC 양성(*Salmonella* Typhi)은 혼탁된 자색, LDC 음성(*Salmonella* Paratyphi A)은 황색.

(6) 정도관리(quality control)

① 양성 대조(positive control)

LDC : *Klebsiella pneumoniae* ATCC 13883

ODC : *Enterobacter cloaceae* ATCC 23355

ADH : *E. cloaceae* ATCC 23355

② 음성 대조(negative control)

LDC : *E. cloaceae* ATCC 23355

ODC : *K. pneumoniae* ATCC 13883

AHH : *K. pneumoniae* ATCC 13883

9) Phenylalanine deaminase (PAD) 시험

(1) 목적

Proteeae 균속(*Proteus, Morganella, providencia*)(양성)과 다른 장내세균(음성) 감별

(2) 원리

Phenylalanine + O_2 + 세균(phenylalanine deaminase) →
Phenylpyruvic acid (PPA) + Ammonia
PPA + $FeCl_3$ → 녹색(phenylalanine deaminase 시험 양성)

아미노산인 phenylalanine을 산소성 상태에서 세균이 생성한 phenylalanine deaminase에 의해서 phenylpyruvic acid (PPA)로 탈아미노화(deamination) 반응을 보는 것이 phenylalanine deaminase 시험이다.

이 α-keto acid, 즉 phenylpyruvic acid는 킬레이트약(chelating agent)인 $FeCl_3$ (ferric chloride)와 작용하여 녹색을 만든다. Ferric chloride를 넣은 후 10분 안에 결과를 판정해야 한다. 왜냐하면 10분 이후에는 색소가 사라진다.

(3) 재료

① Phenylalanine agar (pH 7.3)

: 작은 시험관에 3 mL씩 넣어서 가압멸균한 후 사면(long slant)을 만든다.

② 10% Ferric chloride ($FeCl_3$) 용액

Ferric chloride ········ 12.0 g
Conc HCl ········ 2.5 mL
증류수 ········ 100.0 mL 되게

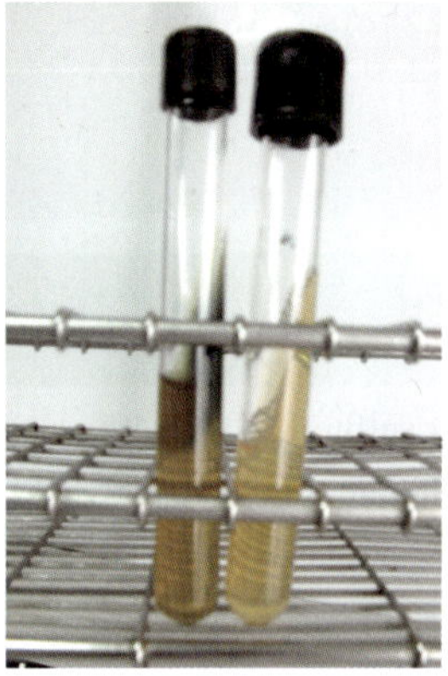

그림 16-17. Phenylalanine deaminase (PAD) 시험. PAD 양성(*Proeus–Providencia–Morganella* group)은 녹색, 음성(*E. coli*)은 무색.

(4) 방법

순 배양된 세균을 phenylalanine agar에 두껍게 접종하고 35℃에 18~24시간 배양 후 10% $FeCl_3$ 시약 5방울을 넣고 즉시 판정한다. 녹색이면 양성이다. 수분이 지나면 퇴색하므로 즉시 판정해야 한다(그림 16-17).

(5) 정도관리(quality control)

① 양성 세균 : *Proteus vulgaris* ATCC 33420

② 음성 세균 : *E. coli* ATCC 25922

10) 황화수소(hydrogen sulfite, H_2S) 시험

(1) 목적

① *Proteus mirabilis, P. vulgaris*(양성)와 *Morganella morganii, Providencia rettgeri*(음성) 감별

② *Shewanella putrefaciens*(양성)와 다른 *Pseudomonas* spp.(음성) 감별

③ *Citrobacter freundii, Salmonella* Arizonae, *Edwardsiella, Salmonella* Typhi 및 *Salmonella* Choleraesuis (50%)(양성) 감별 등

(2) 원리

① cysteine(유황이 든 아미노산)이나 Sodium thiosulfate + 세균(산성 조건) → H_2S ↓

② H_2S(무색) + ferric ions(혹은 bismuth, lead) → FeS (ferrous sulfide) ↓ (검은색)

유황을 함유한 아미노산, 즉 peptone, cysteine, cystine 및 methionine이나 유황이 든 무기화합물인 sodium thiosulfate를 세균을 이용하여 H_2S를 생성하는 것은 세균의 동정에 중요한 성상이다. H_2S 가스는 무색이기 때문에 지시약인 iron (ferric ion), bismuth 및 lead에 의해서 검은색으로 되기 때문에 쉽게 판정할 수 있다. Lead acetate는 가장 예민한 H_2S 지시약이기 때문에 소량을 검출하고자 할 때는 이것을 쓴다. 이 성분이 배지에 있으면

세균이 억제되므로 시약을 적신 후 말린 여과지를 마개에 끼워서 매달아 시험한다.

배지 성분에 따라 H_2S 성적이 다르며 SIM은 탄수화물이 안 들어 있고, peptonized iron이 지시약이기 때문에 KIA보다 더 예민하다. KIA는 sucrose가 안 들어 있기 때문에 TSI보다 더 예민하다. 배지에는 산이 많이 생긴 고층부터 검은색이 나타난다.

(3) 재료

배지(Media)	황화수소 생성원 (Hydrogen sulfide source)	H_2S 지시약
1. Bismuth sulfite (BS)	1. Peptone + sulfide	1. Ferrous sulfate
2. Deoxycholate citrate agar (DCA)	2. Peptone	2. Ferric citrate
3. Lysine iron agar (LIA)	3. Sod. thiosulfate	3. Ferric ammonium citrate
4. Kliger iron agar (KIA)	4. Sod. thiosulfate	4. Ferrous sulfate
5. Triple sugar iron (TSI) agar	5. Sod. thiosulfate	5. Ferrous sulfate
6. Lead acetate agar (LAA)	6. Sod. thiosulfate	6. Lead acetate
7. Salmonella–Shigella (SS) agar	7. Sod. thiosulfate	7. Ferric citrate
8. Sulfide indole motility (SIM)	8. Sod. thiosulfate	8. Peptonized iron
9. Xylose lysine desoxycholate (XLD)	9. Sod. thiosulfate	9. Ferric ammonium citrate
10. Hektoen enteric agar (HE)	10. Sod. thiosulfate	10. Ferric ammonium citrate

(4) 방법

① 순 배양된 세균을 KIA 배지에 고층부위는 천자하고 사면에 접종하여 37℃에 하룻밤 배양한다.

② 검은색이 보이면 H_2S 양성이다(그림 16-18).

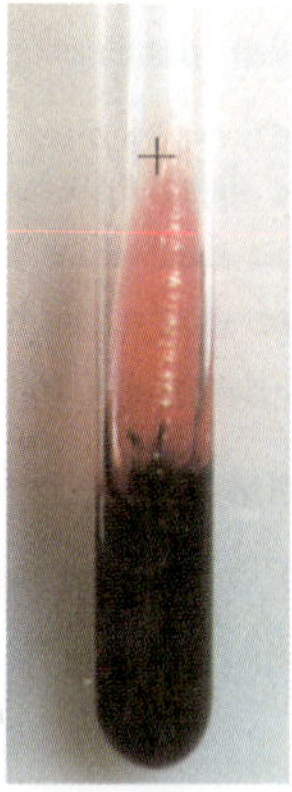

그림 16-18. **황화수소(H_2S) 시험.** H_2S 양성(*Proteus–Salmonella*)은 검은색, 음성(*E. coli*)은 무색

(5) 정도관리(quality control)

① H_2S 양성 세균 : *Proteus mirabilis* ATCC 12453

② H_2S 음성 세균 : *E. coli* ATCC 29522

11) 운동성(motility) 시험

(1) 목적

① 37℃에 배양

㉠ *Shigella* spp.(음성)

㉡ *Enterobacter*(양성)과 *Klebsiella*(음성) 감별

㉢ *Bacillus anthracis*(음성)와 다른 *Bacillus* spp.(양성) 감별

㉣ *Pseudomonas mallei*(음성)와 다른 *Pseudomonas* spp.(양성)

㉤ *Salmonella* Pullorum(음성), *Salmonella* Gallinarum(음성)과 다른 *Salmonella* spp.(주로 양성) 감별

② 22℃(실온)에 배양

㉠ *Listeria monocytogenes*(양성)와 *Erysipelothrix rhusiopathiae*(음성) *Corynebacterium* spp.(주로 음성)

㉡ *Yersinia pseudotuberculosis*(양성), *Y. enterocolitica*(양성)와 *Y. pestis*(음성)

(2) 원리

세균 + 반고체배지(0.4% agar) → 운동성 또는 비운동성 시험

세균이 운동성이 있는지 혹은 비운동성인지를 알아보는 것이 운동성 시험이다. 세균은 편모로 운동하고 편모는 주로 막대균에 있다. 드물게는 알균에도 있다. 편모는 균종에 따라서 그 수와 붙은 위치가 다르다. 그러나 편모염색은 쉽지 않기 때문에 특별한 경우에만 이용된다.

운동성은 현적표본(hanging drop, broth motility test)으로 관찰할 수 있으며, 보통배지에서 잘 증식되지 않는 세균의 운동성 시험에 쓸 수 있다. 임상검사실에서는 반고체 배지 천자법(semisolid stab method)이 널리 쓰인다. 반고체 배지에는 약 0.4%의 우무(agar)가 들어 있다. 다른 성상도 동시에 시험할 수 있는 SIM이나 MIO 배지가 널리 쓰인다.

(3) 재료

Motility test medium (semisolid)

A. Motility test medium, pH 7.3

Beef extract	3.0 g
Peptone	10.0 g
Sodium chloride	5.0 g
Agar	4.0 g
증류수	1 liter 되게

B. Motility test medium pH 7.2

Tryptose	10.0 g
Sodium chloride	5.0 g
Agar	4.0 g
증류수	1 liter 되게

위의 두 배지를 녹인 후 시험관에 고층이 되게 5 cm 이상 넣어서 121℃에 15분간 멸균한다.

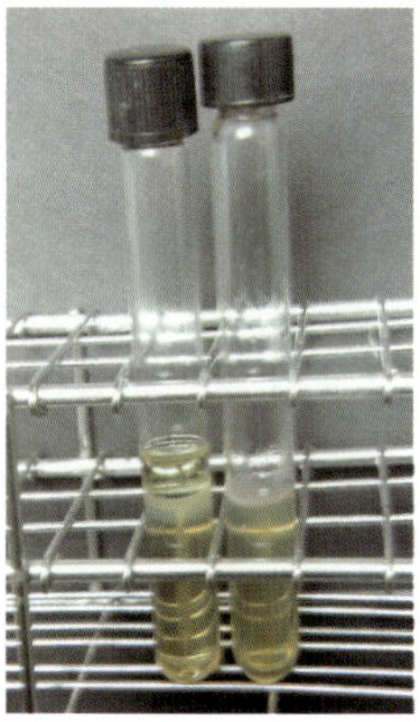

그림 16-19. **운동성 시험.** 운동성 시험. 운동성 양성(*E. coli*)은 집락주위 불투명(오른쪽), 음성(*Shigella*)은 집락주위 투명(왼쪽).

(4) 방법

① 순 배양된 세균을 백금선을 써서 수직으로 중앙에 2 cm 깊이까지 접종하고, 24시간 배양 후에 관찰한다. 37℃에 24~48시간 배양하고 음성이면 22~25℃에 5일간 배양한다.

② 천자한 곳에만 증식되면 운동성 음성이고, 퍼져서 증식되면 양성이다(그림 16-19).

(5) 정도관리(quality control)

① 양성 세균 : *Enterobacter cloaceae* ATCC 23355 (37℃),
Listeria monocytogenes ATCC 15313 (22℃)

② 음성 세균 : *Klebsiella pneumoniae* ATCC 13883 (37℃),
Corynebacterium diphtheriae ATCC 11913 (22℃).

12) Gelatin 가수분해 시험(gelatin liquefaction test)

(1) 목적

① *S. aureus*(양성)와 *S. epidermidis*(느리게 양성) 감별

② *Serratia liquefaciens, S. marcescens,*
Pseudomonas aeruginosa 및 *Flavobacterium* spp.(양성)

(2) 원리

Gelatin + 세균(gelatinase) → 액화(liquefaction)

세균의 효소인 gelatinase가 gelatin을 액화하는 능력을 시험한다.

Protein을 세균이 에너지원으로 이용하기 위해서는 좀 더 작은 분자로 분해되어야 한다. 그러므로 세균은 단백분해 효소인 gelatinase를 방출하여 protein을 좀 더 작은 분자로 만든다. 이러한 과정은 다음과 같다.

Protein + H_2O + gelatinase (proteinase) → Polypeptides

Polypeptides + H_2O + gelatinase (peptidase) → Individual amino acid

여러 방법이 있는데

㉠ 사용 안한 X-선 필름을 작게 잘라 배양액에 넣어서 필름에 입힌 막이 벗겨지는 것을 보는 법

㉡ nutrient gelatin에 접종하여 배양하고 gelatin의 굳는 성상이 없어지는 것을 시험하는 방법

㉢ 검사실에서 쓰기 편리한 denatured gelatin법 등이 있다.

(3) 재료

Nutrient gelatin medium (pH 6.8)

(4) 방법

① 백금선으로 nutrient gelatin 고층배지에 두껍게 천자(stab) 접종한다.

② 37℃에 24~48시간 배양하고 음성이 보이면 2주까지 배양할 수 있다.

③ 판정은 냉장고 혹은 얼음상자에 2시간 방치 후 액화되었는지를 본다. 배양 후 냉장고에 옮길 때 흔들리지 않아야 한다. 접종하지 않은 대조시험관도 동시에 시험하여 비교 판정한다.

④ 액화는 표면에서만 일어난다.

(5) 결과

① 양성 시험 : gel 상태와 같이 흐르는 것이 액화된 것이다.
② 음성 시험 : 배지가 굳은 상태이면 음성이다(sol 상태).
③ 접종 안한 대조 시험 : 냉장 후에도 굳은 상태이다(그림 16-20).

(6) 정도관리(quality control)

① 양성 세균 : *Pseudomonas aeruginosa* ATCC 10145
② 음성 세균 : *E. coli* ATCC 25922

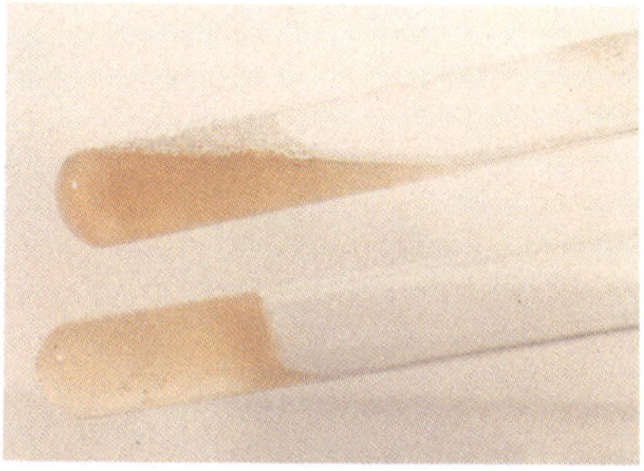

그림 16-20. **젤라틴 액화 시험(geletin liquefaction test).** 젤라틴 액화 양성(*Staphylococcus aureus*)은 빠르게 액화, 음성(*Staphylococcus epidermidis*)은 느리게 액화

13) Deoxyribonuclease (DNase) 시험

(1) 목적

① *S. aureus*(양성)와 *S. epidermidis*(음성) 감별
② *Serratia* spp.(양성)와 *Klebsiella-Enterobacter-Hafnia*(음성) 감별 등

(2) 원리

DNA + 세균(DNase) → 가수분해(1 N HCl → 투명 : 0.1% toluidine blue
→ 분홍색 : methyl green → 집락주변이 투명)

DNase를 생성하는 세균은 DNA (deoxyribonucleic acid)를 분해할 수 있다. 그 결과를 1N HCl을 떨어뜨려 집락 주위가 투명해지거나, 0.1% toluidine blue를 떨어뜨려 집락 주위가 분홍색이면 양성이다. Methyl green이 지시약으로 들어 있는 배지는 집락 주변이 무색으로 변하면 양성이고, 집락에 시약을 떨어뜨리지 않아 집락을 다른 시험에 쓸 수 있어서 편리하다.

Coagulase 시험과 일치하므로 *S. aureus* 동정시험으로 많이 사용한다.

(3) 재료

① DNase test agar

② DNase test agar w/Methyl green (Difco)−0.005% methyl green 포함

③ 1 N HCl

(4) 방법

① 순 배양된 집락을 DNase test agar 배지에 한 줄로 긋고 37℃에 하룻밤 배양한다.

② 양성 반응 : 1 N HCl을 떨어뜨려 집락 주위가 투명하면 양성이다.
0.1% toluidine blue를 떨어뜨려 집락 주변이 분홍색이면 양성이다.
Methyl green이 든 배지는 집락 주변이 무색이면 양성이다.
음성 반응−변화가 없다(그림 16-21).

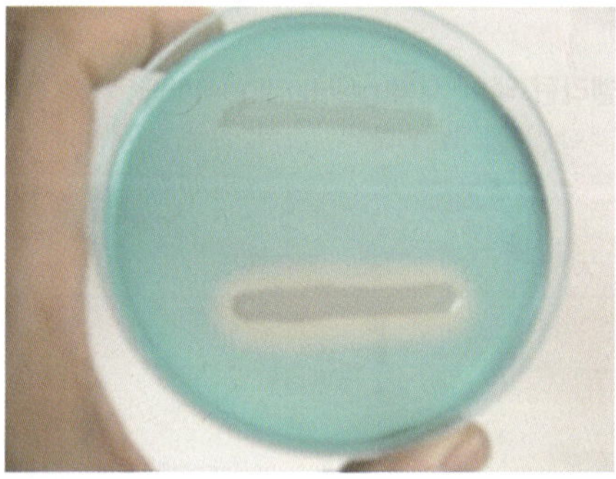

그림 16-21. Deoxyribonuclease (DNase) 시험. DNase test agar with methyl green 배지에서 DNase 양성(*S. aureus, Serratia*)은 집락주위 투명(아래쪽), 음성(*S. epidermidis*)은 집락주위 투명대 없음(윗쪽).

(5) 정도관리(quality control)

① DNase 양성 : *S. aureus* ATCC 25923

② DNase 음성 : *S. epidermidis* ATCC 14990

14) Potassium cyanide (KCN) 시험

(1) 목적

① *Citrobacter freundii*(발육)와 *Salmonella, Salmonella* Arizonae(비발육) 감별

② *Klebsiella-Enterobacter* group(발육)과
E. coli(비발육) 감별

③ *P. aeruginosa*(발육)와 *Alcaligenes faecalis*(비발육) 감별

(2) 원리

KCN(1:13,000) broth + 세균 → 증식(growth) 혹은 비증식(no growth)
어느 세균이 potassium cyanide (KCN) 1:13,000 농도에서 증식하는지를 보는 시험이다.

대부분의 산소성 세균은 시토크롬 산화효소(cytochrome oxidase)를 가지고 있다. 이 효소는 분자 산소를 과산화수소(hydrogen peroxide, H_2O_2)로 환원시키는데 최종 수소 수용체(acceptor)로 산소를 이용해서 산소성 호흡을 유지한다. 무산소성 세균은 산소가 존재하는 상태에서는 살 수 없으며 cytochrome oxidase를 생성하지 않는다. 대부분의 산소성 세균은 catalase를 생성하여 과산화수소를 분해하므로 H_2O_2의 독성을 제거시킨다.

산소성 호흡에서 cytochrome oxidase의 역할은 cytochrome system이 관계되어 있기 때문에 중요하다. 또한 cyanide는 산소성 호흡을 억제할 수 있다. 그러므로 cyanide는 cytochrome oxidase 억제제이다.

주의 : KCN은 매우 독성이 강하므로 이 용액은 절대 입으로 pipetting 해서는 안 되며 bulb 피펫으로 사용해야 한다. 이 용액이 든 성분을 가열하면 증기를 마실 수 있기 때문에 가열할 때는 마개를 단단히 막고 마시지 않도록 해야 한다. 반드시 식은 용액에 희석하고 처리해야 한다. 만약 KCN 성분의 증기가 나올 가능성이 있으면 chemical hood에서 취급한다. 배지를 버리기 전에 $FeSO_4$와 40% KOH 용액 0.1 mL를 KCN broth에 넣어서 중화시켜야 한다.

(3) 재료

① KCN broth base, pH 7.6
: 이 배지에는 KCN이 안 들어 있다. 5 mL 나사마개 시험관에 1 mL씩 넣어 가압멸균 후 식힌다.

② 0.5% KCN 용액
KCN ········ 0.5 g
식힌 멸균 증류수(sterile, cold distilled water) ········ 100.0 mL

③ Working KCN broth
0.5% KCN ········ 1.5 mL
KCN broth base ········ 100 mL
이때 KCN의 농도는 1:13,000이다. 나사마개 시험관에 1 mL씩 분주하여 준비할 수도 있으며 만약 가압멸균할 때는 나사마개를 단단히 막고 멸균 배양한다.

(4) 방법

① 순배양된 세균을 0.5% KCN이 든 KCN broth와 KCN이 들어 있지 않은 KCN broth base (control)에 각각 연하게 접종하여, 35℃에서 24～48시간 혹은 4일까지 배양한다.

② 양성 시험(내성)은 KCN broth가 혼탁(발육)이 보이며, 음성시험(감수성)은 투명(비발육)하게 보인다.

(5) 정도관리(quality control)

① 양성 세균 : *Citrobacter freundii* ATCC

② 음성 세균 : *Salmonella* Typhimurium ATCC 14028

표 16-5. 장내세균과(Enterobacteriaceae)의 생화학적 성상

Species	Indole production	Methyl red	Voges-Proskauer	Citrate (Simmons)	Hydrogen sulfide (TSI)	Urea hydrolysis	Phenylalanine deaminase	Lysine decarboxylase	Arginine dihydrolase	Ornithine decarboxylase	Motility (36°C)	Gelatin hydrolysis (22°C)	Growth in KCN	Malonate utilization	D-Glucose, acid	D-Glucose, gas	Lactose fermentation	Sucrose fermentation	D-Mannitol fermentation	Dulcitol fermentation	Salicin fermentation	Adonitol fermentation	*myo*-Inositol fermentation	D-Sorbitol fermentation	L-Arabinose fermentation	Raffinose fermentation	L-Rhamnose fermentation	Maltose fermentation	D-Xylose fermentation	Trehalose fermentation	Cellobiose fermentation	α-Methyl-D-glucoside fermentation	Erythritol fermentation	Esculin hydrolysis	Melibiose fermentation	D-Arabitol fermentation	Glycerol fermentation	Mucate fermentation	Tartrate, Jordan's	Acetate utilization	Lipase (corn oil)	DNase at 25°C	Nitrate → Nitrite	Oxidase, Kovacs	ONPG test	Yellow pigment	D-Mannose fermentation
Budvicia																																															
B. aquatica†	0	93	0	0	80	33	0	0	0	0	27	0	0	0	100	53	87	0	60	0	0	0	0	0	80	0	100	0	93	0	0	0	0	0	0	27	0	20	27	0	0	0	100	0	93	0	0
Buttiauxella																																															
B. agrestis	0	100	0	100	0	0	0	0	0	100	100	0	80	60	100	100	100	0	100	0	100	0	0	0	100	100	100	100	100	100	100	0	0	100	100	0	60	100	60	0	0	0	100	0	100	0	100
Cedecea																																															
C. davisae†	0	100	50	95	0	0	0	0	50	95	95	0	86	91	100	70	19	100	100	0	99	0	0	0	0	10	0	100	100	100	100	5	0	45	0	100	0	0	0	0	91	0	100	0	90	0	100
C. lapagei†	0	40	80	99	0	0	0	0	80	0	80	0	100	99	100	100	60	0	100	0	100	0	0	0	0	0	0	100	0	100	100	0	0	100	0	100	0	0	0	60	100	0	100	0	99	0	100
C. neteri†	0	100	50	100	0	0	0	0	100	0	100	0	65	100	100	100	35	100	100	0	100	0	0	100	0	0	0	100	100	100	100	0	0	100	0	100	0	0	0	0	100	0	100	0	100	0	100
Cedecea sp. 3†	0	100	50	100	0	0	0	0	100	0	100	0	100	0	100	100	0	50	100	0	100	0	0	0	0	100	0	100	100	100	100	50	0	100	100	100	0	0	0	50	100	0	100	0	100	0	100
Cedecea sp. 5†	0	100	50	100	0	0	0	0	50	50	100	0	100	0	100	100	0	100	100	0	100	0	0	100	0	100	0	100	100	100	100	0	0	100	100	100	0	0	0	50	50	0	100	0	100	0	100
Citrobacter																																															
C. freundii†	5	100	0	95	80	70	0	0	65	20	95	0	96	15	100	95	50	30	99	55	5	0	3	98	100	30	99	99	99	99	55	5	0	0	50	0	98	95	90	80	0	0	99	0	95	0	100
C. diversus†	99	100	0	99	0	75	0	0	65	99	95	0	0	90	100	98	35	45	100	50	20	98	0	99	100	0	100	100	100	100	99	40	0	2	0	100	98	93	75	75	0	0	100	0	96	0	100
C. amalonaticus†	100	100	0	85	0	80	0	0	85	95	98	0	95	0	100	97	50	15	100	0	40	0	0	100	100	5	99	99	99	100	100	5	0	10	5	0	70	98	85	75	0	0	99	0	100	0	100
C. amalonaticus biogroup 1†	100	100	0	1	0	45	0	0	85	100	99	0	96	0	100	93	19	100	100	4	5	0	0	100	100	100	100	100	100	100	100	70	0	0	100	0	55	100	93	82	0	0	100	0	100	0	100
Edwardsiella																																															
E. tarda†	99	100	0	1	100	0	0	100	0	100	98	0	0	0	100	100	0	0	0	0	0	0	0	0	9	0	0	100	0	0	0	0	0	0	0	0	30	0	25	0	0	0	100	0	0	0	100
E. tarda biogroup 1†	100	100	0	0	0	0	0	100	0	100	100	0	0	0	100	50	0	100	100	0	0	0	0	0	100	0	0	100	0	0	0	0	0	0	0	0	0	0	0	0	0	0	100	0	0	0	100
E. hoshinae†	50	100	0	0	0	0	0	100	0	95	100	0	0	100	100	35	0	100	100	0	50	0	0	0	13	0	0	100	0	100	0	0	0	0	0	0	65	0	0	0	0	0	100	0	0	0	100
E. ictaluri	0	0	0	0	0	0	0	100	0	65	0	0	0	0	100	50	0	0	0	0	0	0	0	0	0	0	0	100	0	0	0	0	0	0	0	0	0	0	0	0	0	0	100	0	0	0	100

E. aerogenes†	0	5	98	95	0	2	0	98	0	98	97	0	98	95	100	100	95	100	100	5	100	98	95	100	100	96	99	99	100	100	100	95	0	98	99	100	98	90	95	50	0	0	100	0	100	0	95
E. cloacae†	0	5	100	100	0	65	0	0	97	96	95	0	98	75	100	100	93	97	100	15	75	25	15	95	100	97	92	100	99	100	95	85	0	30	90	15	40	75	30	75	0	0	99	0	99	0	100
E. agglomerans†	20	50	70	50	0	20	20	0	0	0	85	2	35	65	100	20	40	75	100	15	65	7	15	30	95	30	85	89	93	97	55	7	0	60	50	50	30	40	25	30	0	0	85	0	90	75	98
E. gergoviae†	0	5	100	99	0	93	0	90	0	100	90	0	0	96	100	98	55	98	99	0	99	0	0	0	99	97	99	100	99	100	99	2	0	97	97	97	100	2	97	93	0	0	99	0	97	0	100
E. sakazakii†	11	5	100	99	0	1	50	0	99	91	96	0	99	18	100	98	99	100	100	5	99	0	75	0	100	99	100	100	100	100	100	96	0	100	100	0	15	1	1	96	0	0	99	0	100	98	100
E. taylorae†	0	5	100	100	0	1	0	0	94	99	99	0	98	100	100	100	10	0	100	0	92	0	0	1	100	0	100	99	100	100	100	1	0	90	0	0	1	75	0	35	0	0	100	0	100	0	100
E. amnigenus biogroup 1†	0	7	100	70	0	0	0	0	9	55	92	0	100	91	100	100	70	100	100	0	91	0	0	9	100	100	100	100	100	100	100	55	0	91	100	0	0	35	9	0	0	0	100	0	91	0	100
E. amnigenus biogroup 2	0	65	100	100	0	0	0	0	35	100	100	0	100	100	100	100	35	0	100	0	100	0	0	100	100	0	100	100	100	100	100	100	0	100	100	0	0	100	0	0	0	0	100	0	100	0	100
E. intermedium	0	100	100	65	0	0	0	0	0	89	89	0	65	100	100	100	100	65	100	100	100	0	0	100	100	100	100	100	100	100	100	100	0	100	100	0	100	100	100	0	0	0	100	0	100	0	100
E. asburiae†	0	100	2	100	0	60	0	0	21	95	0	0	97	3	100	95	75	100	100	0	100	0	0	100	100	70	5	100	97	100	100	95	0	95	0	0	11	21	30	87	0	0	100	0	100	0	100
E. cancerogenus	0	0	100	100	0	0	0	0	100	100	100	0	100	100	100	100	0	0	100	0	100	0	0	0	100	0	100	100	100	100	100	0	0	100	0	0	0	100	0	33	0	0	100	0	100	0	100
E. dissolvens	0	0	100	100	0	100	0	0	100	100	0	0	100	100	100	100	0	100	100	0	100	0	0	100	100	100	100	100	100	100	100	100	0	100	100	0	0	100	0	100	0	0	100	0	100	0	100
E. nimipressuralis	0	100	100	0	0	0	0	0	0	100	0	0	100	100	100	100	0	0	100	0	100	0	0	100	100	0	100	100	100	100	100	100	0	100	100	0	0	100	0	0	0	0	100	0	100	0	100
Escherichia-Shigella																																															
E. coli†	98	99	0	1	1	1	0	90	17	65	95	0	3	0	100	95	95	50	98	60	40	5	1	94	99	50	80	95	95	98	2	0	0	35	75	5	75	95	95	90	0	0	100	0	95	0	98
E. coli, inactive†	80	95	0	1	1	1	0	40	3	20	5	0	1	0	100	5	25	15	93	40	10	3	1	75	85	15	65	80	70	90	2	0	0	5	40	5	65	30	85	40	0	0	98	0	45	0	97
Shigella, O groups A, B, C†	50	100	0	0	0	0	0	0	5	1	0	0	0	0	100	2	0	0	93	2	0	0	0	30	60	50	5	30	2	80	0	0	0	0	50	0	10	0	30	2	0	0	100	0	2	0	100
S. sonnei†	0	100	0	0	0	0	0	0	2	98	0	0	0	0	100	0	2	1	99	0	0	0	0	2	95	3	75	90	2	100	5	0	0	0	25	0	15	10	90	0	0	0	100	0	90	0	100
E. fergusonii†	98	100	0	17	0	0	0	95	5	100	93	0	0	35	100	95	0	0	98	60	65	98	0	0	98	0	92	96	96	96	96	0	0	46	0	100	20	0	96	96	0	0	100	0	83	0	100
E. hermannii†	99	100	0	1	0	0	0	6	0	100	99	0	94	0	100	97	45	45	100	19	40	0	0	0	100	40	97	100	100	100	97	0	0	40	0	8	3	97	35	78	0	0	100	0	98	98	100
E. vulneris†	0	100	0	0	0	0	0	85	30	0	100	0	15	85	100	97	15	8	100	0	30	0	0	1	100	99	93	100	100	100	100	25	0	20	100	0	25	78	2	30	0	0	100	0	100	50	100
E. blattae	0	100	0	50	0	0	0	100	0	100	0	0	0	100	100	100	0	0	0	0	0	0	0	0	100	0	100	100	100	75	0	0	0	0	0	0	100	50	50	0	0	0	100	0	0	0	100
Ewingella																																															
E. americana†	0	84	95	95	0	0	0	0	0	0	60	0	5	0	100	0	70	0	100	0	80	0	0	0	0	0	23	16	13	99	10	0	0	50	0	99	24	0	35	10	0	0	97	0	85	0	99
Hafnia																																															
H. alvei†	0	40	85	10	0	4	0	100	6	98	85	0	95	50	100	98	5	10	99	0	13	0	0	0	95	2	97	100	98	95	15	0	0	7	0	0	95	0	70	15	0	0	100	0	90	0	100
H. alvei biogroup 1	0	85	70	0	0	0	0	100	0	45	0	0	0	45	100	0	0	0	55	0	55	0	0	0	0	0	0	0	0	70	0	0	0	0	0	0	0	0	30	0	0	0	100	0	30	0	100
Klebsiella																																															
K. pneumoniae†	0	10	98	98	0	95	0	98	0	0	0	0	98	93	100	97	98	99	99	30	99	90	95	99	99	99	99	98	99	99	98	90	0	99	99	98	97	90	95	75	0	0	99	0	99	0	99
K. oxytoca†	99	20	95	95	0	90	1	99	0	0	0	0	97	98	100	97	100	100	99	55	100	99	98	99	98	100	100	100	100	100	100	98	2	100	99	98	99	93	98	90	0	0	100	0	100	1	100
K. ornithinolytica†	100	96	70	100	0	100	0	100	0	100	0	0	100	100	100	100	100	100	100	10	100	100	95	100	100	100	100	100	100	100	100	100	0	100	100	100	100	96	100	95	0	0	100	0	100	0	100
K. planticola†	20	100	98	100	0	98	0	100	0	0	0	0	100	100	100	100	100	100	100	15	100	100	100	92	100	100	100	100	100	100	100	100	0	100	100	100	100	100	100	62	0	0	100	0	100	1	100
K. ozaenae†	0	98	0	30	0	10	0	40	6	3	0	0	88	3	100	50	30	20	100	2	97	97	55	65	98	90	55	95	95	98	92	70	0	80	97	95	65	25	50	2	0	0	80	0	80	0	100
K. rhinoscleromatis†	0	100	0	0	0	0	0	0	0	0	0	0	80	95	100	0	0	75	100	0	98	100	95	100	100	90	96	100	100	100	100	0	0	30	100	100	50	0	50	0	0	0	100	0	0	0	100
K. terrigena	0	60	100	40	0	0	0	100	0	20	0	0	100	100	100	80	100	100	100	20	100	100	80	100	100	100	100	100	100	100	100	100	0	100	100	100	100	100	100	20	0	0	100	0	100	0	100
Kluyvera																																															
K. ascorbata†	92	100	0	96	0	0	0	97	0	100	98	0	92	96	100	93	98	98	100	25	100	0	0	40	100	98	100	100	99	100	100	98	0	99	99	0	40	90	35	50	0	0	100	0	100	0	100
K. cryocrescens†	90	100	0	80	0	0	0	23	0	100	90	0	86	86	100	95	95	81	95	0	100	0	0	45	100	100	100	100	91	100	100	95	0	100	100	0	5	81	19	86	0	0	100	0	100	0	100
Koserella																																															
K. trabulsii†	0	100	0	92	0	0	0	100	8	100	100	0	92	0	100	100	0	0	100	0	8	0	0	0	100	25	100	100	100	100	100	0	0	67	92	0	0	0	0	25	0	0	100	0	100	0	100

chapter 16

Species	Indole production	Methyl red	Voges–Proskauer	Citrate (Simmons)	Hydrogen sulfide (TSI)	Urea hydrolysis	Phenylalanine deaminase	Lysine decarboxylase	Arginine dihydrolase	Ornithine decarboxylase	Motility (36°C)	Gelatin hydrolysis (22°C)	Growth in KCN	Malonate utilization	D-Glucose, acid	D-Glucose, gas	Lactose fermentation	Sucrose fermentation	D-Mannitol fermentation	Dulcitol fermentation	Salicin fermentation	Adonitol fermentation	*myo*-Inositol fermentation	D-Sorbitol fermentation	L-Arabinose fermentation	Raffinose fermentation	L-Rhamnose fermentation	Maltose fermentation	D-Xylose fermentation	Trehalose fermentation	Cellobiose fermentation	α-Methyl-D-glucoside fermentation	Erythritol fermentation	Esculin hydrolysis	Melibiose fermentation	D-Arabitol fermentation	Glycerol fermentation	Mucate fermentation	Tartrate, Jordan's	Acetate utilization	Lipase (corn oil)	DNase at 25°C	Nitrate → Nitrite	Oxidase, Kovacs	ONPG test	Yellow pigment	D-Mannose fermentation
Leclercia																																															
L. adecarboxylata†	100	100	0	0	0	48	0	0	0	0	79	0	97	93	100	97	93	66	100	86	100	93	0	0	100	66	100	100	100	100	100	0	0	100	100	96	3	93	83	28	0	0	100	0	100	37	100
Leminorella																																															
L. grimontii†	0	100	0	100	100	0	0	0	0	0	0	0	0	0	100	33	0	0	0	83	0	0	0	0	100	0	0	0	83	0	0	0	0	0	0	0	17	100	100	0	0	0	100	0	0	0	0
L. richardii†	0	0	0	0	100	0	0	0	0	0	0	0	0	0	100	0	0	0	0	0	0	0	0	0	100	0	0	0	100	0	0	0	0	0	0	0	0	50	100	0	0	0	100	0	0	0	0
Moellerella																																															
M. wisconsensis†	0	100	0	80	0	0	0	0	0	0	0	0	70	0	100	0	100	100	60	0	0	100	0	0	0	100	0	30	0	0	0	0	0	0	100	75	10	0	30	10	0	0	90	0	90	0	100
Morganella																																															
M. morganii†	98	97	0	0	5	98	95	0	0	98	95	0	98	1	100	90	1	0	0	0	0	0	0	0	0	0	0	0	0	10	0	0	0	0	0	0	5	0	95	0	0	0	90	0	5	0	98
M. morganii biogroup 1†	100	95	0	0	41	100	100	100	0	95	0	0	91	5	100	91	0	0	0	0	0	0	0	0	0	0	0	0	0	0	0	0	0	0	0	0	100	0	100	0	0	0	91	0	0	0	95
Obesumbacterium																																															
O. proteus biogroup 2	0	15	0	0	0	0	0	100	0	100	0	0	0	0	100	0	0	0	0	0	0	0	0	0	0	0	15	50	15	85	0	0	0	0	0	0	0	0	15	0	0	0	100	0	0	0	85
Pragia																																															
P. fontium	0	100	0	89	89	0	22	0	0	0	100	0	0	0	100	0	0	0	0	0	78	0	0	0	0	0	0	0	0	0	0	0	0	78	0	0	0	0	0	0	0	0	100	0	0	0	0
Proteus																																															
P. mirabilis†	2	97	50	65	98	98	98	0	0	99	95	90	98	2	100	96	2	15	0	0	0	0	0	0	0	1	1	0	98	98	1	0	0	0	0	0	70	0	87	20	92	50	95	0	0	0	0
P. vulgaris†	98	95	0	15	95	95	99	0	0	0	95	91	99	0	100	85	2	97	0	0	50	0	0	0	0	1	5	97	95	30	0	60	1	50	0	0	60	0	80	25	80	80	98	0	1	0	0
P. penneri†	0	100	0	0	30	100	99	0	0	0	85	50	99	0	100	45	1	100	0	0	0	0	0	0	0	1	0	100	100	55	0	80	0	0	0	0	55	0	85	5	45	40	90	0	1	0	0
P. myxofaciens	0	100	100	50	0	100	100	0	0	0	100	100	100	0	100	100	0	100	0	0	0	0	0	0	0	0	0	100	0	100	0	100	0	0	0	0	100	0	100	0	100	50	100	0	0	0	0

P. rettgeri†	99	93	0	95	0	98	98	0	0	0	94	0	97	0	100	10	5	15	100	0	50	100	90	1	0	5	70	2	10	0	3	2	75	35	5	100	60	0	95	60	0	0	100	0	5	0	100
P. stuartii†	98	100	0	93	0	30	95	0	0	0	85	0	100	0	100	0	2	50	10	0	2	5	95	1	1	7	0	1	7	98	5	0	0	0	0	0	50	0	90	75	0	10	100	0	10	0	100
P. alcalifaciens†	99	99	0	98	0	0	98	0	0	1	96	0	100	0	100	85	0	15	2	0	1	98	1	1	1	1	0	1	1	2	1	0	0	0	0	0	15	0	90	40	0	0	100	0	1	0	100
P. rustigianii†	98	65	0	15	0	0	100	0	0	0	30	0	100	0	100	35	0	35	0	0	0	0	0	0	0	0	0	0	0	0	0	0	0	0	0	0	5	0	50	25	0	0	100	0	0	0	100
P. heimbachae	0	85	0	0	0	0	100	0	0	0	46	0	8	0	100	0	0	0	0	0	0	92	46	0	0	0	100	54	8	0	0	0	0	0	0	92	0	0	69	0	0	0	100	0	0	0	100
Rahnella																																															
R. aquatilis†	0	88	100	94	0	0	95	0	0	0	6	0	0	100	100	98	100	100	100	88	100	0	0	94	100	94	94	94	94	100	100	0	0	100	100	0	13	30	6	6	0	0	100	0	100	0	100
Salmonella																																															
Subgroup 1 strains†																																															
Most serotypes†	1	100	0	95	95	1	0	98	70	97	95	0	0	0	100	96	1	1	100	96	0	0	35	95	99	2	95	97	97	99	5	2	0	5	95	0	5	90	90	90	0	2	100	0	2	0	100
S. typhi†	0	100	0	0	97	0	0	98	3	0	97	0	0	0	100	0	1	0	100	0	0	0	0	99	2	0	0	97	82	100	0	0	0	0	100	0	20	0	100	0	0	0	100	0	0	0	100
S. choleraesuis†	0	100	0	25	50	0	0	95	55	100	95	0	0	0	100	95	0	0	98	5	0	0	0	90	0	1	100	95	98	0	0	0	1	0	45	1	0	0	85	1	0	0	98	0	0	0	95
S. paratyphi A†	0	100	0	0	10	0	0	0	15	95	95	0	0	0	100	99	0	0	100	90	0	0	0	95	100	0	100	95	0	100	5	0	0	0	95	0	10	0	0	0	0	0	100	0	0	0	100
S. gallinarum†	0	100	0	0	100	0	0	90	10	1	0	0	0	0	100	0	0	0	100	90	0	0	0	1	80	10	10	90	70	50	10	0	1	0	0	0	0	50	100	0	0	10	100	0	0	0	100
S. pullorum†	0	90	0	0	90	0	0	100	10	95	0	0	0	0	100	90	0	0	100	0	0	0	0	10	100	1	100	5	90	90	5	0	0	0	0	0	0	0	0	0	0	0	100	0	0	0	100
Subgroup 2 strains†	2	100	0	100	100	0	0	100	90	100	98	2	0	95	100	100	1	1	100	90	5	0	5	100	100	0	100	100	100	100	0	8	0	15	8	0	25	96	50	95	0	0	100	0	15	0	95
Subgroup 3a strains† (*Arizona*)	1	100	0	99	99	0	0	99	70	99	99	0	1	95	100	99	15	1	100	0	0	0	0	99	99	1	99	98	100	99	1	1	0	1	95	1	10	90	5	90	0	2	100	0	100	0	100
Subgroup 3b strains† (*Arizona*)	2	100	0	98	99	0	0	99	70	99	99	0	1	95	100	99	85	5	100	1	0	0	0	99	99	1	99	98	100	99	1	1	0	1	95	1	10	30	20	75	0	2	100	0	100	0	100
Subgroup 4 strains†	0	100	0	98	100	2	0	100	70	100	98	0	95	0	100	100	0	0	98	0	60	5	0	100	100	0	98	100	100	100	50	0	0	0	100	5	0	0	65	70	0	0	100	0	0	0	100
Subgroup 5 strains†	0	100	0	100	100	0	0	100	100	100	100	0	100	0	100	80	0	0	100	100	0	0	0	100	100	0	100	100	100	100	0	0	0	0	75	0	0	100	0	100	0	0	100	0	100	0	100
Subgroup 6 strains†	0	100	0	89	100	0	0	100	67	100	100	0	0	0	100	100	22	0	100	67	0	0	0	0	100	0	100	100	100	100	0	0	0	0	89	0	33	100	100	89	0	0	100	0	44	0	100
Serratia																																															
S. marcescens†	1	20	98	98	0	15	0	99	0	99	97	90	95	3	100	55	2	99	99	0	95	40	75	99	0	2	0	96	7	99	5	0	1	95	0	0	95	0	75	50	98	98	98	0	95	0	99
S. marcescens biogroup 1†	0	100	60	30	0	0	0	55	4	65	17	30	70	0	100	0	4	100	96	0	92	30	30	92	0	0	0	70	0	100	4	0	0	96	0	0	92	0	50	4	75	82	83	0	75	0	100
S. liquefaciens group†	1	93	93	90	0	3	0	95	0	95	95	90	90	2	100	75	10	98	100	0	97	5	60	95	98	85	15	98	100	100	5	5	0	97	75	0	95	0	75	40	85	85	100	0	93	0	100
S. rubidaea†	0	20	100	95	0	2	0	55	0	0	85	90	25	94	100	30	100	99	100	0	99	99	20	1	100	99	1	99	99	100	94	1	0	94	99	85	20	0	70	80	99	99	100	0	100	0	100
S. odorifera biogroup 1†	60	100	50	100	0	5	0	100	0	100	100	95	60	0	100	0	70	100	100	0	98	50	100	100	100	100	95	100	100	100	100	0	0	95	100	0	40	5	100	60	35	100	100	0	100	0	100
S. odorifera biogroup 2†	50	60	100	97	0	0	0	94	0	0	100	94	19	0	100	13	97	0	97	0	45	55	100	100	100	7	94	100	100	100	100	0	7	40	96	0	50	0	100	65	65	100	100	0	100	0	100
S. plymuthica†	0	94	80	75	0	0	0	0	0	0	50	60	30	0	100	40	80	100	100	0	94	0	50	65	100	94	0	94	94	100	88	70	0	81	93	0	50	0	100	55	70	100	100	0	70	0	100
S. ficaria†	0	75	75	100	0	0	0	0	0	0	100	100	55	0	100	0	15	100	100	0	100	0	55	100	100	70	35	100	100	100	100	8	0	100	40	100	0	0	17	40	77	100	92	8	100	0	100
S. entomophila	0	20	100	100	0	0	0	0	0	0	100	100	100	0	100	0	0	100	100	0	100	0	0	0	0	0	0	100	40	100	0	0	0	100	0	60	0	0	100	80	20	100	100	0	100	0	100
''*Serratia*'' *fonticola*†	0	100	9	91	0	13	0	100	0	97	91	0	70	88	100	79	97	21	100	91	100	100	30	100	100	100	76	97	85	100	6	91	0	100	98	100	88	0	58	15	0	0	100	0	100	0	100
Tatumella																																															
T. ptyseos[f]	0	0	5	2	0	0	90	0	0	0	0	0	0	0	100	0	0	98	0	0	55	0	0	0	0	11	0	0	9	93	0	0	0	0	25	0	7	0	0	0	0	0	98	0	0	0	100
Yersinia																																															
Y. enterocolitica†	50	97	2	0	0	75	0	0	0	95	2	0	2	0	100	5	5	95	98	0	20	0	30	99	98	5	1	75	70	98	75	0	0	25	1	40	90	0	85	15	55	5	98	0	95	0	100
Y. frederiksenii†	100	100	0	15	0	70	0	0	0	95	5	0	0	0	100	40	40	100	100	0	92	0	20	100	100	30	99	100	100	100	100	0	0	85	0	100	85	5	55	15	55	0	100	0	100	0	100
Y. intermedia†	100	100	5	5	0	80	0	0	0	100	5	0	10	5	100	18	35	100	100	0	100	0	15	100	100	45	100	100	100	100	98	77	0	100	80	45	60	6	88	18	12	0	94	0	90	0	100
Y. kristensenii†	30	92	0	0	0	77	0	0	0	92	5	0	0	0	100	23	8	0	100	0	15	0	15	100	77	0	0	100	85	100	100	0	0	0	0	45	70	0	40	8	0	0	100	0	70	0	100
Y. rohdei†	0	62	0	0	0	62	0	0	0	25	0	0	0	0	100	0	0	100	100	0	0	0	0	100	100	62	0	0	38	100	25	0	0	0	50	0	38	0	100	0	0	0	88	0	50	0	100
Y. pestis†	0	80	0	0	0	5	0	0	0	0	0	0	0	0	100	0	0	0	97	0	70	0	0	50	100	0	1	80	90	100	0	0	0	50	20	0	50	0	0	0	0	0	85	0	50	0	100
Y. pseudotuberculosis†	0	100	0	0	0	95	0	0	0	0	0	0	0	0	100	0	0	0	100	0	25	0	0	0	50	15	70	95	100	100	0	0	0	95	70	0	50	0	50	0	0	0	95	0	70	0	100
Y. aldovae	0	80	0	0	0	60	0	0	0	40	0	0	0	0	100	0	0	20	80	0	0	0	0	60	60	0	0	0	40	80	0	0	0	0	0	0	0	0	100	0	0	0	100	0	0	0	100
Y. bercovieri†	0	100	0	0	0	60	0	0	0	80	0	0	0	0	100	0	20	100	100	0	20	0	0	100	100	0	0	100	100	100	100	0	0	20	0	0	0	0	100	0	0	0	100	0	80	0	100
Y. mollaretii†	0	100	0	0	0	20	0	0	0	80	0	0	0	0	100	0	40	100	100	0	20	0	0	100	100	0	0	60	60	100	100	0	0	0	0	0	20	0	100	0	0	0	100	0	20	0	100
''*Yersinia*'' *ruckeri*†	0	97	10	0	0	0	0	50	5	100	0	30	15	0	100	5	0	0	100	0	0	0	0	50	5	5	0	95	0	95	5	0	0	0	0	0	30	0	30	0	30	0	75	0	50	0	100

chapter 16

Species	Indole production	Methyl red	Voges-Proskauer	Citrate (Simmons)	Hydrogen sulfide (TSI)	Urea hydrolysis	Phenylalanine deaminase	Lysine decarboxylase	Arginine dihydrolase	Ornithine decarboxylase	Motility (36°C)	Gelatin hydrolysis (22°C)	Growth in KCN	Malonate utilization	D-Glucose, acid	D-Glucose, gas	Lactose fermentation	Sucrose fermentation	D-Mannitol fermentation	Dulcitol fermentation	Salicin fermentation	Adonitol fermentation	*myo*-Inositol fermentation	D-Sorbitol fermentation	L-Arabinose fermentation	Raffinose fermentation	L-Rhamnose fermentation	Maltose fermentation	D-Xylose fermentation	Trehalose fermentation	Cellobiose fermentation	α-Methyl-D-glucoside fermentation	Erythritol fermentation	Esculin hydrolysis	Melibiose fermentation	D-Arabitol fermentation	Glycerol fermentation	Mucate fermentation	Tartrate, Jordan's	Acetate utilization	Lipase (corn oil)	DNase at 25°C	Nitrate → Nitrite	Oxidase, Kovacs	ONPG test	Yellow pigment	D-Mannose fermentation
Xenorhabdus																																															
X. luminescens (25°C)	50	0	0	50	0	25	0	0	0	0	100	50	0	0	75	0	0	0	0	0	0	0	0	0	0	0	0	25	0	0	0	0	0	0	0	0	0	0	50	0	0	0	0	0	0	50	100
X. luminescens DNA group 5[†]	0	0	0	20	0	60	0	0	0	0	100	80	20	0	100	0	0	0	0	0	0	0	0	0	0	0	0	0	0	0	0	0	0	0	0	0	0	0	60	20	0	0	0	0	0	60	100
X. nematophilus (25°C)	40	0	0	0	0	0	0	0	0	0	100	80	0	0	80	0	0	0	0	0	0	0	0	0	0	0	0	0	0	0	0	0	0	0	0	0	0	0	60	0	0	20	20	0	0	60	80
Enteric Group 58[†]	0	100	0	85	0	70	0	100	0	85	100	0	100	85	100	85	30	0	100	85	100	0	0	100	100	0	100	100	100	100	100	55	0	0	0	0	30	0	60	45	0	0	100	0	100	0	100
Enteric Group 59[†]	10	100	0	100	0	0	30	0	60	0	100	0	80	90	100	100	80	0	100	0	100	0	0	0	100	0	100	100	100	100	100	10	0	100	0	10	10	60	50	50	0	0	100	0	100	25	100
Enteric Group 60[†]	0	100	0	0	0	50	0	0	0	100	75	0	0	100	100	100	0	0	50	0	0	0	0	0	25	0	75	0	0	100	0	0	0	0	0	0	75	0	75	0	0	0	100	0	100	0	100
Enteric Group 63	0	100	0	0	0	0	0	100	0	100	65	0	0	0	100	100	0	0	100	0	100	0	0	100	100	0	100	100	100	100	100	65	0	100	0	0	0	65	0	0	0	0	100	0	100	0	100
Enteric Group 64	0	100	0	50	0	0	0	0	50	0	100	0	100	100	100	50	100	0	100	0	100	100	0	0	100	0	100	100	100	100	100	0	0	100	0	100	0	100	50	0	0	0	100	0	100	0	100
Enteric Group 68[†]	0	100	50	0	0	0	0	0	0	0	0	0	100	0	100	0	0	100	100	0	50	0	0	0	0	0	0	50	0	100	0	0	0	0	0	0	50	0	0	0	0	100	100	0	0	0	100
Enteric Group 69	0	0	100	100	0	0	0	0	100	100	100	0	100	100	100	100	100	25	100	100	100	0	0	100	100	100	100	100	100	100	100	100	0	100	100	0	0	100	0	25	0	0	100	0	100	100	100
Enteric Group 90[†]	13	100	0	88	100	0	0	100	0	100	100	0	100	0	100	100	0	0	100	0	13	0	0	100	100	0	100	100	100	100	100	0	0	13	0	0	0	100	50	88	0	0	100	0	100	0	100

*Each number gives the percentage of positive reactions after 2 days of incubation at 36°C (unless a different temperature is indicated) The vast majority of these positive reactions occur within 24 hours. Reactions that become positive after 2 days are not considered.

[†]Known to occur in clinical specimens

(Carter GP, Hickman-Brenner FW, O'Hara CM et al: Characterization of the new genera and species and biogroups of *Enterobacteriaceae*. Presented before the Annual Meeting of the American Society for Microbiology, May 16, 1989)

3 API 20 E system에 의한 동정

1) 원리

API 20 E (Analytab Products, Inc., Plainview, N.Y.)는 장내세균과 그 밖의 그람음성 막대균을 동정하기 위한 상품화된 키트이다. 이 키트는 20개의 건조된 기질이 작은 시험관(microtube)에 들어 있고, 23가지의 생화학적 시험을 할 수 있다. 멸균증류수(단 *Vibrio*는 식염수)에 1개의 집락으로 제1관 McFarland 탁도되게 맞추어서 API 20 E Gallery에 접종하여 배양 후 생화학적 반응을 시험에 따라서는 시약을 첨가하여 판독한다. 18~24시간 또는 신속법은 5시간 배양한다. 팔진법 코딩계(octal coding system)에 따라 7자리 숫자로 표시한다. 이 번호를 Analytical Profile Indexes 또는 API Profile Recognition System Computer Service를 이용하거나 전통적 감별차트로 동정할 수 있다.

2) 재료 및 시약

(1) 시험

: API 20 E kit (API 20E gallery, incubation tray and lid)

① O-nitrophenyl-β-D-galactoside (ONPG)
② Arginine dihydrolase (ADH)
③ Lysine decarboxylase (LDC)
④ Ornithine decarboxylase (ODC)
⑤ Citrate (CIT)
⑥ H_2S
⑦ Urease (URE)
⑧ Tryptophan deaminase (TDA)
⑨ Indole (IND)
⑩ Voges-Proskauer (VP)
⑪ Gelatin (GEL)

탄수화물 발효 시험
⑫ Glucose (GLU)
⑬ Mannitol (MAN)
⑭ Inositol (INO)
⑮ Sorbitol (SOR)
Rhamnose (RHA)
Sucrose (SAC)
Melibiose (MEL)
Amygdalin (AMY)
Arabinose (ARA)

Oxidase
Nitrate
Catalase

(2) 시약

① Kovac 시약

② 10% Ferric chloride

③ Voges-Proskauer 시약

A 시약 : 5% α-naphthol　　B 시약 : 40% KOH

④ 질산염 환원(nitrate reduction) 시약

A 시약 : 0.8% Sulfanilic acid　　B 시약 : 0.5% N, N-Dimethyl-α-naphthylamine

⑤ Oxidase 시약

(3) 기타 재료

① 멸균 증류수 5 mL. 그러나 *Vibrio* 균주 동정 시는 멸균 식염수(sterile 0.85% NaCl) 5 mL

② 멸균 광유(sterile mineral oil)

③ Inoculating loop, 멸균 면봉(sterile swab)

④ 파스퇴르 피펫(Pasteur pipette), 5 mL

3) 정도관리(Quality control)

(1) 균주

① *Klebsiella pneumoniae* ATCC 13883　② *Enterobacter cloacae* ATCC 13047

③ *Proteus vulgaris* ATCC 13315　④ *Pseudomonas aeruginosa* ATCC10145

표 16-6. API 20 E 키트의 정도관리 결과

균주	ONPG	ADH	LDC	ODC	CIT	H_2S	URE	TDA	IND	VP	GEL
K. pneumoniae	+	−	+	−	+	−	+	−	−	+	−
E. cloacae	+	+	−	+	+	−	−	−	−	+	−
P. vulgaris	−	−	−	−	−	+	+	+	+	−	+
P. aeruginosa	−	+	−	−	+	−	−	−	−	−	+
균주	GLU	MAN	INO	SOR	RHA	SAC	MEL	AMY	ARA	OXI	
K. pneumoniae	+	−	+	−	−	+	−	−	+	−	
E. cloacae	+	+	−	+	−	−	−	−	+	−	
P. vulgaris	−	−	−	−	+	+	+	+	−	+	
P. aeruginosa	−	+	−	−	−	−	−	−	−	+	

4) 방법

① 장내세균과의 균종은 멸균 증류수, 비브리오 균종은 0.85% NaCl의 5 mL에 2~3 mm 정도의 잘 분리된 집락 1개를 McFarland 제1관의 탁도가 되게 세균부유액을 만든다.

② 수돗물 5 mL 정도를 tray에 넣고 API 20 E gallery를 넣는다.

③ 파스퇴르 피펫으로 균부유액을 cupule의 벽에 대고 각 tube 부분을 채운다. 그러나 CIT, VP, GEL은 cupule까지 균부유액을 채운다.

④ ADH, LDH, ODC, H_2S, 및 URE는 광유로 cupule까지 채운다.

⑤ 35~37℃로 18~24시간 배양한다.

⑥ 결과 판독은 GLU (glucose)가 음성이면 다시 18~24시간 배양한다. 그러나 GLU가 양성이면 TDA에 ferric chloride 1방울(tryptophan deaminase 시험)을, oxidase 시험은 ONPG나 H_2S 음성 시험에 oxidase 시약을 각각 1방울씩 넣는다.

표 16-7. API 20 E 시험의 결과

시험	반응	
	양성	음성
ONPG	노란색	무색
ADH	빨간색 또는 오렌지색	노란색
LDC	빨간색 또는 오렌지색	노란색
ODC	빨간색 또는 오렌지색	노란색
CIT	청색	녹색
H_2S	검은색 침전	검은색 침전이 없음
URE	빨간색 또는 오렌지색	노란색
TDA	10% ferric chloride 1방울 넣은 후 갈색	10% ferric chloride 1방울 넣은 후 노란색
IND	Kovac 시약 1방울 넣은 후 빨간색 고리	Kovac 시약 1방울 넣은 후 노란색
VP	α−naphthol과 40% KOH를 1방울씩 넣은 10분 후 빨간색	α−naphthol과 40% KOH를 각각 1방울씩 넣은 10분 후 노란색
GEL	검은색이 확산됨	검은색이 확산 안됨
GLU, MAN, INO, SOR, RHA, SAC, MEL, AMY, ARA	노란색	청색 또는 청록색
OXI	보라색	무색
Nitrate 환원	GLU 읽은 후 sulfanilic acid와 α−naphthylamine을 2방울씩 넣은 후 빨간색이면 양성, 그러나 무색이면 Zinc dust를 넣은 후 노란색이면 양성	GLU 읽은 후 sulfanilic acid와 α−naphthylamine을 2방울씩 넣은 후 노란색이면 음성, 그러나 빨간색이면 음성

⑦ IND에 Kovac 시약 1방울을, VP에 α-naphthol과 40% KOH를 각각 1방울을, 질산염 환원 시험을 위해서는 sulfanilic acid와 α-naphthylamine을 각각 2방울씩 넣고 음성이면 아연 분말(Zinc dust) 소량을 넣는다.
⑧ Catalase 시험은 MAN (mannitol), 또는 INO (inositol), 또는 SOR (sorbitol)에 1.5% H_2O_2 1방울을 넣는다.
⑨ 반응을 판독하고 스코아 코드 번호를 3개씩 묶은 7자리 숫자를 API 20 E 코드책(codebook)에서 찾아서 동정한다.

▶ API 20 E kit

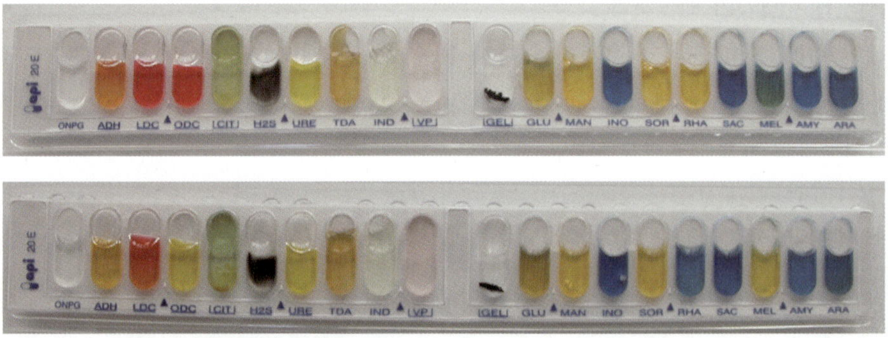

그림 16-22. API 20 E kit에 의한 동정. 위쪽은 *Salmonella* Choleraesuis, 아래쪽은 *Salmonella* Typhi 성상.

4 Vitek system (BioMerieux Vitek)에 의한 동정 (VITEK2 자동화미생물 동정 및 분석기)

부록 I. 참조

5 재료

1) 사용균주

24시간 배양한 *E. coli, Proteus vulgaris, Salmonella* Typhi

2) 배지

① MacConkey agar, EMB 우무, SS 우무, XLD 우무
② TSI 우무
③ MIO
④ Lysine broth (Meoller 법)

⑤ Citrate 우무
⑥ Phenylalanine agar
⑦ Urea 우무

3) 시약

① Kovac 시약
② 10% ferric chloride ($FeCl_3$) 시약
③ *Salmonella* 다가 O 항혈청, *Salmonella* Vi 항혈청, *Salmonella* group A-E O 항혈청

6 방법

① *E. coli, Proteus mirabilis, Salmonella* Typhi 균주를 MacConkey 우무, EMB 우무, SS 우무, XLD 우무배지에 4단계로 접종한다.
② TSI 배지에는 천자획선(stabbing and streaking) 접종한다.
③ MIO, citrate 우무, lysine broth, agar, phenylalanine 우무 및 urea 우무에 접종한다.
④ 37℃에 18~24시간 배양 후 MacConkey 우무, EMB 우무, SS 우무, XLD 우무 배지에 집락을 관찰하고 결과 보고서에 기록한다.
⑤ TSI 배지의 성상을 기록하고, MIO(운동성과 ODC 판독 후 indole 시험을 한다), lysine broth, phenylalanine 우무(10% $FeCl_3$ 시약 이용), urease 시험을 판독한다.
⑥ *Salmonella* Typhi는 슬라이드 응집시험으로 혈청학적 시험을 한다. 즉 슬라이드 유리에 왁스연필로 칸을 만들고 식염수를 두 곳에 놓고 진한 세균부유액을 만든다. 한쪽에는 *Salmonella* 다가 O항혈청(polyvalent O antiserum)을 한 방울 놓고 앞뒤로 반복해서 기울인다. 매독검사에 사용하는 Boerner 슬라이드를 사용하면 편리하다. 응집이 빨리 일어나고 대조는 응집이 안되면 *Salmonella* 가능성이 아주 높기 때문에 균부유액을 만들어 A-E군 항혈청을 써서 시험한다. 만약 장티푸스가 의심되나 응집이 안 될 때는 균액 0.5 mL가 든 시험관을 비커에 넣고 15~30분간 끓인 뒤에 다시 응집반응을 한다. 가열로 Vi 항원이 파괴되면 D군 항혈청에 응집이 일어나게 된다. *Salmonella* 동정 시 혈청학적 시험과 생화학적 시험이 일치해야 한다. 혈청학적 시험이 생화학 시험보다 더 정확한 것은 아니다. 혈청검사에도 교차반응이 흔히 있다. 생화학 시험으로 *Salmonella*로 동정된 경우에 혈청학적 시험인 슬라이드 응집시험을 마지막 단계로 동정 시험한다. 빠른 결과를 얻기 위해서 TSI 우무에 증식된 세균으로 슬라이드 응집반응을 할 수 있다. 식염수로 만든 균액은 실험실 위험이 크지만 3~5% 페놀을 섞은 식염수를 쓰면 안전하다.

성명:	학번:	실습일자:	확인:

제16장 실습 결과 보고서

1. 장내세균과 동정에 대한 기초실험(전통적 방법과 API 20 E)

① 분리 배지의 집락 성상과 생화학적 성상 – *E. coli, Enterobacter cloacae, S.* Typhi

1) 평판배지에서 집락의 성상

성상		*E. coli*	*E. cloacae*
MacConkey agar	집락의 색 (colony color)		
EMB agar	집락의 색 (colony color)		

2) 생화학적 동정 시험

<table>
<tr><th colspan="3">성상</th><th colspan="2">E. coli</th><th colspan="2">E. cloacae</th></tr>
<tr><td rowspan="4">TSI 또는
KIA</td><td colspan="2">사면(slant) : A, K</td><td></td><td rowspan="4">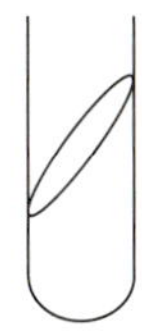</td><td></td><td rowspan="4">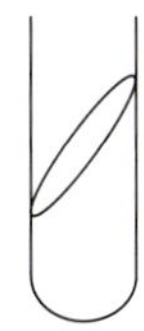</td></tr>
<tr><td colspan="2">고층(butt) : A, K</td><td></td><td></td></tr>
<tr><td colspan="2">가스(gas) (+, −)</td><td></td><td></td></tr>
<tr><td colspan="2">H_2S(+, −)</td><td></td><td></td></tr>
<tr><td rowspan="9">IMViC 시험</td><td rowspan="3">SIM</td><td>H_2S</td><td></td><td rowspan="3">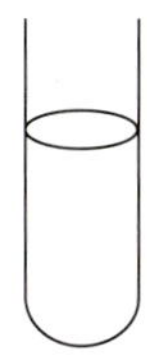</td><td></td><td rowspan="3">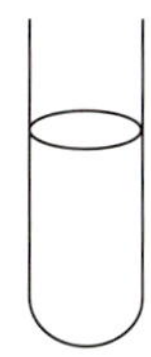</td></tr>
<tr><td>운동성</td><td></td><td></td></tr>
<tr><td>ODC</td><td></td><td></td></tr>
<tr><td rowspan="2">Methyl−Red</td><td>반응색</td><td></td><td rowspan="2">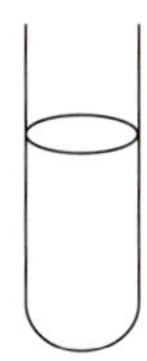</td><td></td><td rowspan="2">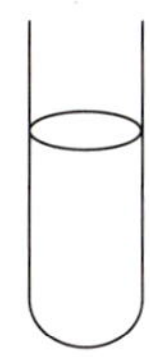</td></tr>
<tr><td>결과</td><td></td><td></td></tr>
<tr><td rowspan="2">Voges
−Proskauer</td><td>반응색</td><td></td><td rowspan="2">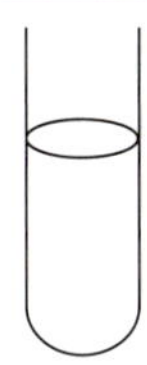</td><td></td><td rowspan="2">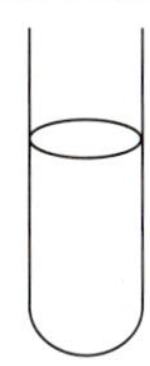</td></tr>
<tr><td>결과</td><td></td><td></td></tr>
<tr><td rowspan="2">Citrate</td><td>반응색</td><td></td><td rowspan="2">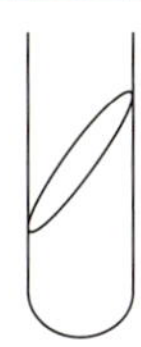</td><td></td><td rowspan="2">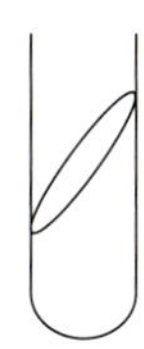</td></tr>
<tr><td>결과</td><td></td><td></td></tr>
<tr><td rowspan="2">Lysine broth
(LDC)</td><td colspan="2">반응색</td><td></td><td rowspan="2">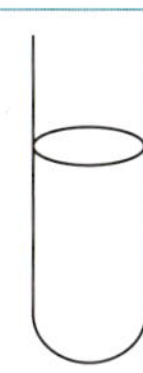</td><td></td><td rowspan="2">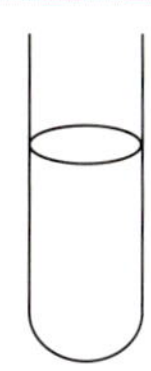</td></tr>
<tr><td colspan="2">결과(+, −)</td><td></td><td></td></tr>
</table>

② API 20 E system에 의한 동정 – *E. coli*, *Enterobacter cloacae*, *S.* Typhi

api 20 E

07223 A

REF.:

Origine/Source/Herkunft/Origen/Prelivo :

bioMérieux

1	2	4	1	2	4	1	2	4	1	2	4	1	2	4	1	2	4	1	2	4	1	2	4	1	2	4
ONPG	ADH	LDC	ODC	CIT	H_2S	URE	TDA	IND	VP	GEL	GLU	MAN	INO	SOR	RHA	SAC	MEL	AMY	ARA	OX	NO_2	N_2	MOB	McC	OF-O	OF-F

Imprime en France / Printed in France

Autres tests / Other tests / Weitere Tests / Altri tests / Otros tests :

idents :

api 20 E

07223 A

REF.:

Origine/Source/Herkunft/Origen/Prelivo :

bioMérieux

1	2	4	1	2	4	1	2	4	1	2	4	1	2	4	1	2	4	1	2	4	1	2	4	1	2	4
ONPG	ADH	LDC	ODC	CIT	H_2S	URE	TDA	IND	VP	GEL	GLU	MAN	INO	SOR	RHA	SAC	MEL	AMY	ARA	OX	NO_2	N_2	MOB	McC	OF-O	OF-F

Imprime en France / Printed in France

Autres tests / Other tests / Weitere Tests / Altri tests / Otros tests :

idents :

work sheet

17

*Escherichia coli*와 *E. coli* O157: H7의 동정
(Identification of *E. coli* O157: H7 and other *E. coli*)

학습목표

1. *E. coli*의 특성과 분리동정법에 대하여 설명한다.
2. *E. coli* O157:H7의 특성과 분리 동정법에 대하여 설명한다.

1 개요

Bergey manual에는 *E. coli*와 *E. blattae* 두 균종이 있으나 *E. adecarboxylata, E. hermannii, E. vulneris* 및 *E. fergusonii*가 추가되었다. 그러나 *E. coli* 외에 다른 균종은 극히 드물게 분리된다. *E. coli*는 사람과 동물의 장관 내에 상재하는 균 중 가장 흔하며, 임상미생물 검사실에서 가장 흔히 분리된다. 일반적인 *E. coli*는 MacConkey agar에서 진분홍색 집락(그림 17-1)을, EMB agar에서는 진한 청색(green-black with a metallic sheen) 집락(그림 17-2)을, endo agar에서는 진한 적색집락을 보인다. TSI나 KIA에서는 A/AG 성상을, IMViC 반응은 ++−−이다. *E. coli*는 가스, indole, LDC 및 arabinose 양성이고, H_2S, urease 및 V-P 시험은 음성이다. Alkalescens-Dispar group은 운동성과 가스 생성이 음성인 *E. coli*이지 *Shigella*가 아니다(그림 17-3). 일반적인 *E. coli*의 분리동정 과정은 그림 17-4와 같다.

*E. coli*는 음료나 식품에서는 분변오염을 뜻하는 오염지수로 이용하기도 한다. *E. coli*의 5가지 형 장염균은 다음과 같다.

① 장병원성(腸病原性) 대장균(Enteropathogenic *E. coli,* EPEC)
: 주로 유아에서 감염을 일으키며 *E. coli* O55, O111 등의 혈청형이 있다. 주요 병원성 인자인 Intimine 관련 유전자를 함유하고 있다.

② 장독소원성(腸毒素原性) 대장균(Enterotoxigenic *E. coli*, ETEC)
: 콜레라와 같은 이열성 독소(heat labile toxin, LT) 및 내열성 독소(heat stable toxin, ST)를 생성하여 많은 양의 물 같은 설사를 일으킨다. 흔히 여행자 설사 환자에서 분리된다.

③ 장침습성(腸侵襲性) 대장균(Enteroinvasive *E. coli,* EIEC)
: 이질균같이 장점막을 침입하여 혈액, 점액 및 백혈구가 섞인 설사를 일으킨다.

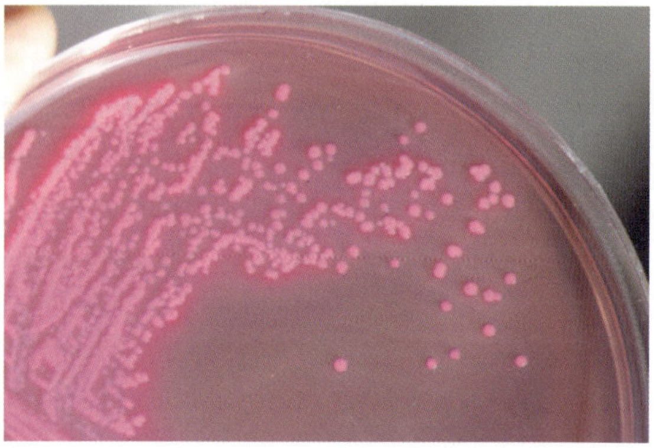

그림 17-1. MacConkey agar에서 ***E. coli*의 집락.** *E. coli*는 lactose에서 산을 생성하여 neutral red와 반응하여 진한 분홍색 집락을 보인다.

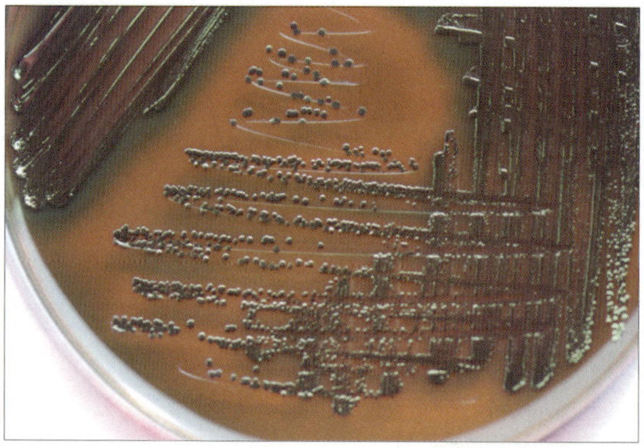

그림 17-2. EMB agar에서 ***E. coli*의 집락.** 대부분의 *E. coli*는 녹색의 금속성 광택(metallic) 집락을 보인다.

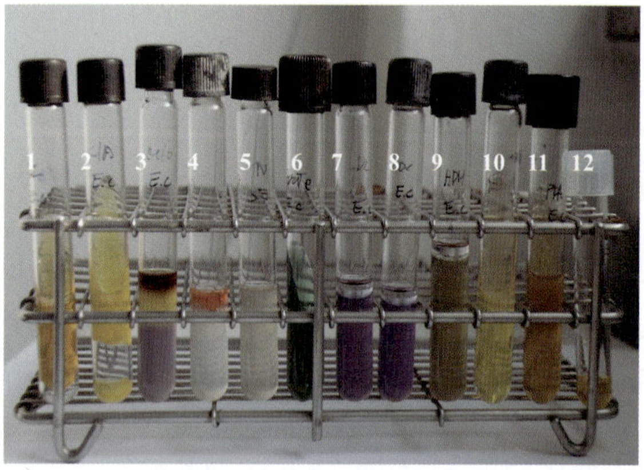

그림 17-3. ***E. coli*의 생화학적 시험.** ① TSI agar, A/AG; ② KIA agar, A/AG; ③ MIO Indole, +; ④ Methyl red +; ⑤ Voges Proskauer −; ⑥ Citrate −; ⑦ Lysine decarboxylase +; ⑧ Ornithine decarboxylase +; ⑨ Arginine dehydrolysis -; ⑩ Urease −; ⑪ Phenylalanine deaminase −; ⑫ ONPG +.

④ **장출혈성 대장균**(Enterohemorrhagic *E. coli*, EHEC, 또는 Shiga-toxin producing *E. coli*, STEC)

㉠ EHEC의 혈청형은 170여 종 이상이며 대부분은 O157: H7에 의한 장염이 많다. 그러나 근년에 O26, O91, O111 등도 보고되고 있다.

㉡ 전파경로 : EHEC의 감염원은 충분히 가열하지 않은 육류나 우유를 먹음으로 대부분 감염되며(특히 소의 보균율이 높다), 사람에서 사람으로(오염된 변이 입으로 감염), 물, 야채 및 덜 익힌 식품을 통해서도 감염된다.

㉢ 감염 : EHEC는 출혈성 대장염(hemorrhagic colitis)과 용혈성 요독증(hemolytic uremic syndrome, HUS)을 일으키며, 병원인자는 shiga-toxin (verotoxin이라고도 함)이며, 주요 독소유전자는 stx1, stx2이다.

㉣ 장출혈성 대장염(EHEC)은 제1군 전염병으로 잠복기가 1~9일(평균 3~4일)이며, 주증상은 복통에 이어서 혈액성 설사가 특징이며, 대변 내 백혈구는 관찰되지 않는 특징이 있다. 발열은 거의 없거나 미열이고, 설사는 비혈액성 수양성 설사에서 완전 혈변까지 다양한 형태로 나타난다. 대개 발병 후 4~8일 후에 자연 치유되지만 5세 이하의 유아나 기초질환 환자나 노약자는 중증으로 진행되고 용혈성 요독증(HUS)을 일으켜 사망할 수도 있다.

검체 : 요, 창상, 혈액, 척수액 등

Direct smear
Gram 염색
: Gram-negative straight rod

분리 배양
BAP: 불투명, 회색 및 물기 있는 집락
MacConkey agar: 적색 집락
EMB agar: 녹색의 금속성 광택

↓

E. coli-like colonies

↓

생화학 동정시험
→ Oxidase (−)

전통적 방법(conventional method)
1. TSI agar ·························· : A/AG
2. **IMViC** : ＋＋－－
3. Urease test ······················ : −
4. Lysine decarboxylase ······ : ＋(90%)
5. Phenylalanine deaminase : −

↓

E. coli isolated

키트 및 자동화 기계
API 20 E kit
Vitek system
Micro scan
MALDI-TOF 등

그림 17-4. *Escherichia coli*의 동정

ⓜ 분리 및 동정

검체 : 수양변이나 고형변 또는 직장면봉의 검체, 수송배지(Stuart, Amies, Cary and Blair, Buffered glycerol saline) 검체

선택배지 : Sorbitol-MacConkey agar 배지에서 O157은 sorbitol을 비분해하므로 무색집락(그림 17-5)

생화학적 성상 : Sorbitol과 β-glucuronidase가 O157은 대부분 음성이나 다른 *E. coli*는 양성이며, 다른 성상은 일반 *E. coli*와 비슷한 성상을 보인다. Sorbitol 음성은 O157 외에도 O155, O11 균주에서도 보이지만, O157 이외의 균주에서 β-glucuronidase는 양성이다.

Sorbitol이 음성인 균주는 *E. coli* O157 : H7 항혈청으로 혈청학적 시험하여 동정한다(그림 17-6).

ⓑ 장출혈성(腸出血性) 대장균(*E. coli* O157 : H7)의 분리동정 과정은 그림 17-7과 같다.

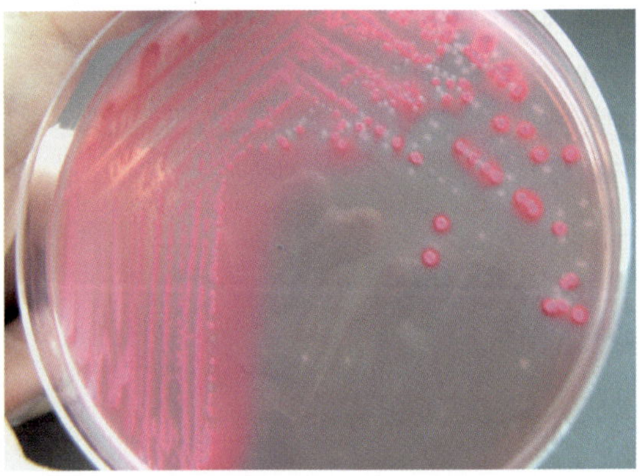

그림 17-5. **Sorbitol MacConkey agar에서 *E. coli* O157: H7과 일반 *E. coli*의 집락.** *E. coli* O157: H7은 sorbitol에서 산을 생성하지 않으므로 무색집락을 보이나 일반 *E. coli*는 적색집락을 보인다.

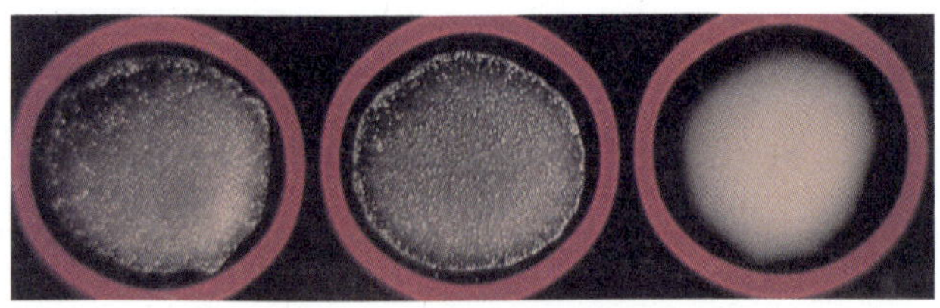

그림 17-6. ***E. coli* O157의 Latex 응집반응에 의한 혈청학적 동정 시험.** 왼쪽에서 첫 번째와 두 번째는 Latex 응집시험 양성(*E. coli* O157:H7)이며, 오른쪽은 음성 대조이다.

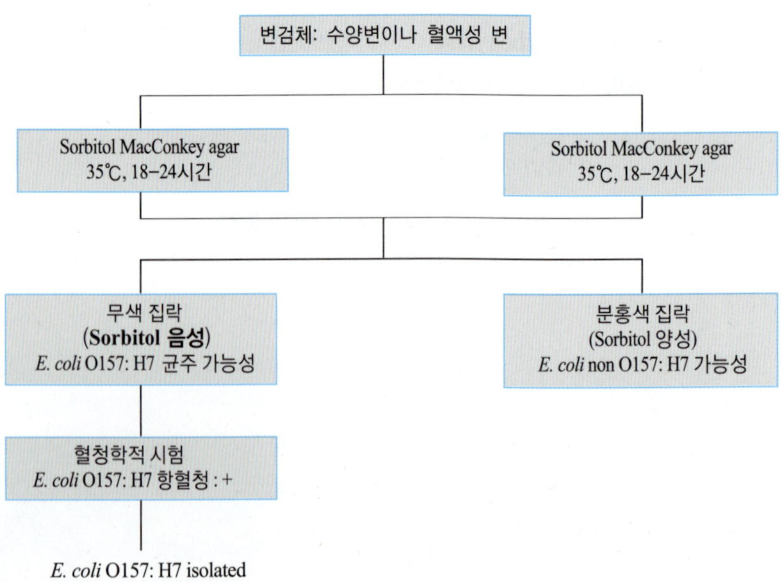

그림 17-7. ***E. coli* O157 : H7의 분리 및 동정.**

표 17-1. ***E. coli*** **O157과 일반적인** ***E. coli*** **감별 시험**

시험	*E. coli* O157: H7	일반적인 *E. coli*
Sorbitol MacConkey 우무	무색	분홍색
Sorbitol에서 산 생성	−	+
β−glucuronidase	−	+
E. coli O157: H7 항혈청 응집반응	+	−

표 17-2. **일반** ***Escherichia coli*****, O157 및** ***E. hermannii*****의 감별시험**

성상	일반 *E. coli*	*E. coli* O157:H7	*E. hermannii*
Indole	98	98	99
Voges−Proskauer	0	0	0
Citrate (Simmons)	1	1	20
H_2S (TSI)	1	1	0
Urease	1	1	0
Lysine decarboxylase	95	95	5
Arginine dihydrolase	25	5	0
Ornithine decarboxylase	70	85	100
KCN broth에서 증식	5	1	95
운동성	95	95	95
Malonate	0	0	5
β−galactosidase 당에서 산 생성 시험	95	100	99
Arabinose	99	99	100
Cellobiose	1	1	95
Lactose	85	89	60
Maltose	95	98	100
Melibiose	75	48	0
Fructose	60	92	40
Rhamnose	85	98	95
Sucrose	55	85	45
Adonitol	5	0	0
Sorbitol	**95**	**3**	0
β-glucuronidase	**90**	**5**	0
불용성 황색 색소	0	0	100

⑤ 장응집성 대장균(Enteroaggregative *E. coli,* EAEC)

세포를 응집 부착하는 성질을 보이는 균주로써 개발도상국 사람에서 급성 및 만성 설사를 일으킨다. 이 세균의 응집, 부착능은 플라스미드와 관련 있는 섬모 때문이며, EAEC는 이열성인 장독소를 생성한다.

- MacConkey agar, EMB agar에서 *E. coli*와 *Shigella* 집락
- *E. coli* 생화학 반응 : TSI, SIM, MR, VP, Citrate, PPA, Urease, LDC

2 재료

① 사용균주 : 24시간 배양한 *E. coli* ATCC 25922, *E. coli* O157: H7

② 배지

㉠ MacConkey agar, EMB, TSI 혹은 KIA, Sorbitol MacConkey agar

㉡ SIM, MR-VP broth, Simmon citrate agar

㉢ 당발효배지 : glucose (Durham관 포함) broth는 phenol-red broth base 사용

㉣ Lysine broth, arginine broth 및 ornithine broth － Moeller법

㉤ Phenylalanine 우무

㉥ Urea agar (Christensen)

③ 시약

㉠ Kovac 시약, Methyl-red 지시약, V-P 시약(5% α-naphthol 시약, 40% KOH 용액), 10% ferric chloride ($FeCl_3$) 시약

㉡ *E. coli* O157 : H7 항혈청

④ 상품화된 키트(API 20 E 등)나 자동화 기기(Vitek system 혹은 MicroScan system 등)

3 시험방법

① 일반 *E. coli, E. coli* O157 : H7 균주를 MacConkey agar, EMB agar 및 Sorbitol MacConkey agar에 4단계 획선법으로 접종한다.

② TSI나 KIA 배지에는 천자획선(stabbing and streaking) 접종한다.

③ SIM, MR-VP broth, citrate agar, glucose (Durham tube 포함), urea agar, phenylalanine agar, lysine broth, arginine broth, ornithine broth에 접종한다.

④ 37℃에 18~24시간 배양 후 MacConkey agar, EMB agar 및 Sorbitol MacConkey agar 배지에서 집락을 관찰하고 결과 보고서에 기록한다.

⑤ TSI나 KIA 배지의 성상을 기록하고, MR-VP broth 배지로 methyl red와 V-P 시험을 한다.

⑥ 시험된 다른 생화학적 시험을 판독한다. 특히 indole 시험은 SIM 배지에서 H_2S와 운동성 판독 후 실시한다.

⑦ *E. coli* O157 : H7 균주는 *E. coli* O157 : H7 항혈청으로 응집반응을 실시한다.

⑧ API 20 E 등의 Kit나 자동화 기기가 준비되었으면 전통적 방법과 동시에 시험하여 비교한다.

성명:	학번:	실습일자:	확인:

제17장 실습 결과 보고서

1. *Escherichia coli*와 *E. coli* O157 : H7의 동정

1) 분리 배지의 집락 성상과 생화학적 동정 시험

<table>
<tr><th colspan="3">성상</th><th colspan="2">E. coli</th><th colspan="2">E. coli O157: H7</th></tr>
<tr><td>MacConkey agar</td><td colspan="2">집락의 색</td><td colspan="2"></td><td colspan="2"></td></tr>
<tr><td>EMB agar</td><td colspan="2">집락의 색</td><td colspan="2"></td><td colspan="2"></td></tr>
<tr><td>Sorbitol
MacConkey agar</td><td colspan="2">집락의 색</td><td colspan="2"></td><td colspan="2"></td></tr>
<tr><td rowspan="4">TSI 또는
KIA</td><td colspan="2">사면(slant) : A, K</td><td></td><td rowspan="4"></td><td></td><td rowspan="4"></td></tr>
<tr><td colspan="2">고층(butt) : A, K</td><td></td><td></td></tr>
<tr><td colspan="2">가스(gas) (+, −)</td><td></td><td></td></tr>
<tr><td colspan="2">H_2S(+, −)</td><td></td><td></td></tr>
<tr><td rowspan="9">IMViC 시험</td><td rowspan="3">SIM</td><td>H_2S</td><td></td><td rowspan="3"></td><td></td><td rowspan="3"></td></tr>
<tr><td>Indole</td><td></td><td></td></tr>
<tr><td>운동성</td><td></td><td></td></tr>
<tr><td rowspan="2">Methyl−Red</td><td>반응색</td><td></td><td rowspan="2"></td><td></td><td rowspan="2"></td></tr>
<tr><td>결과
(+, −)</td><td></td><td></td></tr>
<tr><td rowspan="2">Voges
−Proskauer</td><td>반응색</td><td></td><td rowspan="2"></td><td></td><td rowspan="2"></td></tr>
<tr><td>결과
(+, −)</td><td></td><td></td></tr>
<tr><td rowspan="2">Citrate</td><td>반응색</td><td></td><td rowspan="2"></td><td></td><td rowspan="2"></td></tr>
<tr><td>결과
(+, −)</td><td></td><td></td></tr>
</table>

2) 생화학적 동정 시험

성상		*E. coli*	*E. coli* O157 : H7
혈청학적 시험	*E. coli* O157 : H7 항혈청 (결과는 +, −로 표시)		

api 20 E

07223 A

REF.:

Origine/Source/Herkunft/Origen/Prelivo :

bioMérieux

1	2	4	1	2	4	1	2	4	1	2	4	1	2	4	1	2	4	1	2	4	1	2	4	1	2	4
ONPG	ADH	LDC	ODC	CIT	H_2S	URE	TDA	IND	VP	GEL	GLU	MAN	INO	SOR	RHA	SAC	MEL	AMY	ARA	OX	NO_2	N_2	MOB	McC	OF-O	OF-F

Imprimé en France / Printed in France

Autres tests / Other tests / Weitere Tests / Altri tests / Otros tests :

idents :

api 20 E

07223 A

REF.:

Origine/Source/Herkunft/Origen/Prelivo :

bioMérieux

1	2	4	1	2	4	1	2	4	1	2	4	1	2	4	1	2	4	1	2	4	1	2	4	1	2	4
ONPG	ADH	LDC	ODC	CIT	H_2S	URE	TDA	IND	VP	GEL	GLU	MAN	INO	SOR	RHA	SAC	MEL	AMY	ARA	OX	NO_2	N_2	MOB	McC	OF-O	OF-F

Imprimé en France / Printed in France

Autres tests / Other tests / Weitere Tests / Altri tests / Otros tests :

idents :

18

*Klebsiella*와 *Enterobacter* 균종의 동정
(Identification of *Klebsiella* and *Enterobacter*)

학습목표

1. *Klebsiella*의 일반적인 성상을 열거한다.
2. *K. pneumoniae*의 병원성에 관하여 설명한다.
3. *K. pneumoniae*를 분리 동정한다.
4. *K. pneumoniae*와 *K. oxytoca*의 생화학적 감별점을 설명한다.
5. *Klebsiella*와 *Enterobacter*의 감별점을 설명한다.
6. *Enterobacter*의 일반적인 성상을 열거한다.
7. *Enterobacter* 속의 주요 균종 두 가지 이상을 열거하고 그 생화학적 감별점을 설명한다.
8. *E. cloaceae*를 분리 동정한다.

1 개요

*Klebsiella*의 주요 균속은 *Enterobacter, Klebsiella, Hafnia, Serratia*로 구분되며, *Klebsiella*의 주요 균종의 감별은 다음과 같다(표 18-1).

Klebsiella 균속에는 Bergey manual(1994)에 *K. pneumoniae* subsp. *pneumoniae* (*K. pneumoniae*), *K. pneumoniae* subsp. *ozaenae* (*K. ozaenae*), *K. pneumoniae* subsp. *rhinoscleromatis* (*K. rhinoscleromatis*), *K. oxytoca, K. terrigena, K. planticola*의 6균종이 수록되어 있다. 그러나 최근 속명이 *Enterobacter*에서 *Klebsiella*로 변경된 *K. aerogenes*가 새롭게 이 속에 속하게 되었다.

이 세균 중에서 *K. pneumoniae*는 원내 및 원외감염을 일으키는 중요세균으로, Friedlander(1882)가 최초로 폐렴환자에서 분리하여 "Friedlander bacillus"라고도 한다. 주요 *Klebsiella* 균종의 감별은 표 18-2와 같다. 이 세균은 협막이 있으며 BAP에서는 집락이 크고 점조성 집락을 보이며(그림 18-1), MacConkey agar에서 크고 점조성(mucoid)인 분홍색 집락을 만들고(그림 18-2) 운동성, ornithine decarboxylase (ODC), arginine dihydrolase (ADH), H_2S 음성이다. Lactose와 sucrose에서 산과 가스를 생성하고, urease와 lysine decarboxylase (LDC)가 양성이다. IMViC 반응은 대개 − − + +이고(그림 18-3), *K. oxytoca*는 indole 양성이다. *K. pneumoniae*의 API 20 E 동정 결과는 다음과 같다(그림 18-4). 종합적으로 *K. pneumoniae*의 검체로부터 동정의 과정은 다음과 같다(그림 18-5).

표 18-1. *Klebsielleae*의 주요 균종의 감별

시험	*Enterobacter*	*Klebsiella*	*Hafnia*	*Serratia*
Motility	+[a]	−[b]	+	+
Ornithine decarboxylase	+	−[b]	+	[+]
Arginine dihydrolase	D	−	−	−
DNase	−	−	−	+
Gelatinase	D	−	−	[+]
Citrate	[+]	[+]	−	+
Sorbitol (acid)	[+]	+	−	[+]

[a] +, 모든 균주가 양성; [+], 89% 이상이 양성; −, 7일 배양 후 음성; D, 균종에 따라 다름.
[b] −, 균속이 Enterobacter에서 Klebsiella로 변경된 *K. aerogenes*는 다른 *Klebsella* spp. 외는 달리 Motility와 ODC는 양성임.

표 18-2. 주요 *Klebsiella* 균종의 감별

시험	*K. pneumoniae*	*K. ozaenae*	*K. rhinoscleromatis*	*K. oxytoca*	*K. aerogenes*
Indole	−[a]	−	−	+	−[a]
Methyl red	[−]	+	+	[−]	−
V−P	+	−	−	+	+
Citrate	+	[−]	−	+	+
Urease	+	−	−	+	−
Lysine decarboxylase	+	[−]	−	+	+
Ornithine decarboxylase	−	−	−	−	−
Motility	−	−	−	−	+
KCN, growth	+	[+]	[+]	+	+
Malonate	+	−	+	+	+

[a] −, 0~10%가 양성; [−], 11~25%가 양성; [+], 76~89%가 양성; +, 90~100% 양성.

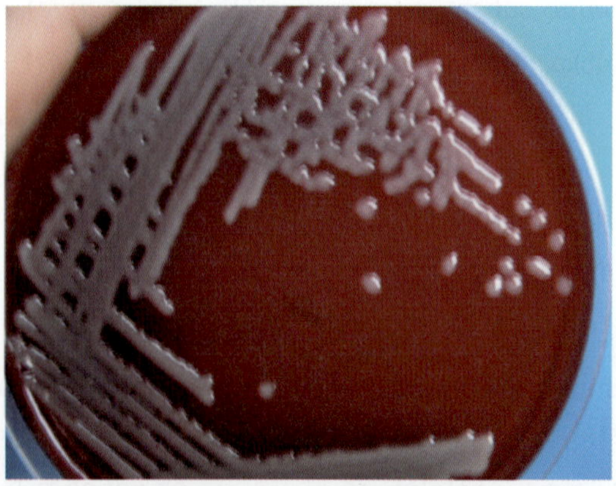

그림 18-1. 혈액우무 배지에서 *K. pneumoniae*의 집락. 크고 광택이 있으며, 점조성 집락이 특성이다.

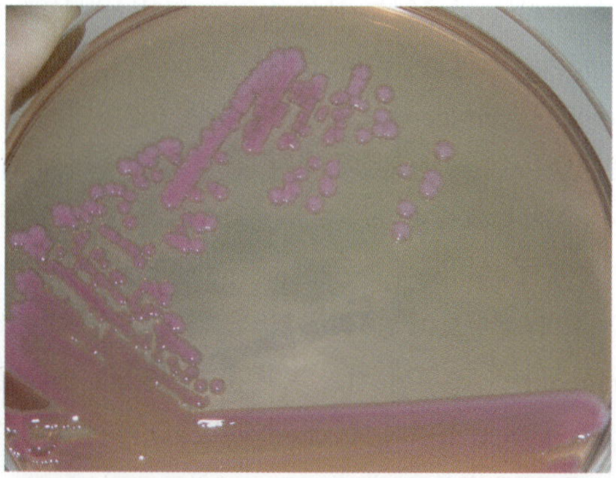

그림 18-2. MacConkey agar에서 *K. pneumoniae*의 크고, 점조성인 분홍색 집락.

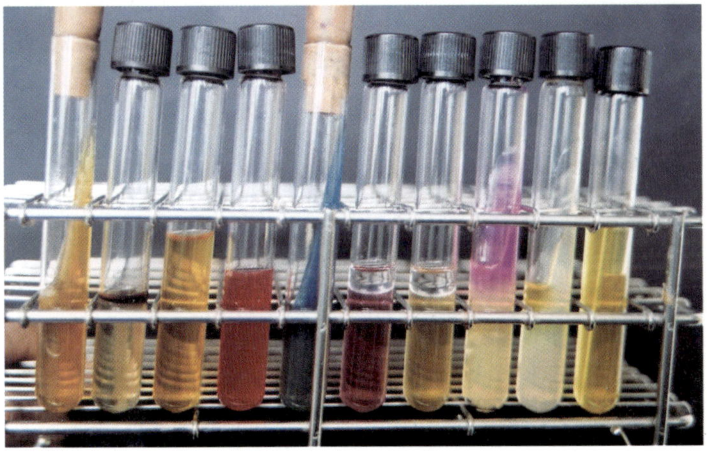

그림 18-3. ***K. pneumoniae*의 생화학적 시험.** 왼쪽으로부터 TSI agar, A/AG; SIM (H_2S, indole, motility), − − −; MR, −, VP, +; Citrate, +; lysine decarboxylase, +, ornithine decarboxylase, −; urease, +; phenylalanine deaminase, −; glucose (Duram), A gas 생성

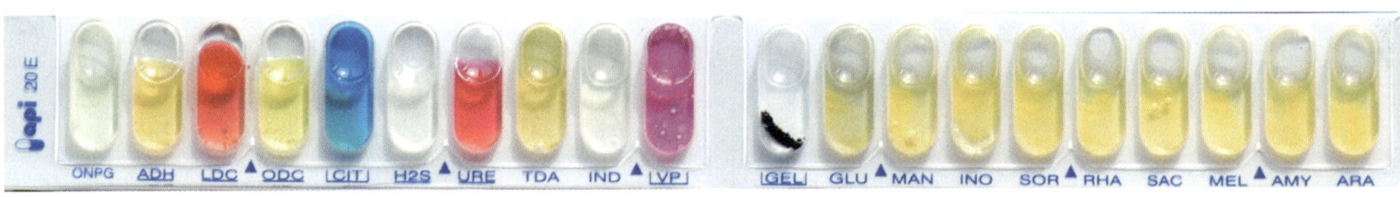

그림 18-4. **API 20 E 키트에 의한 *K. pneumoniae*의 동정.** ONPG, +; ADH, −; LDC, +; ODC, −; CIT, +; H_2S, −; URE, +; TDA, −; IND, −; VP, +; GEL, −; Glu, +; MAN, +; INO, +; SOR, +; RHA, +; SAC +; MEL, +; AMY, +; ARA, +; OX, −.

검체 : 객담, 요, 창상, 혈액 등

Direct smear
Gram 염색
: Gram-negative straight rod

분리 배양
BAP : 크고, 점조성 집락
MacConkey agar : 크고, 점조성, 연분홍색 집락

Klebsiella-like colonies

↓

생화학 동정시험

→ Oxidase(−)

↓

전통적 방법(conventional method)

1. TSI agar : A/AG
2. IMViC ······ : − − + +(단. ***K. oxytoca*는 + − + +**)
3. Lysine decarboxylase ······ : +
4. Ornithine decarboxylase ·· : −
5. 운동성 ······ : −
6. Urease test ······ : +
7. Phenylalanine deaminase : −

↓

K. pneumoniae isolated

키트 및 자동화 기계

API 20 E kit
Vitek system
Micro scan
MALDI-TOF 등

그림 18-5. ***Klebsiella pneumoniae*의 동정.**

Enterobacter 균속은 대부분의 균종이 많은 가스가 생성되기 때문에 *Aerobacter aerogenes*라고 불려 왔다. Bergey manual(1994)에는 *E. cloaceae, E. agglomerans, E. sakazakii, E. gergoviae* 등 총 12균종이 수록되었으며, 대부분의 *Enterobacter*는 운동성과 ornithine decarboxylase가 양성이다(표 11-1).

임상검체에서 *E. cloaceae*가 가장 많이 분리되며 원내감염의 중요한 원인이며, *E. agglomerans*도 원내감염을 일으키는 일이 있다. 황색 색소를 내는 *E. cloaceae*는 *E. sakazakii*로 변경되었으며 *E. gergoviae*와 함께 임상검체에서 종종 분리된다. 대부분의 *Enterobacter*는 citrate, 가스, 운동성, ODC, V-P 양성이고, indole, H_2S 음성이다. 주요 *Enterobacter* 균종의 성상은 다음과 같다(표 18-3). *E. cloaceae*의 일반적인 동정흐름은 그림 18-6과 같다.

표 18-3. 주요 *Enterobacter* 균종의 성상

시험	*E. cloacae*	*E. agglomerans*	*E. gergoviae*	*E. sakazakii*
Indole	−	[−]	−	[−]
Methyl red	−	d	−	−
V−P	+	d	+	+
Citrate	+	d	+	+
Urease	d	[−]	+	−
Lysine	−	−	+	−
Arginine	+	−	−	+
Ornithine	+	−	+	+
Motility	+	[+]	+	+
KCN, growth	+	d	−	+
Malonate	d	d	+	[−]
Acid from; Lactose	+	d	d	+
Adonitol	[−]	−	−	−
Sorbitol	+	d	−	−
Yellow pigment	−	−	−	+

[a]−, 0−10% 양성; [−], 11~25% 양성; d, 26~75% 양성; [+], 76~89% 양성; +, 90~100% 양성

검체 : 요, 객담, 창상, 혈액 등

Direct smear

: Gram-negative straight rod

분리 배양

BAP : 불투명, 회색 및 물기 있는 집락

MacConkey agar : 연분홍색 집락

Enterobacter - like colonies

생화학 동정시험

→ Oxidase(−)

전통적 방법(conventional method)

1. TSI agar : A/AG
2. IMVic ··························: −−++
3. **Ornithine decarboxylase** : +
4. Lysine decarboxylase ······: −
5. 운동성 ··························: +
6. Urease test ···················: d
7. Phenylalanine deaminase : −

E. cloaceae isolated

키트 및 자동화 기계

API 20 E kit

Vitek system Microscan,

MALDI-TOF 등

그림 18-6. *Enterobacter cloaceae*의 동정.

2 재료 및 방법

1) 사용균주

TSA 우무 배지에 배양된 균주들 : *K. pneumoniae*와 *E. cloaceae, E. coli*(대조균주)

2) 배지 및 시약

① MacConkey agar, blood agar plate (BAP) media

② TSI agar 혹은 KIA, SIM, Simmon citrate agar, Christensen urea agar

③ MR-VP broth 5 mL (배양 후 다른 시험관에 덜어낸 1 mL를 VP 시험한다), lysine broth, ornithine broth (Moeller법), phenylalanine agar

④ 당배지 : glucose (Durham관 포함)

⑤ API 20 E kit(시약 포함)

3) 결과

① 균주검체를 MacConkey agar와 BAP 배지에 접종한다.

② TSI agar나 KIA, SIM, citrate agar, urea agar, lysine broth, ornithine broth, MR-VP broth, phenylalanine agar와 당배지인 glucose (Durham관 포함)에 접종하여 37℃에 하룻밤 배양하여 그 결과를 보고서에 기록한다. 각 성상을 표 18-2, 3을 대조하여 동정한다.

③ API 20 E kit가 준비되었으면 전통적 동정 방법과 함께 동시에 접종하여 그 결과를 비교 검토한다.

성명: 학번: 실습일자: 확인:

제18장 실습 결과 보고서

1. *Klebsiella pneumoniae* 와 *Enterobacter cloaceae*의 동정

1) 분리배지의 집락성상과 생화학적 동정 시험

<table>
<tr><th colspan="2">성상</th><th colspan="2">K. pneumoniae</th><th colspan="2">E. cloaceae</th></tr>
<tr><td rowspan="2">BAP</td><td>크기
(size)</td><td colspan="2"></td><td colspan="2"></td></tr>
<tr><td>집락의 질
(consistency)</td><td colspan="2"></td><td colspan="2"></td></tr>
<tr><td>MacConkey agar</td><td>집락의 색</td><td colspan="2"></td><td colspan="2"></td></tr>
<tr><td rowspan="4">TSI 또는 KIA</td><td>사면(slant)</td><td></td><td rowspan="4">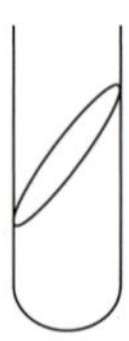</td><td></td><td rowspan="4">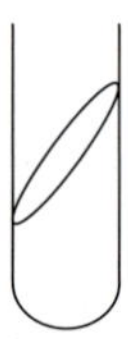</td></tr>
<tr><td>고층(butt)</td><td></td><td></td></tr>
<tr><td>가스(gas)</td><td></td><td></td></tr>
<tr><td>H_2S</td><td></td><td></td></tr>
</table>

2) 생화학적 동정 시험

성상			*K. pneumoniae*		*E. cloacea*e	
IMViC	MIO	운동성		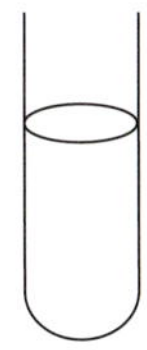		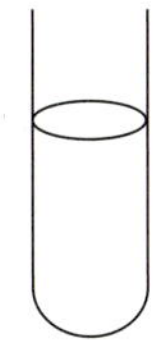
		Indole				
		Ornithine decarboxylase				
	Methyl-Red	반응색		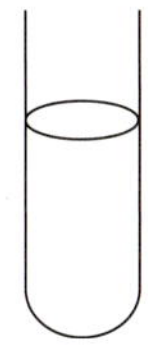		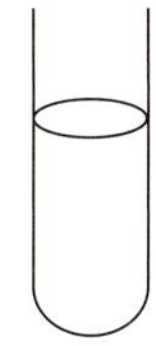
		결과 (+, −)				
	Voges −Proskauer	반응색		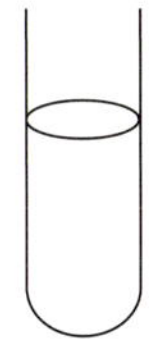		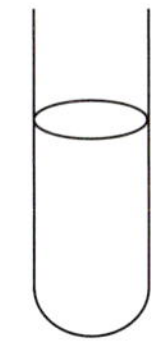
		결과 (+, −)				
	Citrate	반응색		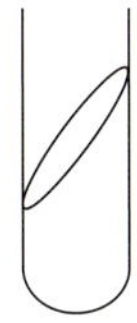		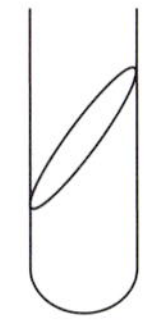
		결과 (+, −)				
Lysine decarboxylase	결과(+, −)			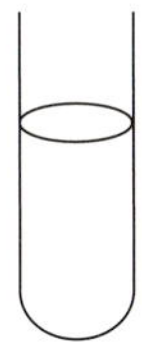		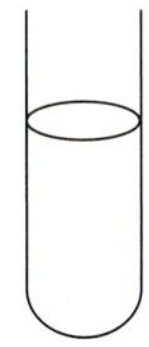
Urease 시험	결과(+, −)			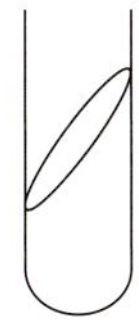		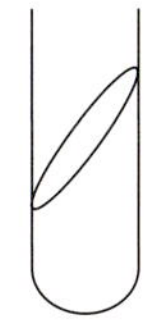
Phenylalanine deaminase 시험	결과(+, −)			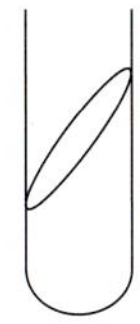		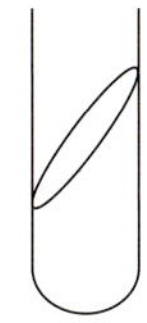

api 20 E

07223 A

REF.:

Origine/Source/Herkunft/Origen/Prelivo :

bioMérieux

1	2	4	1	2	4	1	2	4	1	2	4	1	2	4	1	2	4	1	2	4	1	2	4	1	2	4
ONPG	ADH	LDC	ODC	CIT	H_2S	URE	TDA	IND	VP	GEL	GLU	MAN	INO	SOR	RHA	SAC	MEL	AMY	ARA	OX	NO_2	N_2	MOB	McC	OF-O	OF-F

Imprimé en France / Printed in France

Autres tests / Other tests / Weitere Tests / Altri tests / Otros tests :

idents :

api 20 E

07223 A

REF.:

Origine/Source/Herkunft/Origen/Prelivo :

bioMérieux

1	2	4	1	2	4	1	2	4	1	2	4	1	2	4	1	2	4	1	2	4	1	2	4	1	2	4
ONPG	ADH	LDC	ODC	CIT	H_2S	URE	TDA	IND	VP	GEL	GLU	MAN	INO	SOR	RHA	SAC	MEL	AMY	ARA	OX	NO_2	N_2	MOB	McC	OF-O	OF-F

Imprimé en France / Printed in France

Autres tests / Other tests / Weitere Tests / Altri tests / Otros tests :

idents :

19

Shigella 균종의 동정
(Identification of *Shigella* species)

학습목표

1. *Shigella*에 속하는 균종 4가지를 열거하고 생화학적 차이점을 설명한다.
2. *Shigella*의 특성과 분리 동정 방법에 대하여 설명한다.

1 개요

*Shigella*는 세균성 이질(bacillary dysentery)을 일으키며, 장외 감염은 극히 드물고 *E. coli*와 비슷한 생화학적 성상이 많다. 4가지 균종의 아군(subgroup) A, B, C, D가 있으며 *S. dysenteriae*가 외독소를 생성하여 가장 심한 감염을 일으킨다. 이 감염은 드물며 우리나라에서는 대부분이 *S. sonnei, S. flexneri* 순으로 분리된다. 균종의 동정은 생화학적 시험보다 혈청학적 방법에 의한다. *S. sonnei* 이외의 균종에는 혈청형(serovar)이 여러 개 있는데, 1, 2등과 같이 숫자로 표시한다. MacConkey agar에서는 무색집락이며(그림 19-1), HE agar에서는 청록색이 특징이다(그림 19-2).

항원성이 복잡하지 않기 때문에 장내세균과에 속하는 균종에서 가장 생화학적 성상이 적고, 가스, H_2S, 운동성, phenylalanine deaminase, urease, V-P, lactose, sucrose가 음성이다(그림 19-3). 소수의 *S. flexneri* serovar 6은 소량의 가스를 생성하고, ***S. sonnei*는 lactose에서 산을 느리게 생성하고, ONPG와 ornithine decarboxylase가 양성이다**(그림 19-3). TSI agar에서 자란 세균으로 슬라이드 응집시험을 한다(그림 19-4, 5). *S. sonnei*의 분리동정 과정은 그림 19-6과 같다.

▶ MacConkey agar, HE agar, XLD agar에서 *Shigella* 집락

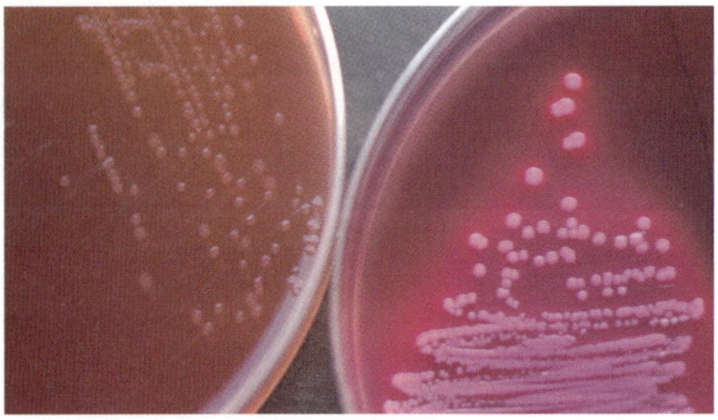

그림 19-1. **MacConkey agar에서 *Shigella flexneri*의 무색 집락(왼쪽).** *Shigella*는 lactose에서 산을 생성하지 않으므로 MacConkey agar에서 무색집락(왼쪽)이 보인다. 적색집락(오른쪽)은 lactose 발효인 *E. coli* 집락.

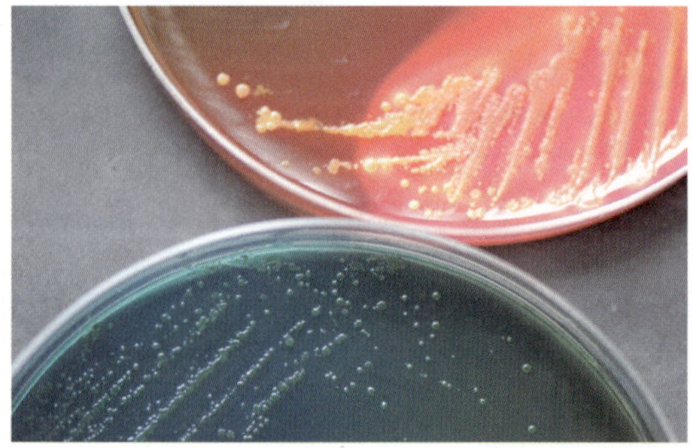

그림 19-2. **HE 우무에서 *Shigella flexneri*의 청록색 집락(아래쪽)과 *E. coli*의 분홍색 집락(위쪽).**

▶ 생화학 성상

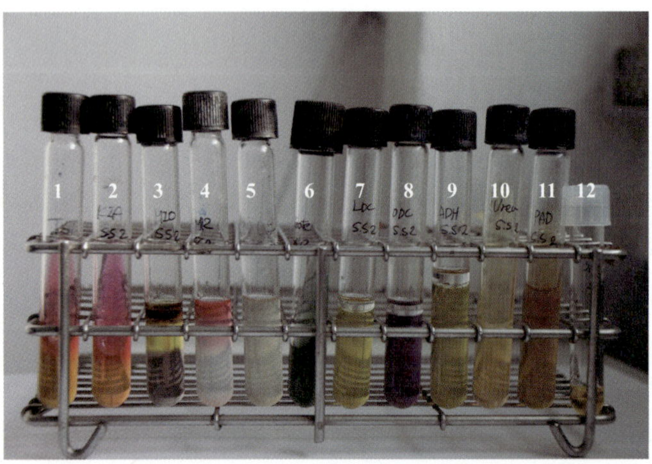

그림 19-3. ***Shigella sonnei*의 생화학적 성상.** ① TSI agar, K/A; ② KIA agar, K/A; ③ MIO Motility, - Indole, − ODC, +; ④ Methyl red +; ⑤ Voges Proskauer −; ⑥ Citrate −; ⑦ Lysine decarboxylase -; ⑧ Ornithine decarboxylase +; ⑨ Arginine dehydrolysis -; ⑩ Urease −; ⑪ Phenylalanine deaminase −; ⑫ ONPG +.

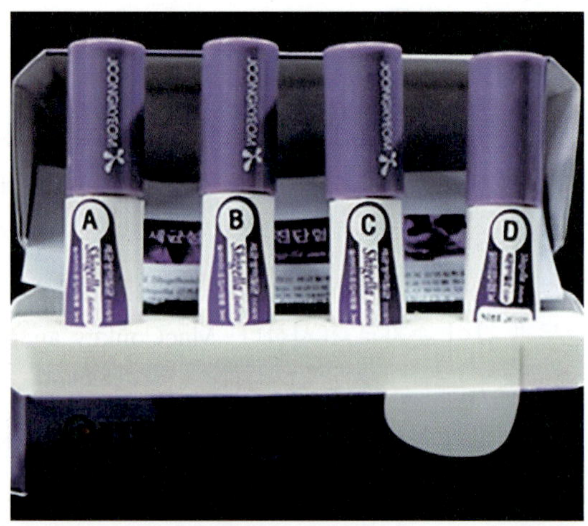

그림 19-4. ***Shigella*의 진단용 혈청.** 왼쪽에서부터 A군, B군, C군 및 D군 *Shigella* 혈청.

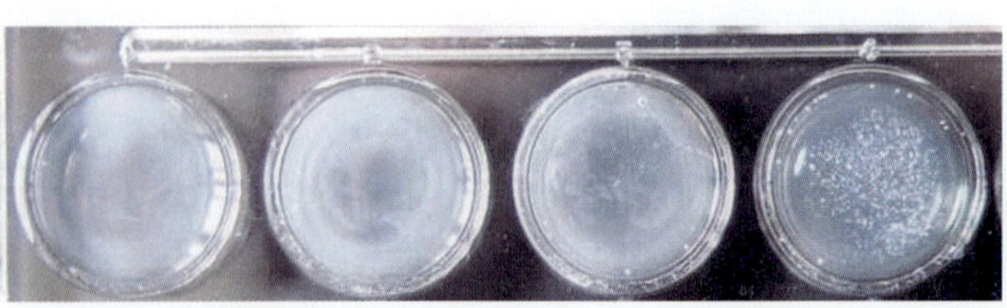

그림 19-5. ***Shigella sonnei* (D군 *Shigella*)의 슬라이드 응집반응에 의한 혈청군 시험.** *Shigella* 진단 항혈청과 *Shigella* 균액과의 반응 시 D군 항혈청에 응집이 보인다.

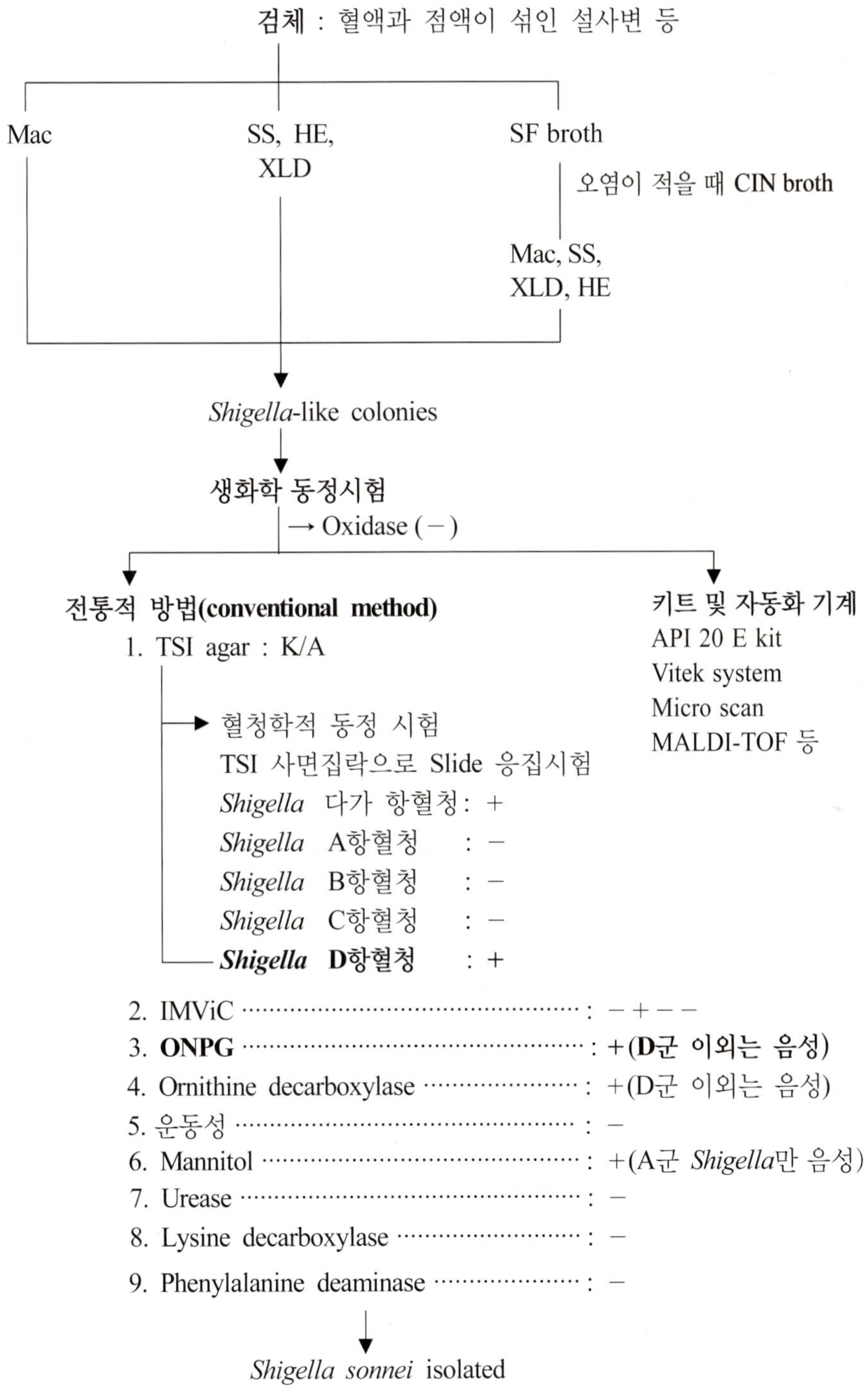

그림 19-6. ***Shigella sonnei*의 동정.**

2 재료

1) 사용균주

S. dysenteriae, S. flexneri, S. boydii, S. sonnei 중에서 2균종, *E. coli*(대조균주)

2) 배지

① MacConkey agar, SS agar, HE agar, XLD agar
② TSI 혹은 KIA, MIO, MR-VP broth, Simmon citrate agar, Christensen urea agar, mannitol broth, phenylalanine agar, ONPG broth
③ API 20 E kit 등

3) 시약

① Kovac 시약, Methyl-red 지시약, V-P 시약(5% α-naphthl 용액, 40% KOH 용액), 10% $FeCl_3$
② *Shigella* A, B, C, D군 항혈청
③ API 20 E kit 시약

3 시험 방법

① MacConkey agar, SS agar, HE agar, XLD agar에 균주 검체를 분리 접종한다.
② 37℃에서 하룻밤 배양 후 각 배지에서 독립된 무색 집락 1개를 택하여 TSI나 KIA에 접종한다.
③ 37℃에서 하룻밤 배양하여 TSI의 사면과 고층의 성상, 가스 및 H_2S의 생성능을 관찰한 후 MIO, MR-VP broth, Simmon citrate agar, urea agar에 접종한다.
④ 37℃에 하룻밤 배양 후 *Shigella* 균종의 성상이면 *Shigella* 항혈청으로 슬라이드 응집반응을 시험한다.
⑤ 혈청학적 시험이 양성이면 생화학적 시험으로 확인하기 위하여 glucose, lactose, mannitol broth, phenylalanine agar, ONPG broth에 접종하고 37℃에 하룻밤 배양하고 각 반응을 관찰한다.
⑥ 위의 생화학적 성상은 그림 19-3과 대조하여 동정한다.
⑦ *Shigella*의 혈청학적 시험을 위한 슬라이드 응집반응
㉠ 슬라이드 유리(slide glass)에 왁스 연필로 5개 칸으로 나눈다.
㉡ 각 칸에 식염수를 놓고 진한 세균 부유액을 만든다.
㉢ 준비된 세균 부유액의 4개의 칸에 *Shigella* A, B, C, D군 항혈청을 한 방울씩 떨어뜨리고 나머지 한 칸에는 식염수를 놓고 음성 반응의 대조용으로 한다.
㉣ 앞뒤로 반복해서 기울여 30초 이내에 응집 유무를 관찰한다.
㉤ API 20 E를 사용했을 경우 전통적인 방법과 비교하여 각각의 생화학적 시험이 차이가 있는지 검토하고, 혈청학적 시험과 함께 동정한다.

성명:	학번:	실습일자:	확인:

제19장 실습 결과 보고서

1. *Shigella flexneri*와 *S. sonnei*의 동정

1) 분리배지의 집락성상과 생화학적 동정 시험

성상		*S. flexneri*		*S. sonnei*	
MacConkey agar	집락의 색				
SS agar	집락의 색				
HE agar	집락의 색				
TSI 또는 KIA	사면(slant)		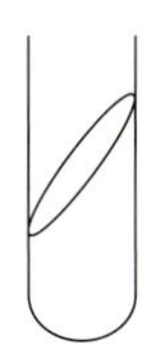		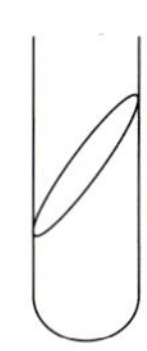
	고층(butt)				
	가스(gas)				
	H_2S				

2) 생화학적 동정 시험

성상			*S. flexneri*		*S. sonnei*	
IMViC	MIO	운동성		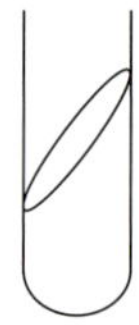		
		Indole				
		Ornithine decarboxylase				
	Methyl-Red	반응색		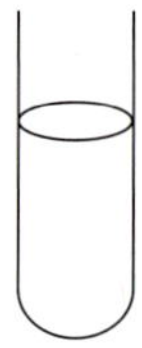		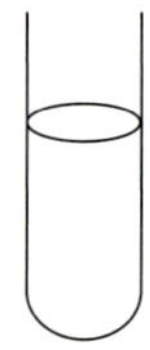
		결과 (+, −)				
	Voges −Proskauer	반응색		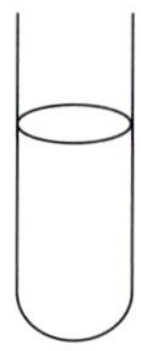		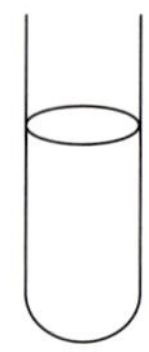
		결과 (+, −)				
	Citrate	반응색		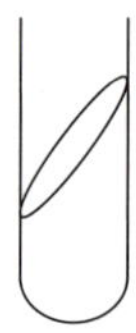		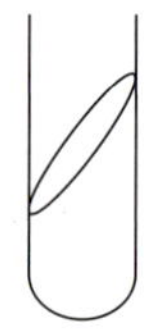
		결과 (+, −)				
ONPG	반응색			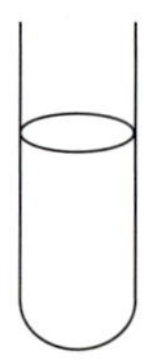		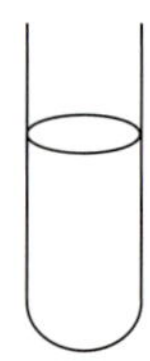
	결과(+, −)					
Urease	반응색			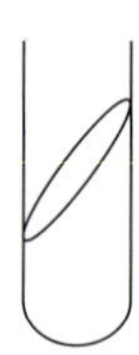		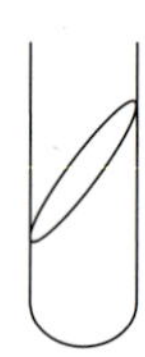
	결과(+, −)					
혈청학적 시험 (Slide 응집 시험)		A				
		B				
		C				
		D				

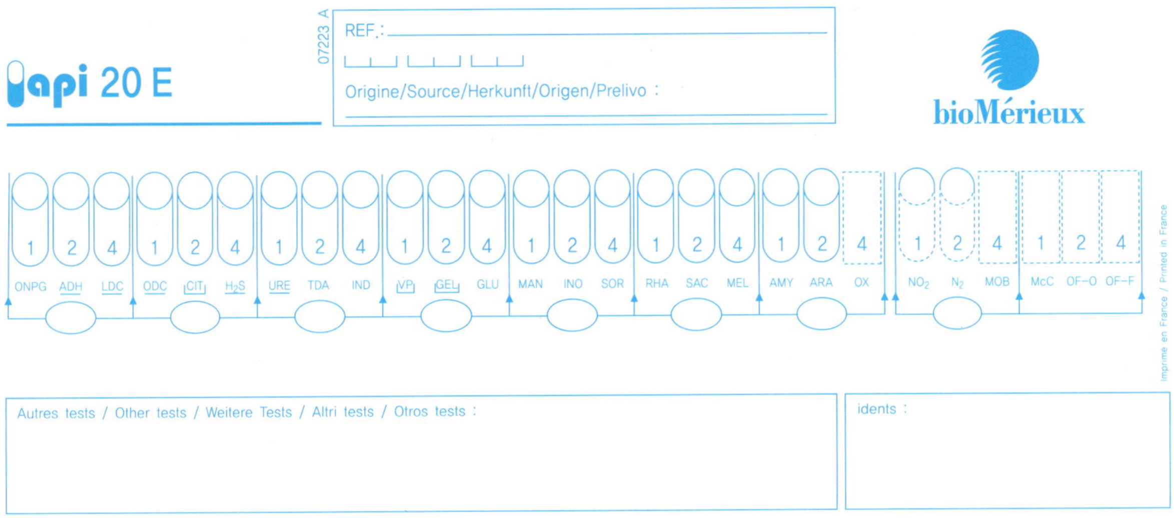

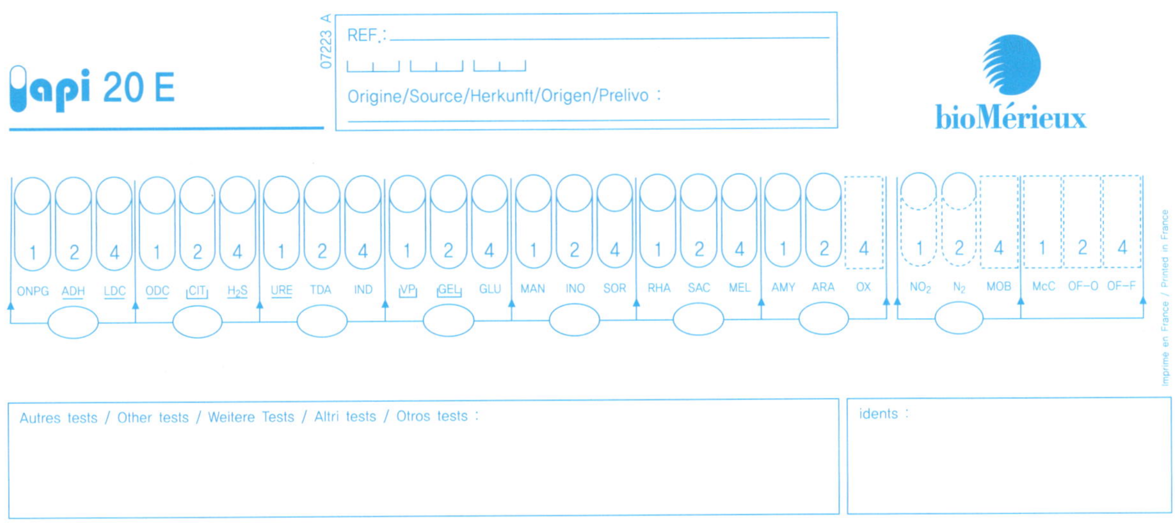

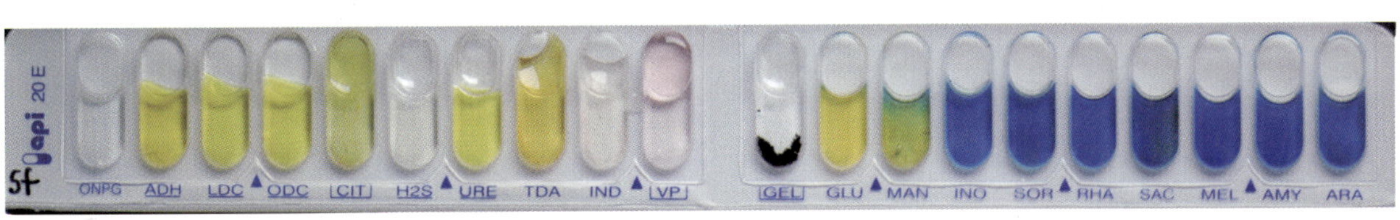

그림 19-7. ***Shigella flexneri*의 API 20 E kit에서 성상.** 숫자화된 생화학적 패턴 코드 번호는 0004100, %ID는 69.3이고, *Shigella* spp.로 동정되었으나 혈청학적 시험으로 확인한 바 B군 *Shigella*로 동정되었다.

work sheet

20 *Salmonella* 균종의 동정 (Identification of *Salmonella* species)

학습목표

1. *Salmonella*의 주요 균종을 열거하고 특성을 설명한다.
   1) *S.* Typhi 2) *S.* Paratyphi A 3) *S.* Choleraesuis
2. *S.* Typhi의 특성과 분리 동정법에 대하여 설명한다.

1 개요

Salmonella 균종의 임상형(clinical type)은 장염(enteritis), 균혈증(bacteremia) 혹은 패혈증(septicemia), 장열(enteic fever) 및 보균자(carrier)의 4가지가 있으며, 우리나라에서는 *Salmonella* Typhi 감염이 대부분이었고, *Salmonella* Paratyphi-A 감염도 많았으나 근년에는 다른 *Salmonella* 감염이 증가하고 있다.

Salmonella 분류는 통일되어 있지 않으나 Bergey manual(1984)에는 아속(subgenus)이 Ⅰ~Ⅴ까지 있으며 "subgenus Ⅰ"에 8균종(*Salmonella* Typhi, *Salmonella* Paratyphi-A, *Salmonella* Choleraesuis, *Salmonella* Schottmuelleri, *Salmonella* Typhimurium, *Salmonella* Enteritis, *Salmonella* Gallinarum, *Salmonella* Hirschfeldii, *Salmonella* Paratyphi-C를 수록하고 있어서, 임상 세균학에서는 이 분류법이 타당할 것으로 생각된다. 따라서 임상 검사실에서는 혈청군(serogroup) 시험과 생화학적 검사로 *Salmonella* Typhi, *Salmonella* Paratyphi-A 및 *Salmonella* Choleraesuis를 감별하고, 나머지 *Salmonella*는 *Salmonella* serogroup B, C, D, E 등으로 보고하는 것이 좋을 것이다.

*Salmonella*는 2,000 이상의 serovar (serotype)가 있으며, 이들은 균체(O)와 편모(H)항원으로 감별하고, *Salmonella* Typhi 등 몇 가지는 협막(K)인 Vi 항원도 가지고 있다. *Salmonella* serovar들은 항원성이 비슷한 것들을 묶어서 A, B, C 등의 serogroup으로 나누는데, 사람의 감염에서 분리되는 대부분은 A~E 군이며, 병원 검사실에서는 이 군(serogoup)들만을 알아내는 것이 보통이다. Serovar 동정에는 O 항원과 H 항원의 상(phase) 1과 2 항원을 검사해야 동정이 되며, 이러한 일은 각 도의 보건환경연구원이나 질병관리본부에서 하고 있다. O 항원은 아라비아 숫자로, H 항원은 로마자의 소문자나 아라비아자로 표기한다. O 항원이 9, 12, Vi이고, H 항원이 d이면 *Salmonella* Typhi를 뜻한다(표 20-1).

*Salmonella*는 대부분이 운동성(단 *Salmonella* Gallinarum과 *Salmonella* Pullorum은 운동성 음성), mannitol과 sorbitol 발효 양성이고, indole, urease, phenylalanine deaminase, ONPG, sucrose, lactose, salicin 등이 음성이며, 담즙산염에 의해서 억제되지 않는다. 대부분이 H_2S를 다량 생성하지만, *Salmonella* Typhi는 소량을 생성하므로 TSI agar에서 H_2S가 관찰이 안 될 때도 있으며, 분리동정 과정은 그림 20-1과 같다. *Salmonella* Paratyphi A는 10%가 H_2S 양성이라고 하나 우리나라에서 분리된 균주 중에서 이런 균주는 극히 드물다. *Salmonella* Choleraesuis는 50%가 H_2S 양성이다. 다른 serovar의 동정은 혈청학적으로 가능하지만 *Salmonella* Typhi는 가스 음성, ornithine decarboxylase (ODC) 음성이고, *Salmonella* Paratyphi A는 lysine decarboxylase (LDC)와 H_2S 음성이므로 생화학적 성상을 가지고 동정할 수 있다(표 20-2). 이들은 임상적 의의가 크게 다르므로 *Salmonella* group D나 A라고 보고하지 말고 *Salmonella* Typhi 혹은 *Salmonella* Paratyphi-A라고 보고해야 한다.

표 20-1. ***Salmonella* 항원 구조의 예**

혈청형(Serovar)	혈청군 (Serogroup)	O 항원	H 항원	
			Phase 1	Phase 2
Salmonella Paratyphi−A	A	1, 2, 12	a	−
Salmonella Schottmuelleri (*Salmonella* Paratyphi B)	B	1, 4, 5, 12	b	1, 2
Salmonella Typhimurium	B	1, 4, 5, 12	i	1, 2
Salmonella Choleraesuis	C1	6, 7	(c)	1, 5
Salmonella Hirschfeldii (*Salmonella* Paratyphi C)	C1	6, 7, (Vi)	c	1, 5
Salmonella Typhi	D	9, 12, Vi	d	−
Salmonella Enteritidis	D	1, 9, 12	g, m	−
Salmonella Gallinarum	D	1, 9, 12	−	−
Salmonella Pullorum	D	9, 12	−	−
Salmonella Anatum	E1	3, 10	e, h	1, 6

표 20-2. **주요 *Salmonella*의 생화학적 감별**

시험	*Salmonella enterica* 혈청형(serovar)			
	Choleraesuis	Paratyphi−A	Typhi	기타 혈청형[a]
H_2S(TSI)	다량	대개 음성	소량	대개 다량
TSI agar	K/AG H_2S(다량)	K/AG	K/A H_2S(소량)	K/AG H_2S(다량)
IMViC	− + − +	− + − −	− + − −	− + − +
Arabinose 발효	−	+	−	+
Rhamnose 발효	+	+	−	+
Trehalose 발효	−	+	+	+
Glucose에서 가스 생성	+	+	−	+
Citrate 이용	V	−	−	+
Lysine decarboxylase	+	−	+	+
Ornithine decarboxylase	+	+	−	+

Farmer JJ 등: J Clin Microbiol 21:24, 1985에서 인용. 기호: −, ≤9%의 균주 양성; V, 10~89% 양성; +, ≥90% 양성.

[a] 전형적인 serogroup A−E; IMViC, indole; methyl red; Voges−Proskauer; citrate.

검체 : 설사변(diarrhea stool)

- Mac
- SS, HE, XLE
- BS BG
- Selenite F broth
  Tetrathionate broth
  오염이 적을 때 GN
  → Mac, Ss, XLD, HE
  BS, BG

↓

Salmonella-like colonies(lactose 음성)

↓

생화학 동정 시험

↓ → Oxidase (−)

전통적 방법(conventional method)

1.TSI agar : K/A H_2S(소량)

→ 혈청학적 동정 시험
Slide 응집시험 :

Salmonella 다가 O항혈청 : +
***Salmonella* Vi 항혈청** : +
Salmonella A군 O항혈청 : −
Salmonella B군 O항혈청 : −
Salmonella C군 O항혈청 : −
***Salmonella* D군 O항혈청** : +
Salmonella E군 O항혈청 : −
Salmonella d H항혈청 : +

2. IMViC .... : −+−− (대부분의 *Salmonella*는 −+−+)
3. **Lysine decarboxylase** .... : +
4. Urease .... : −
5. Gas from glucose .... : −
6. Phenylalaninc deaminase .... : −
7. ONPG .... : −

↓

S. Typhi isolated

키트 및 자동화 기계
API 20 E kit
Vitek system
MALDI-TOF 등

그림 20–1. *S.* Typhi의 동정.

▶ MacConkey agar(그림 20-2), HE agar(그림 20-3), XLD agar(그림 20-4), BS agar(그림 20-5)에서 *S*. Typhi 집락결과

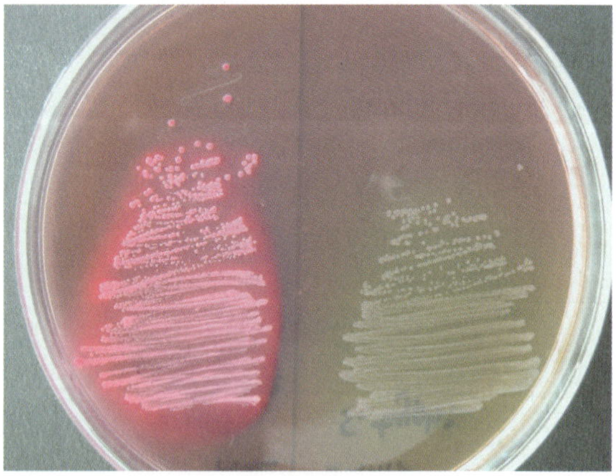

그림 20-2. MacConkey agar에서 ***Salmonella*** Typhi 집락(우 : 무색집락, 좌 : 젖산발효균).

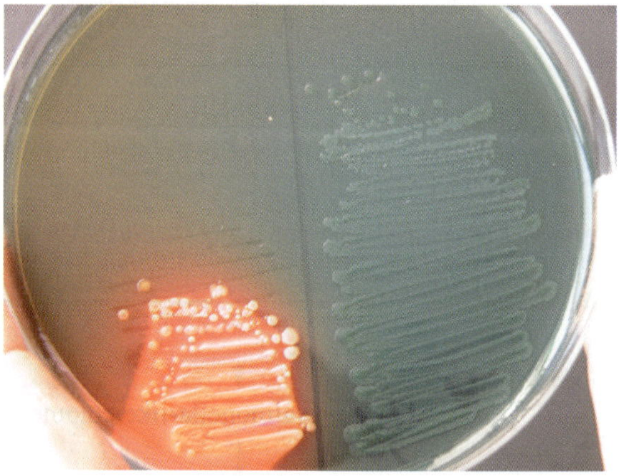

그림 20-3. HE agar에서 ***Salmonella*** Typhi의 청록색 집락.

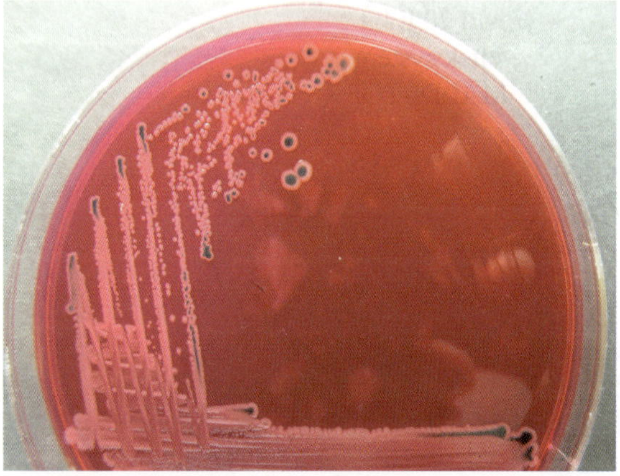

그림 20-4. XLD 우무에서 ***Salmonella*** Typhi의 검은색 주위에 분홍색 집락. 검은색은 H_2S 양성, 검은색 주위의 분홍색은 lysine decarboxylase 양성.

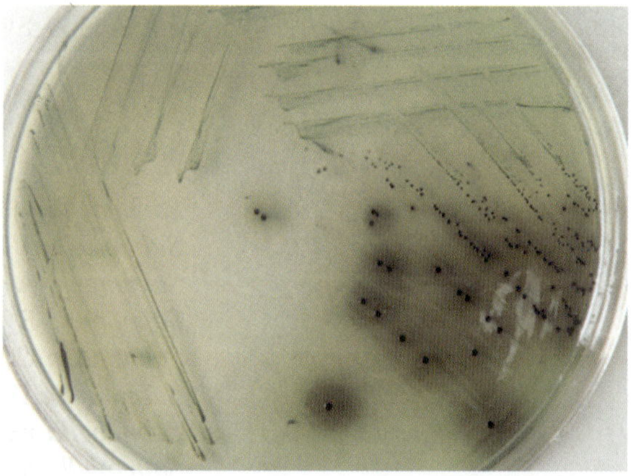

그림 20-5. Bismuth sulfite 우무배지에서 ***Salmonella*** Typhi의 검은색 집락.

▶ *S.* Typhi 생화학 반응(그림 20-6, 20-7), API 20 E 반응(그림 20-8)

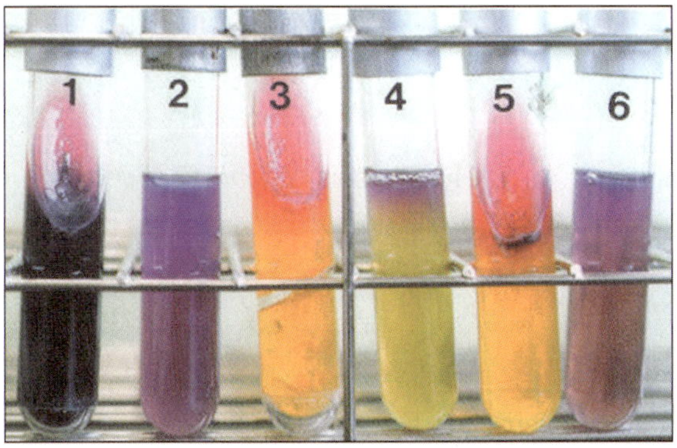

그림 20-6. *S.* Typhi의 TSI agar와 lysine decarboxylase (LDC) 생화학적 성상. 1. TSI agar K/AG H_2S(+); 2. LDC + → *S.* Choleraesuis; 3. TSI agar K/AG; 4. LDC(−) → *S.* Paratyphi A; 5. TSI agar K/A H_2S(+); 6. LDC(+) → *S.* Typhi

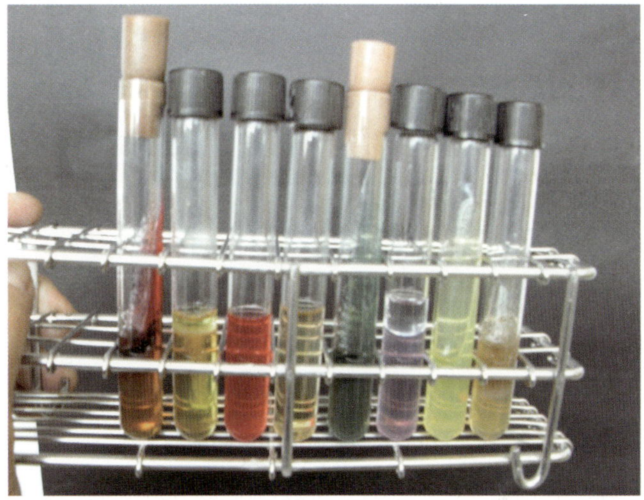

그림 20-7. *S.* Typhi의 생화학적 시험. TSI agar, K/AH_2S; MIO (motility-indole-ornithine decarboxylase), +−−; MR, +; VP, −; citrate, −; LDC, +; urease, −; phenylalanine deaminase, −.

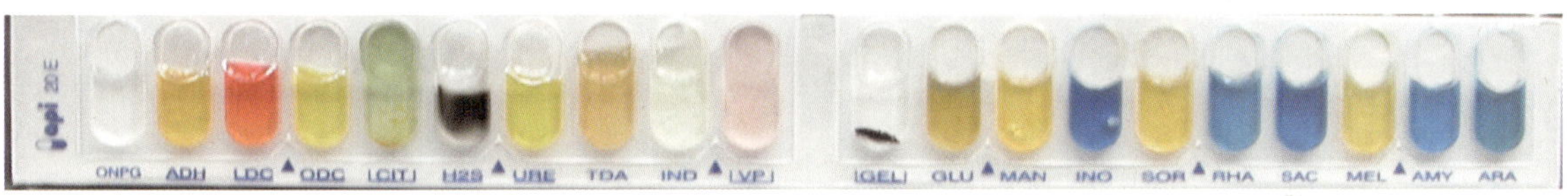

그림 20-8. *S.* Typhi의 API 20 E 성상(ONPG 음성, LDC 양성, ODC음성, citrate 음성, H_2S 양성, urease 음성, TDA 음성, indole과 VP 음성이 특성이다).

▶ *Salmonella* 혈청학 반응(그림 20-9, 20-10)이다.

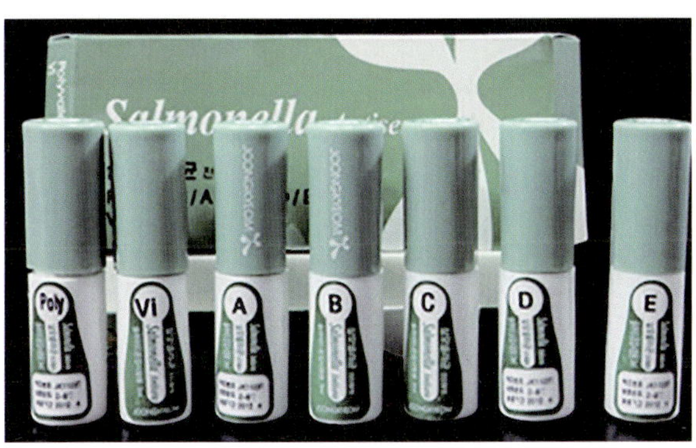

그림 20-9. *Salmonella* 진단용 O 혈청. 왼쪽부터 ① 다가(polyvalent) ② Vi ③ A군 ④ B군 ⑤ C군 ⑥ D군 ⑦ E군 혈청.

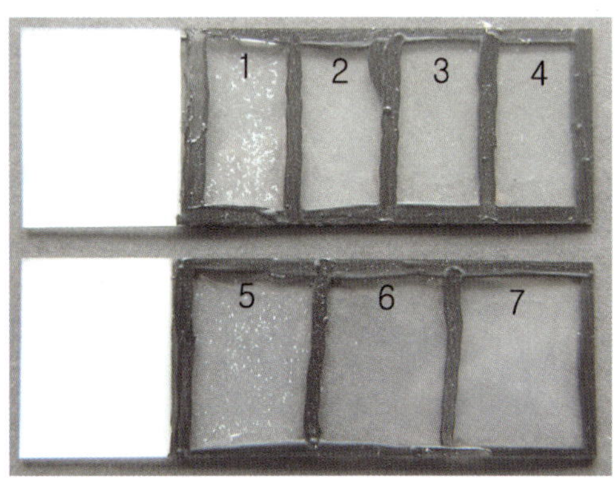

그림 20-10. *Salmonella* 진단용 O 항혈청을 이용한 *Salmonella* Typhi의 슬라이드 응집시험. *Salmonella* Typhi는 D군 O항혈청과 응집반응을 하였다. 즉 ① *Salmonella* O 다가 항혈청 응집시험(+); ② A군 *Salmonella* O항혈청(−); ③ B군 *Salmonella* O항혈청 (−); ④ C군 *Salmonella* O항혈청(−); ⑤ D군 *Salmonella* O항혈청(+); ⑥ E군 *Salmonella* O항혈청(−); ⑦ Vi 항혈청(−).

2 재료

1) 사용균주

TSA 우무 배지에 하룻밤 배양된 균주들 : *S.* Typhi, *S.* Paratyphi-A, *S.* Choleraesuis, *E. coli*(대조균주)

2) 배지

① MacConkey 우무, SS 우무, XLD 우무, Bismuth sulfite 우무

② TSI agar 혹은 KIA, MIO, Simmon citrate agar, Urea agar, Lysine broth

③ MR-VP broth, phenylalanine agar

④ 당배지 : Glucose broth (Durham관)

3) 시약

① Kovac 시약, Methyl-red 지시약, V-P 시약(5% α-naphthol과 40% KOH), 10% $FeCl_3$

② *Salmonella* 다가 O 항혈청(polyvalent O antisera), *Salmonella* A, B, C, D, E군 및 Vi 항혈청

4) API 20 E kit

5) 자동화 기계(Vitek sysetm 혹은 MicroScan system)

6) 기타

① 슬라이드 유리(slide glass)

② 5% phenol 용액

3 시험 방법

① 균주검체는 MacConkey agar, SS agar, XLD 우무, HE 우무 및 BS 우무에 분리법으로 접종하고 37℃에 하룻밤 배양한다.

② 의심스러운 독립된 집락 1개를 택하여 TSI agar 혹은 KIA에 접종한 후 37℃에 하룻밤 배양하여 TSI agar에서 사면과 고층의 성상, 가스 및 H_2S의 생성능을 관찰한 다음 MIO, citrate agar, urea agar, LIA에 접종한다.

③ 37℃에 하룻밤 배양 후 *Salmonella* 성상이면 *Salmonella* 항혈청으로 슬라이드 응집반응을 TSI agar 집락으로 시험한다.

④ 슬라이드 응집시험이 양성이면 생화학적 시험으로 확인 동정하기 위하여 MR-VP broth, phenylalanine agar, malonate broth, glucose broth (Durham관)에 접종하여 37℃에 하룻밤 배양하고 각 반응을 관찰한다.

⑤ *Salmonella* 혈청학적 동정을 위한 슬라이드 응집시험

㉠ Slide 유리에 왁스 연필로 칸을 만들고 식염수를 두 곳에 놓고 상당히 진한 세균 부유액을 TSI agar의 집락으로 만든다. 한 쪽에는 다가 항혈청을 한 방울 놓고 앞뒤로 반복해서 기울인다. Vi 항체 포함된 제품을 쓰면 편리하다.

㉡ 다가 항혈청 쪽에 응집이 신속히 일어나면 균 부유액을 또 만들어서 A-E군 항혈청을 써서 시험하여 어느 것에 응집되는지 알아낸다. 장티푸스균이 의심되나 응집이 안 될 때는 균액 0.5 mL가 든 시험관을 비커에 넣고 15~30분간 끓인 뒤에 다시 응집반응을 한다. 가열로 Vi 항원이 파괴되면 D군 O 항혈청에 의한 응집이 일어나게 된다.

㉢ 혈청학 시험이 생화학적 시험보다 *Salmonella* 동정에 있어서 더 정확하고 확정적인 것은 아니다. 혈청검사에도 교차반응이 흔히 있다. 생화학적 시험과 슬라이드 응집시험은 두 가지 결과가 일치해야 한다. 생화학적 시험으로 *Salmonella*로 동정된 경우에 혈청학적 시험을 마지막 단계로 할 수 있고 빠른 결과를 얻기 위해 TSI에 증식된 세균으로 할 수도 있다. 슬라이드 응집반응에 쓰는 세균은 살아 있으므로 실험실 감염이 크나, 5% phenol을 섞은 식염수를 쓰면 안전하다.

성명:	학번:	실습일자:	확인:

제20장 실습 결과 보고서

1. *S.* Typhi와 *S.* Typhimurium의 동정

1) 분리배지의 집락성상과 생화학적 동정 시험

<table>
<tr><th colspan="2">성상</th><th colspan="2">S. Typhi</th><th colspan="2">S. Typhimurium</th></tr>
<tr><td>MacConkey agar</td><td>집락의 색</td><td colspan="2"></td><td colspan="2"></td></tr>
<tr><td>SS agar</td><td>집락의 색</td><td colspan="2"></td><td colspan="2"></td></tr>
<tr><td>HE agar</td><td>집락의 색</td><td colspan="2"></td><td colspan="2"></td></tr>
<tr><td>BS agar</td><td>집락의 색</td><td colspan="2"></td><td colspan="2"></td></tr>
<tr><td rowspan="4">TSI 또는 KIA</td><td>사면(slant)</td><td></td><td rowspan="4">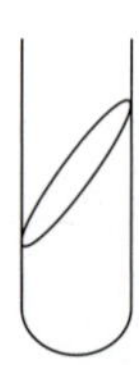</td><td></td><td rowspan="4">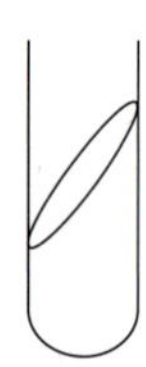</td></tr>
<tr><td>고층(butt)</td><td></td><td></td></tr>
<tr><td>가스(gas)</td><td></td><td></td></tr>
<tr><td>H_2S</td><td></td><td></td></tr>
</table>

2) 생화학적 동정 시험

성상			*S.* Typhi		*S.* Typhimurium	
IMViC	SIM	H_2S		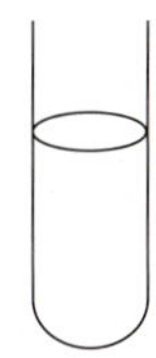		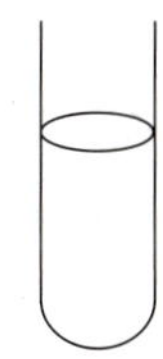
		Indole				
		운동성				
	Methyl−Red	반응색		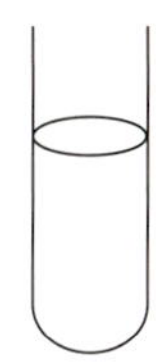		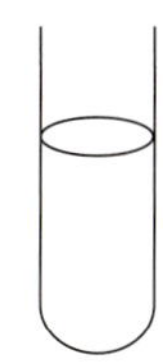
		결과 (+, −)				
	Voges −Proskauer	반응색		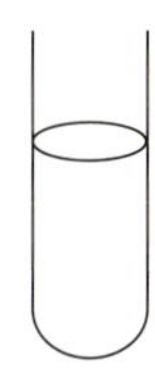		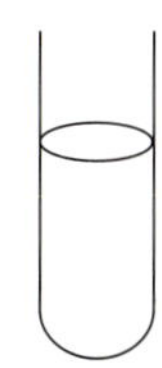
		결과 (+, −)				
	Citrate	반응색		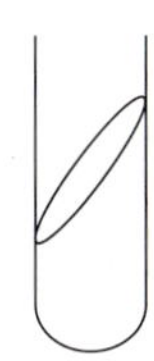		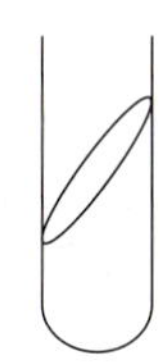
		결과 (+, −)				
Lysine decarboxylase	반응색			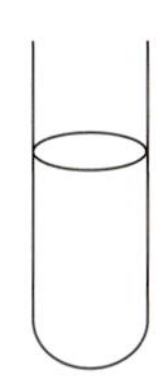		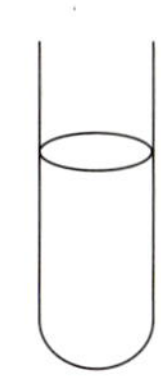
	결과(+, −)					
Urease 시험	반응색			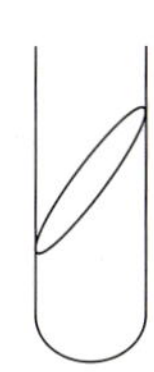		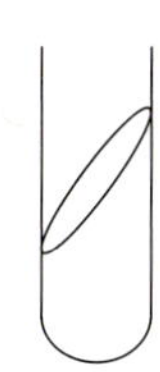
	결과(+, −)					
Phenylalanine deaminase 시험	반응색			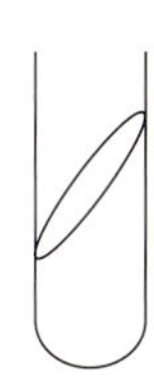		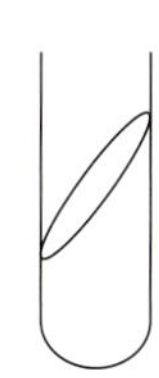
	결과(+, −)					

3) 혈청학적 동정 시험

성상		*S.* Typhi	*S.* Typhimurium
Slide 응집반응 : *Salmonella* 군 O 항혈청	다가 항혈청		
	Vi		
	A		
	B		
	C		
	D		
	E		
Salmonella H 항혈청 (상1, d) → *S.* Typhi			

api 20 E

07223 A

REF.:

Origine/Source/Herkunft/Origen/Prelivo :

bioMérieux

1	2	4	1	2	4	1	2	4	1	2	4	1	2	4	1	2	4	1	2	4	1	2	4	1	2	4
ONPG	ADH	LDC	ODC	CIT	H_2S	URE	TDA	IND	VP	GEL	GLU	MAN	INO	SOR	RHA	SAC	MEL	AMY	ARA	OX	NO_2	N_2	MOB	McC	OF-O	OF-F

Imprimé en France / Printed in France

Autres tests / Other tests / Weitere Tests / Altri tests / Otros tests :

idents :

api 20 E

07223 A

REF.:

Origine/Source/Herkunft/Origen/Prelivo :

bioMérieux

1	2	4	1	2	4	1	2	4	1	2	4	1	2	4	1	2	4	1	2	4	1	2	4	1	2	4
ONPG	ADH	LDC	ODC	CIT	H_2S	URE	TDA	IND	VP	GEL	GLU	MAN	INO	SOR	RHA	SAC	MEL	AMY	ARA	OX	NO_2	N_2	MOB	McC	OF-O	OF-F

Imprimé en France / Printed in France

Autres tests / Other tests / Weitere Tests / Altri tests / Otros tests :

idents :

21

Citrobacter freundii 균종의 동정
(Identification of *C. freundii*)

학습목표

1. *Citrobacter freundii*의 특성과 분리 동정법에 대하여 설명한다.

1 개요

Citrobacter 균속에는 *C. freundii, C. diversus* 및 *C. amalonaticus*가 Bergey manual(1984)에 수록되어 있고 CDC 분류에는 *C. amalonaticus* biogroup 1이 추가되고 있다. *Citrobacter* 균종의 감별은 표 21-1과 같다.

*C. freundii*는 대개 lactose를 천천히 분해하며 MacConkey agar에서 무색 혹은 연분홍색의 집락이며(그림 21-1), H_2S를 생성하고 indole 음성이나 다른 균종의 *Citrobacter*는 모두 반대의 성상이다. 추가로 다른 동정시험은 potassium cyanide (KCN) broth에서 증식, malonate 이용 시험에서 음성, adonitol에서 산 생성이 음성이다.

Citrobacter 균속은 대개 citrate 이용능, glucose에서 가스, 운동성, ONPG 양성이고, arabinose, mannitol, rhamnose, sorbitol, trehalose, xylose에서 산을 생성한다. 한편 이 균속은 DNase, LDC, phenylalanine deaminase, V-P가 음성이며 inositol에서 산 생성을 하지 않는다.

*C. freundii*는 KCN broth에서 증식(*Salmonella*는 음성), LDC 음성(*Salmonella*는 양성), ONPG 양성(*Salmonella*는 음성)으로 *Salmonella*와 감별할 수 있다(그림 21-2). 임상검체에서 *C. freundii*가 자주 분리된다. API 20 E 성상 결과는 다음과 같다(그림 21-3). *C. freundii*의 분리동정 과정은 그림 21-4와 같다.

표 21-1. *Citrobacter* 균종의 감별

시험	*C. freundii*	*C. diversus*	*C. amalonaticus*	*C. amalonaticus* biogroup 1
Indole	−	+[a]	+	+
H_2S	V(80)	−	−	−
KCN broth에서 증식	+	−	+	+
Malonate 이용능	V(15)	+	−	−
Adonitol 발효	−	+	−	−

[a] +, ≥ 90% 양성; V, 11 − 89% 양성; −, ≥ 90% 음성.

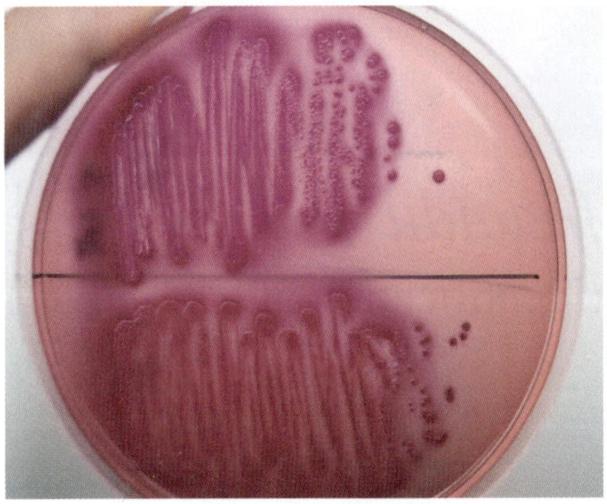

그림 21-1. MacConkey agar에서 *Citrobacter freundii*의 집락(위는 *C. freundii*, 아래쪽은 *E. coli*).

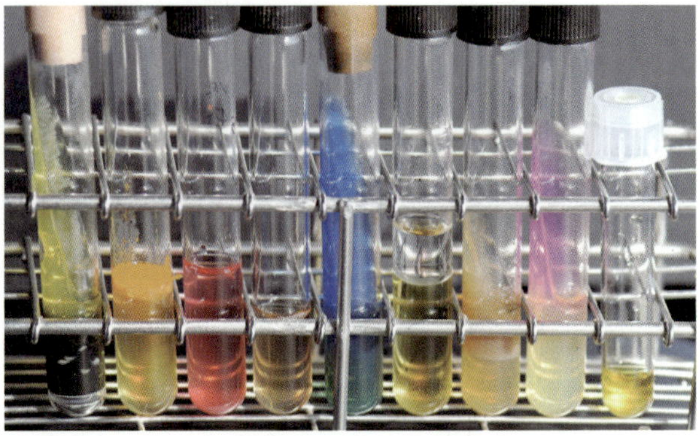

그림 21-2. *Citrobacter freundii*의 생화학적 성상. 좌로부터 TSI agar, A/AG H_2S; Indole, −; MR, +; VP, −; Citrate, +; lysine decarboxylase −; phenylalanine deaminase, −; urease, +; ONPG, +

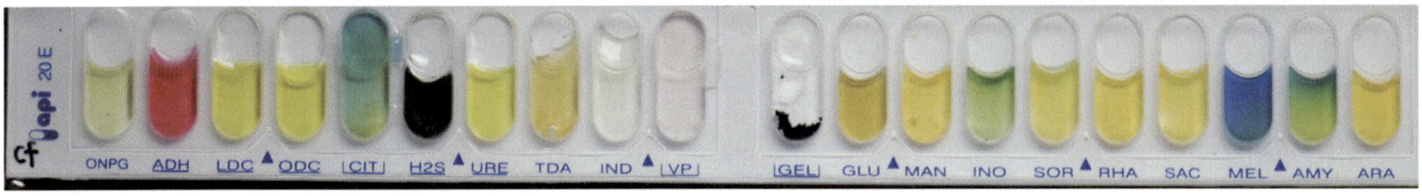

그림 21-3. *C. freundii*의 API 20 E 성상. (ONPG 양성, LDC와 ODC 음성, citrate 양성, H_2S 양성, urease 양성(78%), TDA 음성, indole 음성, VP 음성이 특성)

2 재료

1) 사용균주

TSA 우무 배지에 하룻밤 배양된 균주들 : *Citrobacter freundii, Salmonella* Choleraesuis, *E. coli* (대조균주)

2) 배지, 동정키트 및 자동화 기계

① MacConkey agar, blood agar plate (BAP) medium

② TSI agar 혹은 KIA, MIO, Simmon citrate agar, Christensen urea agar, lysine broth

③ MR-VP broth, phenylalanine agar, KCN broth

④ 당배지 : Glucose (Durham관 포함)

⑤ API 20E kit

⑥ 자동화기계(Vitek system 혹은 MicroScan system)

3) 시약

① Kovac 시약, Methyl-red 지시약, V-P 시약(5% α-naphthol, 40% KOH), 10% $FeCl_3$

② API 20 E kit 시약

3 시험 방법

① 균주검체를 MacConkey agar와 BAP 배지에 접종하고 37℃에 하룻밤 배양한다.

② 의심스러운 독립된 집락 1개를 TSI agar 혹은 KIA에 접종하여 37℃에 하룻밤 배양하여 TSI agar에서 사면과 고층의 성상, 가스 및 H_2S의 생성능을 관찰한 후 MIO, citrate agar, urea agar, LIA, phenylalanine 우무에 접종한다.

③ 37℃에 하룻밤 배양하여 1차적으로 동정시험을 관찰한다.

④ 추가 동정시험을 하기 위하여 MR-VP broth, malonate broth, KCN broth에 접종하여 37℃에 하룻밤 배양하여 각 성상을 관찰하여 동정한다.

⑤ API 20 E kit가 준비되었으면 접종하여 하룻밤 배양 후 그 성상을 전통적 동정 방법과 비교한다.

검체 : 요, 창상, 혈액 등

Direct smear
Gram 염색
: Gram-negative straight rod

분리 배양
BAP: 불투명, 회색 및 물기 있는 집락
MacConkey agar: 진분홍색 집락

↓

Citrobacter-like colonies

↓

생화학 동정 시험

→ Oxidase (−)

전통적 방법(conventional method)

1. TSI agar ·························· : A/AG H_2S

키트 및 자동화 기계

API 20 E kit
Vitek system,
Microscan,
MALDI-TOF 등

2. IMViC ·························· : −/+/−/+(33/100/0/78%)
3. **Lysine decarboxylase** ···· : −(*Salmonella*와 감별점)
4. KCN broth 증식 ··········· : +(*Salmonella*와 감별점)
5. ONPG ·························· : +(*Salmonella*와 감별점)
6. Urease test ···················· : V(70% +)
7. Phenylalanine deaminase : −

↓

C. freundii isolated

그림 21-4. *Citrobacter freundii*의 동정

성명:	학번:	실습일자:	확인:

제21장 실습 결과 보고서

1. *Citrobacter freundii*의 동정

1) 분리배지의 집락성상과 생화학적 동정 시험

성상		*C. freundii*	*S. Typhimurium* 혹은 *S. Enteritids*
BAP	집락의 질 (consistency)		
	집락의 색		
MacConkey agar	집락의 색		
TSI 또는 KIA	사면(slant)	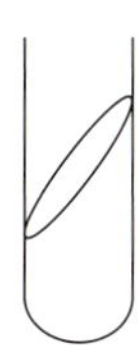	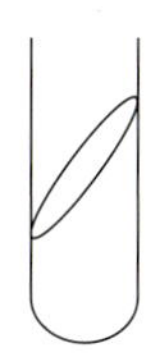
	고층(butt)		
	가스(gas)		
	H_2S		

2) 생화학적 동정 시험

성상			*C. freundii*		*S. Typhimurium* 혹은 *S. Enteritids*	
IMViC	SIM	H_2S		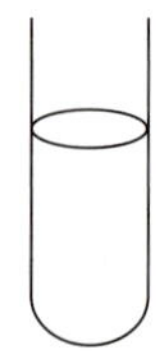		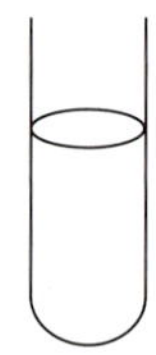
		Indole				
		운동성				
	Methyl−Red	반응색		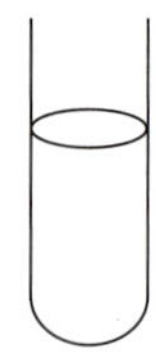		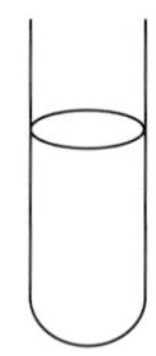
		결과 (+, −)				
	Voges −Proskauer	반응색		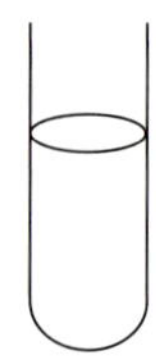		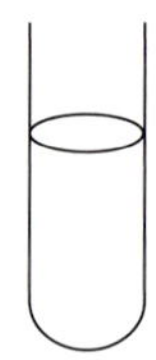
		결과 (+, −)				
	Citrate	반응색		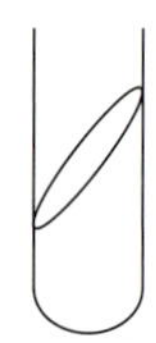		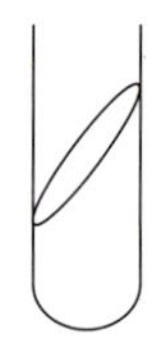
		결과 (+, −)				
Lysine decarboxylase	반응색			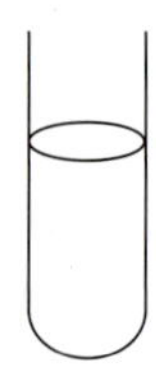		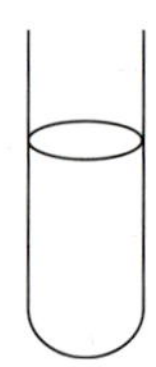
	결과(+, −)					
Urease 시험	반응색			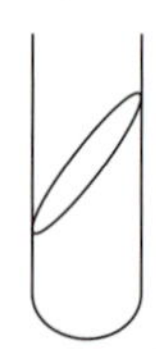		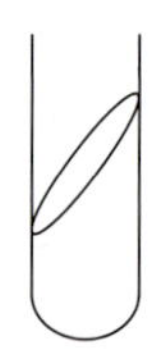
	결과(+, −)					
Phenylalanine deaminase 시험	반응색			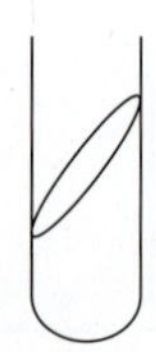		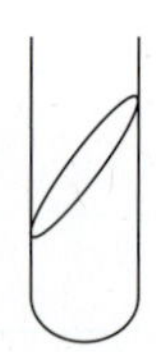
	결과(+, −)					

api 20 E

07223 A

REF.:

Origine/Source/Herkunft/Origen/Prelivo :

bioMérieux

1	2	4	1	2	4	1	2	4	1	2	4	1	2	4	1	2	4	1	2	4	1	2	4	1	2	4
ONPG	ADH	LDC	ODC	CIT	H_2S	URE	TDA	IND	VP	GEL	GLU	MAN	INO	SOR	RHA	SAC	MEL	AMY	ARA	OX	NO_2	N_2	MOB	McC	OF-O	OF-F

Imprimé en France / Printed in France

Autres tests / Other tests / Weitere Tests / Altri tests / Otros tests :

idents :

api 20 E

07223 A

REF.:

Origine/Source/Herkunft/Origen/Prelivo :

bioMérieux

1	2	4	1	2	4	1	2	4	1	2	4	1	2	4	1	2	4	1	2	4	1	2	4	1	2	4
ONPG	ADH	LDC	ODC	CIT	H_2S	URE	TDA	IND	VP	GEL	GLU	MAN	INO	SOR	RHA	SAC	MEL	AMY	ARA	OX	NO_2	N_2	MOB	McC	OF-O	OF-F

Imprimé en France / Printed in France

Autres tests / Other tests / Weitere Tests / Altri tests / Otros tests :

idents :

22

Serratia 균종의 동정
(Identification of *Serratia*)

학습목표

1. *Serratia*의 일반적인 성상을 열거한다.
2. *S. marcescens*가 일으키는 질병명을 열거한다.
3. *S. marcescen*의 분리동정법에 대하여 설명한다. (색소 생성, DNase, gelatinase, lipase 등)

1 개요

Serratia 균속에는 14균종(Bergey manual, 1994)이 수록되어 있으며, *Serratia* 균속에 들어 있는 주요 균종의 감별은 다음과 같다(표 22-1). 이 중 *S. marcescens*는 인체 감염에서 가장 많이 분리된다. 특히 폐렴, 패혈증, 요로감염 등을 일으키며, 여러 항생제에 내성 균주가 많고 병원감염을 흔히 일으킨다. *S. liquefaciens* 및 *S. rubidaea*도 드물게 감염을 일으킨다. *S. marcescens, S. rubidaea* 및 *S. plymuthica* 균주는 적색 색소(prodigiosin)를 생성하는 것이 특징이나, 임상분리균은 약 10% 정도의 색소를 생성한다. 색소 생성은 22℃의 어두운 곳에서 배양했을 때 뚜렷하며, 색소를 생성하지 않는 *Serratia*는 다른 세균과 감별해야 한다. *Serratia* 균종의 동정흐름은 다음과 같다(그림 22-2).

*S. marcescens*는 그람음성 막대균으로, 주모성 편모를 가졌으며 운동성이 있다. Lactose를 느리게 발효하거나 발효하지 않으며 DNase(그림 22-3, 22-4), gelatinase 및 lipase(그림 22-5)를 가진 점이 특이하다. IMViC 반응이 −, (−), +, +이고, ADH, phenylalanine deaminase 및 H_2S 음성이다. *Serratia* marcescens의 생화학적 성상은 그림 22-6과 같다. 또한 API 20 E의 동정결과는 그림 22-7과 같다.

Serratia 균종의 주요 감별시험은 ODC와 adonitol, arabinose 및 sorbitol 발효시험도 포함된다.

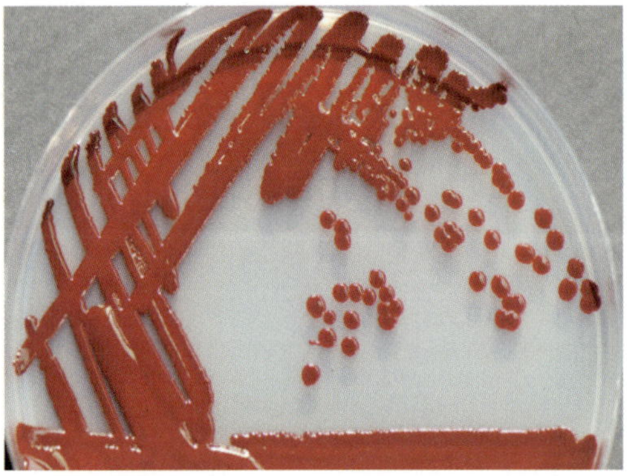

그림 22-1. Peptone-glycerol 우무배지에서 *Serratia marcescens*의 적색 집락.

표 22-1. *Serratia* 균속에 들어 있는 주요 균종의 감별

시험	*S. marcescens*	*S. liquefaciens*	*S. rubidaea*	*S. odorifera*
DNase (25℃)	+[a]	[+]	+	+
Lipase (corn oil)	+	[+]	+	V
Gelatinase (22℃)	+	+	+	+
Lysine decarboxylase	+	+	V	+
Ornithine decarboxylase	+	+	−	V
Red, pink, or orange pigment	V	−	V	−
Fermentation of :				
L−Arabinose	−	+	+	+
D−Sorbitol	+	+	−	+
Adonitol	V	−	+	V

[a]−, 0~10% 양성; [−], 11~25% 양성; d, 26~75% 양성; [+], 76~89% 양성; +, 90~100% 양성

검체 : 요, 객담, 창상, 혈액 등

Direct smear
Gram 염색
: Gram-negative straight ro

분리 배양
BAP: 불투명, 회색 및 물기 있는 집락
MacConkey agar: 무색 또는 빨간색 집락
Nutrient agar: 빨간색 집락

↓

Serratia-like colonies

↓

생화학 동정 시험

→ Oxidase(−)

전통적 방법(conventional method)

1. TSI agar : A/AG 또는 A/A
   KIA........ K/AG 또는 K/A
2. IMViC ································ : − − + +(1/20/98/98%)
3. **DNase** ································ : +
4. **Lipase, Gelatinuse**··············· : +
5. Gas from glucose ··············· : +(55% +)
6. Lactose, sucrose ··················· : − +
7. ONPG ································ : +
8. Urease test ························· : −(15% +)
9. LDC, ADH, ODC ·············· : + − +
10. Phenylalanine deaminase ···· : −

↓

Serratia spp. isolated

키트 및 자동화 기계

API 20 E kit
Vitek system,
Microscan,
MALDI-TOF 등

그림 22-2. *Serratia* spp.의 동정.

생화학 성상

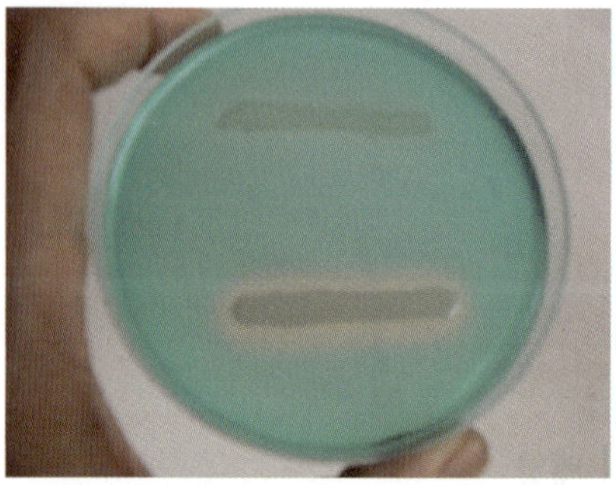

그림 22-3. DNase 시험. DNase test agar with methyl green 배지에서 DNase 양성인 *Serratia marcescens*(아래쪽 균주)와 음성인 *Hafnia alvei*(위쪽 균주).

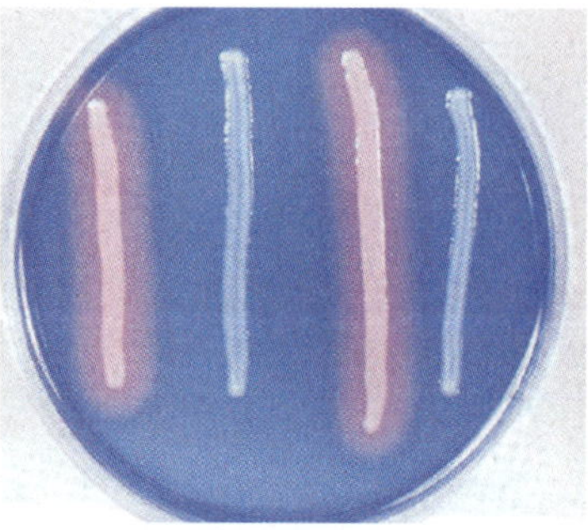

그림 22-4. DNase 시험. DNase test agar with toluidine blue 배지에서 DNase 양성(분홍색, *S. maecescens*)과 음성 반응(집락주위 분홍색 없음)

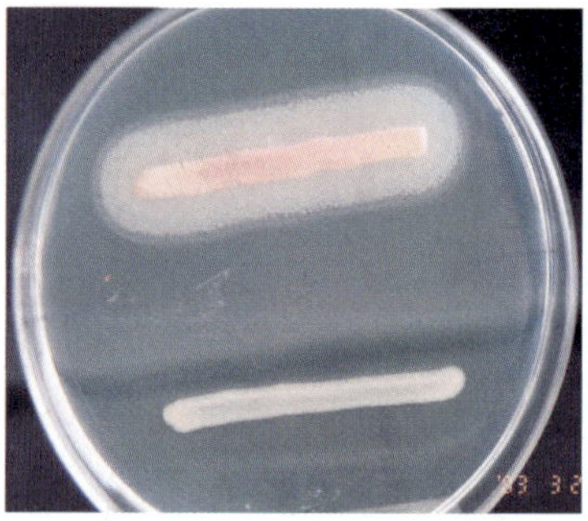

그림 22-5. Tween 80 가수분해 시험(lipase 시험). 위쪽이 lipasae 양성(*Serratia*), 아래쪽이 음성(*Hafnia*)

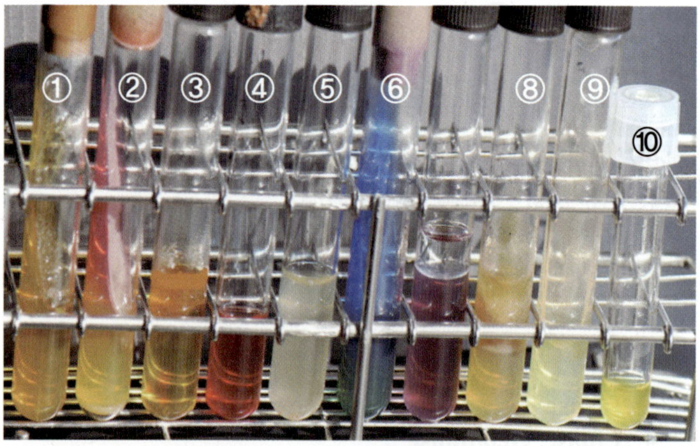

그림 22-6. *Serratia marcescens*의 생화학적 성상. 왼쪽으로부터 TSI agar, A/AG; KIA, K/AG; Indole, −; MR, −; VP, +; Citrate, +; lysine decarboxylase +; phenylalanine deaminase, −; urease, −; ONPG, +

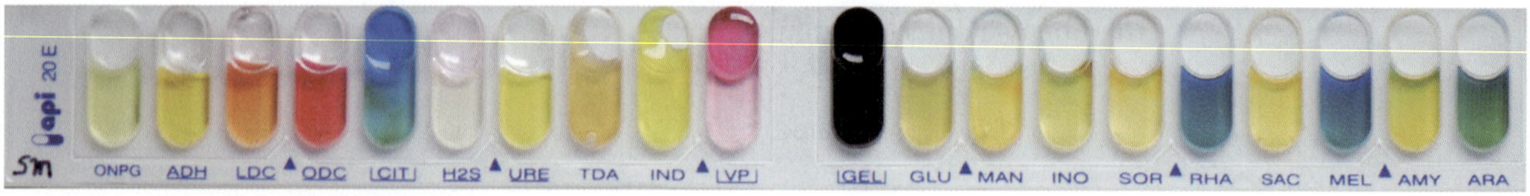

그림 22-7. API 20 E 키트에 의한 *S. marcescens*의 동정. ONPG, +; ADH, −; LDC, +; ODC, +; CIT, +; H_2S, −; URE, −; TDA, −; IND, −; VP, +; GEL, +; Glu, +; MAN, +; INO, +; SOR, +; RHA, −; SAC +; MEL, −; AMY, +; ARA, −; OX, −.

2 재료 및 방법

1) 균주

TSA 우무배지에 하룻밤 배양된 균주들 : *S. marcescens, Klebsiella aerogenes E. coli*(대조균주)

2) 배지 및 시약

① MacConkey agar, BAP 배지, peptone-glycerol agar
(peptone 5 g, glycerol 10 mL, agar 20 g, 증류수 1,000 mL → 녹여서 가압멸균 후 평판배지를 만든다.)

② TSI agar 혹은 KIA, MIO, Simmon citrate agar, Christensen urea agar, Lysine broth (Moeller법)

③ MR-VP broth, phenylalanine agar, DNase test agar with Methyl green 배지, Tween 80 agar (Tryptose blood agar 10 g, Tween 80 1.2 mL, $CaCl_2$ 45 mg(소량)을 증류수 300 mL에 넣고 녹여서 가압멸균 후 평판배지를 만든다.)

④ 당배지 : Glucose broth (Durham관)

⑤ API 20 E kit(시약 포함)

⑥ Kovac 시약, Methyl-red 지시약, V-P 시약(5% α-naphthol, 40% KOH), 10% $FeCl_3$

3) 시험방법

① 균주검체를 MacConkey agar, BAP 배지에 접종하고 37℃에 하룻밤 배양한다. 적색 색소를 보기 위해서 peptone-glycerol agar에 접종하고 22~25℃에서 2~3일간 어두운 곳에 배양한다.

② 1차 동정시험은 TSI나 KIA, MIO, citrate agar, urea agar, lysine broth에 접종한다.

③ 2차 동정시험은 MR-VP broth, phenylalanine agar, DNase test agar with methyl green 평판배지, Tween 80 agar 평판배지, glucose (Durham관) 배지에 접종하고 37℃ 18~24시간 배양하여 그 결과를 보고서에 기록하고 각 성상을 표 22-1과 대조하여 최종 동정한다.

④ MIO 배지는 운동성과 ODC를 판정한 후 indole은 Kovac 시약을 0.5 mL 넣어 판정한다.

⑤ MR 시험은 MR-VP broth 5 mL에 MR 지시약 5방울을 넣고 즉시 판정하며, VP 시험은 MR-VP broth에 배양 후 다른 시험관에 덜어낸 1 mL의 MR-VP broth 배지에 5% α-naphthol 0.6 mL(약 12방울)와 40% KOH 0.2 mL(약 4방울)를 넣어 공기가 들어가게 세게 흔든 후 15분 후에 판정한다.

⑥ Phenylalanine deaminase 시험은 10% $FeCl_3$ 5방울 넣어 판정한다.

⑦ API 20 E kit가 준비되었으면 전통적 방법과 동시에 접종하여 37℃에 하룻밤 배양한 후 관찰한다.

성명: 학번: 실습일자: 확인:

제22장 실습 결과 보고서

1. *Serratia marcescens*의 동정

1) 분리배지의 집락 성상과 생화학적 동정 시험

성상		*S. marcescens*		*K. aerogenes*	
BAP 배지	집락의 색				
	크기				
MacConkey agar	집락의 색				
Nutrient agar	집락의 색				
ONPG	반응색				
TSI 또는 KIA	사면(slant)		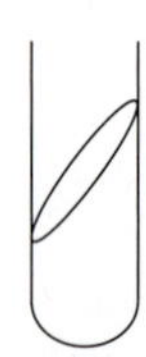		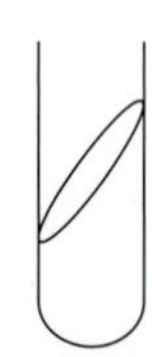
	고층(butt)				
	가스(gas)				
	H_2S				

2) 생화학적 동정 시험

성상			*S. marcescens*		*K. aerogense*	
MIO	운동성					
	Indole					
	Ornithine decarboxylase					
IMViC	Indole (Tryptophan broth)	반응색				
		결과(+, −)				
	MR	반응색				
		결과(+, −)				
	VP	반응색				
		결과(+, −)				
	Citrate	반응색				
		결과(+, −)				
Lysine decarboxylase	반응색					
	결과(+, −)					
DNase	결과(+, −)					
Lipase 시험	결과(+, −)					

api 20 E

07223 A

REF.: ______________________

└┴┴┘ └┴┴┘ └┴┴┘

Origine/Source/Herkunft/Origen/Prelivo :

bioMérieux

1	2	4	1	2	4	1	2	4	1	2	4	1	2	4	1	2	4	1	2	4	1	2	4	1	2	4
ONPG	ADH	LDC	ODC	CIT	H_2S	URE	TDA	IND	VP	GEL	GLU	MAN	INO	SOR	RHA	SAC	MEL	AMY	ARA	OX	NO_2	N_2	MOB	McC	OF-O	OF-F

Imprimé en France / Printed in France

Autres tests / Other tests / Weitere Tests / Altri tests / Otros tests :

idents :

api 20 E

07223 A

REF.: ______________________

└┴┴┘ └┴┴┘ └┴┴┘

Origine/Source/Herkunft/Origen/Prelivo :

bioMérieux

1	2	4	1	2	4	1	2	4	1	2	4	1	2	4	1	2	4	1	2	4	1	2	4	1	2	4
ONPG	ADH	LDC	ODC	CIT	H_2S	URE	TDA	IND	VP	GEL	GLU	MAN	INO	SOR	RHA	SAC	MEL	AMY	ARA	OX	NO_2	N_2	MOB	McC	OF-O	OF-F

Imprimé en France / Printed in France

Autres tests / Other tests / Weitere Tests / Altri tests / Otros tests :

idents :

23

Proteus, Morganella 및 *Providencia* 균종의 동정
(Identification of *Proteus*, *Morganella* and *Providencia*)

학습목표

1. *Proteus*
   1) *Proteus*의 일반적인 성상을 열거한다.
   2) *Proteus* 감염에 의한 질병명을 열거한다.
   3) *P. vulgaris*와 *P. mirabilis*를 분리동정 한다.
   4) *P. vulgaris*와 *P. mirabilis*의 다음 감별점에 대하여 설명한다.
      ① TSI　② Indole 생성능
      ③ Ornithine decarboxylase 시험
   5) Proteus의 유주현상을 억제하는 방법을 설명한다.
2. *Morganella*
   1) *Morganella*의 일반적인 성상을 열거한다.
   2) *Morganella morganii*를 분리동정한다.
3. *Providencia*
   1) *Providencia*의 일반적인 성상을 열거한다.
   2) *Providencia rettgeri*를 분리동정한다.
   3) *Proteus, Morganlla, Providencia*의 다음 시험에 대한 감별점을 설명한다.
      ① TSI　② Urease　③ PAD　④ Indole　⑤ ODC

1 개요

Family : *Enterobacteriaceae*

Tribe : *Proteeae*

Genus : *Proteus, Morganella, Providencia*

Species : *P. vulgaris, P. mirabilis* 외 2종

M. morganii

P. rettgeri, P. alcarifaciens, P. stuartii 외 2종

Proteeae 균속(tribe)에는 3개의 균속, 즉 *Proteus, Morganella* 및 *Providencia*가 있으며, 그 특성은 다음과 같다(그림 23-1).

1) *Proteus* 균속

*Proteus*는 자연계의 부패균으로서 사람이나 동물의 변에 존재하는 정상균 무리이다. *Proteus* 균속은 운동성, urease, 아미노산 탈아미노화 반응(phenylalanine deaminase 시험과, tryptophan deaminase 시험)이 양성이다. *Proteus* 균종은 비선택 배지(BAP 배지 등)에서 유주현상(swarming motility, 유주 운동)이 특성이고, 대부분이 H_2S 양성이다.

배지에 5~8%의 우무, 0.1% chloral hydrate, phenylethylalcohol, sodium azide, 0.1% boric acid, 0.2 mM ρ-nitrophenyl glycerol, bile salt를 넣거나 식염이 없는(salt free) 배지에서는 유주현상(퍼지는 현상)을 막을 수 있고 담즙이 함유된 MacConkey, SS 우무에서도 유주현상이 억제된다.

임상 검체에서 *P. mirabilis, P. vulgaris* 순으로 흔히 분리되며 특히 요로감염과 창상감염 등을 일으킨다. *P. vulgaris*는 indole 양성, ODC 음성이나 *P. mirabilis*는 indole 음성, ODC 양성이기 때문에 감별된다. *P. penneri*는 이 두 시험이 모두 음성이고, chloramphenicol에 내성인 특성도 있으며 드물게 분리된다(그림 23-2, 23-3).

*P. vulgaris*의 동정흐름도는 그림 23-6와 같다.

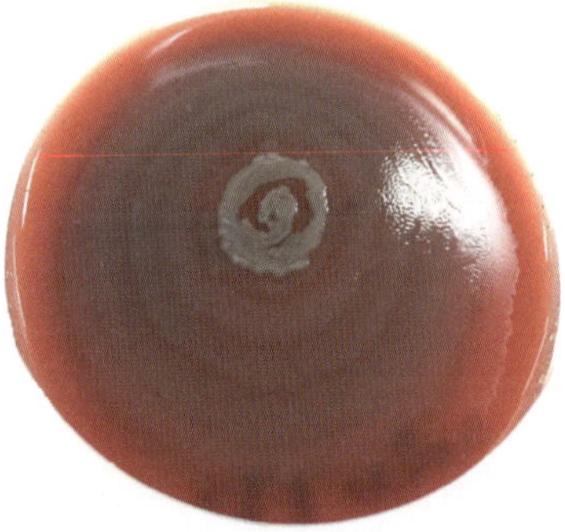

그림 23-1. 혈액우무 배지에서 *Proteus vulgaris*의 유주현상.

2) Morganella 균속

Morganella 균속에는 *M. morganii*의 한 균종만 있으며, 예전에는 Proteus morganii로 불렸다. 요로감염과 창상감염 등을 일으킨다. 이 균속은 Simmons citrate 음성, H_2S 음성, ODC 양성이 특성이다. Indole, 운동성, ODC, phenylalanine deaminase 및 urease 양성이다. Glucose 이외의 당을 발효하는 일이 드물다(그림 23-4, 23-5).

3) *Providencia* 균속

모든 *Providencia*는 indole, phenylalanine deaminase (phenylpyruvic acid, PPA 반응) 시험과 tryptophan deaminase (indole-pyruvic acid, IPA 반응) 시험이 양성이고, 또한 *Providencia rettgeri* 균주만이 urease 양성이다. 그러나 H_2S, ODC, V-P는 음성이다. *P. rettgeri*와 *P. stuartii*는 요로감염, 다른 장외감염 및 많은 원내감염을 일으킨다. 임상 검체에서 *P. alcalifaciens*는 드물게 분리된다.

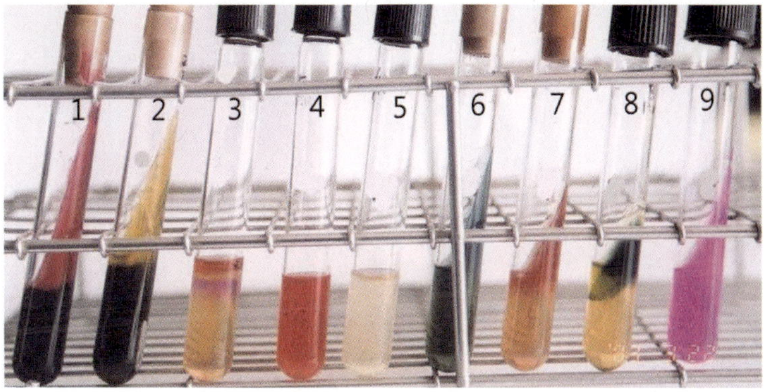

그림 23-2. *Proteus vulgaris*의 생화학적 성상. 1. KIA, K/AG H_2S; 2. TSI agar, A/AG H_2S; 3. MIO (motility-Indole-ODC) + + −; 4. MR +; 5. VP −; 6. Citrate −; 7. LIA, red/A; 8. PAD +; 9. Urease +.

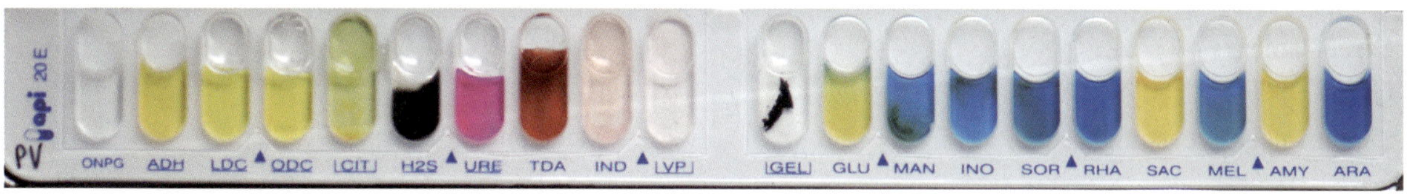

그림 23-3. API 20 E 키트에 의한 *P. vulgaris*의 동정. ONPG, −; ADH, −; LDC, −; ODC, −; CIT, −; H2S, +; URE, +; TDA, +; IND, +; VP, −; GEL, +; Glu, +; MAN, −; INO, −; SOR, −; RHA, −; SAC +; MEL, −; AMY, +; ARA, −; OX, −.

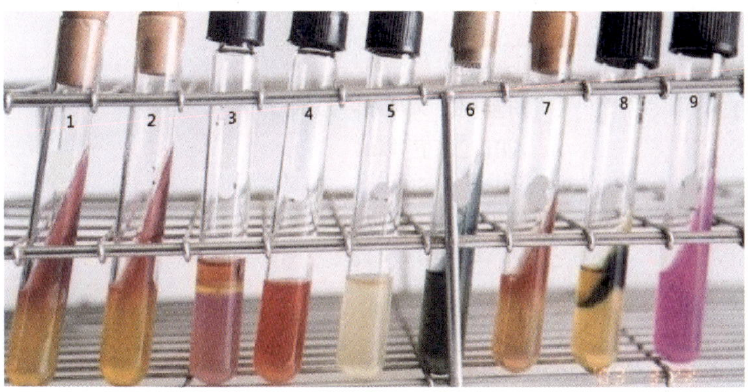

그림 23-4. *Morganella morganii*의 생화학적 성상. 1. KIA, K/AG; 2. TSI, K/AG; 3. MIO (motility–Indole–ODC), + + +; 4. MR +;
5. VP −; 6. Citrate −; 7. LIA, red/A; 8. PAD +; 9. Urease +.

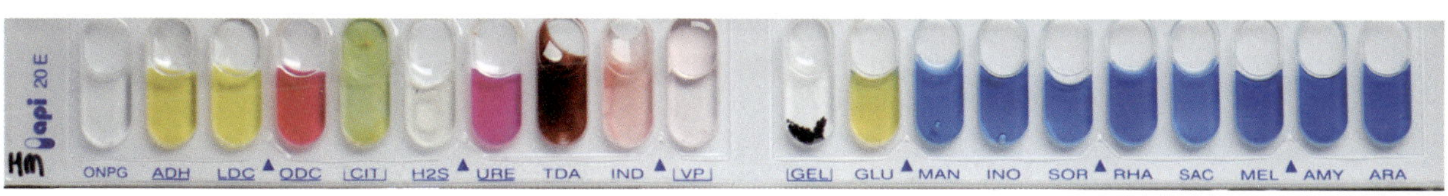

그림 23-5. API 20 E 키트에 의한 *Morganella morganii*의 동정. ONPG, −; ADH, −; LDC, −; ODC, +; CIT, −; H2S, −; URE, +; TDA, +; IND, +; VP, −; GEL, −; Glu, +; MAN, −; INO, −; SOR, −; RHA, −; SAC −; MEL, −; AMY, −; ARA, −; OX, −.

검체 : 요, 객담, 창상, 혈액 등

Direct smear
Gram 염색
: Gram-negative straight rod

분리 배양
BAP: 불투명, 회색, 습윤 및 유주현상 집락
MacConkey agar: 무색 집락

Proteus-like colonies

생화학적 동정 시험

→ Oxidase(−)

전통적 방법(conventional method)
1. TSI agar : A/AG H_2S
   KIA : K/AG H_2S

키트 및 자동화 기계
API 20 E kit
Vitek system,
Microscan,
MALDI-TOF 등

2. **IMViC** ································ : ++−−(98/95/0/15%)
3. **Phenylalanine deaminase** ···· : +
4. Urease test ··························· : +
5. Ornithine decarboxylase ······ : −

P. vulgaris isolated

그림 23-6. ***Proteus vulgaris*의 동정.**

2 재료 및 방법

1) 사용균주

TSA 우무 배지에 하룻밤 배양된 균주들 : *Proteus vulgaris* 혹은 *P. mirabilis* 중 1균주, *M. morganii*와 *Providencia rettgeri* 중 1균주 혹은 *Providencia alcalifaciens* 중 1균주, 총 3균주를 실습 균주로 이용한다.

2) 배지 및 시약

① MacConkey agar, BAP 배지
② TSI agar 혹은 KIA, MIO, Simmon citrate agar, Christensen urea agar, LIA
③ SIM, MR-VP broth, phenylalanine agar
④ API 20 E kit(시약 포함)
⑤ Kovac 시약, Methyl-red 지시약, V-P 시약(5% α-naphthol, 40% KOH), 10% $FeCl_3$.

3) 시험방법

① *P. vulgaris*와 *M. morganii* 보관 균주를 MacConkey agar에는 4단계 획선법으로, *P. vulgaris*는 BAP 배지의 한쪽에만 0.5 cm 넓이로 접종한다(유주현상 보기 위함). 37℃에 하룻밤 배양한다.
② 1차 동정시험인 TSI 우무, SIM, MIO, citrate 우무, urea 우무, LIA에 접종한다.
③ 2차 동정시험은 MR-VP broth, phenylalanine agar에 접종하고 하룻밤 배양하여 각 성상을 보고서에 기록하고, 표 23-1과 대조하여 최종 동정한다.
④ 키트(API 20 E kit 등)나 자동화 기기가 준비되었으면 전통적 방법과 동시에 접종하여 37℃에 하룻밤 배양 후 관찰한다.

표 23-1. *Proteus, Marganella Providencia* 균속의 동정 감별 성상

시험	Proteus		Morganella	Providencia		
	P. vulgaris	*P. mirabilis*	*M. morganii*	*P. rettgeri*	*P. stuartii*	*P. alcalifaciens*
H_2S	+[a]	+	−	−	−	−
ONPG	−	−	−	−	−	−
Indole	+	−	+	+	+	+
Methyl red	+	+	+	+	+	+
V−P	−	d	−	−	−	−
Citrate	[−]	d	−	+	+	+
PAD	+	+	+	+	+	+
Urease	+	+	+	+	d	−
Lysine	−	−	−	−	−	−
Arginine	−	−	−	−	−	−
Ornithine	−	+	+	−	−	−
Motility	+	+	+	+	d	+
Swarming motility	+	+	−	−	−	−

[a] −, 0~10% 양성; [−], 11~25% 양성; d, 26~75% 양성; [+], 76~89% 양성; +, 90~100% 양성

성명:	학번:	실습일자:	확인:

제23장 실습 결과 보고서

1. *P. vulgaris, P. mirabilis* 의 동정

1) 분리배지의 집락 성상과 생화학적 동정 시험

<table>
<tr><th colspan="2">성상</th><th colspan="2">P. vulgaris</th><th colspan="2">P. mirabilis</th></tr>
<tr><td>MacConkey agar</td><td>집락의 색</td><td colspan="2"></td><td colspan="2"></td></tr>
<tr><td>BAP 배지</td><td>유주현상 결과 (+, −)</td><td colspan="2"></td><td colspan="2"></td></tr>
<tr><td rowspan="4">TSI 또는 KIA</td><td>사면(slant)</td><td></td><td rowspan="4">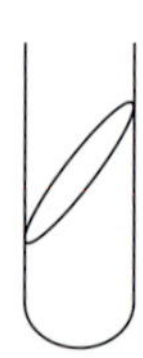</td><td></td><td rowspan="4">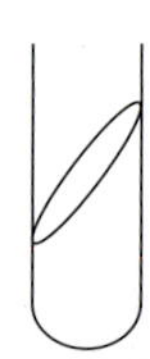</td></tr>
<tr><td>고층(butt)</td><td></td><td></td></tr>
<tr><td>가스(gas)</td><td></td><td></td></tr>
<tr><td>H_2S</td><td></td><td></td></tr>
</table>

2) 생화학적 동정 시험

성상			*P. vulgaris*		*P. mirabilis*	
MIO	운동성			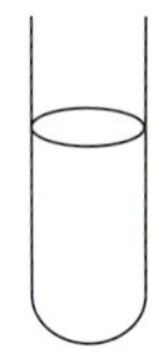		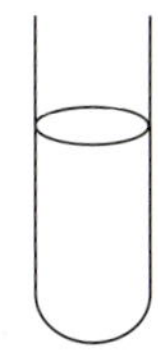
	Indole					
	Ornithine decarboxylase					
IMViC 시험	Indole (Tryptophan broth)	반응색		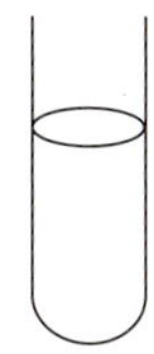		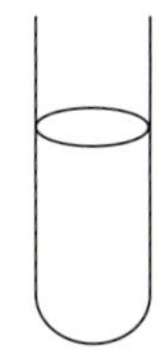
		결과 (+, −)				
	MR	반응색		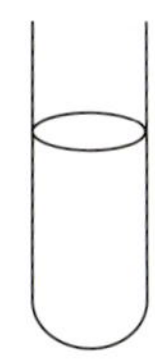		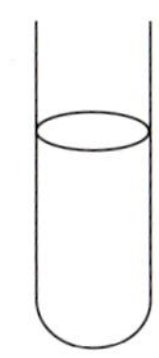
		결과 (+, −)				
	VP	반응색		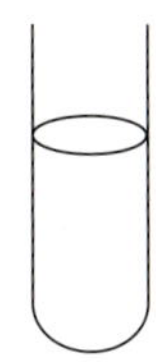		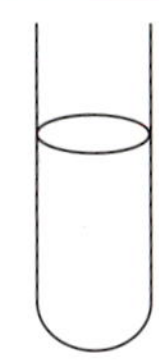
		결과 (+, −)				
	Citrate	반응색		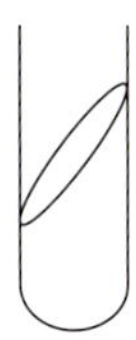		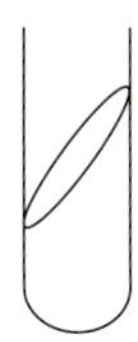
		결과 (+, −)				
Phenylalanine deaminase 시험	반응색			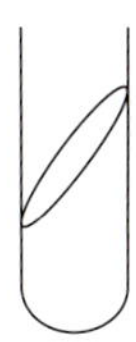		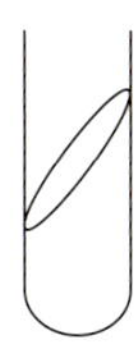
	결과(+, −)					
Urease 시험	반응색			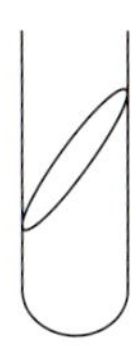		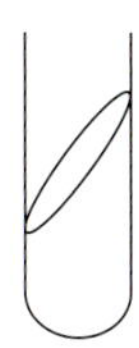
	결과(+, −)					

api 20 E

07223 A

REF.:

Origine/Source/Herkunft/Origen/Prelivo :

bioMérieux

ONPG	ADH	LDC	ODC	CIT	H_2S	URE	TDA	IND	VP	GEL	GLU	MAN	INO	SOR	RHA	SAC	MEL	AMY	ARA	OX	NO_2	N_2	MOB	McC	OF-O	OF-F
1	2	4	1	2	4	1	2	4	1	2	4	1	2	4	1	2	4	1	2	4	1	2	4	1	2	4

Imprimé en France / Printed in France

Autres tests / Other tests / Weitere Tests / Altri tests / Otros tests :

idents :

api 20 E

07223 A

REF.:

Origine/Source/Herkunft/Origen/Prelivo :

bioMérieux

ONPG	ADH	LDC	ODC	CIT	H_2S	URE	TDA	IND	VP	GEL	GLU	MAN	INO	SOR	RHA	SAC	MEL	AMY	ARA	OX	NO_2	N_2	MOB	McC	OF-O	OF-F
1	2	4	1	2	4	1	2	4	1	2	4	1	2	4	1	2	4	1	2	4	1	2	4	1	2	4

Imprimé en France / Printed in France

Autres tests / Other tests / Weitere Tests / Altri tests / Otros tests :

idents :

24

Yersinia 균종의 동정

(Identification of genus *Yersinia*)

학습목표

1. *Yersinia*의 일반적인 성상을 열거한다.
2. *Yersinia* 감염에 의한 질병명을 열거한다.
3. *Yersinia* 속의 주요 균종을 두 가지 이상 열거한다.
4. *Yersinia enterocolitica*의 분리 동정한다.

우리나라 임상검체에서 분리 보고가 없는 *Y. pestis*를 제외하고 37℃에서 운동성이 없으나 25~28℃에서 운동성이 있는 *Y. enterocolitica*와 *Y. pseudotuberculosis*의 분리와 동정을 실시한다.

1 개요

Yersinia 균속은 과거에는 *Pasteurella* 균속으로 분류되었으나 "Bergey manual" 8판(1974)부터 장내세균과(*Enterobacteriaceae*)의 *Yersinia* 균속으로 변경되었다. "Bergey manual" 9판(1994)에는 *Y. pestis*를 비롯하여 총 11균종이 수록되었으며, 사람에게 감염증을 일으키는 주요 균종은 *Y. pestis, Y. pseudotuberculosis* 및 *Y. enterocolitica*이다.

Yersinia 균종은 짧은 막대균(구간균, coccobacillus)이며, 양극성 염색(bipolar staining)을 나타낸다. MacConkey agar에서 24시간 배양 시 매우 작은 집락(pinpoint)을 보이며 최적 발육온도는 25~32℃이다. *Y. pestis*는 혈액우무 배지에서는 잘 발육하나 MacConkey agar나 SS agar에서는 발육하지 않는다. CIN 배지에서는 32℃, 24시간 배양 시 *Y. enterocolitica*는 적색의 1~3 mm 정도의 집락을 형성한다. *Y. pseudotuberculosis* 역시 적색 집락을 보이지만, 24시간 이내에는 발육이 좋지 않기 때문에 24시간 더 연장하여 관찰해야 한다.

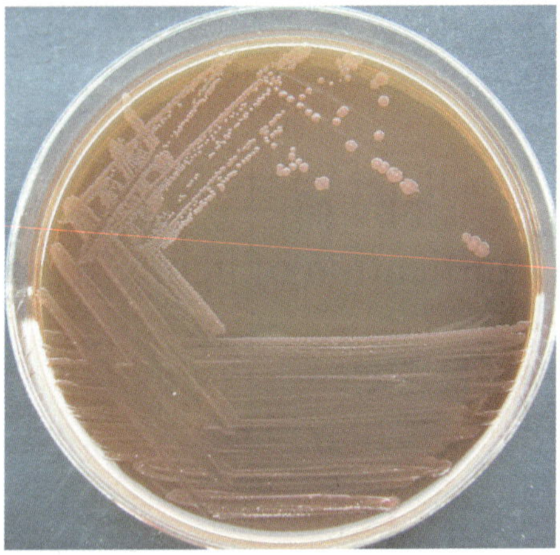

그림 24-1. MacConkey 우무배지상에서 *Yersinia enterocolitica*의 무색 집락(37℃, 48시간).

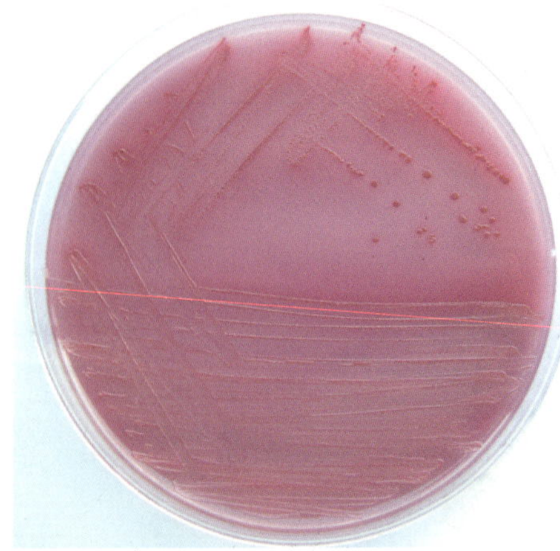

그림 24-2. CIN 우무 배지상에서 *Yersinia enterocolitica*의 분홍색 집락(37℃, 48시간).

▶ *Y. pestis*

페스트(plague)의 원인균으로 설치류(쥐, 다람쥐, guinea pig)에 전염병을 일으킨다. 쥐벼룩에 의해서 사람에게 감염되며, 이 질환은 세 가지 임상형, 즉 가래톳(림프절, bubonic), 폐렴(pneumonic) 및 패혈성(septicemic) 페스트(흑사병)를 일으킬 수 있다. 그람음성 막대균으로 양극성 염색(Wayson 법)을 나타낸다. 보통우무 배지에서도 발육하지만 혈액우무 배지, hemin이 함유된 배지에서 잘 자란다.

▶ *Y. enterocolitica*

급성 위장염(식중독), 균혈증, 복막염, 담낭염, 복강내 농양, 장간막 림프선염 등을 일으키며 특히 3세 이하의 유아에 위장염이 많다.

이 세균은 분리하기 쉽지 않으며 생화학적 반응이 37℃보다 25~28℃에서 더 활발하고 특히 운동성과 VP는 37℃에서 음성이나 25~28℃에서 양성이다. 보통우무배지, 담즙산염이 함유된 MacConkey 우무 SS 우무 배지에서 잘 자라며(그림 24-1), 특히 변에서는 SS 우무이나 CIN 배지에서 48시간 분리 배양하는 것이 좋다(그림 24-2). 35℃보다 25~28℃가 최적 발육온도이다. TSI agar 성상은 사면과 고층이 황색(A/A), KIA는 사면은 적색, 고층은 황색(K/A)이다.

다른 생화학적 성상은 ODC, urease, sucrose, cellobiose, sorbitol 양성이며, citrate, rhamnose, melibiose, bile esculin(대부분이 음성)는 음성이다(그림 24-3).

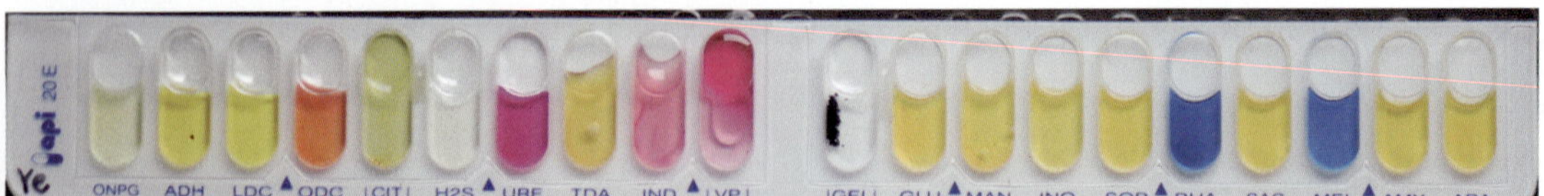

그림 24-3. API 20 E 키트에 의한 *Y. enterocolitica*의 동정. ONPG, +; ADH, −; LDC, −; ODC, +; CIT, −; H_2S, −; URE, +; TDA, −; IND, +; VP, +; GEL, −; Glu, +; MAN, +; INO, +; SOR, +; RHA, −; SAC +; MEL, −; AMY, +; ARA, +; OX, −.

▶ *Y. pseudotuberculosis*(僞結核菌)

야생동물과 가축에 널리 분포되어 있고 주로 설치류나 조류에 결핵과 비슷한 병변을 일으킨다. 사람에게는 대개 치명적인 패혈증과 장간막 림프선염(mesenteric lymphadenitis)을 일으킨다. 보통우무배지, MacConkey 우무배지에서 잘 발육되며, 운동성은 35℃에는 없고 25℃에서는 있다. 이 세균의 TSI agar와 KIA 성상은 K/A(사면이 적색, 고층이 황색)이다.

*Y. pseudotuberculosis*는 ODC, sucrose, sorbitol의 세 가지 시험이 모두 음성, *Y. enterocolitica*는 세 가지 시험이 모두 양성으로 감별이 된다. 이 세균은 rhamnose, melibiose, bile esculin 양성이며, 음성 시험은 indole, ODC, sucrose, cellobiose, sorbitol이다(표 24-1).

표 24-1. ***Y. enterocolitica*와 *Y. pseudotuberculosis*의 확인 배지상의 반응**

시험	배양조건			*Y. enterocolitica*	*Y. pseudotuberculosis*
	℃	시간			
TSI 우무	37	24	사면 고층 H_2S 가스	황색 황색 –[a] –	적색 황색 – –
VP	37	48		–	–
	25	48		+	–
Indole	25	48		d	–
Urease	25	48		d	+
Oxidase				–	–
운동성	37	48		–	–
	25	48		+	+
Ornithin				+	–
Bile esculin	25	24		d	+
당분해(산)					
Glucose	25	48	산	+	+
			가스	–	–
Sucrose	25	48		+	–
Rhamnose	25	48		–	d
Cellobiose	25	48		d	–
Sorbitol	25	48		+	–
Melibiose	24	48		–	d

[a]–, 0~10% 양성; [–], 11~25% 양성; d, 26~75% 양성; [+], 76~89% 양성; +, 90~100% 양성

검체 : 설사변, 농양, 혈액 등

Direct smear

1. Gram 염색
   : Gram-negative straight rod
2. 양극성 염색(Wayson법) : +

분리배양

BAP : 불투명, 회색, 습윤집락
MacConkey agar : 무색 집락
SS agar : 무색 집락
CIN agar : 밝은 분홍색 집락(Bull's eye)

↓

Yersinia-like colonies

↓

생화학 동정 시험

→ Oxidase (−)

전통적 방법(conventional method)

1. TSI agar : A/A
   KIA ·············· K/A
2. IMViC : ±+−−(단, VP는 37℃에서 −, 25℃에서 +)
3. **운동성** ································: +**(25°C)**, −**(37°C)**
4. Urease test ··························: +
5. LDC, ADH, ODC ·················: −−+
6. Gas from glucose ················: − (5%는 +)
7. Lactose ·······························: −
8. Sucrose ·······························: +
9. Mannitol ·····························: +

↓

Y. enterocolitica isolated

키트 및 자동화 기계

API 20 E kit
Vitek system,
Microscan,
MALDI-TOF 등

그림 24-4. ***Yersinia enterocolitica*의 동정.**

2 재료 및 방법

1) 사용균주

TSA 우무배지에 배양된 *Y. enterocolitica*와 *Y. pesudotuberculosis, E. coli*(대조균주)

2) 배지 및 시약

① BAP, MacConkey agar, SS agar, CIN 우무배지(Yersinia Selective Agar Base; Oxoid, Difco)

② TSI agar나 KIA, MIO, SIM 2개(1개는 35℃, 다른 1개는 25℃에 배양), Simmon citrate 우무, Christensen urea 우무, LIA

③ MR-VP broth, phenylalanine 우무, arginine broth, bile esculin 우무

④ 당배지 : Glucose (Durham관 포함)

⑤ 동정 키트 : API 20 E kit 등

⑥ Oxidase 시약, Kovac 시약, Methyl-red 지시약, V-P 시약(5% α-naphthol, 40% KOH), 10% $FeCl_3$

⑦ 그람염색 시약, Wayson 염색 시약

3) 시험방법

① *Y. enterocolitica* 균주를 혈액우무와 MacConkey 우무, SS 우무 및 CIN 우무배지에 접종하여 28℃에서 24~48시간, 배양한다. 37℃ 배양에서는 *Yersinia* 균속이 R형화하여 전형적인 성상을 보이지 않기 때문에 적당치 않다.

② 검체가 식품인 경우에 인산 완충액(PBS, 1/15 M, pH 7.6에 식염수액)에 접종하여 4℃에 3~4주간 배양한 후 0.4% KOH 4.5 mL에 배양액 0.5 mL를 넣고 vortex mixer에 30초간 혼합한 후 백금이로 혈액우무, MacConkey 우무, SS 우무 및 CIN 배지에 접종하여 위와 같이 배양한다.

③ 도말표본을 준비하여 그람염색과 Wayson 염색(양극성 염색)을 한다.

④ TSI는 37℃, SIM과 VP (MR-VP broth) 시험은 37℃와 25℃에서, MIO, citrate 우무, urea 우무, phenylalanine 우무, lysine broth, arginine broth, glucose broth (Durham관 포함), sucrose (CTA) 배지에 접종 후 35℃에서 18~24시간 배양하여 각 반응을 보고서에 기록하고 판독표와 대조하여 동정한다.

⑤ API 20 E 키트를 사용할 때 28℃에 48시간 배양 후 판정한다.

성명:	학번:	실습일자:	확인:

제24장 실습 결과 보고서

1. *Y. enterocolitica*의 동정

1) 분리배지의 집락성상과 생화학적 동정 시험

<table>
<tr><th colspan="2">성상</th><th colspan="2">Y. enteroclitica</th><th colspan="2">Y. pestis</th></tr>
<tr><td rowspan="2">BAP 배지</td><td>집락의 성상</td><td colspan="2" rowspan="2"></td><td colspan="2" rowspan="2"></td></tr>
<tr><td>크기</td></tr>
<tr><td>MacConkey agar (48시간)</td><td>집락의 색</td><td colspan="2"></td><td colspan="2"></td></tr>
<tr><td>CIN agar (48시간)</td><td>집락의 색</td><td colspan="2"></td><td colspan="2"></td></tr>
<tr><td rowspan="4">TSI 또는 KIA</td><td>사면(slant)</td><td></td><td rowspan="4">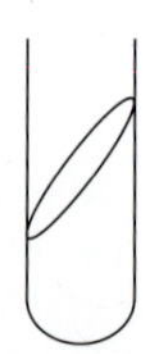</td><td></td><td rowspan="4">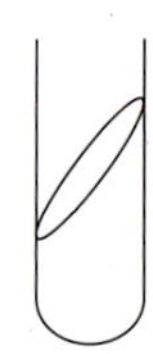</td></tr>
<tr><td>고층(butt)</td><td></td><td></td></tr>
<tr><td>가스(gas)</td><td></td><td></td></tr>
<tr><td>H_2S</td><td></td><td></td></tr>
</table>

2) 생화학적 동정 시험

성상			*Y. enterocolitica*		*Y. pestis*	
IMViC 시험	Indole	반응색		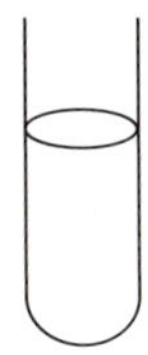		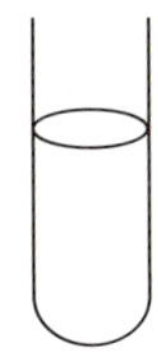
		결과 (+, −)				
	MR	반응색		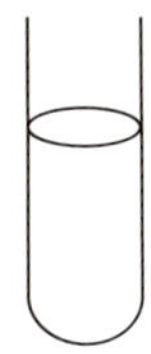		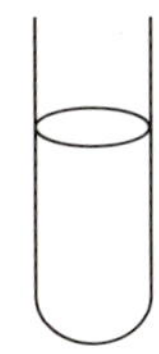
		결과 (+, −)				
	VP	반응색		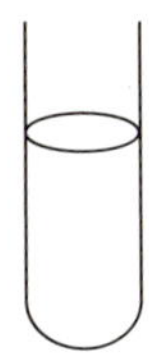		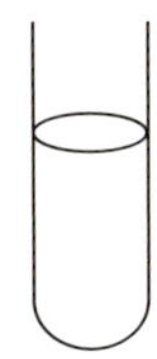
		결과 (+, −)				
	Citrate	반응색		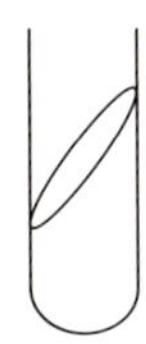		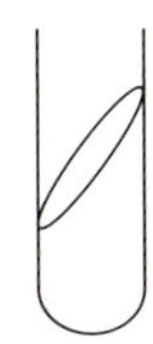
		결과 (+, −)				
Lysine decarboxylase	반응색			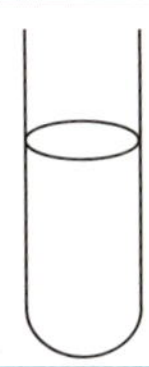		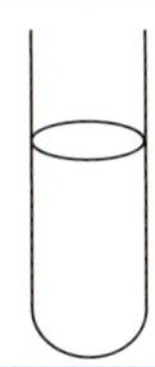
	결과(+, −)					
Phenylalanine deaminase 시험	반응색			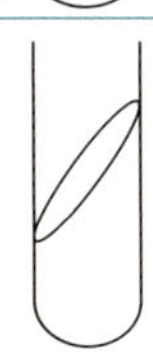		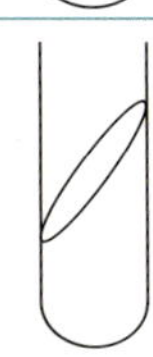
	결과(+, −)					
Urease	반응색			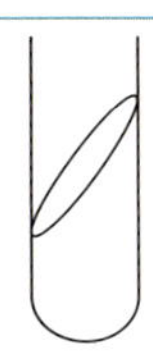		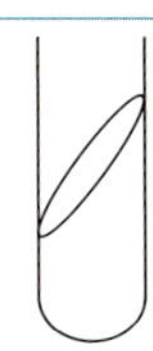
	결과(+, −)					
Esculin 가수분해 시험	반응 성상			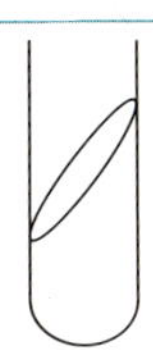		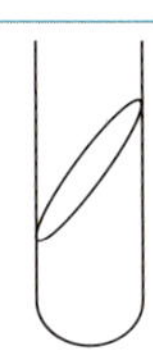
	결과(+, −)					

25
Vibrio 균종의 동정
(Identification of *Vibrio* species)

학습목표

1. *Vibrio*의 일반적인 성상을 열거한다.
2. *V. cholerae*의 병원성에 관하여 설명한다.
3. *V. parahaemolyticus*의 병원성에 관하여 설명한다.
4. *V. vulnificus*의 병원성에 관하여 설명한다.
5. *V. cholerae*를 분리 동정한다.
6. *V. cholerae*의 증균배지 및 선택배지를 열거하고 설명한다.
7. *V. parahaemolyticus*를 분리동정한다.
8. *V. vulnificus*를 분리 동정한다.
9. *V. cholerae*의 혈청학적 시험방법을 설명한다.
10. *V. parahaemolyticus*와 *V. vulnificus*의 생화학적 차이점을 설명한다.

1 개요

Family : *Vibrionaceae*

Genus : *Vibrio*

Species : *V. cholerae* O1, *V. cholerae* O139, *V. cholerae* non-O1/O139
V. parahaemolyticus, V. vulnificus, V. alginolyticus 등

*Vibrio*는 한 개 또는 여러 개의 극성 편모(polar flagella)를 가지고 운동하며 균체가 곧거나(straight) 굽은(curved) 그람음성 조건무산소성 막대균(gram-negative facultatively anaerobic rod)이다. *Vibrio*는 *Vibrionaceae* 과에 속하며 75균종 이상이 보고되고 있고, 이 중 12균종은 사람에게서 분리된다. 그 밖의 것은 "marine vibrio"라는 이름으로 불리는 것으로 연안 해수나 어패류 검체에서 분리되기 때문에 동정이 쉽지 않다. 따라서 사람에서 분

리되는 *Vibrio* 12 균종은 동정하고 그 밖의 것은 "marine vibrio"라고 보고하도록 권장하고 있다.

① 대부분의 *Vibrio*는 나트륨 이온(Na^+)이 있어야 증식하는 호염성(halophilic)이며, 호염기성(basophilic)이다. 모든 균종이 가스 생성 없이 산(acid)을 생성하고(단, *V. furnissii*는 예외), oxidase 양성(단, *V. metschnikovii*는 oxidase 음성)이다.

② 콜레라의 원인균은 *V. cholerae* O1과 *V. cholerae* O139이며, 전형적인 콜레라 환자는 1시간에 1리터 정도의 "쌀뜨물 같은 설사(rice-water like diarrhea)"를 하며, 치료를 하지 않으면 탈수(dehydration)로 사망한다. 콜레라 독소(cholera toxin)를 생성하며 장 점막의 adenylate cyclase를 활성화하고 다량의 물과 chloride를 분비시켜 설사를 일으킨다.

*V. cholerae*의 생화학적 성상을 보이고 *V. cholerae* O1 항혈청(O1-antiserum)에 응집되는 것을 *V. cholerae* O1이라고 하며, O139 항혈청에 응집이 되면 *V. cholerae* O139이다. *V. cholerae* O1은 혈청학적으로는 Ogawa, Inaba, Hikojima의 3아형(subtype)으로 나뉘며(표 25-1), *V. cholerae* serogroup O1의 생물형(biogroup)은 Classical(아시아형, asiatic)과 El-tor로 나눈다(표 25-2). 또한 생화학적 성상으로는 *V. cholerae*와 같으나 *V. cholerae* O1 항혈청으로 응집되지 않는 세균을 *V. cholerae* non-O1이라고 하는데, 과거에는 "non-agglutinating *vibrio* (NAG) 혹은 non-cholera *vibrio* (NCV)"라고 불렀으며 이 세균 외에 다른 *Vibrio* 균종을 포함시키기도 하였다. 콜레라가 의심되는 환자에서 분리한 세균이 *V. cholerae* O1인지 또는 O139인지를 신속하게 알아내야 한다. 이 세균은 알칼리성 배지와 1~3% NaCl 존재하에서 잘 증식하며(alkaline peptone water pH 8.4), TCBS 배지에서 sucrose 양성인 노란색 집락이 생기면 *V. cholerae*일 수 있다. TCBS 배지에 생긴 집락(혹은 BAP 집락)이 *V. cholerae* O1의 항혈청에 응집되면 *V. cholerae* O1으로, O139 항혈청으로 응집되면 *V. cholerae* O139로 예비동정(presumptively identification)하여 생화학적 시험으로 다시 확인한다. 생화학적인 확인시험에서 비호염균인 *V. cholerae*와 *V. mimicus*는 식염(NaCl)이 없는 배지에서도 자라지만 다른 호염균들은 식염이 없으면 자라지 못함으로 배지에 1%의 식염을 첨가해야 한다. 호염성 시험은 nutrient broth를 이용한다. Kit (API-20 E 등)를 써서 동정할 때는 0.85~1% 식염수로 균액을 만들어야 한다. *Aeromonas*나 *V. fluvialis*로 잘못 동정되는 경우가 있다.

③ *V. parahaemolyticus*는 해수 및 해산물에 상재하며, 장염을 일으킨다. 내열성 용혈소를 생성하며, 병원성 균주는 Kanagawa 현상 양성이다. 이 세균이 환자에서 동정될 경우 식중독(food poisoning)으로 간주해야 한다. *V. parahaemolyticus*는 2~4% NaCl이 들어 있는 배지에서 잘 증식하며 혈청형과 Kanagawa 현상, 생물학적 성상에 의해서 동정한다.

④ *V. vulnificus*는 간경변 등의 기존질환을 가진 환자가 굴 등 어패류를 날로 먹으면 감염되는 원발성 패혈증의 원인균으로 발병 후 24시간 이내에 50% 이상이 사망하며 패혈증은 대수포(bulla)와 근육의 괴사를 일으킨다. 창상감염은 상처가 어패류나 해양환경에 노출되어 일어난다. 피부증상이나 저혈압 등의 패혈증 증상이 없으면서 구토, 복통, 설사(물설사) 증세만 있고, 대변에서는 균검출이 되나 혈액에서는 배양되지 않는 위장관 질환도 일으킨다. 또 기타 감염증으로 원발성 패혈증을 동반하거나 또는 동반하지 않으면서 복막염, 폐렴, 심내막염, 뇌막염, 근염, 괴사성 근막염을 일으키고 병변, 객담, 복막액, 뇌척수액에서 균이 배양되고 혈액에서는 균이 배양되거나 또는 배양되지 않는 경우를 말한다. 이 세균은 TSB나 BHI, thioglycollate broth의 혈액배양, 혈액우무배지와 TCBS 배지에서 잘 자란다. 신속한 동정이 대단히 중요하며 생화학적 성상과 균체(O) 항혈청을 이용해서 동정하며 특히 ONPG 시험은 양성이지만, lactose 반응은 대개 48시간 후에 양성이 된다(표 25-3).

표 25-1. *V. cholerae* serogroup O1의 아형(subtype) 혈청형(serotype)

혈청형(serotype)	항원인자	응집 반응	
		Ogawa형 특이혈청 (Anti-B)	Inaba형 특이혈청 (Anti-C)
V. cholerae O1 serotype Ogawa	A, B	+	−
V. cholerae O1 serotype Inaba	A, C	−	+
V. cholerae O1 serotype Hikojima	A, B, C	+	+

[a] +, 90% 이상; (+), −, 75~89% 양성; (−), 11~25% 양성; −, 0~11% 양성

표 25-2. *V. cholerae* serogroup O1 생물형의 감별

성상	Biogroup	
	Classical (Asiatic)	El-Tor
Voges−Proskauer	−	+
면양적혈구 용혈	−	+
닭적혈구 응집	−	+
Polymyxin B (50 U) 억제대	+(S)	−(R)
V. cholerae O1 antiserum	+	+
String 시험	+	+
Cholera−red 반응	+	+

표 25-3. *V. parahaemolyticus*와 *V. vulnificus*의 감별[a]

시험	*V. parahaemolyticus*	*V. vulnificus*
ONPG	−	+
Lactose	−	+
Sucrose	−	−
Cellobiose	−	+
Salicin	−	+
Arabinose	+	−
6% NaCl 증식	+	+
8% NaCl 증식	+	−

[a] +, 90% 이상; (+), 75~89% 양성; (−), 11~25% 양성; −, 0~11% 양성

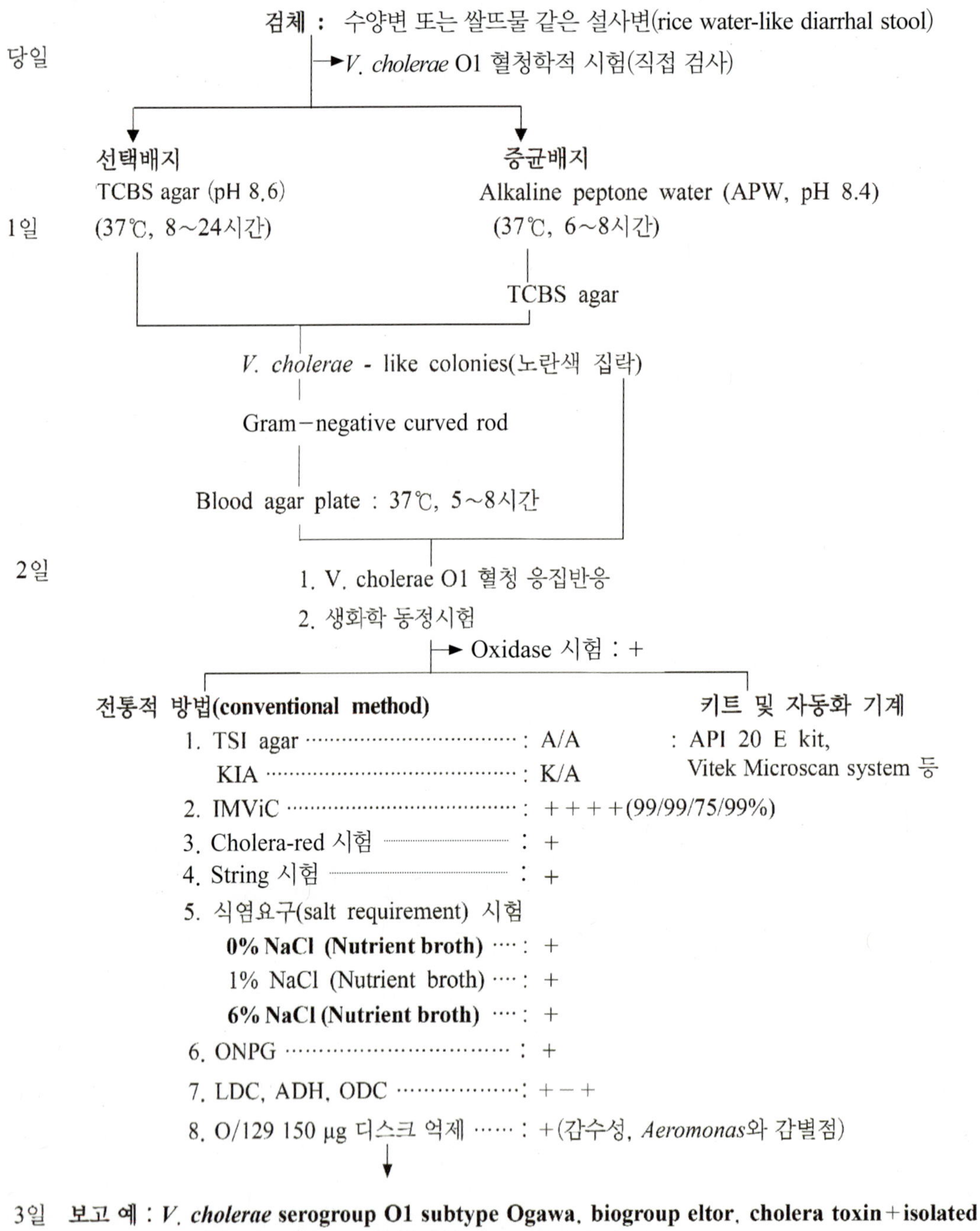

그림 25-1. *Vibrio cholerae* O1의 동정

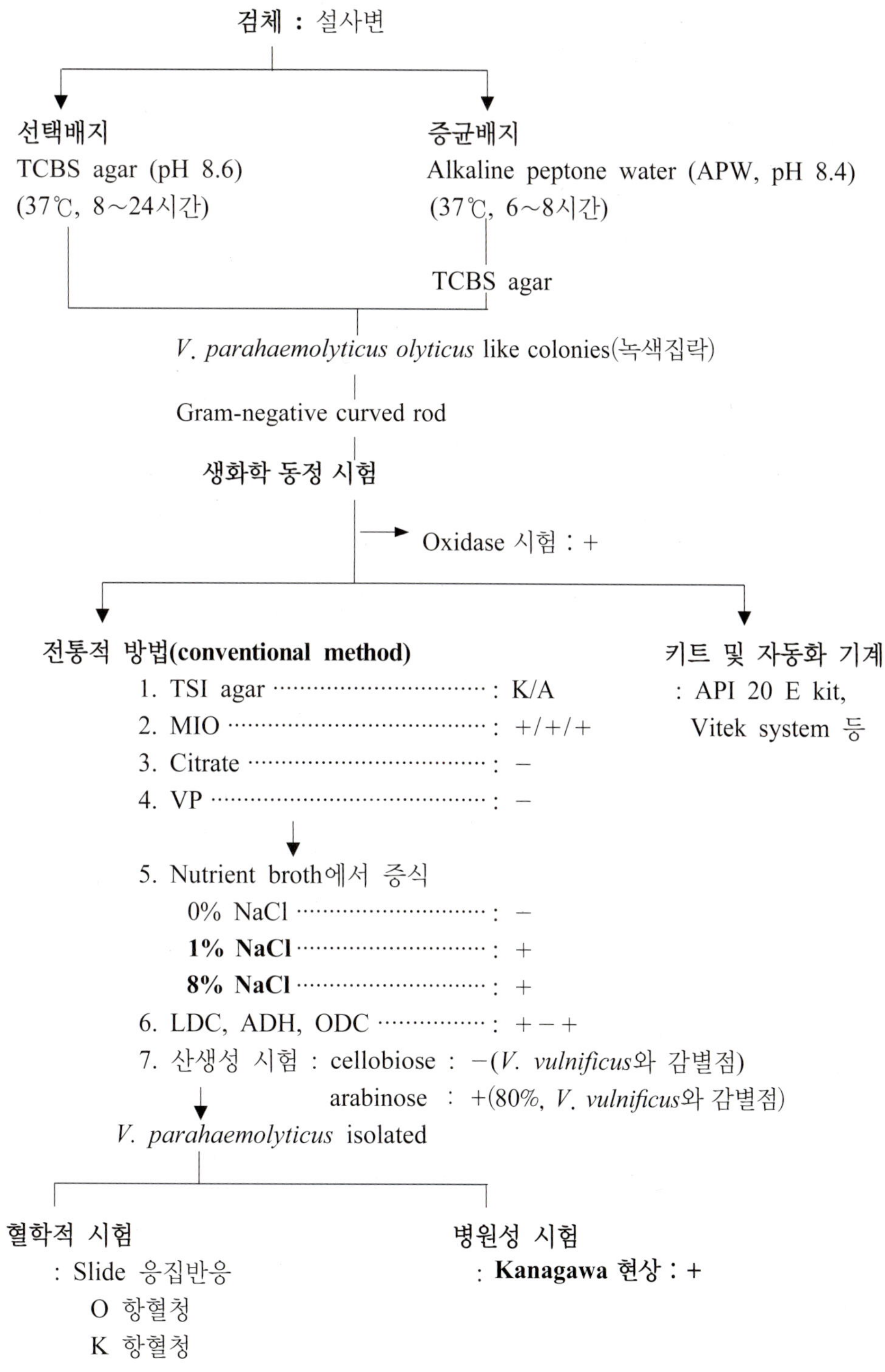

그림 25-2. *Vibrio parahaemolyticus*의 동정.

검체 : 대수포, 근육의 괴사조직 및 혈액

분리배지

TSB or BHI
Thioglycollate broth
BAP
TCBS agar

↓

V. vulnificus - like colonies(대부분은 녹색 집락)
Gram-negative curved rod
Oxidase 시험 : +

Direct smear

: Gram-negative rod

↓

Presumptive *V. vulnificus*

↓

생화학적 동정 시험

→ Oxidase +

전통적 방법(conventional method)

1. TSI agar ························ : K/A or A/A
2. IMViC ·························· : + + − + (97/80/0/75%)
3. Nutrient broth에서 증식
   - 0% NaCl ··················· : −
   - 1% NaCl ··················· : +
   - 6% NaCl ··················· : +
4. **ONPG** ························· : + (*V. parahaemolyticus*와 감별)
5. LDC, ADH, ODC ········ : + − ±(99/0/55%)
6. 산 생성 시험 : cellobiose : +, lactose : +(48시간), salicin : +, sucrose : −, arabinose : −

↓

V. vulnificus isolated

키트, 자동화 기계

- API 20 E kit,
- Vitek system 등
- **PCR** 등

그림 25-3. ***Vibrio vulnificus*의 동정**

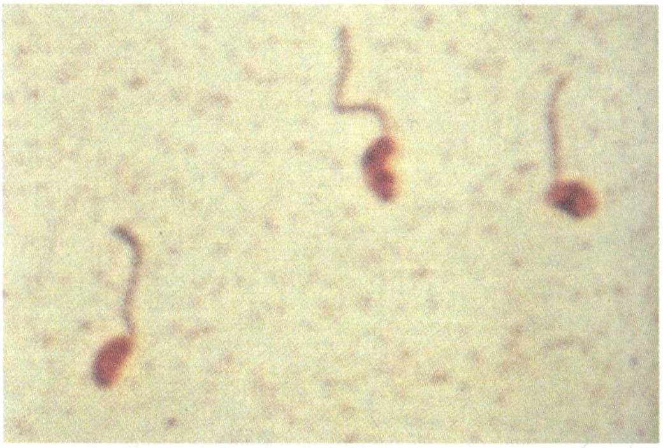

그림 25-4. **V. cholerae의 편모염색.** 굽은 막대균으로 1개의 극성 단모성 편모가 특성이다.

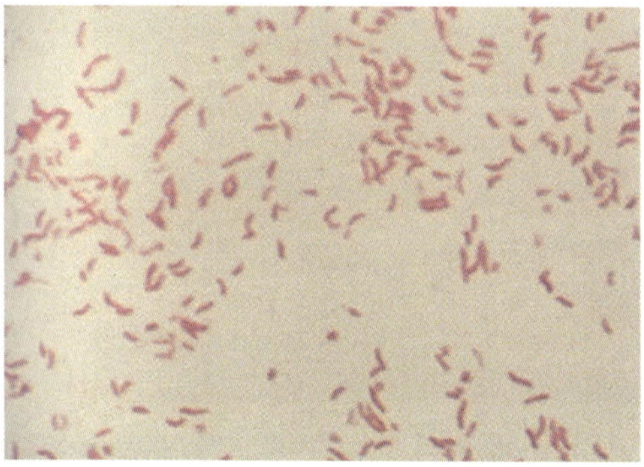

그림 25-5. **그람염색에서 V. cholerae의 그람음성 굽은 막대균.**

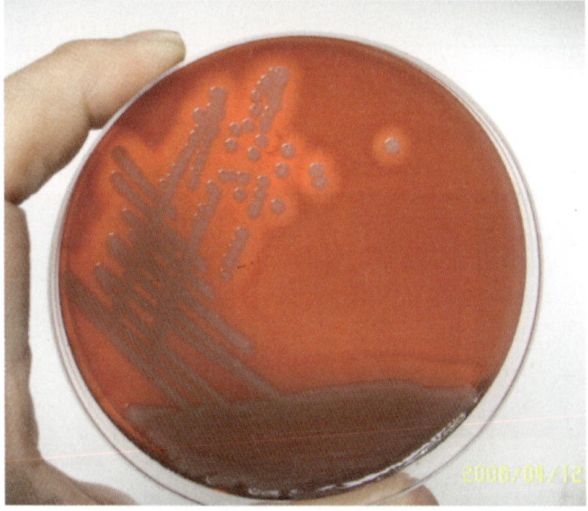

그림 25-6. **혈액우무배지에서 V. cholerae의 큰 용혈집락.**

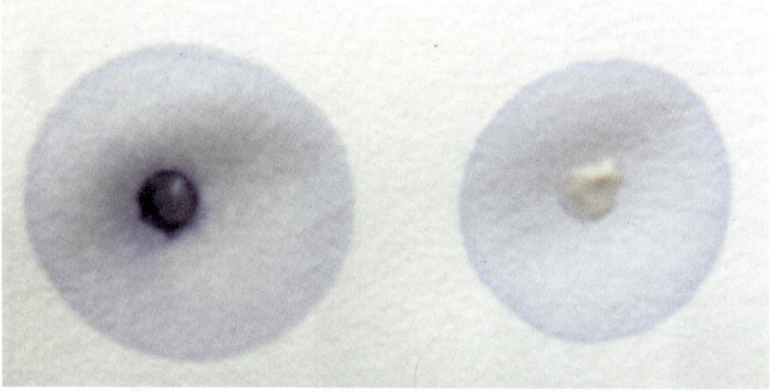

그림 25-7. **Oxidase 시험에서 *V. cholerae* 양성 반응(왼쪽 청색반응).** Tetramethyl-ρ-phenylenediamine dihydrochloride 1% 수용액을 사용하였으며, 오른쪽 무색반응은 *E. coli* 음성 대조균주이다.

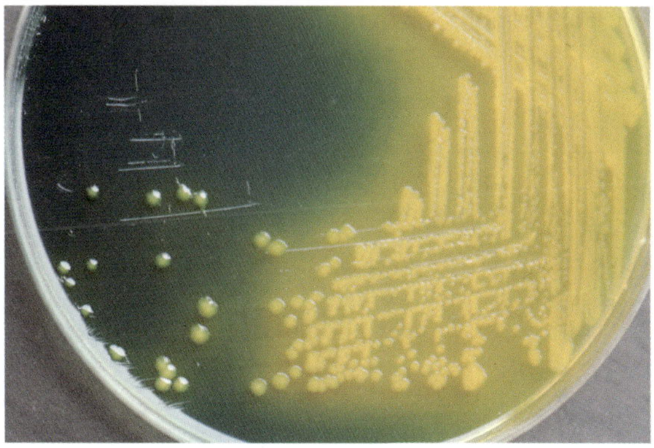

그림 25-8. **TCBS 우무배지에서 *V. cholerae* 황색집락 (sucrose 발효).**

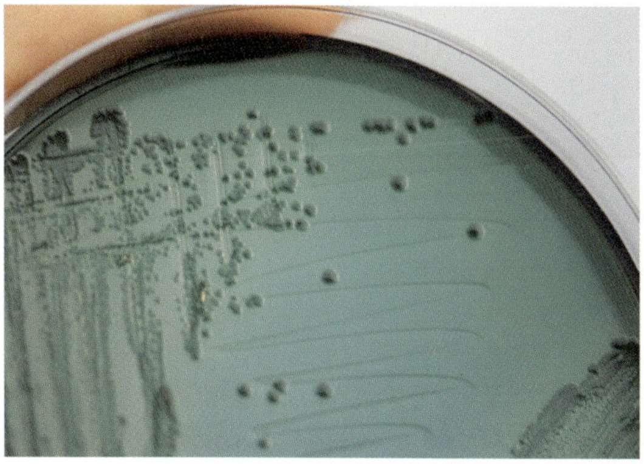

그림 25-9. **TCBS 우무배지에서 *V. vulnificus* 녹색 집락 (sucrose 비발효균)**

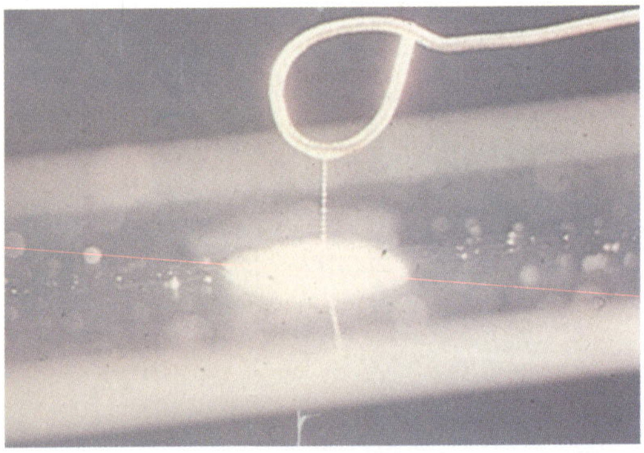

그림 25-10. *V. cholerae*의 String 시험. *V. cholerae* 집락을 0.5% sodium deoxycholate 시약과 1방울 섞고 loop로 들어 올리면 점액성 균액이 보이는데 string 시험 양성이다.

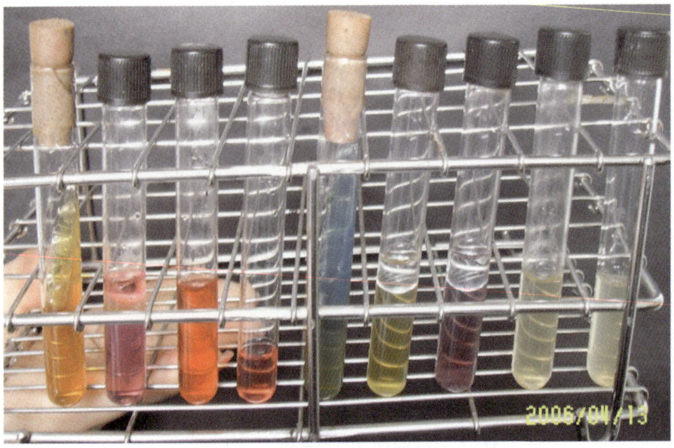

그림 25-11. *V. cholerae*의 생화학적 성상. TSI agar, A/A; MIO, +++; indole, +; MR, +; VP, +; citrate, +; arginine dihydrolase, −; lysine decarboxylase, +; 0% NaCl broth, 증식; 3% NaCl broth, 증식.

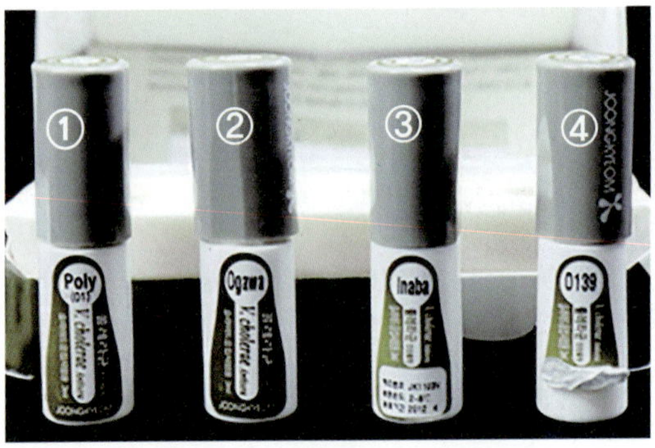

그림 25-12. *Vibrio cholerae* 진단용 혈청. ① O1 다가(O1 polyvalent) ② Inaba형 ③ Ogawa형 ④ O139형 항혈청

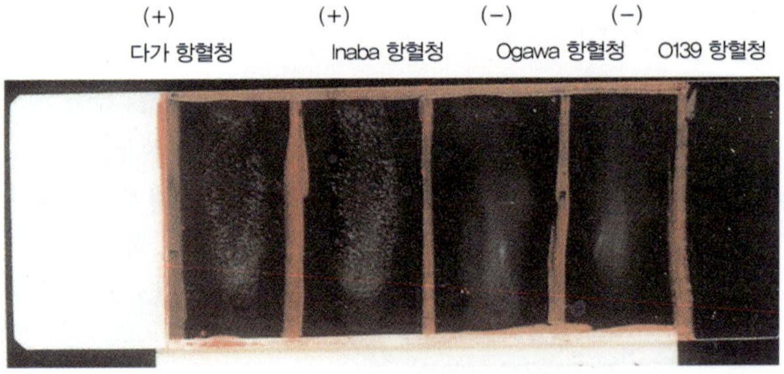

그림 25-13. *Vibrio cholerae* O1 subtype Inaba 혈청형 시험을 위한 슬라이드 응집반응. 왼쪽은 *V. cholerae* serogroup O1 항혈청(다가 항혈청) 응집; 두 번째는 *V. cholerae* serogroup O1 subtype Inaba 항혈청(+); 세 번째는 *V. cholerae* serogroup O1 subtype Ogawa 항혈청(−); 네 번째는 *V. cholerae* serogroup O139 항혈청(−). 이 결과는 *V. cholerae* serogroup O1 subtype Inaba이다.

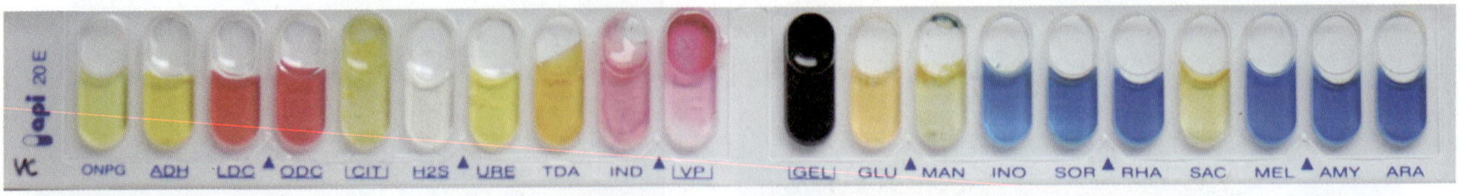

그림 25-14. API 20 E 키트에서 *V. cholerae* 성상. 숫자화된 생화학적 패턴 코드 번호는 5147124이고, %ID는 99.9이며, *V. cholerae*로 동정되었다.

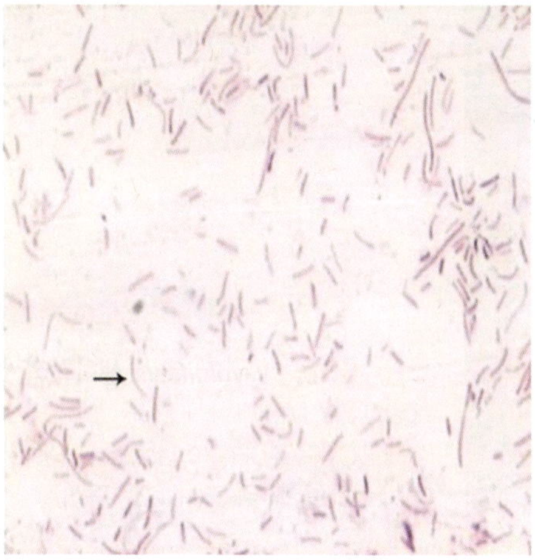

그림 25-15. 투과전자현미경(transmission electron microscope, TEM)에서 *V. vulnificus*의 형태. 그람음성 굽은 막대균.

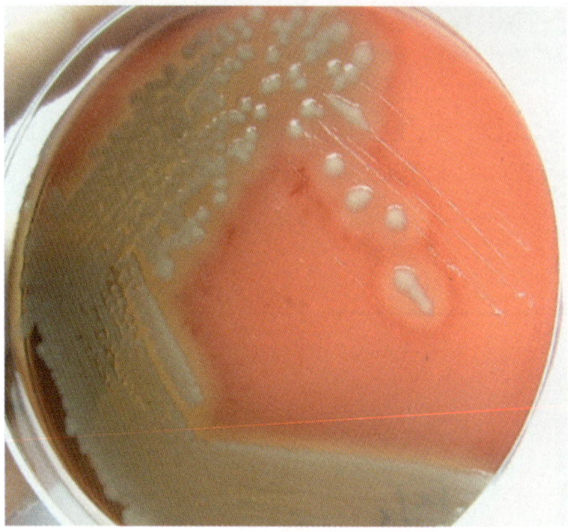

그림 25-16. 혈액우무 배지에서 녹색을 띤 용혈성이 보이는 *V. vulnificus* 큰 집락.

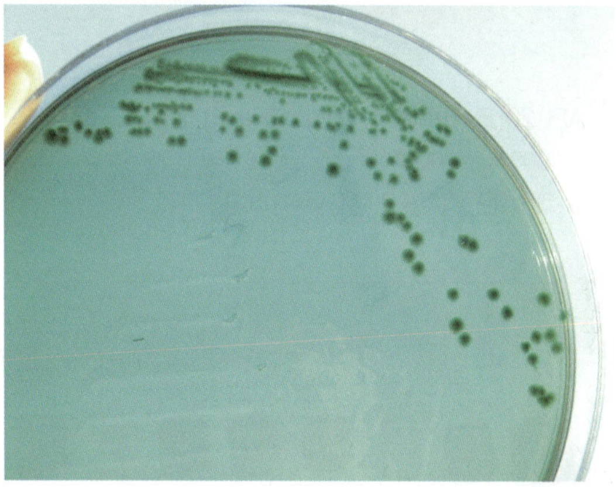

그림 25-17. TCBS agar상에서 *V. vulnificus*의 녹색 집락.

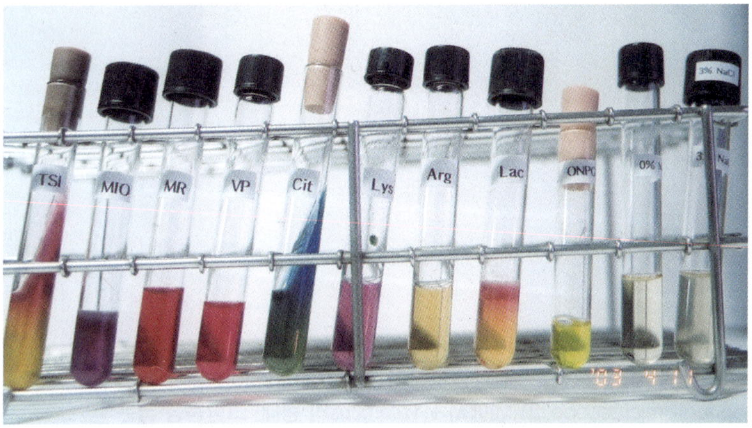

그림 25-18. *V. vulnificus* 생화학적 성상. TSI agar K/A; MIO +++; MR +; VP +; citrate +; LDC +; ADH −; lactose (+); ONPG +; 0% NaCl, 증식무; 3% NaCl, 증식.

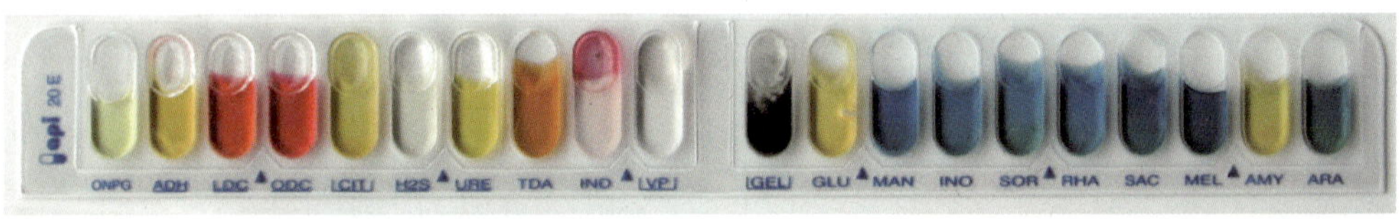

그림 25-19. API 20 E 키트에서 *V. vulnificus*의 성상. ONPG +; ADH −; LDC +; ODC +; citrate −; H_2S −; urease −; tryptophan deaminase −; indole +; VP −; gelatinase +; glucose +; mannitol −; inositol −; sorbitol −; rhamnose−; sucrose −; melibiose −; amygdalin +; arabinose −; oxidase +.

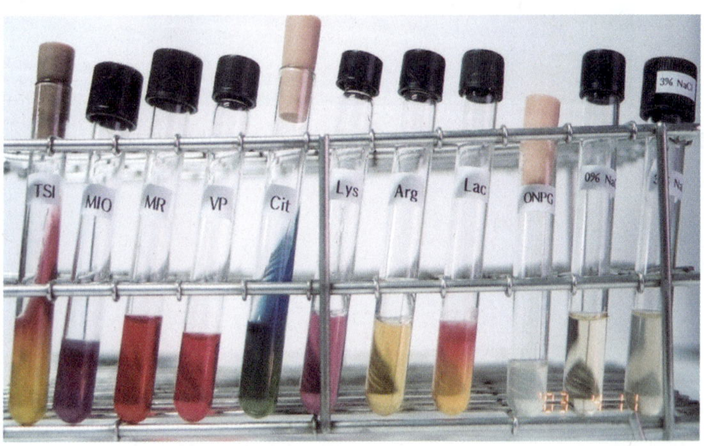

그림 25-20. *V. parahaemolyticus* 생화학적 성상. TSI agar K/A; MIO +++; MR +; VP +; citrate +; LDC +; ADH −; lactose −; ONPG −; 0% NaCl, 증식무; 3% NaCl, 증식.

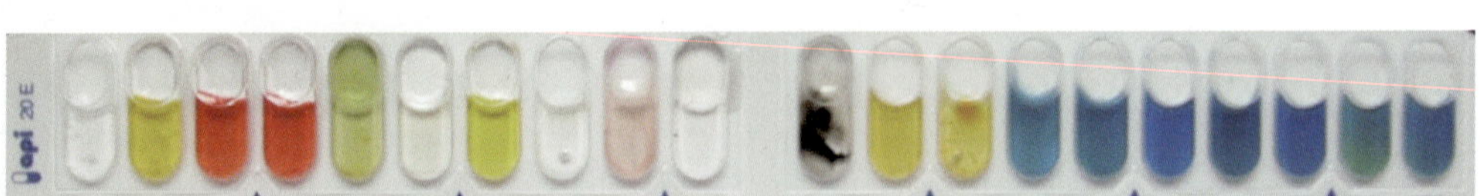

그림 25-21. API 20 E 키트에서 *V. parahaemolyticus*의 성상. ONPG −; ADH −; LDC +; citrate −; H_2S −; urease −; tryptophan deaminase −; indole +; VP −; gelatinase +; glucose +; mannitol +; inositol −; sorbitol −; rhamnose−; sucrose −; melibiose −; amygdalin −; arabinose −; oxidase +.

2 재료

① 사용균주

V. cholerae O1 혹은 *V. cholerae* non-O1, *V. parahaemolyticus, V. vulnificus*

② Alkaline peptone water (pH 8.4), TCBS, blood agar plate, TSB 혹은 BHI, Thioglycollate broth

③ Oxidase 시약, 0.5% sodium desoxycolate, 원액황산(Conc. sulfuric acid), MR-VP broth, polymyxin B (50U), 디스크, 5% sheep RBC, 3% chicken RBC

④ TSI 혹은 KIA, NaCl broth(0%, 3%) MIO, LIA, arginine broth (Moeller 법), 탄수화물 배지(lactose, sucrose 등), ONPG broth

⑤ Kit : API 20 E 혹은 API 20 NE 등

⑥ *V. cholerae* 다가 O1 항혈청(polyvalent O1 antiserum), *V. cholerae* Ogawa 항혈청, *V. cholerae* Inaba 항혈청

주의 : Vibrio 균주를 전통적인 생화학 방법으로 이용할 때는 배지에 1% NaCl이 포함되어야 한다.

3 시험 방법

1) *V. cholerae* O1과 *V. cholerae* non-O1의 동정

① 대변 검체 1 g을 alkaline peptone water (pH 8.4, APW) 10 mL에 접종하고, 6~8시간 후에 TCBS 배지에 접종한다. 액체배지에는 엷은 균막이 생긴다.

② 대변 검체를 선택배지인 TCBS 배지에 직접 접종도 한다. 35℃에서 하룻밤 배양하면 콜레라균은 sucrose에서 산을 생성하므로 노란색 집락이 보인다.

③ 신속한 동정이 중요하므로 먼저 혈청학적 시험을 한다.

▶ 슬라이드 응집반응

㉠ TCBS 배지에 자란 노란색 집락을 이용해서 식염수로 진한 세균 현탁액을, 왁스 연필로 칸을 만든 슬라이드 두 칸에 놓는다. 한쪽 칸에 *V. cholerae* 다가 O1 항혈청을 한 방울 올려놓고, 다른 한쪽에는 음성 대조로 식염수 한 방울을 놓는다. 1~2분간 슬라이드를 앞뒤로 기울인다. 빠르고 완전하게 응집되는 것이 양성이다.

㉡ *V. cholerae* 다가 O1 항혈청에 응집이 보이면 *V. cholerae* Ogawa와 Inaba 항혈청의 응집반응을 위 반응과 같이 시험한다. R형은 식염수에 의해서도 응집되므로 식염수로 대조시험도 해야 한다.

㉢ 혈청학적 시험에 양성이면 일차적으로 예비보고하고 생화학적 시험으로 확인한다.

㉣ 생화학적 성상은 *V. cholerae*와 같으나 *V. cholerae* O1과 O139 항혈청으로 응집되지 않은 것을 *V. cholerae* non-O1/O139이라고 한다. 이 세균은 설사환자에서 분리된 바 있고 혈액이나 척수액, 귀, 창상, 호흡기 및 요로 등에서 분리된 바 있다.

④ TCBS 배지의 집락에서 TSI에 접종하여 35℃에서 하룻밤 배양한다.

⑤ TSI나 KIA에서 자란 집락으로 kit 시험(API 20 E나 API 20 NE 등)을 하며, 균액은 0.85~1% 식염(NaCl) 수로 만들어야 한다.

⑥ TSI나 KIA에 자란 집락으로 oxidase 시험을 하고, cholera red 시험, string 시험을 하며, MIO, lysine broth, arginine broth, MR-VP broth, citrate agar, 0%와 3% NaCl broth, 탄수화물 배지(lactose, sucrose 등)에 접종하고 35℃에 하룻밤 배양한다(arginine, lysine broth는 접종 후 광유를 1 cm 높이로 덮는다).

⑦ *V. cholerae* 생물형(biogroup)을 보기 위해서, 닭적혈구 응집시험, 면양적혈구 용혈시험, polymyxin B (50 U) 감수성 시험, VP 시험을 한다.

성명:	학번:	실습일자:	확인:

제25장 실습 결과 보고서

1. *V. cholerae* O1과 *V. cholerae* non-O1 균종의 동정

1) 그람염색, 배양 성상 및 혈청학적 시험

<table>
<tr><th colspan="2">성상</th><th>V. cholerae O1</th><th>V. cholerae non-O1</th></tr>
<tr><td colspan="2">그람염색

그람염색성(Gram reaction)
형태(morphology)</td><td></td><td></td></tr>
<tr><td colspan="2">BAP 배지
크기(mm)
형태
용혈</td><td></td><td></td></tr>
<tr><td colspan="2">TCBS agar
집락의 형태</td><td></td><td></td></tr>
<tr><td rowspan="3">혈청학적 시험
: Slide 응집 시험</td><td>V. cholerae O1
다가 항혈청</td><td></td><td></td></tr>
<tr><td>V. cholerae O1
Ogawa 항혈청</td><td></td><td></td></tr>
<tr><td>V. cholerae O1
Inaba 항혈청</td><td></td><td></td></tr>
</table>

2) 생화학적 동정 시험

성상			*V. cholerae* O1		*V. cholerae* non–O1	
TSI agar	사면					
	고층					
	가스					
	H_2S					
Oxidase 시험	반응색					
	결과(+, −)					
MIO	운동성					
	Indole					
	ODC					
IMViC 시험	Indole	결과 (+, −)				
	MR	결과 (+, −)				
	VP	결과 (+, −)				
	Citrate	결과 (+, −)				
Lysine decarboxylase	반응색					
	결과(+, −)					
Arginine dihydrolase	반응색					
	결과(+, −)					

성상		*V. cholerae* O1		*V. cholerae* non-O1	
Cholera red 시험	반응색		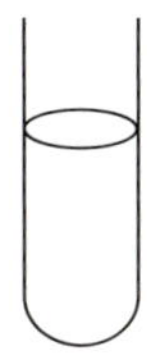		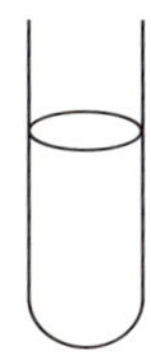
	결과(+, −)				
String 시험	반응성상				
	결과(+, −)				
가스 생성 시험 (Gas from glucose)	가스 생성(+, −)		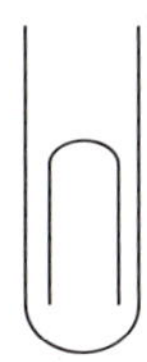		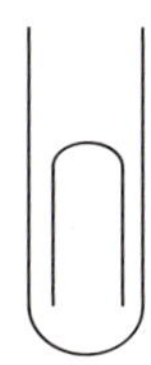
	Glucose(+, −)				
호염성 시험: Nutrient broth 에서 증식 시험	0% NaCl(+, −)				
	3% NaCl(+, −)				
	6% NaCl(+, −)				

api 20 E

07223 A

REF.:

Origine/Source/Herkunft/Origen/Prelivo :

bioMérieux

ONPG	ADH	LDC	ODC	CIT	H_2S	URE	TDA	IND	VP	GEL	GLU	MAN	INO	SOR	RHA	SAC	MEL	AMY	ARA	OX	NO_2	N_2	MOB	McC	OF-O	OF-F
1	2	4	1	2	4	1	2	4	1	2	4	1	2	4	1	2	4	1	2	4	1	2	4	1	2	4

Imprimé en France / Printed in France

Autres tests / Other tests / Weitere Tests / Altri tests / Otros tests :

idents :

api 20 E

07223 A

REF.:

Origine/Source/Herkunft/Origen/Prelivo :

bioMérieux

ONPG	ADH	LDC	ODC	CIT	H_2S	URE	TDA	IND	VP	GEL	GLU	MAN	INO	SOR	RHA	SAC	MEL	AMY	ARA	OX	NO_2	N_2	MOB	McC	OF-O	OF-F
1	2	4	1	2	4	1	2	4	1	2	4	1	2	4	1	2	4	1	2	4	1	2	4	1	2	4

Imprimé en France / Printed in France

Autres tests / Other tests / Weitere Tests / Altri tests / Otros tests :

idents :

2) *V. parahaemolyticus*의 동정

① 대변검체는 alkaline peptone water (pH 8.4)에 접종하고, 6~8시간 후에 TCBS 배지에 옮겨 접종한다.

② 또한 대변검체를 TCBS 배지에 직접 접종한다. 35℃에 하룻밤 배양하면 *V. parahaemolyticus*는 sucrose에서 산을 생성하지 않기 때문에 TCBS 배지에서 녹색인 크고 투명한 집락이 생긴다.

③ TCBS 배지에서 자란 녹색집락으로 그람염색과 oxidase 시험을 하며 O와 K 항원을 써서 그 형을 동정한다.

④ TCBS 배지에서 자란 녹색 집락으로 TSI나 KIA에 접종하여 35℃에 하룻밤 배양한다.

⑤ TSI나 KIA에서 자란 집락으로 다른 생화학적 시험을 하며, kit (API 20 E 등) 시험은 균액을 0.85~1% 식염수로 반드시 만들어야 한다.

⑥ TSI로부터 oxidase 시험을 하고, Wagatsuma 배지(5% 사람 적혈구 포함)에 접종하여 35℃에 하룻밤 배양하여 Kanagawa 현상을 시험한다. indole (MIO나 SIM 이용) 시험, lysine decarboxylase (LIA나 lysine broth 이용) 시험, arginine dihydrolase 시험, ornithine decarboxylase (MIO나 ornithine broth 이용) 시험, 0%, 3% NaCl broth (nutrient broth 이용)에서 증식 시험, VP 시험, ONPG 시험, 탄수화물(lactose, sucrose)에서 산 생성 시험을 한다.

⑦ 0%, 3% NaCl broth에서 증식 시험을 제외하고 ***Vibrio* 균종의 동정시험 배지는 모두 1% NaCl가 포함되어야 한다.**

3) *V. vulnifcus*의 동정

① TSA 배지에 자란 집락을 BAP와 TCBS 배지에 접종하고 37℃에 하룻밤 배양한다.

② TSI나 KIA, lysine broth, arginine broth, MIO, MR-VP broth, citrate agar, 0%, 3% NaCl broth, 탄수화물(cellobiose, lactose, sucrose 등) 배지, ONPG broth에 접종하여 35℃에서 하룻밤 배양한다. 그러나 lactose broth는 48시간 배양한다.

③ BAP와 TCBS 배지에 자란 집락을 판독하고 그람염색과 oxidase 시험을 한다.

④ 생화학 시험을 판독하여 결과를 기록하고 필요에 따라 색을 칠한다.

⑤ 키트(API 20 E 혹은 API 20 NE 등)나 자동화 기계(Vitek system 혹은 MicroScan system)가 준비되었으면 전통적 방법과 함께 동정한다. 이때 키트는 반드시 0.85% 식염수로 균부유액을 준비해야 한다.

성명:	학번:	실습일자:	확인:

제25장 실습 결과 보고서

2. *V. parahemolyticus*의 동정

1) 그람염색 및 배양 성상

성상		*V. parahaemolyticus*	*V. cholerae* O1
그람염색 그람성(Gram reaction) 형태(morphology)			
BAP 배지 크기(mm) 용혈			
TCBS agar 집락의 색			
Kanagawa 현상	용혈 유무		
	결과(+, −)		
혈청학적 시험 : Slide 응집 시험	O 항혈청		
	K 항혈청		

2) 생화학적 동정 시험

성상			*V. parahaemolyticus*		*V. cholerae* O1	
TSI agar	사면					
	고층					
	가스					
	H_2S					
Oxidase 시험	반응색					
	결과(+, −)					
MIO	운동성					
	ODC					
	Indole					
IMViC 시험	MR	결과 (+, −)				
	VP (25℃)	결과 (+, −)				
	Citrate	결과 (+, −)				
Lysine decarboxylase	반응색					
	결과(+, −)					
Arginine dihydrolase	반응색					
	결과(+, −)					

성상		*V. parahaemolyticus*		*V. cholerae* O1	
가스 생성 시험	가스 생성(+, −)		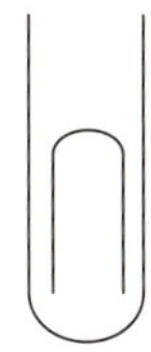		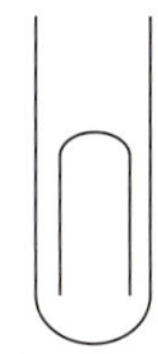
	Glucose(+, −)				
ONPG 시험	반응색		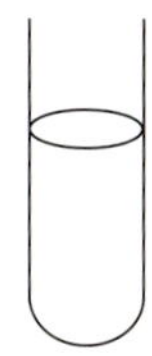		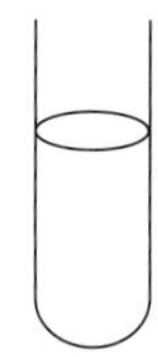
	결과(+, −)				
Lactose 시험	결과(+, −)		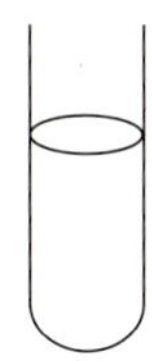		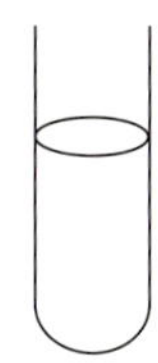
Sucrose 시험	결과(+, −)		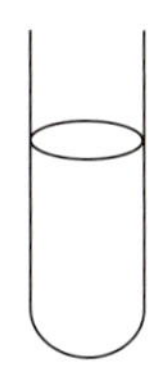		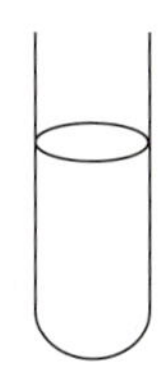
호염성 시험 : Nutrient broth 에서 증식 시험	0% NaCl(+, −)				
	1% NaCl(+, −)				
	6% NaCl(+, −)				
	8% NaCl(+, −)				

api 20 E

07223 A

REF.:

Origine/Source/Herkunft/Origen/Prelivo :

bioMérieux

1	2	4	1	2	4	1	2	4	1	2	4	1	2	4	1	2	4	1	2	4	1	2	4	1	2	4
ONPG	ADH	LDC	ODC	CIT	H_2S	URE	TDA	IND	VP	GEL	GLU	MAN	INO	SOR	RHA	SAC	MEL	AMY	ARA	OX	NO_2	N_2	MOB	McC	OF-O	OF-F

Imprimé en France / Printed in France

Autres tests / Other tests / Weitere Tests / Altri tests / Otros tests :

idents :

api 20 E

07223 A

REF.:

Origine/Source/Herkunft/Origen/Prelivo :

bioMérieux

1	2	4	1	2	4	1	2	4	1	2	4	1	2	4	1	2	4	1	2	4	1	2	4	1	2	4
ONPG	ADH	LDC	ODC	CIT	H_2S	URE	TDA	IND	VP	GEL	GLU	MAN	INO	SOR	RHA	SAC	MEL	AMY	ARA	OX	NO_2	N_2	MOB	McC	OF-O	OF-F

Imprimé en France / Printed in France

Autres tests / Other tests / Weitere Tests / Altri tests / Otros tests :

idents :

성명:	학번:	실습일자:	확인:

제25장 실습 결과 보고서

3. *V. vulnificus*의 동정

1) 그람염색, 배양 성상 및 혈청학적 시험

성상		*V. vulnificus*	*V. parahaemolyticus*
그람염색 그람성(Gram reaction) 형태(morphology)			
Blood agar plate 크기(size) 용혈(hemolysis)			
Tryptic soy broth 전체혼탁(turbidity) 균막형성(pellicle) 침전발육(deposit)			
TCBS agar 집락의 색			
혈청학적 시험 : Slide 응집 반응	*V. vulnificus* 다가 O항혈청		
	V. vulnificus 단가 O항혈청 (O1–O14, R)		

2) 생화학적 동정 시험

성상			*V. vulnificus*		*V. parahaemolyticus*	
TSI agar	사면					
	고층					
	가스					
	H_2S					
Oxidase 시험	반응색					
	결과(+, −)					
MIO	운동성					
	ODC					
	Indole					
IMViC 시험	MR	결과 (+, −)				
	VP (25℃)	결과 (+, −)				
	Citrate	결과 (+, −)				
Lysine decarboxylase	반응색					
	결과(+, −)					
Arginine dihydrolase	반응색					
	결과(+, −)					

성상		*V. vulnificus*		*V. parahaemolyticus*	
가스 생성 시험	가스 생성(+, −)		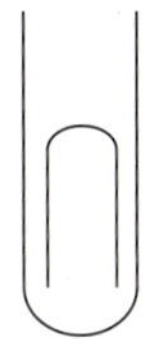		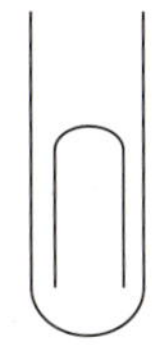
	Glucose(+, −)				
ONPG 시험	반응색		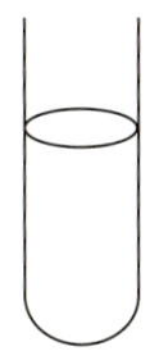		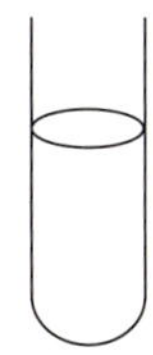
	결과(+, −)				
Lactose 시험	결과(+, −)		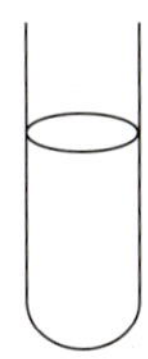		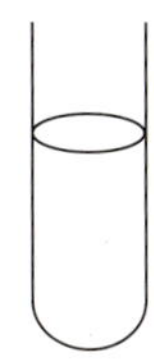
Sucrose 시험	결과(+, −)		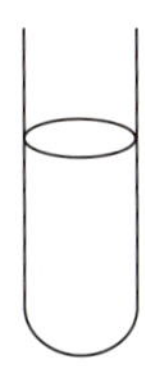		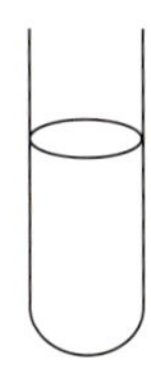
호염성 시험 : Nutrient broth 에서 증식 시험	0% NaCl(+, −)				
	1% NaCl(+, −)				
	6% NaCl(+, −)				
	8% NaCl(+, −)				

api 20 E

07223 A

REF.:

Origine/Source/Herkunft/Origen/Prelivo :

bioMérieux

1	2	4	1	2	4	1	2	4	1	2	4	1	2	4	1	2	4	1	2	4	1	2	4	1	2	4
ONPG	ADH	LDC	ODC	CIT	H_2S	URE	TDA	IND	VP	GEL	GLU	MAN	INO	SOR	RHA	SAC	MEL	AMY	ARA	OX	NO_2	N_2	MOB	McC	OF-O	OF-F

Imprimé en France / Printed in France

Autres tests / Other tests / Weitere Tests / Altri tests / Otros tests :

idents :

api 20 E

07223 A

REF.:

Origine/Source/Herkunft/Origen/Prelivo :

bioMérieux

1	2	4	1	2	4	1	2	4	1	2	4	1	2	4	1	2	4	1	2	4	1	2	4	1	2	4
ONPG	ADH	LDC	ODC	CIT	H_2S	URE	TDA	IND	VP	GEL	GLU	MAN	INO	SOR	RHA	SAC	MEL	AMY	ARA	OX	NO_2	N_2	MOB	McC	OF-O	OF-F

Imprimé en France / Printed in France

Autres tests / Other tests / Weitere Tests / Altri tests / Otros tests :

idents :

work sheet

26

*Aeromonas*와 *Plesiomonas*의 동정
(Identification of *Aeromonas* and *P. shigelloides*)

학습목표

1. *Aeromonas*의 일반적인 성상을 열거한다.
2. *Aeromonas*의 병원성을 3가지 이상 열거한다.
3. *Aeromonas hydrophila*를 분리 동정한다.
4. *Aeromonas*와 장내세균과 균속인 *Plesiomonas*의 감별점에 관하여 설명한다.
5. *Plesiomonas shigelloides*를 분리 동정한다.

1 개요

1) *Aeromonas*

Family : *Vibrionaceae*

Genus : *Aeromonas*

Species : *A. hydrophila, A. caviae, A. veronii biovar sobria* (*A. sobria*라고 간단히 칭함) 등

이 세균은 조건무산소성의 그람음성 막대균이며, 한 개의 극성 편모를 가지고 있다. Glucose 등 다른 탄수화물을 발효하여 산 혹은 산과 가스를 만든다. Oxidase와 catalase 양성이고, 대부분이 arginine dihydrolase 양성, ornithine decarboxylase 음성, urease와 phenylalanine deaminase 음성, 그러나 gelatinase, DNase 및 lipase가 양성이다(그림 26-2). *Aeromonas*는 *vibrio* 억제 성분(vibriostatic agent)인 2, 4-diamino-6, 7-diisopropylpteridine(0/129)에 내성이다. 임상재료에서 *A. hydrophila*, *A. sobria* 및 *A. caviae*가 주로 분리되며 식중독, 패혈증, 창상감염 및 심내막염 등을 일으키며, 양서류, 어류, 파충류에도 감염을 일으킨다.

대변에서 *Aeromonas*를 분리할 때 증균배지로 alkaline peptone water (APW, pH 8.6)를 쓸 수 있으며, 분리배지에 사용되는 것으로는 *Yersinia enterocolitica* 분리에 사용되는 CIN (cefusulodin irgasan novobiocin) 배지, MacConkey 배지, SS 배지를 사용한다. 대부분의 *A. hydrophila*와 *A. sobria*는 혈액우무배지에서 넓은 용혈대를 가진 큰 집락이며, *V. vulnificus*와 *V. fluvialis* 집락과 유사하나 *Aeromonas*는 O/129에 내성이고, 6% 식염에 증

검체 : 설사변, 기타(근육의 괴사조직 및 혈액 등)

분리배양
CIN 배지
Mac agar
BAP

증균배양
Alkaline peptone water broth
MacConkey agar, BAP

BAP 배지

Aeromonas-like colonies : **넓은 β-용혈(*Plesiomonas*와 감별점)**

Gram-negative rod

Presumptive *Aeromonas* spp.

생화학 동정 시험

→ Oxidase 시험 : +

전통적 방법**(conventional method)**

1. TSI agar ································ : A/AG
2. Indole ···································· : +
3. VP ··· : +
4. LDC, ADH. **ODC** ················ : −+− (ODC, *Plesiomonas*와 감별점)
5. Mannitol ································ : +
6. DNase ···································· : +(*Plesiomonas*와 감별점)
7. Bile esculin ··························· : +
8. Gas from glucose ················· : +
9. **O/129** ·································· : 내성(*Vibrio*와 감별점)
10. Nutrient broth에서 증식
    1) 0% NaCl ························· : +
    2) 6% NaCl ························· : −

A. *hydrophila* isolated

키트 및 자동차 기계
API 20 E,
Vitek system,
Vitek system 등

그림 26-1. *Aeromonas hydrophila*의 동정

식되지 않으며, TCBS 배지에 증식되지 않으므로 감별된다. *A. caviae*는 대개 용혈성이 없다. MacConkey 배지에서 주로 무색 집락(lactose 음성)이고(그림 26-1), 혈액우무배지에서 용혈성이며(그림 26-4), oxidase 양성이면 *Aeromonas*나 *Vibrio*를 의심할 수 있다. TSI 반응은 대개 사면과 고층이 산성이지만 알칼리성 사면인 경우도 있고 가스도 일정하지 않다. 정확한 균종의 동정이 안될 때는 "*Aeromonas* spp."이라고 보고할 수밖에 없다(표 26-1).

표 26-1. 임상적으로 중요한 *Aeromonas* 균종과 *P. shigelloides*의 감별

시험	*A. hydrophila*	*A. sobria*	*A. caviae*	*P. shigelloides*
Oxidase	+	+	+	+
Catalase	+	+	+	+
DNase	+	+	+	−
β 용혈	+	+	−	−
V−P	d	d	−	−
Gluconate oxidation	+	+	−	
Esculin	+	−	+	−
Gas from glucose	+	+	−	−
Acid from arabinose	d	d	d	−
Salicin	+	−	+	d
Arbutin	+	−	−	?
Elastin hydrolysis	+	−	−	
Lysine decarboxylase	−	+	−	+
Ornithine decarboxylase	−	−	−	+
Arginine dihydrolase	+	+	+	+
Phenylalanine deaminase	−	+	−	

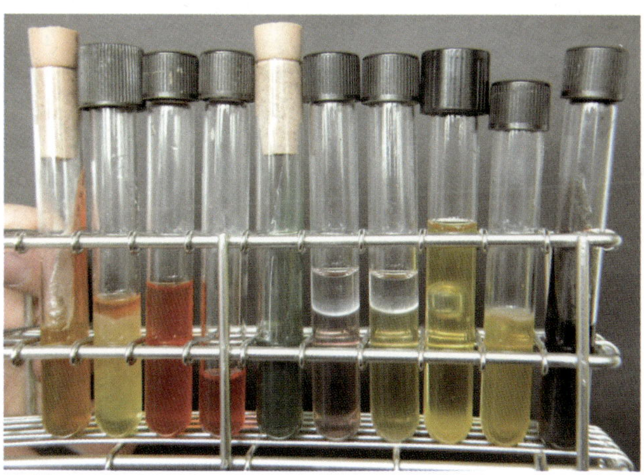

그림 26-2. ***Aeromonas hydrophila*의 생화학적 성상.** TSI agar, A/AG; MIO, ++−; MR, +; VP, +; citrate, −; LDC, +; ODC, −; glucose (Durham tube), AG; mannitol, +; bile esculin, +.

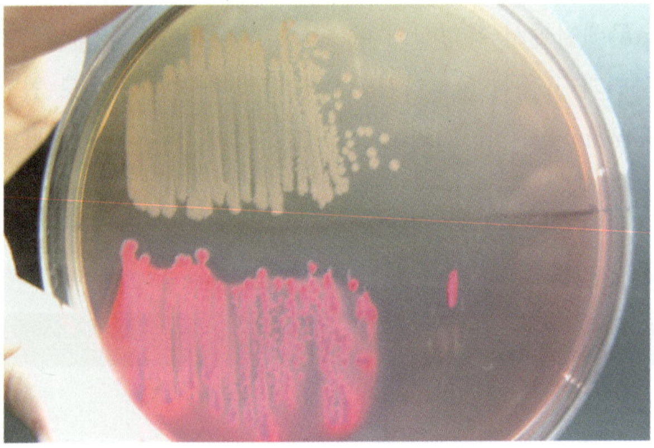

그림 26-3. MacConkey 배지상에서 *Aeromonas hydrophila*의 무색 집락(위쪽). 아래 적색 집락은 *E. coli* 대조균주임.

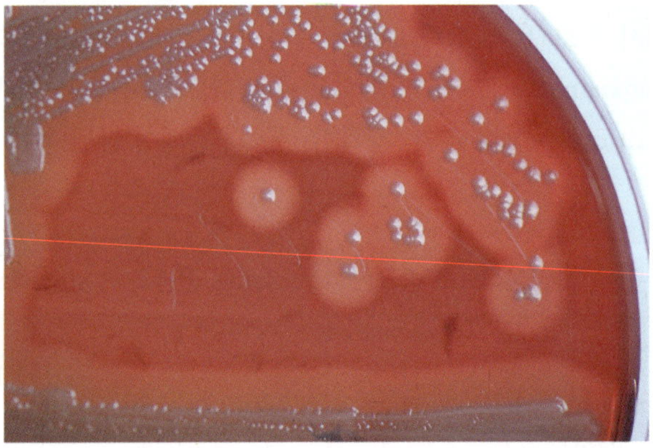

그림 26-4. 혈액우무배지에서 큰 용혈대를 보이는 *Aeromonas hydrophila*의 집락

2) *Plesiomonas*

Family : *Enterobacteriaceae*

Genus : *Plesiomonas*

Species : *P. shigelloides*

*Enterobacteriaceae*에 속한 oxidase 양성인 유일한 균종으로 장염을 일으키는 *Plesiomonas*는 그리스어로 이웃(neighbor)이란 뜻으로 *Aeromonas*와 밀접한 관계를 갖는다. 이 균속에는 *P. shigelloides* 한 균종이 있다. 조건무산소성 그람음성 막대균으로 2~5개의 극성 편모, 즉 총모성 편모(lophotrichous flagella) (*Vibrio*나 *Aeromonas*는 단모성 편모)이고 catalase 양성이다. Glucose는 가스없이 발효하며, DNase와 gelatinase 등이 음성인 점이 *Aeromonas*와 다르다. 이 세균은 담수 중의 정상균무리이며 냉혈동물(개구리, 뱀, 거북이, 도마뱀 등)에 감염을 일으키며 사람에게는 설사환자에게서 분리 보고되나 장염의 기전은 확실치 않다. 장외감염도 일으킨다.

*Aeromonas*와 마찬가지로 alkaline peptone water에 증균되며, 보통우무배지에 잘 증식되고, 혈액우무배지에 용혈이 없고, 24시간 배양 시 1.0~1.5 mm 크기의 평활한 집락이다. MacConkey 배지, SS 배지에서는 무색 집락이고, TSI나 KIA는 사면이 적색, 고층이 황색으로 *Shigella* 균종과 혼동할 수 있다. 그러나 *Plesiomonas*는 oxidase, indole, LDC, ODC 및 ADH가 양성이므로 *Shigella*와 감별할 수 있다. 이 균은 sucrose, mannitol 음성이나 inositol은 양성이다.

2 재료

1) 사용균주

TSA 배지에 24시간 배양된 *A. hydrophila*와 *P. shigelloides* 균주

2) 배지

① TSA, 혈액우무배지, MacConkey agar
② TSI나 KIA, MIO, Simmon citrate 배지, Christensen urea 배지, Lysine broth (Moeller법)
③ DNase, MR-VP broth (VP), phenylalanine 배지, arginine broth, bile esculin 배지
④ 당배지 : Glucose (Durham관 포함), mannitol
⑤ 동정 키트 : API 20 E kit 등
⑥ 자동화 기계 : Vitek system 혹은 MicroScan system 등

3) 시약

Oxidase 시약, Kovac 시약, VP 시약(5% α-naphthol, 40% KOH), 10% $FeCl_3$, 그람염색 시약

3 시험 방법

① 배양된 균주를 혈액우무배지와 MacConkey 배지에 접종하고 37℃에 하룻밤 배양한다.
② 생화학적 성상을 보기 위하여 TSI 혹은 KIA, MIO, citrate 배지, urea 배지, 0%, 6% NaCl broth, O/129, 150 μg/disk, MR-VP broth, bile esculin, 당배지 : glucose (Durham관 포함), mannitol broth에 접종하여 37℃에 하룻밤 배양한다.
③ API 20 E kit도 접종하여 37℃에서 18~24시간 배양하여 판정한다.
④ 키트(API 20 E 혹은 API 20 NE 등)나 자동화 기계(Vitek system 혹은 MicroScan system)가 준비되었으면 전통적 방법과 함께 동정한다.

성명: 학번: 실습일자: 확인:

제26장 실습 결과 보고서

1. *Aeromonas hydrophila*와 *Plesiomonas shigelloides*의 동정

1) 그람염색 및 배양 성상

성상	*A. hydrophila*	*P. shigelloides*
그람염색 그람성(Gram reaction) 형태(morphology)		
BAP 배지 용혈 유무 크기(mm)		
MacConkey agar 집락의 색		
CIN agar 집락의 색		

2) 생화학적 동정 시험

성상		*A. hydrophila*		*P. shigelloides*	
TSI agar 또는 KIA	사면		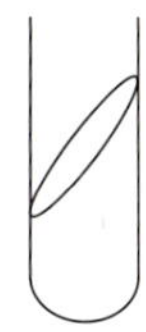		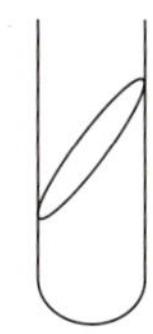
	고층				
	가스				
	H_2S				
Oxidase 시험	반응색				
	결과(+, −)				
MIO	운동성		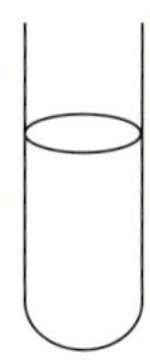		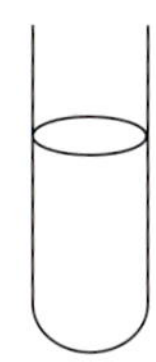
	Indole				
	ODC				
VP	반응색		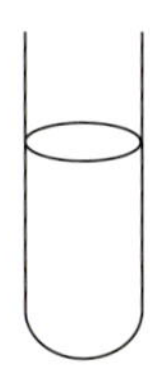		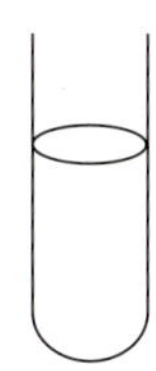
	결과(+, −)				
Lysine decarboxylase	반응색		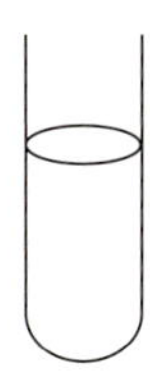		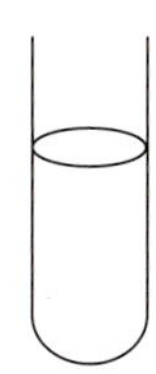
	결과(+, −)				
Arginine dihydrolase	반응색		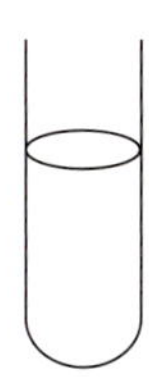		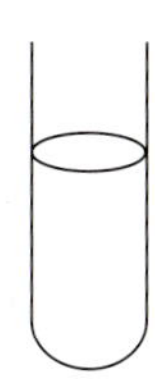
	결과(+, −)				

성상		*A. hydrophila*		*P. shigelloides*	
DNase 시험 반응색 결과(+, −)					
Esculin 가수분해 시험 반응색 결과(+, −)					
가스 생성 시험 (Gas from glucose)	가스(+, −)		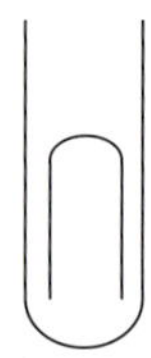		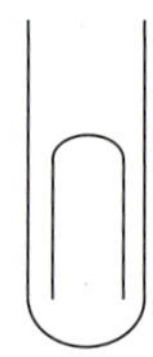
	Glucose (+, −)				
Mannitol 시험	결과(+, −)		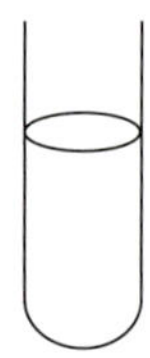		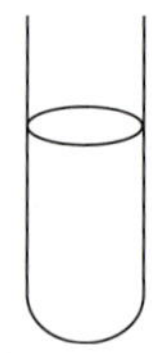
Sucrose 시험	결과(+, −)		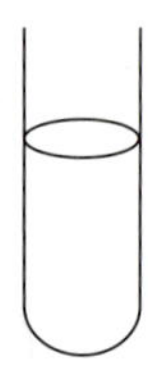		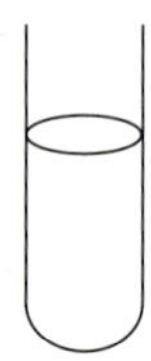
Nutrient broth 에서 증식 시험	0% NaCl (+, −)				
	6% NaCl (+, −)				
O/129(150 μg) 디스크 감수성 시험(S or R)					

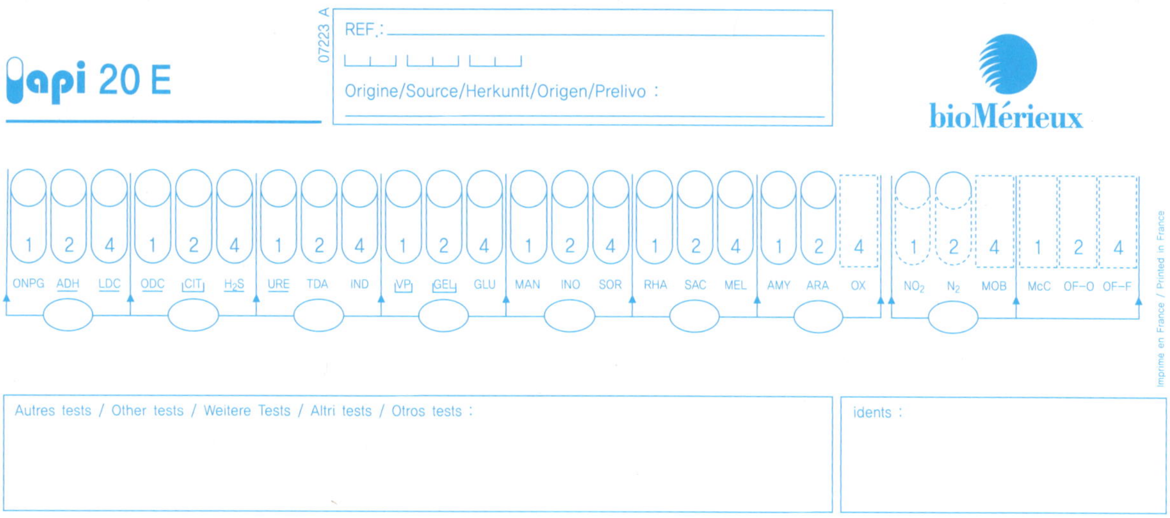

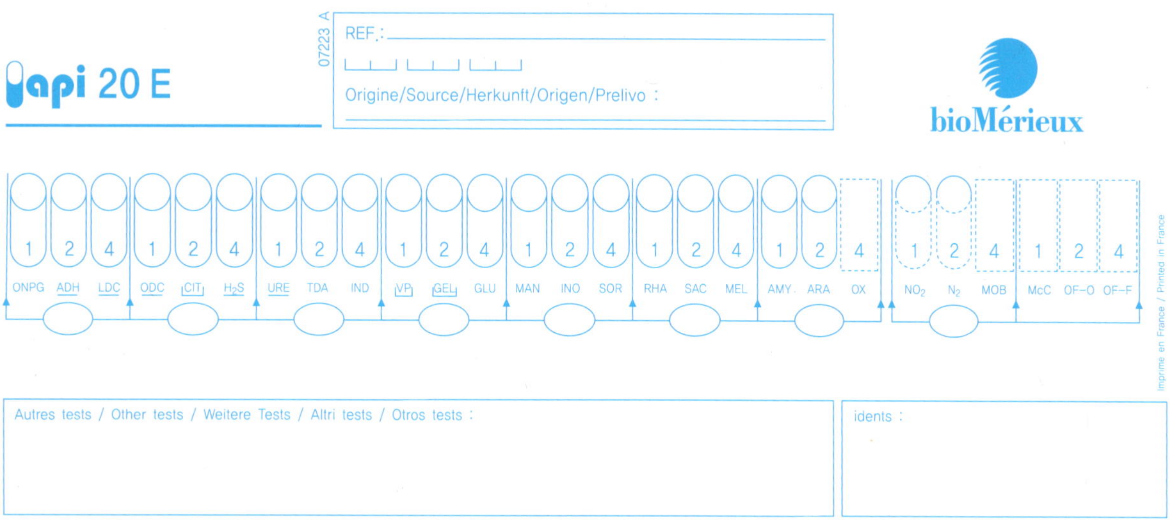

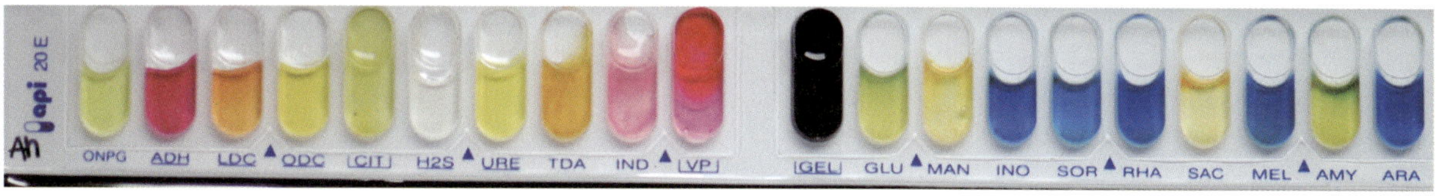

그림 26-5. **API 20E 키트에서 *A. hydrophila*의 성상.** 숫자화된 생화학적 패턴 코드 번호는 5047125, %ID는 69.30이며, A. hydrophila로 동정되었다.

27

*Pseudomonas aeruginosa*의 동정
(Identification of *P. aeruginosa*)

학습목표

1. *Pseudomonas*의 일반적인 성상을 열거한다.
2. *P. aeruginosa*감염에 의한 질병명을 열거한다.
3. *Pseudomonas*에 속하는 주요 균종을 2가지 이상 열거한다.
4. *P. aeruginosa*를 분리 동정한다.
5. *Pseudomonas*가 생성하는 다음의 색소 시험법에 대하여 설명한다.
   1) pyocyanin
   2) fluorescein
6. *Pseudomonas*와 장내세균과의 생화학적 감별점을 설명한다.

1 개요

Family : *Pseudomonadaceae*
Genus : *Pseudomonas*
Species : *P. aeruginosa*

포도당 비발효 그람음성 막대균(glucose-nonfermenting gram-negative bacillus, GNFB)에 속하는 균속으로는 *Pseudomonas*, *Burkholderia, Stenotrophomonas* (*Xanthomonas*), *Chryseobacterium* (*Flavobacterium*), *Acinetobacter*, *Moraxella, Alcaligenes, Achromobacter, Shewanella* 등이 있다. 이 균들은 토양과 수중 등 자연계에 널리 분포되어 있고, 기회감염(opportunistic infection), 원내감염, 균교대증(microbial substitution)을 일으키며, 대부분 항균제에 내성이며 소독약에도 내성을 나타내는 균이 많다. 임상검체에서 12~16%가 GNFB이며, 그 중 *P. aeruginosa*가 가장 많고(46~60%), 다음이 *Acinetobacter baumannii*이며 이어서 *Stenotrophomonas maltophilia, P. fluorescens, P. putida, B. cepacia* 등이다. 여기에서는 GNFB 중 가장 임상검체에서 많이 분리되는 *P. aeruginosa*를 중심으로 분리 동정 실습을 한다.

P. aeruginosa(녹농균)는 주로 병원감염을 일으키며, 화상, 창상감염, 요로감염, 호흡기감염, 외과수술 후 감염, 눈감염, 골수염, 외이염, 낭종성 섬유종(cystic fibrosis), 패혈증 등을 일으키며 건조에는 약하나 수분에서는 오래 견딘다.

이 세균은 그람음성 막대균이며, 1개의 편모를 가진 극성 단모균(polar monotrichous flagella)으로, catalase와 oxidase가 양성, glucose를 발효하지 않고 산화에 의해서 분해한다. 보통우무배지에서 잘 발육하며, 혈액우무배지에서 집락은 가장자리가 불규칙하고 조면 혹은 굵은 유리모양이며 용혈을 일으킨다(그림 27-2). 점조성 균주는 청록색이나 회색의 광택 있는 집락을 나타내기도 한다(그림 27-3). 녹농균은 포도향기 같은 냄새(또는 방향성 냄새, aromatic odor)가 난다. 색소 생성은 배지의 종류에 따라 달라진다.

TSI의 사면에서 금속성 광택을 볼 수 있고, pyocyanin은 Pseudomonas P agar (Difco), Tech medium (BBL), King A (Oxoid), Mueller-Hinton agar에서, fluorescein (pyoverdin)은 Pseudomonas F agar (Difco), Flo medium (BBL), King B (Oxoid) 배지에서 생성이 촉진된다. Pyocyanin 색소만 생성하면 *P. aeruginosa*라고 동정할 수 있으며, 이 색소가 생성하지 않는 균주는 fluorescein(황록색)을 생성하고 42℃에 자라면 역시 녹농균으로 동정할 수 있다. 선택배지로는 cetrimide (cetyltrimethylammonium bromide)가 함유된 Pseudosel (BBL), Irgasan agar (Difco)가 있다.

녹농균은 glucose가 함유된 OF배지에서 산 생성, lactose가 함유된 OF배지에서 음성, xylose가 함유된 OF배지에서 산 생성하고, nitrate (NO_3^-)를 nitrite (NO_2^-)로 그리고 이어서 질소가스(N_2)로 환원시킨다. Indole 음성이며, gelatin 액화 양성이다(표 27-1, 그림 27-7, 27-8).

표 27-1. ***Pseudomonas fluorescent*** **group의 주요 동정 시험**

시험	*P. aeruginosa*	*P. fluorescens*	*P. putida*
Pyocyanin	+/−	−	−
Pyoverdin	+(65)	+(96)	+(93)
NO_3 환원	+(98)	V(19)	−
42℃에서 증식	+	−	−
Gelatnin 액화	+(82)	+	−
Acetamide	+	−(6)	−
Nitrate에서 N_2 가스	+(93)	−(3)	−
Kanamycin	Ra	S	S
Carbenicillin	s	R	R

[a] R, resistant; S, susceptible; V, 11~89% of strains positive.

검체 : 창상, 요, 혈액, 객담 등

↓ **분리배양**

BAP, MacConkey, Pseudosel agar

↓

Pseudomonas-like colonies : 포도향기 냄새

Gram-negative rod

↓

Presumptive *P. aeruginosa*

↓

생화학적 동정 시험 — Oxidase : +

↓ **직접도말**

: Gram-negative rod

↓ **전통적 방법(conventional method)**

1. TSI agar : K/K
2. OF 시험
   1) Glucose : O
   2) Maltose : −
   3) Xylose : O
3. Pyocyanin 생성 : + 또는 −
4. Fluorescein 생성 : +
5. **42℃에서의 증식** : +

↓

6. Nitrate 환원: +(98%)
7. Nitrate에서 N_2 가스 : +(93%)
8. Acetamide 가수분해 : +

↓

P. aeruginosa isolated

↓ **키트 및 자동화 기계**

API 20 NE

Vitek system

Microscan system

Muld Top

그림 27-1. *Pseudomonas aeruginosa*의 동정

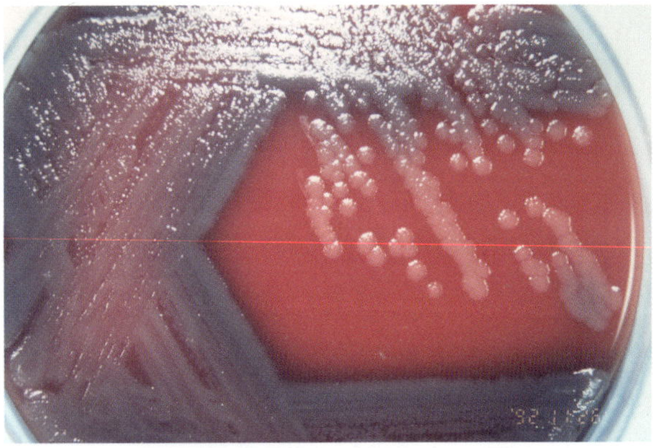

그림 27-2. **혈액우무배지상에서 *P. aeruginosa*의 집락.** 포도향기 냄새와 청록색의 집락(pyocyanin과 fluorescein의 색소 생성) 이 특성이다.

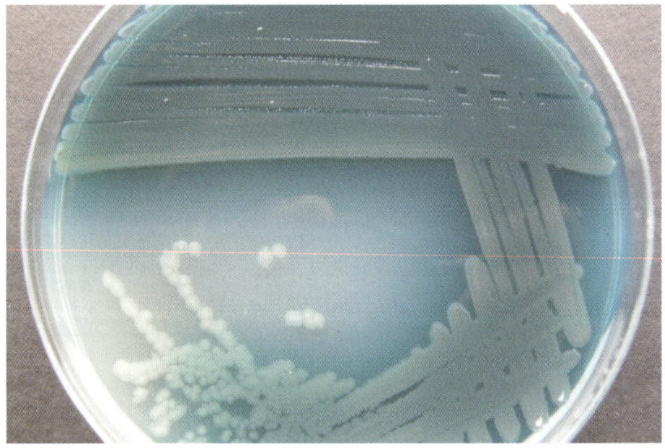

그림 27-3. **Mueller-Hinton 배지상에서 *P. aeruginosa*의 집락.** 포도향기 냄새와 청록색의 집락이 특성이다.

2 포도당 비발효 그람음성 막대균의 주요 동정 시험

1) TSI reaction : K/K

예외) *Shewanella putrefaciens*는 다량의 H_2S 생성으로 *Salmonella, Proteus* 등과 비슷함으로 oxidase 반응으로 구별

2) 산화-발효 시험(Oxidation-Fermentation test, O-F test)

(1) Glucose OF 배지

: Hugh and Leifson's OF basal medium + glucose
(peptone 0.2%) (1%) = 1(peptone) : 5(glucose)

(2) OF 배지 : Glucose, fructose, xylose, maltose, mannitol

광유를 덮은 시험관 (covered tube)	광유를 안 덮은 시험관 (open tube)	OF 대사
+(황색)	+(황색)	발효(fermentative, F)
−(녹색)	+(황색)	산화(oxidative, O)
−(녹색)	−(청색)	비산화(nonsaccarolytic)

(3) 결과

Glucose OF 시험 : 산화(O) → *P. aeruginosa, Acinetobacter baumannii, Micrococcus* (그림 27-4)
Glucose OF 시험 : 발효(F) → *Enterobacteriaceae, Staphylococcus*
Glucose OF 시험 : 비산화(−) → *Alcaligenes, Moraxella* (그림 27-5)

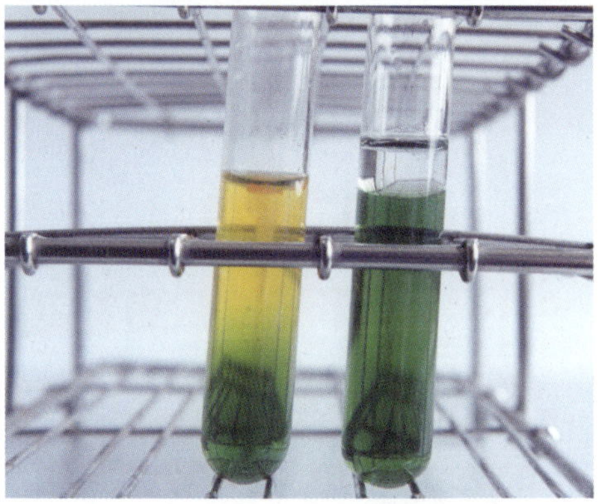

그림 27-4. Glucose OF 시험의 산화반응(예, *P. aeruginosa*). 왼쪽은 광유를 안 덮고, 오른쪽은 광유를 덮은 시험관.

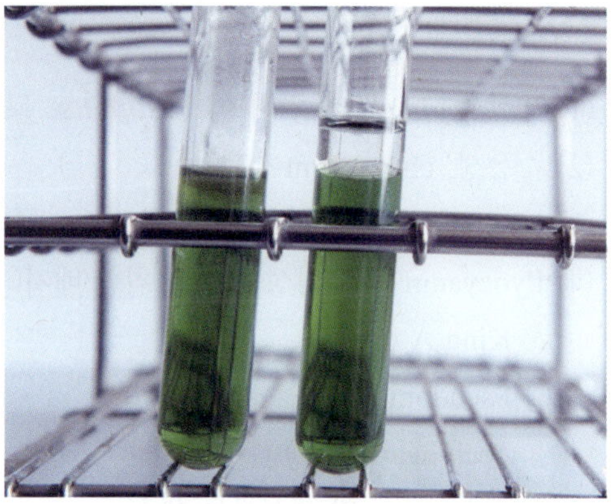

그림 27-5. *Alcaligenes faecalis*의 glucose OF 시험의 비산화반응. 왼쪽은 광유를 안 덮고, 오른쪽은 광유를 덮은 시험관.

3) Indophenol oxidase (cytochrome oxidase)

– 방법 : 직접법(Direct slant procedure, Direct plate procedure)
　　　간접법(Kovac's indirect filter paper procedure)

– 시약 및 결과

(1) % tetramethyl-ρ–phenylenediamine dihydrochloride (Kovac 시약)
: 10~15초에 청색이면 양성

(2) 1% dimethyl-ρ–phenylenediamine dihydrochloride (Gordon and MaLeod 시약)
: 분홍색 뒤에 검은색이면 양성

(3) Indophenol oxidase 시약
: 시약 1 : 1% α-naphthol (in 95% ethanol)
시약 2 : 1% dimethyl-ρ–phenylenediamine HCl → 청색이면 양성

(4) 상품화 디스크(Commercial disks)
Difco – Bacto differential disk, oxidase
BBL – Taxo N disk→ 분홍색 뒤에 검은색이면 양성

– 결과 : ① 음성 : *Acinetobacter,* 양성 : *Moraxella, Neisseria*
② 음성 : *Enterbacteriaceae*, 양성 : *Vibrio*, *Aeromonas* 그리고 *Plesiomonas*
③ 음성 : *Enterobacteriaceae,* 양성 : *Pseudomonadaceae*

☞ 주의 : Oxidase 시험 loop 사용
– 백금이 loop 사용이 추천됨
– 니크롬 loop 시용 시 위양성

4) Pyocyanin 생성

(1) *P. aeruginosa*만 생성, 이 색소만으로 동정할 수 있음

(2) 수용성, chloroform에 추출

(3) Mueller Hinton agar에서 청색

(4) Pyocyanin 색소 형성을 보기 위한 배지(그림 27-6)

① King A (Oxoid),

② Pseudomonas P agar (Difco)

③ Tech agar (BBL)

(5) *P. aeruginosa*가 생성하는 색소

: pyocyanin(청색),
pyoverdin(fluorescein, 황색),
pyorubin(적색), pyomelanin(갈색)

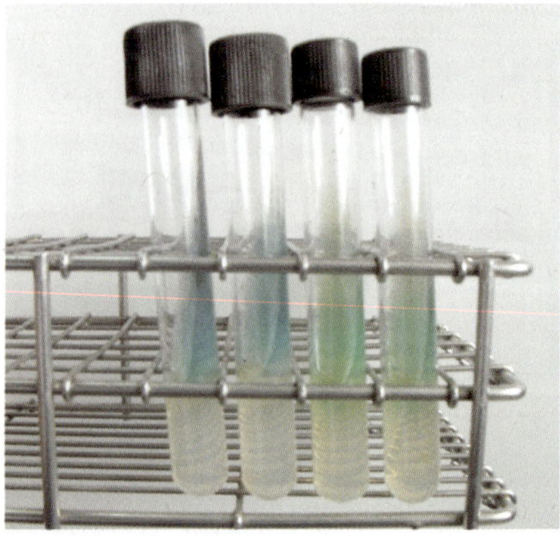

그림 27-6. ***P. aeruginosa*의 청색인** pyocyanin**색소**(왼쪽에서 첫 번째와 두 번째 시험관)와 황록색인 fluorescein 색소 (왼쪽에서 3번째와 4번째 시험관).

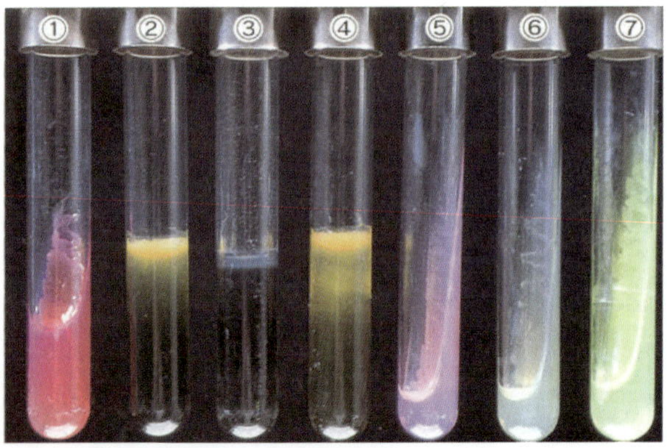

그림 27-7. ***P. aeruginosa*의 생화학 성상.** ① TSI agar, K/K ② glucose OF, 산화 ③ maltose OF, 비산화 ④ xylose OF, 산화 ⑤ acetamide agar, + ⑥ King A 배지, pyocyanin 생성 ⑦ King B 배지, pyoverdin 생성

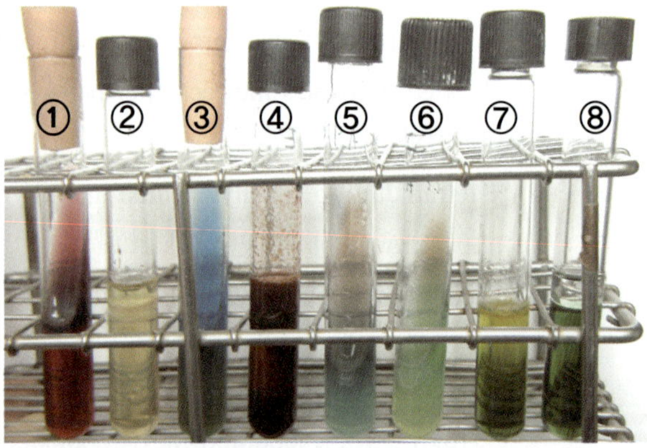

그림 27-8. ***P. aeruginosa*의 생화학 성상.** ① TSI agar: K/K ② SIM, − − + ③ citrate 시험, + ④ nitrate 시험, +(적색) ⑤ *Pseudomonas* P 배지에서 pyocyanin 생성 ⑥ *Pseudomonas* F 배지에서 fluorescein생성 ⑦, ⑧ glucose OF 배지에서 산화(O)반응.

5) Fluorescein 생성

(1) Pyoverdin (fluorescein)

: 황색 색소, 자외선 등(Wood lamp : 365 nm) 아래서 형광을 나타냄

(2) 수용성, chloroform에 불용성

(3) Fluorescein 색소 생성 배지 : King B (Oxoid), Pseudomonas F agar (Difco), Flo agar (BBL). 실온에 배양 시 색소 생성이 양호(그림 27-6)

(4) Fluorescein 색소 생성 균주(3 bacteria in fluorescent group)

: *P. aeruginosa, P. fluorescens, P. putida*

6) 42℃에서 증식

Infusion agar slant에 연하게 접종한 후 42℃에 배양 → 집락이 생기면 양성

7) 질산염 환원 시험(Nitrate reduction test)

(1) 원리 :

① NO_3 (Nitrate) + Bacteria → NO_2 (Nitrite)

(reduction)

0.5% α-naphthylamine

0.8% Sulfanilic acid

(each 5 dorps)

적색이면 양성이고(원리 i),

무색이면 Zinc 분말을 넣음

↓

무색이면 질산염 환원 : 양성(원리 ii)

적색이면 질산염 환원 : 음성

② NO_3 (Nitrate) + Bacteria ——→ N_2 or N_2O

(reduction) (denitrification)

(2) 배지 : Nitrate broth (Durham tube), Nitrate agar, Indole nitrate media

(3) 시약 : Sulfanilic acid 0.8% – 시약 A

α-naphthylamine 0.5% – 시약 B

(4) 방법 : 48시간까지 가스가 없으면 시약 A와 시약 B를 각각 10방울씩 넣고 적색이면 양성, 음성이면 zinc 분말을 넣고 무색이면 양성(배지 중의 NO_3가 다 소모되었음), 적색이면 음성(NO_3가 소모되지 않았음).

(5) 결과 : *P. aeruginosa* – nitrate 환원과 N_2 가스 양성

*P. fluorescens*와 *P. cepacia* – nitrate 환원과 N_2 가스 음성

8) DNase 시험

(1) 원리 : DNA + DNase = Nucleate salt + Indicator (methyl green) or 1N HCl

→ Clear zone

(2) 결과 : DNase 양성 – *S. aureus, Serratia, Stenotrophomonas maltophilia*

9) 편모 염색(flagella stain)

(1) 편모의 3가지 형태

① 단모균(monotrichous) : 균단에 1개의 편모를 가진 균

예) *P. aeruginosa, Vibrio cholerae*

② 총모균(lophotrichous) : 2개 이상의 극성 편모를 가진 균

예) *P. fluorescens*

③ 주모균(peritricha) : 편모가 균체 주위에 보이는 균

예) *Alcaligenes*, 장내세균과의 세균

(2) 편모 염색

① Leifson법

② Silver plating법

③ Ryu씨 편모 염색법(Kodaka 등) – 간단한 신속법

☞ 편모 염색을 위한 배양 온도 : 실온

3 재료

1) 사용균주

Mueller-Hinton agar에 24시간 배양된 *P. aeruginosa*와 *P. fluorescens*나 *P. putida* 균주

2) 배지

① 혈액우무배지, MacConkey agar, Mueller Hinton agar

② TSI agar나 KIA, MIO, Simmon citrate agar

③ Pyocyanin 배지 : King A, Tech, Pseudomonas P agar 중의 하나

④ pyoverdin 배지 : King B, Flo, Pseudomonas F agar 중의 하나

⑤ Nitrate broth (Durham관 포함), gelatin medium, OF glucose, TSA사면 배지

3) 시약

Oxidase 시약, Kovac 시약, Ryu씨 편모 염색액(제1, 2용액), 그람염색액, 질산염 환원 시약(0.8% sulfanilic acid, 0.5% α-naphthylamine), zinc 분말, 유동 파라핀

4) 동정액 키트 : API 20 NE kit 등

4 시험 방법

① *P. aeruginosa, P. fluorescens* 균주검체를 혈액우무배지, MacConkey agar에 접종하여 35℃에 하룻밤 배양한다.

② 집락을 관찰하고, 의심되는 집락을 TSI agar, MIO, Simmon citrate agar에 접종하여 37℃에 18~24시간 배양하고 관찰하여 1차 판독한다.

③ TSI agar 배지에서 자란 세균으로 oxidase 시험과 그람염색을 한다.

④ Mueller-Hinton agar, Pseudomonas P agar(사면배지), Pseudomonas F agar(사면배지), nitrate broth, gelatin medium, glucose OF 배지에 접종하여 30℃에 배양하고 24~48시간 배양 후 판독한다.

⑤ TSA 사면 배지에 접종된 것은 42℃에 배양하여 18~24시간 후 증식여부를 관찰한다.

⑥ Kit가 준비되었으면 전통적 방법과 동시에 접종하여 배양한 후 그 결과를 비교한다.

성명:	학번:	실습일자:	확인:

제27장 실습 결과 보고서

1. *Pseudomonas aeruginosa*의 동정

1) 그람염색 및 배양 성상

성상	*P. aeruginosa*	*P. fluorescens*
그람염색 그람반응(Gram reaction) 형태(morphology)		
편모 염색 편모 형태 : 주모성, 단모성, 총모성(극성편모), 무모성		
BAP 배지 집락의 색 냄새		
MacConkey agar 집락의 색		
Mueller-Hinton agar 집락의 색		

2) 생화학적 동정 시험

성상		*P. aeruginosa*		*P. fluorescens*	
TSI agar 또는 KIA	사면		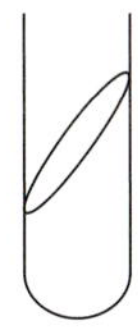		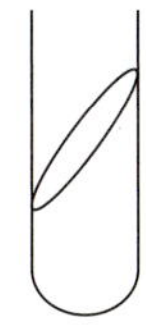
	고층				
	가스				
	H_2S				
Oxidase 시험	반응색				
	결과(+, −)				
Pyocyanin 생성 (Tech agar, BBL 등)	반응색		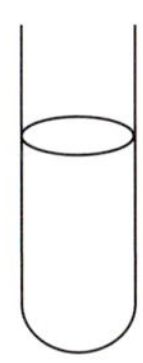		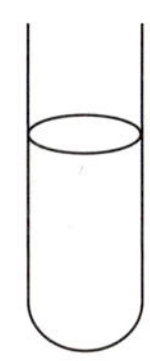
	결과(+, −)				
Fluorecein 생성 (Flo agar, BBL 등)	반응색		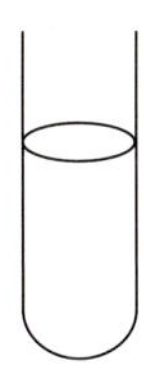		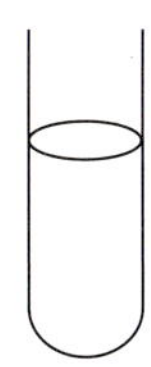
	결과(+, −)				
Indole 시험 (Tryptose broth)	반응색		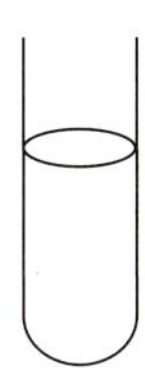		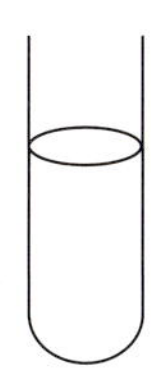
	결과(+, −)				

성상		*P. aeruginosa*	*P. fluorescens*
42℃ 증식 시험(HI agar) 결과(+, −)			
Nitrate 환원 ($NO_3 \rightarrow NO_2$)	결과(+, −)	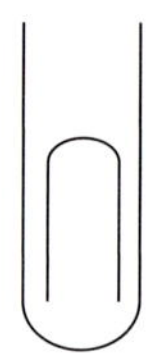	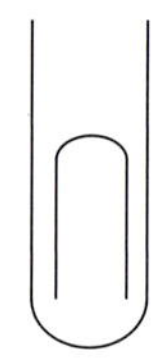
Glucose OF	결과(O, F)	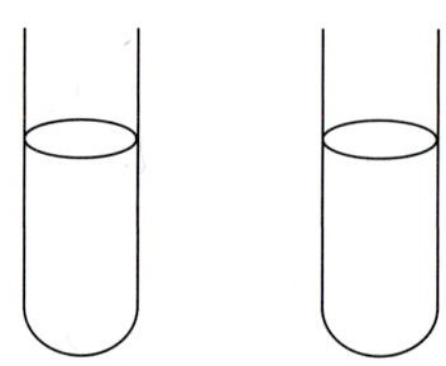	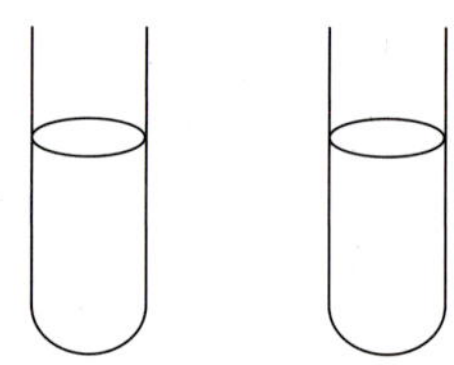
Lactose OF	결과(O, F)	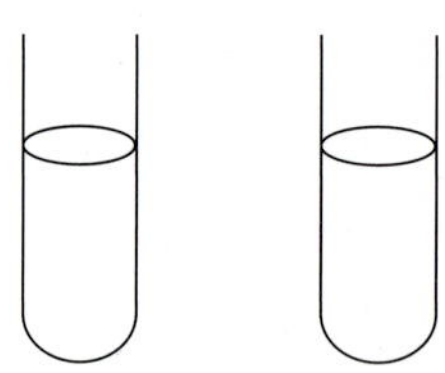	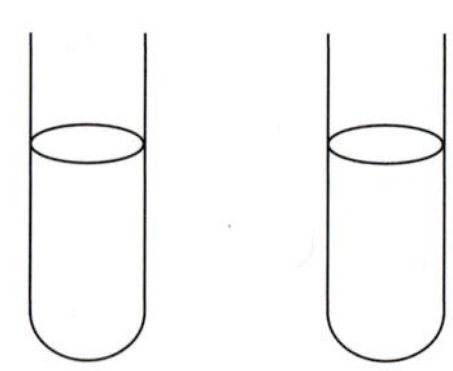
Acetamide	결과(+, −)	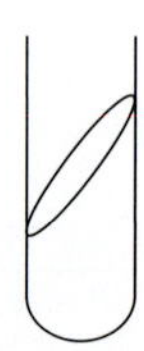	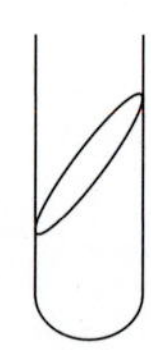

28

Acinetobacter 균속의 동정 (Identification of genus *Acinetobacter*)

학습목표

1. *Acinetobacter*의 일반적인 성상을 열거한다.
2. *Acnetobacter* 감염에 의한 질병명을 열거한다.
3. *Acinetobacter baumannii*를 분리 동정한다.
4. 다음 시험을 설명하고 실습한다.
   1) 그람염색 : 그람음성 짧은 막대균
   2) Oxidase 시험
   3) 운동성 시험
   4) OF 시험(Glucose 등)

1 개요

Family : *Moraxellaceae*

Genus : *Acinetobacter*

Species : *A. baumannii*(44℃ 증식)

A. calcoaceticus(41℃ 증식 무)

A. lwoffii

기타(*A. haemolyticus, A. johnsonii, A. junii,* unnamed species 3, 6, 10, 11, 12)

*Acinetobacter*는 "Bergey manual" 9판(1994)에는 *A. baumannii, A. calcoaceticus, A. lwoffii, A. haemolyticus, A. johnsonii, A. junii*의 6균종이 명명되어 있고, 5균종이 아직 명명되지 않았다. 그러나 유전적으로 25균종이 있고, 11균종만이 명명되었다. 실제로 감별이 어려워서 glucose를 산화하여 용혈성이 없는 균종은 대부분이 *A. baumannii*이고, glucose를 산화하지 않으며 용혈성이 없는 균종은 대부분이 *A. lwoffii*이고, 용혈을 일으키는 균종은 대부분이 *A. haemolyticus*이다.

임상검체에서 포도당 비발효 그람음성 막대균 중 *Pseudomonas aeruginosa* 다음으로 많이 분리되는 세균이며 원래는 물이나 흙 속의 정상균무리로 존재하고 있으나 병원감염, 폐렴, 수막염, 심내막염, 패혈증, 뇌농양, 요로감염증, 복강내 농양 등 각종 감염의 원인이 된다.

이 세균은 그람음성 쌍알균의 형태를 보이는 짧은 막대균(구간균, coccobacillus)이며(그림 28-2) 보통우무배지에서 잘 증식되며 24시간 배양 후에 회백색인 2~3 mm 집락을 보이고, MacConkey 배지에서 푸르스름한 집락이 특징이다(그림 28-2).

절대 산소성으로 oxidase 음성(그림 28-4), 운동성 음성, penicillin에 내성을 보이면 *Acinetobacter* 균종으로 예비 동정할 수 있다. OF 배지에서 glucose 산화, 10% lactose에서 산화, 41℃에 증식하지 않은 *A. calcoaceticus*와 44℃에 증식하는 *A. baumannii,* 어느 탄수화물도 산화하지 못하는 *A. lwoffii* 등이 있다(표 28-1, 그림 28-5).

표 28-1. ***Acinetobacter* 균종의 감별**

균 종	41℃	44℃	Hemolysis	Oxidase	Coccobacillus	motility	Glucose oxidation
A. calcoaceticus	−	−	−	−	+	−	+
A. baumannii	+	+	−	−	+	−	+
A. lwoffii	−	−	−	−	+	−	−
A. hemolyticus	−	−	+	−	+	−	+/−(52%)

Acinetobacter 균종은 혈액우무배지에서 색소를 생성하지 않기 때문에 oxidase 음성, 운동성 음성인 *B. cepacia*와 같은 포도당 비발효 그람음성 막대균과 구분이 된다. 또한 *A. baumannii*는 penicillin에 내성을 보이기 때문에 penicillin에 감수성, oxidase 양성인 *Moraxella*와 감별할 수 있다.

검체 : 창상, 요, 혈액, 객담, 척수액 등

분리배양
BAP, MacConkey agar
↓
Acinetobacter-like colonies
Gram-negative coccobacilli

직접도말
Gram stain
: Gram-negative coccobacilli

↓

생화학적 동정 시험

→ Oxidase : −

전통적 방법

1. TSI agar ········ : K/K
2. 운동성 ········ : −

↓

3. OF 시험
   1) Glucose ········ : O
   2) Lactose ········ : O
   3) Sucrose ········ : −
4. 증식 시험
   1) 37℃ ········ : +
   2) 41℃ ········ : +
   3) 44℃ ········ : +
5. Nitrate 환원 ········ : −
6. Nitrate에서 N_2 가스 ········ : −

↓

Acinetobacter baumannii isolated

키트 및 자동화 기계

API 20 NE
Vitek system

그림 28-1. *Acinetobacter baumannii*의 동정

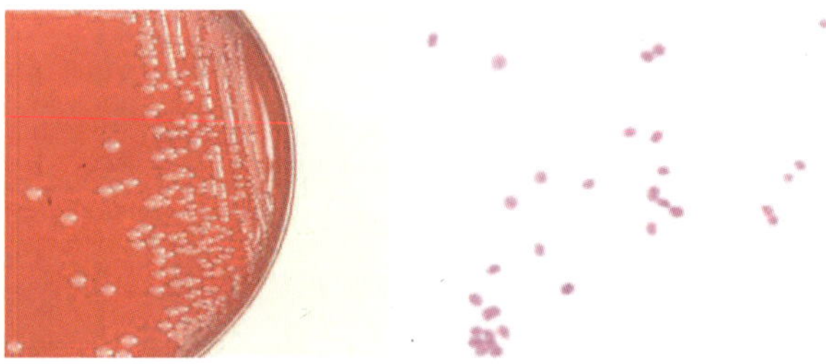

그림 28-2. ***Acinetobacter baumannii*의 혈액우무배지에서 집락(2~3 mm, 회백색)과 그람음성 짧은 막대균.**

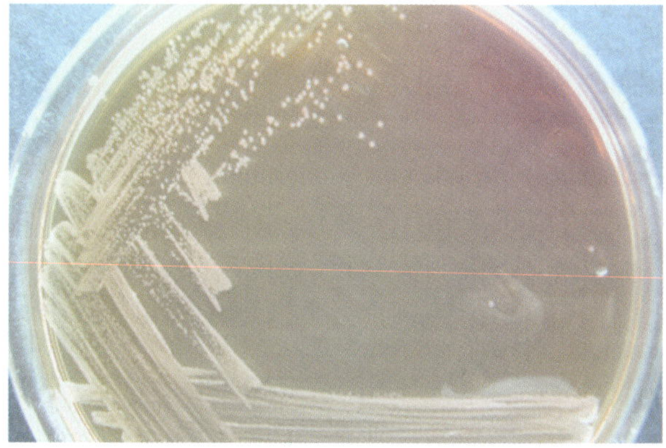

그림 28-3. ***Acinetobacter baumannii*의 MacConkey 배지에서 무색집락.**

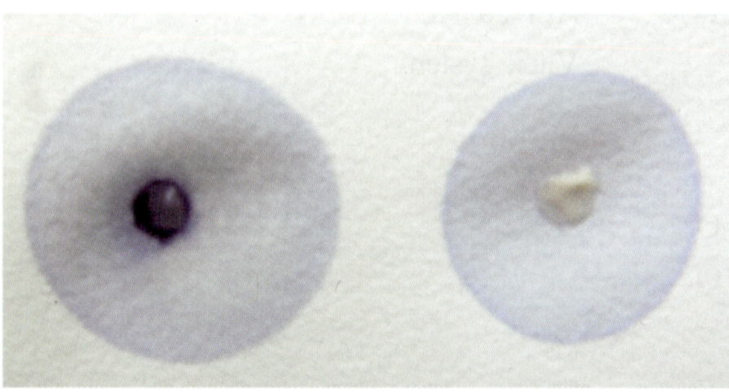

그림 28-4. ***Acinetobacter baumannii*의 oxidase 음성반응(오른쪽 무색).** 1% tetramethyl-ρ-phenylenediamine dihydrochloride 수용액을 사용해서 청색이면 양성(*P. aeruginosa*), 무색이면 음성(*Acinetobacter*)이다.

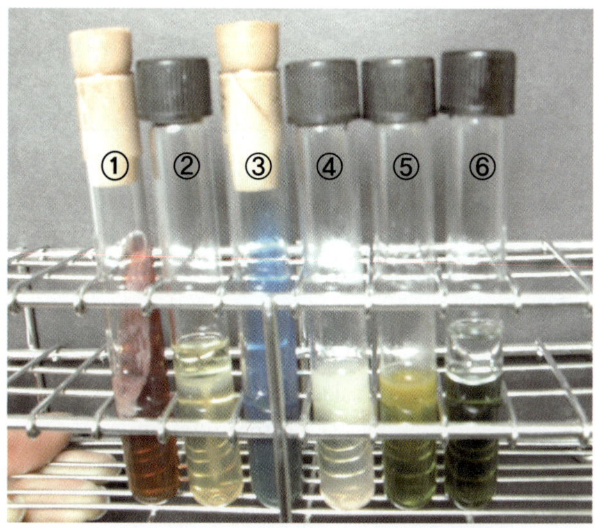

그림 28-5. ***Acinetobacter baumannii*의 생화학적 성상.** ①TSI agar, K/K; ② SIM (H_2S-indole-운동성), ---; ③ citrate, +; ④ nitrate 환원시험, -; ⑤ ⑥ glucose OF 시험, 산화(O).

2 재료

1) 사용균주

Muller Hinton agar에 24시간 배양된 *A. baumannii*와 *A. lwoffii* 균주

2) 배지

① 혈액우무배지, MacConkey agar
② TSI agar나 KIA, SIM, Simmon citrate agar
③ OF glucose, TSA 사면 배지

3) 시약

Oxidase 시약, Kovac 시약, 그람염색액

4) 동정용 키트 : API 20 NE

3 시험 방법

① 균주 검체를 혈액우무배지, MacConkey agar에 접종하여 35℃에 하룻밤 배양한다.
② 집락을 관찰하고, TSI agar, SIM, Simmon citrate agar, gluocose OF에 접종하고 37℃에 18~24시간 배양하여 판독한다.
③ TSI agar에서 자란 세균으로 oxidase 시험과 그람염색을 한다.
④ TSA 배지에 접종하고 41℃와 44℃에 각각 24시간 배양하여 성상을 판독한다.
⑤ Kit가 준비되었으면 전통적 방법과 동시에 접종하여 배양한 후 그 결과를 비교한다.

성명:	학번:	실습일자:	확인:

제28장 실습 결과 보고서

1. *Acinetobacter baumanii*와 *A. lwoffii*의 동정

1) 염색성, 배양성 및 생화학적 동정 시험

성상		*A. baumanii*		*A. lwoffii*	
그람염색 그람성(gram reaction) 형태(morphology)					
BAP 배지 크기(size) 용혈(hemolysis)					
MacConkey agar 집락의 색					
Oxidase 시험	반응색				
	결과(+, −)				
TSI	사면반응		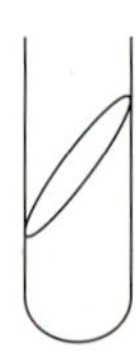		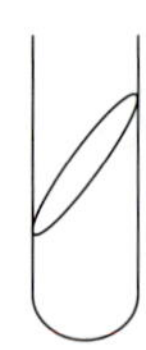
	고층색 반응				
	H_2S 생성 유무				
운동성 시험(motility test) 결과(+, −)					

2) 생화학적 동정 시험

성상		*A. baumanii*	*A. lwoffii*
증식 시험	37℃ 증식 여부		
	41℃ 증식 여부		
	44℃ 증식 여부		
Nitrate 환원 ($NO_3 \rightarrow NO_2$)	결과(+, −)	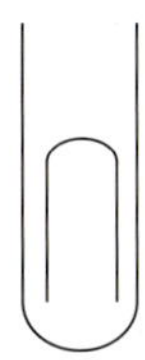	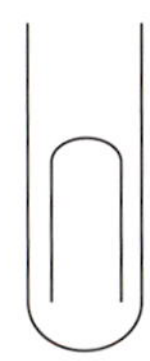
Glucose OF	결과(O, F)	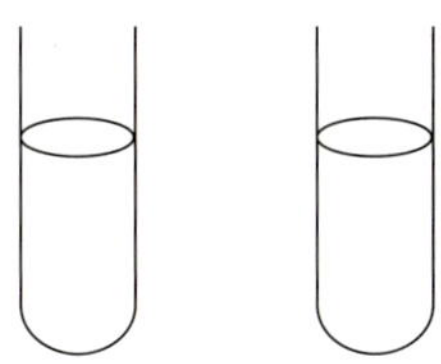	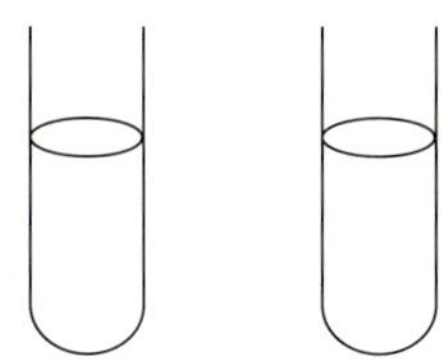
Lactose OF	결과(O, F)	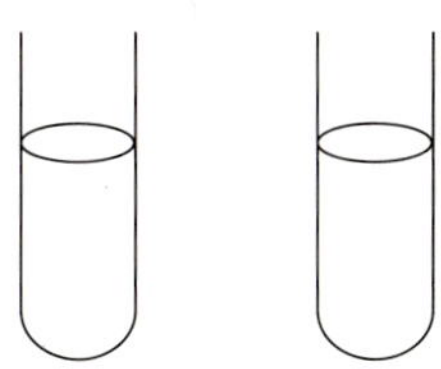	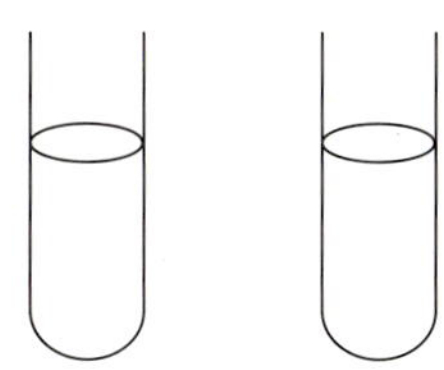
OF base, control	결과(+, −)	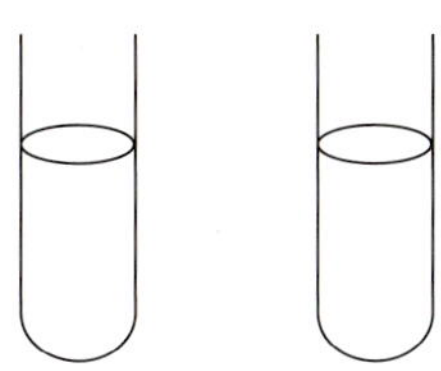	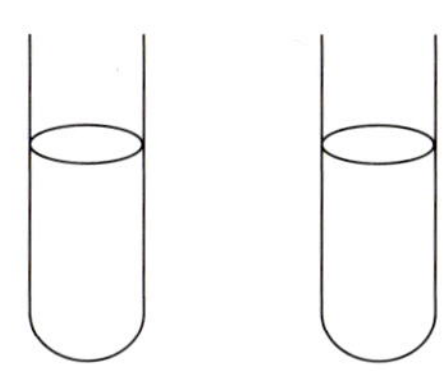

29

Campylobacter 균속의 동정
(Identification of genus *Campylobacter*)

학습목표

1. *Campylobacter*의 일반적인 성상을 열거한다.
2. *Campylobacter jejuni*를 분리동정 설명한다.
   (1) 그람염색성과 형태
   (2) 미산소성, 산소성 및 무산소성 환경에서 증식시험
   (3) 42℃에서 증식시험
   (4) 선택배지(Butzler 등)에서 증식시험
   (5) Oxidase 시험
   (6) Cephalothin과 nalidixic acid 감수성 시험
   (7) Hippurate 가수분해 시험
3. *Campylobacter fetus*의 분리 동정법에 대하여 설명한다.
4. *Campylobacter* 감염에 의한 질병명을 열거한다.
5. *Campylobacter*의 형태학적 특징을 설명한다.

1 개요

Family : *Campylobacteriaceae*

Genus : *Campylobacter*

Species : *C. jejuni* subsp. *jejuni* (*C. jejuni*), *C. coli, C. fetus* subsp. *fetus*

*Campylobacter*는 발육에 3~15% 산소를 요구하는 미산소성(미호기성, microaerophilic)으로 그람음성 굽은 막대균(curved rod)이다(그림 29-2). 한 개의 편모가 균체의 한쪽 또는 양쪽에 있어서 운동을 한다.

*Campylobacteriaceae*과에는 *Campylobacter, Arcobacter* 등 3균속이 있고, *Campylobacter* 균속에는 17균종이 있다. *Helicobacter*도 비슷하나 *Campylobacter*과에 속하지 않는다.

주요 *Campylobacter* 속에는 장염을 일으키는 *C. jejuni*와 *C. coli*가 있고, 간경변 등 기존 질환이 있는 사람에게 패혈증을 일으키는 *C. fetus* 등이 있다. *C. jejuni*는 열대지방에 보균자가 흔하지만 온대지방에는 적다. 원래 칠면조, 소, 개, 고양이, 닭 등의 장관 정상균 무리이다. 사람의 감염원은 동물로 생각되며, 주로 육류, 살균 안 된 우유가 감염의 원인이다.

대변 검체에서 *C. jejuni*와 *C. coli*는 Skirrow, Butzler, Blaser (Campy BAP) 등의 선택배지에 접종하여 35℃ 또는 42℃에 각각 48시간 미산소성으로 배양한다. 즉 ① 3~10% CO_2, ② 시판 가스 발생제를 이용하는 방법 : Campy Pack (BBL)이나 Campylobacter Gas Generating Kit (Oxoid), ③ 무산소성 배양용 가스 발생제를 이용하는 방법 : GasPack jar (BBL)를 사용할 때는 촉매제를 제거한다. ④ 혼합가스에 의한 치환법 : 미산소성 배양용 혼합가스(O_2 5%, CO_2 10%, N_2 85%)를 준비하고 촉매를 뺀 GasPak jar에 평판을 넣고 38 cm 압력까지 진공펌프로 배기하고 이 혼합가스를 채우는 조작을 2회 반복한다. 양초단지(candle jar) 속의 산소는 17~19%이고 CO_2는 2~3%밖에 되지 않아 일부 *Campylobacter* 균주는 잘 증식되지 않으나 소규모 실험실에서는 간편히 사용할 수 있다.

48시간 배양 후에 *C. jejuni*와 *C. coli*의 집락은 용혈성이 없고 무색이다(그림 29-6). 배지에 물기가 많으면 평평하고 습윤하며 가장자리가 불규칙한 큰 집락이 생기고, 물기가 적으면 둥글고, 볼록하고 평활한 집락이 생긴다. 의심되는 집락이 42℃에 배양한 선택배지에 생겼을 때는 ① 현적표본 검사에서 빠른 운동성, ② oxidase 양성(그림 29-3), ③ 그람음성인 만곡된 막대균의 이 3가지 시험의 결과이면 예비동정한다. 확인 시험은 ① 항균제 내성 시험 : 혈액우무배지에 두껍게 접종하고 cephalothin (30 μg) 디스크와 nalidixic acid (30 μg) 디스크를 놓고 24시간 후 판독한다. 증식이 되지 않았을 때는 24시간 더 배양하여 판독하는데 조금이라도 억제대가 있으면 감수성이다(그림 29-4). ② 마뇨산염(hippurate) 가수분해시험(그림 29-5), ③ 증식 시험 : 산소성과 무산소성 증식, 1% glycine 증식, 25℃와 42℃ 증식시험, ④ Catalase 시험, ⑤ Nitrate 환원시험, ⑥ H_2S 생성 시험 등으로 하는데, 대개는 확인 시험에서 cephalothin 디스크에 내성을 보이고 hippurate 가수분해하면 *C. jejuni*로 동정한다(표 29-1).

표 29-1. 주요 *Campylobacter*와 *Helicobacter* 균종의 감별[a]

시험	증식(℃)			1% gly[b] 증식	Cat	Oxi	Nit 환원	Hip 분해	H_2S (TSI)	감수성(30 μg)	
	25	37	42							Cep	Nal
C. jejuni subsp. jejuni	−	+	+	+	+	+	+	+	−	R	V
subsp. doylei	−	+	(+)	+	(+)	+	−	+	−	S	S
C. coli	−	+	+	+	+	+	+	−	−	R	V
C. lari	−	+	+	+	+	+	+	−	−	R	R
C. fetus subsp. fetus	+	+	(−)	+	+	+	+	−	−	S	V
subsp. venerealis	+	+	−	−	+	+	+	−	−	S	R
C. sputorum biovar sputorm	−	+	+	+	−	+	+	−	+	S	S
C. upsaliensis	−	+	+	V	W	+	+	−	−	S	S
C. hypointestinalis subsp. hypointestinalis	+	+	+	+	+	+	+	−	+	S	R
Helicobacter pylori	−	+	D	+	+	+	−	−	−	S	R

[a] 모든 균종이 glucose에서 산 생성이 음성임. ***Helicobacter pylori***는 urease 양성임.
[b] Gly, glycine; Cat, catalase; Oxi, oxidase; Nit, nitrate; Hip, hippurate; Nal, nalidixic acid; Cep, cephalothin.
[c] D, 20~43% of strains positive; V, 다양함

검체 : 직장면봉(rectal swab)이나 대변

↓

Campylobacter selective media (Skirrow, Butzler, Camp-BAP)

↓

42℃, 미산소성 환경(5% O_2, 10% CO_2, 85% N_2)

↓

Campylobacter jejuni-like colonies (42℃에 증식, 25℃ 비증식)

Gram-negative curved rod

↓

Presumptive *C. jejuni*

Oxidase : +

Catalase : +

↓

생화학 동정 시험

1. 25℃ 증식 ······························ : −
2. Cephalothin (30 µg) 디스크 감수성 : 내성
3. Nalidixic acid (30 µg) 디스크 감수성: 감수성(우리나라 균주는 내성균이 증가)
4. **Hippurate 가수분해** ············ : +
5. 증식 조건 시험(slant HI agar)
   1) 산소성 증식 ························ : −
   2) 무산소성 증식 ···················· : −
   3) 10% CO_2 증식 ···················· : +

↓

C. jejuni isolated

그림 29-1. *Campylobacter jejuni*의 동정

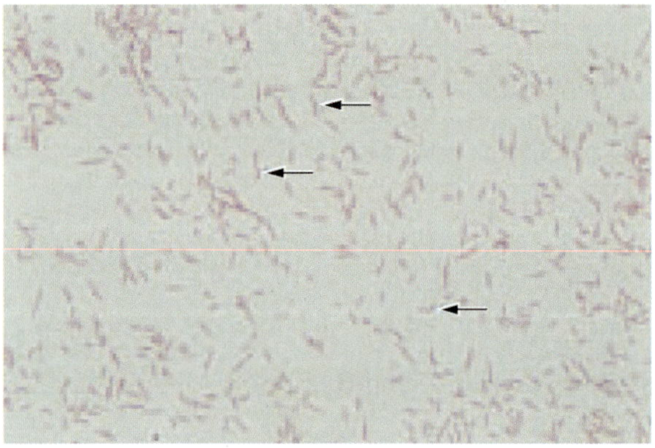

그림 29-2. **Campylobacter jejuni의 그람음성 만곡된 막대균.**

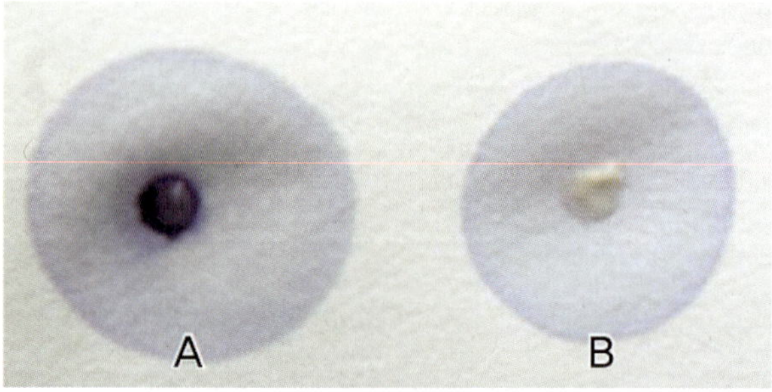

그림 29-3. **Campylobacter jejuni의 oxidase 양성 시험(왼쪽).** 오른쪽 음성 반응인 무색은 *Acinetobacter baumannii*.

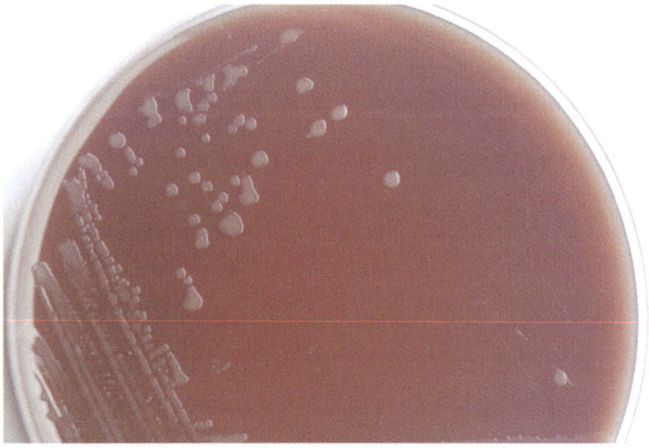

그림 29-4. **혈액우무배지에서 *C. jejuni* 집락.** 물기가 적어서 둥글고, 볼록하며, 변연이 완전한 작은 회백색 집락을 보인다. 그러나 물기가 있으면 평평하게 퍼진다.

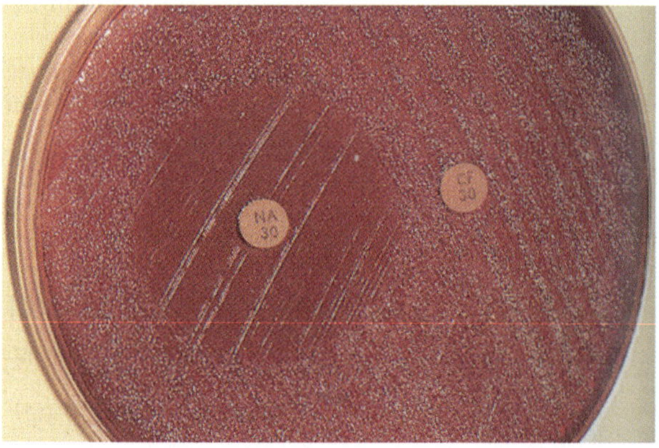

그림 29-5. **혈액우무배지에서 nalidixic acid (NA 30 μg 디스크)와 cephalothin (CF 30 μg 디스크) 감수성 시험.** Nalidixic acid의 감수성; cephalothin 디스크에 내성으로 전형적인 *C. jejuni*의 성상이나 최근에는 *C. jejuni*가 nalidixic acid에 대부분 내성을 보인다.

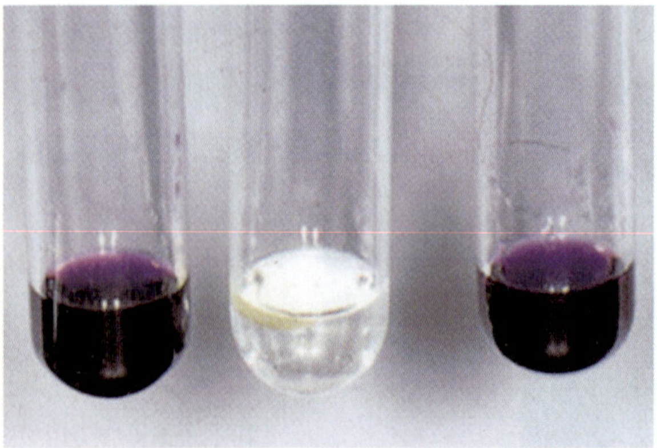

그림 29-6. **Hippurate 가수분해 시험.** 왼쪽은 양성 대조, 가운데는 음성 대조 오른쪽은 *C. jejuni*의 양성 반응(진한 자색).

2 재료

1) 사용균주

혈액우무배지에 24~48시간 배양된 *C. jejuni*와 *C. coli*

2) 배지

① 혈액우무배지, *Campylobacter* 선택배지는 Skirrow, Butzler, Blaser (Campy BAP), Preston (Oxoid) agar 중 하나를 선택한다.

② Hippurate 가수분해 시험 : Sodium hippurate 1% 수용액 0.4 mL(냉동고 보존), Thioglycollate broth (KNO_3를 1% 포함), TSI

3) 시약 및 항균제

① Oxidase 시약, 3% H_2O_2, 질산염 환원 시약(0.5% α-naphthylamine, 0.8% sulfanilic acid), hippurate 가수분해 시약 : ninhydrin 용액(acetone과 butanol의 1:1 혼합액에 ninhydrin을 3.5% 되게 넣는다).

② 그람염색 시약

③ Nalidixic acid 30 μg 디스크, cephalothin 30 μg 디스크

4) 기타

① 미산소성 배양 기구

② 위상차 현미경과 광학 현미경

3 시험 방법

① 균주 검체를 혈액우무배지와 선택배지인 Skirrow, Blaser (Campy BAP), Butzler agar에 각각 1개씩 분리 접종하고 42℃에 48시간 미산소성 배양한다.

② 집락을 관찰하고, 의심되는 집락으로 screening 시험한다. 즉 ㉠ 운동성과 형태의 관찰은 현적 표본법(hanging drop method)으로 위상차 현미경을 사용해서 관찰한다. ㉡ 그람염색, ㉢ oxidase 시험한다.

③ 확인 시험은 다음과 같이 진행한다. 즉 산소성 배양시험은 사용균을 혈액우무배지에 소량 도말하고 37℃에 산소성(공기 중에)으로 48시간 배양한다. *C. cryaerophila* 이외의 *Campylobacter*는 *C. jejuni*와 *C. coli*를 포함해서 모두 산소성 조건에서 증식하지 않는다. 도말균량이 많으면 증식할 수도 있기 때문에 주의해야 한다.

④ Screening 시험에서, oxidase 시험이 확실치 않을 때는 다시 확인하고, catalase 시험은 유리 슬라이드상에서 3% H_2O_2를 한 방울 떨어뜨려 시험한다.

⑤ 25℃ 및 42℃ 증식 시험은 2개의 혈액우무배지에 획선해서 각각의 온도로 미산소성으로 48시간 배양한다. 분리배지에서 42℃로 배양했기 때문에 25℃ 증식 시험해도 좋다. *C. jejuni*와 *C. coli*는 25℃에서 증식되지 않는다.

⑥ nalidixic acid 및 cephalothin 감수성 시험은 균액을 혈액우무배지에 두껍게 도말하는데 수분이 약간 있을 정도로 한다. 완전히 배지 표면이 건조하면 균의 증식이 나쁘다. 37℃에 48시간 미산소성 배양 후 발육 억제대를 관찰한다.

⑦ Hippurate 가수분해 시험은 1% hippurate broth 0.4 mL에 진하게 균을 접종하고 37℃의 항온수조(water bath)에 2시간 배양 후 0.2 mL의 ninhydrin을 시험관 벽을 통해 중층한다. 37℃ 항온수조에 10분간 두었다가 진한 자색이면 양성이고 약한 청색은 음성이다.

⑧ 기타 H_2S (TSI 배지에서) 생성, 질산염 환원 시험 등을 한다.

성명:	학번:	실습일자:	확인:

제29장 실습 결과 보고서

1. *Campylobacter jejuni*와 *C. fetus*의 동정

1) 염색성, 배양성 및 동정 시험

성상		*C. jejuni*	*C. fetus*
그람염색 그람성(gram reaction) 형태(morphology)			
BAP 배지 크기(48시간) 형태(shape) 색(color)			
선택배지(Skirrow, Butzler, Blaser) 형태(shape) 집락의 색(color)			
Oxidase 시험	반응색		
	결과(+, −)		
Catalase 시험	결과(+, −)		
증식시험 (10% CO_2)	25℃ 증식 여부		
	37℃ 증식 여부		
	42℃ 증식 여부		
운동성 시험(현적표본 검사) 결과(+, −)			

2) 생화학적 동정 시험

성상		*C. jejuni*		*C. fetus*	
항균제 감수성 (BAP 배지)	Cephalothin 디스크 (30 μg)	억제대 지름			
		결과(S, R)			
	Nalidixic acid 디스크 (30 μg)	억제대 지름			
		결과(S, R)			
산소요구 시험 (Heart infusion agar, slant)	산소성 배양 증식 여부				
	무산소성 배양 증식 여부				
질산염환원 시험	반응색				
	결과(+, −)				
H_2S 생성 시험 (TSI agar)	반응색				
	결과(+, −)				
Hippurate 가수분해 시험	반응색				
	결과(+, −)				

30 *Helicobacter pylori*의 동정 (Identification of *Helicobacter pylori*)

학습목표

1. *Helicobacter*의 형태학적 특징을 설명한다.
2. *Helicobacter pylori*를 분리 동정한다.
   1) 그람염색(그람성과 굽은 막대균 확인)
   2) 미산소성과 산소성 환경 증식시험
   3) Urease 시험(CLO 시험 등)
   4) Cephalothin(30 μg 디스크)과 nalidixic acid(30 μg 디스크) 감수성 시험
3. *Helicobacter*의 일반적인 성상을 열거한다.
4. *Helicobacter*감염에 의한 질병명을 열거한다.

1 목적

*H. pylori*는 위염, 소화성 궤양, 위암 등과 같은 위질환 환자에서 분리율이 높음이 보고되어 이들 질환과 관련이 있을 것으로 생각하여 세계의 많은 학자들에게 주목이 되고 있다. 이 장에서는 이 세균의 세균학적 특징과 분리 동정을 익히기 위함이다.

2 개요

Family : *Helicobacteriaceae*
Genus : *Helicobacter*
Species : *H. pylori*
Helicobacter 균속은 *H. pylori* 를 비롯하여 *H. mustelae, H. muridarum, H. felis, H. nemestrinae, H. acinonyx,*

*H. cinaedi, H. fenndlliae, H. rappini*의 총 23균종이 현재까지 알려졌다. 이 세균 중 *H. pylori*는 1982년 오스트리아의 Warren 및 Marshall이 위염 환자의 전정부 위점막에서 분리 배양한 이래로 많은 학자들에 의해서 활발한 연구가 진행되고 있으며 대단히 주목되고 있는 세균이다. 이 세균은 처음에는 *Campylobacter pyloridis*, 이어서 *C. pylori*라고 칭하였으나 16S rRNA 배열 등이 *Campylobacter* 균속과는 다르므로 *Helicobacter pylori*로 명명하였다. *H. pylori*는 약 0.3~1.0×1.5~10 μm의 구부러진 또는 나선형인 그람음성 막대균이고, 한쪽에 4~6개의 극성 편모가 있고, 그 편모 말단에는 terminal bulb가 팽창되어 있다. 장기간 배양이나 적당치 못한 환경에서는 둥근 모양(coccoid form)을 형성한다. *Helicobacter*는 미산소성이며, 5~10% O_2, 5~12% CO_2와 습도가 충분한 37℃에서 잘 증식된다. *H. felis* 등 일부 균종은 무산소 조건에서도 증식된다. 위 조직에서 *H. pylori*(사람, 고양이), *H. bizzozeronii*(사람, 개)가, 장에서 *H. canis*(사람, 개 등), *H. cinaedi*(사람, 햄스터, 개 등), *H. fennelliae*(사람), *H. pullorum*(사람, 닭) 등이 분리된다.

*H. pylori*의 분리, 동정은 *Campylobacter* 균속과 비슷하나 특징적인 편모의 형태, DNA 염기배열, 16S rRNA, 균체성분의 지방산 성분 등의 생화학적 성상이 다르다.

또한 이 세균은 *Proteus*보다 20~70배의 강력한 urease 활성을 가지고 있는 것이 특징이고, 그 지적 pH는 이상성으로 산성 영역에서도 활성화된다. *H. pylori*의 주요 특징을 *H. mustelea, C. jejuni*와 비교하면 다음과 같다(표 30-1).

표 30-1. *H. pylori. H. cinaedi* 및 *C. jejuni*의 비교

성상	*H. pylori*	*H. cinaedi*	*C. jejuni*
42℃에 증식	+/−	−	+
Catalase	+	+	+
Oxidase	+	+	+
Urease	+	+	−
Hippurate 가수분해	−	−	+
Nitrate 환원	−	+	+
감수성 : Nalidixic acid 30 μg 디스크	R	S	S
Cephalothin 30 μg 디스크	S	I	R

H. pylori 검출법은 현미경 검사법, 세균배양법, 유전학적 검출법, 혈청학적 진단법, 신속 우레아제 시험(rapid urease test), 내시경 검사법 등이 있다. 세균 배양에는 위점막의 생검조직을 쓰며, 현미경 검사법에는 통상 HE 염색, 그람염색, Giemsa 염색 등이 이용되지만 보다 확실한 것은 Warthin-Starry 도은 염색법, Acridine-Orange 염색이 추천되고 있다. 이 세균의 urease 반응은 대단히 빠르며, 조직을 urea broth나 Christensen urea agar에 넣고 배양하면 빠르게 적색으로 변하여 양성 반응이 된다.

배양을 위한 검체는 0.5%의 식염수나 20% glucose에 넣어서 수송한다. 즉시 검사할 수 없을 때는 단시간 4℃에 보관한다.

배양을 위해서는 brain heart infusion agar 등 기초배지에 말이나 면양혈액을 넣은 혈액우무배지나 chocolate agar를 쓴다. *H. pylori* 선택배지로는 Skirrow 우무배지를 쓰며, 배지 1리터당 vancomycin 6 mg, nalidixic acid 20 mg, amphotericin B 2 mg을 넣는 것이 좋다는 보고가 있다. 배지는 새로 만들고 습기가 충분한 것을 써야 한

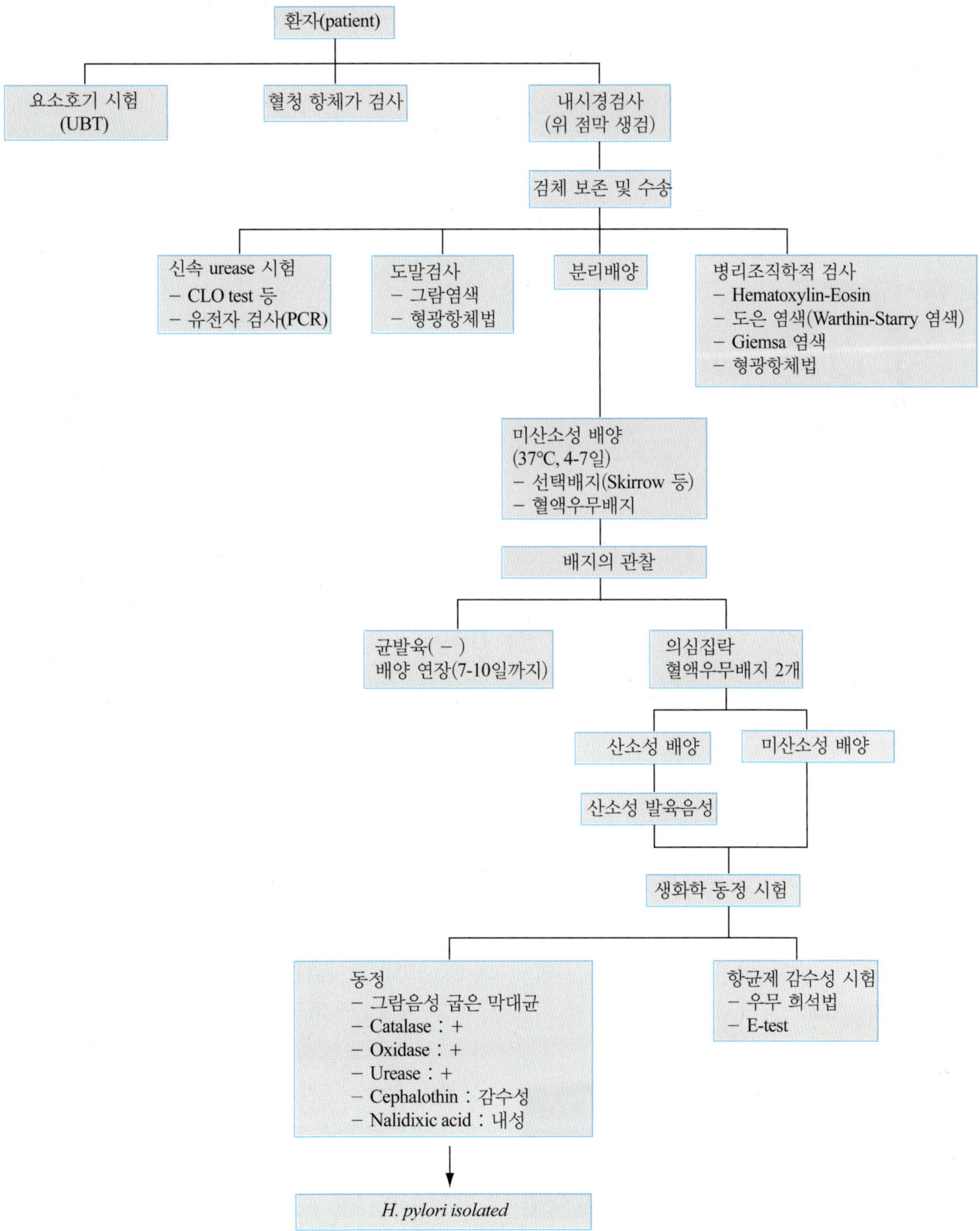

그림 30-1. 위 생검검체에서 *H. pylori* 의 분리 및 동정

다. 식염수를 소량 넣고 생검조직을 간 뒤에 또는 조직을 배지의 표면에 문질러서 접종한다. 이 세균은 미산소성이므로 O_2 5%, CO_2 10%, N_2 85%인 조건으로 배양한다. 치환대치법이나 가스발생 봉지로 가스비율이 맞으면 된다. 습기가 충분해야 증식되므로 물을 축인 종이를 넣고 37℃에서 5~7일간 배양한다. 직경 약 1 mm의 반투명의 집락을 형성한다. 집락으로 그람염색을 하여 구부러진 그람음성 막대균을 확인하고(그림 30-2) oxidase, catalase, urease 양성이면 *H. pylori*로 예비 동정한다(그림 30-3, 30-4).

조직생검을 할 수 없을 때는 혈청에서 항체, 즉 항 *H. pylori* IgG 항체를 측정할 수도 있다.

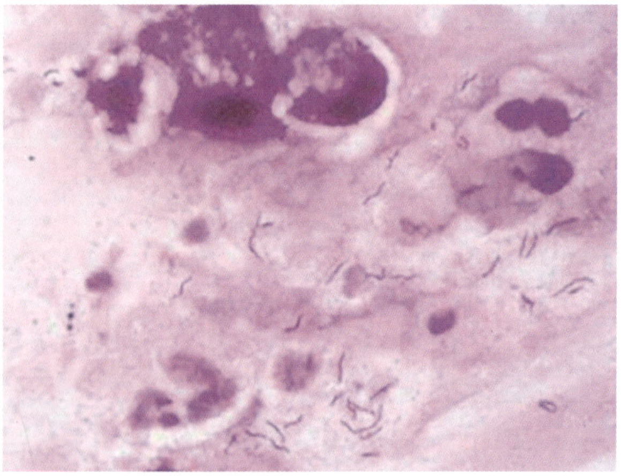

그림 30-2. **내시경에서 채취된 위유문부의 조직절편을 균질화기(homogenizer) 처리 후 그람염색된 *H. pylori*의 그람음성 나선상의 막대균.**

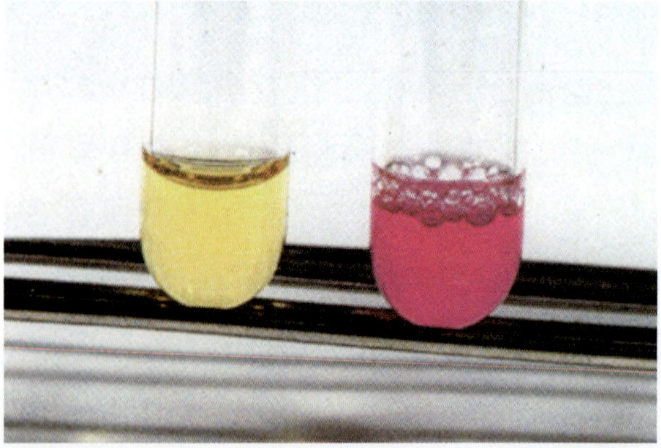

그림 30-3. **Urease 시험.** Urea broth에 *H. pylori* 순배양균을 접종해서 37℃ 10분 후에 오른쪽 시험관같이 적색인 양성반응을 보였다.

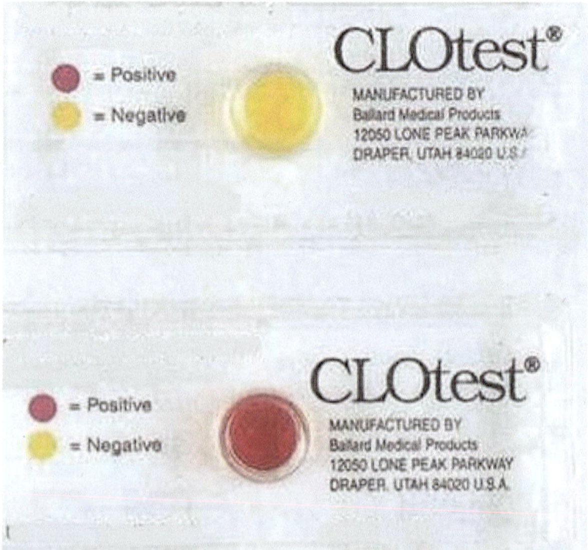

그림 30-4. ***Helicobacter pylori*의 urease 검출을 위한 CLO 시험.** Urease 양성(적색)과 음성(노란색) 반응. Campylobacter-like organism (CLO) 시험은 상품화된 urease 시험이다.

3 재료

1) 사용균주

혈액우무배지에 5일간 배양된 *H. pylori*

2) 배지

① Brucella agar나 brain heart infusion agar 기초배지에 면양이나 말의 혈액 5%를 넣은 혈액우무배지, 선택배지는 혈액우무배지에 배지 1리터당 vancomycin 10 mg, amphotricin B 10 mg 및 cefsulodin 5 mg를 첨가하여 사용한다.

② Christensen urea agar, Sod. hippurate 1% 수용액 0.4 mL(냉동고 보존), 질산염 환원배지 : KNO_3를 0.2% 되게 BHI broth에 넣은 배지

3) 시약 및 항균제

① Oxidase 시약, 3% H_2O_2, hippurate 가수분해 시약 : ninhydrin 용액(acetone과 butanol의 1:1 혼합액에 ninhydrin을 3.5% 되게 넣는다), 질산염 환원 시험용 시약 : 0.5% α-naphthy lamine, 0.8% sulfanilic acid

② 그람염색 시약

③ Nalidixic acid 30 μg 디스크, Cephalothin 30 μg 디스크.

4 시험 방법

① 균주 검체를 Brucella 혈액우무배지와 선택배지에 접종하고 37℃에 7일간까지, 미산소성(CO_2 10%, O_2 5%, N_2 85%)으로 충분한 습도를 유지하면서 배양한다.

② 집락을 관찰하고, 의심되는 집락으로 그람염색하여 구부러진 그람음성 막대균을 확인한다.

③ Catalase, oxidase 및 urease 시험하여 양성이면 *H. pylori*로 예비 동정한다.

④ 추가 시험으로 25℃ 및 42℃ 증식 시험은 2개의 혈액우무배지에 획선해서 각각의 온도에서 미산소성으로 5일간 배양한다. *H. pylori*는 25℃와 42℃에서 증식되지 않는다.

⑤ Nalidixic acid와 cephalothin 디스크 감수성 시험을 혈액우무배지에서 한다.

⑥ Hippurate 가수분해, 질산염 환원시험 등을 한다.

성명:	학번:	실습일자:	확인:

제30장 실습 결과 보고서

1. *Helicobacter pylori*의 동정

1) 염색성, 배양성 및 생화학적 동정 시험

성상		*H. pylori*	
그람염색 그람성(gram reaction) 형태(morphology)			
chocolate agar (CO_2 배양) 크기(size) 집락의 색			
선택배지(Skirrow 등) 크기 집락의 색			
Oxidase 시험	반응색		
	결과(+, −)		
Catalase 시험	결과(+, −)		
Urease 시험 (CLO test)	반응색		
	결과(+, −)		
증식 시험 (10% CO_2)	25℃ 증식 여부		
	37℃ 증식 여부		
	42℃ 증식 여부		

2) 생화학적 동정 시험

성상			*H. pylori*			
항균제 감수성	Cephalothin 디스크 (30 μg)	억제대 지름				
		결과(S, R)				
	Nalidixic acid 디스크 (30 μg)	억제대 지름				
		결과(S, R)				
산소요구 시험 (Heart infusion agar, slant)	산소성 증식 여부					
	무산소성 증식 여부					
	미산소성 증식 여부					
질산염 환원 시험	반응색					
	결과(+, −)					
H_2S 생성 시험 (TSI agar)	반응색					
	결과(+, −)					
Hippurate 가수분해 시험	반응색					
	결과(+, −)					

31 *Haemophilus*의 동정 (Identification of *Haemophilus*)

학습목표

1. *Haemophilus*의 일반적인 성상을 열거한다.
2. *H. influenzae*를 분리 동정한다.
   1) 그람성과 형태　　2) 위성현상(satellitism) 시험
   3) V 인자와 X 인자 요구시험　　4) Porphyrin 시험
   5) 혈액우무와 초콜릿 배지에서 증식 시험
3. *H. influenzae*의 병원성을 3가지 이상 열거한다.
4. *H. ducreyi*의 분리 동정법에 대하여 설명한다.
5. *H. ducreyi*의 병원성에 관하여 설명한다.
6. X와 V factor 요구성 시험에 관하여 설명한다.
7. Porphyrin 시험에 관하여 설명한다.
8. *H. influenzae*의 생물형 시험을 설명한다.

1 개요

Family : *Pasteurellaceae*

Genus : *Haemophilus*

Species : *H. influenzae, H. parainfluenzae, H. ducreyi* 등

Pasteurellaceae과에는 *Pasteurella, Haemophilus, Actinobacillus*의 3균속이 포함되어 있고, "Bergey manual"(1994)에는 *H. aegyptius*가 *H. influenzae* 생물형 III와 동일한 성상으로 간주하여 *H. influenzae*에 같은 종으로 합쳐져야 할 것이지만, 이들 감염이 독특해서 별개로 *H. influenzae, H. aegyptius*로 각각 유지되고 있다.

Haemophilus 균속에는 *H. influenzae, H. ducreyi, H. aegyptius, H. parainfluenzae* 등 10균종이 인체 감염을 일으킨다. *Actinobacillus actinomycetemcomitans*는 *H. actinomycetemcomitans*로 개명하도록 제안되었다.

*Haemophilus*는 짧은 막대균(구간균, coccobacillus) 내지 사상형 막대균으로 다형태성(pleomorphism)인 그람음성의 조건무산소성(통성 혐기성)이다(그림 31-2). 운동성이 음성이며 혈액성분이 있어야 증식한다. 증식 촉진인자(growth factor)는 내열성 X 인자(hemin)와 이열성 V 인자(nicotinamide adenine dinucleotide, NAD)는 효모, 감자추출액, *Staphylococcus*, 혈액 등에서 제공될 수 있다)이며, 균종에 따라서 두 가지 인자가 다 있어야 증식되는 것, 한 가지만 있어도 증식되는 것, 한 가지도 필요로 하지 않는 것이 있다. *Haemophilus*는 포도당을 발효하며 모든 균종이 질산염을 환원하고, *H. influenzae*는 대부분이 oxidase와 catalase 양성이다.

*H. influenzae*는 indole, urease, ornithine decarboxylase 시험으로 생물형(biovar) I~VIII으로 나눌 수 있고, 협막이 있을 때는 혈청학적 방법으로 혈청형(serovar) a~f의 6가지 형으로 구별할 수 있다. 가장 중요한 것은 *H. influenzae* serovar b로 90% 이상이 생물형 I에 속하며, 흔히 소아에 수막염, 패혈증, 폐렴, 후두개염, 급성 인두염, 후두기관지염, 부비동염 등의 감염증을 일으킨다.

이 세균은 X와 V 인자의 두 증식 촉진인자(growth factor)가 있어야 증식하며 Chocolate agar를 CO_2 jar에 넣어 배양하면 잘 증식되고, *Staphylococcus* 획선법인 위성 현상(satellitism)을 이용하여 검체에서 분리한다. 검체를 혈액우무에 접종하고 V 인자를 만드는 *Staphylococcus aureus*를 획선하여 배양하면 *S. aureus* 집락 주변에 작은 이슬방울 같은 *Haemophilus* 집락이 생기는데, 그 집락의 크기는 *S. aureus* 집락에서 멀어질수록 작아진다. 이러한 현상을 위성 현상(satellitism)이라고 한다(그림 31-3).

사람에서 분리되는 *Haemophilus* 중 *H. ducreyi*와 *H. aphrophilus* 이외의 균종은 모두가 V 인자를 필요로 하므로 포도알균 집락 주위에 위성 현상을 보인다. 또한 *H. hemohpilus*와 *H. parahaemophilus*는 집락 주위에 용혈을 일으킨다. Chocolate agar 상에서 *H. influenze* 집락은 무색, 반투명, 평활하고(그림 31-4, 31-5), 이 세균이 의심되면 V 인자와 X 인자 요구성 시험을 하는데, 특히 X 인자 요구성은 정확한 시험이 어렵기 때문에 porphyrin 시험으로 정확히 시험할 수 있다. X 인자를 필요로 하지 않는 균종은 δ-aminolevulinic acid로부터 porphobilinogen이나 porphyrin을 만들지만 X 인자를 필요로 하는 균종은 이러한 반응을 일으키지 못한다(그림 31-6, 31-7). 주요 *Haemophilus* 균종의 생화학적 성상은 표 31-1과 같다.

혈청학적 동정은 coagglutination (Phadebact) 시험이나 latex 응집시험으로 할 수 있다. *H. influenzae*는 ampicillin에 내성 균주가 있기 때문에 β-lactamase 생성에 의한 내성균은 chromogenic cephalosporin (cefinase, BBL)을 써서 쉽게 알아낼 수 있으며 β-lactamase를 생성함이 없이 내성인 세균은 감수성 시험을 해야 알 수 있다.

▣ 호흡기나 뇌척수액에서 *H. influenzae* 간이 동정법

① 호흡기나 뇌척수액에서 작은 그람음성 막대균이거나 짧은 막대균

② 초콜릿 우무배지에서 5~7% CO_2 환경에 배양된 집락이 >1 mm이고,

③ 혈액우무배지에서 안 자람

④ 면양혈액우무배지에서 다른 세균의 주변에 위성 현상을 보임

⑤ Porphyrin (δ-aminolevulic acid, ALA) 시험 음성 위와 같은 성상이면 *H. influenzae*로 동정한다. 그러나 *H. influenzae*와 *H. haemolytixus*는 감별되지 않는다.

검체 : 척수액, 혈액, 관절액, 농, 비인강 및 상기도 검체

Direct smear

Gram stain

Gram−negative small rod

Primary culture

1. Supplemented Chocolate agar (IsoVitalex 포함)
2. *Staphylococcus* 획선법(streak technique)
3. *Haemophilus* 선택배지 : (VBC) 우무배지
4. VBC 우무배지(vancomycin, bacitracin, clindamycin)

↓

H. influenzae−like colonies (위성현상)

전통적인 방법

1. 생화학적 동정 시험
   1) X인자와 V인자 요구 : +
   2) Porphyrin : −
   3) Indole : +
   4) Urease : +
   5) Ornithine decarboxylase : +

2. 혈청학 동정 시험
   − 슬라이드 응집 시험
   1) 공동 응집 : *H. influenzae* serotype b antiserum = 응집
   2) Latex 응집 : *H. influenzae* serotype b antiserum = 응집

키트 및 자동화 기계

RapID NH System

NHI (Vitek system)

HNID Panel (American MicroScan)

↓

H. influenzae serotype b and biotype Ⅰ isolated

그림 31-1. *Haemophilus influenzae*의 동정

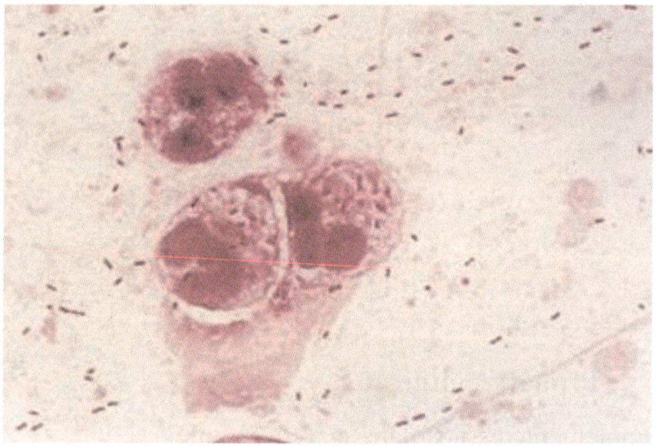

그림 31-2. 뇌척수액의 그람염색. 농세포와 함께 그람음성 막대균으로 보이는 것이 *H. influenzae*이다.

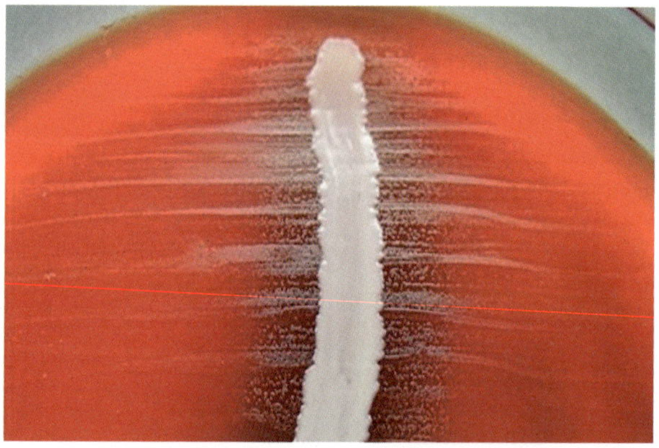

그림 31-3. *H. influenzae*의 위성 현상(Satellitism). 포도알균(V 인자 생성) 주위에 작은 집락이 *Haemophilus* 균종으로 위성 현상을 보이고 있다.

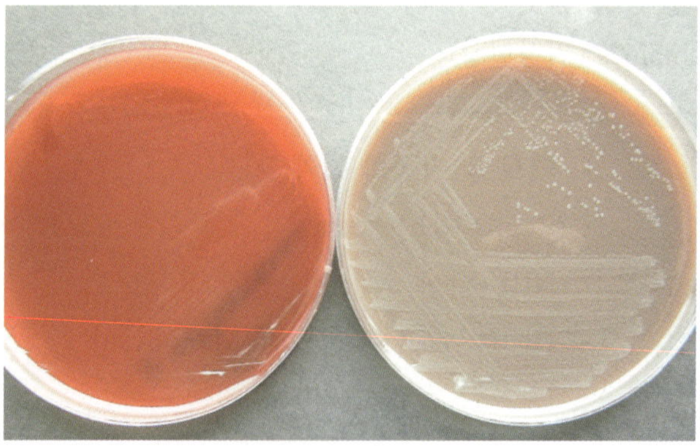

그림 31-4. *H. influenzae*의 초콜릿 우무와 면양 혈액우무배지에서 증식시험. *H. influenzae*를 37℃ 하룻밤 배양 후 혈액우무배지(왼쪽)에서는 증식이 없고 초콜릿우무에서는 증식된 집락이 보인다.

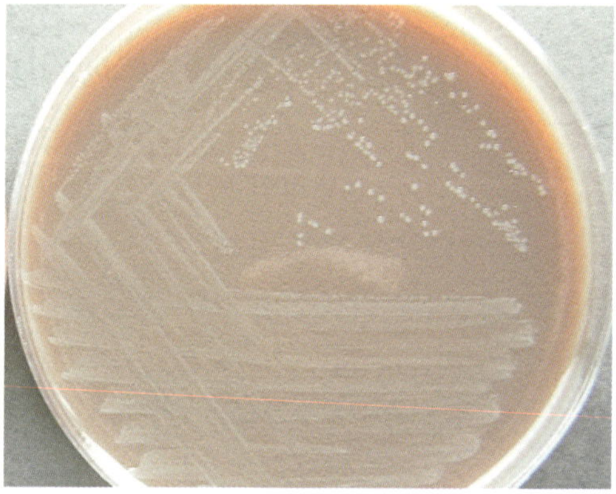

그림 31-5. *H. influenzae*의 초콜릿 우무배지에서 37℃ 하룻밤 배양 후 무색, 반투명 및 평활한 집락이 보인다.

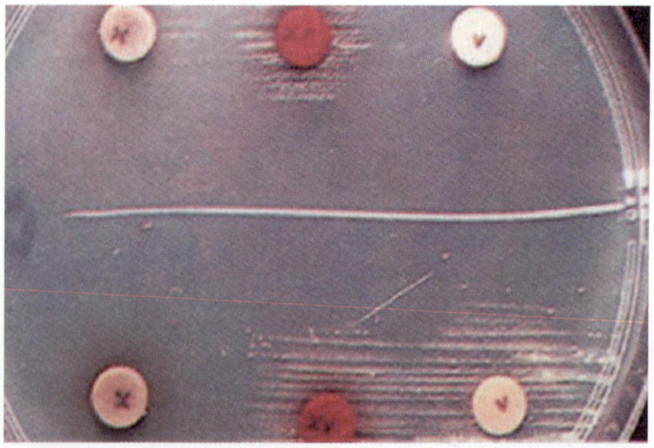

그림 31-6. *Haemophilus*의 X와 V 인자 요구시험. 위쪽은 X와 V 인자 요구 세균(예, *H. influenzae*) 아래쪽은 V 인자 요구 세균(예, *H. parainfluenzae*).

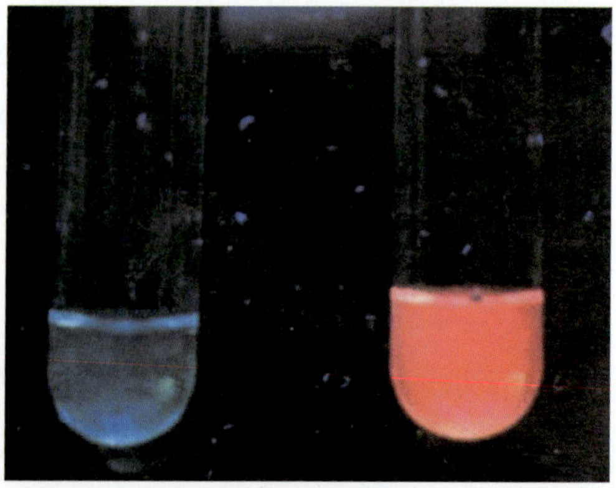

그림 31-7. Porphyrin(혹은 δ-aminolevulic acid, ALA) 시험. 적색시험관이 porphyrin 시험 양성, 즉 X 인자를 요구하지 않는 세균(예, *H. parainfluenzae*), 청색이 porphyrin 시험 음성, 즉 X 인자를 요구하는 세균(*H. influenzae*).

표 31-1. *Haemphilus* 균종의 감별을 위한 성상

균종	용혈	인자 요구성		ALA 시험	산 생성					Catalase	ONPG	CO_2가 증식 촉진
		X	V		Glu-cose	Suc rose	Lac tose	Man nose	Xyl ose			
H. influenzae	−	+	+	−	+	−	−	−	+	+	−	−
H. aegypticus[a]	−	+	+	−	+		−	−	−	+	−	−
H. hemolyticus	+	+	+	−	+	−	−	−	V[b]	+	−	−
H. ducreyi	−	+	−	−	−	−	−	−	−	−	−	−
H. parainfluenzae	−	−	+	+	+	+	−	+	−	V	V	−
A. aphrophilus	−	−	−	+	+	+	+	+	−	−	+	+

[a] *H. influenzae* 생물형 Ⅲ과 성상이 모두 같으나 *H. aegypticus*는 xylose만 음성.
[b] V, 일정치 않음.

표 31-2. *H. influenzae*의 생물형과 *H. aegypticus*

균종과 생물형	Indole	Urease	Ornithine decarboxylase
H. influenzae			
Ⅰ	+[a]	+	+
Ⅱ	+	+	−
Ⅲ	−	+	−
Ⅳ	−	+	+
Ⅴ	+	−	+
Ⅵ	−	−	+
Ⅶ	+	−	−
Ⅷ	−	−	−
H. aegypticus	−	+	−

[a] +, 양성; −, 음성

2 재료

1) 사용균주

초콜릿 우무(chocolate agar)에 배양된 *H. influenzae*와 *H. parainfluenzae* 균주, 혈액우무에 배양된 *Staphylococcus aureus*

2) 배지

① 혈액우무, chocolate agar, trypticase soy agar (TSA, BBL), vancomycin, bacitracin, clindamycin (VBC) agar

② X 인자와 V 인자 디스크, porphyrin 시험 기질(0.1 mol phosphate buffer H 6.90)에 δ-aminolevulinic acid HCl (δ-ALA, Sigma Chemical)를 2 mmol, $MgSO_4$를 0.8 mmol 되게 넣고 0.5 mL씩 분주하여 냉장고에 보존하면 수개월 안정하다.

③ 탄수화물(glucose, sucrose, lactose, mannose) 배지 : phenol red broth base에 X 인자와 V 인자를 1리터당 10 mg씩과 탄수화물 1% 첨가하여 만든다.

④ 생물형 시험 : Indole 시험, urease 시험, ornithine decarboxylase 시험으로 한다.

3) 시약 및 기타

① 3% H_2O_2, Kovac indole 시약

② 그람염색 시약

③ Wood lamp (360 mm)

④ 항혈청 : Coagglutination (Phadebact) 시약이나 Latex 시약 : 혈청학적 동정

⑤ Kit에 의한 동정 : Rapid HNID system (Dade MicroScan), NHI system (bioMerieux Vitek)

3 시험 방법

① 임상검체나 보관균주 검체에서 위성현상을 이용한 *Staphylococcus* 획선법(streak technique)으로 *Haemophilus* 균종을 분리하기 위하여 임상검체나 *Haemophilus* 균종을 혈액우무 배지에 4단계 획선법으로, 접종된 배지표면의 1구역에서 2구역으로 *S. aureus*를 획선하고, chocolate agar과 VBC agar에도 접종하여 5~10% CO_2 배양기에 37℃로 18~24시간 배양한다.

② 용혈성, 위성 현상, 집락의 성상을 관찰하고, 의심되는 집락으로 그람염색하여 그람음성의 다형태성인 짧은 막대균을 확인한다.

③ X 인자와 V 인자 요구성 시험을 하기 위해 ㉠ TSA 평판에 시험 세균을 접종하고, ㉡ 그 위에 X, V 인자가 함유된 디스크를 1 cm 간격으로 놓고 35℃, CO_2 배양기에 24시간 배양한다.

④ Porphyrin 시험은 chocolate agar에 배양한 집락으로 δ-ALA 0.5 mL에 진하게 접종하여 35℃에 4시간 둔 후, Wood lamp로 암실에서 관찰하여 적색 형광이 나면 porphyrin이 생긴 것으로 X 인자를 요구하지 않는 균주이다. 판독이 애매하면 24시간 후 다시 판독한다. Wood lamp 대신에 Kovac 시약을 0.5 mL 넣어 섞어 놓아두고 아래의 물층이 적색이 되면 porphobilinogen이 생긴 것이고 X 인자를 필요로 하지 않는 것이다. Indole을 생성하는 *H. influenzae*는 위(알코올)층에 적색이 나타나므로 indole 시험과 구분해야 한다.

⑤ Catalase 시험을 하고, 탄수화물에서의 산 생성 시험은 glucose, sucrose, lactose, mannose, xylose broth에 접종하고 37℃에 24시간 배양하여 판독한다.

⑥ 생물형 시험을 위해서 tyrptophan broth, urea broth, ornithine broth에 진하게 접종하여 37℃에 4~24시간 배양하여 판정하는데, indole 시험은 Kovac 시약을 넣고 상층이 적색이면 양성이다.

⑦ 혈청학적 시험은 공동응집(Phadebact) 시약이나 latex 시약으로 한다.

성명:	학번:	실습일자:	확인:

제31장 실습 결과 보고서

1. *Haemophilus influenzae*의 동정

1) 그람염색 및 배양 성상

성상	*H. influenzae*	*H. parainfluenzae*
그람염색 그람성(Gram reaction) 형태(morphology)		
양극성 염색(bipolar stain) – 웨이슨법(Wayson method) 세균의 반응색 형태		
Staphylococcus 획선법 (sheep blood agar) 위성 현상(satellitism) 여부		
초콜렛 우무(chocolate agar) 또는 VBC agar 크기 집락의 색		

2) 생화학적 동정 시험

성상		*H. influenzae*		*H. parainfluenzae*	
증식인자 요구시험 (TSA 배지)	X인자 요구성 결과(+, −)				
	V인자 요구성 결과(+, −)				
Porphyrin 시험 (X인자 요구 시험)	적색형광 결과(+, −)				
Indole 시험	결과(+, −)		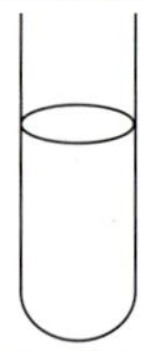		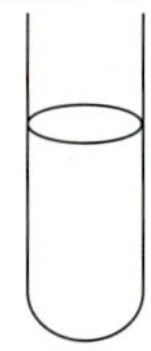
Urease 시험	결과(+, −)		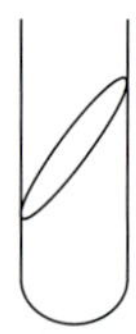		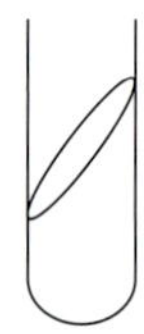
Ornithine decarboxylase 시험	결과(+, −)		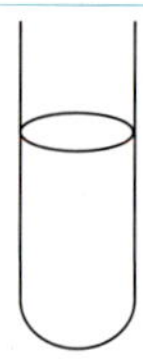		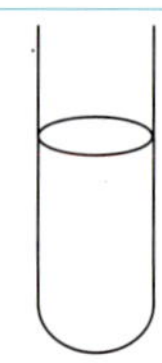
Glucose 시험	반응색		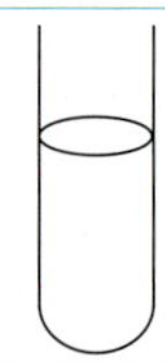		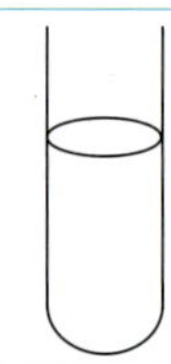
	결과(+, −)				
Sucrose 시험	반응색		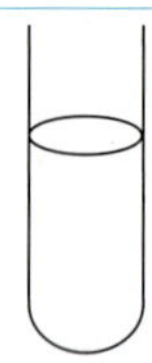		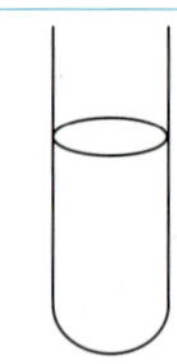
	결과(+, −)				
Catalase 시험	거품 여부				
	결과(+, −)				
혈청학적 동정 시험 (혈청형 a − f)	공동응집 시험	*H. influenzae* type( )			
	Latex 시험	*H. influenzae* type( )			

32

Legionella 균종의 동정
(Identification of *Legionella*)

학습목표

1. *Legionella*의 일반적인 성상을 열거한다.
2. *L. pneumophila*의 병원성에 관하여 설명한다.
3. *L. pneumophila*의 선택배지를 열거하고 설명한다.
4. *L. pneumophila*를 분리 동정한다.
   1) 그람염색
   2) 혈액우무와 BCYE-α 배지에서 증식시험
   3) Catalase 시험

1 개요

Family : *Legionellaceae*
Genus : *Legionella*
Species : *L. pneumophila*

*Legionella*과에는 한 가지 균속 *Legionella*가 있고 50균종이 보고되고 있으나 계속해서 새로운 균종이 명명되고 있다. *L. pneumophila* 이외의 *Legionella* 균종에 의한 감염은 *L. pneumophila*와 다른 *Legionella* 균종 간에 병태는 큰 차이가 없다.

이 세균은 산소성의 큰 그람음성 막대균이다. 이들이 공통인 성상은 L-cysteine이 들어 있는 배지에서만 증식되고 철(Fe) 화합물이 증식을 촉진한다. 배지에서 증식된 것은 짧은 막대균에서부터 100 μm의 긴 것도 있다. *Legionella*증(Legionellosis)은 1976년 여름 미국의 필라델피아에서 처음 발생한 재향군인병(Legionnaires' disease)으로 폐렴을 주 소견으로 하는 *L. pneumophila*에 의한 세균 감염증이었다. *Legionella* 세균의 감염을 통털어 *Legionella* 증(Legionellosis) 또는 *Legionella* 감염증(*Legionella* infection)이라고 하며, 폐렴이 주 소견인 ① 재향군인병과 인플루엔자 같은 소견을 보이는 ② 폰티악 열(pontiac fever)이 있다. *Legionella* 균종은 담

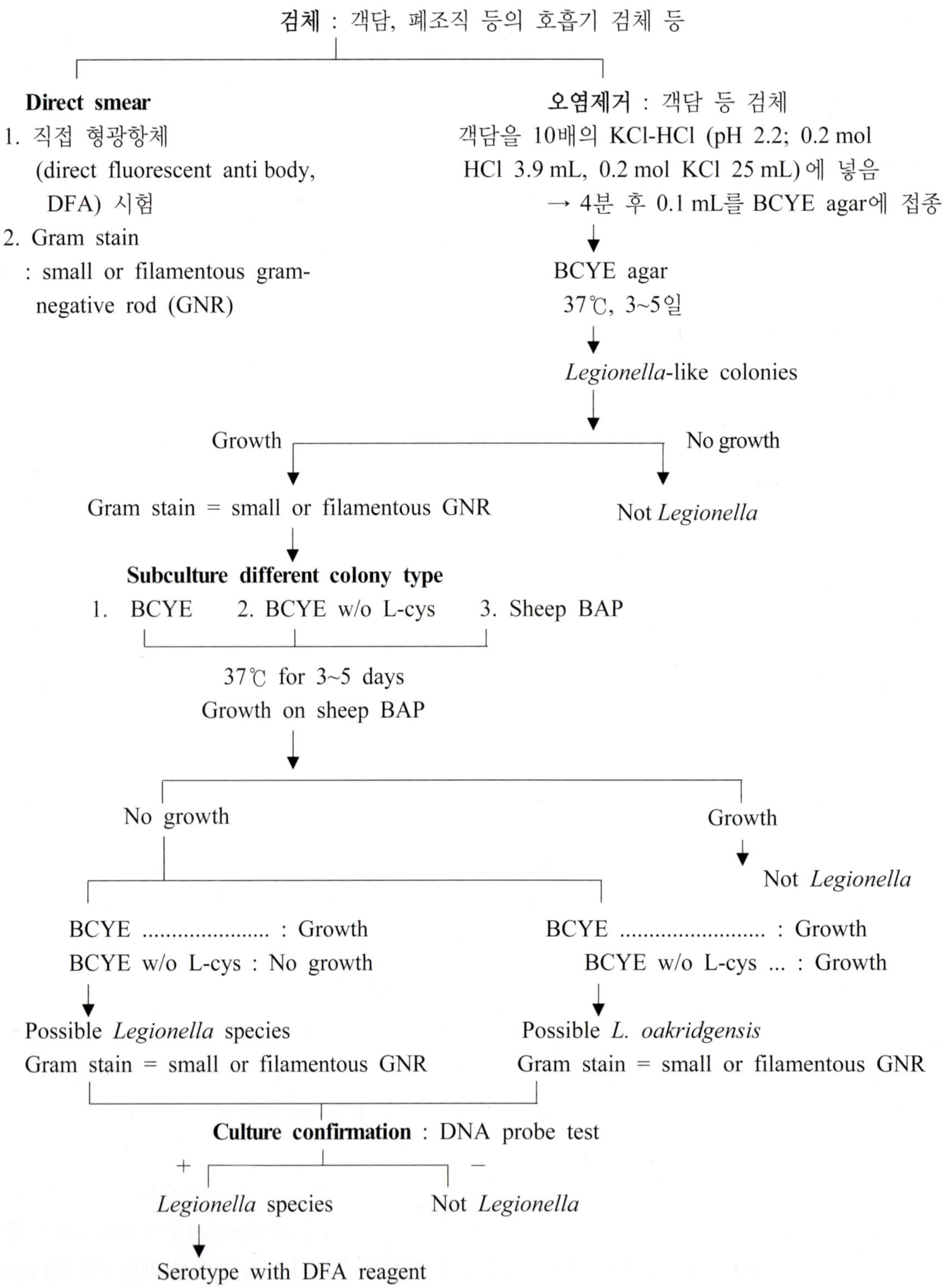

그림 32-1. *Legionella species*의 동정.

표 32-1. 주요 *Legionella* 균종의 성상

균종	혈청군수	자외선 형광	TYE 배지[a] 갈색색소	Oxidase	Catalase	Gelatinase	β-lactamase	Hippurate 가수분해
L. pneumophila	14	황록	+	+/−	+	+	+	+
L. bozemanii	2	청백	+	−	+	+	+	−
L. dumoffii	1	청백	+	−	+	+	+	−
L. micdadei	1	황록	−	+	+	+	−	−
L. gormanii	1	청백	+	−	+	+	+	−
L longbeachae	2	황록	+	+	+	+	+	−

[a] Tyrosine−YE 배지상에서 갈색색소 생성.

수, 수온이 적당한 냉각탑물, 수돗물 등에서 관찰되며 50종의 1/3은 사람에서도 분리되었다. 자연환경에서 *L. pneumophila*는 자유생활 아메바 *Acanthamoeba*나 *Naegleria* 세포 내에 기생하기도 한다.

Legionella 증의 진단은 ① 세균 배양, ② 직접 형광 항체(direct fluorescent antibody, DFA)법에 의해 검사재료에서 균의 발견, ③ 혈청학적 진단, 즉 간접 형광 항체(indirect fluorescent antibody, IFA)법에 의한 환자 혈청 중의 항체가 측정의 3가지가 있다. *Legionella* 검사 대상이 되는 임상재료는 각종 폐렴 및 불명열 환자의 객담, 흉수, 폐조직, 혈액 등을 이용한다. 객담이나 흉수 등의 도말표본은 Gimenez 염색, 폐조직은 도은염색(silver stain)이 사용될 수 있으나 특이성이 높은 것은 형광항체법이다.

Legionella 배양은 일반 세균용 배지에서는 자라지 않고 현재는 BCYE-α (buffered charcoal yeast extract) 배지가 가장 많이 이용된다. 지적 pH는 6.95±0.05이며, 배양온도는 35~37℃이고, 습기와 산소가 충분한 공기환경에서 2주까지 배양하는데 3~4일 후면 집락이 생긴다. 일부 *Legionella* spp.는 2~5% CO_2가 있으면 증식이 촉진된다.

집락은 회백색 또는 청록색이고 광택이 있고, 볼록하며, 원형이고, 3~4 mm 크기이다. 그람음성인 가느다란 막대균이다. BCYEα 배지, L-cysteine이 들어 있지 않은 BCYEα, 즉 BCYEα-Cys 배지, 혈액우무배지, chocolate 우무배지에 접종해서 증식시험을 하여 BCYEα 배지에서만 증식하고 다른 배지에서는 증식되지 않는 세균을

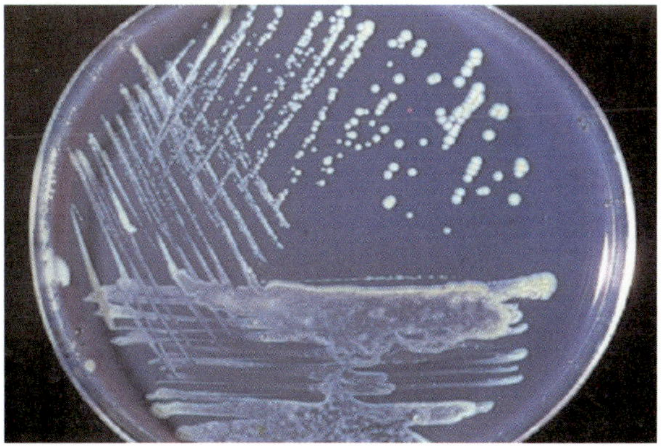

그림 32-2. BCYE 우무배지에서 산소성(공기환경)으로 35℃ 4일간 배양한 *Legionella pneumophila*의 집락. 회백색, 광택, 원형이 보인다.

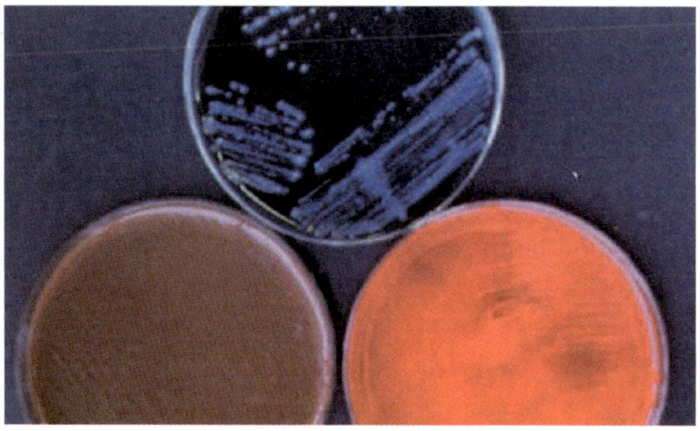

그림 32-3. *Legionella pneumophila*는 BCYE 우무배지에서는 증식(위쪽)하였으나 초콜릿 우무배지(왼쪽)나 혈액우무 배지(오른쪽)에서 증식.

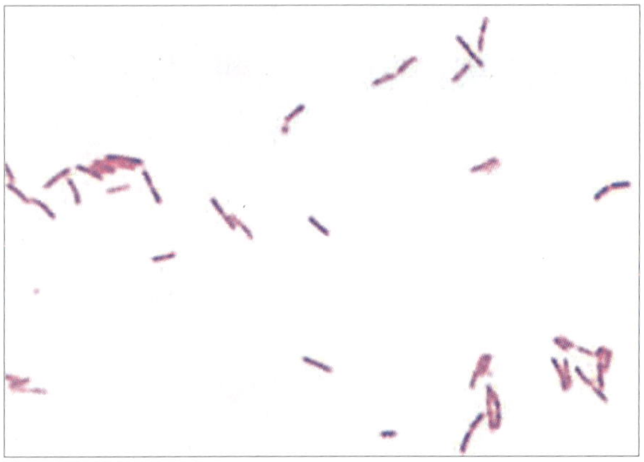

그림 32-4. *L. pneumophila*의 Gimenez 염색. 가느다란 그람 음성 막대균.

*Legionella*의 가능성이 있는 균으로 동정한다. 이 세균은 oxidase가 음성 또는 약양성, catalase 약양성, 포도당에서 산 생성을 하지 않으나, 대부분 gelatinase 양성이다.

Hippurate 가수분해는 *L. pneumophila*만 양성이며, β-lactamase는 주로 cephalosporinase이며 대부분의 균주에서 생성한다.

2 재료

1) 균주

BCYE 배지에 배양된 *L. pneumophila*

2) 배지

① 혈액우무, BCYEα 배지, BCYE-Cys (L-cystine이 안 들어간 배지) 배지

② Gelatin 배지, hippurate broth

3) 시약 및 기타

① 3% H_2O_2, oxidase 시약, β-lactamase 시험 디스크(cefinase 디스크, BBL)

② 그람염색액, Gimenez 염색액, 직접 형광 항체 염색(DFA)액, 간접 형광 항체 염색(IFA)액

③ Wood lamp

3 시험 방법

① 균주 검체를 BCYE 배지와 혈액우무 및 BCYE-Cys 배지에 35℃에 4~7일간 습기가 충분한 공기환경, 즉 산소 요구성이므로 호기 조건에서 배양한다.
② BCYE 배지에서 집락을 관찰하고, 혈액우무와 BCYE-Cys 배지에서는 증식시험을 한다.
③ 그람염색, Gimenez 염색을 하여 그람음성의 가는 막대균을 확인한다.
④ Oxidase, catalase 시험, gelatin 액화시험, hippurate 가수분해 시험, β-lactamase 시험을 한다.
⑤ 의심되는 균주는 직접 형광 항체 시험을 하여 형광이 있으면 양성이다.
⑥ 검체 중의 *Legionella*는 특이적 혈청을 사용해서 증명하는 혈청학적 진단법인 DFA와 IFA법을 한다. 다른 혈청학적 진단 방법으로써 환자 혈액 중에 항체가 측정을 한다.

성명:	학번:	실습일자:	확인:

제32장 실습 결과 보고서

1. *Legionella pneumophila*의 동정

1) 염색성, 배양성 및 동정 시험

성상		*L. pneumophila*	*Legionella*–*like* organism
그람염색 그람성(gram reaction) 형태(morphology)			
BCYE agar 크기(size) 형태(shape) 색(color)			
증식 시험	BCYE–Cys		
	BAP 배지		
Oxidase 시험	반응색		
	결과(+, –)		
Catalase 시험	거품 여부		
	결과(+, –)		
Gelatin 액화 시험	반응색		
	결과(+, –)		

2) 생화학적 동정 시험

성상		*L. pneumophila*	*Legionella–like* organism
Hippurate 가수분해	반응색		
	결과(+, −)		
β−lactamase 시험	반응색		
	결과(+, −)		
혈청군 시험 (직접 형광 항체법)	반응색		
	혈청군		

33

*Bordetella pertussis*의 동정
(Identification of *Bordetella pertussis*)

학습목표

1. *Bordetella*의 일반적인 성상을 열거한다.
2. *Bordetella* 속의 주요 균종 3가지 이상을 열거한다.
3. *B. pertussis*의 병원성에 관하여 설명한다.
4. *B. pertussis*의 선택배지를 열거하고 설명한다.
5. *B. pertussis*의 분리 동정한다.

1 개요

Bordetella 균 속은 *Alcaligenaceae* 과에 속하며, 유전학적으로 밀접한 4가지 균종, 즉 *B. pertussis, B. parapertussis, B. bronchiseptica* 및 *B. holmesii* 외에 모두 8균종이 있다. *B. pertussis*는 제2법정전염병의 원인균으로 1906년 J Bordet(보르데)와 O Gengou(젱우)에 의해서 백일해 환자의 객담에서 분리 배양하였다.

*B. pertussis*는 작은 그람음성 짧은 막대균이고, 운동성이 없으나, 일부 *Bordetella* 균종은 운동성이 있다. 흔히 양극성 염색이 되고, *B. petrii* 이외는 절대 산소성이다. 검체 채취는 발병 1~3주 시기인 카타르기(catarrhal phase)에 95% 양성률을 얻을 수 있고, 발작기(paroxysmal phase)인 제4주에는 50% 이하에서, 회복기(convalescent phase)인 5주 뒤에는 양성률이 드물다. *B. pertussis*는 호흡기 점막의 섬모상피세포에 부착하고 침습한다. 병원성 유발인자인 협막을 가지고 있으며, 여러 가지 독소를 생성해서 이 세균의 증세를 나타낸다. *B. pertussis*는 사람에게만 병원성이다.

검체 채취는 ① cough plate 법, ② 비인강 점액 배양법, ③ 객담 배양법이 있으나 cough plate법은 현재는 권장되지 않고, 양성률은 비인강 점액 배양법이 높다. 비인강 세척액이나 면봉으로 비인강에서 채취하는데 가는 철사에 감긴 calcium alginate swab를 후부 비인강에 넣고 15~30초간 또는 기침이 날 때까지 두었다가 꺼낸다.

배양에는 Bordet-Gengou (BG) agar가 있으며, 이 배지는 potato infusion agar에 면양혈액을 20% 넣어서 만들고, 2.5 μg/mL의 methicillin을 넣으면 여러 구강 정상균무리가 억제되는 선택배지가 된다. Regan-Lowe agar는 최근에 권장되는 선택배지이다.

접종된 배지는 습기가 충분한 35~37℃의 배양기에서 4일 이상 배양해야 하며 7일째까지 증식이 없으면 음성이다. 1 mm 이하의 작은 집락이며, 평활하고, 볼록하며, 진주색이나 수은 방울 같은 광택이 있으며, 약한 용혈성이다. MacConkey agar에서 *B. pertussis*는 증식되지 않으나, *B. parapertussis*와 *B. bronchiseptica*는 증식한다. *B. pertussis*는 보통배지에서 증식되지 않고, 5% 말혈액을 넣은 Mueller-Hinton 배지에서 증식된다.

이 세균은 생화학적 활성이 적으므로 감별이 어렵다. Catalase 양성이고, 탄수화물에서 산 생성, indole, gelatin 액화, Voges-Proskauer, H_2S, 질산염 환원,

표 33-1. *Bordetella* 균종의 주요 성상

성상	*B. pertussis*	*B. parapertussis*	*B. bronchiseptica*
Sheep blood agar에서 증식	−	+	+
MacConkey agar에서 증식	−	+	+
Bordet−Gengou 배지에서 집락이 보이는 기간(일)	3~6	2~3	1~2
Oxidase	+	−	+
Catalase	+	+	+
Nitrate 환원	−	−	+
운동성	−	−	+
Citrate 이용능	−	+	+
OF glucose에서 산 생성	−	−	−

urease, citrate 등이 음성이다. Oxidase와 catalase는 양성이다. 혈청학적인 응집반응으로 신속히 감별할 수 있으며, 직접 형광 항체법을 쓸 수 있다.

2 재료

1) 사용균주

Bordet-Gengou 배지에서 4일간 배양된 *B. pertussis*

2) 배지

① 혈액우무, Bordet-Gengou 우무, MacConkey 우무
② Nitrate 우무, Simmon citrate 우무, Christensen urea 우무, motility 배지, Glucose OF 배지

3) 시약

① 3% H_2O_2, oxidase 시약
② 그람 염색액
③ Specific antiserum for identification of *B. pertussis*.
④ 직접 형광 항체 염색시약

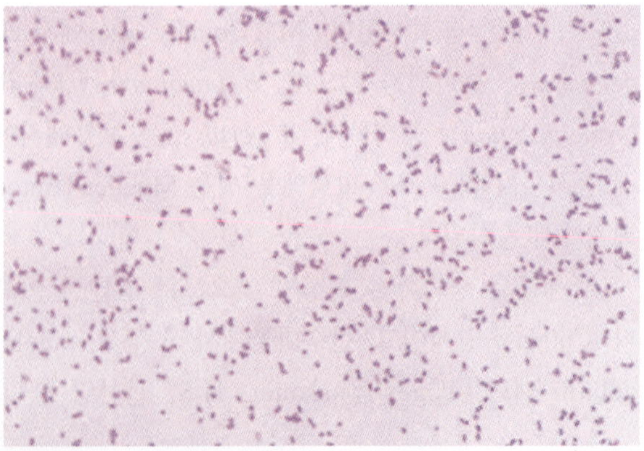

그림 33-1. ***Bordetella pertussis*의 그람염색.** 그람음성 짧은 막대균이다.

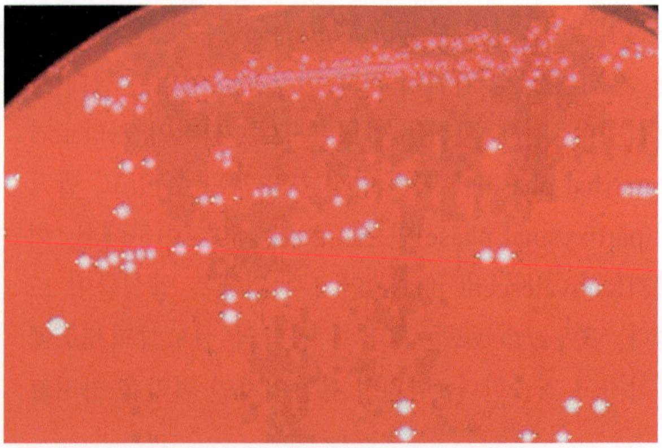

그림 33-2. **Bordet−Gengou agar상의 *B. pertussis* 집락.** 5일간 산소성 습윤 배양에서 수은 방울 같은 집락이 특성이다.

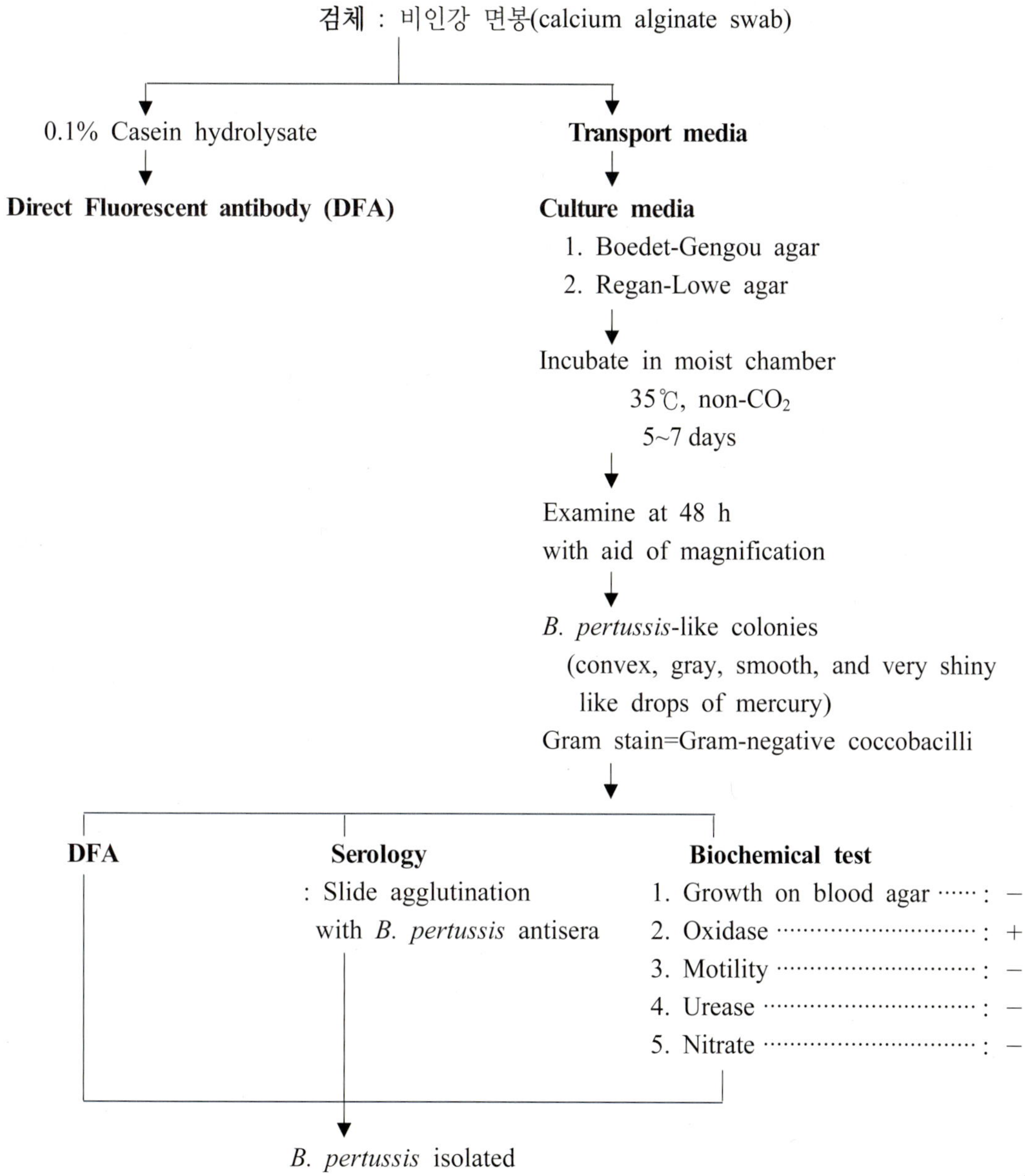

그림 33-3. *Bordetella pertussis*의 동정

3 시험 방법

① 균주 검체를 혈액우무, MacConkey 우무 및 Bordet-Gengou 우무에 접종하고, 35℃에 4일간 습기가 충분한 공기환경에서 배양한다.

② 집락을 관찰하고, 그람염색을 한다.

③ Oxidase, catalase 시험, nitrate 환원시험, 운동성 시험, glucose OF 시험을 한다.

④ 혈청학적 시험으로 슬라이드 응집시험과 직접 형광 항체 시험을 한다.

성명: 학번: 실습일자: 확인:

제33장 실습 결과 보고서

1. *Bordetella pertussis*의 동정

1) 그람염색 및 배양 성상

성상	*B. pertussis*	*B. parapertussis*
그람염색 그람성(Gram reaction) 형태(morphology)		
양극성 염색(bipolar stain) : 웨이슨법(Wayson method) 세균의 반응색 형태		
직접법 : 직접 형광 항체법 (direct fluorescent antibody, DFA) 시험 결과(+, −)		

2) 집락 성상 및 생화학적 동정 시험

<table>
<tr><th colspan="2">성상</th><th>B. pertussis</th><th>B. parapertussis</th></tr>
<tr><td colspan="2">보르데-젱우(Bordet-Gengou) agar
집락의 크기(size)
집락의 색(color)</td><td></td><td></td></tr>
<tr><td colspan="2">Regan-Lowe agar
집락의 크기(size)
집락의 색(color)</td><td></td><td></td></tr>
<tr><td rowspan="2">증식 시험</td><td>BAP 배지</td><td></td><td></td></tr>
<tr><td>Mac 배지</td><td></td><td></td></tr>
<tr><td>Catalase 시험</td><td>결과(+, -)</td><td></td><td></td></tr>
<tr><td rowspan="2">Oxidase 시험</td><td>반응색</td><td rowspan="2"></td><td rowspan="2"></td></tr>
<tr><td>결과(+, -)</td></tr>
<tr><td>운동성 시험</td><td>결과(+, -)</td><td></td><td></td></tr>
<tr><td>Nitrate 환원 시험</td><td>결과(+, -)</td><td></td><td></td></tr>
<tr><td>Urease 시험</td><td>결과(+, -)</td><td></td><td></td></tr>
<tr><td rowspan="2">혈청학적 동정법</td><td>슬라이드 응집시험</td><td></td><td></td></tr>
<tr><td>직접 형광 항체법</td><td></td><td></td></tr>
</table>

34 *Gardnerella vaginalis*의 동정
(Identification of *Gardnerella vaginalis*)

학습목표

1. *Gardnerella* 일반적인 성상을 열거한다.
   1) 질검체에서 clue cell 관찰
2. *Gardnerella*의 병원성에 관하여 설명한다.
3. *G. vaginalis*를 분리 동정한다.

1 개요

Gardnerella 균속에는 한 가지 균종인 *G. vaginalis* 만 있다. 조건무산소성, 그람염색성이 불분명한 막대균 또는 짧은 막대균이다. 세포벽 성분이 다른 그람양성 세균과 비슷하지만 다른 그람양성 세균보다 peptidoglycan층이 얇아서 훨씬 얇다. 이 세균은 Gardner와 Duke(1955)가 비특이성 질염(nonspecific vaginitis)의 부인 환자로부터 처음 분리하여 *Haemophilus vaginalis*로 칭하였으나 다시 *Corynebacterium vaginale*로 변경하였다가 새로 *G. vaginalis*로 명명되었다.

이 세균은 건강한 성인 남녀 및 소아의 직장과 항문에 있는 정상균무리이다. 또한 가임여성의 질내 정상균무리이다. 남자요도에서도 분리되기도 하며, 이 세균의 pH는 6~7이다. 특히 건강한 부인의 보균율은 20~40%이다. 이 세균은 질증을 일으키는데 관련있다고 생각된다. 최근의 연구에 의하면 질증은 주로 *Bacteroides* 균종, *Mobiluncus* 균종, *Peptostreptococcus* 균종 등의 무산소성 세균이 원인균이라고 한다. 따라서 *G. vaginalis*의 역할은 불분명하다. 남자에게는 감염을 일으키지 않는다.

세균성 질증(bacterial vaginosis)을 진단하기 위해서는 직접 도말 표본의 현미경 검사가 배양보다 더 정확하다. 세균성 질증의 최소한의 진단은 다음 소견 중에 적어도 3가지가 나타나야 한다. 즉 ① 점조성이 없는 많은 분비물, ② pH가 4.6 이상, ③ 10~20%의 상피세포는 clue cell(작은 그람음성 막대균이 덮어 있는 vaginal epithelial cell), ④ 10% KOH에 넣으면 비린내가 난다. ⑤ *Lactobacillus*가 감소되어 있고, 다수의 그람음성 막대균(주로 *Prevotella*와 *Porphyromonas*)이 있다.

배양을 위해서 선택배지인 HBT (human blood bilayer-Tween) 우무를 쓴다. 이 HBT 우무는 Tween 80이 든 Columbia CNA 우무 기초배지를 먼저 Petri 접시에 부어 굳힌 다음, 5% 사람 혈액이 든 Columbia CNA 우무 기초배지를 그 위에 부어 중첩시켜 만든다. 사람의 혈액으로 만든 혈액우무에서는 용혈을 보이나 면양 등 다른 동물의 혈액우무에서는 이 세균의 용혈성이 불확실하다. 35℃, 5~7% CO_2 환경에서 48~72시간 배양하면 사람 혈액우무 배지에서는 작은 β 용혈성 집락을 볼 수 있다. 다음 세 가지 성상으로 예비 동정(presumptive identification)할 수 있다. 즉 ① 그람염색으로 작은 그람음성 짧은 막대균 ② HBT 우무 배지에서 β 용혈 ③ oxidase와 catalase가 음성이다. 대부분의 균주에서 hippurate를 가수분해한다. Glucose, maltose, sucrose 및 starch에서 산 생성하며 mannitol에서는 음성이다. 또한 *G. vaginalis*는 metronidazole (50 μg 디스크), trimethoprim (5 μg 디스크)에 감수성이나 질내 유산균(*vaginal lactobacilli*)이나 미분류 catalase 음성 coryne-form 세균은 내성을 보인다.

이 세균은 API 20 Strep kit에 의해서 동정할 수 있다.

표 34-1. ***Gardnerella vaginalis*의 주요 성상**

성상	반응
운동성 β 용혈 : 사람 면양	− + −
Oxidase	−
Catalase	−
무산소성 증식 5~7% CO_2 증식	+ +
Hippurate 가수분해	+
산 생성 : Glucose	+
Maltose	+
Sucrose	+
Mannitol	−
Starch	+
억제대 : Metronidazole (50 μg)	+
Trimethoprim (5 μg)	+
Bile (10%)	+

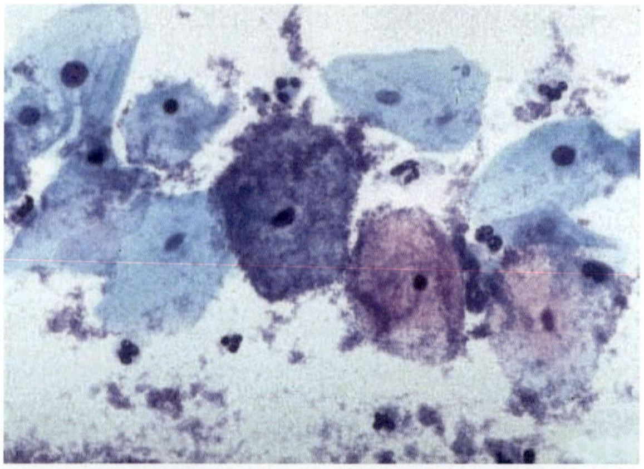

그림 34-1. 질도말 표본에서 그람음성 혹은 양성 막대균 및 짧은 막대균이 가득 찬 상피세포, 즉 clue cell(Clue cell이 보이면 *Gardnerella vaginalis*로 예비 동정한다).

2 재료

1) 균주

혈액우무에 배양된 *G. vaginalis*

2) 배지

① HBT (human blood bilayer-Tween) 우무 배지, 혈액우무 배지

② Hippurate broth, 탄수화물 배지(CTA) : glucose, maltose, sucrose

3) 시약 및 기타

① 3% H_2O_2, oxidase 시약, hippurate 가수분해 시약 : ninhydrin 용액

② 그람 염색액

③ Metronidazole (50 μg 디스크), trimethoprim (5 μg 디스크)

④ API 20 Strep kit

3 시험 방법

① 균주 검체를 HBT 우무와 혈액우무에 접종하고 5~7% CO_2 환경으로 습도를 유지하며 48시간 배양한다.

② 용혈성 및 집락의 성상을 관찰하고 그람염색을 하여 다형태성인 짧은 막대균을 확인한다.

③ Oxidase, catalase 시험을 한다.

④ Hippurate broth, 탄수화물 배지, 즉 glucose, maltose, sucrose에 접종하고 35℃에서 24시간 배양한다.

⑤ 혈액우무배지에서 metronidazole, trimethoprim 디스크 감수성을 한다.

⑥ API 20 Strep kit에 접종하여 35℃, 24시간 배양 후 판독한다.

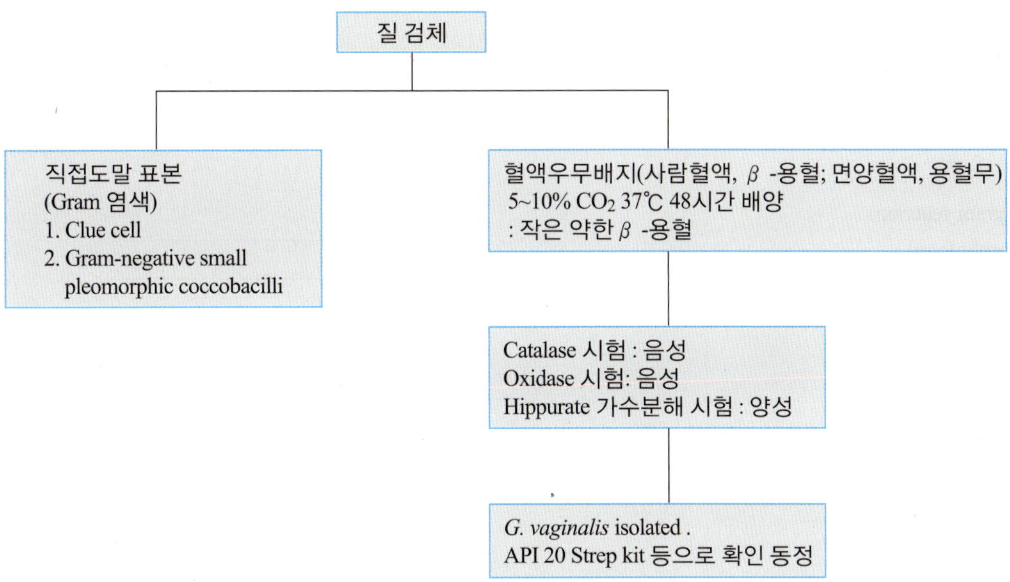

그림 34-2. ***G. vaginalis*의 동정 시험**

성명:	학번:	실습일자:	확인:

제34장 실습 결과 보고서

1. *Gardnerella vaginalis*의 동정

1) 염색성, 배양성 및 동정 시험

성상		*G. vaginalis*
그람염색 그람성(gram reaction) 형태(morphology)		
Clue cell 관찰(질 검체)		
Human blood bilayer Tween agar 용혈(hemolysis) 크기(size)		
Oxidase 시험	반응색	
	결과(+, −)	
Catalase 시험	결과(+, −)	
Hippurate 가수분해 시험	결과(+, −)	

2) 생화학적 동정 시험

<table>
<tr><th colspan="2">성상</th><th colspan="2">G. vaginalis</th></tr>
<tr><td>Glucose 시험</td><td>결과(+, −)</td><td colspan="2"></td></tr>
<tr><td>Mannitol 시험</td><td>결과(+, −)</td><td colspan="2"></td></tr>
<tr><td>Starch 가수분해</td><td>결과(+, −)</td><td colspan="2"></td></tr>
<tr><td rowspan="4">억제 시험
(Inhibition test)</td><td rowspan="2">Metronidazole 디스크
(50 μg)</td><td>억제대 지름</td><td rowspan="2"></td></tr>
<tr><td>결과(+, −)</td></tr>
<tr><td rowspan="2">Trimethoprim 디스크
(5 μg)</td><td>억제대 지름</td><td rowspan="2"></td></tr>
<tr><td>결과(+, −)</td></tr>
</table>

work sheet

35 *Pasteurella multocida*의 동정 (Identification of *Pasteurella multocida*)

학습목표

1. *Pasteurella*의 일반적인 성상을 열거한다.
2. *P. multocida*의 병원성에 관하여 설명한다.
3. *P. multocida*의 분리 동정한다.
   1) Oxidase
   2) 양극성 염색(bipolar staining reaction)
   3) MacConkey agar 증식시험 : 증식 무
   4) Penicillin 감수성 시험 : 감수성

1 개요

Family : *Pasteurellaceae*
Genus : *Pasteurella*
Species : *P. multocida*

▶ Presumptive identification tests of *P. multocida*

1. Specimen such as a cat bite or scratch
2. Gram-negative bacilli
3. Oxidase : +
4. Strongly spot indole : +
5. Growth on MacConkey agar : −

조건무산소성인 그람음성 막대균인 *Pasteurellaceae* 과에는 *Pasteurella, Haemophilus*, *Actinobacillus*의 3속이 있다. 이 중 *P. multocida*는 생화학적 성상에 의해 3가지 아종(subspecies)으로 분류하며, 즉 *P. multocida* subsp. *multocida,* subsp. *septica*, subsp. *gallicida*이다. 사람에서 흔히 분리되는 것은 *P. multocida*인데, 이 세균은 개와 고양이 등 동물에서 관찰되며 사람에게는 드물게 분리된다. *Pasteurella* 균종은 가축, 야생동물 및 조류의 호흡기와 장내의 정상 균무리이다. 여러 가지 동물에 패혈증, 장내감염, 호흡기 감염을 일으킨다.

*P. multocida*는 사람과 동물에 감염을 일으키며 사람에게는 3가지 감염, 즉

① 봉와직염, 농양 등의 국한성 감염(localized infection)
② 단독이나 다른 세균과의 혼합감염인 폐감염(pulmonary infection)
③ 패혈증 등의 전신감염(systematic infection)이 있다. 사람의 감염은 대부분이 상처감염이며, 이 세균은 동물에 물린 상처, 폐렴 환자의 호흡기 검체, 척수액, 혈액, 관절액에서 분리된다.

*P. multocida*는 그람음성인 알균 같은 혹은 짧은 막대균이고, 조건무산소성이며 운동성이 없다. 흔히 양극성 염색(bipolar staining)으로 염색되며, oxidase, catalase와 nitrate 환원 양성이다. 탄수화물을 발효한다. 이 세균은 혈액우무에서는 증식하나 MacConkey 우무배지에서는 자라지 않고, 혈액우무배지에서 작고 투명하며 평활한 것과 조면인 것이 있으며, 비용혈성, 회색, 점조성이며 버섯 냄새가 난다. TSI의 사면과 고층은 산성이며, H_2S와 가스는 음성이다. indole

과 ornithine decarboxylase가 양성이며, urease, esculin 가수분해, lysine decarboxylase, arginine dihydrolase는 음성이다. 이 세균의 감별에는 indole, urease, ornithine decarboxylase의 반응이 중요하다. *Pasteurella*는 penicillin G에 감수성인 점이 다른 그람 음성 막대균과 감별점이 될 수 있다.

2 재료

1) 균주

혈액우무 배지에서 24시간 배양된 *P. multocida*

2) 배지

① 혈액우무, MacConkey 우무

② TSI, MIO, Simmon citrate 우무, Christensen urea 우무, LIA, nitrate 우무, glucose broth (Durham관 포함), 탄수화물에서 산 생성 배지, 즉 CTA 기초 배지에 1% 탄수화물을 넣는다(L-arabinose, dulcitol, maltose, mannitol, sorbitol).

3) 시약

① 3% H_2O_2, oxidase 시약, Kovac indole 시약

② 그람염색액

3 시험 방법

① 균주 검체를 혈액우무, MacConkey 우무에 접종하고 35℃에 24시간 공기 중에 배양한다.

② 집락을 관찰하고, oxidase와 catalase 시험을 하고 그람염색을 한다.

③ TSI, MIO, Simmon citrate 우무, Christensen urea 우무, LIA 배지에 접종하고 35℃에 24시간 배양하고 그 결과를 판독한다.

표 35-1. ***Pasteurella multocida* 아종의 성상**

성상	*P. multocida subsp.*		
	gallicida	*multocida*	*septica*
용혈	−	−	−
Oxidase	+	+	+
Catalase	+	+	+
MacConkey 우무에서 증식	−	−	−
산 생성 : Glucose	+	+	+
L−Arabinose	d	−	−
Dulcitol	+	−	−
Maltose	−	−	−
Mannitol	+	+	+
Sorbitol	+	+	+
Trehalose	−	d	+
D−Xylose	+	d	+
Indole	+	+	+
ODC	+	+	+
Urease	−	−	−

④ 추가 시험으로 nirate 우무, glucose broth, L-arabinose, dulcitol, maltose, mannitol, sorbitol 배지에 접종하여 35℃에서 24~48시간 배양하여 그 결과를 판정한다.

검체 : 객담, 창상, 혈액 및 기타(◉ 개나 고양이 등에 물린 후 창상), 척수액 등

Direct smear

1. Gram stain
   = Gram-negative small coccoid rod
2. Bipolar staining reaction : +
   (Wayson method)

Transport media

↓

Culture media

Blood agar and chocolate agar

↓

Incubate in 5~7 % CO_2
35 ℃, 24~48 h

↓

P. multocida-like colonies
(smooth, gray, 0.5~2 mm, non-hemolytic colonies)
Gram stain=Gram-negative coccobacilli

↓

Kit

=API Strep kit

Biochemical test

1. Oxidase ································ : +
2. Catalase ································ : +
3. Ornithine decarboxylase ······· : +
4. Indole ································ : +
5. Urease ································ : +

↓

Presumptive *P. multocida*

↓

6. Acid production from
   Glucose ·························· : +
   Mannitol ························· : +
   Lactose ·························· : −
7. Growth on Mac agar ·········· : −

그림 35−1. *Pasteurella multocida*의 동정

성명:	학번:	실습일자:	확인:

제35장 실습 결과 보고서

1. *Pasteurella multocida*의 동정

1) 그람염색 및 배양 성상

성상	*P. multocida*
그람염색 그람성(Gram reaction) 형태(morphology)	
양극성 염색(bipolar stain) – 웨이슨법(Wayson method) 세균의 반응색 형태	
BAP 배지 크기 집락의 색 집락의 냄새	
MacConkey agar 배지에서 증식 결과(+, −)	

2) 생화학적 동정 시험

성상		*P. multocida*
Catalase 시험	결과(+, −)	
Oxidase 시험	반응색	
	결과(+, −)	
Dulcitol 시험	결과(+, −)	
Sorbitol 시험	결과(+, −)	
Indole 시험	결과(+, −)	
Ornithine decarboxylase	결과(+, −)	
Urease 시험	결과(+, −)	

36

Brucella 균종의 동정 (Identification of *Brucella* species)

학습목표

1. *Brucella*의 일반적인 성상을 열거한다.
2. *B. melitensis*의 병원성에 관하여 설명한다.
3. *B. melitensis*의 선택배지를 열거하고 설명한다.
4. *B. melitensis*의 분리 동정한다.

1 개요

Brucella 균 속은 *Ochrobacterium* 및 *Mycoplana*와 함께 *Brucellaceae* 과에 속한다. *Brucella* 균속에는 6 균종이 있다. *Brucella* 증(brucellosis)은 파상열(波狀熱, undulant fever), Bang씨 질환, Gibralter 열, 지중해성 열(mediterranean fever), 말타열(malta fever)로 알려졌으나 사람의 감염은 파상열로 부르고, 동물에 감염되면 임신하고 있는 동물을 유산시키는 일종의 인수공통질환(zoonosis)의 하나이다. 주로 산양과 면양의 병원균인 *B. melitensis*, 소의 병원균인 *B. abortus*, 돼지의 병원균인 *B. suis*, 개의 병원균인 *B. canis*가 사람에게 감염을 일으킨다.

- 주로 산양과 면양의 병원균인 *B. melitensis*,
- 소의 병원균인 *B. abortus*,
- 돼지의 병원균인 *B. suis*,
- 개의 병원균인 *B. canis*가 사람에게 감염을 일으킨다.

*B. neotomae*와 *B. ovis*는 각각 desert wood rat와 면양에 있는 세균인데, 사람감염 보고는 아직 없다. 우리나라에서 *Brucella* 감염이 증가함에 따라 균혈증뿐만 아니라, 척수염, 심내막염, 고환부고환염, 복막염 등 여러 가지가 보고되고 있다. *Brucella* 균종은 망상내피계(reticuloendothelial system)에 감염되기 때문에 *Brucella* 증을 의심하는 환자에서는 주로 혈액이나 골수 검체를 배양에 이용하나, 관절액, 림프절, 조직, 뇌척수액, 요에서도 분리될 수 있다. 이 세균 감염은 동물과의 접촉, 멸균하지 않은 우유 제품(unpasteurized dairy products)을 먹을 때 감염되는 일이 많다. 이 세균은 세포내 기생성이므로 만성 경과를 초래하며 발병 2~3주 후에는 항체가 생기므로 혈청을 이용한 혈청학적 시험인 응집반응으로 진단할 수 있다.

*Brucella*는 짧은 막대균(coccobacilli)이거나 작은 막대균이다. 절대 산소성이고, 아포와 편모는 없으며 협막을 가진 것도 있다.

Brucella 배양을 위해서는 혈액과 골수가 흔히 쓰이며, 비장, 간, 윤활유, 농양검체도 배양될 수 있다. 혈액우무와 chocolate 우무, Brucella 우무에 천천히 증식되며, MacConkey 우무에서는 대부분은 증식되지 않으나 증식되는 균주도 있다. 오염된 검체에서 *Brucella* 균종을 분리하기 위해서 임균배양에 사용되는 MTM (modified Thayer-Martin) 배지를 사용한다. 말이나 토끼 혈청을 5% 넣으면 증식이 촉진된다. 혈액에서 *Brucella*를 분리하기 위해서는 Castaneda 배지를 사용하기도 한다. 습한 상태에서 5~10% CO_2 배양기에서 배양한다. 전통적 혈액배양 방법으로는 *Brucella*

증식이 늦을 수도 있으므로 3주일간 배양한다.

Brucella 균종은 ① CO_2 요구 시험, ② H_2S 생성과 urease의 생화학적 시험, ③ thionin과 basic fuchsin 색소의 증식시험, ④ 항혈청의 응집시험에 의해서 동정한다.

48시간 배양 후 작고, 볼록하며, 평활, 반투명, 연한 황색이고 배양을 계속하면 집락이 갈색을 띠게 된다. Oxidase와 catalase가 *Brucella* 대부분 균주에서 양성(*B. ovis*와 *B. neotomae*는 음성)이고, 탄수화물을 발효하지 않는다. 용혈성이 없고 절대 산소성이다. 우유를 멸균하지 않고 마시거나 익히지 않은 쇠고기를 먹은 사람의 혈액이나 골수배양에서 그람음성의 짧은 막대균이 보이면 먼저 *Brucella* 균종을 의심해야 한다.

*Brucella*는 분리하기가 어렵기 때문에 혈청검사, 즉 열성 응집(febrile agglutination)시험으로 진단할 수 있다.

2 재료

1) 균주

Brucella 우무에 배양된 *B. abortus*와 *B. suis* 균주

2) 배지

① 혈액우무, *Brucella* 우무 배지
② Christensen urea 우무, basic fuchsin과 thionin (1:50,000 wt/vol)이 첨가된 TSA 배지

3) 시약 및 기타

① 3% H_2O_2, oxidase 시약
② 그람염색액
③ Lead acetate strip

3 시험 방법

① 균주 검체를 혈액우무, *Brucella* 우무에 접종하고 5~10% CO_2 환경으로 습도를 유지하며 48시간 배양한다.

☞ 참고 : *Brucella* 균종을 혈액에서 분리배양은 4주간 배양한다.

② 용혈성 및 집락의 성상을 관찰하고 의심되는 집락으로 그람염색을 하여 짧은 막대균을 확인한다.

☞ 참고 : 작고, 돌출되고, 흰색 또는 크림색이며, 투명한 집락이며, 그람염색을 하여 검경할 때 너무 작기 때문에 알균인지 막대균인지 감별이 까다롭다.

③ Oxidase, catalase 시험을 한다.

④ Christensen urea 우무 배지에서 urease 시험을, H_2S 시험은 lead acetate strip으로 한다.

⑤ Thionin과 basic fuchsin 색소의 증식 시험은 이 색소가 첨가된 TSA 배지에 두껍게 접종하여 5~10% CO_2와 37℃ 조건에서 3~4일간 배양 후 증식을 관찰한다.

표 36-1. ***Brucella* spp.의 성상**

성상	*B. abortus*	*B. melitensis*	*B. suis*	*B. ovis*	*B. neotomae*	*B. canis*
증식에 CO_2 필요	+/−	−	−	+	−	−
Urease 양성 시기	2시간	2시간	15분	7일 이상	15분	15분
H_2S 생성	+	−	+/−	−	+	−
증식						
Thionin[a]	+/−	+	+	+	−	+
Basic fuchsin[a]	+/−	+	−	−	−	−
숙주	소	면양	돼지	면양	Wood rat	개

[a] 1: 50,000 wt/vol

검체 : 혈액, 골수,
기타(림프절, 활액, 척수액, 농양, 간과 비장의 생검)

Direct smear

↓

1. Gram stain
   = Gram-negative very tiny coccobacilli

Primary culture media

1. BAP
2. HIA, TSA, *Brucella* agar
3. Modified Thayer-Martin medium

↓

Incubate in 5~10% CO_2
35℃ for 7 days

↓

Brucella spp.-like colonies
(small, raised, white to cream, and glistening)
Gram stain = Gram-negative very tiny coccoid rod

↓

Serological confirmation

1. Agglutinaton in *Brucella* in *Brucella* antiserum
2. Acriflavine test for smooth culture
   Caution! Do only using biological safety cabinet
3. Tube agglutination test for confirmation of smooth *Brucella* cultures

Biochemical test

1. Oxidase ········· : +
2. Motility ········· : −
3. Urease ········· : +
4. Nitrate reduction ········· : +
5. Growth on BAP ········· : +
6. Resistant to basic fuchsin and susceptible to thionin dye
   (1:50,000 and 1:100,000 dilution)

↓

B. abortus isolated

그림 36-1. ***Brucella abortus*의 동정**

성명:	학번:	실습일자:	확인:

제36장 실습 결과 보고서

1. *Brucella melitensis*의 동정

1) 염색성, 배양성 및 동정 시험

성상		*B. melitensis*	*B. abortus*
그람염색 그람성(gram reaction) 형태(morphology)			
BAP 배지 크기(size) 색(color)			
정자 agar 크기(size) 색(color)			
Oxidase 시험	반응색		
	결과(+, −)		
Catalase 시험	결과(+, −)		
운동성 시험	결과(+, −)		

2) 생화학적 동정 시험

<table>
<tr><th colspan="2">성상</th><th colspan="2">B. melitensis</th><th colspan="2">B. abortus</th></tr>
<tr><td rowspan="2">CO_2 요구 시험</td><td>산소성(공기) 증식</td><td colspan="2"></td><td colspan="2"></td></tr>
<tr><td>CO_2에 증식</td><td colspan="2"></td><td colspan="2"></td></tr>
<tr><td>Urease 시험</td><td>결과(+, −)</td><td colspan="2"></td><td colspan="2"></td></tr>
<tr><td>H_2S 생성 시험
(TSI agar)</td><td>결과(+, −)</td><td colspan="2"></td><td colspan="2"></td></tr>
<tr><td rowspan="4">색소 배지에서
증식(Growth on
dye medium)
시험</td><td rowspan="2">Basic fuchsin
(1:100,000)</td><td>증식 여부</td><td></td><td></td><td></td></tr>
<tr><td>결과(+, −)</td><td></td><td></td><td></td></tr>
<tr><td rowspan="2">Thionin
(1:100,000)</td><td>증식 여부</td><td></td><td></td><td></td></tr>
<tr><td>결과(+, −)</td><td></td><td></td><td></td></tr>
<tr><td>혈청학적 시험
(Slide 응집시험)</td><td>Brucella 항혈청</td><td colspan="2"></td><td colspan="2"></td></tr>
</table>

37 무산소성 알균의 동정 (Identification of anaerobic cocci)

학습목표

1. *Peptococcus* 및 *Peptostreptococcus*
   1) *Peptococcus*의 일반적인 성상을 열거한다.
   2) *Peptostreptococcus*의 일반적인 성상을 열거한다.
   3) *Peptococcus*와 *Peptostreptococcus*의 생화학적 감별점을 설명한다.
   4) *Peptoniphilus* (*Peptostreptococcus*) *assaccharolyticus, Peptostreptococcus anaerobius, Finegoldia* (*Peptostreptococcus*) *magnus* 및 *V. parvula*를 분리동정한다.
2. *Veillonella*
   1) *Veillonella*의 일반적인 성상을 열거한다.
   2) *Veillonella*의 생화학적 감별점을 설명한다.
3. 무산소성(혐기성) 배양 방법을 설명한다.
   1) 무산소성 단지법(anaerobic jar method)
   2) 무산소성 상자법(anaerobic chamber, glove box method)
   3) 무산소성 주머니법(anaerobic pouch method) : GasPak pouch 등
4. 무산소성 보존단지(anaerobic holder)에 대하여

1 개요

무산소성 그람양성 알균에는 *Peptococcus*와 *Peptostreptococcus* 균속이 있었다. 임상검체에서 분리되는 무산소성 그람양성 알균 대부분이 *Peptostreptococcus*로 이 균속에는 *P. anaerobius*와 *P. micros*만이 남게 되었고, 다른 균종은 새로운 균속인 *Peptoniphilus*, *Anaerococcus*, *Finegoldia*, *Gallicola*, *Slackia* 혹은 *Ruminococcus*에 속하게 되었으며, 사람에게서 분리되는 *Peptococcus* 균종은 현재 *P. niger*뿐이다.

무산소성 그람양성 알균은 장, 여성 생식기 및 구강에 있는 중요한 정상균무리이고, 무산소성 그람음성 막대균 다음으로 흔히 감염을 일으킨다. 감염에서 분리되는 무산소성 그람양성 알균은 전체 무산소성 세균의 약 1/3이 되고 *Finegoldia magna*, *Peptoniphilus asaccharolyticus*, *Anaerococcus prevotii*, *Peptostreptococcus micros*, *Peptostreptococcus anaerobius*가 흔히 분리된다.

무산소성 그람음성 알균에는 *Veillonella*, *Acidaminococcus*, *Megasphaera*가 있으며, 임상검체에서는 드물게 분리되는 *Veillonella*는 구강, 상기도 및 위장관 정상균무리이다. 사람에서 분리되는 *Veillonella* 균종에는 *V. parvula*, *V. atypica*, *V. dispar* 및 *V. montpellierensis*이다.

1) 무산소성 배양법

무산소성 세균은 통상의 방법으로 배양할 수 없다. 무산소성 세균을 발육시키기 위해서는 ① 배지 중의 산소를 제거하는 것, ② 다시 산소가 용해되어 배지 속으로 들어가지 않도록 산소를 차단하는 것, ③ 배지 중의 산화환원 전위를 낮추는 환원물질을 넣어 낮은 전위를 유지하는 것이 필요하다. 무산소성 세균의 배양 조건은 35℃에서 48시간(72시간 배양해야 잘 관찰할 수 있다) 배양한다.

검체의 접종, 평판배지의 관찰 및 계대 배양하는 동안에 무산소성 세균의 산소 노출을 줄이기 위해 질소가스가 소량씩 흐르게 하는 보존단지(holding jar)를 사용한다. 무산소성 세균의 분리과정은 그림 37-1과 같은 방법에 의한다.

(1) 공기 차단법

액체배지를 수조에 넣고 15분간 끓인 후 냉수에 급히 식히고 즉시 배양한다.

심부에는 산소가 들어가지 않게 접종하며, 무산소성 세균은 심부에 발육한다. 경우에 따라서 환원제를 넣거나 유동 파라핀, 바세린 등을 중첩시켜 공기와의 접촉을 차단시킨다.

(2) 반유동 고층 우무 배지

배지에 산소가 용해되어 들어가는 것을 방지하기 위하여 소량의 우무를 넣고, 산화환원 전위를 낮게 유지하기 위하여 환원제를 첨가하는 것이다. 무산소성균은 배지 표면 1 cm 아래에서 발육한다. Thioglycollate medium, GAM (Gifu anaerobic medium) 반유동 고층배지가 이러한 예이다.

(3) 공기 치환법과 산소 흡수법

통상 평판배지를 쓰는 무산소성 배양에 잘 사용하며, 여러 가지 방법이 있다.

① 무산소성 단지법(Anaerobic jar method) : GasPak jar (BBL)가 가장 널리 사용한다. 접종한 배지를 단지에 넣고 GasPak 봉지에 물 10 mL를 넣어 단지에 넣고 뚜껑을 닫으면 H_2와 CO_2 가스가 생긴다. 뚜껑에는 촉매제가 든 palladium을 입힌 allumina 입자가 10~20개가 있다. 사용 전에 160℃에서 2시간 동안 건조하거나 불꽃(혹은 Bacti-cinerator를 사용하면 편리하다)으로 가열하면 활성화된다. 가열한 촉매제는 건조한 실온에 보관했다가 사용할 수 있다. GasPak 봉지, 즉 H_2와 CO_2 발생 봉지를 사용하는 대신에 혼합가스(85% N_2, 10% H_2, 5% CO_2)를 사용하면 더 경제적이다. 단지를 닫아 놓은 후 40분이 되어도 뚜껑이 따뜻하지 않거나 25분 후 단지 안의 벽에 김이 서리지 않으면 촉매가 나쁘거나 단지가 새기 때문이다. 촉매제가 물이 있으면 비활성화되기 때문에 160℃에 2시간 가열 후 사용한다. 무산소성 상태를 알아보기 위해서 methylene blue나 resazulin이 든 1회용 strip을 사용하면 편리하다. GasPak 단지를 닫은 후 60분 후에 산소농도가 0.2~0.6%가 되고, 100분 후에는 0.2%가 된다. Methylene blue 지시약은 6시간이 되어야 청색에서 무색으로 환원이 된다.

② 무산소성 상자법(anaerobic chamber, glove box method)

무산소성 상자의 내부는 무산소성 상태이고 상자 안에서 검체의 접종, 배양을 하며, 분리나 동정을 할 수 있으며 기계의 값이 비싸지만 운영비는 비싸지 않다. 혼합가스는 대개 85% N_2, 10% H_2, 5% CO_2 비율을 사용하나 Bactron 회사는 90% N_2, 5% H_2, 5% CO_2를 사용하며, 상자 안의 palladium 촉매제는 산소와 수소의 결합을 촉매하며 160℃에서 2시간 가열하여 사용한다.

③ 무산소성 주머니법(anaerobic pouch method)

검체의 수가 소수일 때 편리하다. 주머니 안에 1~2개의 접종배지를 넣고 수소가스 발생 시약을 넣은 다음 heat sealer나 플라스틱 차단 막대기로 봉한 후 공기 중 배양기에서 배양한다. 주머니 안쪽의 methylene blue 지시약의 색깔이 무색이면 무산소성 환경이다.

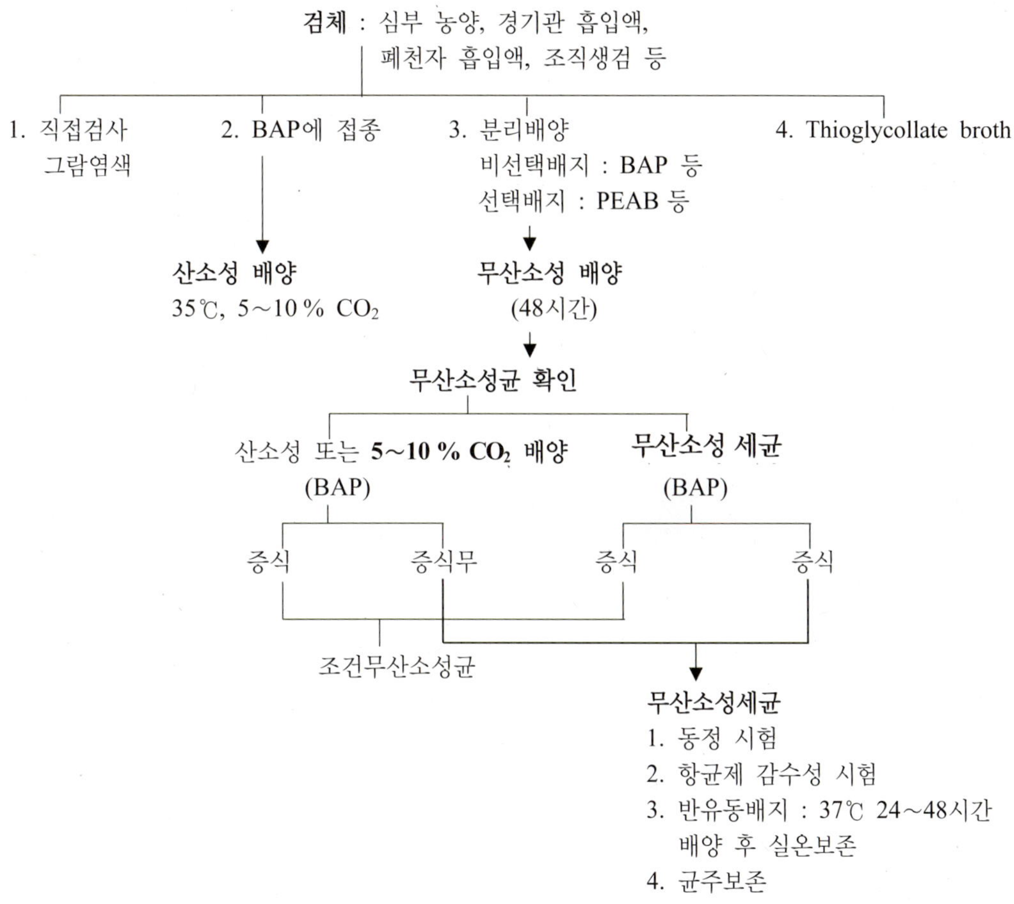

그림 37-1. **무산소성 세균의 분리**

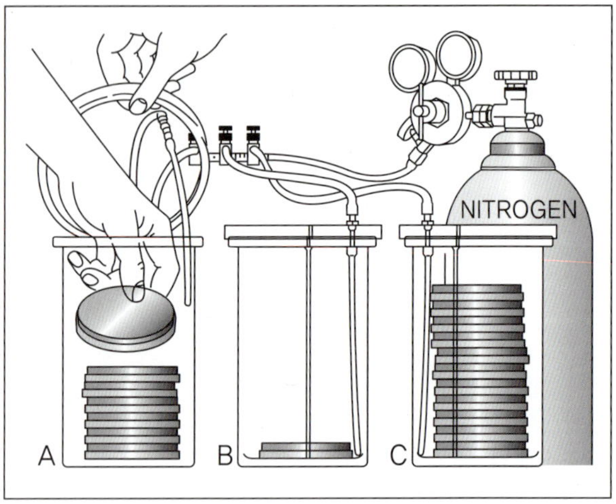

그림 37-2. 무산소성 보존단지(anaerobic holding jar). A. 접종할 새 배지 B. 계대 배양할 배지 C. 검체가 접종된 배양할 배지가 GasPak 단지에 들어 있으며, 질소가스(N_2)를 사용한다.

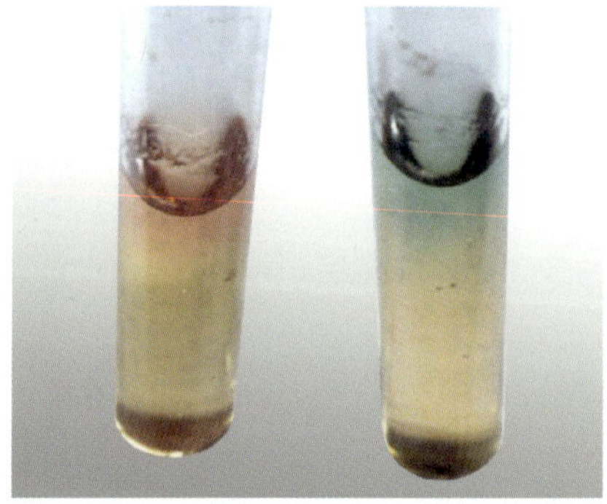

그림 37-3. Thioglycollate broth. 윗부분의 분홍색(resazulin)과 청색(methylene blue)은 산소성을, 아랫부분의 무색은 무산소성 환경으로 실온에 보관한다.

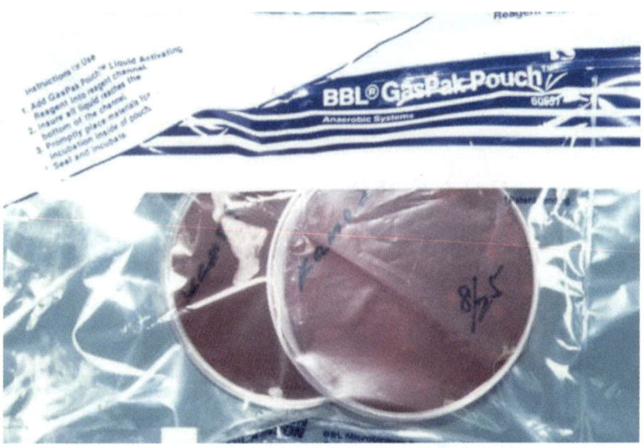

그림 37-4. 무산소성 주머니(Anaerobic pouch). GasPak pouch (BBL). 주머니에 접종한 배지를 1~2개 넣고 수소가스 생성 약품을 넣어 공기가 통하지 않게 봉합하여 산소성 배양기에 배양한다. 지시약이 청색에서 무색으로 변하면 무산소성 상태이다.

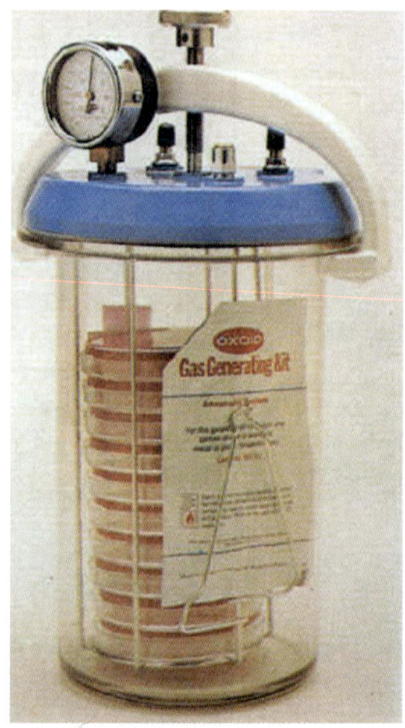

그림 37-5. GasPak 무산소성 단지(Difco Co). GasPak 봉지에 물 10 mL를 넣으면 H_2와 CO_2가 생긴다. 뚜껑에 촉매가 든 palladium allumina 입자가 촉매작용을 하여 단지 속의 산소와 봉지에서 생긴 수소가 결합하여 물이 되며 무산소성 환경을 만드는데, 이때 methylene blue 지시약이 청색에서 무색으로 된다.

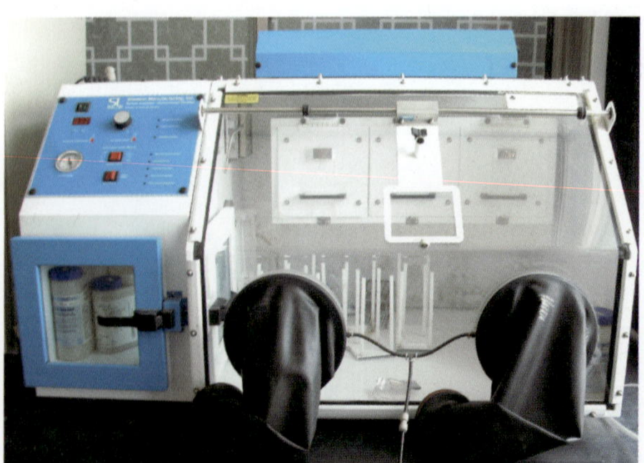

그림 37-6. 무산소성 상자(anaerobic chamber). Bactron 회사 제품으로 혼합가스 N_2 90%, H_2 5%, CO_2 5%를 사용한다.

표 37-1. **무산소성 그람양성 및 음성 알균의 성상**

균종	Indole	Nitrate 환원	Esculin 가수분해	Urease	발효					GLC 분석
					Glu[a]	Cel	Lac	Mal	Suc	
Peptoniphilus asaccharolyticus	+[b]	−	−	−	−	−	−	−	−	B (A L p)
Anaerococcus prevotii	−	±	−	−	−w	−	−	W−	W−	B (A L p)
A. tetradius	−	−	−	+	+	−	−	+	+	B L (a p)
P. anaerobius	−	−	−	−	W−	−	−	W−	W−	A IC (ib b iv)
Ruminococcus productus	−	−	+	−	+	+	+	+	+	A I s
P. micros	−	−	−	−	−	−	−	−	−	A (s)
Finegoldia (*Peptostreptococcus*) *magna*	−	−	−	−	−	−	−	−	−	A
Streptocuccus sp.	−	−	−	−	+	V	+	+	+	L (a)
Veillonella parvula	−	+	−	−	−	−	−	−	−	A P (s)

[a] Glu, glucose; Cel, cellobiose; Lac, lactose; Mal, maltose; Suc, sucrose.
[b] +, 90% 이상 양성; −, 90% 이상 음성; ±, 대개 양성; V, 일정치 않음; W, dir 양성; W−, 약양성이나 음성.

비닐주머니 안쪽에 수소가스 앰플과 지시약 앰플이 들어 있는 것은 깨뜨려 사용한다.

예) GasPak anaerobic pouch 등이 있다.

④ 또는 제조에서 분주, 멸균까지 산소에 전혀 노출되지 않도록 하여 만드는 배지인 PRAS (pre-reduced anaerobically sterilized) tube method]와 가스분사법 [Roll tube method]은 좋은 무산소성 방법이지만, 임상검사실에서는 쓰이지 않는다.

무산소성 그람양성 알균의 집락은 0.5~2 mm 이하이고 볼록하며, 무색 또는 흰색이고 불투명하다.

*Peptococcus niger*는 검은 집락이 특징인데 임상검체에서 분리율이 낮다. *Peptococcus*는 포도알균 모양으로, *Peptostreptococcus*는 사슬알균 모양으로 배열하는 것이 보통이지만, 형태만으로 이 두 균속을 감별하는 것이 항상 가능하지는 않다. 따라서 GLC가 필요한 경우가 있으며 일부 균종은 독특한 특징이 있으므로 쉽게 동정이 된다. 즉, 당발효 음성이라도 indole 양성이면 *Peptoniphilus asaccharolyticus*로 동정할 수 있다. *P. anaerobius*는 tyrosine medium 중의 tyrosine 결정을 분해하고, sodium polyanethol sulfonate (SPS) 디스크에 감수성이며 이들 시험으로 역시 동정할 수 있다(표 37-1).

무산소성 그람음성 알균인 *Veillonella*는 집락이 작고, 볼록하며, 투명 또는 반투명이다. 이 집락은 자외선을 비추면 적색형광을 내는데, *Bacteroides*와는 달리 혈액이 안든 배지에서도 형광을 내며 집락이 공기에 노출된 뒤에는 형광을 내지 않는다. 이 세균은 작은 그람음성 알균이며 불규칙하거나 쌍이다. 질산염 환원과 catalase 시험 양성이고 glucose에서 산을 생성하지 않는다(표 37-2).

▶ 실습내용

가) 균의 성상

1) 집락 관찰, 그람염색
2) Catalase 시험
3) 반유동 고층배지에서 발육의 관찰
4) 질산염 환원 시험
5) 산소 감수성 시험
6) Metronidazole 디스크 감수성 시험

나) 간이동정 키트에 의한 동정

1) RapID ANA II (4시간 판정)

표 37-2. 무산소성 그람음성 알균의 성상

균종	Nitrate 환원	Catalase	Glucose	PYG에서 지방산
Veillonella sp.	+	V	−	A[a], p
Acidamminococcus fermentans	−	−	−	A, B
Megasphaera elsdenii	−	−	+	a, ib, iv, v, C

[a] A, acetic acid; p, propionic acid; B, butyric acid; ib, iso−butyric acid;
b, butyric acid; iv, iso−valeric acid; v, valeric acid; C, caproic acid.

2 재료

1) 사용균주

혈액우무 배지에 3일간 무산소성 배양한

① *Peptoniphilus* (*Peptostreptococcus*) *asaccharolyticus*

② *Ps. anaerobius*

③ *Finegoldia* (*Peptosterptococcus*) *magnus*

2) 배지

① *Brucella* HK blood agar

② TSA blood agar

③ PEA Brucella HK blood agar (PEA blood agar)

④ 반유동 고층 배지(semisolid stab medium)
: GAM 반유동배지, HK 반유동 배지 또는 SIM-Thioglycollate 배지

⑤ 무산소성 액체 배지에 0.1% glucose와 0.3% KNO_3를 넣은 배지 혹은 GAM 당분해용 반유동 배지에 포도당 0.1%, KNO_3 0.3%를 넣은 배지

⑥ Metronidazole 디스크(5 μg/disk)

⑦ RapID ANA II kit

3) 시약

① 그람 염색액

② Nitrate 환원 시약 : A액−0.8% sulfanilic acid, B액−0.5% α-naphthylamine 용액

4) 장비

① 무산소성 배양기 : GasPak jar 또는 Anaerobic chamber

② CO_2 배양기 혹은 양초단지(candle jar)

3 시험 방법

1) 시험 방법

① *Peptoniphilus (Peptostreptococcus) asaccharolyticus*,

② *Peptostreptococcus anaerobius*,

③ *Finegoldia (Peptostreptococcus) magnus*,

④ *Veillonella parvula,*

⑤ *S. aureus* 5균주를 *Brucella* HK blood agar, PEA blood agar 평판배지에 각각 접종하여 37℃에 2일간 무산소성 배양하고 집락관찰과 그람염색을 한다.

(1) 집락의 관찰−각 균종의 집락의 색, 형태, 크기 등을 기록한다.

(2) 그람염색−그람염색의 염색성, 균의 형태를 기록하고, 대조 균주로써 *E. coli*와 *S. aureus*도 동시에 염색한다.

2) Catalase 시험을 한다.

Slide glass에 집락을 올려놓고, 15% 과산화수소(hydrogen peroxide)를 떨어뜨린다. 기포가 보이면 양성이다.

3) 반유동 고층배지(semisolid stab medium)에서 발육의 관찰

Finegoldia (*Peptostreptococcus*) *magna*, *Peptostreptococcus anaerobius*, *V. parvula*의 3균종을 반유동배지(SIM-Thioglycollate medium 등)에 37℃에서 2일간 배양하여 발육의 상태를 관찰한다.

4) 질산염 환원시험

질산염 환원 시험용 반유동 배지에 혈액 평판에서 1집락씩 3균종을 접종하여 37℃에서 2일간 배양하여 질산염 환원 시약을 써서 판정한다.

판정방법

① 질산염 환원 시약 A액, B액을 반유동배지에 몇 방울 넣고 수분간 둔다. 첨가 시약이 분홍색을 보이면 질산염 환원 양성이다.

② 시약이 발색하지 안했으면 면봉으로 소량의 아연 분말(zinc powder)을 첨가해서 5분간 방치한다. 적색이 발색할 경우에는 질산염 환원이 음성이고, 발색을 안했으면 질산염이 아질산염을 지나서 암모니아로 환원된 것을 시사한다. 이런 경우는 Nessler 시약을 써서 암모니아 생성을 확인하는 것이 바람직하다.

5) 산소 감수성 시험

혈액우무 배지 3개를 각각 5분획해서 *S. aureus*를 포함해서 6균종을 접종한다. 37℃에서 2일간 각각 무산소성 배양, 탄산가스 배양, 산소성 배양에서 발육의 성상을 관찰한다.

6) Metronidazole (MNZ) 디스크 감수성 시험

혈액 평판에 1집락을 취해서 평판의 1/2에 백금이로 고루 접종하고 다른 1/2 부분에는 독립된 집락을 얻도록 획선 도말한다. 고르게 접종한 1/2 구획에 metronidazole 디스크(5 μg 함유)를 놓고 핀셋으로 살짝 누른다. 2일간 무산소성 배양해서 억제대의 유무를 판정한다.

판정

MNZ 감수성 균주(억제대 있음) : *Finegoldia (Peptostreptococcus) magnus*, *Peptoniphilus (Peptostreptococcus) asaccharolyticus*, *Peptostreptococcus anaerobius*, *Peptostreptococcus micros*, *Veillonella parvula*
MNZ 내성 균주(억제대 없음) : *Streptococcus* spp. (무산소성)

7) 간이 동정 키트에 의한 동정

RapID ANA II

미생물 효소에 의해서 특정의 기질을 분해하는 것을 기초로 하는 간이 키트로써 기질의 분해에 의한 정색 반응의 판정결과에서 microcode를 작성해서 코드 책에서 균명을 찾는다. 균명을 찾을 때에는 그람염색성, 형태 관찰의 정보가 필수이다. 진한 균액을 사용하므로 판정하는데, 시간이 단축되고 있다.

조작순서의 개요

① 평판에서 집락을 면봉으로 접종액에 현탁시켜, McFarland No.3의 균액을 만든다. (만든 균액은 15분 이내에 사용한다.)

② 균액을 잘 섞어서 접종액의 전량을 Pasteur pipette으로 ANA panel에 분주해서 각 반응조에 옮긴다.

③ 호기 조건하에 35~37℃에서 4시간 배양한다.

④ 1차, 2차 판정에 의해서 microcode를 작성한다.

⑤ 그람염색성, 형태와 microcode에서 RapID ANA code compendium을 써서 균명을 찾는다.

표 37-3. RapID ANA II kit의 정색반응표

반응조 번호 1차 판정	Test code (시약 첨가 전)	추가 시약	양성 반응	음성 반응	Comment
1	URE[a]	없다	적색 또는 자색	황색 또는 등색	
2	BLTS				
3	aARA				
4	ONPG				
5	aGLU	없다	황색	투명 갈색	확실한 황색의 정색은 양성, 연한
6	BGLU			또는	황색 또는 어두운 황색은 음성
7	aGAL			연한 황색	
8	aFUC				
9	NAG				
10	PO_4				
2차 판정	**(시약 첨가 후)**				
3	LGY[b]				
4	GLY		자색	황색	시약 첨가 후 30초 이상 방치해서
5	PRO	RapID	적자색	등색	2분 이내에 판정한다. 양성으로
6	PAL	ANA	적색 또는	또는	표현한 색조 이외는 음성이다.
7	ARG	시약	어두운	연한	
8	SER		핑크색	핑크색	
9	PYR				
10	IND	Innova Spot indole	청색 또는 청록색	기타 (황, 핑크, 적, 자색 등)	

※ 본문에 사용되는 색조의 표시는 실제의 정색반응과 약간은 차이가 있다.

[a] URE, urea; BLTS, ρ−Nitrophenyl−β, D−disaccharide; aARA, ρ−Nitrophenyl−α, L−arabinoside; ONPG, o−Nitrophenyl−β, D−galactoside; aGLU, ρ−Nitrophenyl−α, D−glucoside; BGLU, ρ−Nitrophenyl−β−D−glucoside; aGAL, o−Nitrophenyl−α−D−galactoside; aFUC, ρ−Nitrophenyl−α, D−galactoside; NAG, ρ−Nitrophenyl−N−acetyl−β−D−glucosaminide; PO4, ρ−nitrophenylphosphate

[b] LYG, Leucyl−glycine−β−naphthylaminde; GLY, Glycine−β−naphtylamine; SER, Serine−β−naphtylamide; PYR, Pyrrolidonyl−β−naphthylamide; IND, Tryptophan

성명:	학번:	실습일자:	확인:

제37장 실습 결과 보고서

1. 무산소성 알균의 동정

1) 배양성 – 관찰 스케치

결과 \ 균주		① *Peptoniphilus (Peptostreptococcus) asaccharolyticus*	② *Peptostreptococcus anaerobius*	③ *Finegoldia (Peptostreptococcus) magnus*	④ *Veillonella parvula*
집락의 관찰 (크기, 색 등)	혈액 우무				
발육 상태	반유동배지				
균체세포의 관찰 (그람성, 형태 등)	스케치				
	결과				

2) 성상 기록표

균주	Catalase	질산염 환원시험			산소 감수성			MNZ
		질산염 시약	아연 분말	판정	무산소성	CO_2	산소성	
① *Peptoniphilus (Peptostreptococcus) asaccharolyticus*								
② *Peptostreptococcus anaerobius*								
③ *Finegoldia (Peptostreptococcus) magnus*								
④ *Veillonella parvula*								
⑤ *Staphylococcus aureus*	* * *	* * *	* * *	* * *				* *

RapID ANA II System™

Gram Reaction/Morphology: ____________

Identification: ____________

Date: ____________

Isolate #: ____________

Source: ____________

Technologist: ____________

	BEFORE REAGENT ADDITION										RapID ANA II REAGENT							SPOT INDOLE
Cavity #	1	2	3	4	5	6	7	8	9	10	3	4	5	6	7	8	9	10
Test Code	URE	BLTS	aARA	ONPG	aGLU	BGLU	aGAL	aFUC	NAG	PO4	LGY	GLY	PRO	PAL	ARG	SER	PYR	IND
Coding	1	2	4	1	2	4	1	2	4	1	2	4	1	2	4	1	2	4

RapID ANA II System™

Gram Reaction/Morphology: ____________

Identification: ____________

Date: ____________

Isolate #: ____________

Source: ____________

Technologist: ____________

	BEFORE REAGENT ADDITION										RapID ANA II REAGENT							SPOT INDOLE
Cavity #	1	2	3	4	5	6	7	8	9	10	3	4	5	6	7	8	9	10
Test Code	URE	BLTS	aARA	ONPG	aGLU	BGLU	aGAL	aFUC	NAG	PO4	LGY	GLY	PRO	PAL	ARG	SER	PYR	IND
Coding	1	2	4	1	2	4	1	2	4	1	2	4	1	2	4	1	2	4

38 무산소성 그람음성 막대균의 동정

(Identification of anaerobic gram-negative bacilli)

학습목표

1. *Bacteroides*와 *Fusobacterium* 및 *Porphyromonas*의 일반적인 성상을 각각 열거한다. (A)
2. *Bacteroides* 감염, *Fusobacterium* 감염에 의한 질병명을 각각 열거한다.(A)
3. 다음 무산소성 세균을 분리 동정한다.
   1) *Bacteroides fragilis* (A)
   2) *B. thetaiotaomicron* (B)
   3) *Prevotella melaninogenica* (A)
   4) *Porphyromonas gingivalis* (B)
   5) *Fusobacterium nucleatum* (B)

1 개요

무산소성 그람음성 막대균은 *Bacteroidaceae*과, *Porphyromonadaceae*과, *Prevotellaceae*과 혹은 *Fusobacteriaceae*과에 속한다.

무아포 무산소성 그람음성 막대균(nonsporeforming, anaerobic, gram-negative bacilli)은 임상검체에서 분리되는 무산소성 세균의 반 이상을 차지하며, 임상 검체에서 흔히 분리되는 것은 *Bacteroides*, *Porphyromonas*, *Prevotella* 및 *Fusobacterium*의 4 균속이고, 드물게 *Campylobacter* spp., *Sutterella* 및 *Bilophila*이다.

*Bacteroides*는 처음에 담즙내성(bile-tolerant)과 담즙감수성(bile-sensitive)으로 분류하였고, 과거에 역시 담즙 감수성 균종을 색소성과 비색소성 균종으로 다시 분류하였다. 그러나 근년에 담즙에 감수성이면서 색소를 생성하는 *Bacteroides*를 *Porphyromonas*와 *Prevotella*로 재분류 하였다.

B. fragilis 군(group)은 가장 흔히 분리되는데 이 군 중에서 연부조직(soft tissue)과 무산소성 균혈증(anaerobic bacteremia)에서 가장 흔히 분리되는 균종은 *B. fragilis*이며 다음은 *B. vulgatus, B. thetiotaomicron* 및 *Parabacteroides distasonis* 등이다.

B. fragilis 군보다 다른 무산소성 세균도 역시 많은 항균제에 내성이 있다. *B. fragilis* 군은 penicillin과 cephalosporin 을 비활성화시키는 효소(beta-lactamase)를 생성하는 무산소성 세균 중에서 처음 보고되는 세균이다. Beta-lactamase를 생성하는 다른 무산소성 세균은 *B. coagulans, B. splanchnicus, Prevotella oralis, P. bivia, P. disiens, P. oris* 및 *P. buccae* 이다(표 38-1).

Prevotella 균종 중 *P. corporis, P. intermedia, P. loescheii, P. melaninogenica* 및 *P. denticola* 등은 검은 색소 즉 protoporphyrin을 생성하기 때문에 갈색이나 검은색 집락을 만든다. 색소생성은 혈액우무 배지에서 대개는 6~10일 배양시 보이나, 2~3주까지 생성이 안될 때도 있다. 색소 생성 배지는 용혈시킨 혈액 즉 laked blood가 들은 평판배지가 흔히 사용된다.

색소를 생성하는 *Bacteroides* 균종 중 산 생성이 음성인 *B. asaccharolyticus, B. gingivalis* 및 *B. endodontalis*의 3 균종은 *Porphyromonas* 균속으로 재분류하였다. 위의 3 균종과 대부분의 절대 무산소성 세균은 발육에 hemin과 menadione(vitamin

그림 38-1. 혈액우무배지에서 *Prevotella melaninogenica*의 검은색 집락.

성상	균종

담즙 내성(bile tolerant)

- *Bacteroides fragilis group*
  ① *B. caccae* ② *Parabacteroides distasonis* ③ *B. eggerhii* ④ *B. fragilis* ⑤ *Parabacteroides merdae* ⑥ *B. ovatus* ⑦ *B. stercoris* ⑧ *B. thetaiotaomicron* ⑨ *B. uniformis* ⑩ *B. vulgatus*
- *Non-B. fragilis group*
  ① *B. splanchnicus*

담즙 감수성(bile sensitive) : 20% 담즙에 억제

◐ 혈액우무 배지에서 검은색 집락(pigmented colony on blood agar plate)

- *Prevotella*
  ① *P. corporis* ② *P. denticola* ③ *P. intermedia* ④ *P. loescheii* ⑤ *P. melaninogenica*
- *Porphyromonas*
  ① *P. asaccharolyticus* ② *P. endodontalis* ③ *P. gingivalis*

◐ 혈액우무 배지에서 색소 비생성 집락(nonpigmented colony on blood agar plate)

- 파이는 집락(pitting colony)
  ① *Campylobacter gracilis* ② *B. ureolyticus*
- 파이지 않는 집락(nonpitting colony)
  Bacteroides
  ① *B. capillosus* ② *B. coagulans* ③ *B. pneumosintes* ④ *B. putredinis*
  Prevotella
  ① *P. bivia* ② *P. buccae* ③ *P. disiens* ④ *P. heparinolytica* ⑤ *P. oralis* ⑥ *P.* oris

K1)이 필요하다. 색소를 생성하는 *Prevotella*와 *Porphyromonas*는 자외선을 비추면 분홍 내지 적색형광을 낸다. 색소를 생성하지 않는 균종도 연한 분홍빛을 내는 일이 있으므로 적색형광을 내는 것만을 양성으로 판독해야 한다. 그람염색에서 연한 분홍색으로 작은 짧은막대균이고 집락은 작아서 0.5~2 mm 이다.

Metronidazole과 chloramphenicol에 모두가 감수성이고 clindamycin에 대개 감수성이다.

담즙에 감수성이고, 비색소성인 *Bacteroides* 균종 중 파이는 집락(pitting 또는 corroding colony)의 무산소성, 그람음성 막대균을 *B. ureolyticus*라고 하며, 미산소성(microaerophilic)이고 파이는 그람음성 막대균을 *Eikenella corrodens*라고 한다. Pitting 집락을 보이는 균종은 *Wolinella* spp., *B. ureolyticus* 및 *Campylobacter gracilis*이고 이들 균종은 운동성과 urease생성 시험으로 쉽게 감별된다.

*B. fragilis*는 혈액우무에서 1~3mm의 평활하고 백색 내지 무색의 비용혈성, 반투명성의 집락이다. 그람염색에서 연한 분홍색이고 균단은 둥글며 약간의 다형태성과 고르지 않은 염색성을 보인다. 생화학적 성상으로 동정한다(표 38-4).

담즙에 감수성이고, 비색소성인 *Bacteroides* 균종 중 파이는 집락(pitting or corroding colony)의 무산소성, 그람음성 막대균을 *B. ureolyticus*라고 하며,

표 38-2. 검은 집락을 형성하는 *Prevotella*와 *Porphyromonas*의 성상

균종	Indole	Lipase	발효						분리되는 검체			
			Glucose	Lactose	Cellobiose	Esculin 가수분해	Phenylacetic acid 생성	GLC 분석	임상검체	장	비뇨생식기	구강
산생성 음성												
Porphyromonas asaccharolytica	+	−	−	−	−		−	A p ib B Ⅳ S	+	+	−	−
P. endodontalis	+	−	−	−	−		−	A p ib B Ⅳ S				
P. gingivalis	+	−	−	−	−		+	a p ib B Ⅳ s pa	•	•	•	+
산생성												
Prevotella intermedia	+	+	+	−	−			A iv S(p ib)	+	•	+	+
P. corporis	−	−	+	−	−			A ib iv S(b)	+	•	•	•
P. melaninogenica	−	−	+	+	−	−		A S(ib iv l)	+	+	•	+
P. denticola	−	−	+	+	−	+		A S(ib iv l)	+	•	•	+
P. loescheii	−	−	+	+	+	V		a S(l)	•	•	•	+

표 38-3. *B. ureolyticus, Campylobacter gracilis* 및 *Wolinella* 균종의 감별

균 종	Pitting of agar	Urease	운동성
B. ureolyticus	V	+	−
B. gracilis	V	−	−
Wolinella spp.	V	−	+

조건무산소성(통성혐기성)이고 파이는 그람음성 막대균을 *Eikenella corrodens* 라고 한다. 파이는 집락을 보이는 균종은 *Wolinella* spp., *B. ureolyticus* 및 *Campylobacter gracilis*이고 이들 균종은 운동성과 urease생성 시험으로 쉽게 감별된다.

Bacteroides fragilis **group은 BBE 배지에서 검은색(단 *B. vulgatus*는 제외)을 보이며**, kanamycin (1,000 μg), vancomycin (5 μg) 및 colistin (10 μg) **디스크에 모두 내성이 특성이다.**

▶ *Fusobacterium*

*Fusobacterium*은 상기도, 장내 및 비뇨생식기의 정상균무리이고, 임상검체에서 두 가지 균종 즉 *F. spp.* (*Fusobactericum nucleatum*)과 *F. necrophorum*이 흔히 분리되고 다음으로는 *F. gonidiaformans*, *F. mortiferm*, *F. naviforme*, *F. russii* 및 *F. varium* 등이다. *Bacteroides* 속보다 임상검체에서 분리빈도는 낮다. *F. nucleatum*은 가늘고 긴, 끝이 뾰족한 방추형(fusiform)인 막대균이며, *F. necrphorum*은 다형태성이며, 균체의 일부가 팽대하여 구상이 되기도 한다.

혈액우무배지에서 대개 용혈이 없고, 공기의 노출시 녹색으로 변하기도 한다. 2018년 *Fusobacterium nucleatum*은 *Fusobacterium* spp.,로 명명이 바뀌었다. *Fusobactericum* spp.는 볼록하고, 광택이 있으며, α 용혈성이다. 선택배지로는 FM배지, FS우무 배지가 있다.

표 38-4. 담즙내성인 당분해성 *Bacteroides*의 성상

균종	20% bile에서 증식	Esculin 가수분해	Catalase	발효							GLC 분석	분리되는 검체			
				Indole	Glucose	Maltose	Rhamnose	Salicin	Sucrose	Trehalose		임상검체	장	비뇨생식기	구강
B. fragilis group															
B. caccae	+	+	−	−	+	+	$+^{-a}$	$-^{+}$	+	+	S A p(ib iv l)				
Parabacteroides distasonis	+	+	+ −	−	+	+	V	+	+	+	S A p(f l ib iv)	+	+	•	•
B. eggerhii	+	+	−	+	+	+	+ −	−	−	−	S A p(iv ib l)	•	+	•	•
B. fragilis	+	+	$+^{-}$	−	+	+	−	−	+	−	S A p(l ib iv f)	C	+	•	•
Parabacteroides merdae	+	+	$-^{+}$	−	+	+	+	+	+	+	S A p(ib iv)				
B. ovatus	+	+	−	+	+	+	+	+	+	+	S A(L p f ib iv)	•	+	•	•
B. sterocoris	+	$+^{-}$	−	+	+	+	+	$-^{+}$	+	−	S A p f(ib iv)				
B. thetaiotaomicron	+	+	+	+	+	+	+	$-^{+}$	+	+	S A(L p f ib iv)	C	C	+	•
B. uniformis	W^{+}	+	− +	+	+	+	$-^{+}$	$+^{-}$	+	−	S a p l(ib iv)	+	C	•	•
B. vulgatus	+	$-^{+}$	−	−	+	+	+	$-^{+}$	+	−	S A(L f b ib iv)	+	+	•	•
Non-B. fragilis group															
B. slpanchnicus	W^{+}	+	−	+	+	−	−	−	−	−	S A p ib b iv(l)	+	+	•	

a $+^{-}$, 대부분 양성이나 일부 음성; $-^{+}$, 대부분 음성이나 일부 양성.

표 38-5. *Fusobacterium*의 성상

균종	세균형태의 특징	Indole	20% bile에서 증식	Lioase	Glucose agar에서 가스	발효			Esculin 가수분해	Laotate에서 Propionate 생성	Threonine에서 propionete 생성	GLC 분석	분리되는 검체			
						Glucose	Fructose	Mannose					임상검체	장	비뇨생식기	구강
F. spp.	가늘고균단이뾰족	+	−	−	$-^{2}$	$-^{W}$	$-^{W}$	−	−	−	+	a p B(L s)	+	•	•	+
F. gonidiaformans	Gonidium형	+	−	−	4^{2}	−	−	−	−	−	+	A p B(l s)	+	•	•	•
F. necrophorum		+	$-^{+}$	$+^{-}$	4^{2}	$-^{W}$	$-^{W}$	−	−	+	+	a p B(l s)	+	•	•	•
F. naviforme	보트모양	+	−	−	−	W^{-}	−	−	−	−	−	a B L(p s)	+	•	•	+
F. varium		$+^{-}$	+	−	4	W^{+}	W^{+}	W^{+}	−	−	+	a p B L(s)	+	+	•	•
F. mortiferum	불규칙한 구형체	−	+	−	4	$+^{W}$	$+^{W}$	$+^{W}$	+	−	+	a p B(v l a)	+	+	+	•
F. ulcerans	뾰죽한 균단	−	+	−	2	+	−	+	−	−	+	a p B l(s)	+	•	•	•
F. russii		−	−	−	2^{-}	−	−	−	−	−	−	a B L	+	+	•	•

표 38-6. 20% 담즙에 의해 증식이 억제되는 *Bacteroides*, 색소비생성 *Prevotella* 및 *Tissierella*의 성상

균종	발효								Esculin 가수분해	glucosidase	Indole	Gelatin 액화	GLC 분석	분리되는 검체			
	Glucose	Sucrose	Lactose	Arabinose	Xylose	Salicin	Cellobiose	Xylan						임상검체	장	비뇨생식기	구강
당발효																	
Pentose 발효																	
P. oris	+	+	+	+	+	+	+		+	−	−	−	A S(p ib iv)	+	•	•	+
P. buccae	+	+	+	+	+	+	+		+	+	−	−	A S(p ib b iv l)	+	•	•	+
P. heparinolytica	+	+	+	+	+	+	+						a S(p iv)				
P. zoogleoformans	+	+	+	V	V	V	+		+		+	$+^-$	A P S(ib iv)	•	•	•	+
Pentose 비발효																	
P. oralis	+	+	+	−	−	+	+		+			−	A S(l)	+	+	+	+
P. buccalis	+	+	+	−	−	−	+	−	+			−	a iv S	•	•	•	+
P. veroralis	+	+	+	−	−	−	+	+	+			−	a S	•	•	•	+
P. oulora	+	−	+	−	−	−	−						A S				
당발효 및 단백분해																	
P. bivia	+	−	+	−	−	−	−		−		−	+	A iv S(ib)	+	•	+	•
P. disiens	+	−	−	−	−	−	−		−		−	+	A S(p ib iv)	+	•	•	•
당 비발효 또는 약한 발효																	
B. caoillosus	W^-	−	−	−	−	−	−		+		−	−	a s(p l)	+	+	•	•
B. putredinis	−	−	−	−	−	−	−		−		+	+	a P ib b Ⅳ S(l)	+	+	•	•
B. praeacuta	−	−	−	−	−	−	−		−		−	+	A p ib B Ⅳ a(l)	+	•	•	•

FM 배지에 증식한 무산소성 세균이 그람음성 방추형인 막대균이고 kanamycin(1,000 μg) 디스크에 감수성, vancomycin(5 μg) 및 colistin(10 μg) 디스크에 내성이면 *Fusobacterium*으로 동정한다.

*Fusobacterium*은 다량의 낙산(butyric acid)을 생성한다.

▸ 실습내용

① 집락의 관찰 : 전 균주
② Catalase 반응 : 전 균주
③ Oxidase 반응 : 필요 균주만
④ BBE 배지에서 반응 : 필요 균주만
⑤ 반유동 고층배지에 발육 : 전 균주
⑥ FM배지에서 발육 : 필요 균주만
⑦ 색소 생성 균주 : 필요 균주 만
⑧ Pitting 집락 : 필요 균주만
⑨ 담즙 저항성 : 전 균주
⑩ 균주의 형태관찰(그람염색) : 전 균주
⑪ 내기성(산소감수성)시험 : 전 균주
⑫ Rap ID ANA system 의 동정

chapter 38

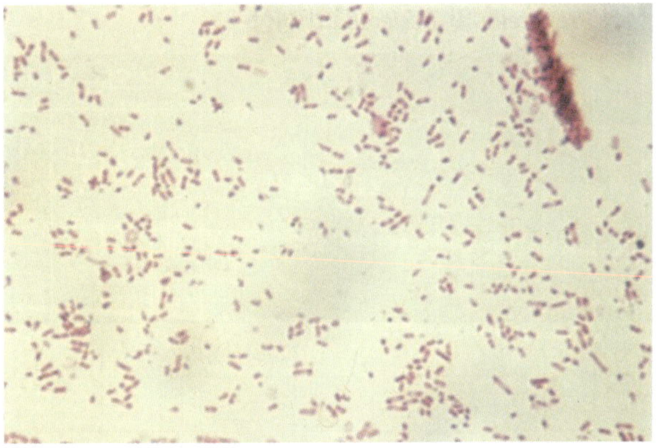

그림 38-1. ***Bacteroides fragilis*의 그람염색.** 그람음성 다형태성 막대균

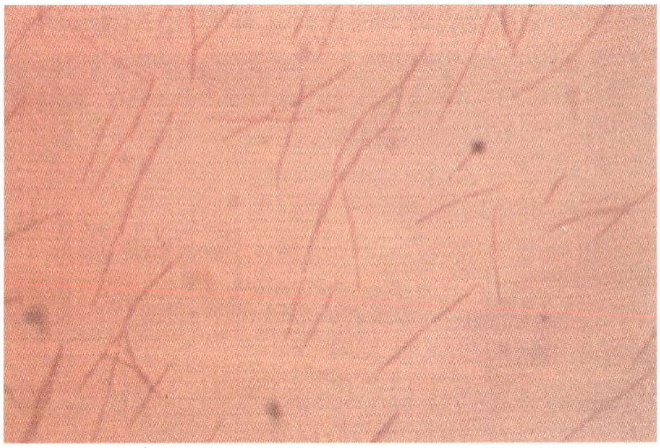

그림 38-2. ***Fusobactericum* spp. (*Fusobacterium nucleatum*)의 형태.** 그람음성 가늘고 긴 끝이 뾰족한 막대균 (Gram-negative fusiform rod).

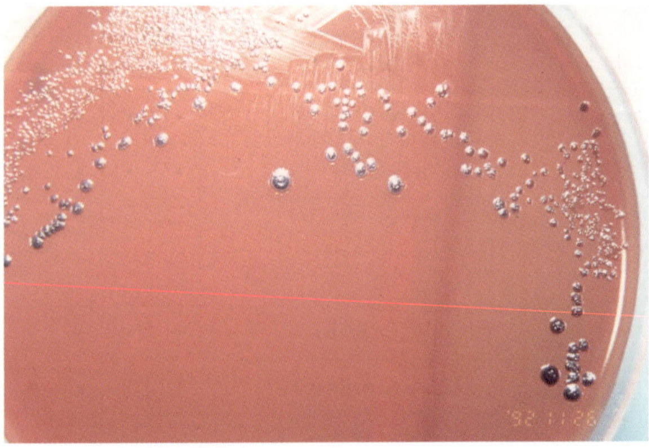

그림 38-3. **혈액우무배지에서 *Prevotella melaninogenica*의 검은색 집락.**

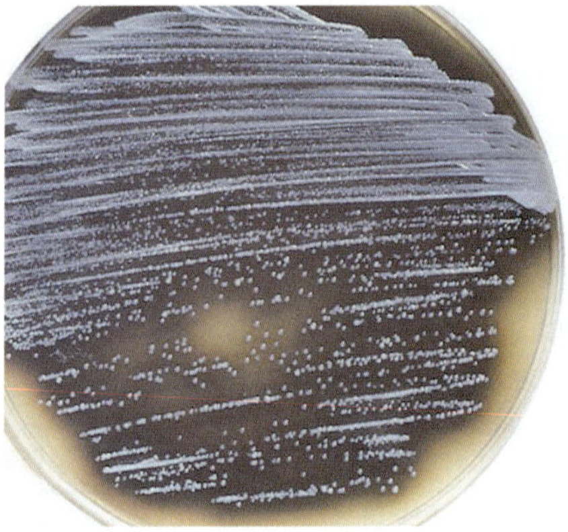

그림 38-4. **BBE우무배지에서 *Bacteroides fragilis* group의 검은색 반응.**

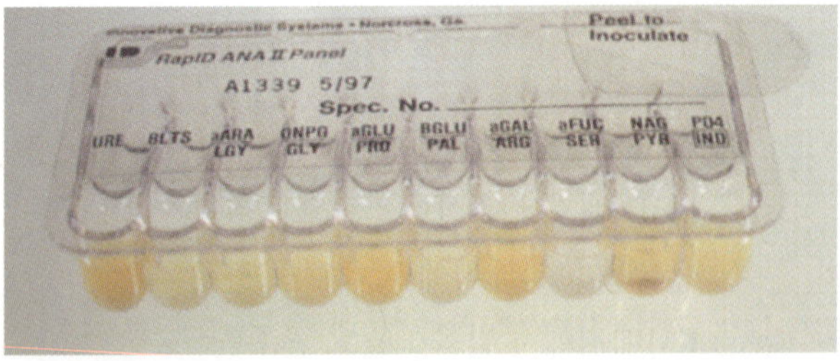

그림 38-5. **무산소성 동정용 키트인 RapID ANA II (Innovative Diagnostics).** 무산소성균을 4시간에 동정.

2 재료

1) 사용균주

① *Bacteroides fragilis*(Bfg)
② *B. ureolyticus*(Bue)
③ *Prevotella melaninogenica*(Pme)
④ *Porphyromonas asaccharolytica*(Pas)
⑤ *Fusobacterium* spp. (*Fusobacterium nucleatum* (Fnu))
⑥ *Escherichia coli*

2) 배지

① 무산소성용 혈액우무 배지(*Brucella* HK blood agar 등), TSA blood agar, *Bacteroides* Bile Esculn(BBE), FM 배지 (참고) : 토끼의 용혈 혈액(laked blood)이 흑색 색소가 잘 생성된다.
② 반유동 고층 배지(semisolid stab medium) : SIM-Thioglycollate배지 혹은 GAM 반유동 배지.

3) 시약 및 기타

① 15% H_2O_2, oxidase 시약 혹은 N 디스크,
② 그람 염색액
③ kanamycin(1,000 μg), vancomycin(5 μg) 및 colistin(10 μg) 디스크

4) Rap ID ANA system kit

3 시험 방법

① 6 균주를 무산소성용 혈액우무 배지에 접종하여 무산소성 배양으로 37℃에서 48시간 배양하여 각 균주의 집락의 특징을 관찰하고 기록한다. 특히 pitting, spreading 집락 등.
② Catalase 시험 : Slide glass 위에 혈액이 섞이지 않도록 집락을 놓고, 15% H_2O_2 용액을 떨어뜨려 기포가 있으면 양성반응이다.
③ Oxidase 시험 : Oxidase 시험용 디스크에 멸균수를 적시고, 집락을 도말한다. 도말부분이 청색이면 양성반응이다.
참고 : 시약에 따라 검은색이 양성반응인 것도 있다.
④ 그람염색 : 그람염색하여 염색성, 균의 형태 및 배열을 관찰하고 기록한다.
⑤ 반유동배지에서의 관찰 : 반유동배지에 각 균주를 접종하고 2 일간 37℃에 산소성 배양하여 균종의 발육성상을 관찰한다.
⑥ 내기성 시험(산소 감수성 시험) : 혈액우무 배지(TSA blood agar) 3개로 각각 6 구획으로 나누어서 1 plate에 위의 6 균주를 접종하여 1개는 무산소성 배양, 다른 1개는 탄산가스 배양, 또 다른 1개는 산소성 배양을 하여 발육의 성상을 관찰하고 기록한다.
⑦ 20% 담즙(2% oxgall)내성 시험 Bacteroides Bile Esculin agar(BBE)배지에 접종해서 2일간 무산소성 배양하여 발육 및 검은색 집락인지를 관찰한다.
⑧ RapID ANA system kit를 써서 동정한다(무산소성 그람양성 막대균의 동정편을 참조).

성명:	학번:	실습일자:	확인:

제38장 실습 결과 보고서

1. 무산소성 그람양성 막대균의 동정

1) 배양성과 관찰 스케치

<table>
<tr><th colspan="3">균주
결과</th><th>① Bfg</th><th>② Bue</th><th>③ Pin</th><th>④ Pas</th><th>⑤ Fnu</th></tr>
<tr><td>집락
관찰</td><td colspan="2">혈액우무</td><td></td><td></td><td></td><td></td><td></td></tr>
<tr><td>발육
상태</td><td colspan="2">반유동 배지
(SIM-Thio)</td><td></td><td></td><td></td><td></td><td></td></tr>
<tr><td rowspan="2">각
균주의
형태
관찰</td><td rowspan="2">그람
염색</td><td>스
케
치</td><td></td><td></td><td></td><td></td><td></td></tr>
<tr><td>기
록</td><td></td><td></td><td></td><td></td><td></td></tr>
</table>

2) 동정 시험의 성상

결과 / 균주	Oxidase	Catalase	발육		색소	Pitting	20% bile 증식	산소감수성		
			BBE	FM				무산소성	CO_2	산소성
① *B. fra*										
② *B. ure*										
③ *P. int*										
④ *P.* asa										
⑤ *F.* spp										
⑥ *E. coli*	* * *	* * *	* *	* *	* *	* * *	***			

RapID ANA II System™

Gram Reaction/Morphology: ______________________

Identification: ______________________

Date: ______________________

Isolate #: ______________________

Source: ______________________

Technologist: ______________________

	BEFORE REAGENT ADDITION										RapID ANA II REAGENT							SPOT INDOLE
Cavity #	1	2	3	4	5	6	7	8	9	10	3	4	5	6	7	8	9	10
Test Code	URE	BLTS	aARA	ONPG	aGLU	BGLU	aGAL	aFUC	NAG	PO4	LGY	GLY	PRO	PAL	ARG	SER	PYR	IND
Coding	1	2	4	1	2	4	1	2	4	1	2	4	1	2	4	1	2	4

RapID ANA II System™

Gram Reaction/Morphology: ______________________

Identification: ______________________

Date: ______________________

Isolate #: ______________________

Source: ______________________

Technologist: ______________________

	BEFORE REAGENT ADDITION										RapID ANA II REAGENT							SPOT INDOLE
Cavity #	1	2	3	4	5	6	7	8	9	10	3	4	5	6	7	8	9	10
Test Code	URE	BLTS	aARA	ONPG	aGLU	BGLU	aGAL	aFUC	NAG	PO4	LGY	GLY	PRO	PAL	ARG	SER	PYR	IND
Coding	1	2	4	1	2	4	1	2	4	1	2	4	1	2	4	1	2	4

39

무산소성 그람양성 무아포 막대균의 동정

(Identification of anaerobic gram-positive nonspore forming rods)

학습목표

1. *Actinomyces* 및 *Nocardia*의 일반적인 성상을 열거하고, 설명한다.
2. *Nocardia*의 형태학적 특성을 설명한다.
3. *Nocardia*의 병원성을 열거한다.
4. *Nocardia*와 *Actinomyces*의 감별점을 설명한다.
5. 다음 무산소성 세균을 분리 동정한다.
   1) *Actinomyces israelii*
   2) *Eubacterium lentum*
   3) *Propionibacterium acnes*
   4) *Mobiluncus curtisii*
6. 주요 동정시험을 설명하고 실습한다.
   1) 내기성(aerotolerance) 시험
   : 5~7% CO_2로 초콜릿배지에 48시간 배양에서 자라지 않고 무산소성 환경에서 자라면 무산소성 세균으로 판정한다.
   2) 어금니 모양 집락과 spider-like colony 관찰
   - *Actinomyces israelii*

1 개요

1) *Actinomyces israelii*

*Actinomyces*는 *A. humiferus*를 제외하고는 모두가 사람과 동물의 구강 등 점막의 정상균무리이다. 방선균증(actinomycosis)은 잘 알려진 병으로 얼굴과 목(cervicofacial), 흉부(thoracic), 복부(abdominal) 등에 만성 육아종양 병변이 생기고, 이어서 화농이 되며 누공이 생긴다. 여성 생식기에도 있으며 자궁내 불임장치(intrauterine contraceptive device, IUD) 사용자의 자궁 감염이 보고된 바 있다. 사람의 방선균증은 주로 *A. israelii*가 원인균이지만 다른 *Actimonyces* 균종과 *Propionibacterium*(예전에 *Arachinia*) *propionica*에 의해서도 일어난다. *A. israelii*와 *A. odontolyticus*는 무산소성 배양으로 잘 증식되고, *A. naeslundii*와 *A. viscosus*는 미산소성이나 조건무산소성으로 증식되며, *A. meyeri*는 절대 무산소성 세균이다. *A. israelii*는 무산소성 및 미산소성이나 무산소성으로 더 잘 증식되며, 길고 사상형인 그람양성 막대균으로 비항산성(nonacid-fast)이며, 운동성과 포자도 없으며 분생자(conidia)도 생성하지 않는다(그림 39-3). 방선균으로 인한 농에서는 흰색이나 노란색의 덩어리이기 때문에 유황과립(硫黃顆粒, sulfur granule)이라고 부르는 세균 덩어리를 흔히 관찰할 수 있다(그림 39-1). 이 세균은 brain heart infusion agar (BHIA)에서 18~48시간 무산소성 배양하여 저배율의 현미경으로 집락을 관찰하면 "거미형태 같은 소집락(spide-like microcolony)"을 볼 수 있고(그림 39-4), 성숙된 집락은 7~14일간 무산소성 배양하면 0.5~5.0 mm 크기이고 솟아 올랐으며 엽상인 어금니 모양(molar-tooth)의 회백색이나 크림과 같은 흰색의 집락이다(그림 39-5).

*A. israelii*는 포도당 발효로부터 지방산을 GLC (gas liquid chromatography)하면 acetic, lactic 및 succinic acid는 생성하지만, propionic acid는 생성하지 않는

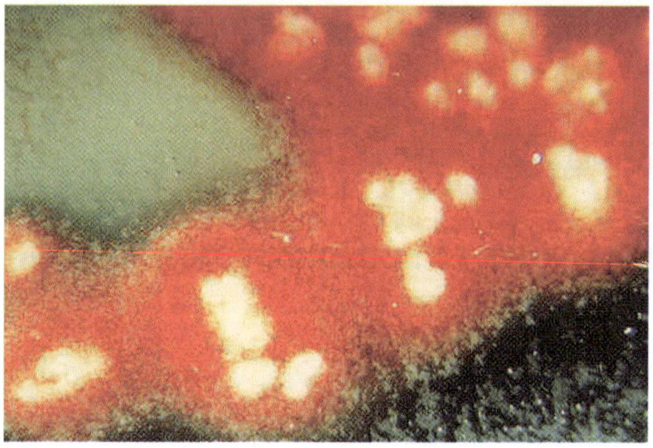

그림 39-1. **유황과립(sulfur granule).** 10배 확대경으로 복부 창상의 삼출액을 관찰

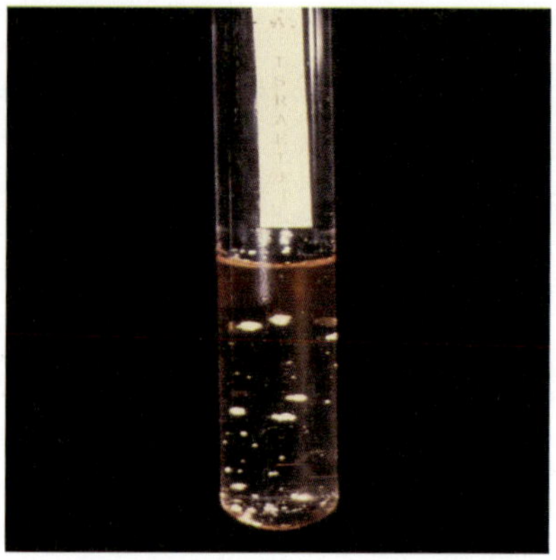

그림 39-2. **Thioglycollate broth에서 증식된 Actinomyces israelii(무산소성인 아랫부분에 빵부스러기 모양으로의 증식이 특징)**

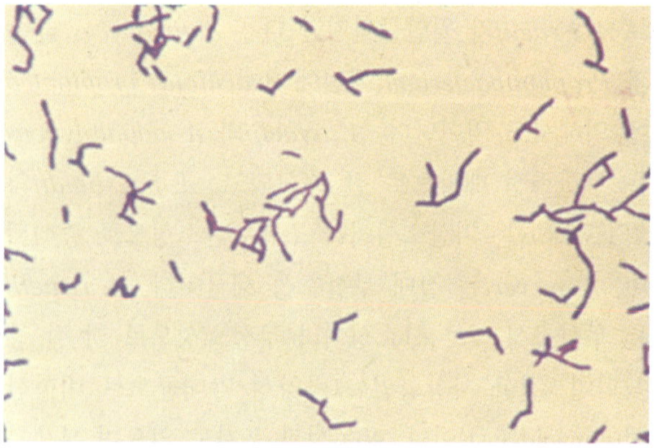

그림 39-3. ***Actinomyces israelii* 집락을 그람염색한 그람양성 분지된 막대균(Gram-positive bran-ched rod)**

그림 39-4. **거미모양의 집락(spider-like colony).** BHI 우무배지에서 37℃ 12시간 배양 후 확대경으로 관찰한 *A. israelii*의 거미모양의 집락.

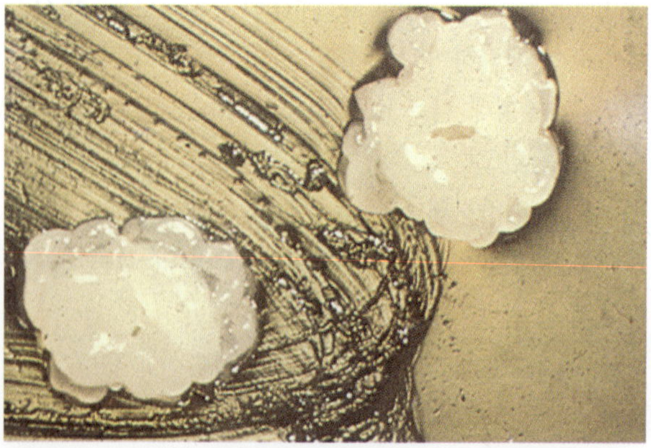

그림 39-5. ***A. israelii*의 어금니(molar tooth) 모양의 집락**

다. Catalase는 주로 음성이나 드물게 양성 균주도 있으며, 질산염 환원은 주로 양성이나 음성 균주도 있다. Indole은 음성이다.

2) *Cutibacterium acnes* (*Propionibacterium acnes*)

*C. acnes*는 피부와 비강의 정상균무리로 특히 혈액배양 시 오염균으로 흔히 분리된다. 다형태성의 막대균으로 크기는 0.5~0.8×1~5 μm이며 종종 diphtheroid 또는 한쪽은 끝이 둥글고 다른 한쪽은 가는 곤봉 모양으로 배열은 중국 글자(chinese letter)와

같이 불규칙하다. 그람양성이며, 운동성이 없고 무아포이다. Propionic acid가 주요 대사산물이고 소량으로 iso-valeric, formic, succinic 또는 lactic acid를 생성한다.

무산소성 또는 내기성(aerotolerant)이며, 일반적으로 catalase 양성이다. 30～37℃에서 잘 증식하고 흰색, 회색, 분홍색, 황색 및 오렌지색을 띠고 광택이 있거나 불투명하며 작은 집락이다.

▶ 실습내용

1) 집락의 관찰(colony morphology)
2) 그람 염색
3) Catalase 시험
4) Oxidase 시험
5) 내기성 시험(aerotolerance test, microaerophilic test)
6) *A. israelii*를 형성하는 spider-like microcolony의 관찰
7) CAMP 시험

2 재료

1) 사용균주

A. israelii	ATCC 10215 (Aisr)
Eubacterium lentum	ATCC 25559 (Elen)
Cutibacterium acnes	ATCC 11828 (Pacn)
Mobiluncus curtisii	ATCC 35241 (Mcur)
Staphylococcus aureus	ATCC 25923

2) 배지 및 시약

① *Brucella* HK (RS) 우무 배지 또는 변법 GAM 배지 또는 혈액우무 배지

② 15% H_2O_2

③ Oxidase 시약이나 상품화된 oxidase 디스크 (BBL 혹은 Difco)

④ 그람 염색액

⑤ Ryu씨 편모 염색액(Kodak 등, 1982)

㉠ Working 용액 : 시약 1과 시약 2를 사용 직전에 10:1의 비율로 혼합한다.

㉡ 시약 1

5% phenol 수용액	10 mL
Tannic acid	2 g
포화 aluminum potassium sulfate 12 수화물	10 mL

㉢ 시약 2

Crystal violet	12 g
Ethanol	100 mL

3 시험 방법

1) 각각의 균주를 혈액우무 배지, 또는 *Brucella* HK (RS) 우무 배지, 또는 변법 GAM 우무 배지에 접종하여 다음과 같이 무산소성 배양한다. *A. israelii* : 24시간(spider-like microcolony), 7～14일 : molar tooth colony, *E. lentum*와 *C. acnes* : 3일간, *M. curtisii curtisii* 는 5～7일간 배양

① 집락의 관찰

냄새, 집락의 형태(top view, side view), 색소, 크기 등

② 그람염색

5균주를 그람염색하여 그람성과 균의 형태를 기록한다.

③ 편모염색(*Mobiluncus* spp.) : Ryu 씨법 (Kodak 등)

㉠ 시험세균을 혈액우무나 변법 GAM 배지에 접종하여 무산소성 배양한다.

㉡ 집락의 윗부분을 백금선으로 채취하여, 슬라이드 유리 두 곳에 놓인 증류수에 살짝 댄다.

ⓒ 실온에서 물방울을 자연 건조시킨다.

ⓔ 사용직전에 혼합한 염색액을 슬라이드 유리에 얹고 5분간 염색한다.

ⓜ 수돗물로 2~3분간 뒷면을 씻는다.

ⓗ 건조시켜서 유침렌즈로 경검한다.

④ Catalase 시험 : 5균종

10~15% 과산화수소(H_2O_2, hydrogen peroxide)로 catalase 시험을 한다.

⑤ Oxidase 시험 : 5균종

㉠ Oxidase 시약 혹은 디스크로 시험한다.

* 주의 : 니크롬 loop (nichrome inoculating loop)는 위양성이 생길 수 있으므로 백금이(platinum-inoculat-ing loop)로 시험해야 한다.

㉡ 양성 반응의 색조

: 분홍색, 검은색 혹은 청색(indophenol oxidase 시약)

2) 내기성 시험(aerotolerance test) : *Actinomyces*는 제외

① *E. lentum, C. acnes, M. curtisii* 3균종을 혈액우무(*Brucella* agar로 만든) 배지 3개에 각각 1분획으로 나누어서 접종하고 1개는 무산소성 배양, 또 1개는 탄산가스 배양, 또 다른 1개는 산소성 배양을 3일간 실시한다.

3) *Actinomyces israelii*를 형성하는 spider-like microcolony의 관찰

변법 GAM 우무 배지에 *A. israelii*를 획선 도말해서 24시간(18~48시간 가능) 무산소성 배양하여 직접 현미경으로 관찰하는데 대물렌즈는 4배 혹은 10배 정도를 이용한다. 집락의 형태를 관찰하고 기록한다.

4) CAMP 시험 : *Mobiluncus* spp.만 실시한다.

Brucella HK (RS) agar 배지에 *Staphylococcus aureus* ATCC 25923을 중앙에 획선 도말하고 이 선(line)에서 수 mm 떨어져 직각되게 시험균을 획선 도말한다. 3일간 무산소성 배양 후 화살촉 모양의 용혈현상을 관찰하여 스케치한다.

성명:	학번:	실습일자:	확인:

제39장 실습 결과 보고서

1. 무산소성 그람양성 무아포 막대균의 동정

1) 집락의 형태와 그람성

결과 \ 균주		*A. israelii*	*C. acnes*
집락의 관찰	Brucella 혈액우무		
그람 염색	형태의 스케치		
	그람 염색성 결과		
편모 염색	형태의 스케치		

2) 동정 시험

결과 균주	Catalase	Oxidase	Aerotolerance			CAMP	Spider−like microcolony
			무산소성	O_2	CO_2		
A. israelii							
C. acnes							* * *

2−1) CAMP 시험의 관찰결과(스케치)

2−2) *A. israelii*의 spider-like microcolony의 관찰 결과(스케치)

work sheet

40

Clostridium 속의 동정
(Identification of genus *Clostridium*)

학습목표

1. *Clostridium*의 일반적인 성상을 열거한다.
2. *Clostridium*에 속하는 주요 균종 4가지를 열거한다.
3. *Clostridium* 감염에 의한 질병명을 열거한다.
4. *C. perfringens, C. difficile* 및 *C. tetani*를 분리 동정한다.
5. *C. ramosum, C. sordellii* 및 *C. sporogenes*을 분리 동정한다.
6. 주요 동정시험을 설명하고 실습한다.
   1) 내기성 시험
   2) 아포염색
   3) 아포의 증명(spore selection) – 알코올 처리시험
   4) Lecithinase와 lipase 반응
   5) CCMA 배지
   6) Lecithinase (α-toxin) 중화반응

1 개요

1) 분류

Clostridium 균속은 202종이 있지만, 임상검체에서 분리되는 균종은 많지 않다. 사람에 대한 중요한 병원성 균종은 파상풍균(*C. tetani*), 보툴리누스균(*C. botulinum*), *C. perfringens, C. difficile* 등이다. 2018년 *Clostridium difficile*는 명명법의 바뀌어 *Clostridioides difficle*으로 되었다.

기본적인 서식장소는 토양 및 사람을 포함한 포유동물의 장관이다. 본 균속의 최대 특징은 내구형으로써 아포(spore)를 형성하는 것이다. 아포는 열, 건조, 약제에 대해서 저항성이 강하고, 특히 100℃에 가열해도 생존하는 경우가 있다. 질병은 외독소에 의해서 일어난다.

전에는 아포를 가진 산소성 세균을 *Bacillus*로, 무산소성인 세균은 *Clostridium*으로 분류하였으나 이제는 그렇지 않다. 왜냐하면 *Bacillus infernus*와 *B. arseniciselenatis*는 절대 무산소성 세균이다. *Clostridium*의 대부분의 균종은 아포를 형성하고 절대 무산소성 세균이지만, 일부 균종은 내기성(aerotolerant)도 있다. 그람양성이지만 *C. ramosum, C. clostridioforme*는 24시간 배양 후에는, *C. tetani*는 아포가 생길 무렵에 그람음성으로 염색된다. 대부분의 균종은 주모성 편모로 운동하나 운동성이 없는 주요 균종은 *C. perfringens, C. ramosum* 혹은 *C. innocuum*이다. 대부분이 catalase 음성이며, 양성인 균주라도 약양성이다.

2) 감염

Clostridium 감염의 대부분은 내인성이나 보툴리누스증(botulism), 파상풍(tetanus), *C. perfringens* 식중독, 가스괴저(gas gangrene)의 일부는 외인성이고 더 위중한 감염이다. 내인성 감염은 부상, 수술, 면역억제제 투여 등의 선행요인이 있을 때 생긴다. 임상검체에서 분리되는 *Clostridium*이 모두 감염균은 아니다. 일부 *Clostridium*은 비병원성 세균이고, 병원성 균종

도 감염을 일으키지 않고 분리되기도 하므로, 임상소견을 참고하면서 검사결과를 해석해야 한다.

(1) *C. perfringens*

① 가스괴저(gas gangrene) – 근괴사(myonecrosis), 괴저성 담낭염, 분만 후의 패혈증, 괴사성 폐렴, 농흉 등을 일으킨다. 그러나 창상 검체에서 오염균으로 분리되기도 한다. 가스괴저에서 분리되는 균종의 비율은 *C. perfringens* (80%), *C. novyi* (40%), *C. septicum* (20%)이고, *C. histolyticum*과 *C. bifermentans*도 드물게 분리된다. 가스괴저 환자 15%의 혈액배양에서는 원인균이 분리된다.

② 장염 – 미국에서는 *Salmonella* 다음으로 *C. perfringens*가 빈번한 식중독의 원인이다. 이 세균을 A-E의 5가지 독소형으로 나누는데, 식중독은 A형 세균에 의한다. 식품 중에 살아 남은 아포에서 증식한 10^8 CFU 정도의 *C. perfringens*를 먹으면 장내에서 아포를 형성하면서 장독소가 생산된다. 식사 후 7~15시간에 설사와 복통이 생기지만, 열은 없다. 분변에는 흔히 거품이 많고 냄새가 나쁘다. 이 장염은 심하지 않고 2~3일 후에 회복된다.

③ 괴사장염(괴사창자염, Enteritis necroticans) – 괴사장염은 *C. perfringens*로 인한 소장의 심한 괴사성 감염의 병명이다. 축제 시에 *C. perfringens* type C로 오염된 돼지고기를 많이 먹어서 감염된다.

(2) *C. difficile*

항균제 유발설사(antibiotic associated diarrhea)와 위막성 대장염(pseudomenbranous entercolitis, PMC)을 일으키며 특히 여러 가지 항균제 투여가 PMC의 원인이 된다. 대부분은 환자 자신이 보유한 균종에 의한 감염이지만, 다른 환자로부터 전파되어 집단 원내감염을 일으키기도 한다. 이 세균은 A 독소(enterotoxin)와 B 독소(cytotoxin) 및 장운동을 억제하는 물질을 생성한다.

(3) *C. tetani*

파상풍(tetanus)을 일으키며, 이 세균은 강력한 신경독인 tetanospasmin을 생성한다. 이 세균은 흔히 작은 상처를 통해 침입한다. 이 감염은 강직 등 독특한 임상소견이 있어서 임상진단이 가능하고, 세균검사가 진단에 별로 도움이 되지 못하므로 세균검사를 의뢰하는 일이 적다.

(4) *C. botulinum*

식품 보툴리누스증(food-borne botulism), 창상 보툴리누스증(wound botulism), 유아 보툴리누스증(infant botulism), 원인 불명의 보툴리누스증(unknown botulism)의 4가지 형이 있다.

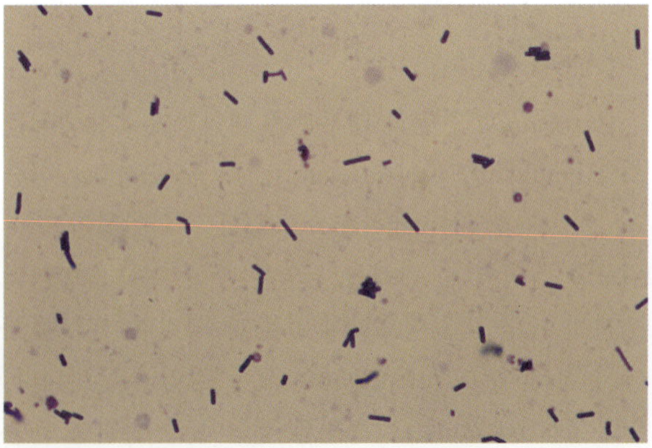

그림 40-1. *Clostridium perfringens*의 그람염색. 그람양성 큰 막대균으로 아포가 잘 안 보이는 것이 특성이다.

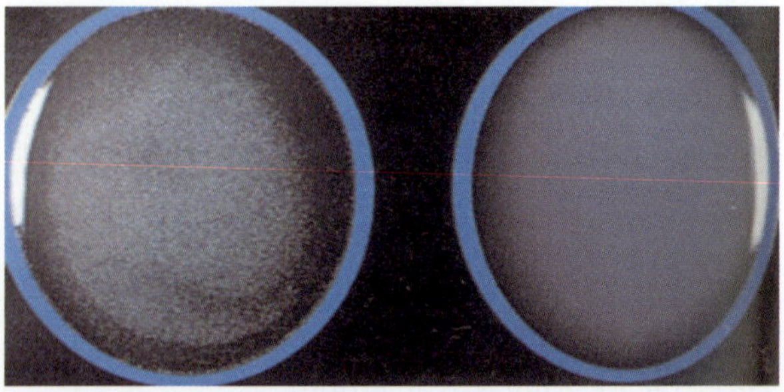

그림 40-2. *C. difficile* 항원 검출을 위한 CDT latex 응집시험(왼쪽이 양성반응).

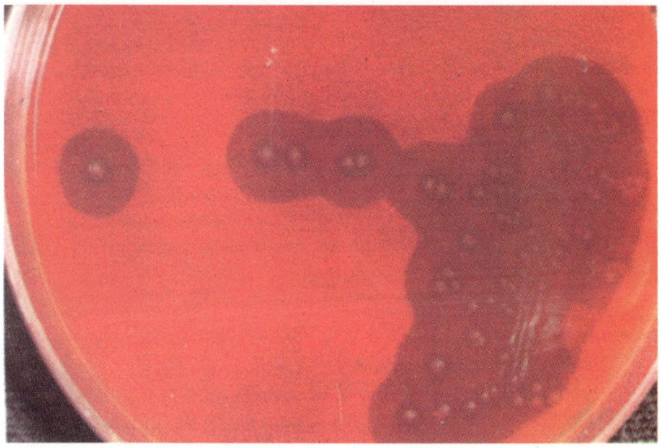

그림 40-3. 혈액우무배지에서 *Clostridium perfringens*의 이중 용혈 집락. 35℃ 24시간 배양 후 집락 바로 주위의 완전 용혈(theta 독소)과 바깥쪽의 불완전 용혈(lecithinase).

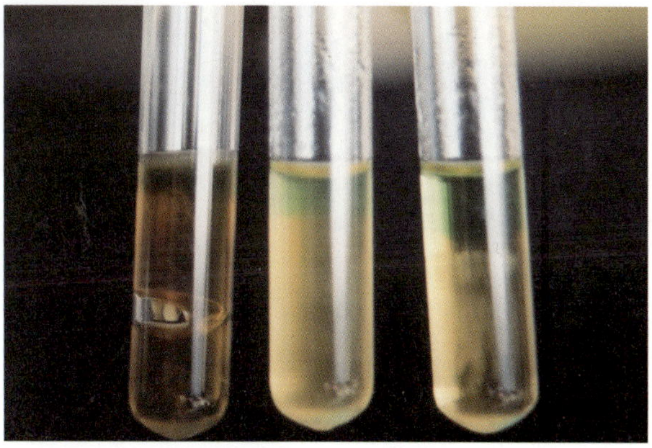

그림 40-4. 고층배지인 SIM-Thioglycollate 배지에서 무산소성균의 감별. 왼쪽부터 ① SIM-Thioglycollate 배지에 배양된 *C. perfringens*로 가스 생성이 많다. ② Thioglycollate broth에 배양된 E. coli로 위아래 모두 발육된 조건무산소성균 ③ Thioglycollate broth에 배양된 *C. perfringens*로 산소성인 녹색 색깔은 증식이 안 되고, 아래쪽, 즉 무산소성 환경에서만 발육된 성상.

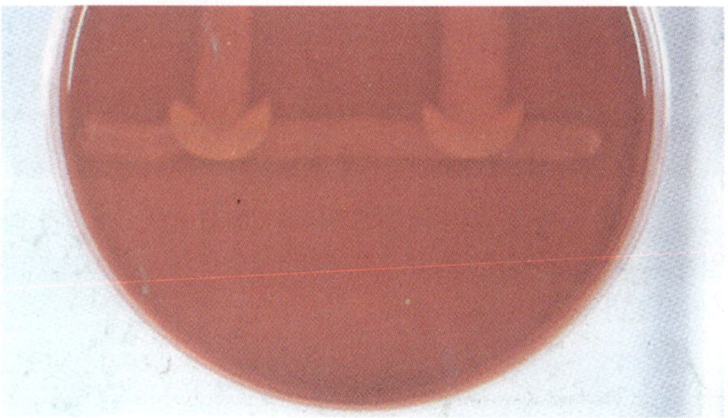

그림 40-5. 혈액 우무 배지에서 *C. perfringens*의 reverese CAMP 시험 양상(화살촉 머리모양의 용혈). 수평은 B군 사슬알균, 직각은 *C. perfiringens* 균주

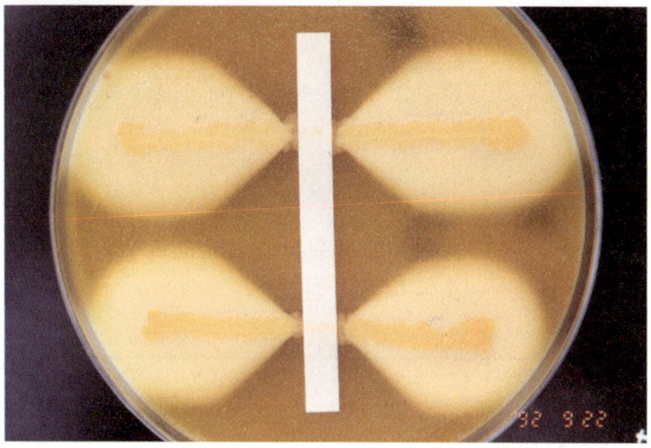

그림 40-6. *C. perfringens*의 α 독소에 대한 항독소 중화시험. 가운데 여과지는 항독소이며, 집락주위가 불투명한 노란색은 α-toxin (lecithinase)이고, 항독소 strip과 집락 사이에 45°로 억제된 것이 항독소와 α-toxin이 중화된 것이며, *C. perfringnes*로 최종 동정할 수 있다.

*C. botulinum*의 독소에는 A-G의 7형이 있는데 A, B, E 및 F형은 사람의 보툴리누스증을 일으킨다. 이 신경독은 신경말단에 결합하여 마비를 일으키며 호흡마비로 사망한다.

3) 세균검사

(1) 검체

*C. perfringens*의 식중독 환자에서 변을 채취하여 즉시 배양할 수 없을 때는 냉장해야 하며, *C. difficile* 검사는 10~20 mL의 신선변을 채취하는데, 고형변은 검사할 필요가 없고 수양변 또는 연변만을 검사에 써야 한다.

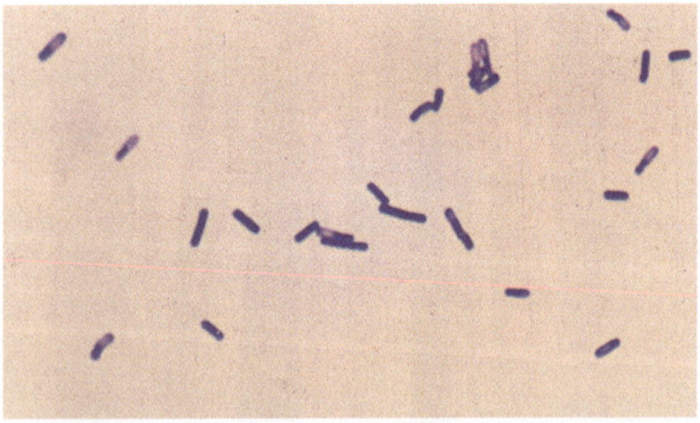

그림 40-7. *C. difficile* 배양균의 그람염색. 그람양성 아포형성 막대균.

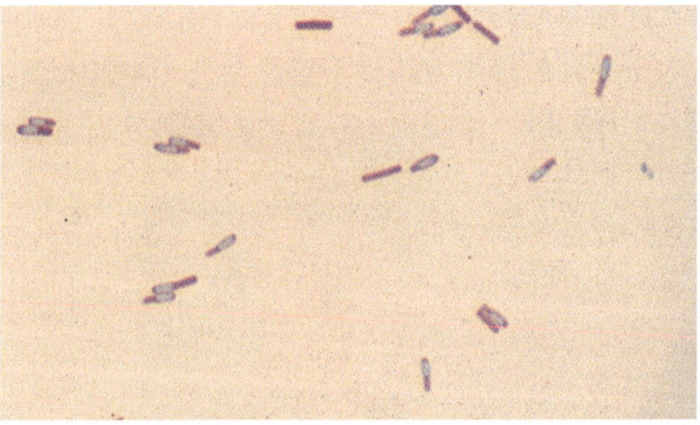

그림 40-8. *C. difficile*의 배양균의 Wirtz-Conklin법에 의한 아포염색. 아포는 녹색, 균체는 적색으로 보인다.

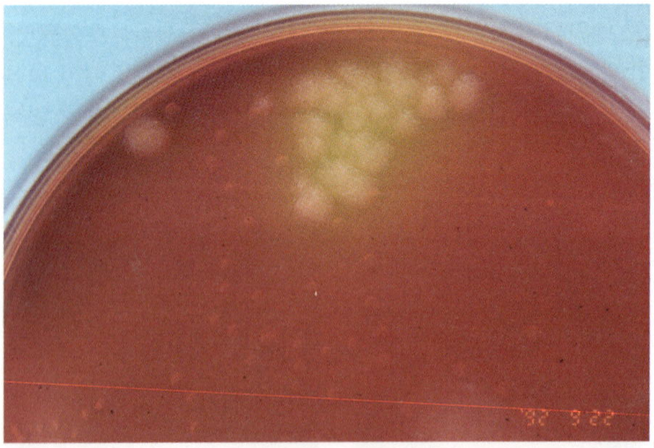

그림 40-9. CCFA 배지에 발육된 *C. difficile*의 담황색 집락. 37℃ 48시간 무산소성 배양된 집락.

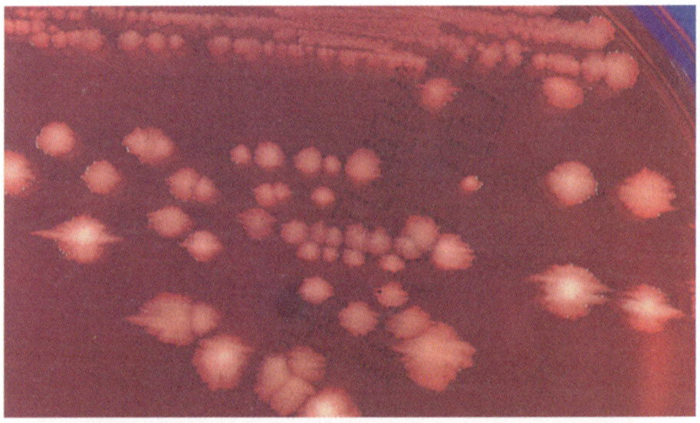

그림 40-10. Brucella HK 혈액우무배지에서 37℃ 48시간 배양된 *C. difficile* R형인 집락. 나무뿌리 모양이며 ρ-cresol 냄새(거의 변 냄새)가 특징이다.

(2) 직접검사

가스괴저 환자는 극히 위중하여 긴급한 치료가 필요하므로 그람염색은 대단히 중요하다. 염증세포가 없고, *Clostridium*이 관찰된다. 특히 *C. perfringens*는 조직 내에서 아포를 형성하는 일이 드물고 비교적 짧으며 굵은 그람양성 막대균이다.

C. difficile 독소 시험용 시약(Tech Lab Inc Blacksberg, Va.)이 판매되고 있고, CDT latex 응집시험(Becton Dickinson Microbiology Systems)은 독소 시험이 아니고 항원을 검출하는 것으로, 사용이 편리하다(그림 40-2).

(3) 배양

배양은 혈액우무나 PEBA (phenylethyl alcohol blood agar)에서 1~2일에 집락이 생긴다. 가스괴저가 의심되는 경우에는 egg yolk agar에도 접종하여 빠른 결과를 얻을 수 있다. 배양 후에 입체 현미경으로 용혈성, 집락의 형태, 유주(swarming)에 관해 관찰한다. Egg yolk agar에서는 lecithinase, lipase 및 proteolysis(단백분해 반응)를 관찰한다. 유주를 막기 위해 4~6%의 우무가 든 stiff blood agar를 쓸 수 있다.

C. difficile 배양 : 선택배지인 CCFA (cycloserine cefoxitin egg yolk fructose agar)를 쓰고 fructose 대신 mannitol을 넣기도 한다(그림 40-6). 48시간 37℃에 배양하면 집락은 5~8 mm가 되고, 장파장 자외선

밑에서 황록색 형광을 낸다. 담황색, 원형이거나 불규칙하며, 편평하고 가장자리는 나무뿌리 모양이고 표면은 굵은 유리 같다. 배지에서 ρ-cresol 냄새가 난다. 그람양성이지만 그람음성으로도 염색하며 균단 근처(subterminal)에 아포를 형성한다.

(4) 예비동정

몇 가지 균종은 신속한 예비동정이 가능하고 *C. novyi, C. septicum, C. sordellii*를 감별할 수 있는 형광항체법 시약이 있다.

*C. perfringens*는 이중용혈(double hemolysis)을 보이고, 아포를 잘 형성하지 않으며 운동성이 음성이므로 쉽게 예비 동정할 수 있다(그림 40-3).

표 40-1. 주요 *Clostridium*의 성상[a]

균종		Gelatin 가수분해	Glucose 발효	Lecithinase	Lipase	Indole	PYG에서 butyric acid	PYG에서 Isoacid	호기성 증식	운동성	Urease	발효							Xylose	Nitrate 환원	c아포위치 GLC 분석
												b Milk 반응	Lacose	Maltose	Fructose	Cellobiose	Arabinose	Mannose			
당발효, 단백발효																					
C. bifermentans	+	+	+	−	+	(+)	(+)	−	+	−	d	−	w^{-}	v	−	−	$-^{w}$	−	−	OS	A(p ib b iv ic l s)
C. sordellii	+	+	+	−	+	(+)	(+)	−	$+^{-}$	$+^{-}$	d	−	w^{+}	v	−	−	$-^{w}$	−	−	OS	A(p ib b iv ic l)
C. perfringens	+	+	+	−	−	+	−	−	−		d^{c}	+	+	+	−	−	+	−	+	−	A B L(p s)
C. novyi type A	+	+	+	+	−	+	−	−	$+^{-}$		c	−	v	−w	−	−	−	−	−	OS	A P B
C. sporogenes	+	+	−	+	−	+	+	−	$+^{-}$		d	−	−w	−w	−	−	−	−	−	OS	A B ib iv(p v ic l s)
C. cadaveris	+	+	−	−	+	+	−	−	$+^{-}$		c^{d}	−	−	V	−	−	$-^{w}$	−	−	OT	A B(l s)
C. septicum	+	+	−	−	−	+	−	−	$+^{-}$		c^{d}	+	+	+	$+^{w}$	−	+	−	V	OS	A B(p l)
C. difficile	+	+	−	−	−	+	+	−	$+^{-}$		−	−	−	+	$+^{w}$	−	$+^{-}$	$-^{w}$	−	OS	A ib B iv ic(V I)
C. putrificum	+	+	−	−	−	+	+	−	+		d	−	$-^{w}$	$-^{w}$	−	−	−	−			A ib B iv(p v ic l s)
당발효, 단백비발효																					
C. barati	−	+	+	−	−	+	−	−	$-^{+}$		c	$+^{-}$	$+^{w}$	+	+	−	+	−	V		A B L(s)
C. tetium	−	+	−	−	−	+	−	+	+		c	+	+	+	+	−	+	$+^{-}$	$+^{-}$	OT	A B L(s)
C. butyricum	−	+	−	−	−	+	−	−	$+^{-}$		c	+	+	+	+	$+^{-}$	+	+	−	OS	A B F(l s)
C. innocuum	−	+	−	−	−	+	−	−	−		−	−	−	+	+	−	+	$-^{w}$	−	OT	a B L(s)
C. ramosum	−	+	−	−	−	−	−	−	−		c	+	+	+	+	−	+	$-^{w}$	−	R/OT	A L(s)
C. clostridioforme	−	+	−	−	$-^{+}$	−	−	−	$-^{+}$		c	$+^{-}$	$+^{w}$	+	+	V	$+^{w}$	+	$+^{-}$	OS	A(l s)
당비발효, 단백분해																					
C. tetani	+	−	−	−	v	+	−	−	$-^{+}$		d^{-}	−	−	−	−	−	−	−	−	RT	A P B(p l s)
C. hasiforme	+	−	−	−	−	+	+	−	+		$-^{d}$	−	−	−	−	−	−	−	−	S	A B iv ib(p ic)
C. subterminale	+	−	− +	−	−	+	+	−	$+^{-}$		d^{c}	−	−	−	−	−	−	−	−	OS	A B ib IV(p ic l s)
C. histolyticum	+	−	−	−	−	−	−	$+^{-}$	$+^{-}$		d	−	−	−	−	−	−	−	−	OS	A(l s)
C. limosum	+	−	+	−	−	−	−	−	$+^{-}$		d	−	−	−	−	−	−	−	−	S	A(l s)

a *C. botulinum*은 형에 따라서 단백과 당분해능 및 lipase 반응이 다름.

[b] d, 소화; c, 응고.

[c] O, oral; R, round; S, subterminal; T, terminal.

*C. difficile*은 2~3일 배양 후에 아포형성이 잘 되며, GLC 분석에서는 isocaproic acid의 생성이 특징이다.

*C. tetani*는 혈액우무에서 유주하므로 유주한 곳에 선택하여 계대배양한다. 북채모양(drumstick)의 아포를 형성한다.

(5) 동정

*C. perfringens*는 아포를 쉽게 형성하지 않는다. 아포의 위치와 형태는 균종에 따라 다르다. 아포를 보기 위해서 cooked meat medium에 배양한 후에 관찰한다. 생화학적 성상은 2~7일간 배양 후에 판정(표 40-1)하며, GLC를 사용하면 동정이 빨라질 수 있다. 몇 가지 균종은 독소를 시험해야 균종을 확실하게 동정할 수 있다.

*Clostridium*은 감염이 없이 분리되는 일이 흔하므로 임상상태를 참고로 하면서 의의를 해석해야 한다.

▶ 실습내용

가. 당일 검사

1. 집락 관찰　　2. 그람염색
3. 아포염색　　4. 편모염색
5. Catalase 시험

나. 배양(24~48시간) 후 판정

1. 아포의 증명(spore selection)-알코올 처리 시험
2. 난황우무(egg yolk agar) 배지를 이용한 시험
   ① Lecithinase 반응과 lipase 반응의 관찰
   ② α항 독소 여과지를 이용한 *C. perfringens* lecithinase 반응의 중화시험
3. 내기성 시험(aerotolerant test, 산소성 배양에 의한 발육)과 미산소성 시험(탄산가스 배양에 의한 발육)
4. CCMA (cycloserine cefoxidin mannitol agar) 배지에서 *C. difficile*의 발육

2 재료

1) 사용균주 : 5균종+산소성 균의 control 1주

▶ 실습 중의 약호

① *C. difficile*	C-dif(항균제 유발 설사의 원인균)
② *C. perfringens*	C-per (*Clostridium* 중 임상재료에서 분리빈도가 가장 높다)
③ *C. ramosum*	C-ram(그람음성 막대균으로 오인하기가 쉽다)
④ *C. sordellii*	C-sor (lecithinase 양성)
⑤ *C. sporogenes*	C-spo (lipase 양성)
⑥ *Bacillus subtilis*	B-sub(아포형성 산소성 막대균)

2) 배지 및 시약

① 혈액우무(*Brucella* HK (RS) 배지나 변법 GAM 배지로 만든) 배지

② 난황우무(egg yolk agar) 배지
CW agar base with kanamycin 200 mL를 녹여서 가압멸균 후 50℃에 식혀서 여기에 50% 희석 egg yolk (egg yolk 10 mL에 식염수 10 mL 혼합)를 넣어 잘 혼합 후 멸균된 Petri-dish에 부어 만든다.

③ CCMA 배지(*C. difficile* 분리용 선택배지)

Proteose peptone No. 2	40 g
Disodium phosphate (Na_2HPO_4)	5 g
Monopotassium phosphate (KH_2PO_4)	1 g
Sodium chloride	2 g
Magnesium sulfate ($MgSO_4$)	0.1 g
Mannitol	6 g
1% Neutral red (ethanol 용액)	3 mL
Agar	20 g
증류수	1,000 mL

pH 7.6으로 맞춘 후 121℃ 15분으로 멸균 후 55℃

로 식혀서 cycloserine 250 mg (2 mL 증류수에 녹임)와 cefoxidin 10 mg (1 mL 증류수에 녹임)을 넣어 충분히 혼합한다. Petri-dish에 분주하여 만든다.

④ Thioglycollate broth 혹은 chopped meat medium
⑤ 10~15% H_2O_2 용액
⑥ 아포염색 용액 : 변법 Wirtz-Conklin 법
　㉠ 5% malachite green
　㉡ 0.5% safranin O
⑦ 편모염색 용액 : Ryu 변법 용액
⑧ *C. perfringens*의 α-항독소 여과지

3 시험 방법

1) 실습 첫날

① 48시간 37℃에서 무산소성 배양하여 집락을 준비한다.
② 집락을 관찰하고 그람염색과 편모염색 및 catalase 시험은 앞장에서의 방법대로 한다.
③ 아포염색 : 변법 Wirtz Conklin법
　㉠ 슬라이드 유리에 집락을 도말, 건조, 고정한다.
　㉡ 5% malachite green 용액으로 3~6분간 가온하면서 염색한다.
　㉢ 물로 씻고 0.5% safranin O로 30초간 대조염색한다.
　㉣ 아포는 녹색으로, 아포 이외의 세균세포는 적색으로 염색된다.

2) 실습 둘째 날

(1) 아포의 증명-알코올 처리 시험

① 액체배지(chopped meat medium 혹은 thioglycollate broth) 배양균 또는 우무배지 배양균의 농후균액(McFarland No. 3 이상) 0.5 mL와 순알코올 0.5 mL를 1.5 mL용 시험관에 넣고 잘 혼합한다.
② 종종 혼합해서(가능하면 교반기에서 혼합한다) 1시간 방치한다.
③ 무산소성용 배지에 0.1 mL를 잘 펴서 접종한다. 동시에 대조(control)로써 알코올을 처리하지 않은 본래의 균액을 동시에 도말 접종한다.
④ 37℃에 48시간 무산소성 배양하여 집락의 유무를 확인한다.

(2) Lecithinase, lipase 및 lecithinase의 α 항독소 여과지를 이용한 *C. perfringens* 반응의 중화시험

① Lecithinase 반응과 lipase 반응
　㉠ 난황우무(egg yolk) 배지에 균을 획선 도말 접종한다.
　㉡ 37℃에 24~48시간 무산소성 배양한다.

(판정)

Lecithinase 양성 : 집락 주위에 넓은 백색의 불투명대(유광반응)가 보인 것

Lipase 양성 : 지방이 분해되어 지방산(fatty acid)이 생기면 물 위에 뜬 기름같이 반짝이는 모양이 보이는데, 진주층(pearly layer)이라고도 부르며 이런 성상이면 양성 반응이다.

② Lecithinase 반응의 중화시험 : *C. perfringens*와 *C. sordellii*를 사용
　㉠ α-항독소 여과지를 CW 난황우무배지의 중앙에 놓고 핀셋으로 가볍게 누른다.
　㉡ 15분간 방치 후 여과지와 직각되게 2균주를 평행하도록 접종한다.
　㉢ 37℃에서 24시간 무산소성 배양한다.

(판정)

완전 중화 : 八자상의 선명한 침강대가 중화반응 양성이다.

불완전 중화 : 八자상의 주변이 불투명하고 희미해지면 음성 반응이다.

(3) 내기성(aerotolerant) 시험과 미산소성(microaerophilic) 시험

: 앞장에서와 동일하며 배지를 6구획으로 나누어서 균을 도말접종하여 배양한다.

(4) CCMA 배지에서 *C. difficile*의 발육

CCMA 배지에 *C. difficile*를 도말접종하고 37℃에 48시간 무산소성 배양한다.

(판정)

*C. difficile*은 mannitol을 분해하여 배지가 황색으로 된다.
집락은 거친(조면, rough)형이다.

(5) 변에서 *C. difficile*의 분리

① 변에서 멸균된 면봉으로 채취해서 직접 CCMA 배지에 도말하여 37℃에 48시간 무산소성 배양한다.

② 1.5 mL 원심 시험관에 변을 0.5 mL(g)를 넣고 동량의 알코올 원액을 첨가하여 종종 혼합하면서 1시간 동안 방치한 다음 혼합액 0.1 mL를 CCMA 배지에 떨어뜨려 잘 펴서 접종하고("ㄱ"자 유리봉 loop 사용이 편리함) 역시 37℃에서 24~48시간 무산소성 배양한다.

성명:	학번:	실습일자:	확인:

제40장 실습 결과 보고서

1. *Clostridium* 균속의 동정

1) 집락의 형태와 염색의 특성(그람염색, 아포염색, 편모염색)

<table>
<tr><th colspan="2">균주 / 결과</th><th>C−dif</th><th>C−per</th><th>C−ram</th><th>E-coli</th><th>C−spor</th><th>B−sub</th></tr>
<tr><td>집락 관찰</td><td>혈액 우무</td><td></td><td></td><td></td><td></td><td></td><td></td></tr>
<tr><td rowspan="3">염색성</td><td>그람 염색</td><td></td><td></td><td></td><td></td><td></td><td></td></tr>
<tr><td>아포 염색</td><td></td><td></td><td></td><td></td><td></td><td></td></tr>
<tr><td>편모 염색</td><td></td><td></td><td></td><td></td><td></td><td></td></tr>
</table>

2) CCMA 배지에서 *C. difficile*의 집락의 특징

3) 변에서 *C. difficile*의 분리 결과

4) 동정시험

균주	Growth under aerobic condition (O_2)	Growth under miroaerophilic condition (CO_2)	Spore selection−alcohol treatment	Lecithinase	Neutralization of lecithinase with anti−α toxin of C.per	Lipase	Catalase
C−dif				***			
C−per							
C−ram				***			
C−sor							
C−spo				***			
B−sub				***			

41

*Mycoplasma pneumoniae*의 동정

(Identification of *Mycoplasma pneumoniae*)

학습목표

1. *Mycoplasma*의 일반적인 성상을 열거한다.
2. *Mycoplasma pneumoniae*의 병원성에 대해서 설명한다.
3. *Mycoplasma pneumoniae*의 선택배지를 열거하고 설명한다.
4. *Mycoplasma pneumoniae*의 분리 동정한다.
5. *Ureaplasma urealyticum*의 병원성에 대하여 설명한다.
6. *Mycoplasma hominis*의 병원성에 대하여 설명한다.

1 개요

Division(문) : *Tenericutes*
Class(강) : *Mollicutes*
Order(목) : *Mycoplasmatales*
Family(과) : *Mycoplasmataceae*
Genus(속) : *Mycoplasma*(진균형), *Ureaplasma*(urea형)
Species(종) : *M. pneumoniae, M. homonis, M. genitalium, U. urealyticum*(인체 병원성 4균종)

*Mycoplasmataceae*과에는 *Mycoplasma*와 *Ureaplasma* 2균속이 있다.

인체 병원성 균종으로는 *M. pneumoniae, M. hominis, M. genitalium* 및 *U. urealyticum*이 있다. 근년에는 *M. fermentans*가 AIDS 환자나 혹은 AIDS가 없는 환자에게 감염이 될 수 있는 것으로 알려져 있다.

*Mycoplasma*나 *Ureaplasma*는 동물과 식물에 부생균이나 기생균으로 존재한다. 처음 발견된 *Mycoplasma*는 소의 흉막폐렴에서 분리되었으므로 pleuropneumonia-like organism (PPLO)이라고 불렸다. *Mycoplasma*는 세포벽이 없으므로 구형, 사상형, 별 모양 등 다형태성을 보이고, 또한 β-lactam 등 세포벽에 작용하는 항균제에 완전 내성이다. 세포 외에서 증식(인공배양)할 수 있는 가장 작은(0.2~0.3 μm) 미생물이기 때문에 세균에 사용되는 여과 멸균용 여과기(pore size : 0.45 μm)를 통과하고, 증식에는 콜레스테롤, 지방산 등이 필수이므로 배지 중 혈청의 첨가가 필요하며, *Ureaplasma*는 요소(urea)를 가수분해한다.

*M. pneumoniae*는 원발성 비정형 폐렴(primary atypical pneumonia)의 병원체로서 X 선으로 확인된 폐렴의 최고 10~20% 원인균으로 추정된다. 이 세균은 정상균무리는 아니지만 감염 후에는 수개월간 분리된다. 불현성 감염이 흔하고, 현성 감염일지라도 그 증상은 대개 가벼우므로 "walking pneumonia"라고도 부른다. 발생 빈도는 여름과 겨울이 비슷하며 주로 소아, 청년기에 감염되며 호흡기의 분비물에 의해서 전파된다. 가장 뚜렷한 증후는 기관지염(bronchitis)이지만 후두염(laryngitis), 인두염(pharyngitis), 중이염(otitis media) 및 수막염도 일으킬 수 있다.

*U. urealyticum*과 *M. hominis*는 사람의 생식기 감염을 일으키며 건강한 여자의 질에도 최소 60%는 *U. urealyticum*을, *M. hominis*는 20%를 보균하고 있다. 성적으로 문란하지 않는 사람은 보균율이 낮으며 두 균종은 기회 감염균이다. *M. hominis*는 산후 발열(postpartum fever) 환자의 혈액에서 분리된 바 있으며 창상, 관절 및 중추신경계 감염도 일으킬 수 있다. *U. urealyticum*은 남자의 비임균성 요도염(nongonococcal urethritis)을 일으키지만 요도염이 없는 사람에게서도 분리되며, 그 분리 빈도는 *Chlamydia*보다 낮다. 또한 이 세균은 영아의 폐렴을 일으키는 일이 있고 전립선염을 일으킨다고 생각된다.

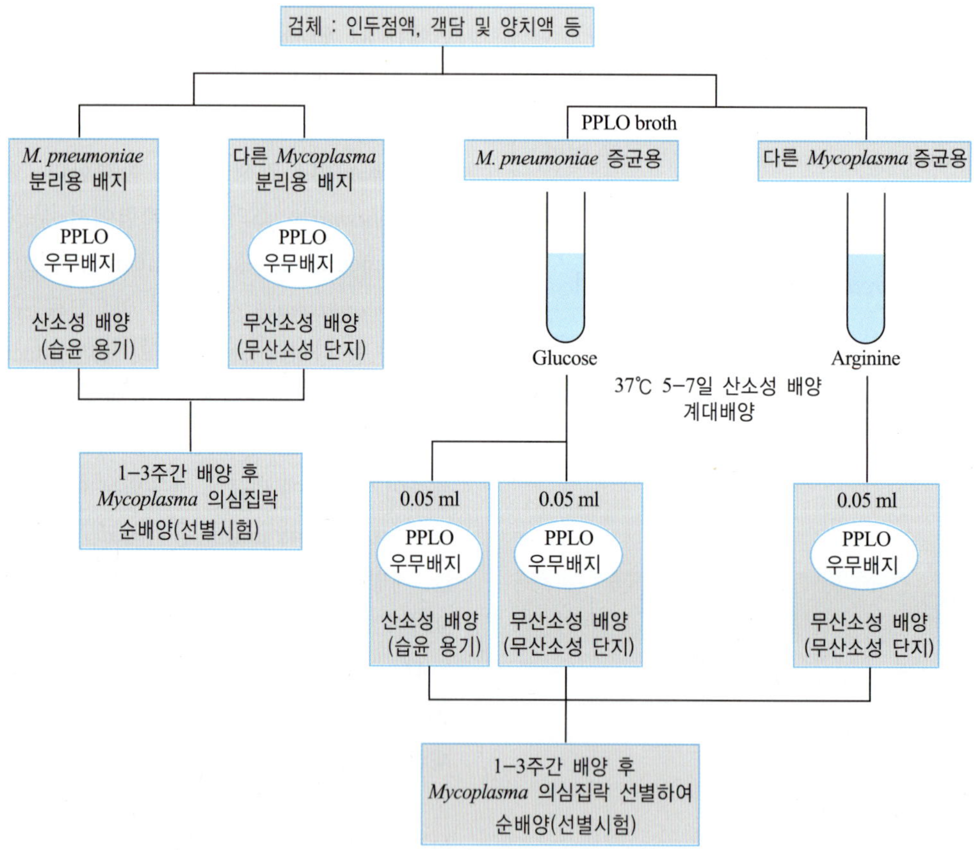

그림 41-1. *Mycoplasma*의 분리배양법

표 41-1. 주요 *Mycoplsma*의 성상

균종	발육 환경	발육 일수	포도당 분해	Arginine 가수분해	요소분해	닭혈구 흡착
M. pneumoniae	산소성	5일 이상	+	−	−	+
M. hominis	무산소성	2일 이상	−	+	−	−
M. salovarium	무산소성	2일 이상	−	+	−	−
M. fermentans	무산소성	2일 이상	+	+	−	−
Ureaplasma urealyticum	무산소성	1~2일	−	−	+	−

*M. genitalium*은 생식기 감염을 일으키며 특히 골반염증과 관련이 있는 것으로 알려져 있다. 한 보고는 여성 골반 감염환자의 38%가 *M. homonis*나 *C. trachomatis*에 대한 항체는 없으나 *M. genitalium* 항체 역가는 4배 이상 높은 것으로 보고하고 있다.

1) 배지 및 기타

(1) *Mycoplasma*용 배지(pH 7.6)

SP−4 glucose broth나 agar와 H agar와 broth를 사용한다.

① 3% 닭혈구 부유액(PBS)

② Phosphate-buffered saline (PBS), pH 7.2

NaCl ········ 8.00 g
KCl ········ 0.20 g
Na_2HPO_4 ········ 1.15 g
KH_2PO_4 ········ 0.20 g
증류수 ········ 100 mL

0.22 μm-pore-size filter로 여과멸균하여 4℃에 보관 사용하며 혼탁이나 침전물이 생기면 사용할 수 없다.

③ 50% 양 적혈구 부유액(PBS 중에), 1% agar (PBS 중에)

④ Membrane filter : 0.45 μm와 0.22 μm pore-size filter

⑤ Micropipette (10~100 μl)

⑥ 멸균 시험관

2 시험방법 − 분리배양법

1) 검체재료의 접종

면봉으로 PPLO agar 배지의 중심에 직경 3 cm 정도의 원형에 검체를 접종한다. 액체배지에는 면봉을 액체배지 속에 2~3회 넣어 접종한다.

2) 배지의 관찰

(1) PPLO 우무 배지

우무배지 관찰은 4일째부터 매일 표면에서 현미경 100배로 관찰한다. *Mycoplasma* 집락이 보이면 Petri-dish 뒤 표면에 라벨용 펜으로 표시를 한다.

(2) 액체배지

액체배지는 접종 다음날부터 phenol red의 색깔 변화를 매일 관찰한다.

① PPLO-glucose broth

㉠ 포도당을 분해하는 *Mycoplasma*, 특히 *M. pneumoniae*의 증균용으로 사용한다. PPLO-glucose broth는 1~2일에 황색으로 변한다. 그러나 배지가 혼탁했을 경우는 *M. pneumoniae* 이외의 *Mycoplasma*이다.

㉡ 3일째 이후 주황색−황색으로 변화한 배지의 0.05 mL를 다시 한번 PPLO 우무배지에 접종하여 배양한 후 특징 있는 집락을 확인한다.

② PPLO-arginine broth

㉠ *M. pneumoniae* 이외의 대부분의 *Mycoplasma*는 arginine을 분해하기 위해 증균배지로 이용한다.

㉡ 3일째 어두운 곳에서 적색으로 변화한 배지의 0.05 mL를 PPLO 우무배지에 접종하고 무산소성 배양해서 집락을 확인한다.

3) 선별시험

순배양을 하기 위해 발육된 집락에 표시한 부분의 PPLO 우무배지를 5 mm 크기로 잘라내어 다른 PPLO 우무배지에 발육된 집락의 방향을 밀착시켜 표면에 문지른다. 또는 직경 9 mm Petri-dish에 분주한 PPLO 배지를 써서 이용한다. 그 한쪽 구석에서 잘라낸 *Mycoplasma* 발육한 우무를 유리봉으로 혼합하고, 백금이로 분리 조작을 한다.

4) 동정

*M. pneumoniae*는 발육일수, 집락형태에서 거의 동정이 가능하다. 초기 분리된 집락은 유두상(중심부분은 크고, 주변부분은 좁은 형태)의 형태가 많고, 주변부위가 넓은 집락은 적다. 집락의 크기는 배양 일수에 따라 다르나 0.2~0.6 mm 정도이다. *M. pneumoniae* 집락인지 감별이 어려울 때는 닭혈구 흡착시험이 간단하다.

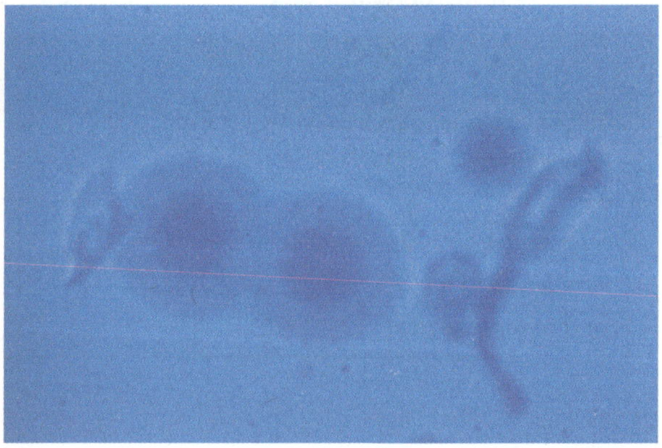

그림 41-2. PPLO 우무배지에서 자란 *Mycoplsma pneumoniae*의 Dienes 염색. PPLO 우무배지에서 35℃에 1 주간 배양 후 자란 *Mycoplsma pneumoniae* 일부 집락을 Dienes 염색한 것으로 집락 중심 부분에 진한 보라색으로 보이는 것이 특징이다.

시판 닭 보존 혈구액을 1/15 M 인산완충액(Phosphate-buffered saline, PBS, pH 7.2)으로 3회 세척 후 PBS로 3% 혈구부유액을 만들어 PPLO 우무에 발육된 집락에 중층시켜 37℃ 30분 방치 후 PBS로 3회 세척하여 현미경(100배)으로 관찰한다. 이때 *M. pneumoniae*는 집락 주변에 닭혈구가 흡착한 상태가 관찰되며, *M. pneumoniae*로 예비동정할 수 있다.

성명: 학번: 실습일자: 확인:

제41장 실습 결과 보고서

1. *Mycoplasma pneumoniae*의 동정

1) 집락의 성상

성상 \ 균주		균주: *M. pneumoniae*	균주: *M. hominis*
액체 배양	PPLO –glucose broth		
	PPLO –arginine broth		
평판 배지 집락 (크기, 색 등)	PPLO agar		

2) 혈구 흡착과 용혈시험

시험	균주	
	M. pneumoniae	*M. hominis*
혈구 흡착시험 (hemab-sorption test)		
용혈시험 (beta-hemolysis test)		

42 *Candida albicans*의 동정 (Identification of *Candida albicans*)

학습목표

1. 효모의 균속을 3가지 이상 열거한다.
2. *Candida albicans*를 분리동정한다.
3. 효모균(*Candida albicans*)의 슬라이드 배양법을 실시한다.
4. *Candida albicans*의 주요 동정시험을 설명하고, 실습한다.
   1) 10~20% KOH로 습윤표본(wet mount)을 실시한다.
   2) 그람염색하여 효모세포와 가성균사를 관찰한다.
   3) 발아관(Germ tube) 시험
   4) 후막포자(chlamydospore) 형성시험

1 개요

*Candida*는 구강, 위 장관, 질에 정상균무리이며, 이 외에도 피부(손 발가락 사이, 비만한 사람의 겨드랑이, 서혜부, 신생아나 영아의 기저귀 접촉부위 등)에서 많이 분리되고 드물게는 손, 발톱(爪圍炎, 조위염)에 침범하여 치료하기 어려운 *Candida* 감염을 일으킬 수 있다. 구강은 백태로서 발견되는 수 있고, 호흡기 감염증이나, 각막진균증의 원인균이 될 수 있다.

분아포자(blastoconidium)는 3~7×3~14 μm 크기의 난원형의 출아성 효모양 형태로 가성균사(psedohyphae)의 끝이나 줄기에 분아세포를 형성하는데, 특히 *C. albicans*는 후막포자(厚膜胞子, chlamydospore)를 형성한다. 병변부 조직 내에서 가성균사(pseudohyphae) 혹은 진성균사(true hyphae)와 분아포자(blastoconidium)가 관찰된다. 검사 재료로는 피부나 손 발톱(KOH 처리), 객담, 변, 체액, 요, 질 및 병변부의 조직 편 등의 신선한 검사물을 사용한다. 실온에서 증식하므로 실온 상태로 두어서는 안 된다.

임상검체의 재료에서 도말과 wet mount로 경검 시 한 시야에 보이는 대략적인 수를 보고하여야 한다. 정상균무리가 있는 검체에서 단지 한두 개의 소수가 발견되면 임상적인 중요성은 희박하다. Wet mount나 직접도말에서 가성균사가 보이면 *Candida* species로 보고한다.

분리배지로는 Sabouraud dextrose agar (SDA)나 cycloheximide, chloramphenicol이 함유된 SDA를 사용하며 혈액우무 배지에서도 잘 발육된다. 37℃나 실온에서 잘 자라며 수일 내에 연한 크림색과 평활한 집락을 보인다. 또한 현미경으로 보면 분아세포(budding cell)와 가성균사도 볼 수 있다. 실온 및 35℃에 효모양 집락이 보이면 이것은 *Candida, Cryptococcus, Geotrichum,* 혹은 *Trichosporon* 중 한 가지로 볼 수 있다. *C. albicans*는 후막포자를 형성한다는 점이 감별시험으로 중요하다. 후막포자는 cornmeal-Tween 80 agar, chlamydospore agar, rice agar 등에서 천자접종(cut streak plate), 즉 백금선으로 배지를 45° 각도로 자르면서 배양접시 바닥에 이르도록 접종한다.

25℃에 72시간 배양하면서 매일 관찰한다. 후막포자를 형성하면 *C. albicans*로 동정한다. 그러나 대부분의 세균 검사실에서는 발아관(發芽管, germ tube)법으로 *C. albicans*를 예비 동정하는데 이 효모 진균 외에도 *C. stellatoidea*와 아주 드물게 *C. tropicalis*도 발아관을 형성하기도 한다. *C. stellatoidea*는 *C. albicans*의 변종으로 보는 견해도 있다. *C. albicans*의 발아관은 시작되는 부위가 잘룩하지 않으나, *C. tropicalis*는 시작점이 잘룩한 발아관을 형성하는데, 정확한 감별은 탄수화물 동화(assimilation) 시험으로 한다. 그러나 발아관이 관찰되면 *C. albicans*로 예비 보고할 수 있으며, 다른 시험은 필요 없게 된다. 효모양 진균 중에서 cornmeal Tween 80 agar에 *Trichosporon*과 *Geotrichum*은 균사와 분절포자를 형성하는데, *Trichosporon*은 urease 양성이고, *Geotrichum*은 음성이므로 감별할 수 있다. 만일 urease 시험이 불분명할 때는 탄수화물 발효시험과 동화시험으로 동정한다.

가성균사와 분아포자만 있으면 *Candida* species이다. 소수의 분아포자가 균사에 따라서 드문드문 한 개씩 또는 작은 무리로 배열되어 있으면 *C. tropicalis*를 생각할 수 있다. 거미모양의 집락과 큰 균사가 있으면 *C. parapsilosis*로, 강물에 띄운 통나무 같은 배열의 분아포자는 *C. psedotropicalis*로 생각할 수 있다.

Cornmeal agar를 써서 동정이 되지 않을 때는 탄수

표 42-1. 임상검체에서 분리되는 *Candida* 및 *Cryptococcus* 균종의 성상

균종	동화												발효						그 밖의 반응					
	Glucose	Maltose	Sucrose	Lactose	Galactose	Melibiose	Cellobiose	Inositol	Xylose	Raffinose	Trehalose	Dulcitol	Glucose	Maltose	Sucrose	Lactose	Galactose	Trehalose	Urease	KNO_3 환원	가균사	37℃에서 증식	발아관	협막(Indiaink)
Candida albicans	+[a]	+	+	−	+	−	−	−	+	−	+	−	AG	AG	A[b]	−	A, AG	A, AG	−	−	+	+	+	−
C. stellatoidea[c]	+	+	−	−	+	−	−	−	+	−	+[b]	−	AG	AG	−	−	−	−	−	−	+	+	+	−
C. parapsilosis	+	+	+	−	+	−	−	−	+	−	+	−	A 나 AG	−	−	−	A, AG	A[b], AG	−	−	+	+	−	−
C. tropicalis	+	+	+	−	+	−	+[b]	−	+	−	+	−	AG	AG	AG	−	AG	AG	−	−	+	+	−	−
C. kefyr (*C. pseudotropicalis*)	+	−	+	+	+	−	+	−	+[b]	+	−	−	AG	−	AG	AG	AG	A[b] 나 AG	−	−	+	+	−	−
C. krusei	+	−	−	−	−	−	−	−	−	−	−	−	AG	−	−	−	−	−	+[b]	−	+	+	−	−
C. guillermondii	+	+	+	−	+	+	+	−	+	+	+	+	AG	−	AG	−	AG	AG	−	−	+	+	−	−
C. rugosa	+[a]	−	−	−	−	+	−	−	+	−	−	−	−	−	−	−	−	−	−	−	+	−	−	−
Cryptococcus neoformans	+	+	+	−	+[b]	−	+	+	+	+[b]	+	+	A	A	A				+	−	R	+[b]	−	+
C. uniguttulatus	+	+	+	−	−[b]	−	−[b]	+	+	+[b]	+	−	A	A	A				+	−	−	−	−	+
C. albidus	+	+	+	+[b]	+[b]	+	+	+	+	+	+	+[b]	A	A	A				+	+	−	−[b]	−	+
C. laurentii	+	+	+	+	+	+[b]	+	+	+	+[b]	+	+	A	A	A				+	−	−	+	−	+
C. luteolus	+	+	+	−	+	+	+	+	+	−[b]	+	+[b]	A	A	A				+	−	−	−	−	−

[a] +, 동화; AG, 산과 가스; A, 산; −, 음성; R, 드묾
[b] 균주에 따라 다름
[c] *C. stellatoidea*로 동정되면 *C. albicans*로 보고하기도 함. 이 균종들만이 후막포자를 형성

화물의 발효나 동화시험을 해야 동정이 될 수 있다. 탄수화물 발효시험은 가스 생성과 산 생성을 보며, 탄수화물 동화시험은 배지에 넣은 탄수화물을 이용해서 진균을 증식할 수 있는지 보는 시험이다. 효모양 진균은 상품화된 키트, 즉 API 20 C kit와 미생물 자동화 검사 기기인 Vitek system ATP sysem, Microscan system 등을 사용하면 균종을 정확히 동정할 수는 있으나 가격이 비싸고 작은 실험실에서는 사용하기 어려워 때문에 위의 방법을 사용하기 전에 예비동정을 한다.

검체 : *Candida* 감염으로 의심되는 피부, 구강 및 질 검체 등

도말(smear)검사
1. 10% KOH 습윤표본
2. Gram 염색
: Yeastlike cells
and pseudophyphae

분리배지
1. 혈액우무배지
2. Sabouraud dextrose agar pH 5.6
37℃ 24~48시간 후 집락관찰

1. Gram 염색 : Yeastlike cell
2. 발아관 시험(혈청 사용) : +
3. 후막포자 시험(Cornmeal Tween 80 agar)

↓

C. albicans isolated

그림 42-1. ***Candida* 균종 감별 흐름도**

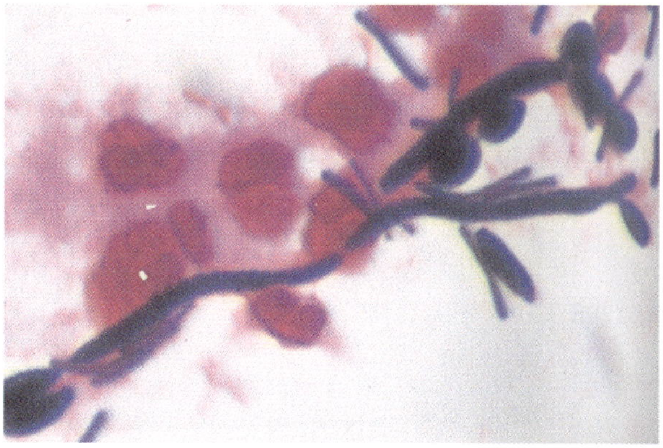

그림 42-2. **질 *Candida*증 환자에서 질검체의 그람염색.** 편평상피세포 및 다수의 호중구와 함께 가성균사(pseudohyphae)와 효모세포(yeast cell)가 보인다.

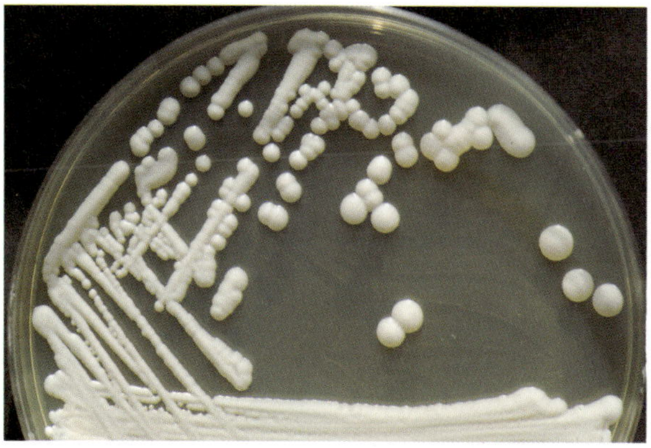

그림 42-3. **Sabouraud dextrose agar** (pH 5.6)에 37℃ 48시간 배양된 *C. albicans*의 집락. 크림색으로 보이는 평활한 집락이다.

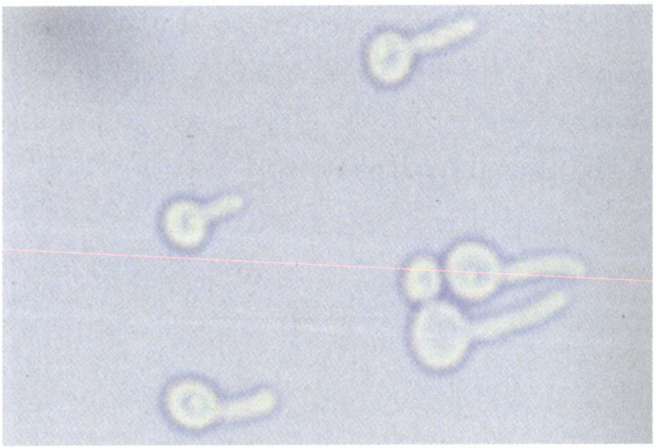

그림 42-4. **Candida albicans의 발아관(germ tube) 시험.** 혈청과 *C. albicans*를 넣고 37℃에서 2시간 배양 후 현미경상에 나타난 발아관으로 *C. albicans*로 예비 동정한다.

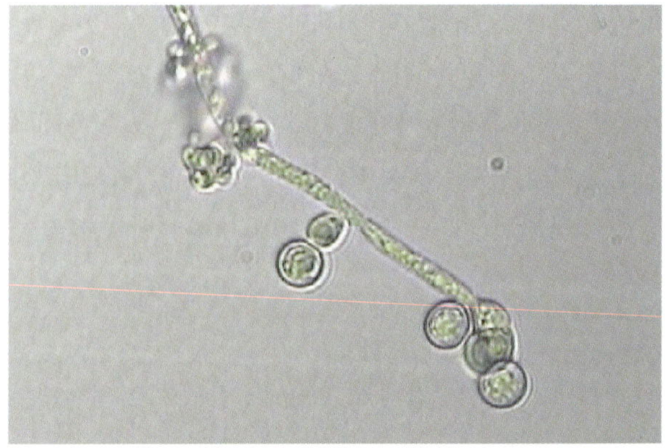

그림 42-5. Cornmeal Tween 80 agar에 실온(25~30℃) 48시간 배양된 ***Candida albicans*의 후막포자(chlamydospore).** 염색하지 않고 400배로 관찰한 후막포자(chlamydospore), 가균사(pseudohyphae) 및 분아포자(blastospore)가 보인다.

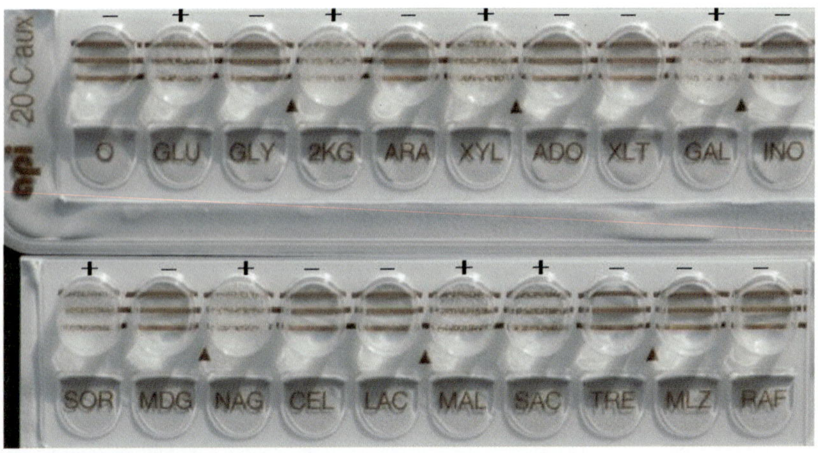

그림 42-6. **API 20 C aux 키트에 의한 *Candida albicans*의 동정.** 30℃로 48시간 배양 후 혼탁이 있으면 동화시험 양성으로 판정한다(동정결과 *C. albicans* %ID, 97.3%, 숫자화된 생화학적 패턴 2542134).

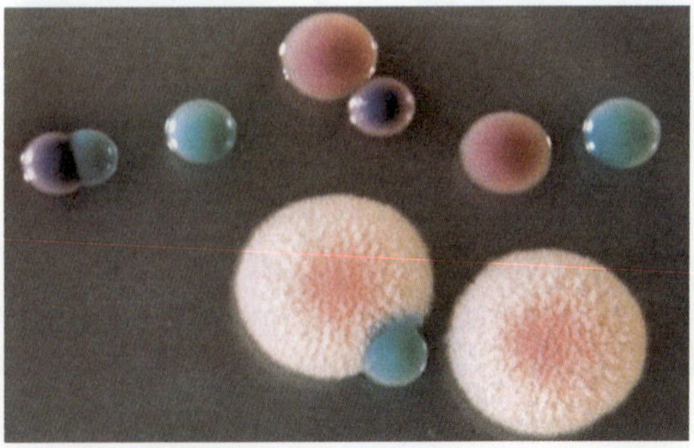

그림 42-7. **CHROMagar에서 *Candida albicans*의 녹색 집락.** 분홍색 *C. glabrata*; 청색 *C. tropicalis*; 큰 연분홍 *C. krusei* 집락.

▶ 실습내용

① Wet mount와 그람염색으로 분아형 세포(budding cell)나 효모양 세포(yeast like cell) 및 가성균사를 관찰한다.

② SDA에 자란 집락의 관찰

③ 발아관 시험

④ 후막포자 시험

⑤ 상품화된 kit (API 20 C kit 등)로 동정하여 비교한다.

2 재료

1) 사용 균주

SDA 사면배지에서 35℃에 48시간 배양된 *C. albicans*와 *C. tropicalis*

2) 배지 및 시약 등

① Sabouraud dextrose agar 평판배지
② Cornmeal Tween 80 agar 평판배지
③ 탄수화물 동화배지 : glucose, maltose, sucrose, lactose broth
④ 탄수화물 발효배지 : glucose, maltose, sucrose, lactose broth (Durham tube 포함)
⑤ Christensen's urea agar
⑥ 상품화된 키트(API 20 C kit 등), 자동화 검사 기기
⑦ 사람이나 소의 혈청 0.5 mL 시험관
⑧ Lactophenol cotton blue (LPCB) : 진균염색액

3 시험 방법

(1) Sabouraud dextrose agar 평판배지에 사용균주로부터 접종하여 27~30℃에 48시간 배양하고 집락 관찰, wet mount, 그람염색을 한다.

① Wet mount : 손톱이나 피부검체는 10% KOH로 처리하고, SDA에 자란 집락은 식염으로 wet mount하여 분아포자나 가성균사, 후막포자를 현미경으로 관찰한다.

② 그람염색 : 가성균사, 가성균사, 후막포자를 관찰한다. 한 개의 슬라이드 유리에 ㉠ *C. albicans*, ㉡ *Staphylococcus aureus* 및 ㉢ *C. albicans*와 *S. aureus* 혼합균주를 각각 도말하여 그람염색 한다.

③ Lactophenol cotton blue (LPCB) 염색 : 가성균사, 가성균사, 후막포자를 관찰한다.

(2) 발아관(germ tube) 시험을 한다.

① 사용한 SDA 배지에 자란 집락을 극히 소량을 토끼, 소, 면양 또는 사람의 혈청 0.5 mL가 든 시험관에 넣어 부유시킨다.

② 37℃ 항온기에서 2.5~3시간 둔다.

③ 시험관의 효모 부유액 한 방울을 슬라이드 유리에 놓고 덮개 유리를 덮어서 현미경으로 발아관을 관찰한다.

④ 발아관이 관찰되면 *C. albicans*로 예비 보고할 수 있으며 다른 시험은 필요 없게 된다.

(3) 후막포자(chlamydospore) 시험

① Cornmeal Tween 80 agar에 균주를 백금선으로 1 cm 정도의 간격 되게 평행으로 45℃ 각도로 절단(cut) 접종한다. 멸균한 덮개유리(cover glass)로 덮고 30℃에서 24~72시간 배양 후 현미경으로 덮개유리 위에서 관찰한다.

② Cornmeal Tween 80 agar에서 가성균사(pseudohyphae), 분아포자(blastoconidia), 후막포자(chlamydoconidia) 또는 분절포자(arthroconidia)가 있는지 관찰하거나 LPCB 염색을 이용한 슬라이드 배양법으로 가성균사, 후막포자 등을 관찰할 수 있다.

(4) Urease 시험을 한다.

① Christensen의 urea agar 사면 배지에 사용한 균주를 접종하여 30℃에 24~72시간 배양 후 적색이면 양성이며, 음성은 접종 전 배지색이다. 신속법도 있으며 4시간 후에 판정하며 결과는 위의 방법과 동일하다.

② 양성 균주 : *C. neoformans*, *Rhodotorula*
음성 균주 : *C. albicans*

(5) 탄수화물 동화시험 : Wickerham broth 법

Carbon assimilation medium

Yeast nitrogen base	6.70 g
원하는 탄수화물	5.00 g
증류수	100.00 mL

필요하면 가온하여 녹이고 Seitz 또는 membrane filter로 여과 멸균한다.

여과 멸균된 0.5 mL와 멸균된 증류수 4.5 mL를 screw cap 시험관에 넣어서 사용한다.

냉장고에서 1개월 보존할 수 있다.

① 상기와 같이 준비된 glucose, maltose, sucrose 및 lactose broth에 사용한 균주를 접종하여 30℃에서 24~48시간 배양 후 증식(혼탁하게 보임)하면 동화시험 양성이다.

(6) 탄수화물 발효시험
(fermentation broth for yeasts)

① Broth 배지

Bromthymol blue	0.04 g
Powdered yeast extract	4.50 g
Peptone	7.50 g
증류수	1,000 mL

② Stock carbohydrate 용액

Carbohydrate	6 g
증류수	100 mL

0.22 μm filter로 여과 멸균하여 사용한다.

▶ 제조법

① 95% ethanol의 3 mL에 BTB를 녹이고 broth 배지 성분(A)을 혼합한다.

② Screw-cap 시험관에 2 mL씩 broth 배지를 넣고 Durham 시험관을 넣는다.

③ 121℃에 15분간 가압멸균 후 식혀서 각각의 broth 배지에 1 mL씩 stock carbohydrate 용액(B)을 넣는다. 이 배지는 냉장고에 1개월 보존 사용할 수 있다.

④ 준비된 glucose, maltose, sucrose 및 lactose broth 배지(Durham 시험관)에 사용한 균주를 접종해서 30℃에서 48~72시간(10~14일간 관찰할 수 있음) 배양 후 판정한다.

⑤ 가스 생성이 보이면 발효시험 양성이다. 그러나 산 생성만을 보이기도 하는데, 이것은 탄수화물이 동화(assimilation)된 것으로 해석할 수도 있다.

(7) API 20C kit

① SDA 배지에 30℃로 48시간 배양된 사용균주를 2 mL 증류수에 넣어 부유액을 만든다.

② 효모 부유액 100 ㎕를 API 20 C medium에 넣어 잘 혼합한다.

③ 건조 기질이 들어 있는 microtube와 cupule까지 기포가 생기지 않도록 분주한다.

④ 30℃에서 24~48시간 배양 후 microtube의 혼탁유무로 증식을 판정한다(72시간까지 배양하여 동정할 수도 있음).

⑤ 각 성적을 기록 용지에 기록하여 그 결과를 API 20 C index에서 찾아 동정한다.

성명:	학번:	실습일자:	확인:

제42장 실습 결과 보고서

1. *C. albicans*의 동정

1) 집락의 성상과 형태의 관찰

결과 \ 균주	균주	
	Candida albicans	*Candida tropicalis*
SDA 배지에서 집락의 성상		
Wet-mount (sketch)		
그람염색 (sketch)		
발아관 시험 (germ tube)		
후막포자 시험 (chlamydospore)		

2) 동정시험

<table>
<tr><th colspan="2">균주
결과</th><th colspan="2">C. albicans</th><th colspan="2">C. tropicalis</th></tr>
<tr><td rowspan="4">탄수화물 동화시험 (carbo hydrate assimila tion test)</td><td>Glucose</td><td></td><td rowspan="4"></td><td></td><td rowspan="4"></td></tr>
<tr><td>Maltose</td><td></td><td></td></tr>
<tr><td>Sucrose</td><td></td><td></td></tr>
<tr><td>Lactose</td><td></td><td></td></tr>
<tr><td rowspan="4">탄수화물 발효시험 (carbo hydrate fermen tation test)</td><td>Glucose</td><td></td><td rowspan="4"></td><td></td><td rowspan="4"></td></tr>
<tr><td>Maltose</td><td></td><td></td></tr>
<tr><td>Sucrose</td><td></td><td></td></tr>
<tr><td>Lactose</td><td></td><td></td></tr>
<tr><td colspan="2">Urease 시험</td><td></td><td></td><td></td><td></td></tr>
<tr><td colspan="2">최종 동정
(final identification)</td><td colspan="2"></td><td colspan="2"></td></tr>
</table>

api 20 C AUX

07221 A

REF.:

Origine/Source/Herkunft/Origen/Prelievo :

bioMérieux

	O	GLU	GLY	2KG	ARA	XYL	ADO	XLT	GAL	INO	SOR	MDG	NAG	CEL	LAC	MAL	SAC	TRE	MLZ	RAF	Hyphae/pseudo-Hyphae
24h																					
48h																					
72h																					
	1	2	4	1	2	4	1	2	4	1	2	4	1	2	4	1	2	4	1	2	4

Imprimé en France / Printed in France

Autres tests / Other tests / Weitere Tests / Altri tests / Otros tests :

ident :

api 20 C AUX

07221 A

REF.:

Origine/Source/Herkunft/Origen/Prelievo :

bioMérieux

	O	GLU	GLY	2KG	ARA	XYL	ADO	XLT	GAL	INO	SOR	MDG	NAG	CEL	LAC	MAL	SAC	TRE	MLZ	RAF	Hyphae/pseudo-Hyphae
24h																					
48h																					
72h																					
	1	2	4	1	2	4	1	2	4	1	2	4	1	2	4	1	2	4	1	2	4

Imprimé en France / Printed in France

Autres tests / Other tests / Weitere Tests / Altri tests / Otros tests :

ident :

chapter 42

43

*Cryptococcus neoformans*의 동정
(Identification of *Cryptococcus neoformans*)

학습목표

1. *C. neoformans*의 분리 동정한다.
2. *C. neoformans* 대한 주요 동정시험에 대해 수행할 수 있다.
   1) 먹물(india ink) 표본
   2) 요소분해효소(urease)
   3) Niger seed agar시험
   4) 질산염 환원시험

1 개요

불완전균류(fungi imperfecti 혹은 Deuteromycetes)의 *Cryptococcus* 속에는 몇 종이 있지만 병원균은 *C. neoformans*의 1종이다. 1975년에 유성생식상이 보고되어 담자균류 *Filobasidiella*속이 되었으며 *Filobasidiella neoformans*로 칭한다. 협막 항원에 의해서 A, B, C, D 및 AD의 5가지 혈청형으로 분류하며, *C. neoformans* var. *neoformans*는 D형이고, *C. neoformans* var. *gattii*는 B와 C형이다.

C. neoformans var. *grubii*는 A형인데, 아직 분류가 확정적이지 않아 *C. neoformans* var. *neoformans*로 분류되기도 한다. 혈청형 A와 D는 면역이 약화된 사람에서 주로 기회감염을 유발하는 반면, *C. gattii*는 면역기능이 정상인 사람에 감염되며, 유칼립투스 나무가 있는 열대 및 아열대 지방, 캐나다의 콜롬비아에서도 보고되었다. 남부 캘리포니아의 후천성 면역결핍증(AIDS) 환자에서 분리된 276주의 *Cryptococcus* 중에는 *C. neoformans* var. *grubii*가 79.3%, *C. neoformans* var. *neoformans*가 8.3%, *C. gattii*가 12.3%이었음이 보고되었다. *Cryptococcus*는 균사(菌絲, hyphae)를 형성하지 않는 효모형 진균 중 중요한 병원균이다. 면역이 저하된 환자에 주로 감염되지만 건강인에게도 감염을 일으킨다. 급성 및 만성 진균감염으로 중추신경계(central nerve system)를 침범한다. 가장 흔한 감염으로 수막염을 일으키며, 파종성 감염일 때는 여러 장기에 침습하고, 심한 경우 사망하게 된다.

*C. neoformans*는 난원형의 4~8 μm의 직경인 효모양 세포이고, 가성균사(pseudohyphae)나 발아관(germ tube)은 없으나, 넓은 협막을 가지고 있으며 조직 내에서, 즉 척수액, 피부병변, 객담, 요 및 삼출액(exudate)을 먹물표본(india ink mount)이나 Nigrosin 표본에서 현미경 관찰하면 큰 협막을 가진 분아포자를 관찰할 수 있다. 실온 또는 37℃에서 혈액우무배지나 SDA 배지에 배양하면 발육이 느리고 2~10일 만에 점조한, 효모양의 백색내지 크림색 집락이 생긴다(실온에서는 3~4일 더 걸린다). 비병원성 *Cryptococcus*는 실온에서만 자라는 것이 보통이므로 35℃에서 증식이 감별점이 된다.

40℃ 이상에서는 자라지 않고, 역시 cycloheximide가 들어 있는 배지에서도 억제되며, birdseed agar (Niger seed agar)배지에서는 이 효모균이 phenol oxidase를

생성하여 기질[3,4-dihydroxyphenylalanine (DOPA)]을 분해해서 melanin을 생성하므로 최소한 1주일 이상 35℃에 배양하여야 갈색(혹은 적갈색)의 집락을 볼 수 있다.

*C. neoformans*는 KNO_3를 환원하지 않고, urease 양성이다. *Rhodotorula*도 urease 양성이지만, *Rhodotorula*는 오렌지 빛의 집락이고 inositol을 동화하지 않으므로 감별이 된다. 이 진균은 중요한 병원균이므로 의심이 될 때에는 생화학적 시험 또는 혈청학적 시험으로 정확히 동정해야 한다.

이 효모는 탄수화물을 발효하지 않으므로 시험하지 않으며, 탄수화물 동화시험은 느리게 발육하기 때문에 신빙성은 낮다. *C. neoformans*의 협막은 조직에서 hematoxylin-eosin 염색이나 PAS 염색으로 잘 나타나지 않기 때문에 mucicarmine, colloidal iron 및 alcian blue로 염색해야 한다.

검체 : *Cryptococcus* 감염으로 의심되는 검체 : 척수액, 피부 등

도말(smear)검사

1. 10% KOH 습윤표본
2. Gram 염색
   : Gram-positive granular inclusions and enveloped by faint pink halo (capsule)
3. 먹물(india ink) 표본
   Budding yeast cell surrounded by large capsule

분리배지

1. 혈액우무배지
2. Sabouraud dextrose agar pH 5.6
   30~37℃ 24~48시간 후 집락관찰

1. Gram 염색 : Budding yesltlike cell
2. Urease 시험 : +
3. Niger seed agar 시험 : +

↓

Cryptococcus isolated

그림 43-1. *Cryptococcus*의 감별

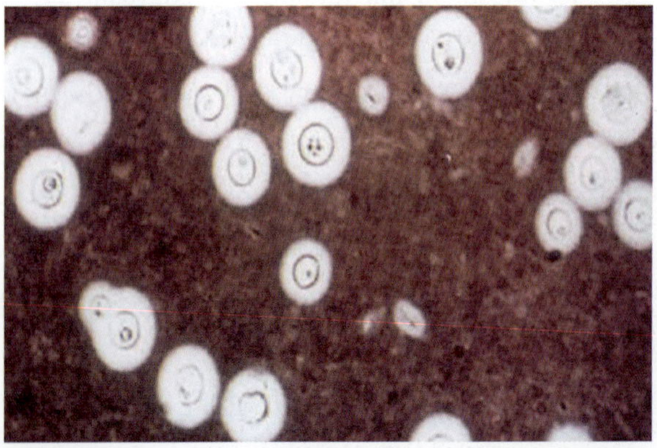

그림 43-2. *Cryptococcus neoformans*로 감염된 뇌척수액의 먹물표본(india ink mount). 효모 세포는 넓은 협막으로 둘러싸여 있다.

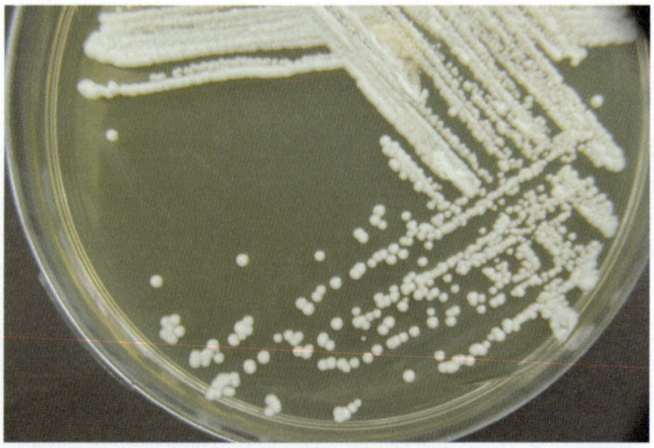

그림 43-3. Sabouraud dextrose agar에 35℃ 48시간 배양된 *Cryptococcus neoformans* 집락. 흰색이며 광택이 있는 것이 특징이다.

▶ 실습내용

① Sabouraud dextrose agar와 BHI agar의 평판배지에서 집락성상
② Cornmeal Tween 80 agar에서 집락성상과 현미경 관찰
③ Birdseed (Niger seed agar) agar 배지에서 집락성상
④ 협막의 관찰 : 먹물표본(India ink mount) 혹은 Nigrosin 표본
⑤ Urease 시험
⑥ 질산염(KNO_3) 환원 시험
⑦ 탄수화물 동화시험 : glucose, maltose, sucrose, lactose 및 inositol broth
⑧ 혈청학적 시험 : Latex agglutination 시험

2 재료

1) 사용균주

SDA 배지에 잘 증식된 *C. neoformans*와 *Rhodotorula rubra*

2) 배지 및 시약 등

① SDA와 BHI agar 평판배지
② Cornmeal Tween 80 agar
③ Birdseed agar (Niger seed agar)
④ 먹물(india ink)이나 Nigrosin 용액
⑤ Christensen의 urea agar slant
⑥ Hopkins와 Land법의 nitrate substrate : 질산염 환원시험
⑦ 탄수화물 동화시험 배지 : glucose, maltose, sucrose, lactose 및 inositol broth
⑧ Latex agglutination 시험 : antisera for *C. neoformans* serotype

3 시험 방법

① SDA, BHI agar, Niger seed agar에 진하게 접종하고 35℃에 1주간, Cornmeal Tween 80 agar에는 절단(cut) 접종하여 덮개유리를 덮은 후 30℃에서 1주간 배양하여 집락을 관찰한다.
㉠ 집락관찰 : SDA, BHI agar 및 Niger seed agar 배지
㉡ 가성균사 및 후막포자가 있는지 현미경 관찰 : Cornmeal Tween 80 agar
㉢ 먹물표본(India ink mount) : Cornmeal Tween 80 agar에서 덮개유리 위로 현미경 관찰하여 협막 있는 효모세포 관찰
② Christensen의 urea agar slant에 진하게 접종하여 30℃에 4일간 배양하여 적색이 보이면 양성이다.
③ 질산염 환원 시험 : Hopkins와 Land법
㉠ 면봉에 nitrate substrate를 묻히고 이것으로 집락 2~3개를 채취한 후에 빈 시험관의 바닥에 대고 문질러서 집락이 면봉의 솜 사이에 들어가게 한다.
㉡ 10분간 45℃에 두었다가 면봉을 꺼내고 시험관에 α-naphthylamine과 sulfanilic acid 시약을 각각 두 방울씩 넣는다.
㉢ 면봉을 다시 시험관에 넣어서 시약을 흡수시키고 즉시 적색이 나타나면 양성이다.
④ 탄수화물 동화시험
㉠ Glucose, maltose, sucrose, lactose 및 inositol broth에 접종하여 30℃에 2~4일간 배양하고 발육 여부를 관찰한다.
㉡ 혼탁을 보이면 양성시험이다.
⑤ 혈청학적 시험
Latex agglutinaton 시험으로 혈청형, 즉 *C. neoformans* serotype A, B, C, D, AD인지를 확인한다.

chapter 43

성명:	학번:	실습일자:	확인:

제43장 실습 결과 보고서

1. *C. neoformans*의 동정

1) 집락의 성상과 형태의 관찰

결과 \ 균주		*C. neoformans*	*R. rubra*
집락 성상 (Colony reading)	SDA (35℃)		
	BHI agar		
	Cornmeal agar		
	Niger seed agar		
협막 관찰 (Sketch)	먹물 표본 (India ink mount)		

2) 동정 시험

결과 \ 균주		*C. neoformans*	*R. rubra*
탄수화물 동화시험 (carbohydrate assimilation test)	Glucose		
	Maltose		
	Sucrose		
	Lactose		
	Inositol		
Urease 시험 (30℃, 4일)			
질산염 환원 시험 (nitrate reduction)			
혈청군 시험 (latex agglutination test for serotyping of *C. neoformans*)	A antisera		
	B antisera		
	C antisera		
	D antisera		
	AD antisera		
최종 동정 (final identification)			

3) API 20 C kit

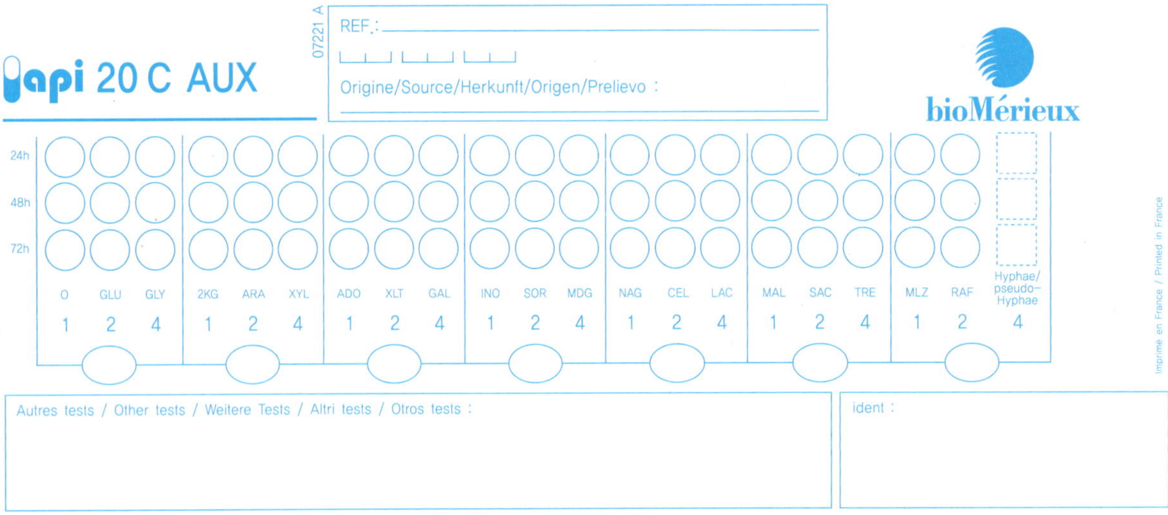

api 20 C AUX

07221 A

REF.:

Origine/Source/Herkunft/Origen/Prelievo :

bioMérieux

	O	GLU	GLY	2KG	ARA	XYL	ADO	XLT	GAL	INO	SOR	MDG	NAG	CEL	LAC	MAL	SAC	TRE	MLZ	RAF	Hyphae/ pseudo-Hyphae
24h																					
48h																					
72h																					
	1	2	4	1	2	4	1	2	4	1	2	4	1	2	4	1	2	4	1	2	4

Autres tests / Other tests / Weitere Tests / Altri tests / Otros tests :

ident :

Imprimé en France / Printed in France

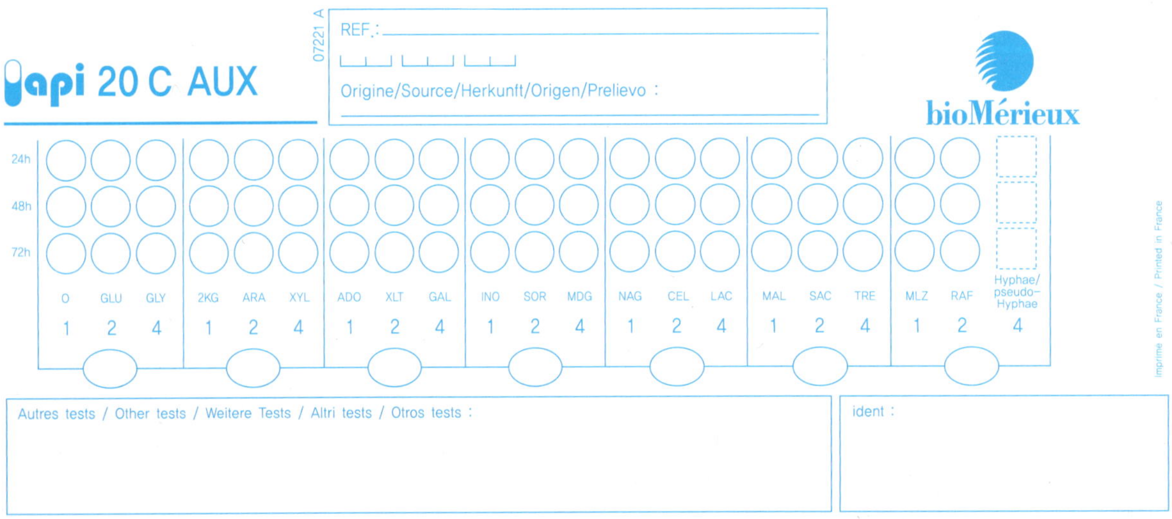

api 20 C AUX

07221 A

REF.:

Origine/Source/Herkunft/Origen/Prelievo :

bioMérieux

	O	GLU	GLY	2KG	ARA	XYL	ADO	XLT	GAL	INO	SOR	MDG	NAG	CEL	LAC	MAL	SAC	TRE	MLZ	RAF	Hyphae/ pseudo-Hyphae
24h																					
48h																					
72h																					
	1	2	4	1	2	4	1	2	4	1	2	4	1	2	4	1	2	4	1	2	4

Autres tests / Other tests / Weitere Tests / Altri tests / Otros tests :

ident :

Imprimé en France / Printed in France

44 사상균의 동정 (Identification of filamentous mold)

학습목표

1. Lactophenool cotton blue (LPCB) 염색법을 설명하고 실습한다.
2. 사상균의 슬라이드 배양을 실시한다.
3. 사상균을 배양하고 집락 및 현미경적 형태를 관찰한다.
4. 다음 사상균의 현미경적 특성을 관찰한다.
   1) *Rhizopus*
   2) *Mucor*
   3) *Aspergillus fumigatus*
   4) *Aspergillus niger*
   5) *Penicillium*
   6) *Microsporum canis*
   7) *M. gypseum*
   8) *Trichophyton rubrum*
   9) *Trichophyton mentagrophytes*
   10) *Epidermophyton floccosum*

1 개요

*Aspergillus*는 불완전 균류에 속하는 사상균의 큰 속이다. 그중에서 *Aspergillus* 증을 일으키는 균종이 몇 개 포함되어 있으나, 그중에서도 *A. fumigatus*가 가장 많은 원인균으로 알려져 있다.

*Aspergillus*의 형태학적인 가장 중요한 특징은 분생자 자루(분생자병, conidiophore)라고 하는 기중균사(aerial hypha)를 생성, 그 선단에 균종 고유의 외형이나 배열을 보이는 정낭(vesicle), 경자(phialide), 착색한 분생자(conidium)를 형성하는데 다라 집락도 특유의 외관과 색조를 띤다.

피부사상균은 *Trichophyton*, *Microsporum*, *Epidermophyton*의 3개의 균속이 있으며, 각 균종은 다세포성의 대분생자(macroconidium) 및 단세포의 소분생자(microconidium)의 유무와 형태학적 특징 및 특수한 균사의 유무 등으로 감별 동정에 이용된다.

▶ 실습내용

① SDA 평판 배지에서 큰 집락의 관찰

② 슬라이드 배양(microslide culture)과 형태의 현미경 관찰

표 44-1. 주요 피부 사상균종의 형태학적 특징

균종	발육 속도	집락의 육안 소견	현미경 소견	기타 소견
T. rubrum	느림 14일	집락은 대개 희고 솜털(downy) 같다. 적색인 것도 있다. 포자가 많이 생기는 균주는 과립형 집락을 보인다. Potato dextrose agar나 Cornmeal agar의 뒷면이 적포도주색, 혹은 적황색이다.	대분생자는 비교적 적고 그 형태는 벽이 얇고 매끄러우며, 연필형 또는 시가(cigar) 모양으로 3~10개의 세포로 구성된다. 소분생자는 대개 많이 생기며, 눈물방울 모양이고 균사의 옆에 한 개씩 생긴다.	Urease 시험은 느리고 약하게 양성이다(1주일에 약양성) 모발천공시험(in vitro Hair perforation) 음성이다.
T. mentagrophytes	중등도 7~10일	솜털형 또는 과립형 두 가지의 집락형이 있다. 대개 색은 희거나 분홍이다. 적갈색 집락인 균주가 있다.	대분생자는 드물고 그 형태는 벽이 얇고 매끄러우며 cigar 모양으로 3~9개의 세포성이다 소분생자(2~4 μm)는 많고 구형이며 포도와 같은 집락을 이룬다.	Urease 소견이 2일 이내 양성이다. 모발천공 시험 양성이다.
M. canis	중등도 6~10일	집락은 과립형 또는 솜털형이며, 흰색 또는 황갈색, 집락은 가장자리가 밝은 노란색인 것이 특징이며, 집락의 뒷면은 대개 오렌지색이다.	대분생자(macroaleu-riospore)는 세포벽이 두껍고 방추형이며 5~10개의 다세포이고 가시가 있다. 대부분은 끝이 구부러진 것이 특징이다. 소분생자(microaleurio-spore)는 대개 드물게 균사의 옆에 부착된다.	라켓형 균사, 결정상 균사, 후막분생자가 보일 때가 있다.
E. floccosum	중등도 10일	집락은 대개 희고, 과립형이며, 오래되면 카키색이 된다. 집락 중앙에는 대개 주름이 있다. 뒷면은 황갈색이고 주름이 보인다.	대부생자는 크고 세포벽이 매끄러우며 곤봉형이고 2~6개의 세포이며 한 개씩 생기거나 2~3개의 무리로 생긴다. 소분생자는 없다.	후막분생자, 나선체, 라켓형의 균사가 보일 수 있다. *M. nanum*과 혼동되기 쉬우나 대분생자는 벽이 두껍고 가시가 있다.

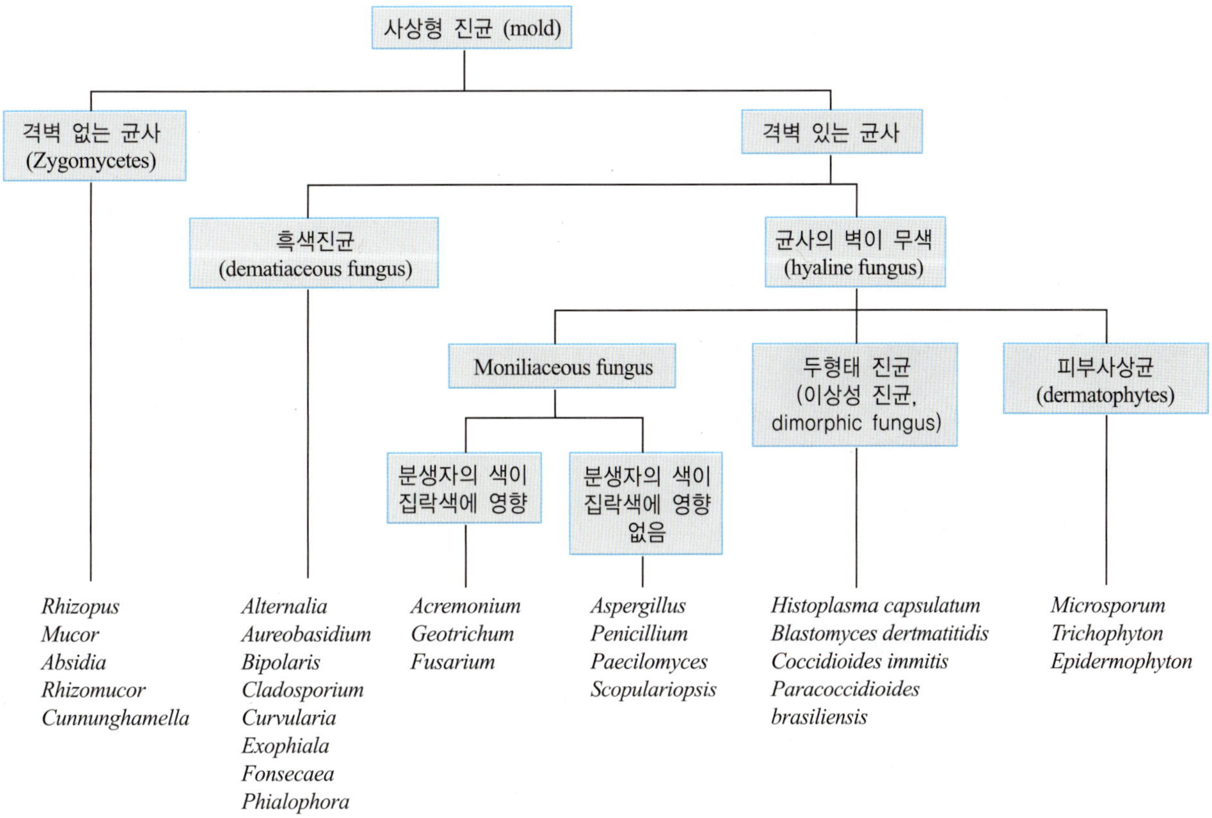

그림 44-1. 사상형(moldlike fungi) 진균 동정 과정

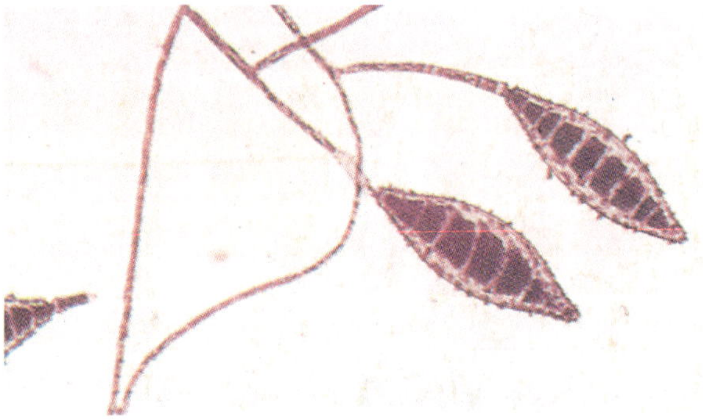

그림 44-2. *Microsporum canis*의 **대분생자.** 대분생자의 끝이 구부러진 것이 특징이다.

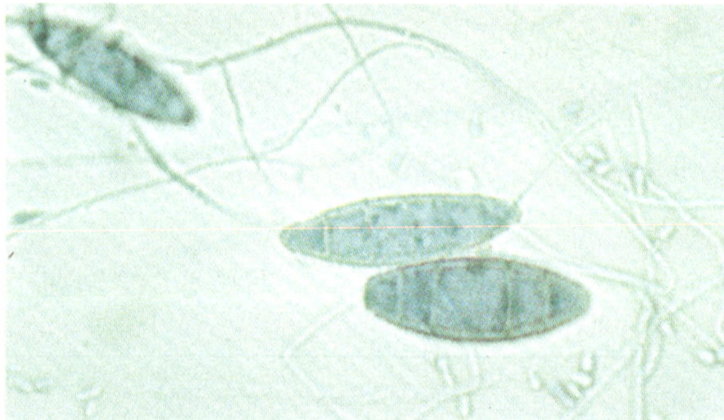

그림 44-3. ***Microsporum gypseum*.** 대분생자의 끝이 둥그스름하며 구부러지지 않았다.

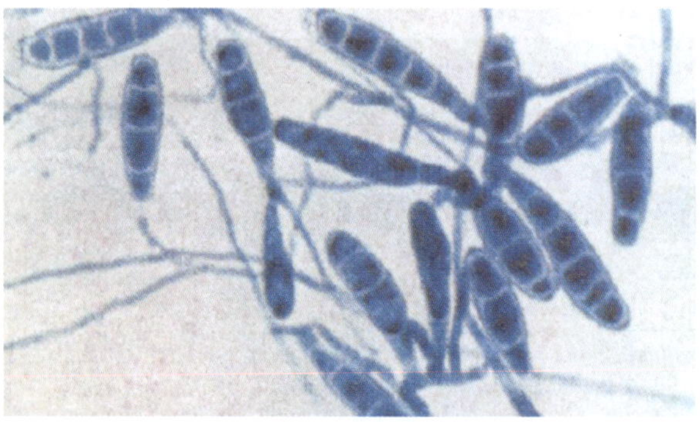

그림 44-4. ***Epidermophyton floccosum*의 대분생자.** 대분생자는 벽이 매끄러우며 곤봉형이고 2~5개 세포가 있고, 소분생자는 안 보이는 것이 특징이다.

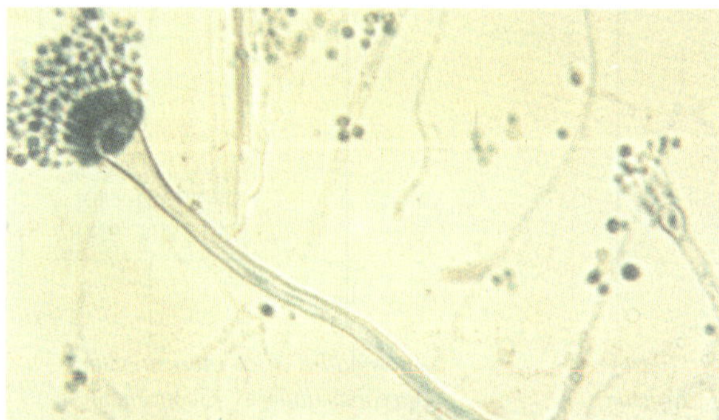

그림 44-5. ***Aspergillus fumigatus*의 현미경 소견.** 곤봉모양의 소포(정낭, vesicle)와 그 상부 2/3 위치에 플라스크 모양의 피아리드(phialide)가 한 줄로 연결되는 것이 특징이다.

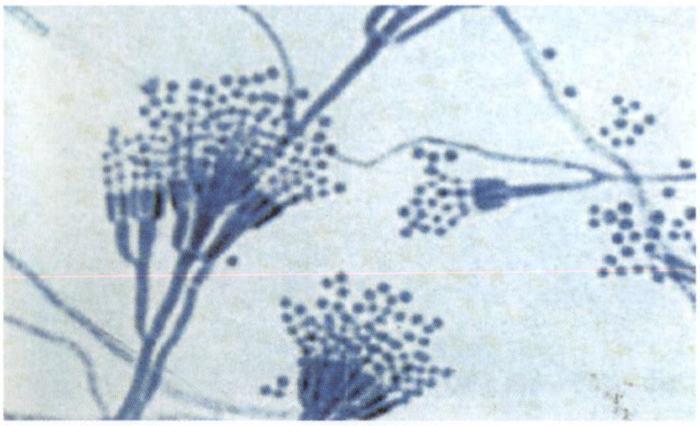

그림 44-6. ***Penicillium* spp.의 현미경 소견.** 분생자자루(conidiophore)는 분지된 경자(phialide)를 형성하므로 붓(brush) 같은 모양이다(Lactophenol cotton blue 염색, ×400).

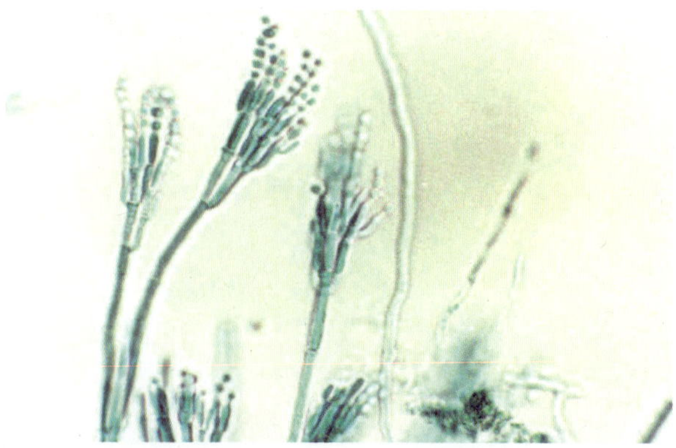

그림 44-7. ***Penicillium* spp.의 현미경 소견.** Sabouraud dextrose agar 배지에서 25℃ 4일간 배양 후 LPCB로 염색 후 현미경상의 형태. 분생자자루(conidiophore)는 분지된 경자(phialide)를 형성하므로 빗자루 모양(penicillus)이며, 분생자는 긴 사슬로 모인다.

2 재료

1) 사용균주

Screw cap 시험관의 사면배지에 배양된 균주

① *A. fumigatus* (A-fum)
② *Trichophyton rubrum* (T-rub)
③ *T. mentagrophytes* (T-men)
④ *Microsporum canis* (M-can)
⑤ *Epidermophyton floccosum* (E-flo)

2) 배지 및 시약 등

① Sabouraud dextrose agar(평판)
② Potato dextrose agar(평판)
③ Lactophenol cotton blue (LPCB) 용액
④ 슬라이드 배양 세트(slide culture set)
: U(또는 V)자형 유리관 1개, 유리슬라이드(slide glass) 1개, 덮개유리(cover glass) 1개씩을 건열 멸균 또는 고압 멸균한 것
⑤ 2~3 mm 두께로 만든 potato dextrose agar
⑥ 멸균된 증류수
⑦ 매니큐어

3 시험 방법

1) 큰 집락의 배양

시험관의 사면 배양에서 자란 진균집락을 "ㄱ"자 백금선을 사용해서 우무가 붙어 있는 진균집락을 따서 SDA 평판배지 및 potato dextrose agar 평판의 중앙에 접종한다. 25~30℃에서 수주 동안 배양하며 그 사이에 종종 배양기에서 평판배지를 꺼내어 집락의 발육상황이나 외관을 육안으로 관찰한다.

2) 슬라이드 배양

① Petri 접시(Petri-dish)의 바닥에 놓여진 U(V)자관 위에 멸균된 핀셋을 사용하여 슬라이드 유리를 올려놓는다.
② 멸균 해부용 칼 또는 스파튜라(spatula)로 potato dextrose agar 배지를 1×1 cm 크기로 잘라서 슬라이드 유리에 올려놓는다.
③ 시험균을 백금선으로 소량을 취하여 이 우무배지의 네모서리의 중앙에 각각 가볍게 접종한다.
④ 진균을 접종한 우무배지 위에 멸균된 유리덮개를 놓고 멸균된 증류수를 적신 거즈를 넣는다.
⑤ Petri 접시의 뚜껑을 씌우고 25~30℃로 집락이 육안으로 충분히 보일 때까지 배양한다. (*A. fumigatus*는 3~4일 또는 1주일, 피부사상균은 1주일 이상 2~4주간까지 배양)
⑥ 진균이 충분히 발육한 것이 육안으로 확인되면, Petri 접시의 뚜껑을 열고 멸균 핀셋으로 우무배지에서 덮개유리를 살며시 벗겨 미리 다른 슬라이드 유리에 lactophenol cotton blue 용액을 한 방울 놓은 곳 위에 씌운 다음 조금 전의 슬라이드 배양에서 우무배지 작은 조각을 주의 깊게 제거하고, 남은 슬라이드 유리의 표면에 lactophenol cotton blue 용액을 한 방울 떨어뜨리고 새로운 덮개유리로 씌운다.
⑦ 완성된 2장의 봉입 염색 표본을 100~400×로 현미경 관찰한다. 표본을 장기간 보존할 경우에는 덮개유리 주변을 매니큐어로 봉한다.

3) 결과

① 큰 집락의 육안 관찰
– *A. fumigatus* : 발육은 상당히 빠르며, 3~4일 후에 백색집락이 나타나고, 점차로 크기가 증가하여 1주 후에는 직경 3~5 cm에 이른다. 집락의 표면은 융단모양 혹은 면모양이 되어 녹색 내지는 암녹색을 띤다. 또 표면은 무색 내지는 황색, 녹색, 또는 암갈색으로 착색된다.

- 피부사상균 : 일반적으로 발육이 늦고, 가시적 집락이 나타나는 데는 1주일 이상이 걸린다.
  배양을 계속하여 2~4주 후에 집락의 크기, 표면 및 표면의 색조, 기타 균종의 특이적인 외관 등을 관찰한다.

② 슬라이드 배양 표본의 현미경 소견

- *A. fumigatus* : 격벽(septum)을 가진 균사의 여기저기에서 분생자낭자루(conidiophore)가 공중을 향하여 뻗어 그 선단은 지름 20~30 μm의 곤봉상으로 부풀어 있다(정낭). 그 정낭의 표면에는 6×2~3 μm의 크기를 가진 작은 플라스크 모양의 분생자 형성 세포, 즉 경자(phialide)가 가득히 늘어서서 그 선단에서 생성된 2~3.5 μm 지름의 분생자가 사슬모양으로 보인다.
- 피부사상균 : 대분생자, 소분생자 및 특수한 균사의 유무나 균종 고유의 형태학적 특징을 관찰한다.

(주의점)

① 일반적으로 사상균의 분생자는 풍부히 만들어지며 작은 충격이나 기압의 변화로 쉽게 공중에 확산된다. 따라서 다수의 분생자가 착생(着生)한 성숙배양을 취급할 경우에는 그 확산과 실내오염을 피하기 위하여 세심한 주의가 필요하다.

② 사상균의 분생자는 결핵균 등과 같이 세포 표면의 지질이 풍부하므로 분생자에 붙은 백금침 등을 직접 화염멸균 하고자 하면 분생자가 터져서 확산되는 수가 있다. 따라서 이러한 백금침을 멸균할 경우에는 우선 포르말린액이나 역성 비누액 등의 소독액으로 적신 모래 내에서 분생자를 문질러 떨어뜨린 후에 화염으로 멸균한다.

성명:	학번:	실습일자:	확인:

제44장 실습 결과 보고서

1. 사상균의 동정

1) 집락의 형태와 현미경

균주	집락의 형태(sketch)	현미경 소견(sketch)
Aspergillus fumigatus		
Trichophyton rubrum		
Trichophyton mentagrophytes		
Microsporum canis		
Epidermophyton floccosum		

부록 I

자동화 미생물 동정기

1. Vitek system (BioMerieux Vitek) 에 의한 동정(VITEK2 자동화미생물 동정 및 분석기)

1) 개요

VITEK System은 미생물을 신속하고, 정확하게 동정하며, 동시에 감수성 검사를 제공하는 자동화 기기이다.

VITEK System의 후속 모델인 VITEK2 System은 보다 진보한 workflow를 바탕으로, 보다 신속하고 정확한 검사를 지향하는 자동 미생물 분석 장비로써, 사용이 간단하고 쉬워 검사실의 모든 사용자의 계획적이고 능률적인 사용이 가능할 뿐만 아니라 신속한 결과를 제공함으로써 탁월한 작업능력을 보인다. 항균제 감수성 검사에서는 최소억제농도를 바탕으로 하는 AES (Advanced Expert System)를 도입하여, 최근 중요하게 평가되고 있는 약제 내성 감염균에 대한 정확하고 신속한 결과를 제시한다. 이러한 최신의 내성 검출 시스템은 치료비를 절감하고 치료 실패 시의 비용을 절약할 수 있도록 하며, 궁극적으로 내성 발현을 줄이는 데 기여한다. 나아가 적절한 치료법에 대한 빠른 정보제공으로 보다 나은 임상 결과를 기대할 수 있다.

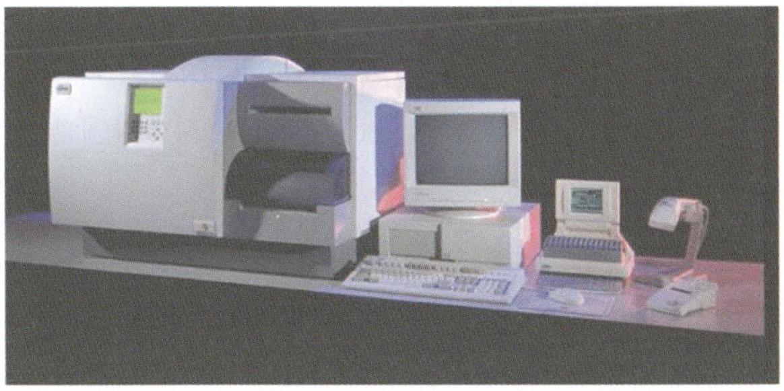

그림 I-1. Vitek 2 자동화미생물 동정 및 분석기.

2) VITEK2 검사카드의 종류

(1) 동정카드(IDENTIFICATION CARDS)

미생물(ORGANISM)	표준 탁도	카드 종류	반응
그람음성 막대균 (*Enterobacteriaceae*, *Pseudomonas*, Vibrionaceae)	05 – 0.63 McF	ID–GNB	64개의 생화학적 반응
그람양성균 (cocci–*Staphylococci*, *Streptococci*, rod – *Listeria*, *Corynebacteria*)	0.5 – 0.63 McF	ID–GPC	62개의 생화학적 반응
Candida/ 임상적으로 관련된 Yeasts (YST)	1.8 – 2.2 McF	ID–YST	64개의 생화학적 반응

3) VITEK2 검사카드

초미량의 건조 배지에 생화학적 반응물 또는 항균제를 포함한 64개의 방을 가진 두께 3 mm의 플라스틱

(2) 감수성 카드(SUSCEPTIBILITY CARDS)

AST−N022 Gram negative bacilli (GNB)	*Enterobacteriaceae*	동정용 튜브로부터 자동분주
AST−N017 Gram negative bacilli	Non−fermenters	18~20종의 항균제 감수성 검사 수행
AST−P523 Gram positive cocci (GPC)	*Staphylococci* spp	동정용 튜브로부터 자동 분주
AST−P524 Gram positive cocci	*Enterococci* spp *Streptococcus agalactiae*	18~19종의 항균제 감수성 검사 수행
AST−P506 Gram positive cocci	*Streptococcus pneumoniae*	폐렴사슬알균에 대한 10종의 항균제 감수성 검사수행

test card를 사용한다. 이 test card는 균의 증식 및 대사가 이루어지고, 이러한 화학반응의 변화는 15분마다 Fluorescence optical system과 Transmittance optical system에 의해 측정된다.

4) VITEK2를 이용한 검사과정

VITEK2는 전자동 미생물 검사 장비이다. 세균의 동정 및 감수성 검사를 수행하는 본 장비는 검사준비, 배양, 판독의 과정이 모두 하나의 장비에 통합되어 있다. 환자로부터 분리된 집락의 검사를 위한 모든 준비 과정 및 균액을 카드로 도입하는 과정, 카드를 장비 내부의 판독/배양기(incubator)에 옮기는 과정, 검사 종료된 카드의 배출과정 등이 하나의 장비 내에서 자동으로 이루어진다.

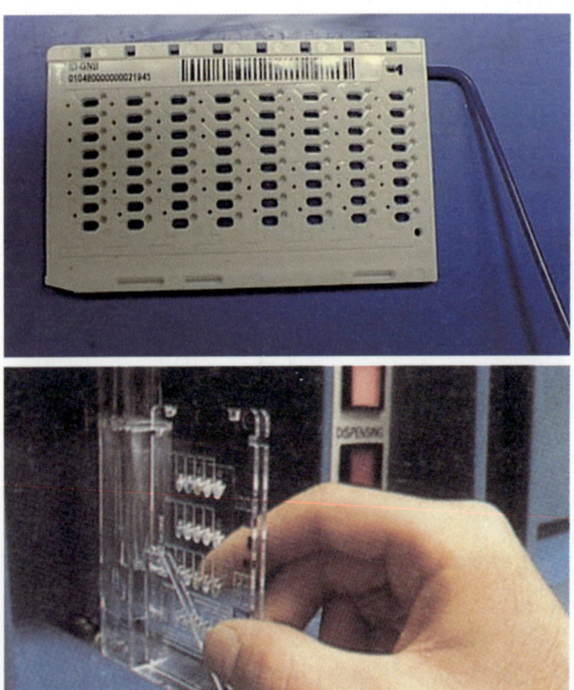

그림 I-2. VITEK2 검사카드(왼쪽)와 미생물을 접종하여 배양기에 넣는 과정(오른쪽).

(1) 검사순서

① 검체에서 형성된 집락 중 검사하려는 집락을 잘 분리하여 억제제(inhibitor)가 들어 있지 않은 영양 배지에 계대 배양하여 순수 집락을 만든다. 적정 시간 배양된(GNB : 8~24시간, GPC : 18~24시간, Yeast : 14~68시간) 신선한 집락을 이용하여 균 부유액을 만든다.

② 사용할 카드를 미리 냉장고에서 꺼내어 실온에 30분 정도 둔다.

③ 멸균 식염수(0.45~0.5% NaCl, pH 5.5~7.2) 3.0 mL를 폴리스티렌(polystyrene) 시험관에 분주한다.

④ 준비한 균주를 시험관에 풀고, 혼합기로 혼합(vortex mixing)한 후 탁도계(Densichek)로 탁도를 맞춘다. ID-GPC, ID-GNB 카드에 사용할 균 부유액은 공히 McFarland 0.5(−0.625)관 탁도로 맞추고 ID-YST는 2.0(1.8~2.2)관 탁도로 맞

춘다.

주의 1. ☞ 감수성 검사용 균 부유액은 ID용 균 부유액에서 일정량을 취하여 장비에서 자동 희석하므로 별도로 준비할 필요가 없다.

주의 2. ☞ 단 Predilution Mode를 사용하여 매뉴얼로 AST용 균 부유액을 준비하려는 경우, 3.0 mL의 saline을 준비하여 Gram negative는 준비한 균 부유액에서 120 μl를, Gram positive는 235 μl를 옮긴 다음 vortex mixing한다.

⑤ 준비된 균 부유액이 들어 있는 시험관을 카세트 시험관 홀더(그림 I-3)에 꽂고 바로 옆 칸에 빈 튜브를 꽂으면 AST용 균 부유액은 자동으로 장비 내에서 만들어진다.

⑥ 카드의 포장을 벗긴 다음 카세트의 슬롯(그림 I-2)에 꽂는다.

주의 3. ☞ 각 카드에는 미리 트랜스퍼 튜브가 꽂혀서 포장되어 있는데, ID 카드에는 파란색, AST 카드에는 회색 트랜스퍼 튜브가 꽂혀 있다.

⑦ ID 카드를 사용하지 않고 AST만 하는 경우에도 준비 과정은 위와 같으며, 단 균부유액이 들어 있는 튜브만 홀더에 꽂고 그 슬롯은 카드를 꽂지 않고 비워 둔다. 바로 옆 칸에 빈 튜브와 AST 카드를 꽂는다.

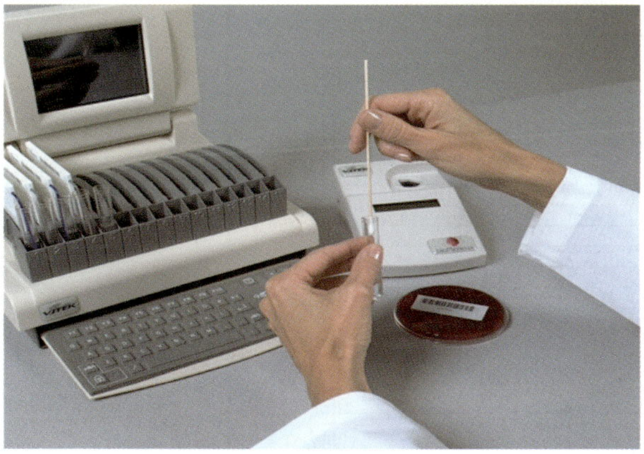

그림 I-3. VITEK2를 이용한 검사과정. 0.5% 식염수에 균수의 농도를 탁도계를 이용하여 일반세균은 0.5관(단, 효모진균은 McFarland 2관)에 맞춘다.

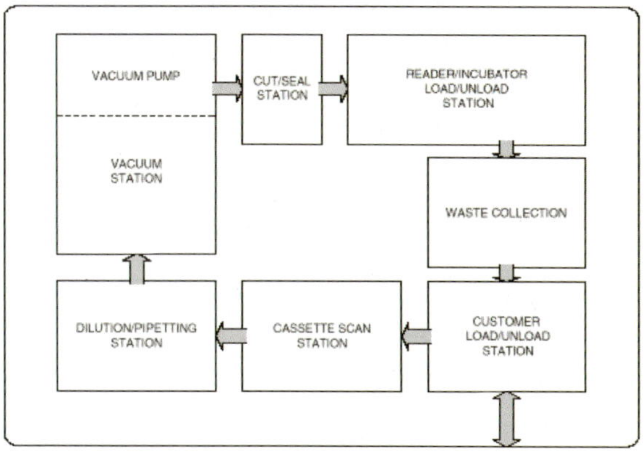

그림 I-4. Front of Instrument.

⑧ 균 부유액을 만든 후 1시간 이내에 검사가 시작될 수 있도록, cassette를 Smart Carrier Station(약칭 SCS)의 Base Unit 위에 올려 놓고, SCS의 바코드리더 또는 키보드를 사용하여 검체 정보를 입력한 후 cassette를 VITEK2 본체에 넣으면 이후의 검사가 장비 내에서 자동으로 수행된다.

⑨ 자동검사가 수행되는 장비내부는 독립적인 기능을 수행하는 다음의 부분들로 구성된다. : User Interface System(장비의 상황을 모니터링할 수 있는 화면), Load/Unload station (cassette의 도입/배출부), Cassette Scan Station (cassette에 기억된 정보를 읽는 부분), Dispenser/Pipetter station(감수성 검사 카드 균액을 준비하는 부분), Vacuum station(균액을 카드로 도입시키는 부분), Cut/Seal station(균액의 주입 완료된 카드 튜브 부분을 밀봉/절단하는 부분), Reader/Incubator(카드의 리딩 및 배양 부분), Waste Collection station(검사 종료된 카드가 모이는 부분)으로 장비 도입/배출부에 넣어진 cassette상의 카드 및 균액은 내부의 운송시스템에 의해 각 부분으로 이동되면서 전처리가 완료된 후 판독기/배양기(35.5℃)로 옮겨져 배양 및 판독이 시작된다.

5) VITEK2 항균제 감수성 결과의 해석

미생물 배양 및 판독이 자동으로 이루어지면서 동정용 카드인 경우에는 3시간 안에 모든 결과를 얻을 수 있고, 감수성 카드는 9시간이면 거의 모든 결과를 얻을 수 있다. 아래의 그림 IV-5를 보면 장내세균 중에 *E. coli*의 감수성 결과인데 ESBL (Extended sptectrum β-lactamase) 생성하는 균주로서 그러므로, 균주에 대한 최소억제농도가 ESBL 표현형임을 암시하는 범위 내에 있다면, 특정 약제(Carbapenem, Cephamycin 계열을 제외한 모든 β-lactam 계열)들에 대한 감수성 검사 결과가 정상적인 감수성 범위 내에 있다고 하더라도 내성을 나타내고 있음을 AES를 통하여 알 수 있다. 이러한 과정을 거쳐 결과를 저장하고 전송한다.

종래의 VITEK Expert System과 달리 AES는 수많은 간행물을 비롯하여, bioMérieux VITEK에서 수집한 내·외부 자료로부터 분석, 정리된 2,000가지의 내성 표현형과 20,000가지의 최소억제농도 분포에 근거하고 있다.

표현형(phenotype)은 특정 미생물 균주가 특정 항생제군에 대하여 나타내는 감수성 및 내성 기전을 의미하는 것이다. *Escherichia coli*를 예로 들면, β-lactam 항생제와 관련된 많은 표현형이 존재할 수 있다(표 IV-1 참조). 만일 β-lactam 항생제에 대한 내성이 본래의 내성형으로부터 유전적으로 변화하지 않은 정상 균주라면, 야생형(wild type)으로 간주된다. 만일 정상 유전자에 돌연변이가 일어났거나 β-lactam 항생제에 대한 내성에 영향을 미치는 특정 유전자가 삽입되었다면, 다음 몇 가지 표현형들 중 하나로 추정된다.

표 IV-1. 야생형(wild type)과 표현형(phenotype)

야생형 (Wild type)	정상 표현형 (Normal Phenotype)
Phenotypes: *E. coli* and β-lactams	TEM-1, SHV-1, OXA-1
Cephalosporins	AmpC
Extended Spectrum β-Lactamase	TEM-3, TEM-12, SHV-2

(1) 페니실린과 제1세대 cephalosporin에 내성을 나타낸다면, 균주는 돌연변이에 의하여 원래 유전정보와 무관한 penicillinase를 생성하는 것이다.

(2) Cephamycin, penicillin, 그리고 많은 cephalosporin에 내성을 나타낸다면, 균주는

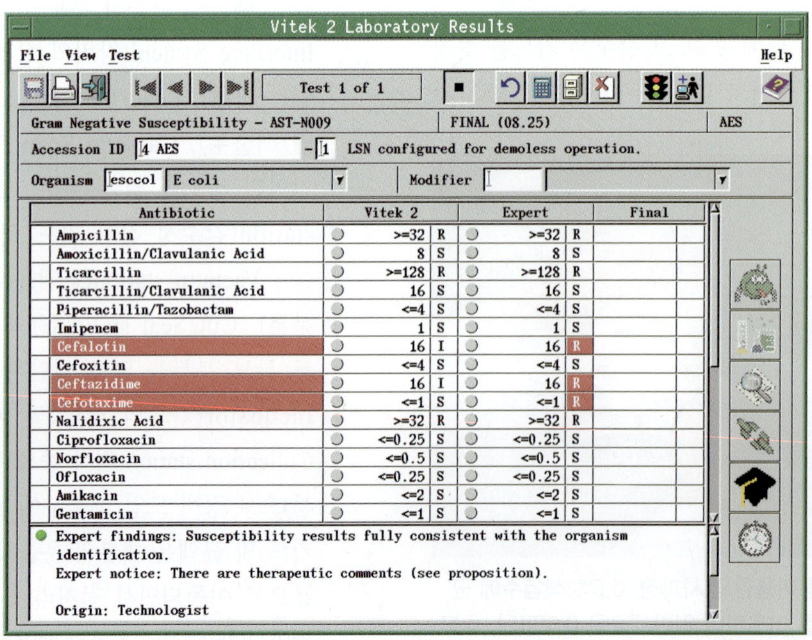

그림 I-5. VITEK2 항균제 감수성 결과.

cephalosporinase를 생성하는 것이다.

(3) Penicillin과 cephalosporin에 내성을 나타낸다면 ESBL (extended spectrum β-lactamase)을 생성하는 것이다.

일단 VITEK 2를 이용하여 균주를 동정하거나 항균제 감수성 검사를 시행하면, AES가 제공하는 소프트웨어는 동정 및 검사 결과가 생물학적으로 타당(Biological Validation)한지 여부를 결정하기 위하여 데이터베이스 내에 검사 결과와 일치하는 최소억제농도 분포가 존재하는지 검색한다. 생물학적 타당성(Biological Validation)을 검증하는 단계에서 검사 대상 균주와 유사한 종이 측정된 최소억제농도를 갖고 있는 것으로 나타난다면, 균주를 달리 동정하였음을 알 수 있다. 따라서 AES의 데이터베이스를 이용하여 동정 결과가 감수성을 나타내는 양상과 일치하고 최소억제농도가 특정 표현형과 일치하는지 확인할 수 있다. 만일 각 표현형이 갖는 최소억제농도 중 하나가 일치하지 않거나 동정이 잘못되었다면, AES를 통하여 결과 수정의 필요성 여부가 제기되며 수정 필요성의 수용 여부는 사용자가 결정하게 된다.

이런 과정을 거쳐 통상 3~4일 이상 소요되던 동정 및 감수성 검사는 본 장비를 사용함으로써 1일 보고가 가능하여 환자 재원일수를 단축시킬 수 있다. 감염증에 대한 실험적 치료 대신 장비가 제공하는 20여 종의 항균제에 대한 검사 결과를 근거로 투약할 항생제를 선택하게 되므로 환자를 위한 최적의 투약설계가 가능하다.

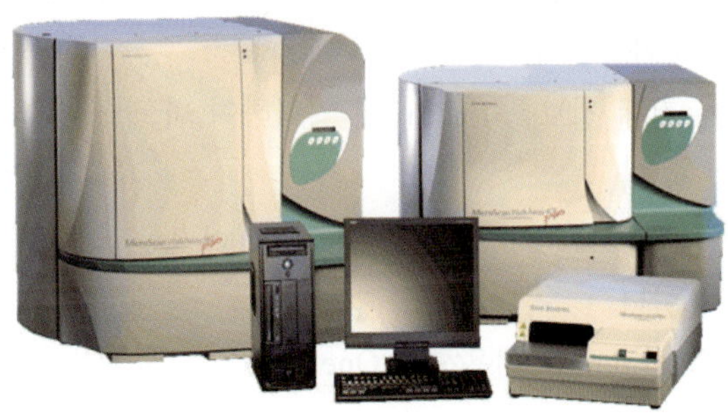

2. MicroScan WalkAway plus

1) 장비 개요

임상 검체에서 분리된 균을 MicroScan Panel에 접종시킨 뒤 배양 후 생화학 반응의 색 변화를 판독하여 동정(Identification)하고, 균의 성장 정도를 판독하여 MIC 결과를 보고한다.

2) 측정 원리

균의 여러 효소와 MicroScan 시약이 반응해서 변화된 색이 각종 filter를 통해 흡광도가 측정되어 균을 동정한다. 항균제 감수성 검사는 탈수된 배지에 다양한 항생제가 농도별로 희석되어 각 well에 담겨 있어서 균이 자란 well은 빛이 투과하므로 투과된 빛의 양을 측정하여 MIC를 보고한다.

(1) 세균 동정(ID)과 항균제 감수성 검사

전통적인 생화학 반응을 기본으로 하여 생화학의 양성 반응을 생물형(Biotype)으로 전환하여 동정한다.

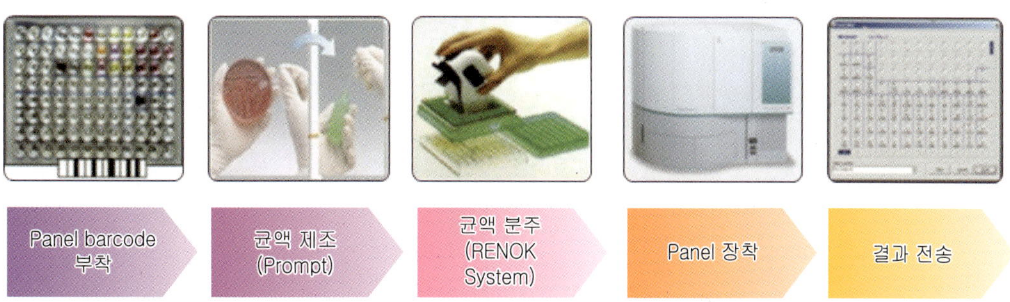

MicroScan Panel은 기기 판독뿐만 아니라 육안으로도 판독이 가능하다.

(1) 검체 정보를 LabPro에 입력하여 바코드를 출력한다.

(2) Pos/Neg panel을 결정하여 panel 바코드를 부착한다.

(3) Prompt를 이용하여 One step으로 균액을 제조한다.

(4) RENOK을 이용하여 One step으로 균액을 분주한다.

(5) panel을 장착하면, 결과보고서 출력까지 자동으로 진행된다.

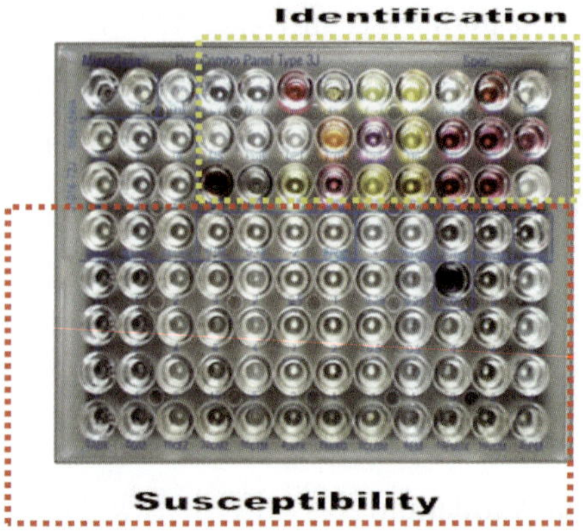

2) Manual Reading

(1) 육안으로 판독이 가능하다.

(2) "LabPro"에서 편집이 가능하다.

(3) 자체 Back-up이 가능하다.

부록 II

질량분석기

1. BD-Bruker Maldi-BioTyper

1) BioTyper란?

질량 분석기의 한 종류인 MALDI TOF 기술을 이용하여 미생물을 분리 동정하는 기술로 미생물 분리 동정을 위해서는 다양한 기술이 사용되고 있습니다.

기존 방법의 경우에는 동정 방법에 따라서 미생물을 배양한 후 최대 18시간이 필요하지만, BioTyper는 수분 내에 정확한 결과를 얻으실 수 있습니다.

또한 대부분의 동정 기술이 복잡한 과정과 전용 시약 및 소모품이 필요하지만, BioTyper는 소모성비용이 거의 없어 경제적이며, 간단한 동정 과정으로 정확한 결과를 보여줍니다.

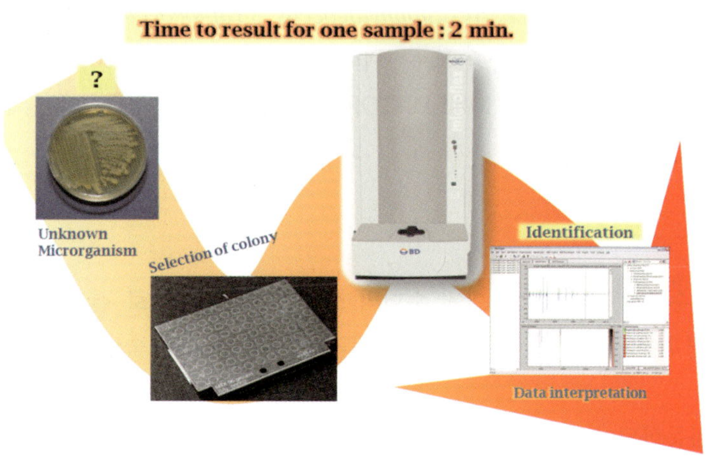

2) 측정 원리

BioTyper는 질량 분석기의 한 종류인 MALDI-TOF 기술을 사용하고 있습니다.

MALDI TOF는 매트릭스의 도움에 의해 시료 성분을 이온화한 후, 진공관에서 각 성분이 날아가서 검출기에 도달하는 시간을 바탕으로 질량을 측정하는 기술입니다. 이온화된 각 성분은 질량이 가벼운 물질이 검출기에 먼저 도착하게 되며, 이 과정은 10^{-9}초 단위의 짧은 순간에 이루어집니다. 미생물 종의 확인은 전용 소프트웨어에 의해 얻은 질량값과 fingerprint를 바탕으로 라이브러리와의 확인 과정을 통해 자동으로 이루어집니다.

소프트웨어 또한 단 4번의 절차로써 분석결과를 바로 확인할 수 있습니다.

↓

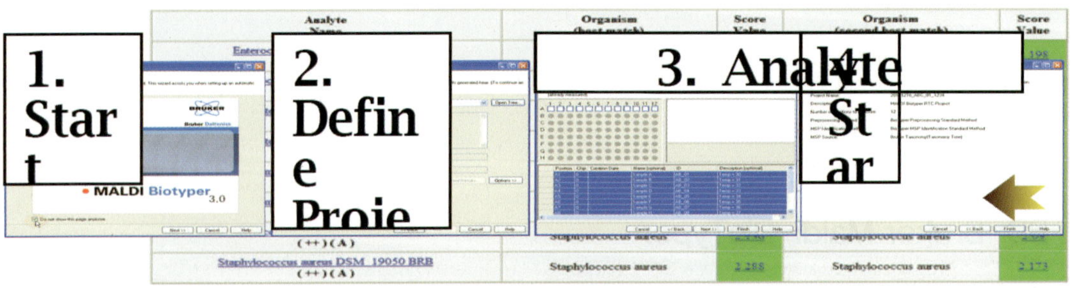

3) BioTyper의 장점

(1) 빠른 처리 속도

시료는 배양된 균주를 plate에 점적하여 drying 하는 과정으로 준비됩니다. 시료를 준비한 후 기기를 이용한 측정 단계에서, 기존의 미생물 동정 장치는 방법에 따라 최대 18시간이 필요한데 비해서, BioTyper는 수분 내에 결과값을 도출합니다.

(2) 정확한 분석 결과 - 종 단위의 결과를 제공

현재 4,600종 이상의 미생물에 대한 라이브러리(*Staphylococcus, Straptococcus, Enterococcus*와 같은 주요 병원성 미생물 및 혐기성 세균, 효모와 같은 다양한 균종 모두 포함하고 있으며, *Fungi*와 *Mycobacteria* 종 포함)가 개발되어 있으며, 계속적으로 업데이트 되고 있습니다. MALDI-TOF 기술로부터 얻은 정확한 질량값과, fingerprint에 의해서 종 단위의 정확한 결과를 얻습니다.

(3) 쉬운 사용법

위의 실험과정에서 보실 수 있는 바와 같이 단지 수회의 소프트웨어 클릭으로 결과를 얻을 수 있습니다. 따라서, 여러 사람이 실험을 하는 경우에도 항상 동일한 동정 결과를 얻을 수 있으며, 숙련자뿐만 아니라 비숙련자도 편리하게 사용할 수 있습니다.

또한 동정의 전 과정은 자동화되어 있으므로, 실험자의 수고가 필요치 않습니다.

(4) 경제적인 동정 방법

BioTyper는 기기 구입 비용을 제외한 소모품 비용이 거의 없습니다.

기존의 대부분의 미생물 동정 장치는 기기 구입 후 유지에 과다한 비용이 소모됩니다. 여러 종류의 시약과 소모품이 지속적으로 필요합니다. 기기 구입 비용과 유지 비용을 고려하면, BioTyper는 가장 경제적인 동정 방법입니다.

2. MALDI-TOF 균 동정 자동화 분석기기 도입제안서

정확하고 신속한 원인균의 동정은 감염증 진단과 치료에 필수적인 임상미생물 검사실의 주요업무입니다.

이를 위하여 순수 배양된 세균의 그람염색성과 형태, 성장 촉진 및 필수 요소, 당발효 혹은 동화 등의 생화학적 특성을 이용한 전통적인 방법이 사용되어 왔습니다.

하지만 노령인구와 면역억제 환자의 증가로 과거에는 드물던 세균의 분리가 점차 증가하고 있어 세균의 종 동정이 점차 어려워지고 있습니다.

또한, 전통적인 방법을 이용하여 균종을 동정하기 위해서는 오랜 교육이 필요하며, 검사결과를 확인하기까지 다소 오랜 시간이 소요됩니다.

Matrix-Assisted Laser Desorption Ionization-Time of Flight Mass Spectrometry (MALDI-TOF MS)는 검체를 이온화하여 진공관에서 검출기에 도달하는 시간을 근거로 구성 물질의 질량을 측정하는 방법입니다.

VITEK MS (bioMerieux, France)는 MALDI-TOF MS 기법을 이용하여 얻은 세균의 단백질 정보를 이미 구축된 각 균종의 정보와 비교 분석하여 균종을 동정하는 시스템으로 동정검사 시간은 균주당 평균 1~2분이 소요되며, 임상미생물검사실에서 이용하기에 매우 간편하고 소모 비용이 전통적인 동정방법에 비해 적습니다.

또한, 산소성 그람양성 및 음성 세균 및 진균은 물론 결핵균과 무산소성 세균동정에 이용할 수 있고 혈액 배양 양성 검체에서 직접 균종을 동정할 수도 있어 적용범위가 넓습니다.

검사 건수의 증가에 따른 검사의 신속성 및 인력 대비 업무의 효율성을 높이기 위하여 새로운 장비도입이 필요하다고 여겨집니다. 이러한 현실적인 진보는 임상에 혁신적인 진단가치를 제시할 수 있기에 새로운 동정검사 분석기기로 bioMerieux의 VITEK MS 장비도입을 제안드리는 바입니다.

3. VITEK MS의 특징 및 장점

1) 보다 신속한 ID/AST 결과보고 가능

- Myla (Middleware solution)를 통한 ID/AST 통합관리, 신속한 결과보고(VITEK MS에서 동정결과가 Myla를 통해 넘어가면 VITEK2에서 감수성 결과가 보다 신속하게 도출됨, 1일 보고 가능)

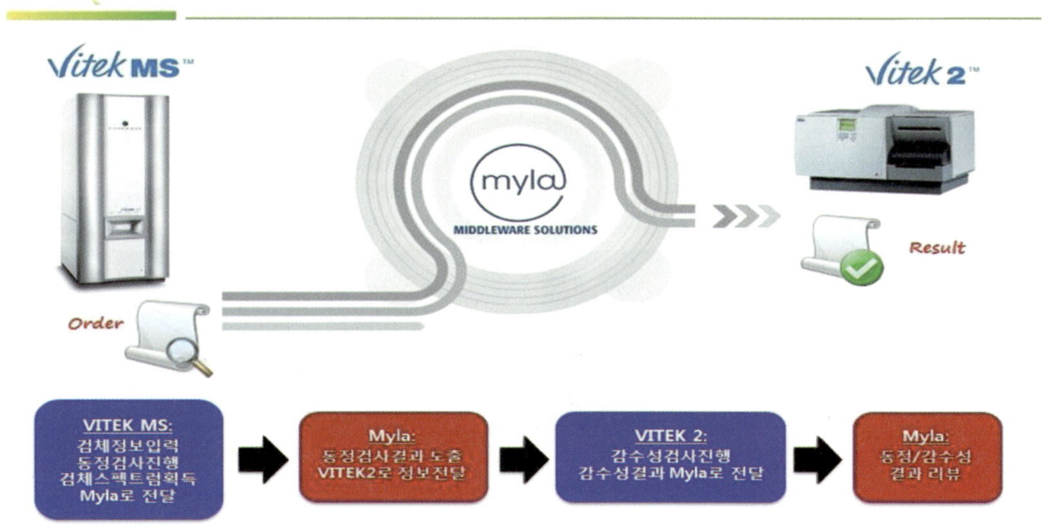

2) Workflow

- 동정/감수성 검사준비를 한 곳(VITEK MS Preparation station)에서 동시에 진행할 수 있어 추가 공간이 필요하지 않음
- VITEK MS는 한 번에 4개의 타깃 슬라이드를 운영할 수 있어 최대 192개 검체를 동시에 검사할 수 있음
- 검사 정보를 취합하고 결과를 리뷰하는 Myla는 인터넷으로 접속하여 사용함. 즉, 병원 네트워크와 연결된 일반 컴퓨터에 접속하여 어디서나 편리하게 결과를 확인하고 Validation 할 수 있음

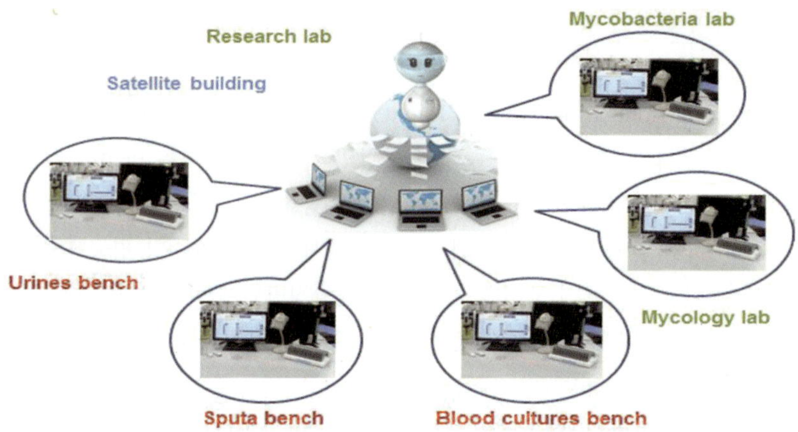

3) 간편한 검사법

- 검사에 필요한 Matrix 시약이 이미 조제되어 있는 액상 형태(ready to use)로 공급되기 때문에 전처리 과정이 필요하지 않음
- 조제된 시약의 사용은 검사 준비시간을 현저히 줄여주며, 복잡한 전 처리 과정에서 발생할 수 있는 위험균 노출의가능성을 배제하여 보다 안전하고 편리하게 검사자가 검사를 진행할 수 있음
- 비오메리으에서는 보다 간편한 검사법을 제공하기 위해 지속적으로 R&D에서 개발하고 있으며, 그 일환으로 Mycobacteria(결핵) 및 Mold(곰팡이) 검사에 필요한 전 처리 시약을 체외진단 의료기기(IVD)로 출시할 계획임

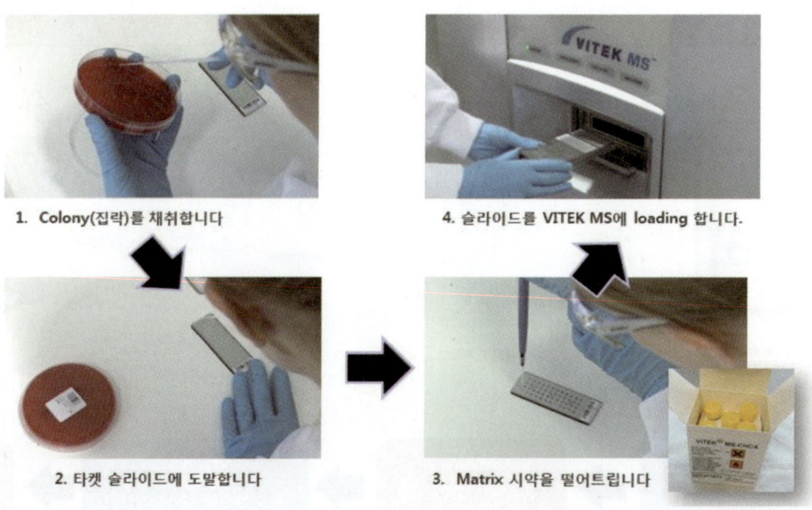

4) IVD 용도최적화

- VITEK MS의 데이터베이스는 IVD(체외진단)와 RUO(연구) 목적에 따라 2가지로 구분되어 있음
- VITEK MS의IVD 데이터베이스는 population built로 하나의 균종 데이터베이스를 구축하기 위해 다양한 환경에서 자란 균을 대상으로 평균 25개 이상의 스펙트라를 기반으로 구축됨
- VITEK MS 타깃슬라이드에는 Calibration control이 포함되어 있어 인증기관에 요구되는 검사규정에 최적화된 검사법을 제공

❖ IVD (체외진단목적) 데이터베이스

- o IVD / CE marked (FDA 허가 취득)
- o "VITEKMS IVD database"
  - **755 species** (645 Bacteria + 110 Yeast)
- o Optimized Workflow & Integration w/ AST

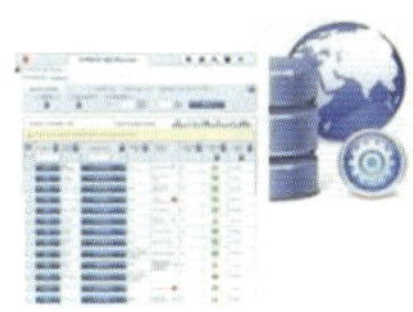

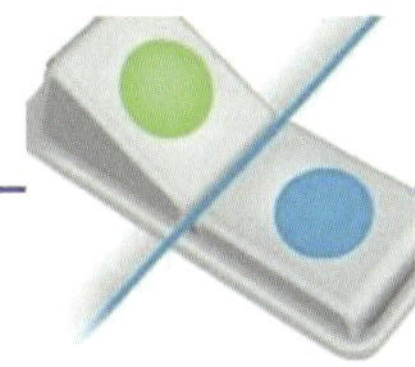

❖ RUO(연구목적) 데이터베이스

- o Research Use Only
- o "SARAMIS database"
  - **1445 species**
- o ID with customized database
- o Cluster analysis

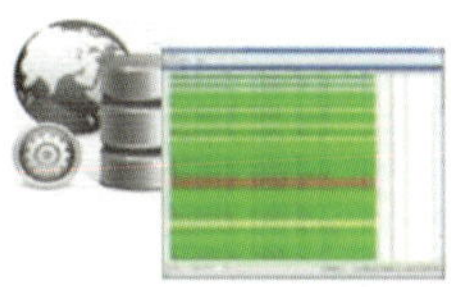

	IVD (체외진단목적)	RUO (연구목적)
	KB V3	KB V4.13
Bacteria	**882**	1028
Fungi	**164**	297
Total	**1046** (+38 Mycobacteria, 14 Norcadia, 55molds)	**1,371** (+46 mycobacteria)
Isolates	15,172	10,890
Spectra	38,428	20,443

5) 추적성 및 융통성

- 바코드가 부착된 슬라이드 사용으로 검체별 완벽 추적이 가능함
  (VITEK MS의 ID 결과와 VITEK 2의 AST 결과가 서로 연결)
- 검체별 검사결과의 완벽한 추적이 가능함
- 검사장비는 여러 가지 요건(습도, 온도, 슬라이드상의 시료의 두께, Matrix 유효기간 등)에 따라 검사결과가 일정하지 않게 나올 가능성이 있어 Calibration은 반드시 필요한 조건 → VITEK MS는 이러한 Calibration을 run 마다 자동으로 적용하여 보다 정확한 결과를 제공하고 있음

6) 법정 감염병 동정 가능

- 병원에서 IVD 목적으로 검사하는 대부분의 균은 모두 동정 가능하며, 더불어 법정 감염병(콜레라, 장티푸스, 탄저균, 파라티푸스, 페스트 등) 또한 동정 가능

7) 지속적인 개발

- *E.coli*와 *Shigella*를 질량분석법으로 구분하는 것은 아직까지 어려우나 비오메리으에서는 VITEK MS로 이 둘을 구분하기 위해 지속적으로 개발하고 있음

❖ VITEK MS로 *E.coli*와 *Shigella*를 구분하기 위한 비오메리으의 연구

New frontiers in MALDI-TOF

"Rapid and simple *Shigella* and *E. coli* differentiation by MALDI-TOF using the VITEK® MS platform"

M. Arsac[1], V. Monnin[2], P. Bourne-Branchu[2], D. Pincus[3], H. Dwivedi[3], G. Devulder[3], G. Durand[2], A. van Belkum[2], V. Girard[2]

[1]*biomerieux, Marcy, France*

[2]*biomerieux, La Balme les Grottes, France*

[3]*biomerieux, Hazelwood, USA*

Objectives : *Shigella* species and *E.coli* are very closely related and their differentiation is needed from a clinical and veterinary perspective. *Shigella* species are always considered pathogenic whereas *E.coli* can be either pathogenic or part of the commensal flora. *Shigella spp* and *E.coli* are to date difficult to distinguish using MALDI-TOF MS. Tedious and time-consuming biochemical and serological methods are conventionally used and their differentiation remains a diagnostic challenge. The objective of this study was to set up a simple MALDI TOF MS method that could be implemented routinely in the laboratory allowing to distinguish these closely related species.

Methods :In this study, 106 well characterized strains of *Shigella* and *E. coli* including the pathogenic serovar 0157 were used to acquire 400 MALDI TOF MS spectra using a simple extraction procedure. After processing of the spectra, a predictive identification model was built and discriminative peaks were identified. Data exploration was also performed using multi-dimensional scaling (MDS).

Results : An estimation of performance by cross-validation and data exploration via MDS showed that 100% of *E. coli* 0157 strains were well identified at the serogroup level. Non-0157 *E. coli* and the four *Shigella* species (S. *boydi, S. dysenteriae, S. flexneri and S. sonnei)* were identified to the species level in 82% ,89%,90%,100% and 95% of the cases, respectively. Several discriminative peaks allowing the differentiation of the species were also highlighted. The validation of the prediction model on an external dataset of 62 Shiga-toxin producing *E. coli* (STEC) strains from different serogroups (excluding 0157) showed that 100% of the strains could be identified to the species level. However, identification at the serogroup level was not possible.

Conclusions : This study showed that the closely related *Shigella* spp and *E. coli* can be distinguish at the species level using MALDI TOF MS. In this study, it was not possible to distinguish serogroups, with 0157 being the single positive exception. This finding could be of great importance in the management of outbreaks and in epidemiological and surveillance studies

IVD		RUO	
Version	Update	Version	Update
V1 & KB 1.1	2011 년	V3.5 & KB 4.09	2011 년
V2 & KB 2.0	2013 년	V4 & KB 4.12	2013 년
V3 & KB 3.0	2016 년	V4 & KB 4.13	2014 년

8) 다양한 Media 사용 가능

• VITEK MS는 42개의 다양한 Media에서 배양한 Colony를 사용할 수 있도록 validation함

9) VITEK MS만의 독자적인 알고리즘

• Binning technique

❖ 독자적인 검사 알고리즘

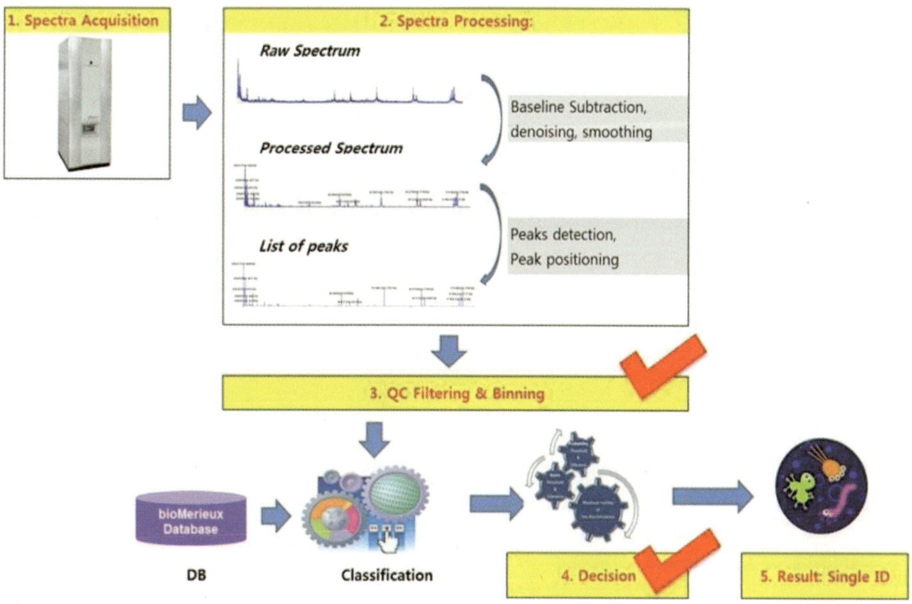

10) 학술적, 기술적 지원

• 비오메리으 코리아에서 미생물을 담당하고 있는 CS (Customer Service) 직원은 총 15명이 근무 중 (그중 VITEK MS를 담당하는 학술부는 3명, 기술부는 4명)임

• 특히 호남지역을 전담하고 있는 VITEK MS 담당기술부 직원이 호남에 상주하고 있어 장비관련 이슈 발생 시 보다 신속하게 대처할 수 있음

• Vilink 프로그램을 활용한 원격지원 서비스도 가능하여 보다 효율적이고 신속하게 문제를 해결할 수 있음

부록 III

미생물 신속동정 검사장비

I BD MALDI-TOF

1. 원리 및 목적

1-1. 원리

1) MALDI Biotyper (MBT Smart)는 MALDI (Matrix assisted laser desorption ionization) TOF (Time of flight) 질량 분석법을 사용한다.

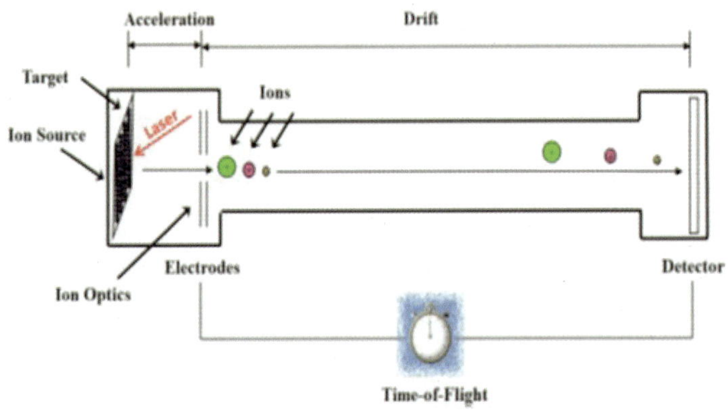

2) MALDI TOF 질량분석기의 레이저가 matrix 시료 합성물과 만나면 matrix가 빠르게 증발하고 양전하를 띠는 단백질이 방출된다. 단백질 마다 질량이 다르기 때문에 각 단백질의 이온은 각기 다른 시간에 검출기에 도달한다.
3) 진동 가속화와 해당 검출기 신호 간의 시간을 이용해 속도로 측정한 값을 분자량으로 변환할 수 있다. 매우 풍부한 미생물 단백질 주로 리보솜 단백질은 이 방법을 사용하여 분석된다. 모든 단백질 질량은 리보솜 단백질의 특징적 질량 및 세기 분포를 형성한다.

1-2. 목적

1) 질량 스펙트럼은 수많은 미생물에서 종 특이적이기 때문에 분자 지문으로 해석될 수 있어서 미생물 동정에 사용될 수 있다.
2) 알려지지 않은 미생물의 질량 스펙트럼은 독창적인 생물통계학적 알고리즘을 사용하여 MALDI Biotyper 참조 라이브러리에 들어있는 수천 개의 참조 정보와 자동으로 비교 동정된다.

2. 검체

2-1. 균주 : Bacteria(IVD/연구용), yeast(IVD/연구용), mold(연구용모드) [22.8.18 신설]

2-2. 배지 : Blood Culture만 적용 (연구용모드) [22.8.18 신설]

3. 장비 및 재료

3-1. 검사장비 : MALDI-TOF 질량분석기 (Bruker, Germany)

3-2. 기기 구성

1) MALDI-TOF 질량분석기 (Main instrument)
2) Barcode scanner (Sample information reader)
3) Workstation (Computer with Biotyper Software)
4) Color monitor
5) Printer
6) Micropipette (50–1,000μL, 2–200μL, 0.5–10μL)
7) Sample plate (Polished steel)

3-3. 검사시약명 (제조원)

1) IVD Matrix HCCA, portioned , #8290200 (Bruker)
2) IVD Bacterial Test Standard (BTS), #8290190 (Bruker)
3) MSP 96 Target Polished Steel BC, #280800 (Bruker)

3-4. 시약제조 및 보관

1) Matrix 및 Calibration 시약의 준비

(1) Standard solvent (SS)

Deionized Water(DW) 475 μL + Absolute

Acetonitrile (ACN) 500 μL + Absolute Trifluoroacetic acid (TFA) 25 μL

* TFA는 매우 강한 산성이고 자극적인 냄새가 나므로 가능한 후드에서 실험을 진행하며 라텍스 장갑을 착용하고 취급에 유의한다.

(2) IVD Matrix HCCP, (portioned) – for ionization

① Standard solvent 250 μL를 tube에 넣고 vortexing 해서 완전히 녹인다.

② 충분히 Vortex를 한 다음 반드시 spin-down하여 사용한다.

* 녹이기 전에는 냉장보관(2~8℃)하고 녹인 후에는 상온(20~25℃)에서 보관한다.

* 시약의 Loss를 최소화하기 위해서 사용 전에는 반드시 vortexing 후 spin-down한다.

(3) IVD Bacterial Test Standard (BTS) – for Calibration & QC

① BTS를 냉동실에서 꺼낸 후, 5분 정도 상온에 둔다.

② Standard solvent 50μL를 넣고 상온에 3분 정도 둔다.

③ 피펫을 이용하여 20회 pipetting 한 다음 사용한다. (pipetting 시 기포가 생기지 않도록 주의한다.)

* 필요 시 5 μL씩 10개로 소분하여 사용하는 것을 권장한다.

* 녹이기 전/후 영하 20℃ 이하에서 냉동 보관한다.

* 녹인 BTS solution은 20℃ 이하에서 5개월이내 사용한다.

4. Quality Control

4-1. 내부정도관리

1) 주기 : 매일

2) Extracted *E. coli* (BTS, Bruker)와 주1회 음성대조물질(metrix) validation을 실시하여 기기의 성능을 점검한다. [22.8.12 내용추가]

(1) 벗어나는경우 재검을 실시하고, 다시 벗어나는경우 Calibration을 실시하고, 다시 검사한다. (IVD모드에서 QC가 벗어나는경우 환자결과를 포함하여 검사를 실시하지 않는다.

(2) Calibration 후 QC실패시 엔지니어에게 문의한다.

3) 주 1회 BTS로 calibration을 시행하여 장비회사에서 제시한 허용범위 내 결과인지 확인한다.

4-2. Calibration: 주 1회 시행

1) One-button Calibration

(1) IVD BTS를 올린 위치를 클릭한다.

(2) Calibrate 버튼을 클릭한다.

– 측정부터 Method 저장까지 자동으로 이루어진다.

- Calibration이 끝난 후 Err/ppm 값이 300 이내에 드는지 확인한다.
- Error가 커서 자동으로 보정을 할 수 없는 경우, 직접 Calibration을 하는 방법으로 진행한다. (Trouble shooting 참고)

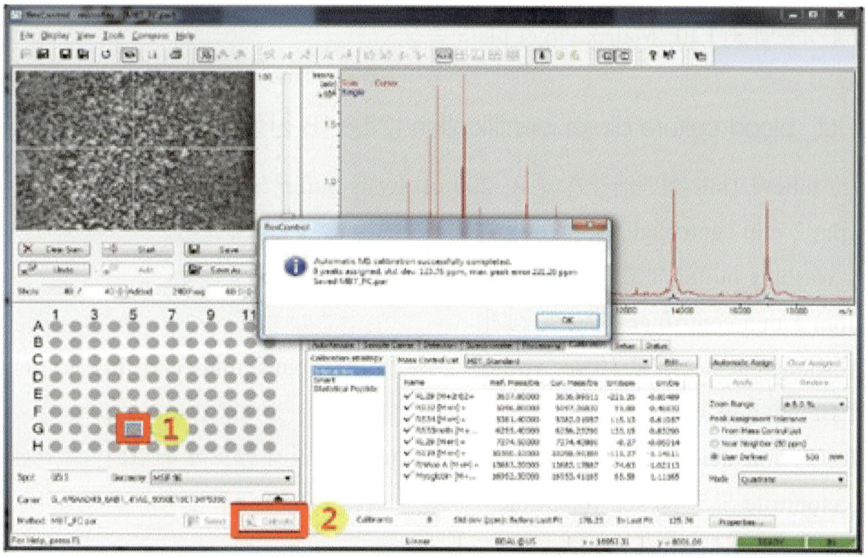

5. 기기작동법

5-1. 준비물

1) Target plate, BTS, Matrix, 1 μL tips, Pipette, 검사할 균주

5-2. 준비

1) Target plate에 균주 도포과정

(1) Direct transfer
이 방법은 90~95% 대부분의 샘플에 적용된다.

(2) 배양을 통해 얻은 Single colony를 target plate에 나무 막대를 이용하여 얇게 펴 바른다. 단, 곰팡이 같이 두껍거나 단단한 세포벽을 가진 미생물의 경우는 70% Formic acid 1 μL를 떨어뜨린 후 상온에서 완전히 건조한다.

(3) Matrix solution 1 μL 도포 후 상온에서 완전히 건조시킨다.

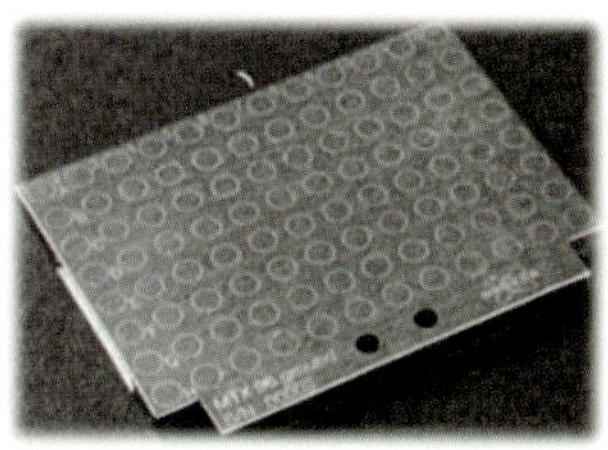

2) Mold type direct identification [22.8.18 신설]

(1) Eppendrof tube에 300 μL DW + 2~3일 자란 mold 가장자리 균

(2) 900μL Absolute ethanol 넣고 10 sec vortexing → 13,000 rpm 2 min centrifuge, 상층액 제거

(3) 상온에서 10~20 min 건조

20 μL 70% Formic acid 넣고 30 sec vortexing (pellet 남아있지 않도록 확인)

20 μL Acetonitrile 넣고 30 sec vortexing

13,000 rpm 2 min centrifuge

1 μL 균액 상층액 + 1 μL Matrix target plate 측정

3) Sepsityper kit_ blood culture direct identification [22.8.18 신설]

(1) Eppendrof tube에 1mL 혈액배양액 넣고, 200 μL Lysis buffer 넣고 30 sec vortexing

13,000 rpm 2 min centrifuge, 상층액 제거

(2) 1000 μL Washing buffer 넣고 30 sec vortexing

13,000 rpm 1 min centrifuge, 상층액 제거

(3) 900μL Absolute ethanol 넣고 10 sec vortexing → 13,000 rpm 2 min centrifuge, 상층액 제거

(4) 상온에서 10~20 min 건조

20 μL 70% Formic acid 넣고 30 sec vortexing (pellet 남아있지 않도록 확인)

20 μL Acetonitrile 넣고 30 sec vortexing

13,000 rpm 2 min centrifuge

1 μL 균액 상층액 + 1 μL Matrix → target plate 측정

5-3. Target plate 측정

1) flexControl 연결하기

(1) flexControl 을 실행한다.

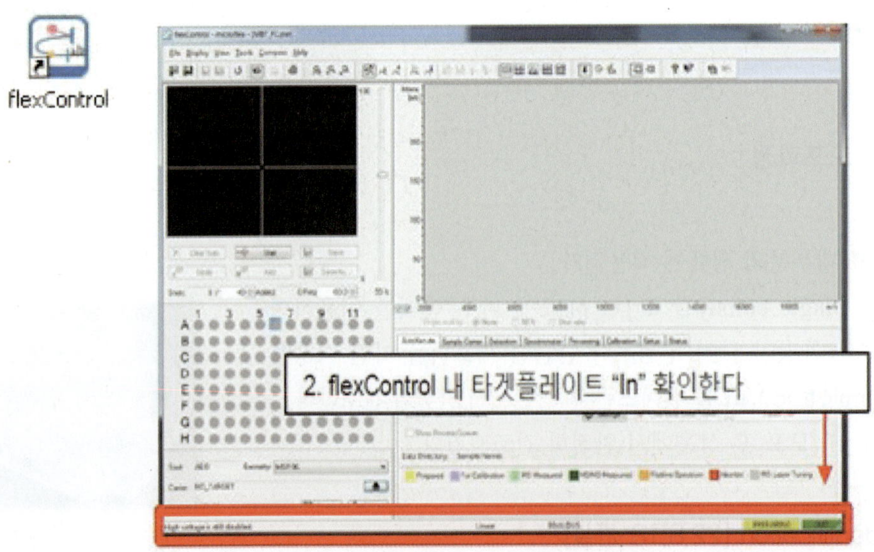

(2) 샘플 플레이트를 장착하기 위해 장비의 녹색 버튼 또는 flexControl 화면의 아이콘을 클릭한다.

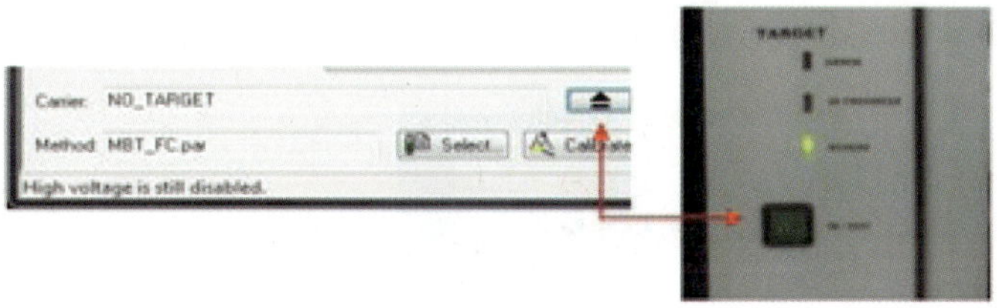

(3) flexControl에서 target plate가 OUT 확인하고 장비 안에 장착한다.

(4) Target plate 장착 후 덮개를 닫는다.

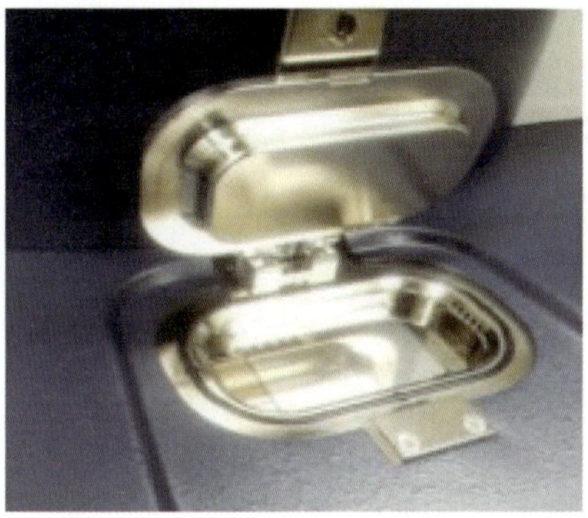

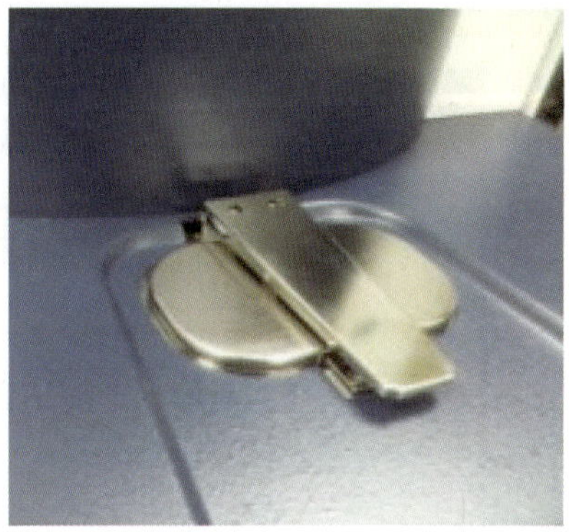

(5) 장비의 녹색버튼 또는 flexControl 화면의 아이콘을 이용해 장착된 플레이트를 장비 내부로 이동한다.

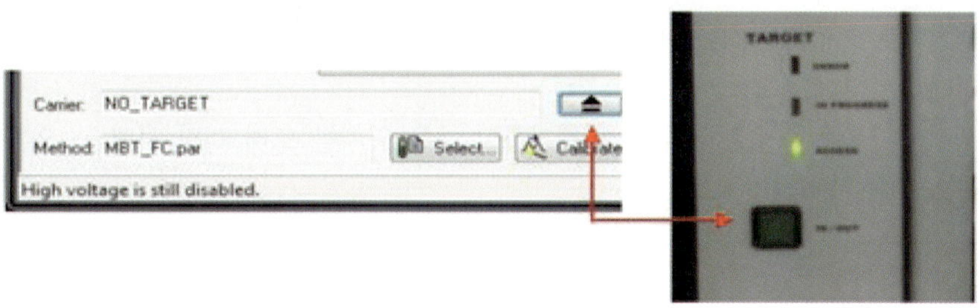

(6) flexControl 화면 하단부에서 아래와 같은 상태를 확인한다.

* 좌측하단 "laser standby."과 우측하단 "PREPARING"

* 좌측하단 "for Help. Press F1"과 우측하단 "READY"

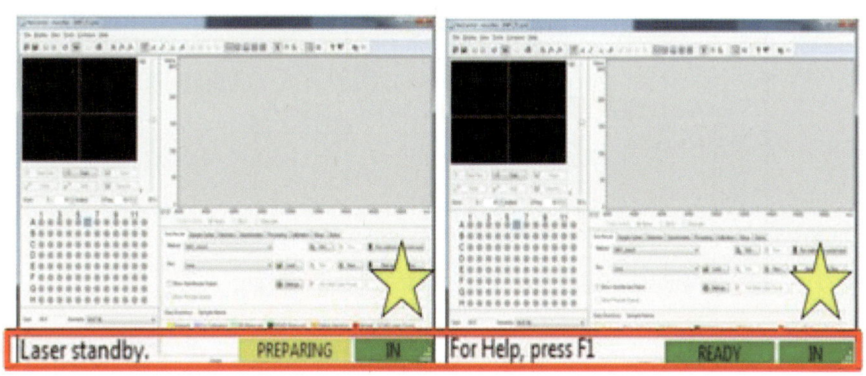

2) MBT Compass IVD Operation

(1) MBT Compass IVD 소프트웨어를 실행한다.

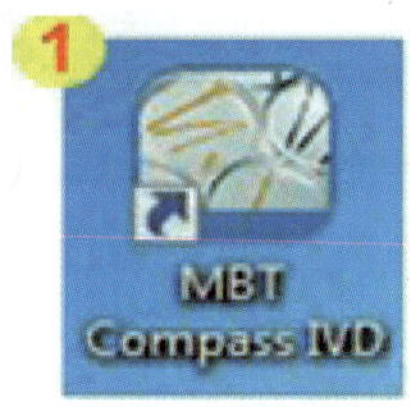

(2) Target plate 바코드를 스캔하여 Run을 생성한다.

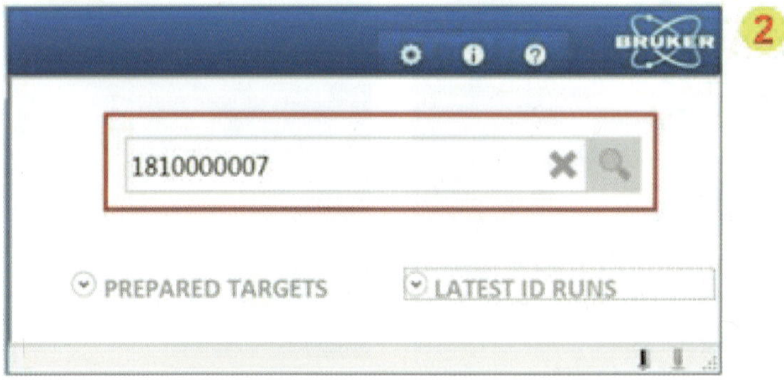

(3) Run 생성 후, 샘플 추가를 하기 위해 추가하고 싶은 위치를 드래그 하거나 선택 → 오른쪽 마우스 클릭 → Add sample(s)를 클릭한다.

*프로젝트 생성 후 샘플 제거를 하기 위해 제거하고 싶은 위치를 드래그 및 선택 → 오른쪽 마우스 클릭 → Delete Sample(s)를 클릭한다.

*Continue with preparation here: 순차적 삽입으로, 입력 시 순서대로 샘플 이름이 추가할 수 있다.

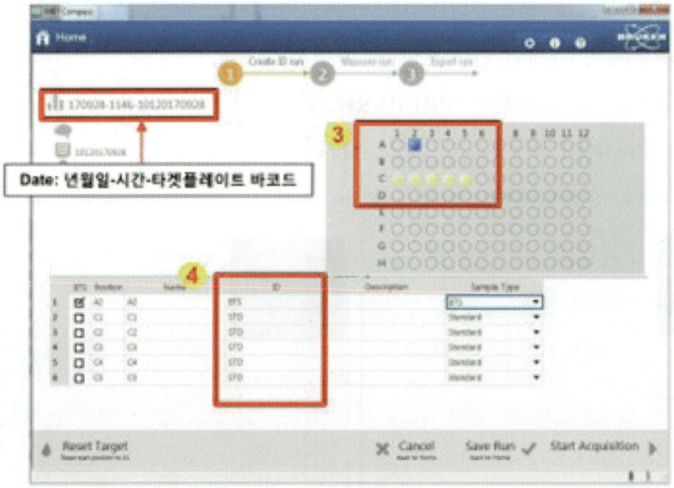

(4) ID 입력란에 샘플바코드 또는 이름을 입력한다. 이때 Validation을 위한 BTS 1 spot을 반드시 포함하여 준비해야한다.

* BTS로 입력하는 경우, 자동으로 Validation 위치로 지정된다.

(5) Start Acquisition을 누르면 동정이 시작된다.

(6) QC(BTS) 위치로 이동하여 QC validation을 진행한다.

* QC validation이 통과가 되면, 실시간 검체동정(Identiciation)을 시작한다.

– Measured: Run 내 샘플 수 중 단백질 패턴이 얻어진 샘플 수를 의미한다.

– Identified: Run 내 샘플 수 중 동정된 샘플 수를 의미한다

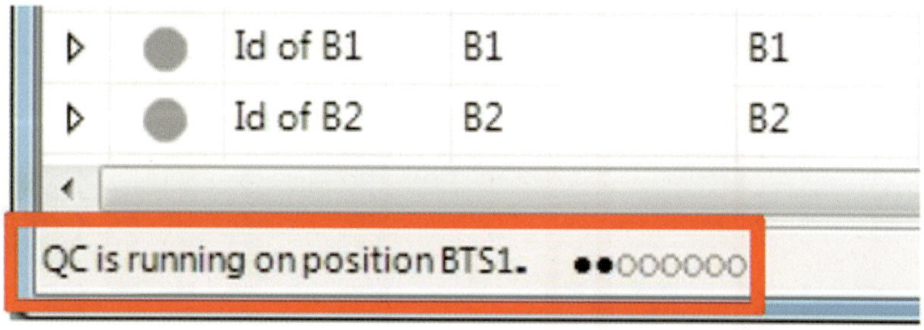

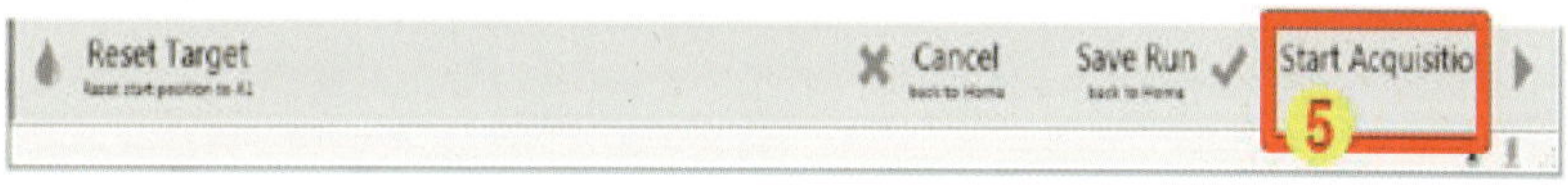

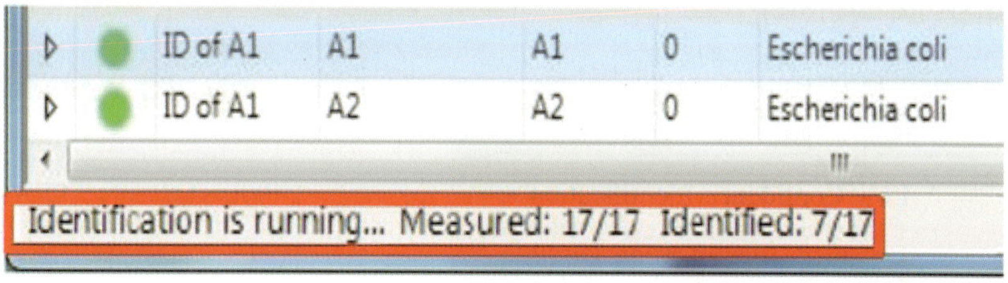

5-4. 결과 판독 및 확인

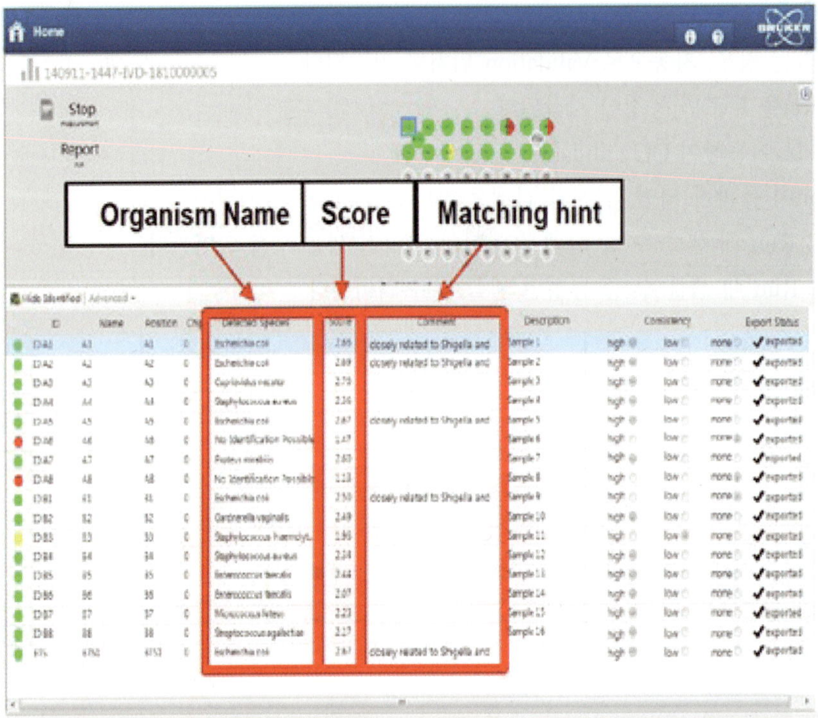

1) 정상적으로 검사 완료 후, Finished successfully로 끝나면 균명과 배지가 일치하는지 확인한다.
2) Score가 2.0 이상인지 확인한다.

Range	Interpretation	Symbols	Color
2.00–3.00	High Confidence Identification	(+++)	green
1.70–1.99	Low Confidence Identification	(+)	yellow
0.00–1.69	No Organism Identification Possible	(–)	

Results table consistency cat egory	Results report consistency category	Description
High	A	최적일치(Best match)는 높은 신뢰 수준동정이며, 두 번째 최적일치(Second match) 는 다음과 같습니다. – Species가 최적일치와 동일한 높은 신뢰수준 동정 – Genus가 최적일치와 동일한 낮은 신뢰수준 동정 – 동정없음
Low	B	High consistency 기준에 부합하지 않았으며, 최적일치가 높은 또는 낮은 신뢰수준 동정이다. – Genus 최적일치와 동일한 높은 신뢰수 준 또는 낮은 신뢰수준 동정 – 동정없음
None	C	High 또는 Low consistency 기준에 부합하지 않았음

3) Comment를 확인하여 Matching hint를 참고한다.

(1) *E.coli*와 *Shigella* sp.를 구분하지 못하므로, *E.coli* 동정시 유의한다.

4) Report를 클릭하여 결과를 확인하여 출력한다.

(1) Print preview에서 출력할 page를 확인한 다음 Print 인쇄란에 있는 page range를 선택하여 출력한다.

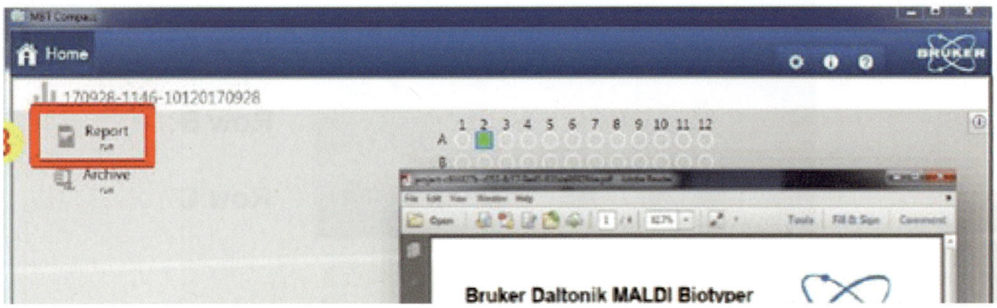

5) Fail할 경우

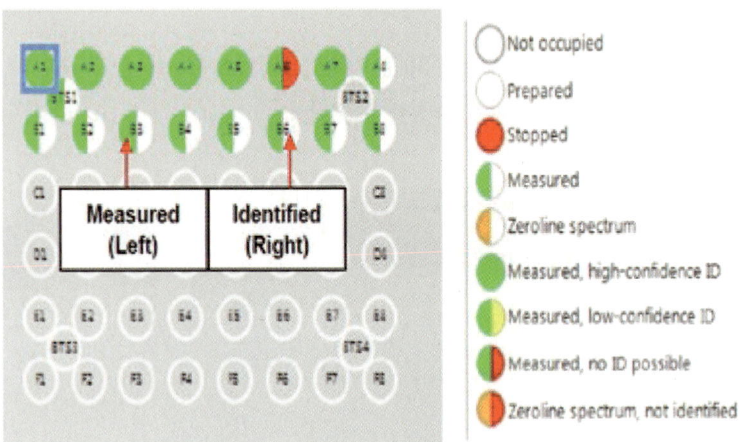

(1) Red (Zeroline)가 되는 경우(No peaks found)

① 미생물 단백질 패턴이 얻어지지 못한 것을 의미한다. (플레이트 접종이 부적절)

② 바로 재검하고, 실패한 경우 다시 isolation을 하여 24hr 키운 순수한 균주로 재검한다.

(2) QC validation이 미완료(failed) 가 되는 경우

① 검체동정이 진행되지 않고 장비는 STOP 된다.

② 생성된 RUN은 Prepared Target list에 저장된다

③ QC재검 후, 다시 검사를 실시한다.

6) 주의사항

(1) Sample preparation

– MALDI 타겟 플레이트에 미생물 단백질을 너무 적게 또는 너무 많이 도말 하면 최종 동정 결과를 얻지 못할 수 있다.

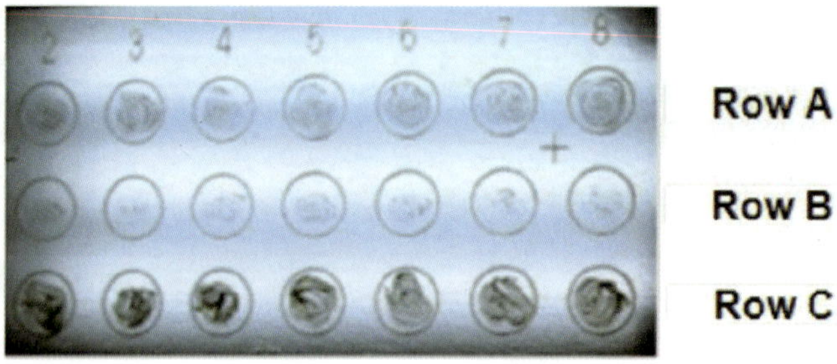

* A행: 적절한 양의 미생물을 도포한 경우
* B행: 적은 양의 미생물을 도포한 경우
* C행: 너무 많은 양의 미생물을 도포한 경우

(2) 미생물 Colony를 MALDI Target Plate 점적한 뒤에는 30분 이내에 HCCA Matrix를 도포한다.
(3) 분석 준비된 MALDI Target Plate는 24시간 이내에 측정해야 한다.
(4) 샘플은 완전히 건조한 후 장비에 도입한다.
(5) Target Plate 도입 부위에 먼지나 이물질이 들어가지 않도록 주의한다.

6. Maintenance

6-1. Daily Maintenance

1) 진공상태 확인(검사종료 후 상태 'IN' 확인.)
2) 주변 환경 청소
3) 컴퓨터 화면 check

6-2. Weekly Maintenance

1) One-button Source Cleaning

(1) flexControl > Status tab > Details

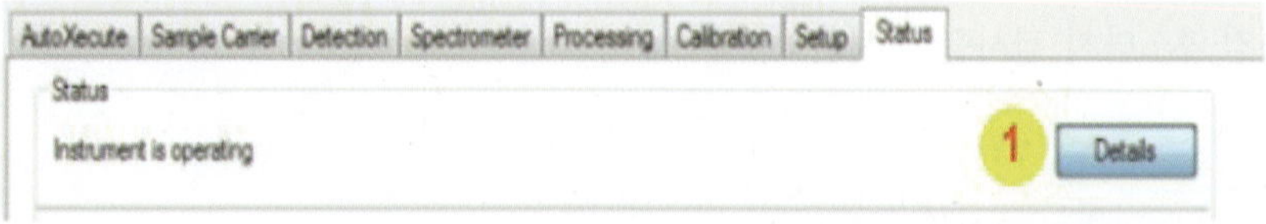

(2) Processor Subsystem 클릭 > Service information > Start Cleaning 클릭
  * 주의 Sample plate를 OUT 상태로 되어야 한다.
(3) 소스클리닝이 완료될 때까지 기다린다(약 20분 정도 소요).
(4) 소스클리닝이 완료 안내메시지를 확인한 뒤, Sample plate를 IN상태로 유지한다.

2) Target 도입부 Cleaning

(1) Kimtech wipes에 100% Absolute Ethanol을 적신다.
(2) 'OUT'상태로 만든후 도입부를 닦아준다.
(3) 'IN' 상태도 다시 만든다.
(4) Calibration : Max. Peak Error ppm값 300 이내 확인

3) Target Plate 세척

(1) 세척용액 조제법
  ① 70% 에탄올(100 mL 기준): DW 30 mL+ 에탄올 70 mL
  ② 80% Trifluoroacetic acid (TFA): DW 200 μL + TFA 800 μL

(2) 세척 과정
  ① 70% 에탄올을 표면에 덮일 만큼 충분히 올린다.
  ② 상온에서 5분간 둔다.
  ③ DW(수돗물 wash 가능)로 Target plate를 씻는다.
  ④ 70% 에탄올을 충분히 적신 Kimwipes로 Target plate를 닦아준다.
  ⑤ DW(수돗물 wash 가능)로 씻어내고, 물기가 없도록 Kimwipes로 닦아준다.
  ⑥ 80% TFA 100μL을 Target plate 위에 올리고 즉시 Kimwipes로 Target plate 전체를 닦아준다.
    * 80% TFA를 Target plate위에 너무 오래 두지 않는다(부식성 화학물질이므로 주의).
  ⑦ 곧바로 DW(수돗물 wash 가능)로 충분히 Target plate를 씻어낸다.
  ⑧ 상온에서 충분히 자연 건조한다(최소 15분).

7. Trouble Shooing

7-1. Source cleaning

1) 소스클리닝 진행 시, 클리닝 관련 에러 메시지가 나타나면 장비의 진공 상태를 확인한다.
2) 진공이 안정적인 상태에서 소스클리닝이 진행된다(Green LED).
3) 진공상태가 좋지 않아 Red LED가 켜져있으면 기기를 껐다가 켠다.
4) 해결이 되지 않으면 엔지니어에게 도움을 요청한다.

7-2. 기기 ON/OFF (문제가 있을경우에만 실시)

1) Bruker 프로그램 및 컴퓨터를 끈다.
2) 기기 앞쪽 열쇠를 반시계방향으로 풀어준다.
3) 기기 뒤쪽 스위치를 내린다.
4) 10초 후, 스위치를 올린다.
5) 기기 앞쪽 열쇠를 시계방향으로 돌려준다.

7-3. One-button Calibration이 실패하는 경우 Manual Calibration 시행

1) Target plate에 IVD BTS 1 μL를 올린 후 상온에서 건조한다.
2) IVD HCCA Matrix solution 1 μ를 올린 후 상온에서 건조한다.
3) Target plate를 장비에 도입한다.

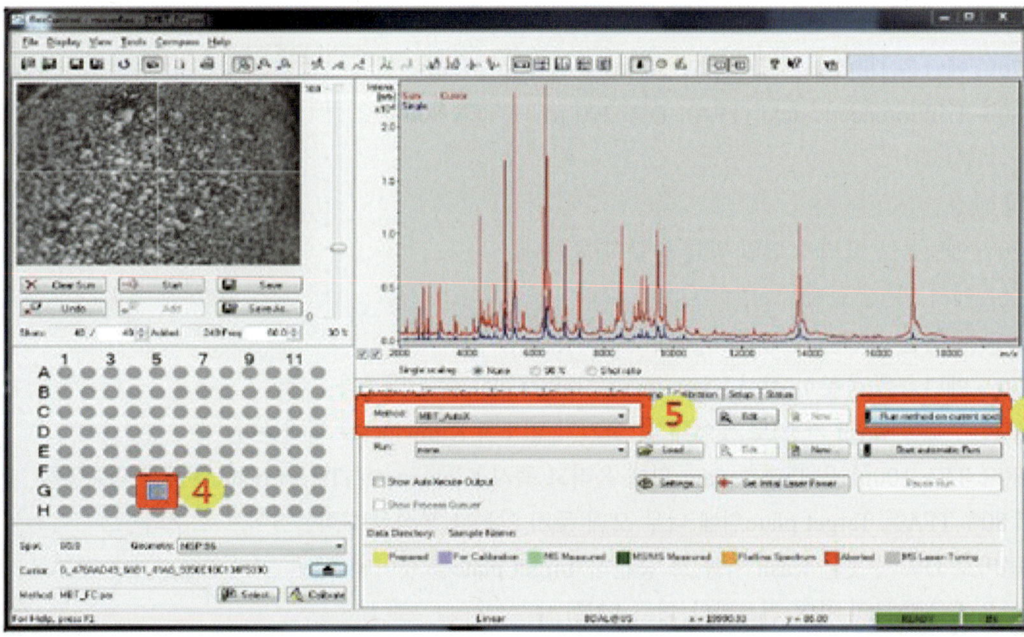

4) IVD BTS를 올린 위치로 이동하여 클릭한다.
5) Method를 확인한다. (MBT_AutoX)

6) Run method on current spot을 클릭하여 스펙트럼을 얻는다.

* 이 과정이 완료되면 Added에 240이라는 숫자가 표시되면 분석이 멈춘다.

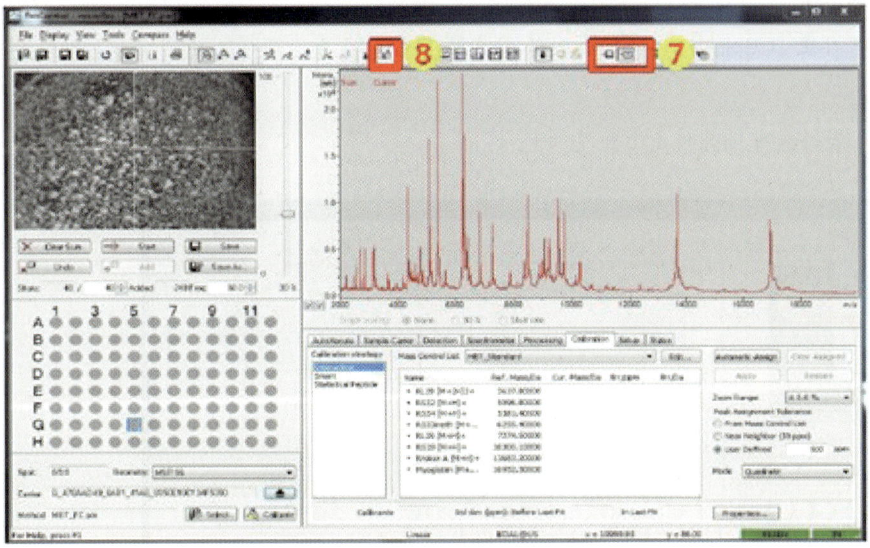

7) Single Buffer(blue)를 끄고, Sum buffer(red)만 남겨둔다.

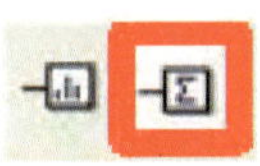

8) Sum buffer의 spectrum을 smoothing 해준다.

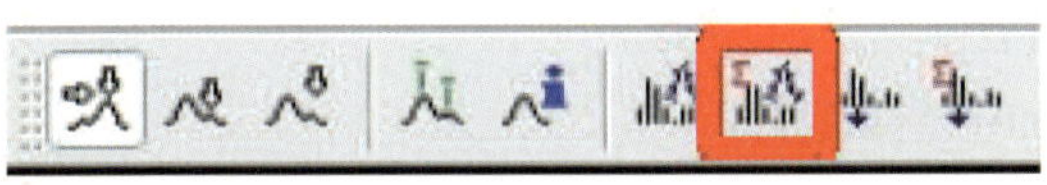

9) Calibration 탭을 클릭한다.

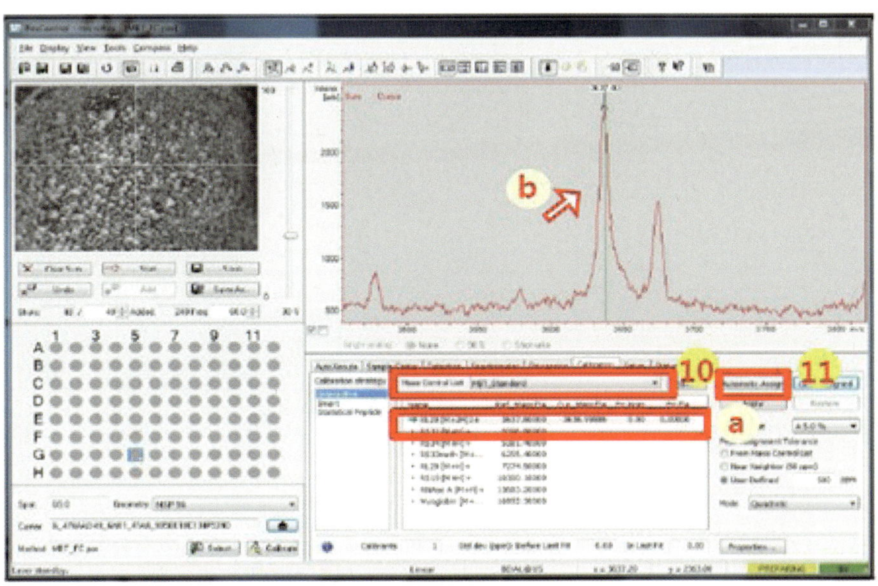

10) Mass Control List가 MBT_Standard로 되어 있는지 확인한다.

11) Automatic Assign을 클릭한다.

  a. 리스트의 첫 번째 항목을 클릭한다.

  b. 스펙트럼 창의 빨간색 근처에 있는 peak의 왼쪽 아래를 클릭하면 초록색으로 바뀌며, 아래 리스트에 체크 표시가 된다.

  c. 리스트의 나머지 항목들에 대해서 a, b를 반복한다.

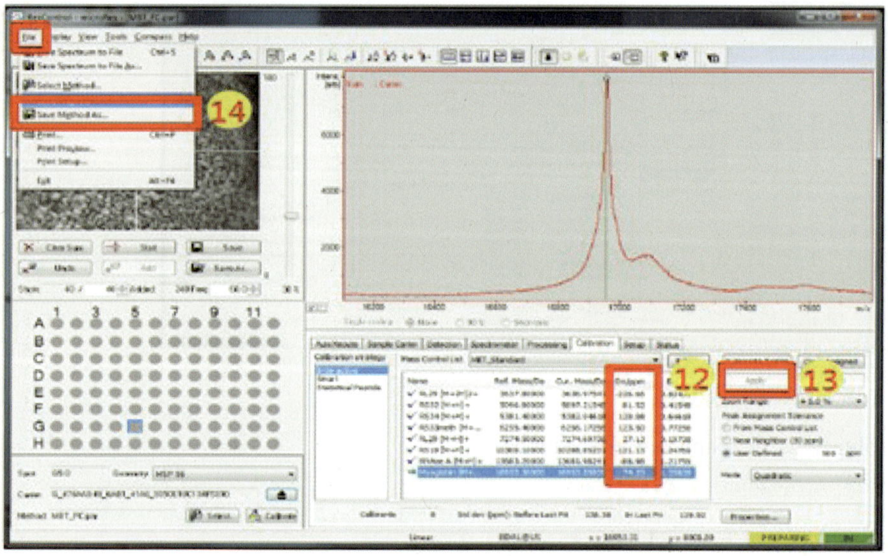

12) Err/ppm 값이 300 이내에 들어오는지 확인한다.

13) 모든 항목이 체크된 후 Apply 가 활성화되면 클릭한다.

14) Save Method As를 클릭하여 저장하면 Calibration은 완료된다.

* Method를 저장하지 않을 경우 calibration 되지 않은 상태로 검사가 진행되므로 반드시 Method를 저장하도록 한다.

Ⅱ GeneXpert (GX)-IV

1. 원리 및 목적

실시간 PCR (Real-time Polymerase Chain Reaction)원리를 이용한 자동화 시스템으로 핵산 추출과 증폭 과정을 거쳐 해당 검체에서 특정 염기서열을 검출한다. 환자 검체의 자동 처리가 필요한 체외진단에 적합하며 표와 그래픽 형식의 요약 및 세부 검사 결과 데이터를 모두 제공한다.

2. 검체

2-1. *C. difficile* toxin RT-PCR : Stool (Stool용기, Fecal swab 용기), *C. difficile* 균주

* 균주를 사용시 0.5 MacFarland 균주액을 100배희석하여, 면봉 swab으로 검사.

2-2. Carbapenemase PCR : Stool (Rectal swab), CRE 균주(10㎕)

2-3. MTB and RIF resistance PCR : Sputum

2-4. COVID-19 RT-PCR (중증응급선별): Nasopharyngeal swab

3. 장비 및 재료

3-1. 시스템 구성요소

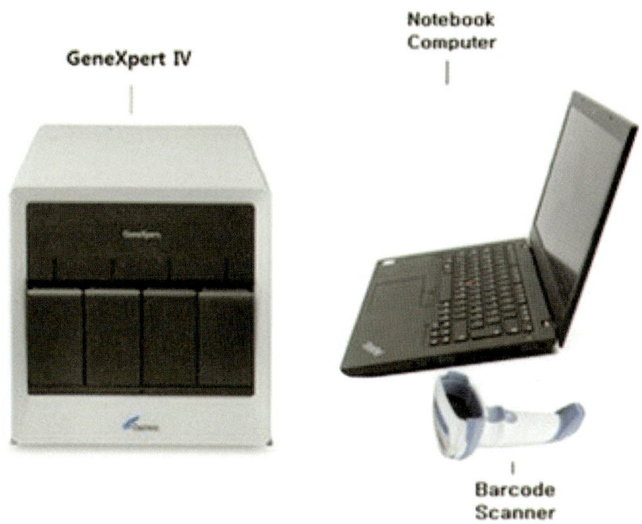

1) GeneXpert-Ⅳ 장비: 4개의 개별적인 모듈로 구성되며, 각 모듈 당 한 검체 처리 가능
2) 노트북 PC: PC 1대당 GX-IV 장비 4개까지 연결 가능
3) 바코드 스캐너

3-2. GeneXpert system 세부명칭

- 장비 앞면

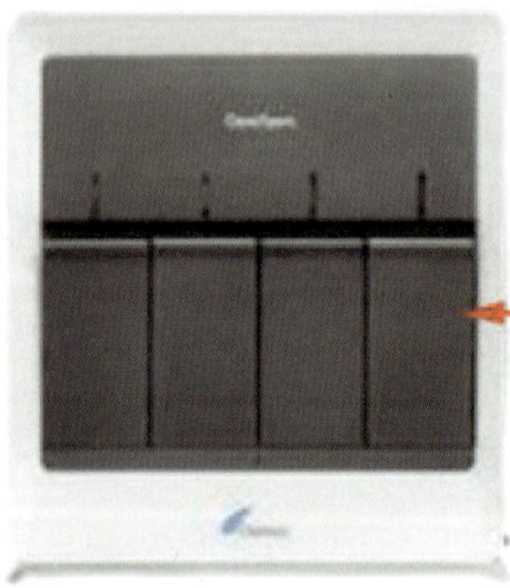

- 장비 뒷면

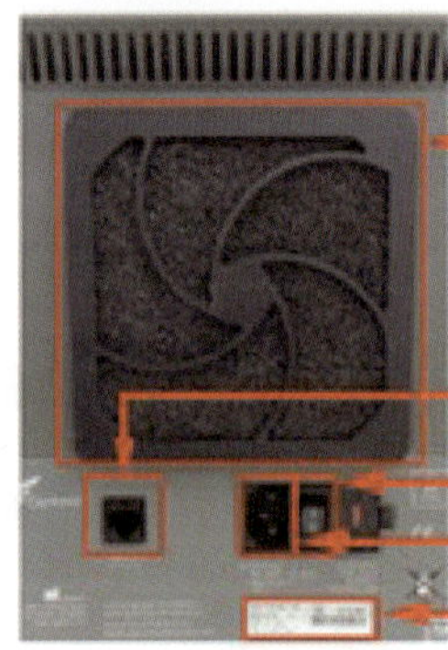

* GX-IV 기준

- 모듈 내부 사진

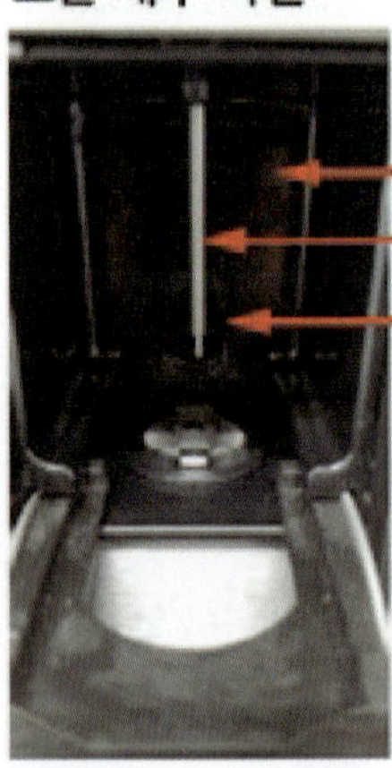

1) 모듈(GeneXpert Module)

: 각 장비의 모듈은 자동화로 샘플 처리를 하기 위해 다음과 같은 구성품을 포함한다.

(1) Valve Drive: 각 다른 카트리지 챔버들을 다루기 위해 카트리지의 본체의 밸브를 돌리는 기능
(2) Plunger Rod: 각 다른 카트리지 챔버들에 액체를 분사하는 기능
(3) Ultrasonic Horn: 샘플을 용해하는 기능
(4) I-CORE Module: PCR 증폭 및 검출을 수행하는 기능

2) 시약(카트리지)

: 각 assay에 특정적인 카트리지를 사용하며, 1회용으로 각 모듈 당 검체를 준비하고 처리 가능

(1) 외형

- 카트리지 앞면

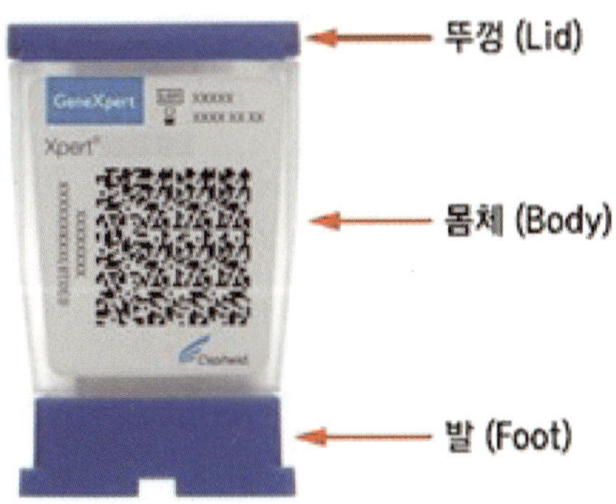

- 카트리지 옆면

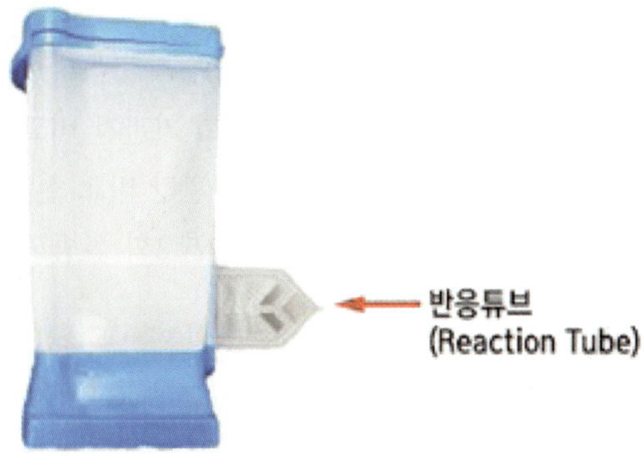

- 카트리지 뚜껑 개봉 후 안쪽면

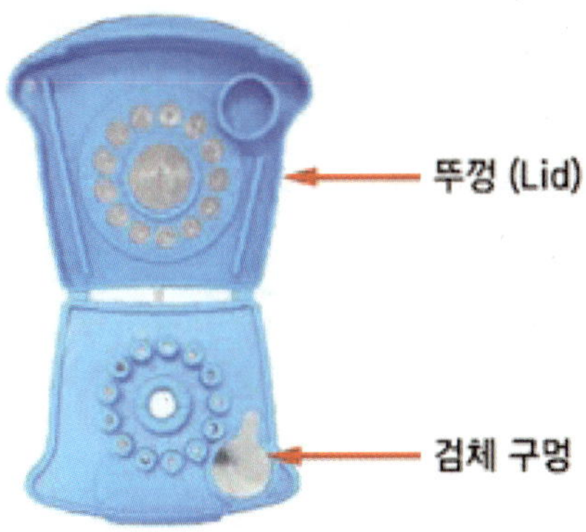

※ Xpert Assay 카트리지

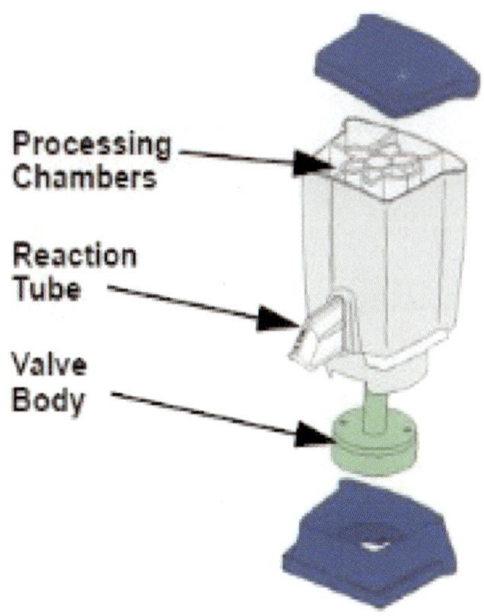

(2) 구성품

① Processing Chamber : 샘플, 시약, 처리된 샘플 및 폐기 용액을 보관한다. 1개의 챔버를 공기 실로 지정하여 카트리지 내의 압력을 유지한다.

② Valve Body : 카트리지를 회전시켜 액체가 다른 카트리지 챔버와 Reaction tube로 이동하도록 한다. 밸브 본체 내에서 샘플을 분리하고, PCR 억제제를 제거하며, 샘플이 초음파를 이용하여 용해 처리된다(해당하는 경우). 샘플을 처리한 후 PCR 시약과 혼합하여 Reaction tube로 이동시킨다.

③ Reaction tube : 빠른 thermal cycling 과 optical excitation 및 튜브 내용물의 감지를 가능하게 한다. 카트리지가 기기에 장착되면 반응 튜브가 I-CORE 모듈에 자동으로 삽입된다.

4. Quality Control

4-1. 내부정도관리

1) 매 검사 시 : 음성인 경우 Internal control인 SPC 양성을 확인한다.
2) Lot 변경 시 : 각 검사의 양성인 표준균주 또는 임상 검체를 이용하여 확인한다.

4-2. 외부정도관리

1) *C. difficile* toxin RT-PCR : 연 2회 기관간 비교 실시.
2) Carbapenemase PCR : 연 2회 기관간 비교 실시.
3) MTB and RIF resistance PCR : 연 2회 신빙도조사사업 실시.

5. 기기 작동법

5-1. 장비구동 방법

1) 장비 뒷편에 위치한 전원을 켠다.

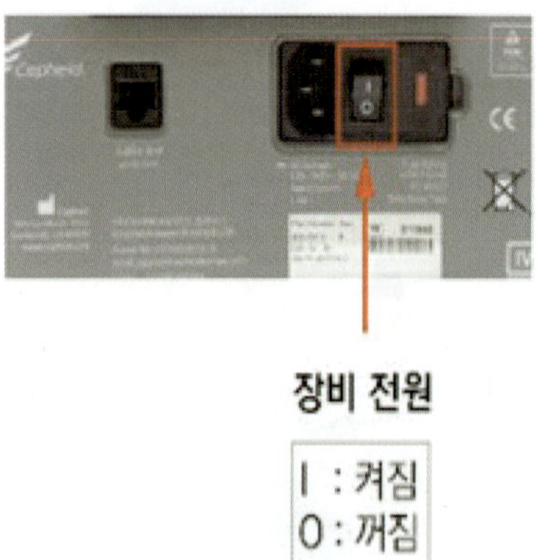

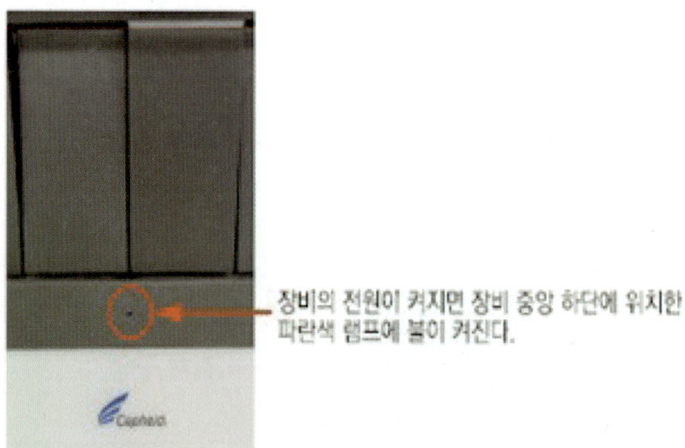

2) 노트북의 전원을 켠다.
- 노트북이 켜지면 자동으로 GeneXpert System 구동 프로그램 (GeneXpert DX)이 실행된다.

  * 자동으로 실행되지 않을 시 바탕화면의 아이콘 을 더블클릭하여 프로그램을 실행한다.

3) 장비와 노트북이 연결되었는지 확인한다.

(1) 장비와의 연결이 정상적으로 이루어진 경우

Modules					
Module Name	Assay	Sample ID	Progress	Status	Remaining Test Time
A1			Available		
A2			Available		
A3			Available		
A4			Available		

– 장비와 노트북이 정상적으로 연결되어 Self-Test 진행 후 모듈 구동의 문제가 없음이 확인되면 “Available”이라고 표시된다.

(2) 장비와의 연결이 비정상적으로 이루어진 경우

Modules					
Module Name	Assay	Sample ID	Progress	Status	Remaining Test Time
A1			Available		
A2			Available		
A3			Available		
A4			Available		
B1			Available		
[illegible]	Xpert Car...		Sample Pr...	OK	0:49:50
B3			Available		
B4			Available		
[illegible]	Xpert MTB...		29/42	OK	0:39:33
C2			Available		
C3			Available		
[illegible]	Xpert Car...		Sample Pr...	OK	0:50:00
D1			Available		
D2			Available		
D4			Available		

– 모든 모듈이 인식되지 않은 경우

Modules					
Module Name	Assay	Sample ID	Progress	Status	Remaining Test Time
A1			H/W Fail		
A2			Available		
A3			Available		
A4			Available		

– H/W fail이 발생한 경우

부록 Ⅲ

5-2. 소프트웨어 사용 방법

1) 기본 화면

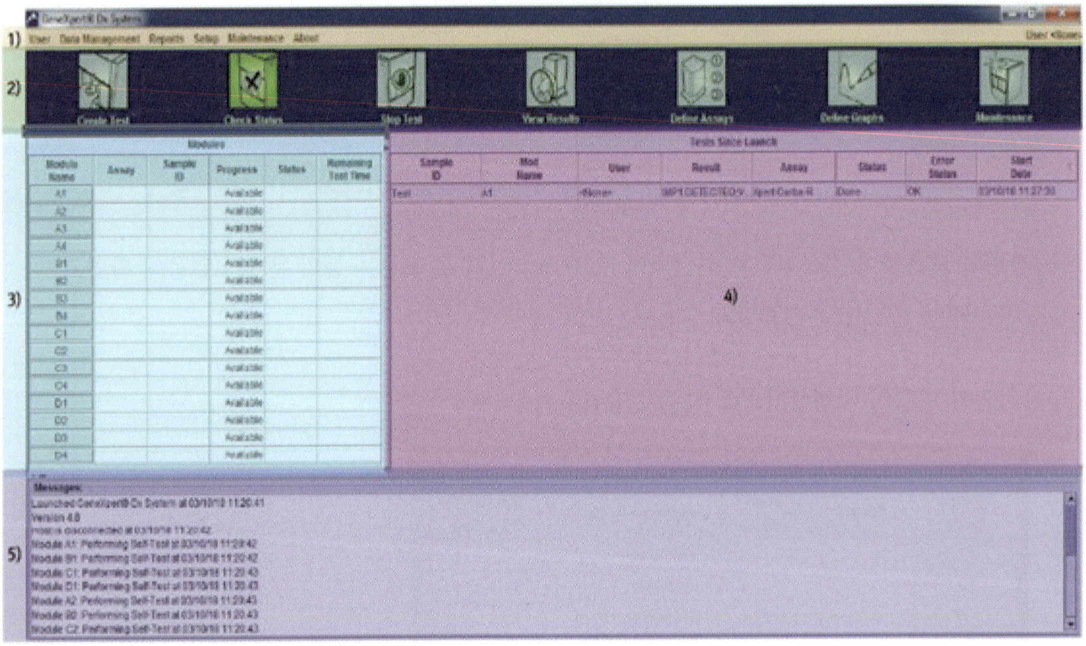

① 툴바 옵션

- user: 로그인/로그아웃
- Data Management: 데이터 저장 및 업로드
- Reports: 검체/환자 ID를 통한 결과 조회 및 저장(PDF 형식), 사용량 조회, 모듈 장애 정보 조회
- Setup: 사용자 설정(로그인 아이디 설정), 시스템 설정 및 인터페이스 설정, 모듈 이름(알파벳) 변경
- Maintenance: 모듈 테스트 및 모듈 내부 부품 청소
- About: 시스템 정보

② 검사 옵션

- Create Test: 검사 시작
- Check Status: 진행중인 검사 상태
- Stop Test: 검사 중단
- View Results: 결과 확인
- Define Assays: 검사 진행 프로그램 설치 여부 확인
- Define Graphs: 결과 그래프 상세 설정
- Maintenance: 모듈별 상세 정보 확인, 다양한 유지관리 수행 가능, Module Reporters tool/Plunger Rod 관리/수동 Self-test 시행/모듈 도어 오픈 또는 EEPROM 업데이트

③ 모듈 상태 확인 부분
- GX, DX, SW와 연결된 모듈들의 상태 확인
- Module Name: 모듈 이름
- Assay: 진행중인 검사명
- Sample ID: 입력한 검체 ID
- Progress: 검사 시작 전 → "Available" 모듈 작동에 이상 없음
  검사 진행 중 → 검사 진행사항 표시
- Status: 검사 상태 표시
- Remaining Test Time: 검사 종료까지 남은 시간 표시

④ 검사 결과 확인 부분
(노트북을 종료 후 새로 구동하면 모두 없어지나, 데이터는 자동으로 저장되어 있음)
- Sample ID: 입력한 검체 ID
- Mod Name: 모듈 이름
- Assay: 검사 항목
- Status: 검사 상황
- Error Status: 에러 발생 상황
- Start Date: 검사 시작 시간

⑤ 상태 메시지 창
- 시스템 구동 시간: 노트북을 구동하여 장비와 GX, DX, SW가 연결되 날짜, 시간 표기
- GX DX SW 버전
- 인터페이스 연결 여부: Host is connected/ Host is disconnected)
- 모듈 별 셀프테스트 진행 상황

5-3. 검사 방법

1) 장비 준비

(1) GeneXpert 장비를 켠 후, 노트북을 켠다.
(2) 맨 왼쪽 Cepheid클릭 후, 비밀번호 "cphd"를 넣고 로그인하게 되면 GeneXpert DX 소프트웨어는 자동 실행된다.

(3) "Do you want to perform Database Management task?" 창이 뜨면 No버튼을 누른다.

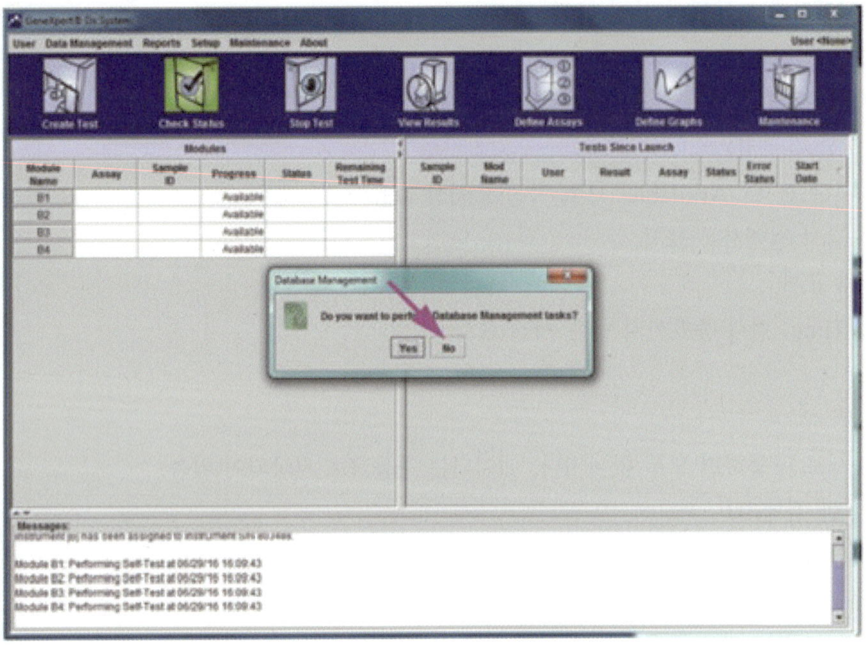

(4) 장비와 컴퓨터간 정상적으로 연결이 되면 Self-testing이 진행되며, 장비의 Self-testing이 완료되면 Module의 Progress가 Booting에서 Available로 변경됐는지 확인한다.

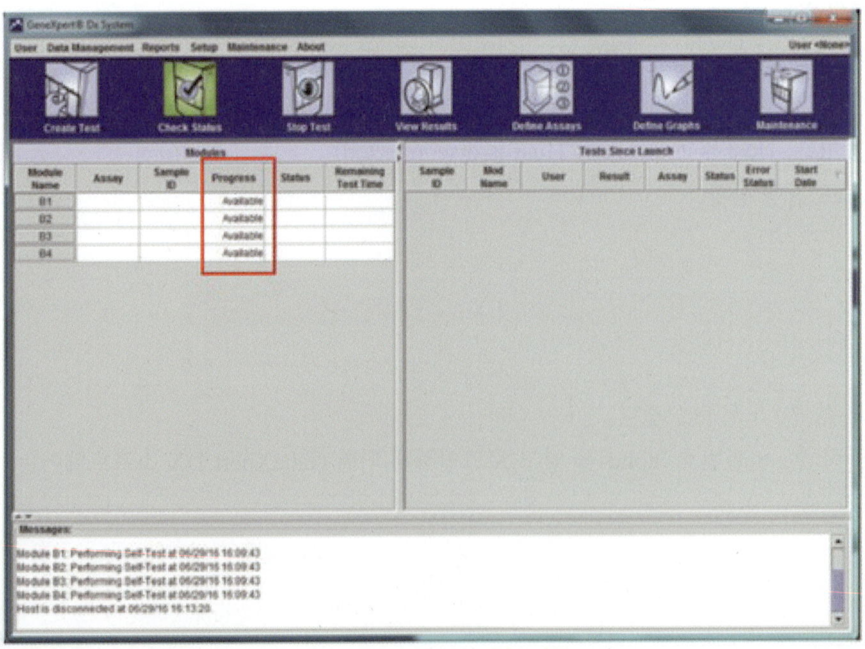

2) 검사 시작 준비

(1) GeneXpert System 창에서, Create Test 를 클릭한다.

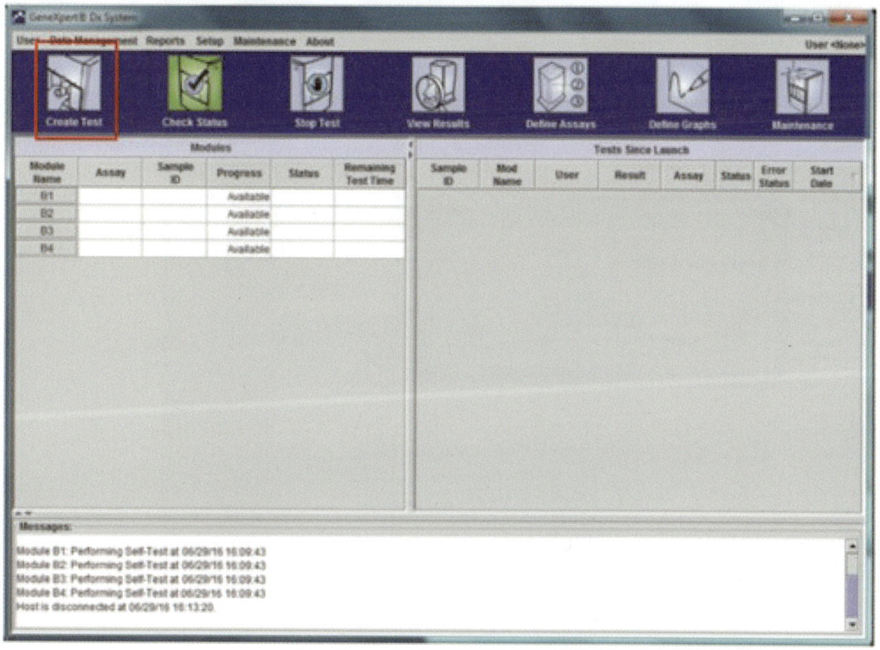

(2) sample ID를 스캔 하거나 수기(Manual Entry)로 입력한다. (선택)

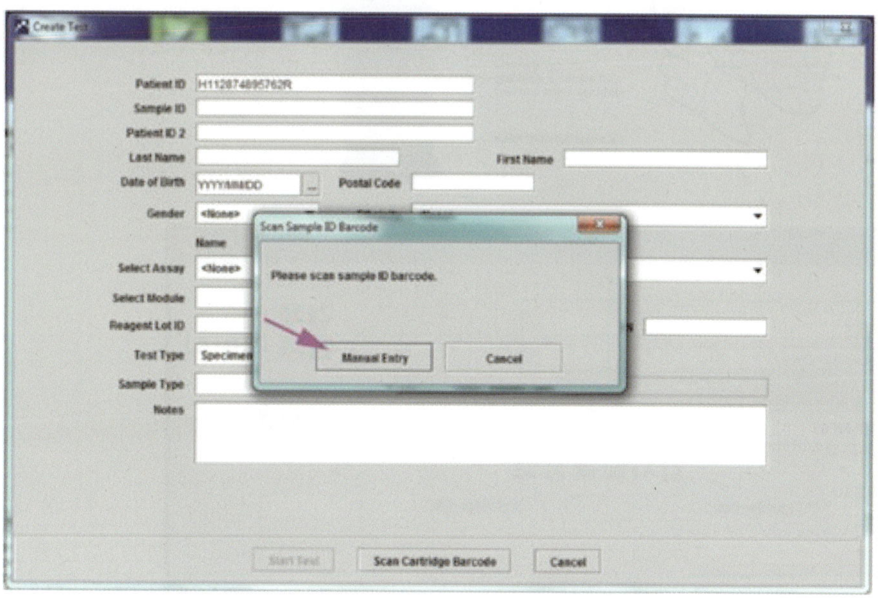

(3) "Scan Cartridge Barcode dialog" 창이 나타나면 카트리지에 있는 바코드를 스캔한다.
: 카트리지 정보가 입력 됨. (Reagent Lot ID, Expiration date, Assay, 카트리지S/N)

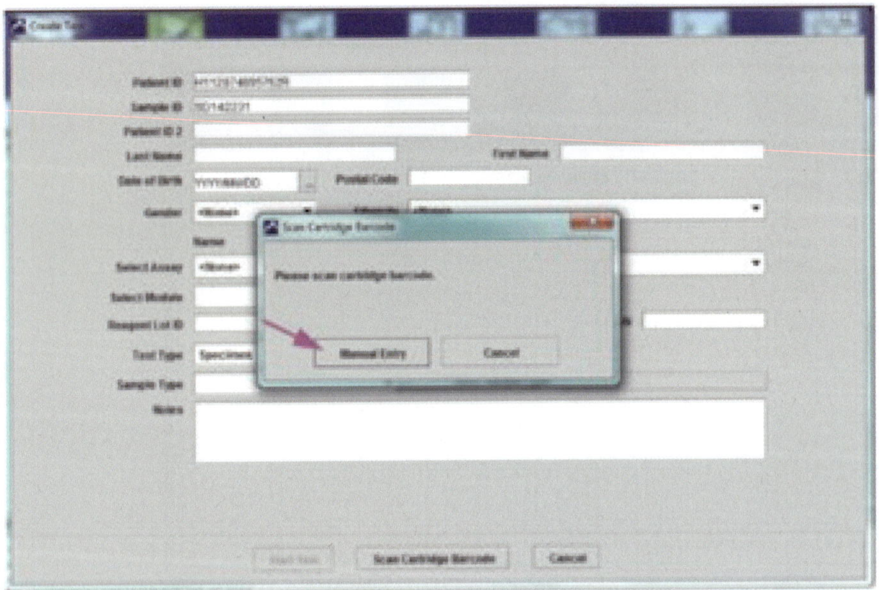

(4) Start Test 버튼을 클릭한다.

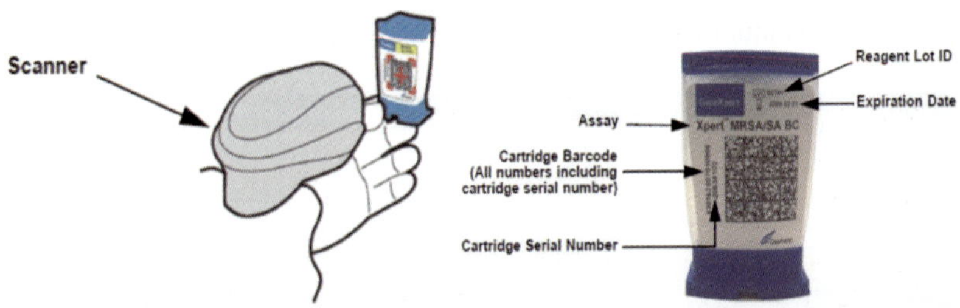

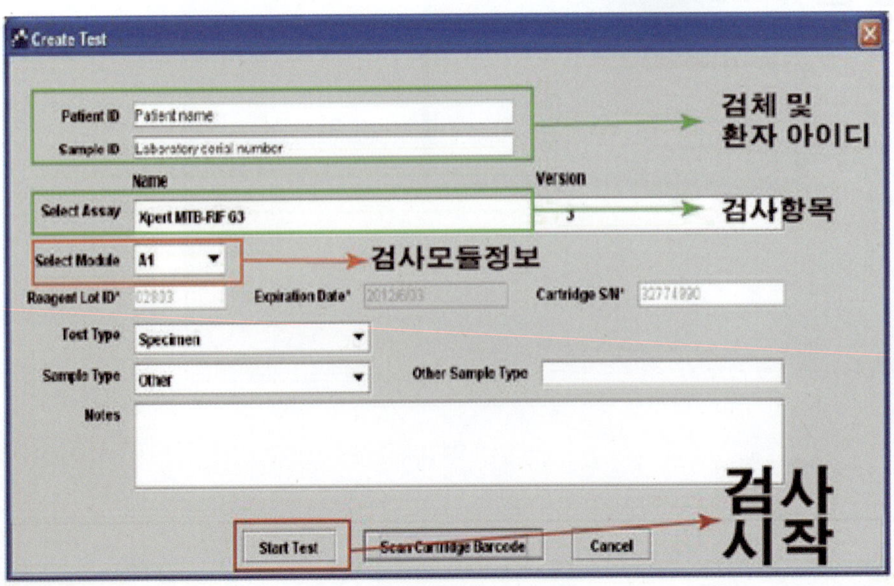

(5) 사용할 모듈의 Self-Test가 끝날 때까지 기다렸다가 모듈 상단의 녹색등이 깜박거리면 모듈 문을 열고 카트리지를 장착(Reaction Tube가 뒤쪽으로 향하게)한 후 문을 딸깍 소리가 나게 꾹 닫아준다.

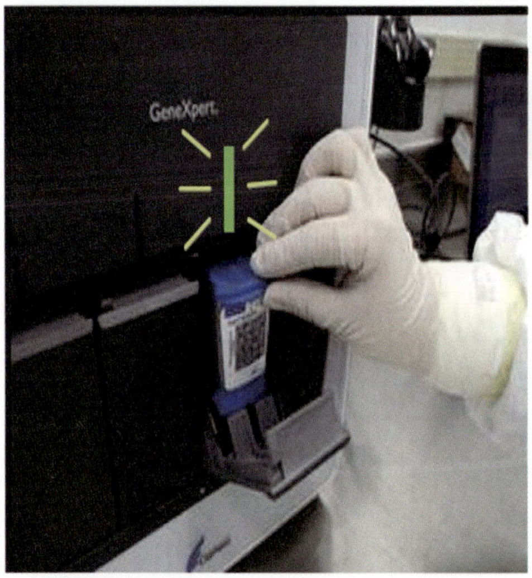

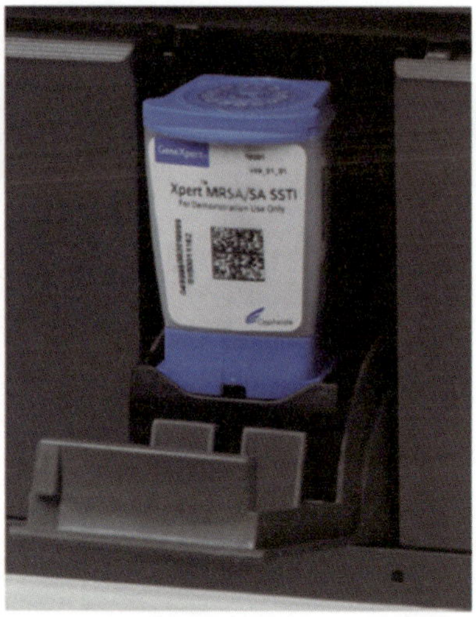

(6) 문을 눌러주며 닫으면 녹색등의 깜빡임이 멈추며 검사가 시작된다. Check Status 화면에서 검사 진행상황을 확인할 수 있다.

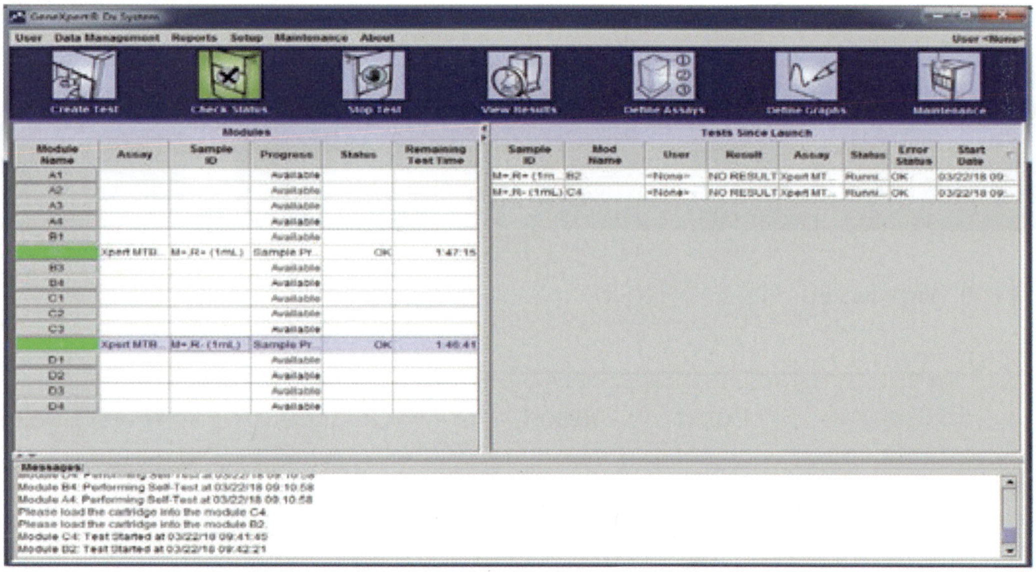

(7) 검사가 끝나면 녹색등이 꺼지며 저절로 문이 열린다.

3) 결과 확인 하기

(1) Check status 페이지를 통해 확인하는 방법

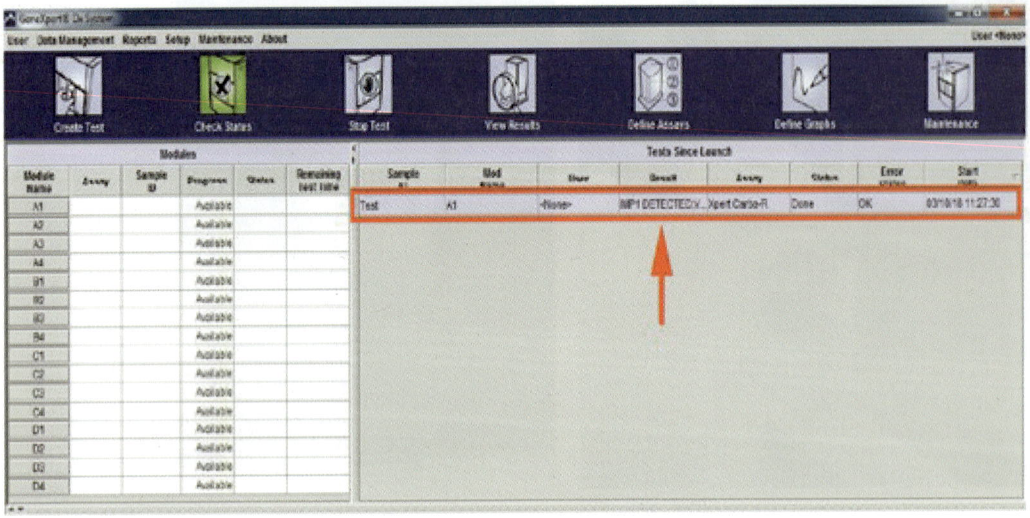

– 결과 확인을 원하는 검사 결과를 더블클릭하여 결과를 확인한다.

(2) View Result 페이지를 통해 확인하는 방법

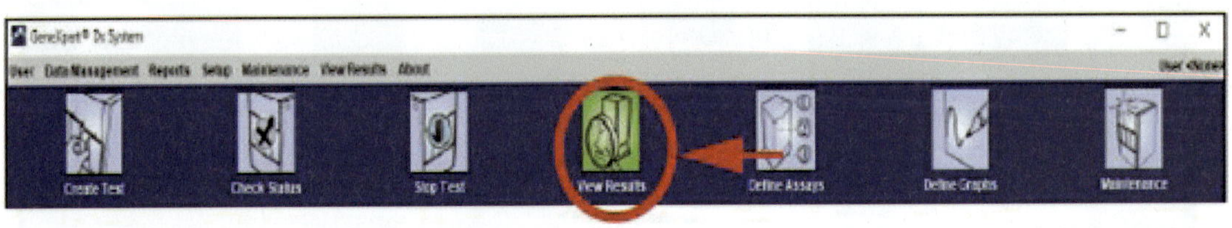

– 상단의 “View Results” 버튼을 클릭한다.

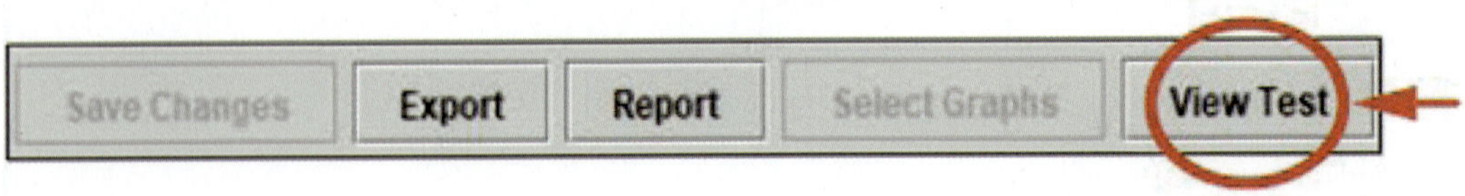

– 하단의 “View Results” 버튼을 클릭한다.

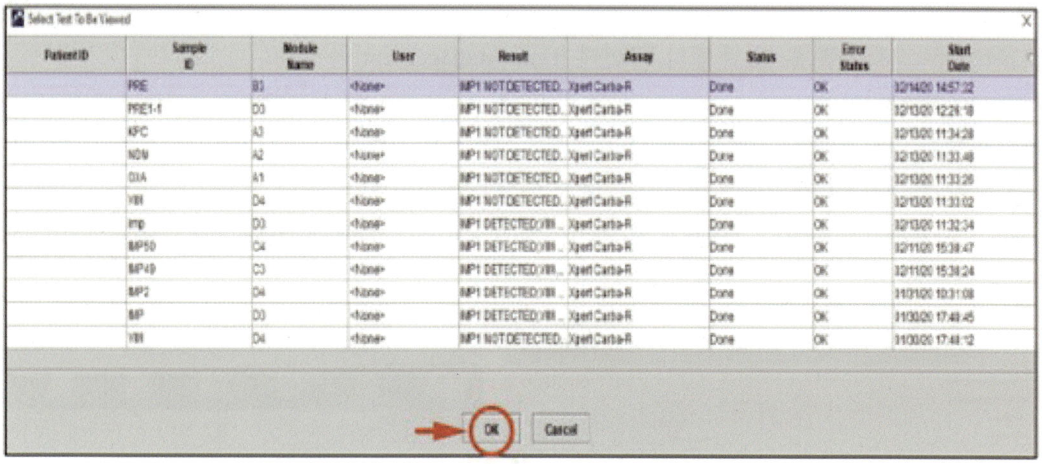

– 검사결과 목록창이 나타나면 확인을 원하는 검사 결과를 더블클릭 또는 선택 후 “OK” 버튼을 클릭하여 결과를 확인한다.

5–4. 장비 정리

1) 검사가 끝난 카트리지를 제거한다.
2) GeneXpert DX 소프트웨어를 종료하기 위해 X버튼을 누르면 다시 “Do you want to perform Database Management task?”창이 뜬다. No 버튼을 누른다.
3) 노트북 종료 후 장비를 끈다.

5–5. Data관리

1) PDF 파일로 저장하기

(1) View result 를 클릭한 후 결과 화면 하단에 있는 Report를 누른다.

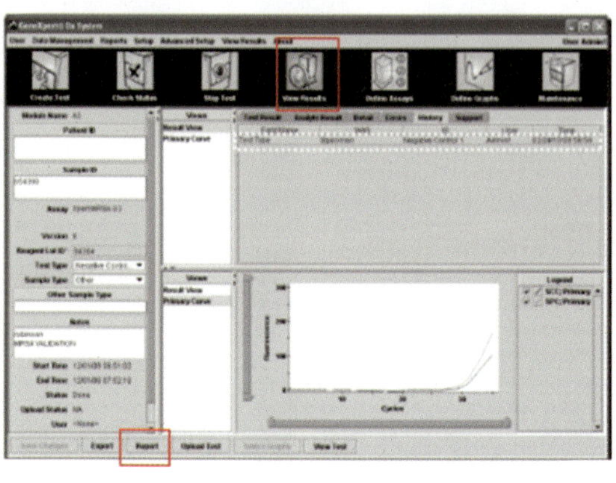

(2) 아래 화면 창에서 PDF file을 만들고자 하는 검사를 체크표시 한 다음 Generate report file을 눌러 파일을 만든다(Preview PDF는 미리 보기).

2) Raw data 저장하기

(1) GeneXpert 프로그램 실행 후 맨 위 탭의 두 번째 "Data Management"를 클릭한다.

(2) "Archive test"를 클릭한다.

(3) 선택하고자 하는 검사결과를 드래그 또는 Shift버튼을 이용하여 선택한다.

① OK를 클릭 후 저장폴더를 지정하여 파일을 저장한다(파일 확장명은 .gxx).

※ Data를 삭제하고자 할 경우 OK버튼을 누르기 전 Purge selected tests from list after archiving을 체크한다.

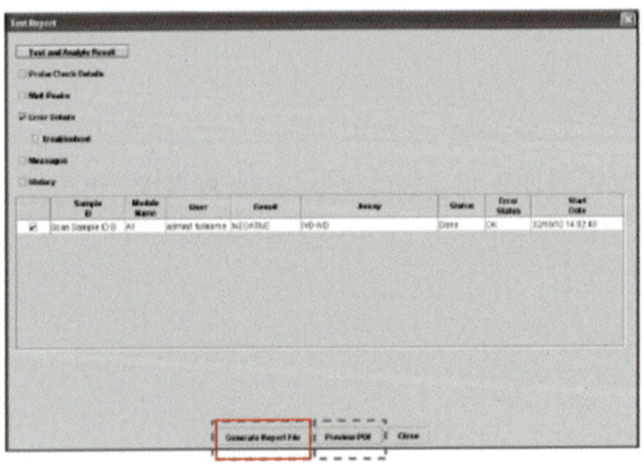

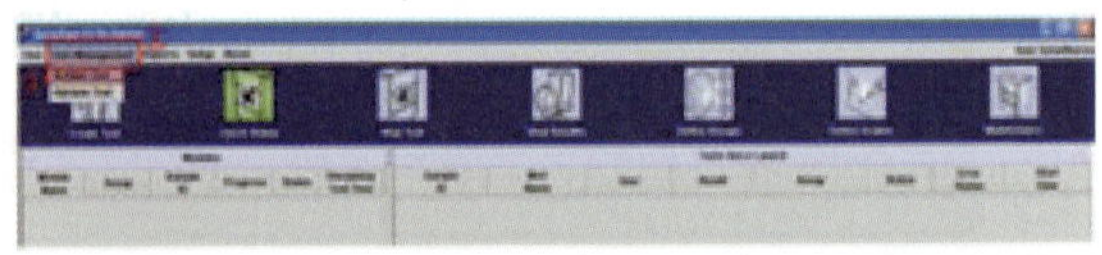

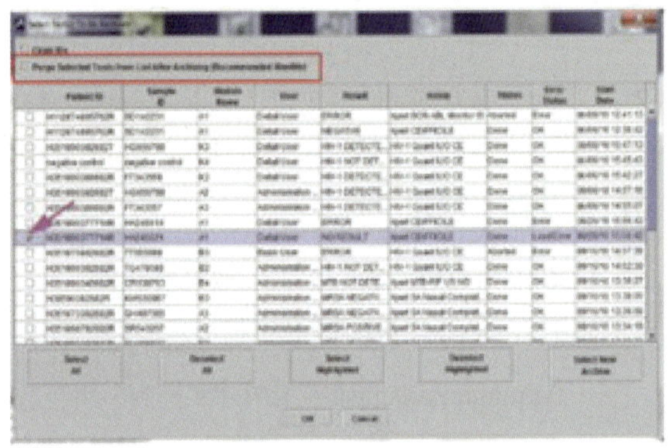

(4) Data가져오기

① GeneXpert 프로그램 실행 후 맨 위 탭의 두 번째 "Data Management"를 클릭한 후 "Retrieve test" 를 클릭한다

② 저장폴더에서 원하는 파일을 선택하여 클릭하면 파일에 포함된 검사 결과가 아래의 창같이 나타난다.

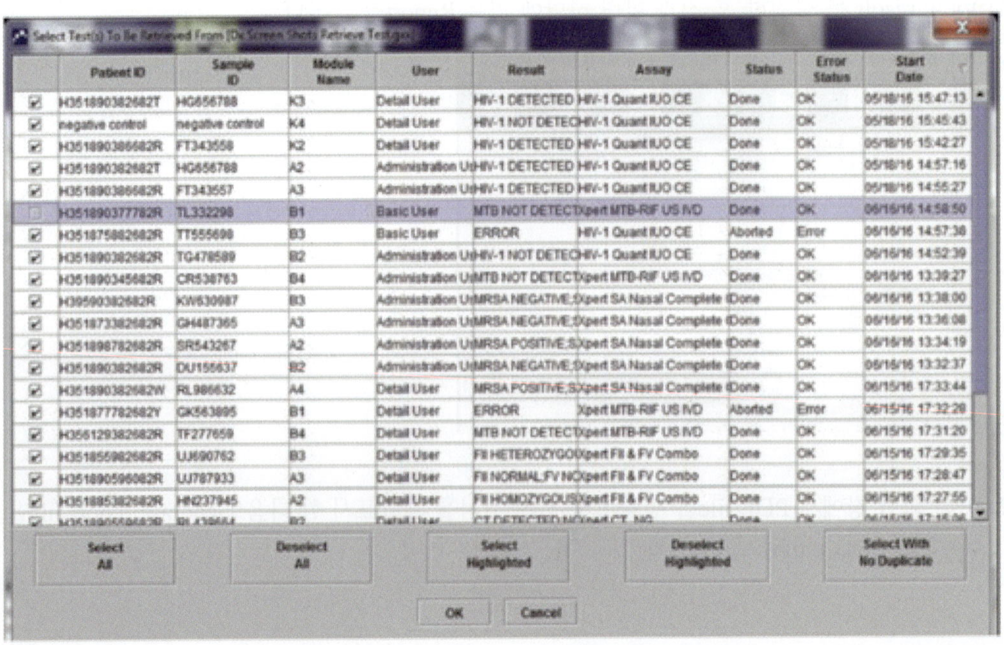

	Patient ID	Sample ID	Module Name	User	Result	Assay	Status	Error Status	Start Date
☑	H351890382682T	HG656788	K3	Detail User	HIV-1 DETECTED	HIV-1 Quant IUO CE	Done	OK	05/18/16 15:47:13
☑	negative control	negative control	K4	Detail User	HIV-1 NOT DETEC	HIV-1 Quant IUO CE	Done	OK	05/18/16 15:45:43
☑	H351890386682R	FT343558	K2	Detail User	HIV-1 DETECTED	HIV-1 Quant IUO CE	Done	OK	05/18/16 15:42:27
☑	H351890382682T	HG656788	A2	Administration U	HIV-1 DETECTED	HIV-1 Quant IUO CE	Done	OK	05/18/16 14:57:16
☑	H351890386682R	FT343557	A3	Administration U	HIV-1 DETECTED	HIV-1 Quant IUO CE	Done	OK	05/18/16 14:55:27
☐	H351890377782R	TL332298	B1	Basic User	MTB NOT DETECT	Xpert MTB-RIF US IVD	Done	OK	06/16/16 14:58:50
☑	H351875882682R	TT555698	B3	Basic User	ERROR	HIV-1 Quant IUO CE	Aborted	Error	06/16/16 14:57:38
☑	H351890382682R	TG478589	B2	Administration U	HIV-1 NOT DETEC	HIV-1 Quant IUO CE	Done	OK	06/16/16 14:52:39
☑	H351890345682R	CR538763	B4	Administration U	MTB NOT DETECT	Xpert MTB-RIF US IVD	Done	OK	06/16/16 13:39:27
☑	H35590382682R	KW630987	B3	Administration U	MRSA NEGATIVE;S	Xpert SA Nasal Complete	Done	OK	06/16/16 13:38:00
☑	H351873382682R	GH487365	A3	Administration U	MRSA NEGATIVE;S	Xpert SA Nasal Complete	Done	OK	06/16/16 13:36:08
☑	H351898782682R	SR543267	A2	Administration U	MRSA POSITIVE;S	Xpert SA Nasal Complete	Done	OK	06/16/16 13:34:19
☑	H351890382682R	DU155637	B2	Administration U	MRSA NEGATIVE;S	Xpert SA Nasal Complete	Done	OK	06/16/16 13:32:37
☑	H351890382682W	RL986632	A4	Detail User	MRSA POSITIVE;S	Xpert SA Nasal Complete	Done	OK	06/15/16 17:33:44
☑	H351877782682Y	GK563895	B1	Detail User	ERROR	Xpert MTB-RIF US IVD	Aborted	Error	06/15/16 17:32:28
☑	H356129382682R	TF277659	B4	Detail User	MTB NOT DETECT	Xpert MTB-RIF US IVD	Done	OK	06/15/16 17:31:20
☑	H351855982682R	UJ690762	B3	Detail User	FII HETEROZYGO	Xpert FII & FV Combo	Done	OK	06/15/16 17:29:35
☑	H351890596082R	UJ787933	A3	Detail User	FII NORMAL;FV N	Xpert FII & FV Combo	Done	OK	06/15/16 17:28:47
☑	H351885382682R	HN237945	A2	Detail User	FII HOMOZYGOUS	Xpert FII & FV Combo	Done	OK	06/15/16 17:27:55

③ 원하는 검사결과를 드래그 또는 Shift버튼을 이용하여 선택한다.
④ 3번째 탭 "Select Highlighted"를 누른다.
⑤ OK버튼을 누른다.

5-6. 장비 설치 환경

1) 환경 조건: 실내
2) 적정 온도: 15℃~30℃
3) 최대 Thermal ramp rate를 위해 요구되는 적정 온도: 20℃~25℃
4) 적정 습도: 10%~95%
5) 주의 사항
   (1) 장비의 각 면 주위를 최소 5 cm이상 여유를 두고 통풍이 원활히 이루어질 수 있도록 충분한 공간을 두어야 한다.
   (2) 장비를 열 또는 냉각기관 가까이 두지 않아야 한다.
   (3) 장비를 Air handling unit 또는 타 장비의 통풍구 가까이 두지 않아야 한다.
   (4) 장비를 환풍구 바로 밑 또는 직사광선 아래에 두지 않아야 한다.
   (5) 모듈 문은 사용하지 않을 때 항상 닫아야 한다.

6. Calibration

6-1. 시행 시기

1) Calibration 시행일로부터 1년 주기(장비 설치 시에 Calibration을 필요로 하지 않는다.)

6-2. 방법

1) Xpert Check Software를 사용하여 Calibration 진행
2) Calibration 진행여부는 Maintenance 창에서 I-CORE Starts Since Cal과 module reporter calibration date를 통해 확인할 수 있다.

6-3. Calibration Report

1) Calibration report (Xpert Check Summary)- 모듈 별 Check
2) Service Report
3) Installation Qualification Report
4) Module certification- 모듈 교체 시
   ※ Cepheid는 출고 전 모든 장비에 대해 Calibration을 필수적으로 진행함.

7. Maintenance

Task	Freqeuncy
작업대 주변 청소(Clean work area)	Daily
모듈도어 닫기(Close all module doors)	Daily
사용한 카트리지 제거(Discard used cartridges)	Daily
GX 장비 끄기(Power down the GeneXpert instrument)	Weekly
PC 끄기(Power down the GeneXpert PC)	Weekly
데이터 저장(Archive tests)	Monthly
데이터 삭제(Purge tests)	Monthly
팬 필터 교체(Replace the fan filters)	Monthly
Plunger rod와 카트리지 공간 청소(Clean the plunger rod and cartridge bay)	Quarterly
장비표면 청소(Clean the instrument surfaces)	Quarterly
장비 Calibration(Perform annual instrument maintenance)	Annually
System log 인쇄(Print System log report)	As necessary
데이터베이스 백업(Back up database)	As necessary

7-1. 장비 표면 청소(Clean the instrument surfaces)

1) 사용 도구

- 1:100 희석 락스(하루 이내에 사용) 와 70% 에탄올 사용한다.
- 보풀이 일어나지 않는 거즈 또는 페이퍼 타올, 일회용 장갑

2) 방법

(1) 일상적인 경우: 70% 에탄올을 이용하여 장비의 표면을 닦는다.

(2) 오염에 노출된 경우: 1:100으로 희석된 락스를 이용하여 닦은 후 최소 2분간 둔 뒤(5분을 넘지 않도록 함) 깨끗한 거즈 또는 페이퍼 타올로 닦아 낸다. 3번 반복 시행한 후, 70% 에탄올을 이용하여 닦아 낸다.

※ 주의: 락스의 사용은 오염에 노출된 경우에 사용하며, 락스가 남지 않도록 완전히 제거해야 함.

7-2. Plunger rod와 카트리지 공간 청소(Clean the plunger rod and cartridge bay)

1) 사용 도구

- 1:100 희석 락스(하루 이내에 사용)와 70% 에탄올 사용한다.
- 보풀이 일어나지 않는 거즈 또는 페이퍼 타올, 일회용 장갑

2) 방법

(1) 모듈 안에 있는 카트리지를 제거한 후, Maintenance 메뉴 바에서 Plunger Rod Maintenance를 클릭하고, Clean All을 클릭한다.

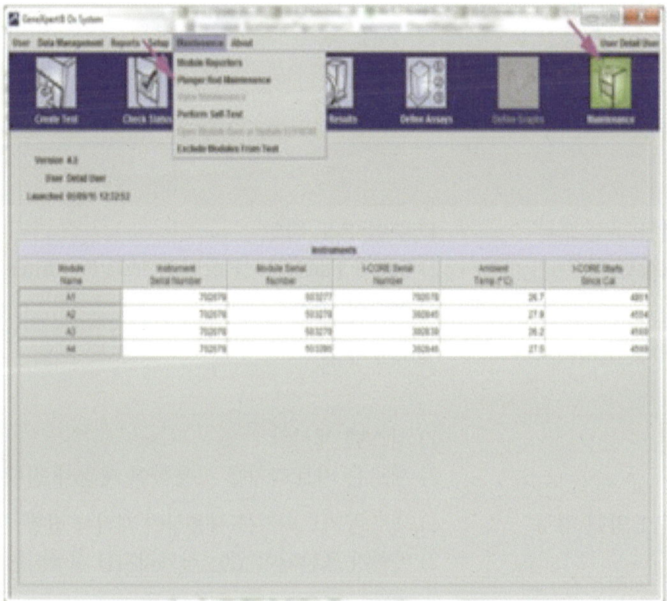

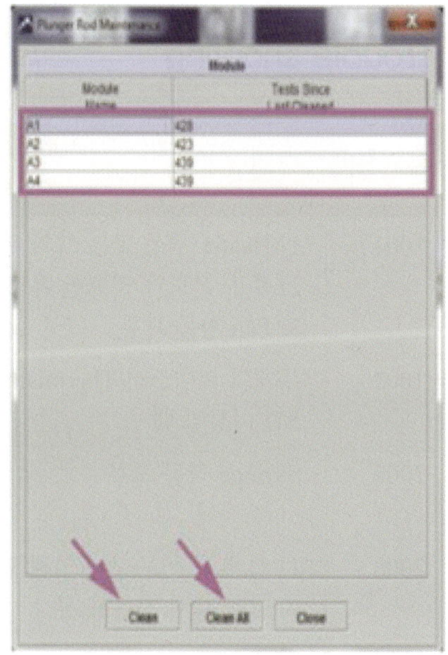

(2) 확인 메시지에서 OK를 클릭하면 Plunger Rod가 내려오게 되며 1:100으로 희석된 락스를 이용하여 Rod 및 내부를 닦은 후 최소 2분간 둔 뒤(5분을 넘지 않도록 함) 깨끗한 거즈 또는 페이퍼 타올로 닦아 낸다. 3번 반복 시행한 후, 70% 에탄올을 이용하여 닦아 낸다.

※ 주의: 락스가 남지 않도록 완전히 제거해야 함.

(3) Move Up All을 클릭하여 Plunger Rod를 제자리에 둔다.

7-3. 팬 필터 청소 또는 교체(Replace the fan filters)

1) 방법

- Fan filter 가드를 제거하고 Fan filter를 꺼낸다. 물로 세척하여 사용하거나, 오염도가 높은 경우 교체한다.

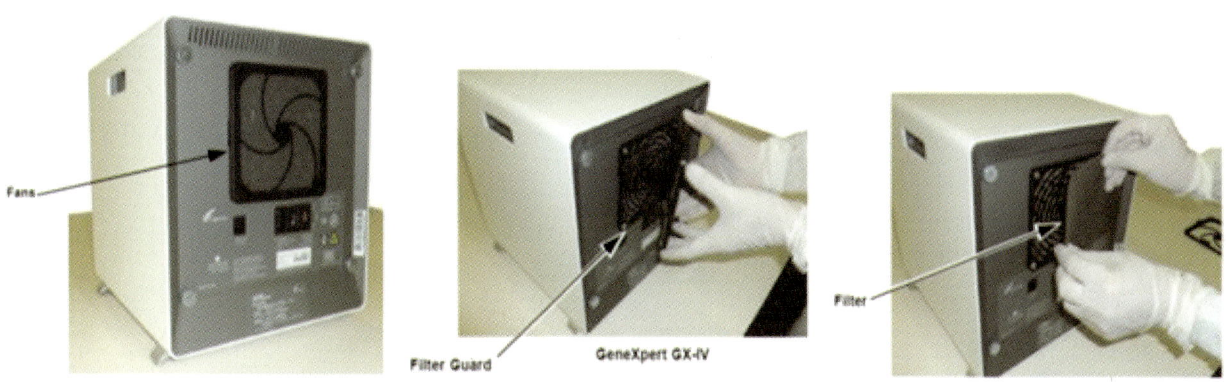

7-4. Periodical maintenance 실시

1) 장비 설치 날짜 기준으로 6개월 마다 정기적으로 실시

8. Trouble shooting

ERROR CODE	발생 원인	해결 방법
1001	1) Heater 구성 또는 그와 관련된 구성 오류 2) 주변 온도가 권고한 온도 이상일 경우 3) Fan 작동 오류	1) 주변 온도 확인 2) Fan과 Fan 성능을 확인해 보고 Fan filter 청소 3) 제조사 문의
1002	두개의 서미스터(Thermistor)의 온도차이가 5℃ 이상일 때	제조사 문의
2005	Syringe 작동 오류	1) 시스템 재시작 2) 새로운 카트리지를 사용하여 재검사 진행
2008	1) 검체 내 이물질에 의해 필터가 막힌 경우 2) 압력 센서 작동 오류	1) 새로운 카트리지를 사용하여 재검사 진행 2) 버퍼가 포함되어 있는 카트리지를 사용하여 검사 진행
2014	히터 A/B, 모듈의 Optical block thermistor 작동 오류	1) 주변 온도 확인 2) 장비 내부 온도 확인 3) 장비와 주변 기기 또는 벽면 사이의 간격 확인 (5cm 이상)
2025	플런저(Plunger) 구성요소 또는 역각 센서 (Force sensor) 작동 오류	장비 상의 오류인지 카트리지의 오류인지 확인해야함 ① 노트북과 기계를 재시작 후, 동일한 카트리지를 동일한 장비의 모듈에 장착 후 재검사 ② 동일한 에러가 반복되면 노트북과 기계를 재시작 후, 동일한 카트리지를 동일한 장비의 다른 모듈에 장착 후 재검사 ☞ 새로운 모듈에서의 테스트결과가 정상이었다면, 이전 사용 모듈의 고장으로 간주 ③ 새로운 모듈에서의 테스트결과가 에러였다면, 새로운 카트리지를 사용하여 노트북과 기계를 재시작 후 첫번째 모듈에 장착하여 재검사를 진행 ☞ 테스트결과가 정상이었다면, 이전 사용 카트리지의 고장으로 간주
2032	초음파 혼(Ultrasonic horn) 작동 오류	새로운 카트리지를 사용하여 재검사 진행
2035	1) 카트리지 오류 2) 혼(horn) 표면의 오염으로 인한 오류 3) 초음파 혼(Ultrasonic horn) 작동 오류	노트북 및 기계 재시작 후 재검사 시행

ERROR CODE	발생 원인	해결 방법
2037	카트리지 무결성 검사 오류	① 카트리지를 제거하고 손상 여부를 점검 ② 손상이 발견되지 않은 경우, 카트리지를 다른 모듈에 넣어 검사를 시행 ③ 카트리지가 손상되었거나, 재검사가 진행되지 않은 경우, 새로운 카트리지를 사용하여 검사 진행
2120	노트북과 장비 사이의 이더넷 케이블이 느슨해졌거나 케이블에 결함이 있는 경우	노트북과 장비 사이의 이더넷 케이블이 잘 연결되어 있는지 확인
2121	노트북과 장비 사이의 이더넷 케이블이 느슨해졌거나 케이블에 결함이 있는 경우	노트북과 장비 사이의 이더넷 케이블이 잘 연결되어 있는지 확인
2122	노트북과 장비 사이의 이더넷 케이블이 느슨해졌거나 케이블에 결함이 있는 경우	노트북과 장비 사이의 이더넷 케이블이 잘 연결되어 있는지 확인
2124	노트북과 장비 사이의 느슨해졌거나 결함이 있는 이더넷 케이블로부터 연결이 회복된 경우	해당 없음
4017	히터 A, 히터 B, 모듈의 Optical block thermistor 작동 오류	노트북 및 기계 재시작 후 재검사 시행
5006	1) 카트리지에 넣어진 시약의 양이 부적절한 경우 2) 시약 결함 3) 유체 이동 오류 (검체 내 불순물로 인한)	1) 시약의 정확한 양을 카트리지에 추가 2) 카트리지 올바르게 보관 3) 새로운 카트리지를 사용하여 재검사 진행
5007	1) 카트리지에 넣어진 시약의 양이 부적절한 경우 2) 시약 결함 3) 유체 이동 오류 (검체 내 불순물로 인한) 4) 검체가 카트리지에 잘 못 처리됨	1) 시약의 정확한 양을 카트리지에 추가 2) 카트리지 올바르게 보관 3) 새로운 카트리지를 사용하여 재검사 진행
5011	한 개의 형광 시그널이 너무 강하여 다른 채널에 번질 때 종종 나타나며, 따라서 2번째 시그널을 음성 곡선으로 도출하는 경우	새로운 카트리지를 사용하여 재검사 진행
5017	카트리지 불량	새로운 카트리지를 사용하여 재검사 진행

※ 자주 발생하는 CODE만을 요약한 자료로 목록에 기재되어 있지 않은 CODE는 GeneXpert System ERROR Summary 참고

III FilmArray

1. 원리 및 목적

1-1. 원리: Full automated Nested Multiplex Polymerase Chain Reaction

1) 원리

(1) FilmArray 파우치 구성(진공상태)

① 딱딱한 플라스틱 부분 : 동결건조 형태의 시약.

② 유연한 플라스틱 부분 : FilmArray 기기에서 작동기 및 센서와의 상호작용을 통해 PCR반응이 일어나는 구역이 개별적으로 나누어져 있음.

(2) FilmArray 기기(The BioFire FilmArray Torch System, Salt Lake City, UT)에 파우치를 장착한 후에 이루어지는 핵산 정제, 역전사 반응, 1단계 PCR, 2단계 PCR 반응이 자동으로 시행된다.

① 핵산 추출

- 파우치의 처음 3개의 구역에서 검체가 교반(비드 비팅)에 의해 용해되고, 마그네틱 비드 기술을 이용하여 유리된 핵산을 용출한다.

② 1단계 PCR

- 용출된 핵산은 역전사(Reverse transcription, RT) 단계를 수행한다.
- RNA → cDNA로 전환 → 예열된 Master mix와 결합 → 표적핵산 농축

③ 2단계 PCR

- 웰 안에는 각각의 병원체에서 나오는 특이적 핵산 서열을 표적으로 하는 여러 분석용(각각 3중으로 존재) 프라이머가 들어있고, Array의 개별 웰에서 PCR을 수행한다.

④ 융해단계(Melting curve)

- 2단계 PCR 이후 온도를 서서히 높이고 array의 웰마다 형광을 분석하여 융해 곡선을 나타내어 타겟물질의 검출 및 신호해석을 자동으로 실시한다.
(* 특이적 PCR 산물이 융해되는 온도(Tm)는 각 타겟 마다 다르다.)

2) 목적

PCR을 통하여 다음 물질들의 검출 및 신호 해석을 자동으로 실시한다.

(1) RP Panel 2.1 plus (NPS in VTM) : Adenovirus, Coronavirus 229E, Coronavirus HKU1, Coronavirus NL63, Coronavirus OC43, MERS-CoV, SARS-CoV-2, Human Metapneumovirus, Human Rhinovirus/Enterovirus, Influenza A including subtypes H1, H3 and H1-2009, Influenza B, Parainfluenza Virus 1,2,3,4, Respiratory Syncytial Virus

(2) ME Panel : Escherichia coli K1, Haemophilus influenzae, Listeria monocytorgenes, Neisseria meningitidis(encapsulated), Streptococcus agalactiae, Streptococcus pneumoniae, Cytomeglaovirus, Enterovirusm Herpes simplex virus 1,2m Human parechovirus, Varicella zoster virus, Cryptococcus neoformans/gattii

2. 검체

2-1. 검체 종류

1) Meningitis/encephalitis (ME) panel : CSF (Plain tube)
2) Respiratory panel : Nasopharyngeal swab으로 채취하여 즉시 바이러스 수송 배지(VTM 또는 UTM)에 넣은 검체

3. 장비 및 재료

3-1. 장비

1) Biofire Filmarray Torch

3-2. 재료

1) Pouch loading station, 일회용 Sample buffer 앰플, 일회용 Hydration Injection Vials, 일회용 Sample injection Vials, 개별포장 Transfer pipette
2) Filmarray 파우치
   (1) Meningitis/encephalitis (ME) panel
   (2) Respiratory panel

4. Quality Control

1) 검사에 사용하는 pouch마다 2개 프로세스 컨트롤(RNA 또는 DNA 프로세스 컨트롤과 PCR2 컨트롤)이 포함되어 있으며, 검사 실행이 통과(pass)하려면 두 컨트롤 검사 모두 양성이어야 한다. 둘 중 어느 한 개의 컨트롤이라도 실패하면, 검사 보고서의 Control 필드(우측 상단)에 'Failed' (실패)라고 표시되며, 모든 결과가 'Invalid' (무효)라고 표시된다.
2) RNA 또는 DNA프로세스 컨트롤 및 PCR2 컨트롤 검사의 Tm 값의 양상을 파악하고 기록한다. RNA Process Control (RNA 프로세스 컨트롤)의 Tm 허용 범위는 80.6~84.6 (DNA는 77.6~81.6)이고, PCR2 Control (PCR2 컨트롤)의 Tm 허용 범위는 74.5~78.5이며, 각 허용 범위를 벗어나면 FilmArray 소프트웨어는 자동으로 실행하지 못하게 된다.
3) 바이러스 수송 배지를 외부 음성 컨트롤로 사용하고, 이미 특성을 알고 있는 양성 검체나 특성이 잘 알려진 미생물이 첨가된 음성 검체를 양성 컨트롤로 사용하여 정기적으로 검사를 실행하여 검사의 성능을 모니터링 한다.

5. Calibration

5-1. 해당사항없음.

6. 기기 작동법

6-1. 장비 켜기/끄기

1) ON : 장비의 오른편 하단 스위치를 켠다. (검사자의 왼편) – initial과정 없이 바로 사용가능.
2) OFF : 장비의 오른편 하단 스위치를 내린다. 장비가 대기중이면 언제나 전원끄기 가능.

6-2. 검사 준비

1) [파우치 준비]

(1) 70% Ethanol swab로 작업 구역 및 파우치 로딩 스테이션을 청소한다
(2) 진공 밀봉 포장된 FilmArray 파우치를 꺼내어 파우치 로딩 스테이션에 파우치를 넣는다. 파우치의 딱딱한 플라스틱 부분 양쪽 끝에 있는 유입 포트가 위를 향하며, 파우치에 있는 적색/청색 라벨이 파우치 로딩 스테이션에 있는 적색/청색 화살표와 일치하게 된다.
(3) 청색 캡을 씌운 Hydration Injection Vial을 파우치 로딩 스테이션의 청색 웰에, 적색 캡을 씌운 Sample Injection Vial을 파우치 로딩 스테이션의 적색 웰에 장착한다.

2) [파우치 수화]

(1) Hydration Injection Vial을 비틀어 들어올리고 파우치 로딩 스테이션의 청색 화살표 바로 밑에 있는 파우치의 포트 안에 캐눌라 끝을 삽입한다. 약하게 "펑" 소리가 들리고 압력의 완화가 느껴질 때까지 빠른 동작으로 힘껏 누르면 정량의 액체가 진공에 의해 파우치 안으로 들어간다.
(2) 파우치가 수화되었는지 확인한다. 액체가(파우치의 딱딱한 플라스틱 부분 기저에 위치한) 시약 웰에 들어갔는지 확인한다. 파우치가 수화되지 않았다면(건조 시약이 백색 알갱이로 보임), 파우치 수화 단계를 반복하여 포트의 밀봉이 잘못되었는지 확인하거나 새로운 파우치를 가져와서 파우치 준비 단계부터 반복한다.

3) [검체 혼합물 준비]

(1) Sample Buffer 앰플을 끝 부분이 위를 향하도록 하여 잡고 측면에 있는 결이 난 플라스틱 탭을 가볍게 잡아 밀봉을 파열시킨다.
(2) 적색 캡을 씌운 Sample Injection Vial 위에서 앰플을 뒤집고 천천히 힘껏 압착하여 Sample Buffer를 넣는다. 앰플을 너무 여러 번 압착하면 과도한 거품이 생기므로 주의한다.
(3) 검체는 사용하기 전 반드시 충분히 vortex mix하여 사용한다.

(4) Transfer Pipette을 사용하여 검체를 세 번째 눈금선까지(약300 μL) 빨아들인 후 Sample Injection Vial에 검체를 넣는다.

(5) Sample Injection Vial 뚜껑을 닫고 바이알을 최소 3회 가볍게 뒤집어 검체와 버퍼를 잘 혼합시킨 후, 다시 파우치 로딩 스테이션에 올려놓는다.

4) [검체 혼합물 주입]

(1) 적색 캡이 풀리도록 Sample Injection Vial을 천천히 돌리고 3~5 초 동안 멈추었다가 Sample Injection Vial을 들어올리고, 파우치 로딩 스테이션의 적색 화살표 바로 밑에 있는 파우치의 포트 안에 캐눌라 끝을 삽입한다. 약하게 "펑" 소리가 들리고 압력의 완화가 느껴질 때까지 빠른 동작으로 힘껏 누르면 정량의 액체가 진공에 의해 파우치 안으로 들어간다.

(2) 검체가 검체 장착 포트 옆에 있는 웰에 주입되었는지 확인한다. 파우치에 검체가 주입되지 않는다면, 파우치를 폐기하고 새로운 파우치를 준비하여 파우치 준비 단계부터 반복한다.

(3) Sample Injection Vial과 Hydration Injection Vial은 적절한 생물학적 위험물 폐기 용기에 넣어 폐기한다.

5) [검사 실행]

(1) Array가 오른쪽에 있고 필름이 아래쪽 FilmArray 기기 안을 향하도록 하여 파우치를 기기에 넣는다. 올바르게 삽입되었다면, 파우치 상단에 바코드 라벨이 보이며 컴퓨터의 소프트웨어에서 검사 화면으로 자동으로 들어간다.

(2) 바코드 스캐너를 이용하여 FilmArray 파우치에서 바코드를 스캔하여 파우치를 스캔한다.

(3) 바코드 스캐너를 이용하여 검체 ID를 입력한다.

(4) Name(a)과 Password(1)란에 사용자 이름과 비밀번호를 입력한다.

(5) 화면에서 검사명과 검체명을 확인 후, 화면에서 Start Run 버튼을 클릭한다.

(6) 실행이 시작되면, 기기가 실행하는 단계 리스트와 남은 실행 시간(분)이 화면에 표시되는 것을 확인한다.

(7) 실행이 끝나면, 화면 지침에 따라 기기의 뚜껑을 열고 파우치를 꺼내어 즉시 폐기한다.

(8) 인터페이스에서 결과가 등록되었는지 확인한다.

6-3. 검사 종료 시

1) 빠져나온 파우치를 확인한다.
   * Film에 시약 및 검체의 누출이 확인된 경우, 즉시 엔지니어 call을 한다.
2) 기기 화면의 curve 아이콘을 눌러 타겟이 잘 증폭되었는지 확인한다.
3) 파우치 및 주변정리를 하고 종료한다.

7. 장비 Maintenance

7-1. Daily Maintenance

1) 검체 조작 전/후 Loading station 및 검체 작업대 청소
2) 사용 시약 및 구성품 폐기
3) 검사 종료 시 파우치 시약 누출 없음 확인

7-2. Weekly Maintenance

1) 기기 및 컴퓨터 shut down 후 10분뒤 재부팅

7-3. Monthly Maintenance

1) 바코드 리더기 렌즈 청소
2) 장비 외관 및 파우치 삽입부 청소

7-4. Periodical maintenance

1) 상/하반기 PM요청.

7-5. 기타 (엔지니어)

1) 장비 내부 오염제거 및 청소
2) 장비 팬 필터 먼지 제거 및 교체
3) 데이터베이스 관리

8. Trouble shooting

증상	조치 사항
Torch Module 상태등이 켜지지 않음	– Module의 전원을 켬 – 장비의 전원 코드 점검 – 다른 콘센트 시도
Torch Module 상태등이 빨간색으로 깜빡임	– System Base를 재설정 – 케이블 점검 후 다시 연결
Torch Module 상태등이 자주색으로 깜빡임	– 파우치를 제거하여 폐기 – 해당 Module 전면 덮개를 제거 후 Module을 재설정
소프트웨어가 Torch Module과 연결되지 않음	– Module이 켜져 있는지 확인 – 케이블 연결 점검 – System의 전원을 모두 끄고 케이블을 모두 분리 – 모든 케이블을 다시 연결하고 기기를 켬
파우치를 Module에 삽입하거나 Module에서 제거할 때 인식되지 않음	– 해당 Module 전면 덮개를 제거 후 Module을 재설정
막힘으로 인해, 파우치를 Torch Module에 삽입할 때 인식되지 않음	– 복원을 위해 소프트웨어의 화면상의 지시대로 따라서 수행
파우치를 Module에 삽입된 후 바로 배출됨	– 해당 Module 전면 덮개를 제거 후 Module을 재설정 – 케이블 점검 후 다시 연결
파우치를 Module에 장착하기 어려움	– 해당 Module 전면 덮개를 제거 후 Module을 재설정
검사 후 파우치가 Module에서 배출되지 않음	– 해당 Module 전면 덮개를 제거 후 Module을 재설정
System Base의 소프트웨어가 충돌함	– System Base를 재설정
바코드 스캔이 이루어지지 않음	– 파우치 일련 번호 및 Lot 번호를 수동으로 입력

IV FilmArray® Torch

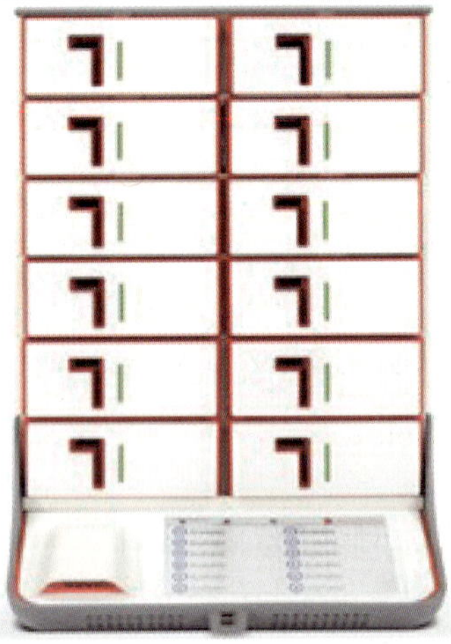

기 기 명	다중핵산검출 자동화장비
모 델 명	FilmArray Torch System
제조회사	BioFire Diagnostics
공급회사	
취득일자	
자산번호	

1. 장비 원리(Principle of the procedure)

Full automated Nested Multiplex Polymerase Chain Reaction

FilmArray 파우치는 검체 내 다중 병원체로부터 핵산을 분리, 증폭, 검출하는 데 필요한 모든 화학작용을 제공하는 일회용 밀폐 시스템이다. FilmArray 파우치에서 딱딱한 플라스틱 부분에는 동결건조 형태의 시약이 들어 있으며, 파우치에서 유연한 플라스틱 부분은 FilmArray 기기에서 작동기 및 센서와의 상호작용을 통해 필수 화학적 작용이 실행되는 개별적 구역(기포)들로 나누어져 있다. FilmArray 기기에 파우치를 장착한 후에 이루어지는 핵산 정제, 역전사 반응, 1단계 PCR 및 2단계 PCR 반응에 필요한 모든 작동은 자동화되어 있다.

먼저, 파우치의 처음 3개의 기포에서 핵산 정제 과정이 일어나는데, 검체가 교반(비드 비팅)에 의해 용해되고, 마그네틱 비드 기술을 이용하여 유리된 핵산을 포획하고, 세척하고, 용출한다. FilmArray Panel의 각 파우치에 의해 식별되는 많은 병원체 중 RNA 바이러스가 포함되는 경우, 정제된 핵산은 역전사(Reverse transcription, RT) 단계를 수행하여 증폭에 앞서 바이러스 RNA를 cDNA로 전환된다. 이후, 예열된 마스터 믹스와 결합되어 RT 단계 및 다중 PCR을 위한 차후 열순환을 시작하게 되며, 1단계 PCR 과정을 통하여 검체에 존재하는 표적 핵산이 농축된다. 1단계 PCR 반응이 끝나면 1단계 PCR의 산물이 희석되고 삽입성 형광 DNA 염료(LCGreen® Plus, BioFire Diagnostics, LLC)가 들어 있는 새로운 PCR 시약과 혼합된 후 2단계 PCR array로 유입된다. Array의 개별 웰에는 컨트롤 주형 물질뿐 아니라 검출되는 각각의 병원체에서 나오는 특이적 핵산 서열을 표적으로 하는 여러 분석용(각각 3중으로 존재) 프라이머가 들어 있으며, 이들 각각의 프라이머는 1단계 다중 반응의 특정 산물에 '내포'되거나 내재됨으로써 반응의 민감도와 특이도를 모두 증가시킨다.

2단계 PCR 이후 온도를 서서히 높이고 array의 웰마다 형광을 감시하고 분석하여 융해 곡선을 만든다. 특이적 PCR 산물이 융해되는 온도(Tm)는 일관되고 예측 가능하며, FilmArray 소프트웨어는 분석마다 복제 웰에서 나오는 데이터를 자동으로 평가하고 결과를 보고한다.

2. 장비 켜기(Start-up)

1) Base와 Module의 전원 버튼을 눌러 켠다.

3. 장비 끄기(Shutdown)

1) Base와 Module의 전원 버튼을 눌러 끈다.

4. 정도관리(Quality control, Q.C) & Calibration 작동

1) Q.C

① 검사에 사용하는 pouch마다 2개 프로세스 컨트롤(RNA 또는 DNA 프로세스 컨트롤과 PCR2 컨트롤)이 포함되어 있으며, 검사 실행이 통과(Pass)하려면 두 컨트롤 검사 모두 양성이어야 한다. 둘 중 어느 한 개의 컨트롤이라도 실패하면, 검사 보고서의 Control 필드(우측 상단)에 'Failed'(실패)라고 표시되며, 모든 결과가 'Invalid'(무효)라고 표시된다(컨트롤이 실패하면, 새로운 파우치를 이용하여 검체를 다시 검사해야 한다.).

② RNA 또는 DNA프로세스 컨트롤 및 PCR2 컨트롤 검사의 Tm 값의 양상을 파악하고 기록한다. RNA Process Control (RNA 프로세스 컨트롤)의 Tm 허용 범위는 80.6~84.6(DNA는 77.6~81.6)이고, PCR2 Control(PCR2 컨트롤)의 Tm 허용 범위는74.5~78.5이며, 각 허용 범위를 벗어나면 FilmArray 소프트웨어는 자동으로 실행하지 못하게 된다.

③ 바이러스 수송 배지를 외부 음성 컨트롤로 사용하고, 이미 특성을 알고 있는 양성 검체나 특성이 잘 알려진 미생물이 첨가된 음성 검체를 양성 컨트롤로 사용하여 정기적으로 검사를 실행하여 검사의 성능을 모니터링한다.

2) Calibration

- 매 검사 시 자체적으로 Calibration을 시행하므로 검사자가 Calibration 할 필요 없음

5. 기능 점검(Maintenance)

- 장비 외부를 알코올 솜이나 깨끗한 거즈로 닦아준다.
- 주 1회 재부팅을 시행한다.
- 파우치 장착 스테이션은 주기적으로 알코올 솜이나 깨끗한 거즈로 닦아준다.

6. 유사시 대처방법(Troubleshooting)

– 장비 trouble shooting 시 표를 참고하여 조치한다.

증상	가능한 솔루션
Torch Module 상태등이 켜지지 않음	– Module의 전원을 켬 – 장비의 전원 코드 점검 – 다른 콘센트 시도 – 문제가 지속될 경우, 고객 지원팀에 문의
Torch Module 상태등이 빨간색으로 깜빡임	– System Base를 재설정 – 케이블 점검 후 다시 연결 – 문제가 지속될 경우, 고객 지원팀에 문의
Torch Module 상태등이 자주색으로 깜빡임	– 파우치를 제거하여 폐기 – 해당 Module 전면 덮개를 제거 후 Module을 재설정 – 문제가 지속될 경우, 고객 지원팀에 문의
소프트웨어가 Torch Module과 연결되지 않음	– Module이 켜져 있는지 확인 – 케이블 연결 점검 – System의 전원을 모두 끄고 케이블을 모두 분리 – 모든 케이블을 다시 연결하고 기기를 켬 – 문제가 지속될 경우, 고객 지원팀에 문의
파우치를 Module에 삽입하거나 Module에서 제거할 때 인식되지 않음	– 해당 Module 전면 덮개를 제거 후 Module을 재설정 – 문제가 지속될 경우, 고객 지원팀에 문의
막힘으로 인해, 파우치를 Torch Module에 삽입할 때 인식되지 않음	– 복원을 위해 소프트웨어의 화면상의 지시대로 따라서 수행 – 문제가 지속될 경우, 고객 지원팀에 문의
파우치를 Module에 삽입된 후 바로 배출됨	– 해당 Module 전면 덮개를 제거 후 Module을 재설정 – 케이블 점검 후 다시 연결 – 문제가 지속될 경우, 고객 지원팀에 문의
파우치를 Module에 장착하기 어려움	– 해당 Module 전면 덮개를 제거 후 Module을 재설정 – 문제가 지속될 경우, 고객 지원팀에 문의
검사 후 파우치가 Module에서 배출되지 않음	– 해당 Module 전면 덮개를 제거 후 Module을 재설정 – 문제가 지속될 경우, 고객 지원팀에 문의
System Base의 소프트웨어가 충돌함	– System Base를 재설정 – 문제가 지속될 경우, 고객 지원팀에 문의
바코드 스캔이 이루어지지 않음	– 파우치 일련 번호 및 로트 번호를 수동으로 입력 – 문제가 지속될 경우, 고객 지원팀에 문의

7. 검사항목(Item)

1) FilmArray Respiratory (RP) Panel

가. **바이러스** : Adenovirus, Coronavirus 229E, Coronavirus HKU1, Coronavirus NL63, Coronavirus OC43, Influenza A(혈구응집소 유전자 아형 H1, H1-2009 및 H3을 가지고 있음), Influenza B, Human Metapneumovirus, Parainfluenza Virus 1, Parainfluenza Virus 2, Parainfluenza Virus 3, Parainfluenza Virus 4, Respiratory Syncytial Virus, Rhinovirus/Enterovirus

나. **박테리아** : Bordetella pertussis, Chlamydophila pneumoniae, Mycoplasma pneumoniae

2) FilmArray Respiratory 2 plus (RP2*plus*) Panel

가. **바이러스** : Adenovirus, Coronavirus 229E, Coronavirus HKU1, Coronavirus NL63, Coronavirus OC43, Influenza A(혈구응집소 유전자 아형 H1, H1-2009 및 H3을 가지고 있음), Influenza B, Human Metapneumovirus, Parainfluenza Virus 1, Parainfluenza Virus 2, Parainfluenza Virus 3, Parainfluenza Virus 4, Respiratory Syncytial Virus, Rhinovirus/Enterovirus, Middle east respiratory syndrome coronavirus(MERS-CoV)

나. **박테리아** : Bordetella pertussis, Bordetella parapertussis, Chlamydia pneumoniae, Mycoplasma pneumonia

3) FilmArray Meningitis/Encephalitis (ME) Panel

가. **바이러스** : Cytomegalovirus(CMV, 거대세포바이러스), Enterovirus(EV, 장내 바이러스), Herpes simplex virus 1(HSV-1, 단순포진 바이러스 1형), Herpes simplex virus 2 (HSV-2, 단순포진 바이러스 2형), Human herpesvirus 6(HHV-6, 사람 헤르페스바이러스 6형), Human parechovirus(HPeV, 사람 파레초바이러스), Varicella zoster virus(VZV, 수두 대상 포진 바이러스)

나. **박테리아** : Escherichia coli K1, Haemophilus influenza, Listeria monocytogenes, Neisseria meningitidis (피포성), Streptococcus agalactiae, Streptococcus pneumonia

다. **효모** : Cryptococcus neoformans/gattii

4) FilmArray Gastrointestinal (GI) Panel

가. **바이러스** : Adenovirus F 40/41(ADV, 아데노바이러스 F 40/41형), Astrovirus(AstV, 아스트로바이러스), Norovirus GI/GII(NoV, 노로바이러스 유전형 GI/GII형), Rotavirus A(RoV A, 로타바이러스 A형), Sapovirus Genogroups I, II, IV, and V(SaV, 사포바이러스 유전자군 I, II, IV 및 V)

나. **박테리아** : Campylobacter (C. jejuni/C. coli/C. upsaliensis), Clostridium difficile(독소 A/B), Plesiomonas shigelloides, Salmonella, Vibrio(V. parahaemolyticus/V. vulnificus/V. cholerae), V. cholerae, Yersinia enterocolitica

다. **설사유발성** *E.coli/Shigella* : 장관흡착성 *E.coli* (EAEC), 장병원성 *E.coli* (EPEC), 장독성 *E.coli* (ETEC) lt/st, 시가 독소 생성 *E.coli* (STEC) stx1/stx2, *E.coli* O157, Shigella/장침습성 *E.coli* (EIEC)

라. **기생충** : Cryptosporidium, Cyclospora cayetanensis, Entamoeba histolytica, Giardia lamblia

5) FilmArray Blood culture identification (BCID) Panel

가. **그람양성 박테리아**: Enterococcus, Listeria monocytogenes, Staphylococcus, Staphylococcus aureus, Streptococcus, Streptococcus agalactiae, Streptococcus pneumoniae, Streptococcus pyogenes

나. **그람음성 박테리아**: Acinetobacter baumannii, Enterobacteriaceae, Enterobacter cloacae 복합체, Escherichia coli, Klebsiella oxytoca, Klebsiella pneumonia, Proteus, Serratia marcescens, Haemophilus influenza, Neisseria meningitidis (피포성), Pseudomonas aeruginosa

다. **효모** : Candida albicans, Candida glabrata, Candida krusei, Candida parapsilosis, Candida tropicalis

라. **항균제 내성 유전자** : mecA - 메티실린 내성, vanA/B - 반코마이신 내성, KPC - 카르바페넴 내성

8. 참고문헌

1) FilmArray Torch 사용자 설명서

▣ FilmArray Torch 사용자 설명서

1. 검사 전 준비 사항

1) 검체 채취 및 준비

FilmArray® Respiratory Panel

① Nasopharyngeal Swab(NPS) 검체 채취 : NPS 검체는 표준 기법에 따라 채취하고, 채취 즉시 바이러스 수송 배지(VTM/UTM)에 넣으십시오.
② 검체량 : 300 ul
③ 운반 및 보관 : 수송 배지에 넣은 검체는 가능한 빨리 처리하고 검사해야 합니다. 수송 배지에 넣은 검체는 실온(18~25℃)에서 최대 4시간, 냉장(2~8℃)에서 최대 3일, 냉동(−15℃ 미만)에서 최대 30일 동안 보관이 가능합니다.

FilmArray® Respiratory 2 plus Panel

① Nasopharyngeal Swab (NPS) 검체 채취 : NPS 검체는 표준 기법에 따라 채취하고, 채취 즉시 바이러스 수송 배지(VTM/UTM)에 넣으십시오.
② 검체량: 300 ul
③ 운반 및 보관: 수송 배지에 넣은 검체는 가능한 빨리 처리하고 검사해야 합니다. 수송 배지에 넣은 검체는 실온(18~25℃)에서 최대 4시간, 냉장(2~8℃)에서 최대 3일, 냉동(−15℃ 미만)에서 최대 30일 동안 보관이 가능합니다.

FilmArray® Meningitis/Encephalitis Panel

① CSF 검체 채취: CSF 검체는 lumbar puncture(요추천자)로 채취하고, 채취된 검체는 원심 분리하지 마십시오.
② 검체량 : 200 μL
③ 운반 및 보관 : 검체는 가능한 빨리 처리하고 검사해야 합니다. 채취한 검체는 실온(18~25℃)에서 최대 24시간, 냉장(2~8℃)에서 최대 7일 동안 보관이 가능합니다.

FilmArray® Blood Culture Identification Panel

① Gram Stain을 통해 균의 존재가 확인된 혈액 배양 양성 검체를 0.2 mL 단위로 측정 가능한 주사기를 사용해 혈액 배양 병에서 채취하십시오.
※ Resin Beads가 포함된 배양 병을 사용할 경우 반드시 28G Needle을 사용해 혈액을 채취하십시오.
② 검체량 : 200 μL
③ 운반 및 보관 : 혈액 배양 양성 검체는 배양 장비에서 양성으로 표시된 후에 가능한 빨리 처리하고 검사해야 합니다. 검체는 실온(18~25℃)에서 최대 8시간, 배양 장비에서 최대 8시간 동안 보관이 가능합니다.

FilmArray® Gastrointestinal Panel

① Stool 검체 채취 : Stool 검체는 제조사의 지침에 따라 Cary Blair 수송 배지에 채취하십시오.
※ Copan Fecal Swab 사용을 권장하며, Rectal Swab과 Raw Stool은 사용하실 수 없습니다.
② 검체량 : 200 μL
③ 운반 및 보관 : 검체는 가능한 빨리 처리하고 검사해야 하며, 실온(18~25℃) 또는 냉장(2~8℃)에서 최대 4일 동안 보관이 가능합니다.

2) 시약 보관, 취급 및 안정성

① 파우치 및 buffer를 포함한 모든 Kit 구성품은 실온(18~25℃)에서 보관하며, 냉장보관 하지 마십시오.
② Kit를 열이나 냉각용 통풍구 근처에 보관하거나 직사광선에 노출시키지 마십시오.
③ Kit 유효기간을 확인하고 파우치나 Kit에 명시되어 있는 유효기간이 지난 시약은 사용하지 마십시오.
④ 검체를 검사할 준비가 될 때까지 파우치를 포장에서 꺼내지 마십시오. 파우치 포장을 열고 나면 가능한 빨리 파우치를 로딩스테이션에 장착해야 합니다. (30분 이내)
⑤ 파우치를 로딩스테이션에 장착한 후 가능한 빨리 검사를 시작하십시오. (60분 이내)

2. 검사하기

1) 파우치 준비

① 10% 표백제(또는 살균제)로 작업대와 파우치 로딩스테이션을 닦은 후 물을 사용해 한 번 더 닦아 줍니다. (20 페이지- 6. 장비 유지 보수 참조)
② 진공 포장된 외부 포장지와 알루미늄 용기를 열어 파우치를 꺼내십시오.
※ 파우치 포장지를 개봉할 때 "픽-" 하는 공기 소리가 들리는지 확인하십시오. 소리가 들리지 않을 경우 파우치 진공 상태가 완전하지 않을 수 있습니다.
※ 하지만, 파우치 포장의 진공 상태가 완전하지 않아도 파우치를 수화시킨 후 수화가 성공하면 파우치를 사용하실 수 있습니다. 만약 수화가 실패하게 되면 해당 파우치를 폐기하고 새로운 파우치를 사용하십시오.
③ 파우치 로딩스테이션에 파우치를 다음 그림과 같이 장착합니다.

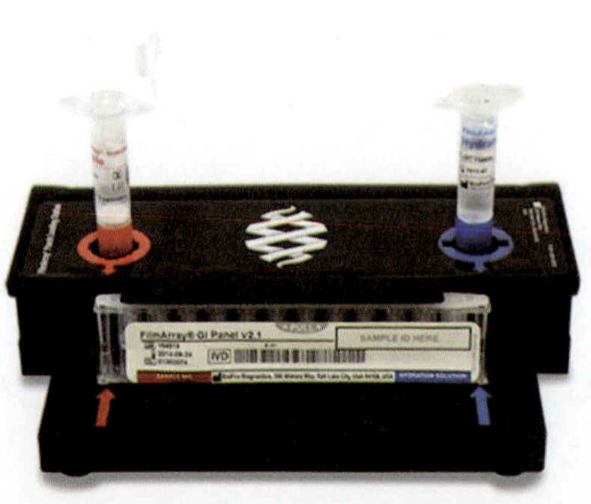

④ Hydration Injection Vial(파란색)을 파우치 로딩스테이션의 파란색 웰에 넣으십시오.

⑤ Sample Injection Vial(빨간색)을 파우치 로딩스테이션의 빨간색 웰에 넣으십시오.

2) 파우치 수화

① Hydration Injection Vial(파란색)을 반 시계 방향으로 돌려 풀어 캡과 분리 시키십시오.
② 파우치 로딩스테이션 파란색 화살표 바로 밑에 있는 파우치의 주입구에 Hydration Injection Vial의 바늘을 삽입하십시오. 약하게 "탁" 소리가 들리고 파우치 두 번째 웰까지 용액이 들어가서 수화되었는지 확인하십시오.

3) 검체 혼합물 준비

① Sample Buffer의 끝 부분이 위를 향하도록 한 상태에서 앰플의 측면에 있는 플라스틱 탭을 터트려 주십시오.
※ 이때, 과도한 기포가 생기지 않도록 주의하십시오.
※ Sample Buffer의 끝 부분은 손으로 만질 경우 오염의 우려가 있으므로 만지지 않도록 주의하십시오.
② Sample Injection Vial(빨간색)에 Sample Buffer를 넣어 주십시오.
③ Transfer Pipette을 사용해 검체를 해당하는 눈금선까지 끌어올려 Sample Injection Vial(빨간색)에 검체를 넣으십시오.
※ Transfer Pipette의 눈금선 하나가 100 μL입니다. RP Panel은 세 번째 눈금선, ME와 GI는 두 번째 눈금선까지 끌어올리십시오.
④ Sample Injection Vial의 뚜껑을 닫은 후 파우치 로딩스테이션에서 Sample Injection Vial을 꺼내 3회 천천히 가볍게 뒤집어 혼합해 주십시오.
⑤ Sample Injection Vial을 파우치 로딩스테이션에 다시 올려 놓으십시오.

4) 검체 혼합물 주입

① Sample Injection Vial(빨간색)을 반 시계 방향으로 돌려 풀어 캡과 분리 시킨 후 3~5초 동안 기다려 주십시오.
② 파우치 로딩스테이션의 빨간색 화살표 바로 밑에 있는 파우치의 주입구에 Sample Injection Vial의 바늘을 삽입하십시오. 약하게 "탁" 소리가 들리고 첫 번째 웰에 검체가 주입되었는지 확인하십시오.

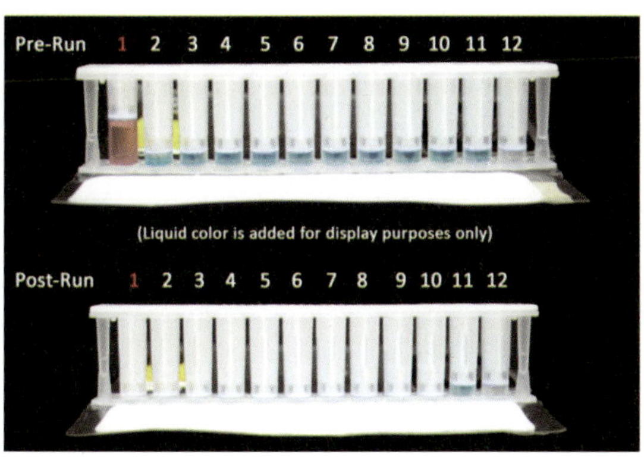

[검사 전 후 파우치 상태]

5) 파우치 실행

① 컴퓨터, 장비 순서대로 켠 후 장비 전면 녹색등이 켜져 있는지 확인하십시오.

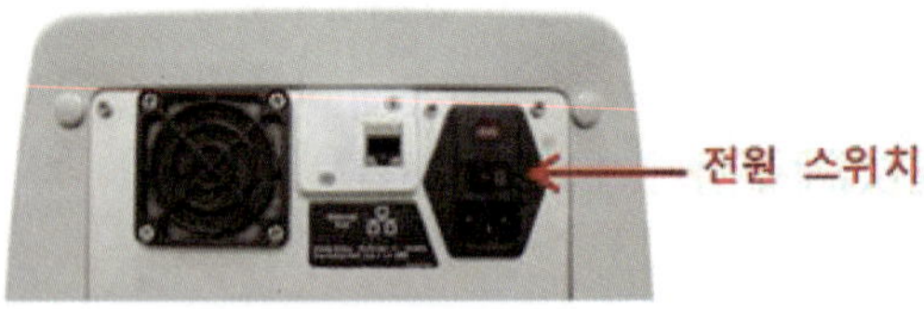

[장비 후면]

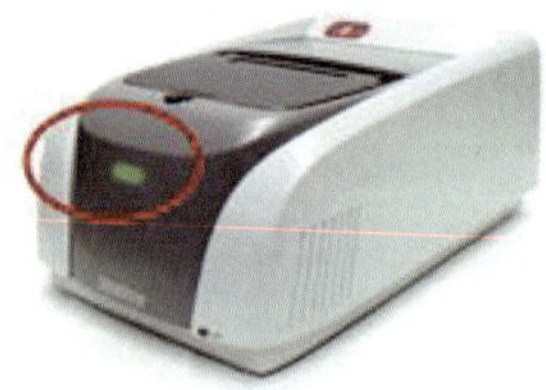

[장비 전면]

② FilmArray 소프트웨어를 실행하십시오. 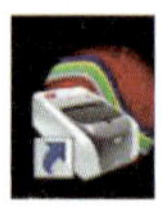

③ 장비가 컴퓨터와 연결되었는지 확인하십시오.

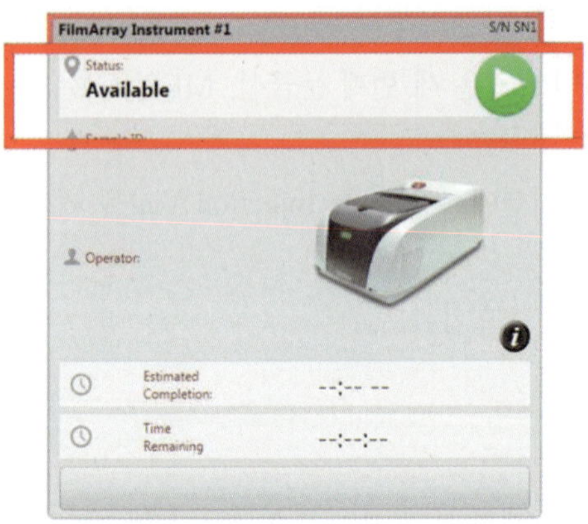

④ 장비 뚜껑을 여십시오.

⑤ 파우치를 장비에 삽입하십시오.

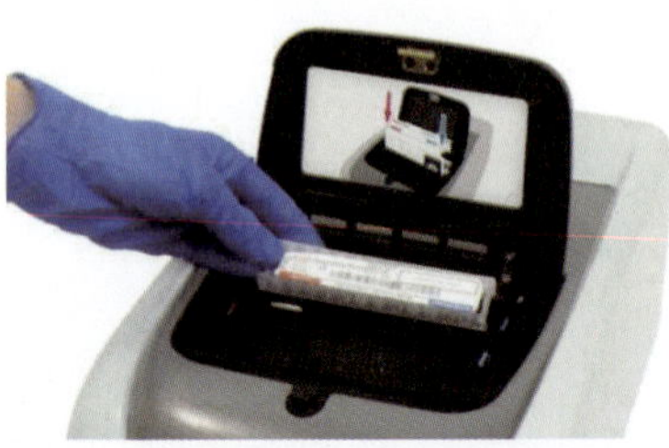

⑥ 바코드 스캐너를 사용하여 파우치에 있는 바코드를 스캔 하십시오.

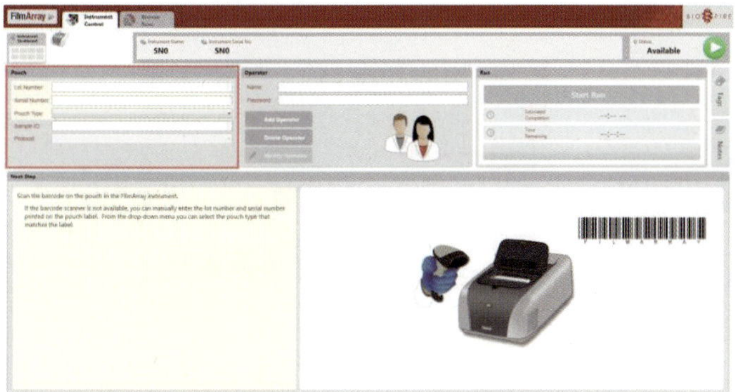

※ 스캐너를 바코드와 10 cm 거리에서 스캔 하십시오.

※ 바코드가 스캔 되지 않을 경우, 파우치 라벨에 있는 Lot Number, Serial Number, Pouch Type 및 Protocol 을 수동으로 입력하십시오.

⑦ Sample ID를 입력하십시오. Sample ID는 수동으로 입력하거나, 바코드 스캐너를 사용하여 스캔 하실 수 있습니다.

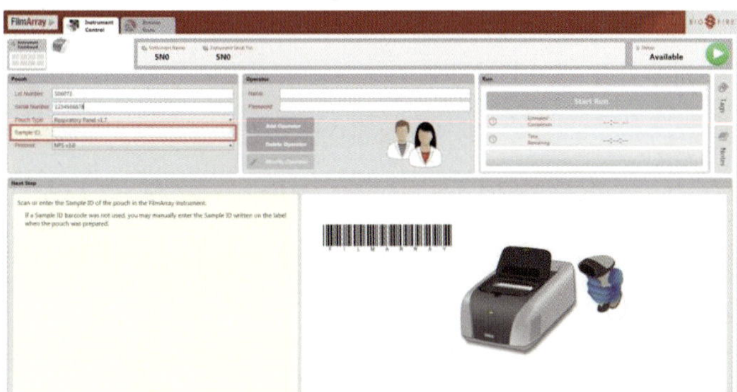

⑧ Name과 Password에 사용자 이름과 비밀번호를 입력하십시오.

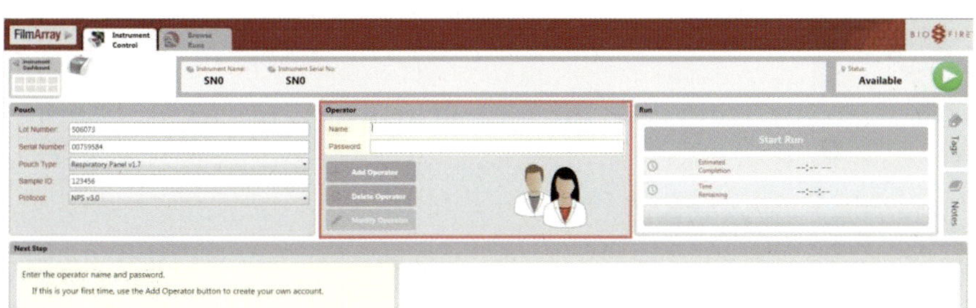

※ 장비를 처음 사용하실 경우 또는 추가 시, Add Operator 버튼을 이용하여 새 계정을 생성하십시오.

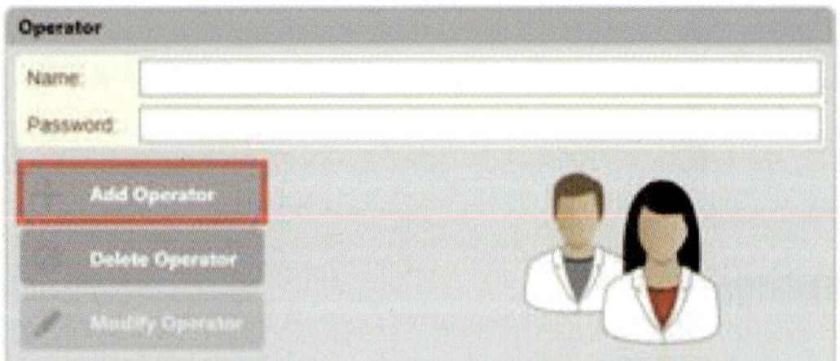

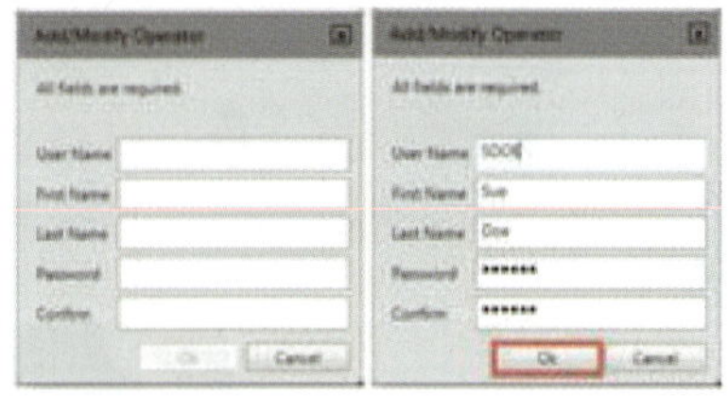

⑨ 장비 뚜껑을 닫으십시오.

⑩ Start Run 버튼을 클릭하십시오.

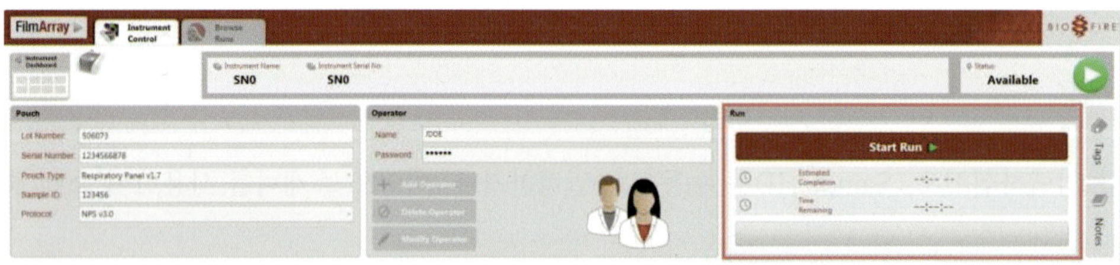

⑪ 검사가 종료되면 결과 확인 후, 장비에서 파우치를 제거하십시오.

3. 결과 확인 및 보고서 출력하기

1) 결과 확인

① 검사가 종료되면 Dashboard에서 종료된 장비 창을 클릭하십시오.

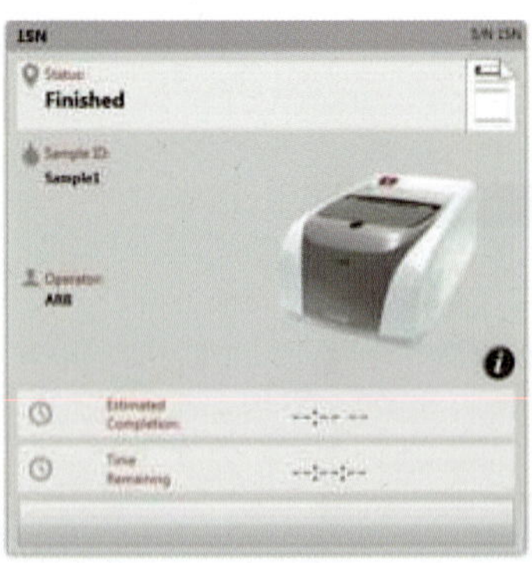

② 아래 화면과 같이 결과 보고서가 나타납니다.

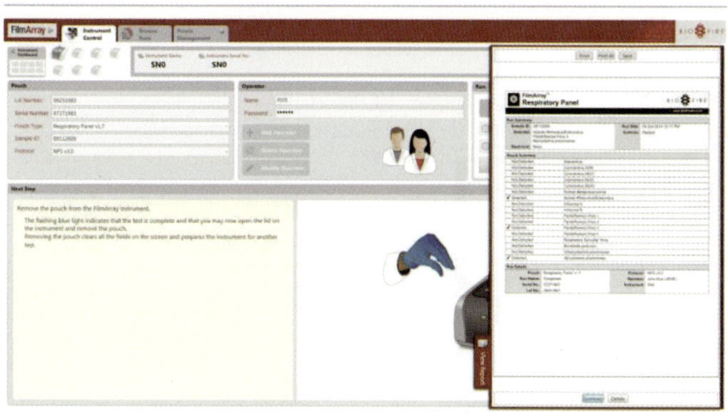

2) 결과 검색

Browse Runs 탭은 항상 창의 왼쪽 상단에 표시됩니다.
이 탭을 선택하면 검사 데이터를 검색하고 보실 수 있습니다.

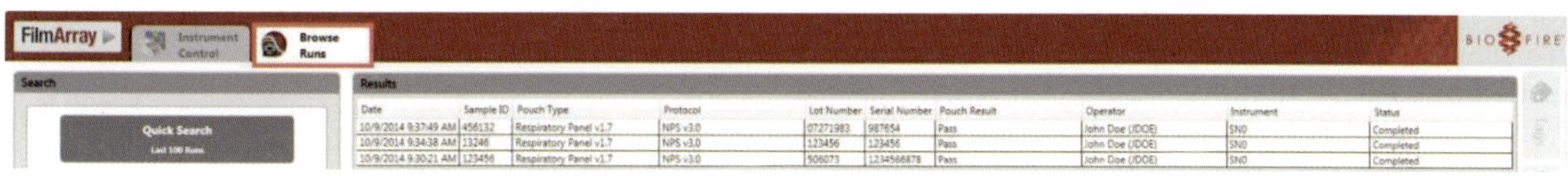

① A. Quick Search, B. Keyword Search 또는 C. Advanced Search 옵션을 이용하여 데이터 베이스에서 결과를 찾으십시오.

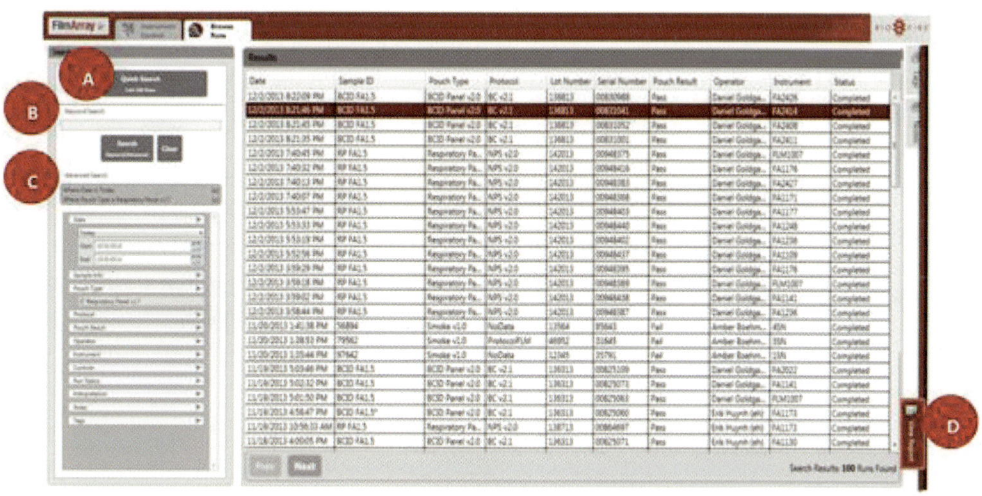

② 확인 하고자 하는 결과기록을 클릭하여 D. View Report 창을 엽니다.

3) 보고서 출력

① View Report 창의 상단에서 Print 버튼을 클릭하십시오.

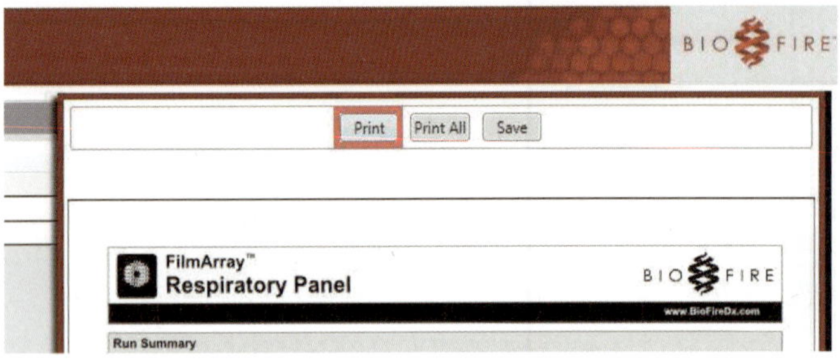

4. 검사 결과 해석하기

1) 컨트롤 결과 해석

FilmArray의 모든 파우치에는 두 가지 컨트롤(RNA Process Control, PCR2 Control)이 포함되어 있으며, 검사 보고서에는 Passed, Failed 또는 Invalid로 표시됩니다.

컨트롤 결과	설명	조치사항	결과
Passed	Run이 성공적으로 완료되었고, 두 개의 컨트롤이 모두 패스되었습니다.	없음	검사 보고서에 보고된 결과를 보고하십시오.
Failed	Run이 성공적으로 완료되었고, 최소 한 개 이상의 컨트롤이 실패하였습니다.	새로운 파우치를 사용하여 재검하십시오.	재검결과를 보고하십시오. 재검 시에도 컨트롤이 실패된 경우 비오메리으코리아로 연락해 주십시오.
Invalid	Run이 완료되지 않아 컨트롤이 무효 되었습니다. (일반적으로 소프트웨어 또는 하드웨어 에러를 나타냅니다.)	Run Status에 표시된 에러 메시지를 확인한 후 비오메리으코리아로 연락해 주십시오. 에러가 해결된 후 새로운 파우치를 사용하여 재검 하십시오.	재검 결과가 유효한 결과인 경우 결과를 보고하십시오. 에러가 지속되는 경우 비오메리으코리아로 연락해 주십시오.

2) 검체 결과 해석

FilmArray® Respiratory Panel

검체 결과	설명	결과보고
Detected	Run이 성공적으로 완료되었고, 컨트롤이 모두 패스하였으며, 병원균에 대한 결과가 양성입니다.	결과를 보고하십시오.
Not Detected	Run이 성공적으로 완료되었고, 컨트롤이 모두 패스하였으며, 병원균에 대한 결과가 음성입니다.	결과를 보고하십시오.
Equivocal (Influenza A only)	Run이 성공적으로 완료되었고, 컨트롤이 모두 패스하였으며, Influenza A에 대한 양성/음성 분석 결과가 불확정입니다.	새로운 파우치로 해당 검체를 재검하고 재검 결과를 보고하십시오.
Invalid	컨트롤이 실패하였거나, Run이 성공적으로 완료되지 않았습니다. (Run Status가 Aborted, Incomplete, Instrument error, Software error, Instrument communication error로 표시됨)	검사 시작 후 30초 이내에 에러 발생시 동일 장비 또는 다른 장비를 사용하여 해당 파우치로 검사하십시오 (파우치 장착 후 60분 이내). 에러 재발생 또는 에러 발생 시간이 확실하지 않을 경우 새로운 파우치로 검사하십시오.

- Influenza A의 결과가 FluA-pan 1 또는 2 중 하나 이상이 양성이고 아형도 양성이면 Influenza A의 결과가 Detected로 표시됩니다.
- Influenza A의 결과가 Equivocal로 표시되는 경우는 FluA-pan 1과 2 모두 음성이고 아형이 양성인 경우와, FluApan 1 또는 2 중 하나가 양성이고 아형이 모두 음성인 경우입니다.
- Influenza A의 결과가 No Subtype Detected로 표시되는 경우는 FluA-pan 1과 2 모두 양성이고 아형이 모두 음성인 경우입니다. 이러한 결과는 검체에 있는 바이러스의 역가가 낮아서 아형 확인 분석에 검출되지 않았을 때 발생하거나, 신종 Influenza A 균주의 존재를 의미할 수 있습니다. 이 경우 동일 검체를 재검 해야 합니다. 재검에서 다른 결과가 나오면 검체를 또 다시 검사하여 정확한 결과를 확인해야 합니다.

FilmArray® Respiratory 2 plus Panel

검체 결과	설명	결과보고
Detected	Run이 성공적으로 완료되었고, 컨트롤이 모두 패스하였으며, 병원균에 대한 결과가 양성입니다.	결과를 보고하십시오.
Not Detected	Run이 성공적으로 완료되었고, 컨트롤이 모두 패스하였으며, 병원균에 대한 결과가 음성입니다.	결과를 보고하십시오.
Equivocal (Influenza A, MERS−CoV only)	Run이 성공적으로 완료되었고, 컨트롤이 모두 패스하였으며, Influenza A 또는 MERS−CoV에 대한 양성/음성 분석 결과가 불확정입니다.	새로운 파우치로 해당 검체를 재검하고 재검 결과를 보고하십시오.
Invalid	컨트롤이 실패하였거나, Run이 성공적으로 완료되지 않았습니다. (Run Status가 Aborted, Incomplete, Instrument error, Software error, Instrument communication error로 표시됨)	검사 시작 후 30초 이내에 에러 발생시 동일 장비 또는 다른 장비를 사용하여 해당 파우치로 검사하십시오 (파우치 장착 후 60분 이내). 에러 재발생 또는 에러 발생 시간이 확실하지 않을 경우 새로운 파우치로 검사하십시오.

- RP2plus의 경우 Influenza A와 MERS-CoV가 Equivocal 결과로 표시될 수 있습니다.
- RP2plus에서는 MERS-CoV를 검출하기 위하여 두개의 독립적인 assay를 진행합니다. 두개의 assay가 모두 양성이면 MERS-CoV의 결과가 Detected로 표시됩니다.
- MERS-CoV가 음성으로 표시되는 경우는 MERS-CoV의 두개의 독립적인 assay가 모두 음성일 경우에만 MERSCoV의 결과가 Not Detected로 표시됩니다.
- MERS-CoV의 결과가 Equivocal로 표시되는 경우는 두개의 assay 중 하나만 양성일 경우 Equivocal로 표시됩니다. 이 경우 동일 검체를 재검 해야 합니다.

FilmArray® Meningitis/Encephalitis Panel

검체 결과	설명	결과보고
Detected	Run이 성공적으로 완료되었고, 컨트롤이 모두 패스하였으며, 병원균에 대한 결과가 양성입니다.	결과를 보고하십시오. ※ 검체에서 2개 이상의 균에 대해 Detected 결과가 보고되는 경우 다균성 감염을 확인하기 위해 재검을 권장합니다.
Not Detected	Run이 성공적으로 완료되었고, 컨트롤이 모두 패스하였으며, 병원균에 대한 결과가 음성입니다.	결과를 보고하십시오.
Invalid	컨트롤이 실패하였거나, Run이 성공적으로 완료되지 않았습니다. (Run Status가 Aborted, Incomplete, Instrument error, Software error, Instrument communication error로 표시됨)	검사 시작 후 30초 이내에 에러 발생 시 동일 장비 또는 다른 장비를 사용하여 해당 파우치로 검사하십시오. (파우치 장착 후 60분 이내) 에러 재발생 또는 에러 발생 시간이 확실하지 않을 경우 새로운 파우치로 검사하십시오.

FilmArray® Blood Culture Identification Panel

검체 결과	설명	결과보고
Detected	Run이 성공적으로 완료되었고, 컨트롤이 모두 패스하였으며, 균(또는 항균제 내성 유전자)에 대한 결과가 양성입니다.	결과를 보고하십시오. ※ 검체에서 3개 이상의 균에 대해 Detected 결과가 보고되는 경우 다균성 감염을 확인하기 위해 재검을 권장합니다.
Not Detected	Run이 성공적으로 완료되었고, 컨트롤이 모두 패스하였으며, 균(또는 항균제 내성 유전자)에 대한 결과가 음성입니다.	결과를 보고하십시오.
Invalid	컨트롤이 실패하였거나, Run이 성공적으로 완료되지 않았습니다. (Run Status가 Aborted, Incomplete, Instrument error, Software error, Instrument communication error로 표시됨)	검사 시작 후 30초 이내에 에러 발생 시 동일 장비 또는 다른 장비를 사용하여 해당 파우치로 검사하십시오(파우치 장착 후 60분 이내). 에러 재발생 또는 에러 발생 시간이 확실하지 않을 경우 새로운 파우치로 검사하십시오.
N/A (Antimicrobial Resistance Genes only)	Run이 성공적으로 완료되었고, 컨트롤이 모두 패스하였으며, 항균제 내성 유전자와 관련 균의 결과가 음성이므로 항균제 내성 유전자의 결과가 검사 결과에 해당되지 않습니다.	결과를 보고하십시오.

• 항균제 내성 유전자에 대한 검사 결과는 관련 균이 검사에서 검출되는 경우에만 보고됩니다.

항균제 내성 유전자	관련 균
mecA	*Staphylococcus*
vanA/B*	*Enterococcus*
KPC	모든 Enterobacteriaceae, A. baumannii 및/또는 P. aeruginosa

* *Staphylococcus*와 함께 보고되지 않습니다. 반코마이신 내성 Staphylococcus aureus(VRSA)가 가능하지만 매우 드뭅니다.

FilmArray® Gastrointestinal Panel

검체 결과	설명	결과보고
Detected	Run이 성공적으로 완료되었고, 컨트롤이 모두 패스하였으며, 병원균에 대한 결과가 양성입니다.	결과를 보고하십시오. ※ 검체에서 4개 이상의 균에 대해 Detected 결과가 보고되는 경우 다균성 감염을 확인하기 위해 재검을 권장합니다.
Not Detected	Run이 성공적으로 완료되었고, 컨트롤이 모두 패스하였으며, 병원균에 대한 결과가 음성입니다.	결과를 보고하십시오.
N/A (E.coli O157 and EPEC only)	Run이 성공적으로 완료되었고, 컨트롤이 모두 패스하였으며, *E. coli* O157의 경우: Shiga-like toxinproducing *E.coli*가 검출되지 않았습니다. EPEC의 경우: Shiga-like toxin-producing *E.coli*가 검출되었습니다.	결과를 보고하십시오.
Invalid	컨트롤이 실패하였거나, Run이 성공적으로 완료되지 않았습니다. (Run Status가 Aborted, Incomplete, Instrument error, Software error, Instrument communication error로 표시됨)	검사 시작 후 30초 이내에 에러 발생 시 동일 장비 또는 다른 장비를 사용하여 해당 파우치로 검사하십시오(파우치 장착 후 60분 이내). 에러 재발생 또는 에러 발생 시간이 확실하지 않을 경우 새로운 파우치로 검사하십시오.

5. 데이터베이스 관리

데이터베이스는 최대 8,000개의 검사 결과를 저장합니다. 데이터베이스 내 결과가 최대 용량에 근접하면 “The FilmArray database is nearing capacity. Please use the Archive Selected Runs option to remove runs from the database and store them according to your data retention policy. Please Contact FilmArray Customer Support if you require assistance.” 라는 데이터베이스 용량 경고 메시지가 표시됩니다.

1) 결과파일 보관하기

① Browse Runs 탭에서 보관하려는 검사결과를 선택하십시오.

※ 결과파일은 500개 이하의 배치로 보관하시는 것이 좋습니다. 500개의 결과파일을 보관하는 데는 약 한 시간 정도 소요됩니다.

② 오른쪽 마우스로 클릭하여 메뉴를 열고, Archive Selected Runs 메뉴 항목을 클릭하십시오.

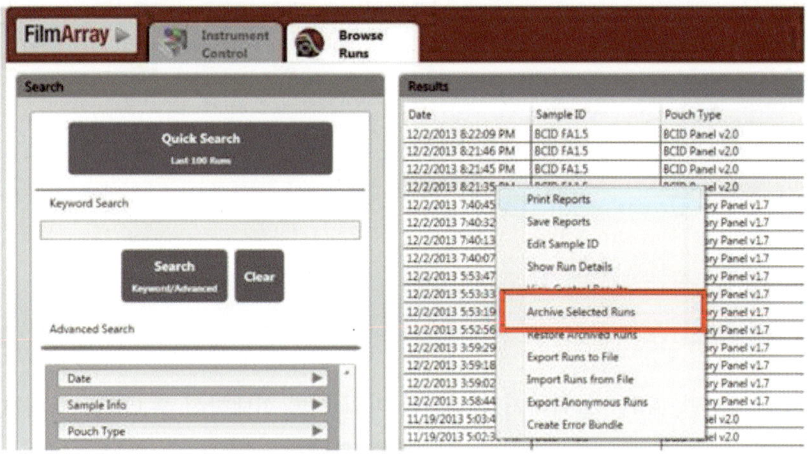

③ 원하는 경로 및 파일 이름을 선택 후, Save를 클릭하십시오. (확장자 *.faz로 저장)

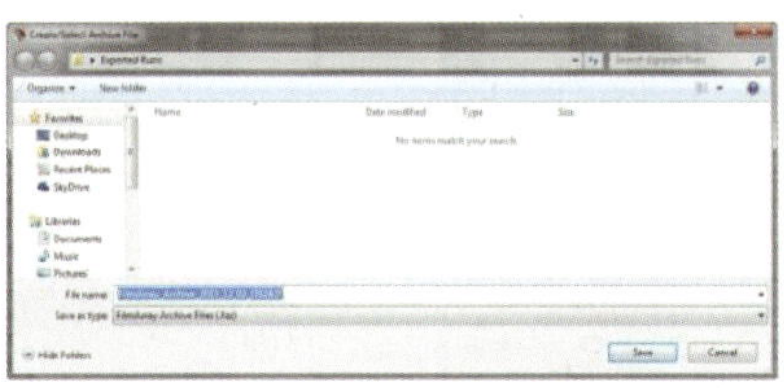

2) 결과파일 복원하기

① Browse Runs 탭을 클릭하십시오.

② 오른쪽 마우스로 클릭하여 메뉴를 열고, Restore Archived Runs 메뉴 항목을 클릭하십시오.

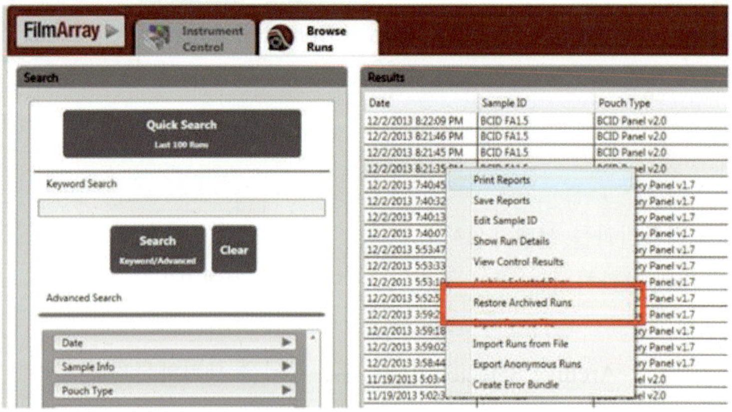

③ 원하는 .faz 파일을 탐색한 뒤 Open을 클릭하십시오.

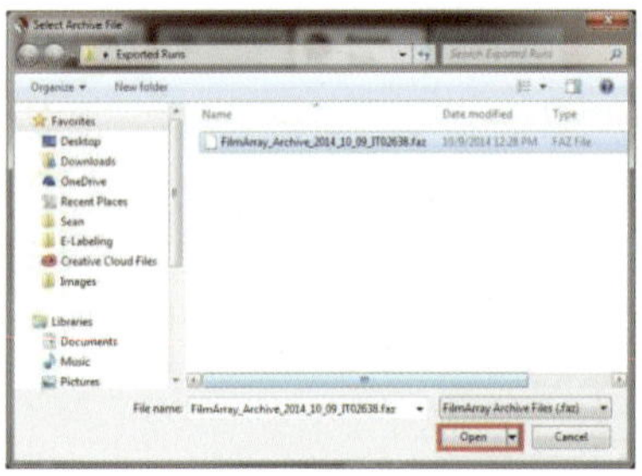

④ Select archived runs 창이 표시되면, All을 클릭하거나 복원할 파일 개별 선택하신 후 OK를 클릭하십시오.

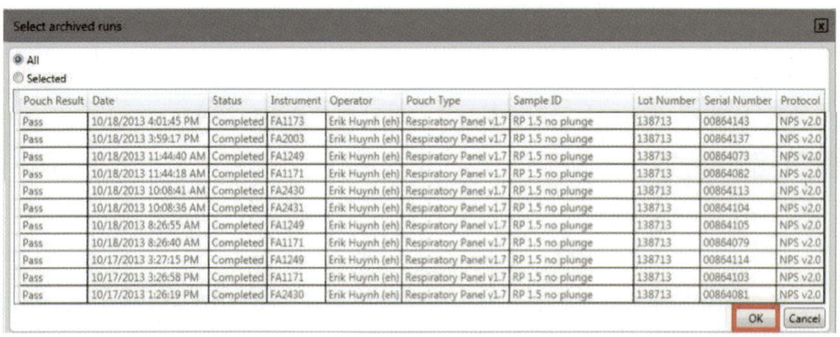

부록 IV

차세대 염기서열 분석기

1. 서열분석법에 의한 세균동정(Identification of Bacteria by Next Generation Sequencing, NGS)

Metagenomics는 특정 환경이나 검체 안에 있는 유전자의 다양성과 그 기능 사이의 관계를 밝혀내는 강력하고 핵심적인 기술이며 PCR 또는 shotgun 방식을 이용하여 염기서열의 대량생산이 가능한 NGS 기술을 기반으로 한다. 분석과정은 ① DNA 추출 ② Target DNA 증폭 ③ Index 부착 ④ Library 제작 ⑤ Sequencing ⑥ Sequencing data를 기반으로 Taxonomic assign 및 통계분석으로 진행된다.

1) Target DNA 부위의 PCR 증폭

세균의 30S 리보솜 소단위체에 포함된 16S rRNA는 약 1,500 bp 길이이며 9개의 variable region을 가진다. Illumina miseq 장비는 이 중 V_{3-4} 지역을 324F−805R primer를 이용하여 증폭하고 서열 분석한 후 data base를 이용하여 분석한다.

1) DNA quality check : Picogreen의 형광기법으로 genomic DNA만 측정하여 1.0 ng/μL 농도 이상이면 1, 2차 PCR을 진행한다.
2) Library 제작 : Picogreen과 Agilent Technologies 2100 Bioanalyzer를 이용하여 genomic DNA 농도와 크기를 측정한다.
3) Sequencing 생산 : Illumina Miseq으로 서열분석을 진행한다.

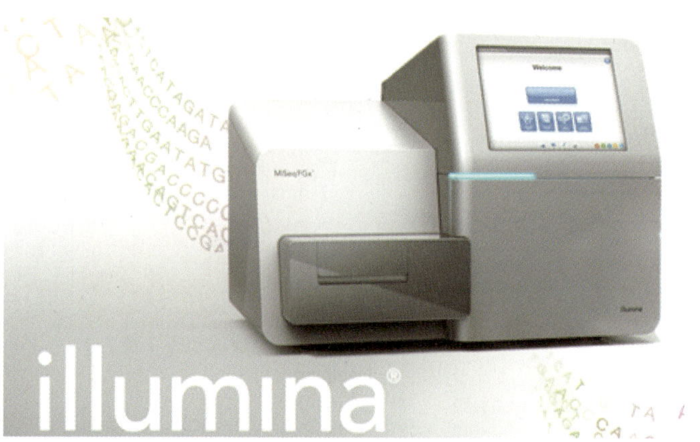

그림 IV-1. Illumina Miseq.

2) Data analysis workflow

(1) Clustering(군집화)

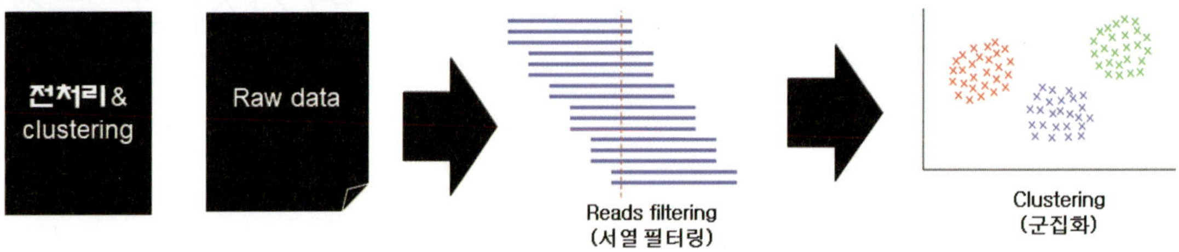

(2) Taxonomic assign(군집할당)

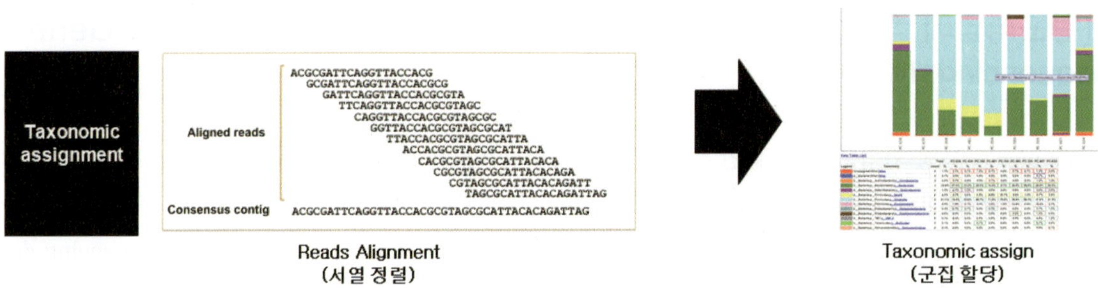

(3) Results

환경 또는 검체의 분석결과로부터 세균의 동정, 세균 다양성, 시료 간 유사도, 군집과 환경변수, 분류학적 종의 풍부도, 그룹 내 hierarchial taxonomy 등을 확인할 수 있는 유용한 방법이다.

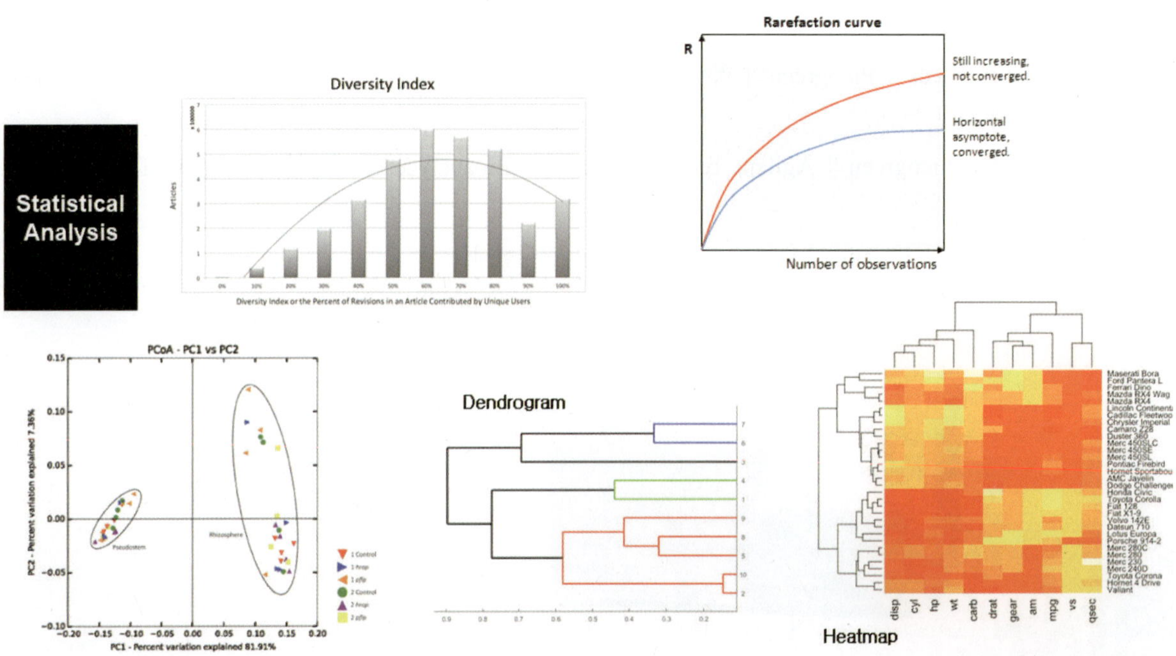

3) 결과파일 내보내기

다른 컴퓨터의 FilmArray 소프트웨어에서 결과를 확인하려고 할 때 Export Runs to File 메뉴를 사용합니다. 이때, 기존 컴퓨터의 데이터베이스에 저장된 결과 파일은 그대로 보존됩니다.

① Browse Runs 탭에서 내보내려는 검사결과를 선택하십시오.

② 오른쪽 마우스로 클릭하여 메뉴를 열고, Export Runs to File 메뉴 항목을 클릭하십시오.

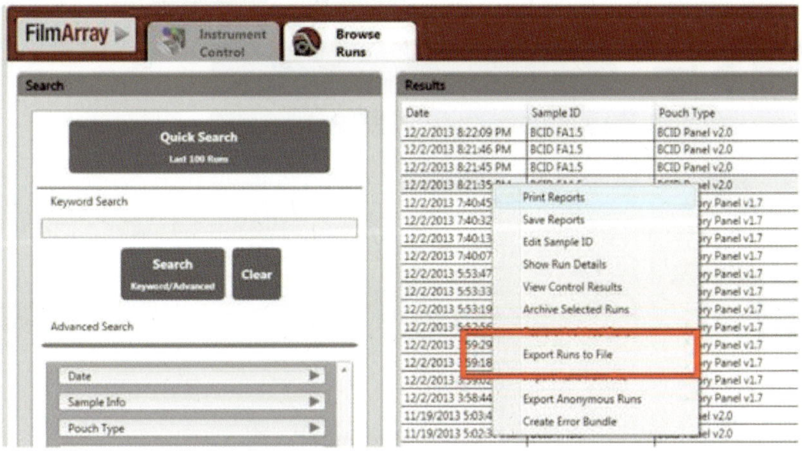

③ 원하는 경로 및 파일 이름을 선택 후, Save를 클릭하십시오. (확장자 *.db로 저장)

4) 결과파일 불러오기

① Browse Runs 탭을 클릭하십시오.

② 오른쪽 마우스로 클릭하여 메뉴를 열고, Import Runs to File 메뉴 항목을 클릭하십시오.

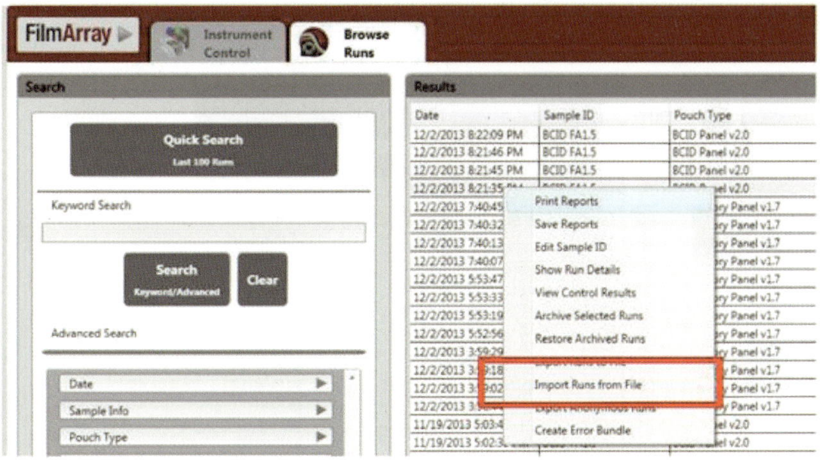

③ 불러오려는 .db 또는 .adb 파일을 탐색한 뒤 Open을 클릭하십시오.

5) 익명 결과파일 내보내기

에러가 발생하여 비오메리으코리아 고객지원 담당자가 에러 내용 확인을 위해 결과 파일 사본을 요청하는 경우, 환자 기밀 유지를 위해 이 기능을 사용하십시오.

① Browse Runs 탭에서 내보내려는 검사결과를 선택하십시오.
② 오른쪽 마우스로 클릭하여 메뉴를 열고, Export Anonymous Runs 메뉴 항목을 클릭하십시오.

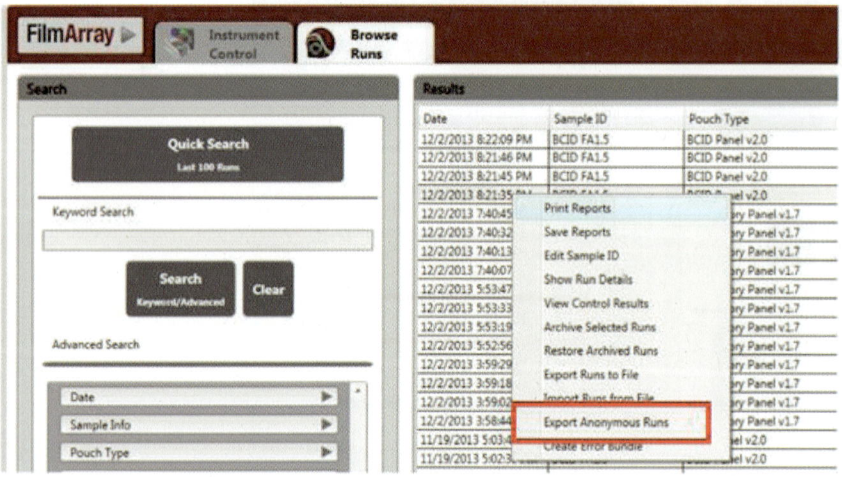

③ 원하는 경로 및 파일 이름을 선택 후, Save를 클릭하십시오. (확장자 *.adb로 저장)

6) 에러 번들 만들기

에러 발생 시 비오메리으코리아에 에러 파일을 전달하고자 할 경우 다음과 같이 에러 번들을 생성하십시오.
① Browse Runs 탭에서 에러가 나타난 검사결과를 선택하십시오.
② 오른쪽 마우스로 클릭하여 메뉴를 열고, Create Error Bundle 메뉴 항목을 클릭하십시오.

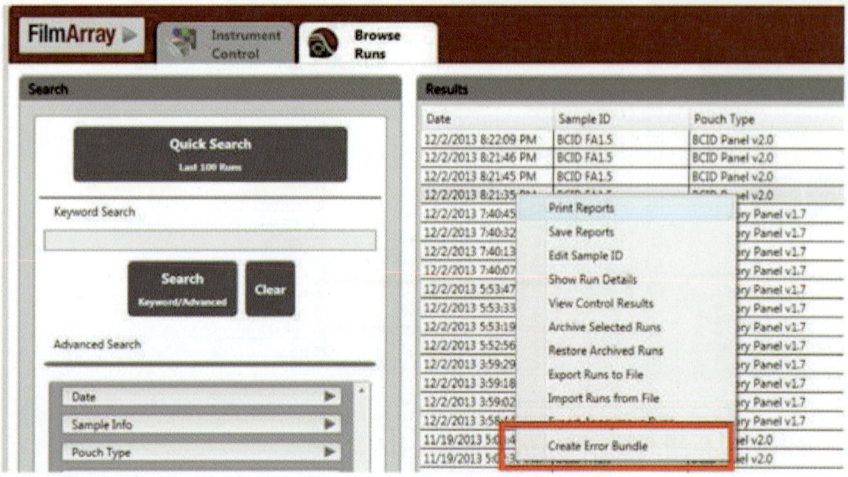

③ 원하는 경로 및 파일 이름을 선택 후, Save를 클릭하십시오. (확장자 *.zip로 저장)

6. 장비 유지 보수

1) 장비 유지 보수

구분	점검 내역
검사전	– 검체 조작 전 후 로팅 스테이션 및 검체 작업대 청소
검사 후	– 사용 시약 및 구성품 폐기 – 파우치 시약 누수 없음 확인
주간	– 컴퓨터 및 장비 Shout down 후 10분 뒤 재부팅
월간	– 바코드 리더기 렌즈 청소 – 장비 외부 및 파우치 삽입부 청소 – 장비 팬 필터 먼지 제거 (절대 분해 불가) – 데이터베이스 관리(500개 이내 유지)
장비 오염 시	– 장비 오염 제거 및 청소

2) 오염 제거 하기

– 준비물

- 10% 표백 용액(표백제와 물 1:9 비율)
- 증류수
- DNAZap™ 또는 동급 제품
- 종이 타월
- 표백제 티슈

(1) 검사 전 로딩 스테이션

로딩 스테이션을 검사 시 정기적으로 청소하는 과정에는 새 파우치를 장착할 때마다 한 장의 10% 표백제 티슈와 두 장의 증류수를 적신 물티슈를 이용하여 오염을 제거하십시오.

(2) 검체 및 파우치 시약 누출에 의한 오염 시

① 로딩 스테이션

A. 실험실 코트 및 장갑 등 보호장구를 착용합니다.

B. 물이 담긴 싱크 또는 통에 표백제를 추가하여 10% 표백 용액을 준비합니다.

C. 로딩 스테이션을 표백 용액에 완전히 덮일 정도로 담급니다. 15분 동안 담근 상태로 기다립니다.

D. 싱크 또는 통에서 파우치 장착 스테이션을 꺼냅니다. 증류수로 표백 용액을 교체합니다.

E. 파우치 장착 스테이션을 증류수에 완전히 담가 두 번 더 헹굽니다.

② FilmArray 장비

– 파우치 장착 챔버

A. 실험실 코트 및 장갑 등 보호장구를 착용합니다.

B. 장비에서 파우치를 꺼내고 생물학적 위험 폐기물 용기에 폐기합니다.

C. 종이 타월에 10% 표백제를 적시고 챔버 안쪽과 뚜껑 아래쪽을 닦습니다. 장갑을 교체합니다.

D. 새 종이 타월로 3단계를 반복 수행하여 총 세 장의 표백제 티슈로 청소하십시오.

E. 종이 타월에 증류수를 적셔 챔버 안쪽을 닦습니다.

F. 새 장갑과 종이 타월로 5단계를 반복 수행합니다.

– 장비 외관

A. 실험실 코트 및 장갑 등 보호장구를 착용합니다.

B. 종이 타월에 10% 표백 용액을 적셔 장비의 접촉 부위인 하단 및 벤치 상단을 비롯한 모든 장비 외관 표면을 닦습니다. 장갑을 교체합니다.

C. 새 종이 타월과 깨끗한 장갑으로 2단계를 반복 수행하여 총 세 장의 표백제 티슈로 청소하십시오.

D. 장갑을 교체한 뒤 새 종이 타월에 증류수를 적셔 뚜껑 아래쪽을 포함한 챔버 안쪽 표면과 장비의 접촉 부위인 하단 및 벤치 상단을 비롯한 전체 장비 외관을 닦습니다.

E. 새 장갑과 종이 타월로 4단계를 반복 수행합니다.

③ 벤치 상단 및 기타 영역

A. 실험실 코트 및 장갑 등 보호장구를 착용합니다.

B. 10% 표백 용액을 오염 가능 영역에 분사합니다. 표백 용액이 표면상의 모든 오염물질과 반응할 수 있도록 최소 3분 동안 그대로 둡니다.

C. 깨끗한 종이 타월로 이 영역을 닦습니다. 장갑을 교체합니다.

D. 2단계 및 3단계를 두 번 반복 수행하여 총 세 장의 티슈로 청소합니다.

E. 장갑을 교체합니다. 이 영역에 증류수를 분사합니다.

F. 새 종이 타월로 이 영역을 닦아 건조시킵니다. 장갑을 교체합니다.

G. DNAZap 또는 동급 제품을 이 영역에 분사합니다. 올바른 사용을 위해 해당 제품지침을 따르십시오. 장갑을 교체합니다.

H. 이 영역에 증류수를 분사하여 헹군 뒤 닦아 건조시킵니다.

FilmArray 유지보수 점검표

검사부서 :　　　　　　　　　　　　　　　　　　　　년도　　　월

장비모델명: FilmArray 2.0 System

구 분	점 검 내 역	1	2	3	4	5	6	7	8	9	10	11	12	13	14	15	16	17	18	19	20	21	22	23	24	25	26	27	28	29	30	31
검사 전	검체 조작 전후 로딩 스테이션 및 검체작업대 청소																															
검사 후	사용 구성품 의료폐기물 폐기																															
	파우치 시약 누수 없음 확인																															
주간	컴퓨터 및 장비 Shut down 후 10 분 뒤 재부팅																															
월간	바코드 리더기 렌즈 청소																															
	장비외부 및 파우치 삽입부 청소																															
	장비 팬 필터 먼지 제거 (분해 절대 불가)																															
	데이터베이스 관리 (500 개이내 유지)																															
장비 오염시	장비 오염 제거 및 청소																															

장비 담당자 :　　　　　　　　(서명)

7. 장비 및 파우치 문제 해결

1) 하드웨어 에러

주요에러	조치사항
장비 상태등이 켜지지 않음	• 장비의 전원을 켜십시오. • 장비의 전원 코드를 점검하십시오. • 다른 콘센트를 사용해 보십시오. • 문제가 지속될 경우, 비오메리으코리아로 연락해 주십시오.
장비 상태등이 빨간색으로 깜빡임	• 장비의 전원을 꺼주십시오. • 케이블 점검 후 다시 연결해 주십시오. • 장비의 전원을 켜주십시오. • 문제가 지속될 경우, 비오메리으코리아로 연락해 주십시오.
장비 상태등이 자주색으로 깜빡임	• 파우치를 제거하여 폐기해 주십시오. • 장비를 전원을 끈 다음 다시 켜십시오. • 문제가 지속될 경우, 비오메리으코리아로 연락해 주십시오.
소프트웨어가 장비에 연결되지 않음	• 장비가 켜져 있는지 확인해 주십시오. • 케이블이 연결되어 있는지 확인해 주십시오. • 장비를 전원을 끄고 케이블을 모두 분리해 주십시오. • 모든 케이블을 다시 연결하고 장비를 켜주십시오. • 컴퓨터를 종료한 다음 다시 시작해 주십시오. • 문제가 지속될 경우, 비오메리으코리아로 연락해 주십시오.
파우치를 장비에 삽입하거나 장비에서 제거할 때 인식되지 않음	• 장비를 끈 다음 다시 켜주십시오. • 컴퓨터를 종료한 다음 다시 시작해 주십시오. • 문제가 지속될 경우, 비오메리으코리아로 연락해 주십시오.
소프트웨어가 장비 뚜껑의 닫힘/열림 위치를 인식하지 못함	• 장비의 전원을 끈 다음 다시 켜십시오. • 케이블 점검 후 다시 연결해 주십시오. • 장비의 전원을 켜주십시오. • 문제가 지속될 경우, 비오메리으코리아로 연락해 주십시오.
파우치를 장비에 삽입하기 어려움	• 장비 뚜껑을 뒤로 완전히 밀어주십시오. • 문제가 지속될 경우, 비오메리으코리아로 연락해 주십시오.
검사 후 파우치를 장비에서 제거하기 어려움	• 장비 뚜껑을 뒤로 완전히 밀어주십시오. • 장비의 전원을 끈 다음 부드럽게 파우치 제거를 시도해 주십시오. • 문제가 지속될 경우, 비오메리으코리아로 연락해 주십시오.
검사 도중 장비 뚜껑이 잠기지 않음	• 뚜껑을 아래로 단단히 눌러주십시오. • 문제가 지속될 경우, 비오메리으코리아로 연락해 주십시오.

2) 소프트웨어 에러

에러 메시지	조치사항
Pouch serial number has already been used. (파우치 일련 번호가 이미 사용되었습니다.)	올바른 파우치가 장비에 삽입되었는지 확인하고, FilmArray 장비에서 이미 실행된 파우치는 폐기하십시오.
The lid needs to be open and a pouch loaded in order to scan. (스캔 하려면 뚜껑이 열려 있고 파우치가 장착되어 있어야 합니다.)	뚜껑을 열고 장비에 장착되어 있는 파우치를 스캔하십시오.
The module for the scanned pouch is not installed. Please install the module. (스캔된 파우치에 대한 모듈이 설치되지 않았습니다. 모듈을 설치하십시오.)	올바른 파우치 모듈이 설치되어 있으며 파우치에 대해 올바른 바코드가 스캔 되었는지 확인하십시오.
Too many instruments with Lids Open and Pouches Inserted. Please remove the pouches or close the lids of all FilmArray instruments indicated. (여러 장비의 뚜껑이 열려있고 파우치가 삽입되어 있습니다. 파우치를 제거하거나 표시된 모든 FilmArray 장비의 뚜껑을 닫으십시오.)	파우치를 제거하거나 주요 Instrument Configuration 창의 Next Step 상자에 표시된 장비 뚜껑을 닫으십시오.
The Run Setup window is in progress. To exit Run Setup, remove the pouch. NOTE: All entered data will be lost. (검사 설정 창이 진행 중입니다. 검사 설정에서 나가려면, 파우치를 제거하십시오. 참고: 입력된 모든 데이터가 손실됩니다.)	파우치를 제거하여 Run Setup 에서 나가거나 소프트웨어를 사용하여 다른 조치를 시도하기 전에 검사를 완료하십시오.
The FilmArray database is nearing capacity. Please use the Archive Selected Runs option to remove runs from the database and store them according to your data retention policy. Please Contact FilmArray Customer Support if you require assistance. (FilmArray 데이터베이스의 최대 용량에 근접하였습니다. 선택한 검사 보관옵션을 이용하여 데이터베이스에서 검사를 제거하고 데이터 보관 정책에따라 보관해 주십시오. 지원이 필요한 경우 FilmArray 고객 지원팀에 문의하시기 바랍니다.)	FilmArray 데이터베이스는 최대 8,000 개 검사를 안전하게 저장합니다. 최대 저장 개수에 도달한 경우 Browse Runs 메뉴의 Archive Selected Runs 기능을 이용하여 데이터베이스에서 검사 파일을 제거하고 별도의 위치에 데이터를 저장하십시오. 문제가 지속될 경우에는 비오메리으코리아로 문의하십시오.
The FilmArray instrument is in an error state. Power down the instrument, wait 10 seconds, power it back on and try again. Please see the System Log for details. If the problem persists, contact FilmArray Customer Support for assistance. (FilmArray 장비가 에러 상태입니다. 장비 전원을 끄고 10 초를 기다린 후 전원을 켜고 다시 시도하십시오. 자세한 사항은 시스템 로그를 참조하십시오. 문제가 지속될 경우, FilmArray 고객 지원팀에 지원을 문의하십시오).	지시대로 에러 메시지를 따르십시오. 문제가 지속될 경우에는 비오메리으코리아에 문의하십시오.

에러 메시지	조치사항
The FilmArray instrument encountered an error during the run. The test results are invalid. Please see the System Log for details. If the problem persists, contact FilmArray Customer Support for assistance. (검사 도중 FilmArray 장비에 에러가 발생했습니다. 테스트 결과가 유효하지 않습니다. 자세한 사항은 시스템 로그를 참조하십시오. 문제가 지속될 경우, FilmArray 고객 지원팀에 지원을 문의하십시오.)	파우치를 폐기하고 지시대로 에러 메시지를 따릅니다. 이 메시지는 장비에 깜빡이는 파란색 등과 함께 표시됩니다. 이 등은 검사가 완료되었으며 이제 장비의 뚜껑을 열어 파우치를 제거할 수 있음을 나타냅니다. 파우치를 제거하면 화면상의 모든 필드 내용이 삭제되고 장비가 다른 검사를 위해 준비됩니다. 문제가 지속될 경우에는 비오메리으코리아에 문의하십시오.
The FilmArray instrument 〈SerialNumber〉 encountered an unexpected error. Please see the System Log for details. If the problem persists, contact FilmArray Customer Support for assistance. (FilmArray 장비 〈SerialNumber〉(일련 번호)에 예기치 않은 에러가 발생했습니다. 자세한 사항은 시스템 로그를 참조하십시오. 문제가 지속될 경우, FilmArray 고객 지원팀에 지원을 문의하십시오.)	지시대로 에러 메시지를 따르십시오. 문제가 지속될 경우에는 비오메리으코리아에 문의하십시오.
The FilmArray software encountered an unexpected error. Please see the System Log for details. If the problem persists, contact FilmArray Customer Support for assistance. (FilmArray 소프트웨어에 예기치 않은 에러가 발생했습니다. 자세한 사항은 시스템 로그를 참조하십시오. 문제가 지속될 경우, FilmArray 고객 지원팀에 지원을 문의하십시오.)	
Run data was retrieved but cannot be analyzed because the 〈pouch type〉 pouch module was not installed in the software. For assistance, please contact FilmArray Customer Support. (검사 데이터가 조회되었으나 〈pouch type〉(파우치 유형) 파우치 모듈이 소프트웨어에 설치되지 않았기 때문에 분석할 수 없습니다. FilmArray 고객 지원팀에 지원을 문의하십시오.)	지시대로 에러 메시지를 따르십시오. 문제가 지속될 경우에는 비오메리으코리아에 문의하십시오.
Data not associated with a test has been recovered from the FilmArray instrument 〈SerialNumber〉. Please see the System Log for details. For assistance, contact FilmArray Customer Support. (검사와 관련되지 않은 데이터가 FilmArray 장비 일련 번호에서 복구되었습니다. 자세한 사항은 시스템 로그를 참조하십시오. FilmArray 고객 지원팀에 지원을 문의하십시오.)	

3) 파우치 문제

문제점	원인	해결 방법
파우치 포장이 파우치 알루미늄 포장을 완전히 밀봉하지 않음	파우치 포장의 진공 손실	수화를 시도하십시오. 파우치의 수화가 성공적일 경우 Run을 시행하십시오. 만약 수화가 정상적으로 이루어지지 않을 경우 파우치를 폐기하고 새로운 파우치를 사용하십시오.
파우치가 Hydration Solution 또는 검체 혼합물을 파우치로 자동으로 끌어당기지 않음	파우치의 진공 손실	파우치를 폐기하고 새로운 파우치를 사용하십시오.
컨트롤 Failed	Hydration Solution이 주입되지 않았거나 파우치로 들어가지 않음	새로운 파우치를 사용하여 다시 검사하십시오.
	검체 혼합물이 주입되지 않았거나 파우치로 들어가지 않음	새로운 파우치를 사용하여 다시 검사하십시오.
	파우치 및/또는 장비가 정상적으로 실행되지 않음	새로운 파우치를 사용하여 다시 검사하십시오.
		컨트롤이 계속해서 Failed일 경우 비오메리으코리아로 연락해 주십시오.
부적합한 양의 Hydration Solution 또는 Sample Buffer 앰플	증발 또는 누출	바이알 또는 앰플을 폐기하고 새로운 바이알 또는 앰플을 사용하십시오.

8. FilmArray External Control Materials

Maine Molecular QC Materials		
FilmArray® Panel	**Product**	**Part No.**
FilmArray® BCID	FilmArray® BCID Control Panel	M235
FilmArray® GI	FilmArray® GI Control Panel	M238
FilmArray® ME	INTROL™ ME Control Panel	M262
FilmArray® RP	FilmArray®RP Control Panel	M210

Zeptometrix QC Materials		
FilmArray® Panel	**Product**	**Part No.**
FilmArray® BCID	*Not Available*	*Not Available*
FilmArray® GI	NATtrol™ GI Control Panel	NATGIC-BIO
FilmArray® ME	NATtrol™ ME Control Panel	NATMEC-BIO
FilmArray® RP	NATtrol™ RP Multimarker Control Panel	MDZ001

부록 V

염색액 및 방법

1. Acid fast stain

1) Kinyoun법(cold stain)

시약

(1) Carbol-fuchsin 용액

Basic fuchsin ········· 4 g
Ethanol, 95% ········· 20 mL
Phenol ········· 9 g
Distilled water ········· 100 mL

95% ethanol의 20 mL에 basic fuchsin을 녹이고, 9% phenol 용액 100 mL (phenol 병을 60℃ 수욕에 녹여서 이 용액 9 mL에 증류수가 100 mL 되도록 한다)를 혼합한다. Tergitol No. 7 (Sigma chemical Co.) 1방울을 30~40 mL의 Kinyoun carbol fuchsin에 넣는다.

(2) Acid-alcohol 용액

Conc HCl ········· 3 mL
Ethanol, 95% ········· 97 mL

Ethanol 97 mL에 Conc HCl 3 mL를 서서히 넣어 총 100 mL 되게 한다(약간 뜨겁다).

(3) Methylene blue 대조염색액

Methylene blue ········· 0.3 g
Distilled water ········· 100 mL

증류수 100 mL에 methylene blue를 넣어 녹인다.

방법

(1) 불꽃으로 고정한(heat-fixed)표본에 carbolfuchsin을 5~7방울 떨어뜨리고 5분 동안 염색하는데 가열할 필요는 없다.
(2) 흐르는 물로 씻는다.
(3) 3% acid alcohol 용액으로 염색액이 흘러나오지 않도록 충분히(1~2분 정도) 탈색한다. 두꺼운 표본에는 다시 한 번 탈색제로 탈색한다.
(4) 물로 씻고, 대조염색액으로 1~2분간 염색한다.
(5) 물로 씻고 슬라이드를 세워서 말린다. 여과지로 눌러서 말리면 다른 표면에서 떨어진 항산성균이 옮아 붙을 수 있기 때문이다.
(6) 1,000배 확대로 경검한다. 항산성 세균은 빨갛게 염색되고 배경은 청색을 띤다.

2) Partial acid fast stain

Ziehl-Neelsen 항산성법으로 염색하고 탈색은 1% 황산 수용액이나, 0.5% acid alcohol을 사용한다. 약한 항산성 세균인 Norcardia는 빨갛게 염색된다.

3) Ziehl-Neelsen법

시약

(1) Carbol-fuchsin 용액

Basic fuchsin	3 g
Ethanol, 95%	10 mL
5% phenol solution	90 mL

95% ethanol 용액 10 mL에 basic fuchsin 3 g을 녹이고, 5% phenol 용액(가온하여 녹인 phenol 5 mL를 증류수 95 mL와 섞는다) 90 mL와 혼합한다.

(2) Acid-alcohol 용액 : Kinyon법과 같다.

(3) Methylene blue 대조염색액 : Kinyon법과 같다.

방법

(1) 새 슬라이드만을 써서 도말하고 불꽃으로 고정(fixation) 한다. Carbolfuchsin 용액을 5~7방울 떨어뜨려 김이 나되 끓지 않게 가열한다. 불꽃이나 전기 가열판을 사용하여 가열한다.

(2) 5분간 놓아두는데 말려서는 안 된다.

(3) 흐르는 물로 씻고, acid alcohol 용액으로 1~2분간 탈색하는데 슬라이드를 기울여 보아 염색액이 흘러나오지 말아야 한다.

(4) 물로 씻고 methylene blue 대조염색액으로 1~2분간 염색한다.

(5) 물로 씻고 슬라이드를 세워서 말린다.

(6) 1,000배 확대로 경검한다. 덜 탈색된 부분이나 긁힌 슬라이드에 있는 분홍색을 항산성균으로 오인하지 않도록 조심해서 판독한다.

(7) 항산성 세균(acid-fast bacilli)은 적색, AFB 이외의 세균이나 세포는 청색이다.

(8) 보고(report)

① 항산성 세균 경검 시 보일 때는 다음과 같이 보고한다.

"Smear positive for acid-fast bacilli"

1~2/slide : 다시 도말표본을 준비한다.

3~9/slide : Rare, 1+

≤10/slide : Few, 2+

≤ 1/field : Numerous, 3+

② 염색 후 항산성 세균이 보이지 않을 때

"No acid-fast bacilli observed"

③ CDC 의 보고 방법

(−) : Negative for AFB

(±) : 1 −2/300 field

(1+) : 1~9/100 field

(2+) : 1~9/10 field

(3+) : 1~9/field

(4+) : ≥9/field

4) Auramine-rhodamine 항산성 염색

시약

(1) Auramine-rhodamine 용액

Auramine O	1.5 g
Rhodamine	0.75 g
Glycerol	75 mL
Phenol solution(원액)	10 mL
Distilled water	50 mL

① Glycerol 75 mL에 auramine O와 rhodamine을 녹인다.

② 증류수 50 mL에 phenol 원액 10 mL를 혼합한다.

③ 위의 ①과 ②시약을 magnetic stirrer로 24시간 동안 저어 혼합한 후, 유리섬유(glass wool)로 여과하여 갈색 병에 보존한다. 4℃에 3개월간 안정하다.

(2) 0.5% acid-alcohol 용액 : 탈색제(decolorizing agent)

Conc HCl	0.5 mL
Ethanol, 70%	100 mL

실온에서 3개월간 안정하다.

(3) 대조염색액

Potassium permanganate	0.5 mL
Distilled water	100 mL

섞고 여과지로 여과하여 갈색 병에 보관하면 실온에서 3개월 안정하다.

방법

(1) 도말표본을 만들고 불꽃으로 고정한다.
(2) Fluorochrome 염색(auramine-rhodamine)액을 얹고 15분간 염색하는데 말려서는 안 되며 가열을 하지 않는다.
(3) 물로 씻는다.
(4) 탈색제로 2분간 탈색한다. 슬라이드는 분홍빛을 띤다.
(5) 대조염색액으로 2분간 염색하는데 이 시간이 중요하다. 너무 시간이 길면 항산성 세균의 형광이 분명치 않다.
(6) 물로 충분히 씻고 슬라이드를 세워서 말린다.
(7) 형광(fluorochrome) 현미경으로 관찰한다. 배경은 검은색이고, 항산성균은 밝은 등황색으로, 항산성균 이외의 세균이나 세포는 녹색으로 보인다. 선별은 400배로 하고 확인은 1,000배로 한다.
(8) 형광염색의 슬라이드는 xylene으로 염색을 지우고 carbolfuchsin 염색을 할 수도 있다.

2. Capsule(협막)

대부분의 병원성 세균의 협막은 다당체(polysaccharide)이나 *Bacillus anthracis*(탄저균)는 polypeptide이다. 협막을 생성하는 세균은 점조성(mucoid) 집락으로 *Klebsiella pneumoniae*, *Streptococcus pneumoniae, Haemophilus influenzae*가 있고, 효모진균으로는 *Cryptococcus neoformans*가 있다. 균체에서 협막은 식균작용(phagocytosis)으로부터 균체보호 작용을 하며 무협막 균종보다 높은 毒力(virulence)을 가지고 있다.

협막의 염색은 Anthony법, Hiss법, India ink법 및 Muris법 등이 있으며, 이 중 Hiss법과 India ink법은 다음과 같다.

1) Hiss법

시약

(1) 1% crystal violet 용액

Crystal violet	1 g
Distilled water	100 mL

(2) 20% copper sulfate

Copper sulfate	20 g
Distilled water	100 mL

방법

(1) 생리 식염수(physiological saline)에 부유시킨 세균액 한 방울과 혈청 한 방울을 슬라이드 위에서 섞는다. 공기 중에서 말리고 열로 고정한다. 1% crystal violet 용액을 얹고, 1분간 약하게 가열한다. 20% copper sulfate 용액으로 헹군다.
(2) 결과 : 협막-연한 청색, 균체-진한 청색

2) India ink(먹물)법

먹물의 탄소입자가 협막에 의해서 밀려나므로 세균 주위가 흰 무리로 보인다. 특히 *C. neoformans*의 협막을 검사하기 위해서 많이 사용한다.

(1) 슬라이드에 먹물 한 방울을 얹고 척수액(spinal fluid)을 원심시켜(2,000 rpm에 15분간) 침사한 백금이나 혹은 약간의 효모집락을 백금침으로 잘 섞는다.
(2) 덮개 유리를 덮고, 450배나 유침렌즈로 관찰한다. 집광기를 적절히 조절한다.
(3) 결과 : 협막은 밝은 달무리 같이 보인다. 질 좋은 먹물을 써야 한다. 먹물 15 mL에 merthiolate(1 : 1,000) 수용액 30 mL, tween 80(1 : 100 수용액) 0.1 mL를 섞고 사용 전에 여과한다.
(4) 참고 : 척수액에서 *C. neoformans*가 의심되면 India ink법으로 협막을 검사한 후 반드시 배양과 생화학적 시험으로 동정해야 한다.

3. 편모(flagella) 염색

대부분의 경우에 편모의 관찰이 동정에 필요치 않으나 필요한 경우에는 편모염색을 해야 한다. Leifson법이 가장 오래 전부터 사용되어 왔으나 염색이 까다롭다.

주로 포도당 비발효 그람음성 막대균의 동정에 편모염색을 한다. 편모염색에는 Leifson법, silver plating법, Gray법 및 Ryu법 등이 있다. 여기서는 Ryu씨 법을 소개한다.

시약

(1) 용액 1

Aluminum potassium sulfate ········ 0.5 g
Distilled water ········ 10 mL
Tannic acid ········ 2 g
5% phenol solution ········ 10 mL

Aluminum potassium sulfate를 증류수 10 mL에 녹이고, tannic acid와 phenol 용액을 섞어서 만든다.

(2) 용액 2

Basic fuchsin ········ 10 g
Ethanol, 95% ········ 100 mL

(3) Working solution

제 1용액 10에 제2용액 1의 비율로 혼합하여 사용한다. 실온에 보관한다.

(4) 10% formalin 용액 pH 9

멸균된 10% formalin 용액에 0.2% bromthymol blue (BTB) 한 방울과 1N NaOH를 약한 청색이 될 때까지 첨가하여 약 pH 9가 되게 한다.

방법

(1) 시험세균을 혈액 우무나 tryptic soy agar (TSA)에 37℃로 하룻밤 배양된 집락을 백금침으로 채취하여 멸균된 10% formalin 용액 4 mL 정도에 살짝 대어 부유시킨다.

(2) 3,000 rpm으로 10분간 원침시킨 후 상층을 버리고 다시 멸균된 증류수 10 mL를 넣고 3,000 rpm에서 10분간 원침한다.

(3) 상층을 버리고 침사에 멸균된 증류수 10 mL를 넣고 부유시킨다.

(4) 새 슬라이드에 이 부유액을 Pasteur 파이펫으로 한 방울 얹고, 자연히 한쪽으로 흘려서 도말시킨다. 35℃에서 말린 다음 염색액, 즉 working 용액 6방울을 얹고 5~10분간(염색시간이 중요하므로 잘 조절해야 한다) 염색 후 세게 흐르는 수돗물로 씻고 세워서 건조시킨 다음 유침렌즈로 관찰한다.

4. 그람염색(gram stain)

1) Hucker 변법

Hucker 원법은 gentian violet을 사용하나 변법은 crystal violet을 쓴다. 요오드 용액의 매염(mordant) 작용으로 세포벽에 결합한다. 그람양성 세균은 그 세포벽의 성분이 달라서 acetone과 알코올의 혼합액으로 탈색이 되지 않는다. 그람음성 세균은 세포벽의 지질(lipid) 함량이 높기 때문에 탈색이 되는 것으로 생각된다. Safranin은 대조 염색으로 쓴다. 그람양성균은 청색, 그람음성균은 적색으로 보인다.

시약

(1) Crystal violet solution (Hucker씨 변법)

- A 용액

Crystal violet (certified) ········ 2 g
Ethyl alcohol, 95% ········ 20 mL

- B 용액

Ammonium oxalate ········ 0.8 g
Distilled water ········ 80 mL

사용액(Working solution)

A와 B 용액을 섞고 사용 전에 24시간 둔 후 여과지(filter paper)로 여과하여 병에 넣는다.

(2) 그람 요오드(gram iodine)

Iodine	1 g
Potassium iodide	2 g
Distilled water	300 mL

Iodine과 potassium iodide를 약절구(mortar)에 넣고 물을 2~3 mL씩 넣으면서 간다. 완전히 녹은 뒤에 남은 증류수로 헹구어서 갈색 병에 넣는다.

(3) 탈색제(decolorizer)

① 느린 것 : ethyl alcohol, 95%

② 빠른 것 : acetone

③ 중간 것 : acetone-alcohol
(95% ethyl alcohol과 acetone 동량 혼합액)

(4) 대조염색(counterstain)

① 농축액(stock solution)

Safranin(certified)	2.5 g
Ethyl alcohol, 95%	100 mL

② 사용액(working solution)

농축액	10 mL
Distilled water	90 mL

방법

(1) 도말 표본을 제작한다.
고체 배지에 생긴 집락은 백금이로 소량을 따서 식염수 한 방울과 슬라이드 위에서 섞고, 면봉검체는 굴려서 도말하고, 액체는 한 방울을 슬라이드 위에 놓는다. 너무 세균을 많이 따거나 너무 심하게 저어서 풀면 배열을 볼 수가 없다. 한 슬라이드에 4~5개의 도말을 만들 수가 있으며 유리칼로 칸을 만들면 경검 시 편리하다.
도말표본을 실온에서 말리거나 60℃의 가열판에 10분간 둔다. 공기 중에 말린 표본은 불꽃을 2~3번 통과시켜 고정한다. 고정을 하면 슬라이드에 표본이 붙고, 세균이 죽기 때문에, 염색이 잘 침투한다. 식은 뒤에 염색한다.

(2) Crystal violet 용액을 얹고 1분간 두었다가 수돗물을 뒷면에 조금씩 흘려서 씻는다. 도말한 검체가 떨어져 나가지 않게 조심해야 한다.

(3) 그람 요오드액을 놓고 1분간 두었다가 물로 씻는다.

(4) 슬라이드를 수평으로 들고 acetone-alcohol을 얹는다. 자색이 더 이상 나오지 않을 때까지 기다린다. 대개 10초 정도 걸린다.

(5) 물로 씻고 safranin 용액을 얹고 30초 동안 둔다. 물로 씻는다.

(6) 슬라이드를 세워서 말린 후 유침렌즈로 관찰한다.

(7) 그람양성 세균은 청색, 그람음성 세균은 적색으로 염색된다.

5. Lactophenol cotton blue (LPCB) 염색

효모형(yeast)과 사상형(mold)의 진균검사 시 염색과 봉입(mount)액으로 사용한다.

Lactic acid	20 mL
Phenol crystal	20 g
Glycerol(혹은 glycerine	40 mL
증류수	20 mL
Cotton blue (Poirrier blue)	0.05 g
(혹은 1% cotton blue)	2 mL

Lactic acid, glycerol 및 증류수에 phenol을 수욕에 가열하여 녹이고 cotton blue를 넣는다.

(1) 염색액을 한 방울 슬라이드에 놓고 검체를 조금 이 염색액에 놓는다. 배양된 진균은 배지와 함께 옮겨 놓는다.

(2) 덮개 유리를 덮고 약간 누른다. 공기 방울이 들어갔으면 약간 가열하여 제거한다.

(3) 450배나 유침렌즈로 관찰한다.

(4) 매니큐어로 봉하면 영구표본이 된다.

6. 이염색소체(異染色小體, metachromatic granule) 염색

*Corynebacterium diphtheriae*를 검사하기 위해서 쓰이나 상기도 정상 균무리인 *Corynebacterium* 균종에서 볼 수 있다.

이염색소체 염색은 Albert, Loeffler, Nesser법 등이 있으나 여기에서는 Albert와 Loeffler법을 소개한다.

1) Albert 염색

시약

• A 용액

Toluidine blue .... 0.15 g
Malachite green .... 0.2 g
Acetic acid, glacial .... 1 mL
Ethyl alcohol, 95% .... 2 mL
Distilled water .... 100 mL

알코올에 toluidine blue, malachite green을 녹이고, 초산과 물을 넣는다. 24시간 방치 후 여과한다.

• B 용액

Iodine crystal .... 2 g
Potassium iodide .... 3 g
Distilled water .... 300 mL

Iodine과 potassium iodide를 약절구에 넣고 물을 2~3 mL 넣어 유발로 간다. 남은 증류수를 넣는다.

방법

(1) 도말표본을 공기 중에 말리고 불꽃으로 고정한다.
(2) A 용액으로 3~5분간 염색하여 물로 씻고 B 용액으로 1분간 둔다. 물로 씻고 말린 뒤 유침렌즈로 관찰한다.
(3) 결과 : *Corynebacterium diphtheriae*의 과립은 진청색, 세포질은 연녹색으로 염색된다.

2) Loeffler methylene blue 염색

Methylene blue .... 0.3 g
Ethyl alcohol .... 30 mL
Distilled water .... 100 mL

알코올에 methylene blue를 녹인 후 증류수를 넣는다.

방법

(1) 도말표본을 고정한 다음 염색액으로 1분간 염색한다. 물로 씻고 말린 다음 유침렌즈로 관찰한다.
(2) 과립은 진한 청색으로, 세포질은 연한 청색으로 보인다.

7. Potassium hydroxide (KOH) 10%의 습윤표본(wet mount) : 진균의 균사나 분아포자의 검사

Potassium hydroxide (KOH) .... 10 g
Glycerol .... 10 mL
Distilled water .... 80 mL

KOH를 증류수에 녹이고 glycerol을 섞는다. 작은 점적용 병(dropping bottle)에 넣고 쓴다.

방법

(1) 피부, 각질 등의 검체를 슬라이드에 놓고 10% KOH를 한 방울 놓는다.
(2) 덮개 유리를 덮고 10분간 실온에 놓아둔다.
(3) 100배나 450배로 관찰한다. 균사(hyphae)나 분아포자(blastospore) 등이 있는지 조사한다. 집광기(condenser)를 조절하면 잘 보인다.

8. 아포(芽胞, spore)염색

산소성인 *Bacillus* 속이나 무산소성인 *Clostridium* 속은 균체 내에 아포가 있다. 아포는 물리화학적 처리에 대해서 저항이 강하고 100℃에 가열해도 견디며 건조에도 강하다.

염색법으로는 Dorner, Wirtz-Conkin 및 Schaeffer-Fulton법 등이 있으나 여기에서는 Dorner와 Wirtz-Conkin법을 소개한다.

1) Dorner법

시약

Carbol-fuchsin (Ziehl-Neelsen) solution

10% Nigrosin solution

방법

(1) 멸균된 증류수 5방울을 작은 시험관(10×75 mm)에 넣고 진하게 세균 부유액을 만든다. Carbo-fuchsin 용액 5방울을 넣는다.

(2) 수욕에서 10분간 가열하고 세균 부유액 한 백금이와 10% nigrosin 수용액 한 백금이를 슬라이드 위에서 섞는다.

(3) 이 혼합액을 슬라이드로 잘 펴서 공기 중에 말리고 유침렌즈로 관찰한다. 아포는 적색 세균체는 거의 무색, 배경은 검은색으로 염색된다.

2) Wirtz-Conkin법

시약

5% Malachite green 수용액

0.5% Safranin 수용액

방법

(1) 도말표본 슬라이드를 고정한 후 5% malachite green 수용액으로 덮고 5분간 수증기(steam)로 가열한다. 물로 씻는다.

(2) 0.5% safranin 용액으로 약 20초간 대조염색한다. 말려서 유침렌즈로 관찰한다.

(3) 아포는 녹색으로, 균체는 적색으로 보인다.

9. Wayson 염색(양극성 염색, bipolar staining)

*Yersinia pestis*나 *Pasteurella multocida* 등의 세균에서 볼 수 있다.

부록 VI

시약

1. Alcohol(알코올) 희석액 준비

1) Stock ethanol (ethl alcohol), C_2H_5OH, 95%

– 희석액 계산공식 :

$$\frac{\text{요구\%}}{\text{\% Stock}} = \frac{X}{\text{요구량(mL)}}$$

– 예) 95% 알코올을 40% 알코올 100 mL를 만든다면?

$$\frac{40\%}{95\%} = \frac{X}{100\ mL}$$

$$X = \frac{4000}{95} = 42.1\ mL$$

= 95% 알코올 42.1 mL를 넣고 증류수로 100 mL가 되게 한다.

즉, 95% 알코올 42.1 mL + 증류수 57.9 mL가 된다.

2. Andrade indicator

Acid fuchsin ······ 0.5 g
Distilled wate ······ 100 mL
1N Sodium hydroxide (NaOH) ······ 15~18 mL

증류수에 acid fuchsin을 녹이고 1N NaOH 15 mL를 넣는다. 실온에서 24시간 방치하는데 종종 흔들어 준다. 적색이 갈색으로 탈색되어야 하는데 충분히 탈색되지 않았으면 NaOH를 1 mL 넣어 다시 24시간 방치한다. 필요하면 노란빛이 될 때까지 한 방울씩 더 넣는다. 탄수화물 발효 기초 배지(carbohydrate broth base medium) 1리터에 Andrade pH indicator 10 mL(1% 농도)를 넣는다. 탄수화물을 넣기 전에 1N NaOH로 pH 7.1~7.2로 맞춘다. Andrade 탄수화물 배지는 뜨거울 때는 분홍색이지만 식으면 무색이 된다. Andrade 지시약은 산(acid)에서는 분홍색, 알칼리에서는 황색 또는 무색이다.

3. McFarland nephelometer 표준(standards)

원리

$BaCl_2 + H_2SO_4 \rightarrow BaSO_4$(이 성분의 농도가 균수임) + 2HCl

McFarland nephelometer는 액체 부유액에서 세균 농도를 파악하는데 표준 시험관으로 사용한다. McFarland의 탁도는 sulfuric acid에 barium chloride를 넣어서 얻은 barium sulfate ($BaSO_4$)의 침전물이다. 항균제 감수성 시험에서 많이 사용하는 McFarland 제 0.5관의 세균 수는 1.5×10^8개/mL이다.

시약

① Sulfuric acid, 1%(wt/vol)(H_2SO_4) ; Volumetric

flask 100 mL짜리에 약 90 mL의 증류수를 넣고, volumetric pipette로 1 mL의 농황산(conc H_2SO_4)을 넣어 100 mL가 되게 증류수를 채운다. 나사 마개 유리병에 보관하면 1년간 안정하다.

② Barium chloride, 1.175(wt/vol)($BaCl_2$) : $BaCl_2$ $2H_2O$를 1.175 g 달아서 100 mL짜리 volumetric flask에 넣고 약 50 mL 정도 증류수를 넣어 녹인 후 100 mL가 되게 증류수를 채운다. 나사마개 유리병에 넣으면 1년간 안전하다.

방법

① 같은 크기의 나사마개 시험관 11개를 세우고 번호를 1에서 11까지 라벨(label)을 붙인다.

② 1% H_2SO_4 용액과 1.175% $BaCl_2$ 용액을 아래 표 VI-1에 따라 섞는다. McFarland 탁도 시험관은 실온의 어두운 곳에 보관하면 3개월 혹은 그 이상 안정하다.

③ 탁도(turbidity)를 비교하기 전에 침전된 즉 $BaSO_4$(barium sulfate)를 교반기(vortex)로 혼합하여 사용한다.

4. pH indicator

세균검사에 이용되는 지시약의 종류와 pH 범위 및 색은 아래 표 VI-2와 같다.

표 VI-2 pH 지시약(indicator)

지시약(indicator)	산(Acid pH)	알칼리(Alkaline pH)
Andrade's	5.0 분홍색	8.0 노란색
Bromcresol purple (BCP)	5.2 노란색	6.8 자색
Bromthymol blue (BTB)	6.0 노란색	7.6 청색 (prussian blue)
o-Cresol red (alkaline)	7.2 노란색	8.8 빨간색
Litmus	4.5 빨간색	8.3 청색
Methyl red	4.4 빨간색	6.0 노란색
Neutral red	6.8 빨간색	8.0 노란색
Phenol red	6.8 노란색	8.4 빨간색

표 VI-1 McFarland의 nephelometer 표준 탁도의 농도

Barium sulfate ($BaSO_4$) 표준 시험관											
탁도관 번호	0.5	1	2	3	4	5	6	7	8	9	10
1% $BaCl_2$(mL)	0.05	0.1	0.2	0.3	0.4	0.5	0.6	0.7	0.8	0.9	1.0
1% H_2SO_4(mL)	9.95	9.9	9.8	9.7	9.6	9.5	9.4	9.3	9.2	9.1	9.0
균수($\times 10^8$/mL)	1.5	3	6	9	12	15	18	21	24	27	30

5. 현미경 세척액 (clearing solution for microscope)

Absolute ethylalcohol ··· 30 mL
Ether ··· 70 mL

현미경 세척액을 렌즈 종이에 묻혀서 현미경 렌즈의 이물질을 제거하는 데 사용한다. 그러나 화재에 위험성이 있으므로 불꽃이 있는 곳에서는 주의해야 한다.

6. Oxgall과 담즙(bile)

1) Oxgall 2% = 10 × 담즙의 농도 = 20% 담즙
2) Oxgall 1~4% = 담즙 10~40%

7. Potassium hydroxide 40%와 0.1N

1) KOH 40% : 40 g/100 mL 증류수
2) KOH 0.1N : 0.6 g/증류수 100 mL

부록 VII

배지(Medium)

1) 배지를 제조할 때 일반적인 주의사항

(1) 대부분의 배지는 상품화된 것을 사용하기 때문에 유효기간(expire date)을 확인하여 구입해야 한다. 대부분 실온에 보관하지만 phenylethyl alcohol agar, Moeller decarboxylase base 및 urea agar base 등은 냉장고(2~6℃)에 보관한다. 분말가루 배지를 사용 후에는 습기가 들어가지 않도록 마개를 꼭 닫고 습기가 적은 곳에 보관하며, 잘 사용하지 않는 배지는 종종 흔들어 준다. 배지의 색이 변하면 쓸 수가 없다.

(2) 액체 배지는 가열하지 않아도 녹는 것이 있으며, 우무가 포함된 배지는 가열하여 녹인 후 멸균해야 하며 Magnetic stirrer가 붙은 hot plate로 녹이면 편리하다. 더욱 안전하게 녹이기 위해서는 적당한 크기의 냄비에 물을 반쯤 붓고 "U"자관 모양의 무거운 쇠로 배지가 들어있는 삼각 플라스크를 뜨지 않도록 눌러서 30분쯤 가열하면 배지가 그릇바닥에 눌어붙지 않고 잘 녹는다.

(3) 대부분의 배지는 121℃로 15분간 멸균한다. 멸균 전에 멸균 tape를 붙여서 멸균되었는지 확인하여야 한다. 멸균압력을 SI uinit가 아닌 압력단위, 즉 pound/inch²로 미국에서는 사용하나 우리나라에서는 가압멸균기를 압력단위인 kg/cm² 로 표시하며, 1.1 kg/cm²가 15 파운드(Ibs)이다.

(4) Thayer-Martin 배지와 같은 첨가물이나 열에 불안정한 첨가물을 배지에 넣을 때는 멸균할 배지를 45~50℃로 식힌 뒤에 넣는다.

(5) 배지를 멸균 후 분주할 때는 미리 50~55℃로 맞추어 놓은 항온수조(water bath)에 식혀서 분주한다.

(6) 평판 배지(plate medium)를 멸균 후 분주할 때는 안전상자(biological safety cabinet, laminar flow) 안에서 시행하며, 배지가 굳은 다음 이 안에서 습기를 말리고 비닐봉지에 넣어서 냉장고에 보관하는데 평판 배지는 약 1주일간 나사마개는 6개월간 보관할 수 있다. 단, thioglycollate broth는 실온에 보관한다.

(7) 무산소성 세균 배양용 배지는 사용 전에 만들어 이용하는 것이 가장 좋으나 냉장고에 보관한 배지는 무산소성 상자 안에서 하룻밤 환원시킨 후 사용한다.

(8) 제조된 배지는 제조일자와 배지명을 표시하여 보관한다.

(9) 멸균압력과 온도와의 관계는 다음과 같다(표 VII-1).

표 VII-1. 가압멸균기(autoclave)의 멸균압력과 공기배출의 온도에 대한 영향

압력		공기 완전 배출 온도	
Pound/inch²	Kg/cm²	℃	℉
5	0.4	108	226
10	0.7	116	240
15	1.1	121	250
20	1.4	127	260
25	1.8	131	267
30	2.1	134	274

2) 주요 배지

여러 가지 배지의 성분과 용도를 설명한 책에는 "Atlas RM의 Handbook of Micobiological Media"(CRC Press, 1993), "Difco Manual 11 th Edition" 및 "The Oxoid Manual" 등이 있다. 대부분의 배지는 여러 회사에서 만들고 있고 이 부록에 담은 배지의 일부 성분명은 일반명을 쓰지 않고 특정회사의 상품명을 편의상 부득이 사용하였다.

Acetamide agar (pH 6.5±0.2) : *Pseudomonas aeruginosa* 감별 배지

Acetamide	10 g
Sodium chloride	5 g
Dipotassium phosphate	1.39 g
Monopotassium phosphate	0.73 g
Magnessium sulfate	0.5 g
Phenol red	0.01 g
Agar	15 g
증류수	1,000 mL

제조회사(Difco 등)의 지시대로 위 성분을 증류수에 녹인 후 12 × 125 mm 시험관에 5 mL씩 분주 후 121℃에 15분간 가압멸균하여 사면되게 식힌다. *P. aeruginosa*는 사면이 분홍색 및 적색을 보이며, acetamide 가수분해 양성이다.

Alkaline peptone water (APW, pH 8.4) : *Vibrio cholerae* 증균 배지

Peptone	10 g
Sodium chloride	5 g
Distilled water	1,000 mL

1N NaOH로 pH 8.4로 맞추어서 10 mL씩 시험관에 분주하고 121℃로 15분간 멸균한다.

Bacteroides bile esculin agar (BBE agar, pH 7.0) : *Bacteroides fragilis* group 감별 배지

Trypticase soy agar	40 g
Oxgall	20 g
Esculin	1 g
Ferric ammonium citrate	0.5 g
Hemin solution (5 mg/mL)	2 mL
Gentamicin solution (40 mg/mL)	2.5 mL
Distilled water	1,000 mL

pH를 맞추고 가열 후 녹인 다음 121℃로 15분간 멸균하여 50℃로 식혀서 분주한다.

Bile esculin agar (pH 6.6) : Group D *Streptococcus*와 *Enterococcus*의 선택 배지

Beef extract	3 g
Peptone	5 g
Agar	15 g
Oxgall	40 g
Ferric citrate	0.5 g
Distilled water	1,000 mL

분말가루 64 g을 증류수에 넣어 부유시키고 가열하여 녹인다.

나사마개 시험관에 분주하고 121℃에 15분 멸균 후 사면이 되게 굳힌다.

이 배지는 *Enterococcus*와 group D. *Streptococcus* 및 *Listeria monocytogenes* 감별 배지이다. 48시간 이내에 이 세균의 집락은 흑갈색으로 변하고, 집락 주변은 검은색이다.

Birdseed agar (Niger seed agar, *Cryptococcus neoformans*의 감별 배지, 변법 Staib agar)

Guizottia abyssinica seed (niger seed)	70 g
Creatinine	0.78 g
Dextrose	10 g
Chloramphenicol	0.05 g
Agar	20 g
Distilled water	1,000 mL
Diphenyl	100 mg
95% ethyl alcohol	10 mL

1. Seed를 가루로 만들고 증류수 300 mL를 넣고 115℃에 15분간 멸균한다.
2. 거즈로 여과하여 물을 채워 1,000 mL를 만든다.
3. Diphenyl 이외의 성분을 넣고 121℃에 15분간 멸균한다.
4. 50℃로 식은 뒤에, diphenyl을 95% ethanol 10 mL에 녹인 것을 넣는다. 혼합하여 평판에 분주한다.

Bismuth sulfite agar (BS agar, pH 7.7) : *Salmonella* Typhi의 선택 배지

Beef extract	5 g
Peptone	10 g
Dextrose	5 g
Disodium phosphate	5 g
Ferric sulfate	0.3 g
Bismuth sulfite indicator	8 g
Agar	20 g
Brilliant green	0.025 g
Distilled water	1,000 mL

BS agar는 *Salmonella* Typhi의 가장 높은 선택 배지로 검은색 집락을 보이며 그 밖의 *Salmonella*를 분리하는 데 쓴다. 가열하여 녹인 후 50℃에 식혀서 분주한다.

가압멸균을 하지 않는다.

Blood agar plate (BAP) 배지 : 용혈을 구별하는 감별 배지

Blood agar base medium	500 mL
Sterile, defibrinated blood	20 mL

Tryptic soy agar (Difco) 혹은 trypticase soy agar (TSA, BBL)를 지시서에 따라서 녹이고 멸균한다. 50℃(45~50℃)로 식힌 뒤에 5% 무균 탈섬유혈액(sterile defibrinated blood)을 넣는다. 면양, 말 혹은 토끼의 혈액을 쓴다. 잘 섞고 20 mL 정도 분주한다. 균은 다음 안전상자에서 수분을 말리고 비닐봉지에 넣어서 냉장고에 1주일 보관할 수 있다. 평판 1~2개는 배지제조 과정 중 오염되었는지를 확인하기 위하여 배양기에 넣어 무균시험(sterility test)을 한다. 혈액 우무 배지를 만들 때 기초 배지에 NaCl이 0.5%가 들어 있는지를 꼭 확인해야 한다. 이 성분이 없으면 혈액이 용혈되어 버린다.

무산소성 세균 배양용 혈액 우무의 기초 배지로는 Brucella agar가 대단히 좋고, Columbia agar나 Schaedler agar 혹은 GAM 배지도 쓸 수가 있다. 거품이 생겼을 때는 Bunsen 불꽃으로 대어서 거품을 깨뜨린다.

Bordet-Gengou medium (BG 배지, 백일해균 선택 배지)

Potato infusion	125 g
Sodium chloride	5.5 g
Agar	20 g
Distilled water	1,000 mL
Methicillin	2.5 μg/mL

121℃로 15분간 멸균 후 50℃로 식히고 무균인 면양, 토끼, 또는 사람의 혈액을 15~20% 되게 섞고 평판에 분주한다. 정상 균무리를 억제하기 위해서 methicillin 2.5 μg/mL를 넣어서 선택 배지를 만들기도 한다. BG 배지는 potato infusion과 20% 면양혈액이 주성분이다(pH 6.7).

Regan-Lowe agar는 최근에 권장되는 선택 배지이다.

Brain heart infusion blood agar (BHIBA, 영양요구도가 큰 진균배양용, pH 7.4)

Brain heart infusion agar	26 g
Agar	2.5 g
Distilled water	500 mL

가열하여 녹이고, 121℃에 15분 멸균 후에 50℃로 식혀서 30 mL의 탈섬유 동물혈액을 넣고 잘 혼합하여 약 20 mL씩 시험관에 분주하고 사면을 만든다. 90 mm Petri 접시에 40 mL씩 분주할 수도 있다.

Brain heart infusion (BHI, pH 7.4) : 증균배양, 혈액배양 등

Calf brain infusion, from	200 g
Beef heart infusion, from	250 g
Proteose peptone	10 g
Dextrose	2 g
Sodium chloride	5 g
Disodium phosphate	2.5 g
Distilled water	1,000 mL

37 g을 증류수 1,000 mL에 넣어 녹여서 121℃에 15분간 멸균한다. 혈액배양 등에 쓰인다.

Brucella agar (pH 7.0) : *Brucella* 분리 시 사용

Pancreatic digest of casein	10 g
Peptic digest of animal tissue	10 g
Yeast autolysate	2 g
Dextrose	1 g
Sodium chloride	5 g
Sodium bisulfite	0.1 g
Agar	15 g
증류수	1,000 mL

Brucella spp.와 무산소성 세균의 혈액 우무 기초배지로 쓰인다. 가열하여 녹이고 121℃ 15분 멸균 후 50℃에 식혀서 분주한다.

Brucella selective medium (*Brucella* 배양용)

Heart infusion agar	25 g
Gelatin	1 g
Glucose	2.5 g
증류수	1,000 mL

증류수에 넣어서 가열하여 녹이고 121℃에 15분 멸균한다. 50℃로 식힌 뒤 10 mL의 무균 혈액과 다음의 항균제를 넣는다.

1. Cycloheximide : 100 μg/mL의 원액 1 mL를 넣어서 최종 농도가 배지 1 mL당 100 μg가 되게 한다.
2. Bactracin (Uphohn Co.) : 25,000 U/mL의 원액 1 mL를 넣어서 최종 농도가 배지 1 mL당 25 U가 되게 한다.
3. Circulin (Upjohn Co.) 25,000 U/mL의 원액 1 mL를 넣어 최종 농도가 25 U/mL가 되게 한다.
4. Polymyxin B (Burroughs Wellcome) : 10,000 U/mL의 원액 0.6 mL를 넣어 최종 농도가 6 U/mL가 되게 한다.

Brucella vitamin K1 blood agar (BRBA, 무산소성 세균의 분리와 계대배양용)

Brucella agar	43 g
Hemin solution (5 mg/mL)	1 mL
Vitamin K_1 solution (10 mg/mL)	1 mL
Distilled water	1,000 mL
Sterile defibrinated sheep blood	50 mL

혈액을 제외한 성분을 녹이고 121℃에 15분간 멸균 후 50℃에 식혀서 탈섬유한 혈액이나 용혈시킨 혈액(laked blood) 50 mL를 넣어 잘 섞고 Petri 접시에 분주한다.

1. Hemin solution (5 mg/mL)

Hemin	0.5 g
Ammonia water 또는 1N NaOH	10 mL
증류수	90 mL

1) Ammonia water나 1N NaOH에 hemin을 녹이고 증류수로 100 mL 되게 채운다. 121℃에 15분간 멸균한다.
2) 배지에 최종 농도는 5 μg/mL 되게 한다.

2. Vitamin K_1 solution (10 mg/mL)

Vitamin K_1	0.2 g
Absolute ethanol	20 mL

1) Vitamin K_1 0.2 g을 멸균된 aluminum foil을 사용하여 칭량한 후 무균적으로 ethanol이 들어있는 갈색 병에 넣어서 냉장고에 보관한다.

2) Ethanol 대신 증류수로 녹일 수도 있다.
3) 액체 배지는 최종 농도가 0.1 μg/mL, 우무 배지는 10 μg/mL 되게 사용한다.

Buffered charcoal yeast extract (BCYE-α) (*Legionella* spp. 분리 배지, pH 6.85~6.95)

ACES [N-(2-acetamido)-2-aminoethanesulfonic acid]	10 g
KOH pellet (85% KOH)	2.8 g
Yeast extract	10 g
Activated charcoal	1.5 g
Potassium alpha-ketoglutarate	1 g
L-cystine HCl	0.4 g
Ferric pyrophosphate	0.25 g
Agar	17 g
Distilled water, qs	1,000 mL

Ferric pyrophosphate와 cysteine HCl은 각각 10 mL의 증류수에 녹이고 여과 멸균한다. 다른 성분은 980 mL의 증류수에 녹여서 121℃에 15분간 멸균한다. 50℃로 식은 뒤에 여과멸균한 용액을 넣는다. 40℃일 때 pH가 6.85~6.95이어야 한다. pH가 정확해야 한다.

맞지 않으면 1N HCl이나 KOH로 맞춘다. 항균제를 넣어서 선택 배지를 만든다. 여러 가지가 있으나 그중 한 가지는 polymyxin B sulfate 80,000 U, cefamandole lithium 4 mg, anisomycin 80 mg을 1,000 mL의 배지에 넣는다. 냉장하면 4주일간 쓸 수 있다.

Campylobacter selective medium (Butzler, Oxoid, *Campylobacter jejuni*, *C. coli* 등의 선택 배지)

Tryptose blood agar	30 g
Campylobacter growth supplement	10 mL
Campylobacter selective supplement (Butzler)	6 mL
증류수	1,000 mL
탈섬유소 면양 혈액	50 mL

Tryptose blood agar base를 증류수에 넣어 가열하여 녹이고 121℃에 15분 멸균하여 50℃로 식혀서 증식 강화제(Campylobacter growth supplement)와 선택제(selective supplement)를 무균적으로 섞고, 탈섬유 혈액을 넣어서 Petri 접시에 분주한다.

1. 영양 강화제(*Campylobacter* growth supplement)

Sodium pyruvate	0.25 g
Sodium metabisulfite	0.25 g
Ferrous sulfite	0.25 g
증류수	10 mL

증류수 10 mL에 Sodium pyruvate, sodium metabisulfite, ferrous sulfite를 각각 넣어서 녹인 후 여과멸균하여 냉동고에 소량씩 나누어서 보관하여 사용하면 편리하다.

2. 선택제(*Campylobacter* selective supplement) (Butzler, Oxoid Co.)

Bacitracin	25,000 U
Cycloheximide	50,000 μg
Colistin sulphate	10,000 U
Cephazolin sodium	15,000 μg
Novobiocin	5,000 μg
50% ethanol	6 mL

위의 성분은 Butzler 선택 배지 1,000 mL에 넣는 성분의 농도이며, Butzler selective supplement는 냉동 건조된 상태로 상품화되어 공급되는데 1병당 50% 알코올 3 mL에 녹이면 500 mL 배지를 제조할 수 있다.

3. *Campylobacter* 선택 배지에는 Butzler 외에도, Skirrow, Campy BAP (Blaser) 및 Preston (Oxoid) 등의 배지가 있으며, Blaser-Wang의 선택 배지는 1리터에는 vancomycin 10 mg, polymyxin B 2,500 units, trimethoprim 5 mg, amphotericin B 2 mg, cephalothin 15 mg이 들어 있고, Skirrow 배지는 vancomycin 10 mg,

polymyxin B 2,500 units, trimethoprim 5 mg이 들었다. 어느 배지나 비슷한 결과를 보이지만 두 가지 배지를 쓰면 양성률이 10% 높아진다.

Carbohydrate broth : 탄수화물 발효시험

Heart infusion broth (BHI)	22.5 g
Carbohydrate	10 g
Bromcresol purple (BCP)	1 mL
Distilled water	1,000 mL

1. BHI 22.5 g을 900 mL 증류수에 넣는다.
2. 원하는 탄수화물 10 g을 증류수 100 mL에 녹인다.
3. BCP 지시약 1.6 g을 95% 알코올 100 mL에 녹인 것 1 mL를 넣는다.
4. 3 mL씩 13 × 100 mm 나사마개 시험관에 분주하고 116~118℃(10~15 lb)에 15분간 멸균한다. 시험세균을 접종하고 배양한 후에 자색이 황색으로 변하면 산 생성 시험이 양성이다.

Carbohydrate medium : 탄수화물 발효시험

Phenol red broth base	21 g
Carbohydrate	10 g
증류수	1,000 mL

탄수화물 기초 배지, 즉 phenol red broth base, purple broth, CTA (cystine trypticase agar) 등에 0.5~1%가 되게 탄수화물을 넣어 만든다. 탄수화물 중에는 알칼리성 배지에 넣어서 멸균하면 분해되는 것이 있다. 이러한 당(sugars)은 membrane filter (millipore)나 Seitz로 여과하고, 따로 멸균한 배지에 무균적으로 넣어야 정확한 결과를 얻게 된다. 여과하는 것이 권장되는 탄수화물은 xylose, lactose, sucrose, arabinose, trehalose, rhamnose 및 salicin이다. 이 탄수화물은 5~10% 용액을 만들어서 여과 멸균한 후에 기초 배지에 무균적으로 넣는다.

열에 비교적 안정한 탄수화물은 기초 배지에 넣은 후에 116~118℃(0.8 kg/cm², 10~12 lb)로 15분간 멸균할 수 있다. 혈청 중에는 maltose를 glucose로 분해하는 효소가 들어있으므로 혈청을 배지에 넣을 때는 미리 60℃에 1시간 가열해야 한다.

멸균한 후에 탄수화물이나 혈청을 넣은 배지는 사용하기 전에 무균시험을 해야 한다.

Cetrimide agar, USP (*Pseudomonas aeruginosa*의 선택 배지, pH 7.2)

Peptone	20 g
Magnesium chloride	1.4 g
Potassium sulfate	10 g
Agar	13.6 g
Cetrimide (cetyltrimythyl-ammonium bromide)	0.3 g
증류수	1,000 mL

증류수에 넣어 부유시키고 glycerol 10 mL를 넣는다. 121℃로 15분간 멸균한다. *P. aeruginosa, P. fluorescens* 이외의 포도당 비발효 그람음성 막대균은 증식이 억제된다. Cetrimide는 hexadecyltrymethylammonium bromide라고도 부른다.

Chlamydospore agar (pH 5.1, *Candida albicans*의 감별 배지)

Ammonium sulfate	1 g
Monopotassium phosphate	1 g
Biotin	5 μg
Tryphan blue	0.1 g
Purified polysaccharide	20 g
Agar	15 g
증류수	1,000 mL

증류수 1,000 mL에 37 g을 부유시킨 후, 가열하여 녹이고 원하는 시험관이나 flask에 분주하여 121℃에 15분간 멸균한다. 평판 배지를 제조할 때는 50~55℃에 식혀서 Petri 접시에 분주한다.

1. 평판 배지의 접종은 백금침으로 표면에 "X"자로 긁으며(scratch) 접종한다.
2. 알코올을 묻히고 불꽃으로 멸균하여 식힌 덮개

유리를 식히고 접종 부위를 덮는다. 후막포자(chlamydospore)는 약간 산소가 적은 조건에서 잘 형성되기 때문이다.

3. 20~25℃(25℃ 이상에서는 후막포자 형성이 좋지 않다)의 실온에서 2~6일간 배양하고 현미경의 약확대(low power)로 관찰한다.
4. 평판 배지의 바닥에 이르도록 천자배양하면 배양접시를 뒤집어 바닥을 관찰할 수 있다.
5. 후막포자는 선택적으로 tryphan blue에 의해서 청색으로, 가균사(pseudohyphae)나 균사(hyphae)는 무색으로 보인다.

Chocolate agar (pH 7.2, 임균, 수막알균 및 *Haemophilus*의 배양용)

1. Hemoglobin으로 제조하는 경우

1) GC agar base (pH 7.2, Difco Co.)

Proteose peptone No. 3	15 g
Corn starch	1 g
Potassium phosphate, dibasic	4 g
Potassium phosphate, monobasic	1 g
Sodium chloride	5 g
Agar	10 g
증류수	1,000 mL

36 g을 500 mL 증류수에 부유시키고 가열하여 녹이고, 121℃에 15분간 멸균한 후 50℃에 식힌다.

2) 2% Hemoglobin solution

Hemoglobin	10 g
증류수	500 mL

Hemoglobin을 증류수에 부유시키고 유리구슬을 넣어서 20~30분 정도 강하게 진탕하여 덩어리가 없게 푼다. 121℃로 15분간 멸균한 후 50℃에 식힌다.

3) 영양강화제(Growth supplement) : 배지 1,000 mL용

Supplement B (Difco.) 혹은

IsoVitaleX	1 vial
희석액(Rehydrated fluid, diluent)	
10% glucose	10 mL

Supplement는 동결 건조된 가루이므로 희석액인 10% glucose, 10 mL를 무균적으로 넣어 녹이면 1,000 mL 배지를 만든다.

4) 배지 제조

GC agar base와, 2% hemoglobin 용액을 무균적으로 섞고, 영양강화제(growth supplement)를 역시 넣어서 거품이 나지 않도록 잘 혼합하여 Petri 접시에 붓는다. 무균시험을 위해 1~2개의 평판을 35℃에 배양한다. 무균시험에 쓴 배지는 버린다. 새 배지여야 배양성적이 좋다.

2. 혈액으로 chocolate agar를 만들 때

멸균한 기초 배지에 5~10%의 탈섬유 혈액을 넣고 80℃로 15분간 가열하여 초콜릿 빛깔이 나게 하여 50℃로 식힌 후 Isovitalex를 1% 첨가하여 Petri 접시에 붓는다.

임균과 *Haemophilus* 배양에 사용한다. IsoVitalex나 supplement를 넣지 않은 초콜릿 우무에서는 *Haemophilus*가 증식되지 않는다.

3. Chocolate agar, vancomycin 첨가(Haemophilus ducreyi 분리용)

Isovitale X가 들어 있는 chocolate 우무 배지에 vancomycin을 최종 농도가 3 μg/mL 되게 넣는다.

Chopped meat glucose (CMG, 무산소성 세균 증균 및 GLC 용)

Ground beef, fat free	500 g
증류수	1,000 mL
Sodium hydroxide, 1N	25 mL

1. 성분을 섞고 끓인다. 가끔 저으면서 약한 불

로 20분간 가열한다.

2. 실온에서 식힌 뒤에 기름을 걷어버린다. 거즈 3겹으로 여과한다. 거즈를 짜서 액체와 고체를 각각 모은다. 여액은 여과지로 여과한다.
3. 여액에 증류수로 보충해서 1리터로 만든 후, 다음 성분을 넣는다.

Trypticase	30 g
Yeast extract	5 g
Dipotassium phosphate	5 g
Resazulin (20 mg/mL 수용액)	4 mL

끓이고 식힌 후 pH 7.8로 맞춘다. glucose 5 g과 cysteine 0.5 g을 넣는다.

4. 시험관에 육편 1에 육즙 4~5의 비율로 넣는다. 넣는 양은 6~7 mL가 적당하다. 121℃에 20분간 멸균한다.

검체에서 무산소성 세균의 분리를 위한 보조 배지로 권장된다. 또한, gas chromatography용 세균의 배양을 위해 쓰인다. 이 목적의 대용으로 cooked meat medium이 있다.

Cooked meat medium(pH 7.2, 무산소성 세균의 배양과 보존용 배지, 특히 *Clostridium* spp.)

Beef heart	454 g
Proteose peptone	20 g
Dextrose	2 g
Sodium chloride	5 g
Distilled water	1,000 mL

나사마개 시험관에 1.25 g의 배지를 넣고 증류수를 10 mL 넣어 10분 정도 실온에 둔 후 121℃에 15분간 멸균한다.

CIN agar (cefsulodin, irgasan, novobiocin agar, *Yersinia enterocolitica* 선택 배지, pH 7.4)

Yeast extract	2 g
Peptone	17 g
Proteose peptone (Difco)	3 g
Mannitol	20 g
Sodium desoxycholate	0.5 g
Sodium cholate	0.5 g
Sodium pyruvate	2 g
Magnesium sulfate, $8H_2O$	10 mg
Agar	13.5 g
Neutral red	30 mg
Crystal violet	1 mg
Irgasan	4 mg
증류수	1,000 mL

위 성분을 증류수 1리터에 가열하여 녹이고 121℃로 15분간 멸균 후 50℃로 식혀서 아래 항균제를 넣어서 잘 섞은 후 20 mL씩 Petri 접시에 붓는다. 비닐주머니에 싸서 냉장하면 1개월간 쓸 수 있다.

Cefsulodin	4 mg
Novobiocin	2.5 mg

1. 위의 항균제 용액은 CN (cefsulodin과 novobiocin; Difco) 또는 SR 109 (irgasan, novobicin; Oxoid)라는 이름으로 시판되고 있다.
2. 이 배지는 *Y. enterocolitica*뿐만 아니라 *Aeromonas* spp. 분리 배지로도 사용된다.
3. *Yersinia*는 mannitol을 분해하여 산을 생성하므로 neutral red 지시약과 작용하여 밝은 분홍색이 된다.

   Mannitol + *Yersinia* 또는 *Aeromonas* = Acid + Neutral red ⇒ 적색 집락

Citrate, Simmons (pH 6.9, 그람음성 막대균의 동정, IMViC 반응 중 구연산염 이용능)

Magnesium sulfate	0.2 g
Ammonium dihydrogen phosphate	1 g
Dipotassium phosphate	1 g
Sodium citrate	2 g
Sodium chloride	5 g
Agar	15 g
Bromthymol blue (BTB)	0.08 g
증류수	1,000 mL

24.2 g을 증류수 1,000 mL에 부유시켜 가열하여 녹이고 시험관에 분주한 다음 121℃에 15분간 멸균 후 사면이 되게 식힌다.

시험세균이 구연산염(citrate)을 탄소원으로 이용하여 증식할 수 있는지를 보는 시험이다. 세균이 증식하면 배지가 알칼리성으로 변하여 지시약 BTB와 반응하여 청색으로 된다.

Columbia CNA agar (그람양성 알균 선택 배지, pH 7.3, Difco)

Polypeptone (BBL)	10 g
Biosate (BBL)	10 g
Mycosate (BBL)	3 g
Corn starch	1 g
Sodium chloride	5 g
Agar	15 g
증류수	1,000 mL

Columbia CNA agar 44 g을 증류수 1,000 mL에 부유시키고 가열하여 녹인 다음 121℃에 15분간 멸균한다. 50℃에 식힌 다음 5% 탈섬유 면양적혈구, colistin sulfate 10 mg, nalidixic acid 15 mg 넣고 잘 혼합하여 Petri 접시에 부어 평판 배지를 만든다. *Klebsiella, Pseudomonas* 등의 그람음성 막대균이 섞여 있는 검체에서 그람양성 막대균, 특히 *Streptococci*를 분리하기에 유용하다. *Staphylococci* 균주 중에는 이 배지에서 억제되는 것이 있다.

Cornmeal agar, modified (*Candida albicans*의 후막포자 생성 시험)

Cornmeal agar	17 g
Glucose	2 g
Sucrose	3 g
Yeast extract	1 g
증류수	1,000 mL

위의 성분을 증류수에 부유시키고 121℃에 15분간 멸균 후 45~50℃에 식혀서 Petri 접시에 붓는다.

CW-Egg yolk agar (pH 7.4 난황우무배지 : *Clostridium perfringens*의 lecithinase 시험용)

CW agar base

Beef heart infusion	5 g
Proteose peptone	10 g
Peptone	10 g
Sodium chloride	5 g
Lactose	10 g
Phenol red	0.05 g
Agar	20 g

1. CW agar 12 g을 증류수 200 mL에 부유시켜 녹인 다음 121℃에서 15분간 가압멸균 후 50℃에 맞춘다.
2. Mueller-Hinton agar를 CW agar base 대신에 사용할 수 있고, CW agar base에 선택성분인 kanamycin 0.2 g을 첨가할 수도 있다.
3. 계란 1개에서 무균적으로 흰자는 버리고 노른자를 주사침을 뺀 주사기로 10 mL의 노른자를 채취하여 멸균 식염수 10 mL와 혼합하여 50%의 난황을 준비한다. 50℃에 맞춘 CW agar base에 넣고 50% 난황 20 mL를 넣고 잘 혼합하여 멸균 Petri 접시에 분주하여 굳은 다음 사용한다.
4. CW-Egg yolk agar에 *C. perfringens*를 획선하여 35℃에 하룻밤(15~20시간) 무산소성 배양한다. 집락 주위의 혼탁이 보이면 lecithinase 양성이다. 세균에 따라서 lecithinase 외에도 proteolysis(투명) 및 lipase(진주층)도 관찰할 수 있다.

Cycloserine cefoxitin fructose agar (CCFA, pH 7.6, *Clostridium difficile*의 분리용 선택 배지)

Proteose peptone no. 2	40 g
Disodium phosphate (Na_2HPO_4)	5 g
Monopotassium phosphate (KH_2PO_4)	1 g
Sodium chloride	2 g
Magnesium sulfate	0.1 g

Fructose (or mannitol)	6 g
Neutral red (1% solution in ethanol)	3 mL
Agar	20 g
증류수	1,000 mL

위 성분을 pH 7.6으로 맞추고 가열하여 녹이고 121℃ 로 15분간 멸균 후 50℃로 식혀서 아래 성분을 넣은 후 Petri 접시에 붓는다.

Cycloserine	250 mg
Cefoxitin	10 mg

Cycloserine 250 mg을 1~2.5 mL 멸균 증류수에, cefoxitin은 10 mg을 멸균 증류수 1 mL에 각각 녹여서 넣는다.

비닐봉지에 넣어서 냉장고에 보관한 평판은 2개월 사용할 수 있다. 무산소성 상자나 GasPak jar에 넣어서 하룻밤 환원시킨 뒤에 접종에 사용한다. Fructose 대신에 mannitol을 넣기도 한다. *C. difficile*의 집락은 담황색을 보인다.

Cystine tellurite blood agar (CTBA, *Corynebacterium diphtheriae*의 선택 배지)

Heart infusion agar (HIA)	100 mL
Potassium tellurite 0.3% 용액	15 mL
L-cystine	5 mg
Defibrinated sheep blood	5 mL

1. HIA를 121℃에 15분간 멸균하여 45~50℃에 식힌다.
2. 별도로 potassium tellurite의 0.3% 수용액을 만들어서 가압멸균한 이 용액 15 mL를 배지에 넣고, 이어서 5 mL의 탈섬유 혈액을 넣는다.
3. 멸균하지 않은 5 mg의 cystine 가루를 넣는다(차 숟가락으로 소량 넣으면 된다). Cystine은 녹지 않으므로 잘 혼합 후 약 20 mL씩 Petri 접시에 붓는다. *C. diphtheriae*는 potassium tellurite를 환원시켜 검은색 집락을 보인다. 냉장고에 4주간 보관 사용할 수 있다.

Cystine tryptic (trypticase) agar (CTA) (pH 7.3) : 탄수화물(당) 배지용 기초 배지

Tryptose	20 g
L-cystine	0.5 g
Sodium chloride	5 g
Sodium sulfite	0.5 g
Agar	2.5 g
Phenol red	0.017 g
Distilled water	1,000 mL

29.5 g을 1,000 mL 증류수에 부유시키고 가열하여 녹이고, 시험관에 분주하여 115~118℃에 15분간 멸균한다.

CTA에 접종하여 세균 보존 배지로써 25℃에 보관할 수 있다. 운동성 검사에도 쓸 수 있으며, 탄수화물을 넣으면 임균이나 수막알균 등의 영양요구도가 큰 세균의 발효시험에 쓸 수 있다. 탄수화물은 20% 용액으로 만들어 여과멸균한다. CTA 50 mL에 탄수화물 2.5 mL를 넣고 멸균된 13×100 mm 시험관에 2.7 mL씩 넣어서 냉장한다.

Decarboxylase test medium, Moeller (pH 6.0) : 탈탄산화반응 배지

Basal medium

Peptone	5 g
Beef extract	5 g
Dextrose	0.5 g
Bromcresol purple	0.01 g
Cresol red	0.005 g
Pyridoxal	0.005 g
Distilled water	1,000 mL

1. 10.5 g을 증류수 1,000 mL에 부유시키고 가열하여 녹인 후 250 mL씩 나누어 놓는다.
2. 각 250 mL에 L-lysine dihydrochloride, L-arginine monohydrochloride, L-ornithine dihydro-chloride를 1%가 되게 넣는다. DL amino acid일 때는 2%가 되게 넣는다.
3. Ornithine을 넣은 배지는 산성이 되므로 1N

NaOH를 써서 pH 6.0으로 맞추어야 한다. 13×100 mm의 나사마개 시험관에 넣어서 121℃에 10분간 멸균한다.

4. 위의 배지는 접종 후 멸균한 광유(mineral oil) 혹은 유동 파라핀(liquid paraffin) 4~5 mm 두께로 덮는다. 0.3% 우무를 넣으면 광유를 덮지 않는다. 35℃에서 4일까지 관찰하나 *Enterobacteriaceae*는 1~2일에 나타난다. 혼탁된 자색은 양성이며, 노란색은 gluocse만 분해하므로 음성이다. 대조 배지와 비교하여 판정한다.

DNase test agar (pH 7.3 Deoxyribonuclease 시험 배지. *Staphylococci aureus*, *Serratia marcescens* 등 동정 시험)

Tryptose	20 g
Deoxyribonucleic acid (DNA)	2 g
Sodium chloride	5 g
Agar	15 g
증류수	1,000 mL

분말 42 g을 증류수 1,000 mL에 풀고 가열하여 녹인다. 121℃로 15분간 멸균하여 평판 배지를 만든다. 1~2 cm 길이로, 또는 5 mm 지름의 점상으로 접종한다. 35℃에 18~24시간 배양한 후 0.1N HCl을 떨어뜨린다. 집락 주위가 투명하면 양성이다. Methyl green이 1,000 mL 배지에 0.05 g 든 배지도 있으며, 이 배지는 집락 주변의 녹색이 소멸하여 투명해지면 양성이다.

DNase test agar (pH 7.3, 포도당 비발효 그람음성 막대균의 감별용)

Deoxyribonucleic acid (DNA)	2 g
Pancreatic digest of casein	15 g
Papaic digest of soy meal	5 g
Sodium chloride (17)	5 g
Agar	15 g
증류수	1,000 mL

1 cm 정도의 넓이로 진하게 접종한다. 18~24시간 배양 후에 1N HCl을 떨군다. 집락 주변이 투명하면 양성이다.

Desoxycholate agar (pH 7.2, 그람음성 막대균용)

Peptone	10 g
Lactose	10 g
Sodium desoxycholate	1 g
Sodium chloride	5 g
Dipotassium phosphate	2 g
Ferric citrate	1 g
Sodium citrate	1 g
Agar	15 g
Neutral red	0.03 g
증류수	1,000 mL

45 g을 증류수 1,000 mL에 부유시키고 가열하여 녹인 후 50℃에 식혀서 Petri 접시에 붓는다. 이 배지는 열에 약하므로 과하게 가열(over heating)해서는 안 되기 때문에 가압증기 멸균(autoclave)을 하지 않는다.

그람음성 막대균의 분리와 lactose 발효와 비발효 세균의 감별에 쓰인다.

Desoxycholate citrate agar (DCA, pH 7.5) (*Salmonella*와 *Shigella* 분리의 높은 선택 배지)

Pork, infusion	330 g
Proteose peptone no. 3	10 g
Lactose	10 g
Sodium citrate	20 g
Ferric ammonium citrate	2 g
Sodium desoxycholate	5 g
Agar	13.5 g
Neutral red	0.02 g
증류수	1,000 mL

변과 요에서 *Salmonella*와 *Shigella* 분리를 위해 쓰인다. 70 g을 증류수 1,000 mL에 부유시키고 가열하여 녹인 후 45~50℃에 식혀서 Petri 접시에 붓는다. 너무 가열하지 말고 가압증기 멸균도 하지 않는다.

Egg yolk agar (*Clostridium*의 분리 배지, lecithinase 시험, pH 7.6)

1. Egg yolk agar

Proteose peptone no. 2	40 g
Disodium phosphate (Na_2HPO_4)	5 g
Monopotassium phosphate (KH_2PO_4)	1 g
Sodium chloride	2 g
Magnesium sulfate	0.1 g
Glucose	2 g
Hemin solution (5 mg/mL)	1 mL
Agar	20 g
증류수	1,000 mL
Egg yolk emulsion	50 mL

Egg yolk를 제외한 위의 성분을 넣고 pH 7.6으로 맞추고 가열하여 녹인 후, 121℃에 15분간 멸균하여, 50℃에 식혀서 난황액(egg yolk)을 무균적으로 넣어 혼합 후 평판에 붓는다.

냉장고에서 평판 배지는 1주일, 병에서는 1년간 보존할 수 있다.

2. CW egg yolk agar (CW-EY agar, pH 7.4)

CW agar base : Clostridium welchii agar base with kanamycin

Heart extract	5 g
Proteose peptone	10 g
Peptone	10 g
Sodium chloride	5 g
Lactose	10 g
Phenol red	0.05 g
Kanamycin	0.2 g
Agar	20 g
50% Egg yolk solution	100 mL

CW agar base 60 g을 증류수 1,000 mL에 부유시키고 121℃에 15분간 멸균하여 50℃로 식혀서 50% 난황액(egg yolk solution) 100 mL를 넣어서 잘 혼합하여 Petri 접시에 붓는다. 50% 난황액 100 mL는 0.85% NaCl 용액 50 mL에 난황 50 mL를 무균적으로 넣어서 제조한다. 1개의 계란은 약 10 mL 정도의 난황을 분리할 수 있다.

이 배지는 lecithinase 생성(난황 반응)을 보는 것으로 *Clostridium perfringens*는 집락이 노란색이며 그 주변이 진줏빛 혼탁대를 보인다. Kanamycin이 있으면 선택 배지이고, 비선택 배지는 넣지 않는다.

Eosin mehtylene blue agar (EMB, pH 7.2) (그람음성 막대균 분리의 감별 배지)

Peptone	10 g
Lactose	5 g
Sucrose	5 g
Dipotassium phosphate	2 g
Agar	13.5 g
Eosin Y	0.4 g
Methylene blue	0.065 g
증류수	1,000 mL

36 g을 증류수 1,000 mL에 부유시키고 가열하여 121℃에 15분간 멸균 후, 45~50℃에 식혀서 Petri 접시에 분주한다. Lactose를 비발효하는 *Salmonella*나 *Shigella*는 무색 집락을 나타내고, lactose를 발효하는 *E. coli*와 같은 coliform 세균은 녹색의 금속성 광택(metallic sheen)을 보인다.

GN broth, Hajna (*Salmonella*와 *Shigella*의 증균, 특히 *Shigella* 증균에 양호함, pH 7.0)

Tryptose	20 g
Dextrose	1 g
D-mannitol	2 g
Sodium citrate	5 g
Sodium deoxycholate	0.5 g
Dipotassium phosphate	4 g
Monopotassium phosphate	1.5 g
Sodium chloride	5 g
Distilled water	1,000 mL

39 g을 1,000 mL 증류수에 부유시키고 가열하여

녹인 후 시험관에 10 mL씩 분주하여 116 (0.8 kg/cm², 10 lb)℃에 15분간 멸균한다. 너무 가열해서는 안된다.

Sodium desoxycholate가 낮은 농도로 들어 있기 때문에 *E. coli*와 다른 coliforms 세균의 억제력이 낮다. 4~6시간 배양 후 MacConkey agar, SS agar, XLD 또는 HE 및 BS 선택 배지에 계대배양한다.

Hektoen enteric agar (pH 7.5, *Salmonella*와 *Shigella* 선택 배지)

Proteose peptone	12 g
Yeast extract	3 g
Bile salts	9 g
Lactose	12 g
Saccharose	12 g
Salicin	2 g
Sodium chloride	5 g
Sodium thiosulfate	5 g
Ferric ammonium citrate	1.5 g
Agar	14 g
Bromthymol blue	0.065 g
Acid fuchsin	0.1 g
증류수	1,000 mL

79 g을 증류수 1,000 mL에 부유시키고 가열하여 녹인다. 가압멸균하지 않는다. 50℃로 식은 뒤에 Petri 접시에 붓는다. 젖당(lactose) 발효세균은 분홍색이나 등황색이고 *Salmonella*나 *Shigella*는 청록색의 집락이다.

Horse blood bacitracin agar (pH 7.4, *Haemophilus*의 선택 배지)

Heart infusion agar	40 g
Cornstarch (Argo)	1 g
증류수	1,000 mL

위의 성분을 증류수에 넣고 가열하여 녹인다. 121℃에 15분간 멸균하고, 50℃에 식혀서 아래 성분을 무균적으로 넣는다.

Fildes enrichment (Difco)	20 mL
Defibrinated horse blood (GIBCO)	50 mL
Supplement B (Difco)	10 mL
Bacitracin (Upjohn)	375 μg/mL

20 mL씩 Petri 접시에 붓는다. 수분이 마르지 않게 싸서 냉장고에 보관한다.

Human blood bilayer medium (HBM, *Gardnerella vaginalis*의 선택 배지)

Columbia agar base with colistin and Nalidixic acid (CNA, BBL Co.)	44 g
Proteose peptone No. 3	10 g
증류수	1,000 mL

1. 위의 성분들을 증류수에 녹이고 가열하여 녹인다. 121℃로 15분간 멸균하고, 55℃로 식은 뒤에, amphotericin B를 최종 농도 2 μg/mL 되게 넣고, Tween 80를 0.075 mL 넣는다. 90 mm의 Petri 접시에 CNA agar를 7 mL씩 분주한다.
2. 접시에 붓고 남은 위의 배지에 수혈용 혈액을 5% 되게 넣는다. 이 배지 14 mL를 먼저 배지가 굳은 뒤에 더 붓는다.
3. 배지는 수분이 마르지 않게 싸서 냉장한다. 1개월간 쓸 수 있다. 그러나 용혈된 배지는 버려야 한다.

Indole nitrate medium (pH 7.2) : Indole 생성과 nitrate 환원 시험용

Tryptose	20 g
Dextrose	1 g
Disodium phosphate	2 g
Potassium nitrate	1 g
Agar	1 g
증류수	1,000 mL

25 g을 증류수 1,000 mL에 부유시키고 가열하여 녹여서 표준 시험관에 9~19 mL 정도 분주하여 121℃에 15분간 멸균하여 사면되게 식힌다.

Kanamycin vancomycin blood agar (KVBA, *Bacteroides*의 선택 배지)

Trypticase soy agar ········ 40 g
Agar ········ 2.5 g
증류수 ········ 1,000 mL
Kanamycin base ········ 7.5 mg

121℃에 15분간 멸균 후 50℃로 식혀서 무균적으로 아래 성분을 넣는다.

Defibrinated sheep blood ········ 50 mL
Vancomycin (Eli Lily) ········ 7.5 mg
Vitamin K1 solution ········ 1 mL

Hemin을 넣을 수도 있다. 잘 섞고 20 mL를 Petri 접시에 붓는다. 실온에 보관한다. 임상검체에서 무산소성 세균을 분리하기 위하여 선택 배지로 대단히 유용하다. 그러나 비선택 배지도 동시에 사용해야 한다.

Kanamycin vancomycin laked blood agar (KVLB) : 색소 생성 *Prevotella*와 *Porphyromonas*를 분리용 배지

이 배지는 KVBA와 같으나 kanamycin의 농도가 75 μg/mL인 점과 용혈시킨 혈액(laked blood)을 넣는 점이 다르다. 용혈시키기 위하여 혈액을 얼려서 하룻밤 두었다가 녹인다. 색소생성 *Prevotella*와 *Porphyromonas*를 분리하기에 유용하다.

Loewenstein-Jensen (L-J) medium(결핵균 배양용)

– Salt solution

Monopotassium phosphate ········ 2.4 g
Magnesium sulfate, $7H_2O$ ········ 0.24 g
Magnesium citrate ········ 0.6 g
Asparagine ········ 3.6 g
Glycerol, reagent grade ········ 12 g
Distilled water ········ 600 mL
Potato flour ········ 30 g
Homogenized whole egg ········ 1,000 mL
Malachite green (2% aqueous) ········ 20 mL

Potato flour를 salt solution과 플라스크에서 섞는다. 121℃에서 30분간 멸균한다. 1주일이 지나지 않은 신선한 계란을 5% soap solution으로 깨끗이 씻는다.

30분간 놓아두었다가 물이 맑아질 때까지 흐르는 물에 담근다. 70% 알코올에 15분간 담근다. 멸균한 플라스크에 깨어 넣고 유리구슬과 함께 흔들어서 균질화한다. 4겹의 멸균한 거즈를 통해 여과한다.

균질화한 계란을 potato flour salt 용액을 식힌 것과 섞는다. Malachite green을 넣고 잘 섞는다. 상품화된 기초 배지가 있다. 멸균한 20×150 mm의 나사마개 시험관에 6 mL씩 분주한다. 사면으로 하여 80℃에 50분간 가열한 후 35℃에 48시간 배양하여 무균 시험을 한다.

냉장고에 보관하면 1개월 이상 유효하다.

Loeffler Serum medium (pH 7.1, 디프테리아균의 증균 배지로 이염소체 염색 시 사용)

Beef blood serum ········ 3 part
Dextrose broth ········ 1 part
증류수 ········ 1,000 mL

Final pH 7.1 ± 0.2 at 25 ℃

*Corynebacterium diphtheriae*의 증균 및 이염색소체(metachromatic granule)를 보기 위해서 Loeffler serum medium을 사용한다. 즉, 42~45℃의 증류수 1,000 mL에 80 g을 부유시키고 pH 7.1로 맞춘 후 나사마개 시험관에 일정량을 분주하고 가압증기 멸균기에 사면(slant)으로 하여 autoclave 문을 약간 열어둔 상태에서 10분간 방치한 후 다시 121℃로 15분간 멸균한다.

Lysine iron agar (pH 6.7) : lysine decarboxylase와 lysine deaminase 및 H_2S 시험

Peptone ········ 5 g
Yeast extract ········ 3 g
Glucose ········ 1 g
L-lysine HCl ········ 10 g

Ferric ammonium citrate	0.5 g
Sodium thiosulfate	40 mg
Bromcresol purple	20 mg
Agar	15 g
증류수	1,000 mL

34.5 g을 증류수 1,000 mL에 부유시키고, 가열하여 녹인 다음, 13×11 mm 시험관에 4 mL씩 분주한다. 121℃에 15분간 멸균 후 고층이 깊고 짧은 사면이 되도록 굳힌다. 백금침으로 두 번 천자하고 사면을 획선하여 접종한다. 35℃에 18~24시간 배양하는데 마개를 약간 열어서 산소성 상태가 되도록 유지하여 배양한다. 2일간 배양할 수도 있다.

이 배지는 *Enterobacteriaceae* 균종의 lysine decarboxylase와 lysine deaminase를 시험할 수 있다. 그러나 이 방법이 Moeller의 decarboxylase 시험의 대용 방법은 아니다.

LDC 양성은 고층이 자색(purple)이고, 음성은 황색이다. Lysine deaminase 양성은 사면이 적색이 되고 *Proteeae* 족에 포함된 균속(*Proteus, Morganella, Providencia*)의 특성이다.

*Morganella morganii*는 24시간 후에 사면이 적색으로 보이지 않을 때도 있다.

MacConkey agar (pH 7.1) : 그람음성 막대균의 분리용 선택 배지 및 감별 배지

Peptone	17 g
Proteose peptone	3 g
Lactose	10 g
Bile salt	1.5 g
Sodium chloride	5 g
Agar	13.5 g
Neutral red	0.03 g
Crystal violet	0.001 g
증류수	1,000 mL

50 g을 증류수 1리터에 부유시키고 가열하여 녹이고 121℃에 15분간 멸균하여 45~50℃ 식혀서 Petri 접시에 붓는다.

그람음성 막대균의 분리용 선택 배지로 그람양성 세균의 억제제로 bile salt와 crystal violet이 들어 있으며, lactose 발효세균은 적색 집락을, lactose 비발효 세균은 무색 집락을 형성한다.

Malonate broth (pH 6.7) : *Salmonella arizonae*(양성)와 다른 *Salmonella*(음성) 감별 배지

Yeast extract	1 g
Ammonium sulfate	2 g
Dipotassium sulfate	0.6 g
Monopotassium phosphate	0.4 g
Sodium chloride	2 g
Sodium malonate	3 g
Glucose	0.25 g
Bromthymol blue (BTB)	0.25 g
증류수	1,000 mL

9.5 g을 증류수 1,000 mL에 부유시키고 가열하여 녹여서 3 mL씩 작은 시험관에 분주한 후 121℃에 15분간 멸균한다. 35℃에 2일간 배양한다. Sodium malonate를 이용하여 증식하면 알칼리가 되는데 지시약 BTB와 작용하여 녹색 배지를 청색으로 변화시킨다.

Salmonella arizonae(양성)와 다른 *Salmonella*(음성) 감별에 이용한다.

Malonate-phenylalanine (MPA) 배지 : Malonate와 phenylalanine deaminase 시험

Ammonium sulfate	2 g
Dipotassium phosphate	0.6 g
Monopotassium phosphate	0.4 g
Sodium chloride	2 g
Sodium malonate	3 g
DL-phenylalanine	2 g
Yeast extract	1 g
Bromthymol blue, 0.2% sol.	12.5 mL
증류수	1,000 mL

작은 시험관에 3 mL씩 분주하여 121℃에 15분간

멸균한다. 순 분리된 세균을 접종하여 35℃에 24~48 시간 배양한다.

1. Malonate 시험 : 배양 후 녹색 배지가 청색이면 malonate 양성이다. 음성은 녹색이다.
2. Phenylalanine deaminase 시험 : malonate 시험 판독 후 0.2 mL의 0.1N HCl을 넣으면 배지색이 무색으로 변하며, 다음 0.2 mL의 10% $FeCl_3$를 넣으면 양성 시 녹색을 보인다. 시약을 넣은 즉시 판독해야 한다.

Mannitol Egg Yolk Polymyxin Agar (MYP, pH 7.2 ±0.2)

– *Bacillus cereus*의 선택 배지(Oxoid, CM0929)

1. Meat extract ··· 1.0 g
   - Peptone ··· 10.0 g
   - Mannitol ··· 10.0 g
   - Sodium chloride ··· 10.0 g
   - Phenol red ··· 0.025 g
   - Agar ··· 12.0 g
   - 증류수 ··· 1,000 mL

2. *Bacillus cereus* selective supplement (Oxoid SR99)
   - Polymyxin B ··· 50,000 IU
3. Egg yolk Emusion (Oxoid, SR47)
4. MYP 제조방법
   - 1,000 mL 증류수에 43 g의 1) 성분(Oxoid, CM929)을 넣고 끓여서 녹인 후 121℃에서 15분간 가압멸균한다. 50℃로 식힌 후 3)성분 egg yolk emusion 100 mL와 selective supplement (Oxoid, SR47) 2병을 첨가하여 잘 섞고 Petri 접시에 붓는다.
   - *B. cereus*는 mannitol를 발효하지 못하고, phospholipase-c를 생성하는 성상을 이용하는 배지이다. 집락은 주변이 egg yolk 침전물로 둘러싸인 violet pink background를 형성하고 불균일하고 건조한 집락을 보인다.

Mannitol salt agar (pH 7.4, 포도알균 분리와 감별 배지)

- Proteose peptone No. 3 ··· 10 g
- Beef extract ··· 1 g
- Mannitol ··· 10 g
- Sodium chloride ··· 75 g
- Agar ··· 15 g
- Phenol red ··· 0.025 g
- 증류수 ··· 1,000 mL

111 g을 1,000 mL 증류수에 부유시키고 가열하여 녹인 후 121℃에서 15분간 멸균 후 45~50℃에 식혀서 Petri 접시에 붓는다. *Staphylococcus*를 선택적으로 분리하기 위해서 쓰인다. 다른 여러 가지 세균은 7.5% NaCl 농도 때문에 증식이 억제된다. *S. aureus*는 대개 mannitol 발효 양성이므로 노란색 집락이나 *S. epidermidis*는 mannitol을 비발효하기 때문에 적색 집락이다.

S. saprophyticus 역시 mannitol을 발효하는 경우가 있기 때문에 노란색 집락을 보일 때도 있다.

Martin-Lewis agar (ML) (임균과 수막알균의 선택 배지)

Thayer-Martin agar에 들어가는 VCNT 대용에 배지 100 mL에 vancomycin 400 μg, colistin 750 μg, anisomycin 200 μg, trimethoprim 500 μg이 포함되는 것 외에 다른 성분은 Thayer-Martin agar와 같다.

McBride medium modified (*Listeria* 배양용)

- Phenylethanol agar ··· 35.5 g
- Glycerine, anhydride ··· 10 g
- Lithium chloride ··· 0.5 g
- 증류수 ··· 1,000 mL

가열하여 녹이고 121℃로 15분간 멸균하여 45~50℃에 식혀서 Petri 접시에 붓는다.

MR-VP medium (pH 6.9, Methyl red와 Voges-Proskauer 시험 배지)

Polypeptone or buffered peptone	7 g
Dextrose	5 g
Dipotassium phosphate	5 g
증류수	1,000 mL

17 g을 증류수 1,000 mL에 녹여서 5 mL씩 시험관에 분주하여 121℃에 15분간 멸균한다. Methyl red 시험과 acetoin, 즉 acetylmethyl-carbinol의 생성인 VP 시험에 쓰인다.

*Enterobacteriaceae*과의 균종 동정에 쓰인다.

Middlebrook 7H11 agar (*Mycobacterium*의 감수성 시험용)

Middlebrook 7H10 agar base (Difco)	19 g
Casein hydrosate (Sigma)	1 g
Glycerol (Difco)	5 mL
증류수	1,000 mL

각 성분을 증류수에 넣고 약한 불로 가열하여 녹인다. 121℃로 10분간 멸균한다. 50℃로 식힌 뒤에 100 mL의 OADC enrich-ment (Difco)를 넣는다. 섞은 뒤에 항균제 디스크를 넣은 Felson quadrant Petri plate (Falcon laboratories)의 각 칸에 5 mL씩 분주한다.

Middlebrook OADC enrichment (Difco) (*Mycobacterium* 감수성 시험 증균 성분)

Oleic acid	0.05 g
Bovine albumin, fraction V	5 g
Glucose	2 g
Beef catalase	0.004 g
Sodium chloride	0.85 g
증류수	100 mL

Milk media : Litmus 환원 및 methylene blue 환원 시험

1. Litmus milk (pH 6.8)

Skimmed milk dehydrated	100 g
Litmus	0.75 g
Distilled water	1,000 mL

Litmus를 넣으면서 pH 6.8로 맞추고 나사마개 시험관에 5 mL씩 넣어서 116℃에 10분간 멸균한다. Lactose가 발효되어 산이 생기면 분홍색이 된다. Litmus가 환원되면 무색으로 된다. Lactose에서 산이 생기면 casein이 침전되어 응고된다. Renin에 의해서 casein이 paracasein으로 변화되어 응고가 된다.

Peptonization은 응고가 풀리는 것이고 단백분해 효소의 작용으로 일어난다.

2. Methylene blue milk (*Enterococcus*의 동정용)

Skimmed milk powder	10 g
Methylene blue(1% 수용액)	10 mL
증류수	80 mL

MIO medium : pH 6.5, *Enterobacteriaceae*의 동정용 배지, motility, indole, ornithine decarboxylase (ODC) 시험 배지

Yeast Extract	3 g
Peptone	10 g
Tryptone	10 g
L-Ornithine Hydrochloride	5 g
Dextrose	1 g
Agar	2 g
Brom Cresol Purple	0.02 g
증류수	1,000 mL

위 성분 31 g을 증류수 1,000 mL에 부유시키고 가열하여 녹인다. 13×100 mm 나사마개 시험관에 5 mL씩 분주하여 121℃에 15분간 가압멸균한다. 배지에 거의 밑까지 백금침으로 천자하여 접종하고 35℃에 18~24시간 배양한다. 운동성과 ODC 시험을 먼저 판독한 후, indole 시험을 위해서 Kovacs 시약 3~4방울을 떨어뜨려 분홍색이다. 적색이 보이면 indole 시험 양성으로 판독한다.

Motility test medium : 운동성 시험 배지

1. *Enterobacteriaceae*용(pH 7.3)

Beef extract	3 g
Gelysate 또는 peptone	10 g
Sodium chloride	5 g
Agar	4 g
증류수	1,000 mL

약 8 mL씩 분주하고 121℃로 15분간 멸균한다.

2. 포도당 비발효 그람음성 막대균용(Gilardi) (pH 7. 2)

Pancreatic digest of casein	10 g
Yeast extract	3 g
Sodium chloride	5 g
Agar	3 g
증류수	1,000 mL

13×100 mm 시험관에 3 mL씩 분주한다. 121℃로 15분간 멸균한다.

3. *Listeria monocytogenes*용

Beef extract	3 g
Peptone	10 g
Sodium chloride	5 g
Agar	4 g
증류수	1,000 mL

2,3,5-triphenyltetrazolium (TTC)의 1% 용액 5 mL를 넣는다. 시험관에 분주하여 121℃에 15분간 멸균한다.

Mueller-Hinton agar, MHA (pH 7.2 – 7.4, CLSI 항균제 감수성 시험용)

Beef, infusion from	300 g
Casamino acid, Technical	17.5 g
Starch	1.5 g
Agar	17 g
증류수	1,000 mL

38 g을 1,000 mL 증류수에 부유시키고 가열하여 녹이고 121℃에 15분간 멸균 후 50℃ 항온 수조(water bath)에 식혀서 Petri 접시에 붓는다. 디스크 확산법 감수성 시험용은 두께가 4 mm 되게 부어야 한다. 이 배지는 *Streptococcus bovis*의 starch hydrolysis 시험을 위해서도 쓰인다.

Mueller-Hinton broth, cation supplemented (CLSI 희석법 항균제 감수성 시험용)

제조회사가 양이온을 이미 조절하지 않은 배지일 때는 다음에 따라서 추가한다.

1. Mueller-Hinton broth를 지시서에 따라서 만든다. 가압멸균 후에 냉장고에 4℃로 식힌다.
2. Magnesium 원액을 다음과 같이 만든다.

$MgCl_2$	8.36 g
탈이온수	100 mL

Membrane filter로 여과멸균하고 4℃에 보관한다. Mg^{++}의 농도는 10 mg/mL가 된다.

3. Calcium 원액을 다음과 같이 만든다.

$CaCl_2 \cdot 2H_2O$	3.68 g
탈이온수	100 mL

Membrane filter로 여과하고 4℃에 보관한다. Ca^{++}의 농도는 10 mg/mL이 된다.

4. Magnesium 원액 2.5 mL와 calcium 원액 5 mL를 냉장된 Mueller-Hinton broth 1,000 mL와 섞는다. 최종 농도는 배지 1,000 mL당 Mg^{++} 25 mg, Ca^{++} 50 mg이 된다.

New York City (NYC) medium(임균과 수막알균 등의 *Neisseria* spp.의 선택 배지)

Plasma (horse)	120 mL
3% RBC (hemolyzed solution)	200 mL
10% glucose solution	10 mL
Yeast dialysate	25 mL
antibiotic mixture	5 mL
Basal medium	640 mL

Basal medium을 가압멸균 후 55℃에 식혀서 위

의 성분들을 섞는다. Petri 접시에 붓는다. 냉장고에 2~2.5개월 보관할 수 있다.

Antibiotic mixture

Vancomycin	2 μg/mL
Colistin	5.5 μg/mL
Amphotericin B	1.2 μg/mL
Trimethoprim lactate	3 μg/mL

Nitrate broth (pH 7.0) : 질산염환원 시험

Beef extract	3 g
Peptone	5 g
Potassium nitrate	1 g
증류수	1,000 mL

9 g을 1,000 mL 증류수에 부유시키고 가열하여 녹인 후 작은 시험관에 1 mL씩 분주하고 N_2가스 생성을 보기 위해서 Durham관을 거꾸로 넣는다. 121℃에서 15분간 멸균한다.

질산염(nitrate)을 아질산염(nitrite)이나 질소가스(N_2)로 환원하는지를 시험하는 배지이다.

Nutrient agar (pH 6.9) : 영양요구도가 까다롭지 않은 세균의 배양 시

Beef extract	3 g
Peptone	5 g
Agar	15 g
증류수	1,000 mL

23 g을 증류수 1,000 mL에 부유시키고, 가열하여 녹여서 121℃에 15분간 멸균하여 50℃에 식혀서 Petri 접시에 붓는다.

Nutrient agar를 기초 배지로 하여 혈액 우무 배지를 조제할 때는 0.5% NaCl가 들어 있는지를 확인하여야 한다.

ONPG broth : β-galactosidase 시험용

1. Peptone water

Peptone	1 g
NaCl	0.5 g
증류수	100 mL

위 성분을 녹이고 121℃로 15분간 멸균한다.

2. ONPG 용액

ONPG	0.6 g
0.01 mol Na_2HPO_4 (pH 7.5)	100 mL

위 성분을 녹인 후 여과멸균하여 냉장고에 보관한다.

3. ONPG broth

ONPG 용액	25 mL
Peptone water	75 mL

위 성분을 섞고 0.5 mL씩 무균 시험관에 넣는다. 냉장하면 1개월간 안전하며, 노란빛을 띠면 쓸 수 없다.

OF basal medoum (pH 7.1) : 탄수화물 산화, 발효 및 비산화 시험용

1. Gram-negative bacilli

Peptone	2 g
Sodium chloride	5 g
Dipotassium phosphate	0.3 g
Bromthymol blue (BTB)	0.08 g
Agar	2 g
증류수	1,000 mL

1) 9.4 g을 증류수 1,000 mL에 가열하여 녹이고 13×100 mm 시험관에 3~4 mL씩 분주한다. 121℃로 15분간 멸균한다. 식힌 뒤에 멸균된 10% glucose 용액을 넣어서 최종 농도가 1%가 되게 한다.

2) 시험세균을 두 개의 시험관에 접종한다. 한 시험관(covered tube)은 광유(mineral oil)를 5 mm 두께로 덮는다. 35℃에서 3~4일간 배양한다. 포도당 비발효 그람음성 막대균을 동정할 때는 30℃에 배양한다. 접종 전의 배지는 녹색이다.

두 시험관이 모두 산이 생기면 발효

(fermentation)이고, 열린 시험관(open tube)에만 산이 생기면 산화(oxidation)이며, 두 시험관 모두에 산이 없으면 비산화(nonoxidation) 세균이다.

시험관 한 개로 판정할 때는 윗부분이 노란색이고 아랫부분이 녹색이면 산화로, 시험관 전체가 노란색이면 발효로 판정하기도 한다.

2. Fermentation medium for differentiating *Staphylococci* and *Micrococci* (Staph OF, pH 7.0)

Tryptone	10 g
Yeast extract	1 g
Agar	2 g
Bromcresol purple	0.001 g
증류수	1,000 mL

1)의 배지와 같은 방법으로 제조와 시험을 한다. 접종 전의 배지는 자색이다.

Phenol red broth base (pH 7.4, 탄수화물 발효시험용 기초 배지)

Proteose peptone No. 3	10 g
Beef extract	1 g
Sodium chloride	5 g
Phenol red	0.018 g
증류수	1,000 mL

21 g을 증류수 1,000 mL에 녹이고 탄수화물은 0.5~1%의 비율로 넣는다. 시험관에 분주한다. 가스 생성을 시험하기 위해서는 Durham관을 넣는다. 121℃로 15분간 멸균한다. 탄수화물은 여과멸균이 더 좋다.

Phenylalanine agar (pH 7.3, phenylalanine deaminase 시험용)

Yeast extract	3 g
Dipotassium phosphate	1 g
Sodium chloride	5 g
DL-phenylalanine	2 g
Agar	12 g
증류수	1,000 mL

23 g을 증류수 1,000 mL에 부유시켜 가열하여 녹여서 적당한 시험관에 4 mL씩 분주하여 121℃에 15분간 멸균 후 사면이 되도록 식힌다. 시험세균을 접종하고 35℃에 18~24시간 배양한다. 10% $FeCl_3$를 4~5방울을 넣어서 녹색(phenylpyruvic acid 생성)이 생겼으면 pheylalanine deaminase 시험 양성이다.

Phenylethanol (phenylethyl alcohol, PEA) agar(그람양성 알균, 무산소성 그람양성 및 음성 세균의 선택 배지)

Tryptone	10 g
Beef extract	3 g
Sodium chloride	5 g
Agar	15 g
Phenylethanol	2.5 g
증류수	1,000 mL

35.5 g을 1,000 mL 증류수에 부유시키고 가열하여 녹인 후 121℃에 15분간 멸균한다. 50℃에 식혀서 5% 탈섬유 혈액을 무균적으로 넣고 Petri 접시에 붓는다. 혈액을 넣지 않으면 PEA agar 배지, 혈액을 넣으면 phenylethyl alcohol blood agar (PEBA) 배지이다.

이 배지는 산소성 및 조건무산소성 그람음성 막대균의 증식이 억제된다.

Potassium cyanide (KCN) broth (pH 7.6) : KCN 증식 시험용.

예) *Citrobacter freundii*(증식)와 *Salmonella*(증식무) 감별

1. KCN broth base, pH 7.6

Peptone	3 g
Sodium chloride	5 g
Monobasic potassium phosphate (anhydrous) (KH_2PO_4)	0.225 g
Dibasic sodium phosphate (Na_2HPO_4) · $2H_2O$	5.64 g

증류수 ···· 1,000 mL

주의 : 처방 지시대로 증류수에 위의 성분을 넣고 121℃, 1.1 kg/cm² (15 Ib), 15분 가압 멸균 후 20℃까지 완전히 식힌다.

2. KCN broth base (Difco, BBL) 상품화된 배지
3. KCN 0.5% 용액

Potassium cyanide (KCN) ···· 0.5 g
멸균 증류수(20℃ 이하) ···· 100 mL

주의 : KCN 용액은 매우 독성이 강하므로 입으로 절대 피펫을 빨아서는 안 되며 bulb 피펫으로 사용해야 하고, 20℃ 이하로 식힌 용액을 chemical hood가 있는 곳에서 이 시약을 만들어야 한다.

4. KCN broth

KCN broth base 100 mL에 0.5% KCN 용액을 1.5 mL 넣어 혼합 후 나사마개 시험관 5 mL짜리에 1 mL씩 분주하여 4℃ 냉장고에 보관하며, 유효기간은 4주간이다.

접종은 소량을 하며(light inoculum) 35℃에 24~48시간 후 판정하나, 4일까지 관찰할 수 있다.

임상검사실에서 위험하므로 이 시험은 사용하지 않는다.

Purple broth base (탄수화물 발효 시험용 기초 배지 pH 6.8)

Proteose peptone No. 3 ···· 10 g
Beef extract ···· 1 g
Sodium chloride ···· 5 g
Bromcresol purple ···· 0.02 g
증류수 ···· 1,000 mL

16 g을 증류수 1,000 mL에 부유시키고 녹여서 탄수화물을 0.5~1% 되게 넣는다. 시험관에 분주하고 121℃에 15분간 멸균한다. Purple broth base만 가압멸균하고, 5~10% 탄수화물은 따로 여과멸균하여 최종 농도가 0.5~1% 탄수화물이 되도록 넣는 방법이 좋다.

PYR broth (*Enterococcus*와 A군 사슬알균 동정 시험용)

L-pyrrolidonyl-B−naphthylamide (PYR) ···· 0.01 g
Todd-Hewitt broth ···· 100 mL

1. 방법

PYR 0.01 g을 Todd-Hewitt broth 100 mL에 넣고 13×100 mm 나사마개 시험관에 0.2 mL씩을 4℃ 냉장고에 넣어 보관 사용한다.

참조 : 1. PYR 시험에 사용하는 PYR 시약

ρ-dimethylaminocinnamaldehyde (DMACA) ···· 1 g
Conc-HCl ···· 100 mL

Conc-HCl 100 mL에 DMACA 1 g을 녹이고 이것을 증류수로 1:100으로 희석하여 사용한다. 최종 농도는 DMACA가 0.01%이다.

2. 방법

PYR broth에 세균을 진하게 접종하고 35℃ 2시간 배양 후 PYR 시약을 1방울 넣어 적색이 나타나면 양성이고, 황색이 보이면 음성이다.

Regan−Lowe (RE) medium (pH 7.4, *Bordetella* spp.의 선택 배지)

Charcoal agar (Oxoid CM 119) ···· 51 g
Horse blood, defibrinated ···· 100 mL
Cephalexin ···· 0.04 g
증류수 ···· 1,000 mL

Charcoal agar 가루를 증류수에 부유시키고 가열하여 녹이고 121℃에 15분간 멸균 후 50℃에 식혀서 탈섬유 혈액과 cephalexin을 넣어서 잘 혼합 후 Petri 접시에 붓는다. 비닐봉지에 넣어서 냉장고에 두면 1주일간 사용할 수 있다. RE 배지는 최근에 권장되는 백일해(pertussis, whooping cough)균의 선택 배지이다.

Sabouraud dextrose agar (pH 5.6, SDA 진균배양용)

Neopeptone	10 g
Dextrose	40 g
Agar	15 g
증류수	1,000 mL

65 g을 증류수 1,000 mL에 부유시키고 가열하여 녹여서 15×150 mm 솜마개 시험관에 분주하거나, 118℃에 10분간 멸균하여 50℃에 식혀서 Petri 접시에 붓는다.

선택 배지를 제조하기 위해서 다음 항균제를 넣을 수 있다.

1. Cycloheximide	500 mg
acetone	10 mL
2. Chloramphenicol	50 mg
95% ethanol	10 mL

선택 배지는 피부사상균(dermatophytes)을 분리하기 위해 쓰인다. 이 목적을 위해서는 Mycobiotic agar (Difco), Mycosel agar (BBL)가 있다. 선택 배지에서는 접합균류(Zygomycetes)가 자라지 못한다.

Sabouraud dextrose broth (pH 5.6, *Candida* 균종 동정용)

Neopeptone	10 g
Dextrose(혹은 40 g)	20 g
증류수	1,000 mL

30 g을 증류수 1,000 mL에 부유시키고, 녹여서 10 mL씩 18×150 mm 시험관에 분주한다. 121℃로 10분간 멸균한다.

Salmonella Shigella (SS) agar (pH 7.0, *Salmonella*와 *Shigella* 선택 배지)

Beef extract	5 g
Peptone	5 g
Lactose	10 g
Bile salts No. 3	8.5 g
Sodium citrate	8.5 g
Sodium thiosulfate	8.5 g
Ferric citrate	1 g
Agar	13.5 g
Brilliant green	0.33 mg
Neutral red	0.025 g
증류수	1,000 mL

60 g을 증류수 1,000 mL에 부유시키고, 2~3분간 가열하여 녹이고 55℃에 식혀서 Petri 접시에 붓는다. 가압멸균하지 않는다.

Selenite F broth (*Salmonella*와 일부 *Shigella* 증균용, pH 7.0)

Tryptone	5 g
Lactose	4 g
Sodium selenite	4 g
Sodium phosphate	10 g

23 g을 증류수 1,000 mL에 부유시키고 가열하여 녹이고 시험관의 깊이가 적어도 5 cm가 되도록 분주하고 가압멸균기에 넣어 문을 닫지 말고 10분간 가열한다. 가압멸균해서는 안 된다(Do not sterilize in the autoclave). 검체를 접종하고 12~18시간 배양 후에 MacConkey, SS, XLD 및 BS agar에 계대배양해야 한다. 너무 오랫동안 배양하면 *E. coli*와 같은 정상 균무리의 과다증식(over growth)으로 *Salmonella*가 억제될 수 있다.

SF broth (pH 6.9 ±0.2 at 25℃, *Enterococcus*의 감별 시험용)

Tryptone	20 g
Dextrose	5 g
Dipotassium phosphate	4 g
Monopotassium phosphate	1.5 g
Sodium chloride	5 g
Sodium azide	0.5 g
Brom Cresol Purple	0.032 g

증류수 ········ 1,000 mL

위 성분 36 g을 증류수 1,000 mL 비율로 혼합하여 녹이고 4 mL(13 × 100 mm 시험관)씩 분주하여 121℃ 15분간 멸균한다.

참고 : SF agar는 SF broth에 1% dextrose와 1.5% agar를 넣고 평판 배지를 만들어 BEAA (bile esculin azide agar)와 함께 사용하면 *Enterococcus* 감별에 편리하다.

SIM medium (pH 7.3, H_2S, indole 및 운동성 시험 배지)

Peptone ········ 30 g
Beef Extract ········ 3 g
Peptonized Iron ········ 0.2 g
Sodium thiosulfate ········ 0.025 g
Agar ········ 3 g
증류수 ········ 1,000 mL

위의 성분 36 g을 증류수 1,000 mL에 부유시키고, 가열하여 녹인 후 시험관 높이가 7 cm 정도 되도록 분주한다. 121℃에 15분간 가압 멸균하여 세워서(vertical position) 식힌다. 백금침으로 배지 깊이 2/3 정도까지 천자하여 접종한다.

운동성 시험과 H_2S(검은색이 양성) 생성 시험을 먼저 한 후 Kovacs 시약을 3~4방울 떨어뜨려 indole 시험을 하는데 적색이면 indole 시험 양성이다.

Sodium chloride broth 6.5% (*Enterococcus* spp.의 선택 및 감별용)

Brain heart infusion (BHI) ········ 37 g
Sodium chloride ········ 60 g
증류수 ········ 1,000 mL

BHI는 0.5% NaCl이 들어 있으므로 여기에 6% NaCl을 추가한다. 즉 BHI 37 g, NaCl 60 g을 증류수 1,000 mL에 넣고 가열하여 녹여서 시험관에 4~5 mL씩 분주하여 121℃에 15분간 멸균한다. *Enterococcus*는 이 배지에 증식하기 때문에 35℃에 하룻밤 배양하면 혼탁하게 보이나(6.5% NaCl에 내성, 증식), *Streptococci bovis* (group D *Streptococci*, nonenterococci)는 투명하게 보여서(6.5% NaCl에 감수성, 비증식) 감별된다.

Sodium hippurate broth(마뇨산염 가수분해 시험용, Hippurate hydrolysis test)

Sodium hippurate (Sigma) ········ 1 g
증류수 ········ 100 mL

12×75 mm 시험관에 0.4 mL씩 넣고 마개를 막은 후 얼려(냉동고) 두면 유효기간은 6개월이다.

참조 : Ninhydrin 시약

Ninhydrin (Sigma) ········ 3.5 g
Acetone ········ 50 mL
Butanol ········ 50 mL

Acetone과 butanol을 섞고 ninhydrin을 넣는다. 갈색 병에 넣고 마개를 막아두면 유효기간은 6개월이다.

Sodium hippurate broth에 접종 후 35℃ 수조에서 2시간 배양 후 0.2 mL의 ninhydrin을 넣고 15분간 다시 35℃ 수조에서 배양 후 진한 자색이면 hippurate 가수분해 시험 양성이다.

Staphylococcus medium 110 배지

(pH 7.0, 병원성 *Staphylococci*의 선택 배지로 7.5% NaCl의 높은 농도가 들어 있다.)

Tryptone ········ 10 g
Yeast Extract ········ 2.5 g
Gelatin ········ 30 g
Lactose ········ 2 g
D-Mannitol ········ 10 g
Sodium Chloride ········ 75 g
Dipotassium Phosphate ········ 5 g
Agar ········ 15 g
증류수 ········ 1,000 mL

위 성분 149 g을 증류수 1,000 mL에 부유시키고 가열하여 녹인 후 121℃에서 10분간 가압증기 멸균한다. 50℃에 식혀서 Petri 접시에 분주한다. Mannitol 발효 시험을 하기 위해서 bromcresol purple 지시약 1 방울을 떨어뜨려 황색으로 변하면 mannitol 양성이다. Gelatin 액화(gelatinase 생성) 시험을 위해서 포화 ammonium sulfate [$(NH_4)_2SO_4$] 5 mL 정도를 집락에 떨어뜨려 35℃ 배양기에서 10분간 방치 후 집락 주위가 투명하면 gelatinase 양성이다. *S. aureus*는 mannitol과 gelatinase 시험 양성이고 7.5% NaCl에 내성이다.

TCBS (pH 8.6, thiosulfate citrate bile sucrose) agar (*Vibrio* 선택 배지)

Yeast extract	5 g
Proteose peptone No. 3	10 g
Sodium citrate	10 g
Sodium thiosulfate	10 g
Oxygall	8 g
Yeast extract	5 g
Proteose peptone No. 3	10 g
Sodium citrate	10 g
Sodium thiosulfate	10 g
Oxygall	8 g
Saccharose	20 g
Sodium chloride	10 g
Ferric citrate	1 g
Bromthymol blue (BTB)	0.04 g
Thymol blue	0.04 g
Agar	15 g
증류수	1,000 mL

89 g을 증류수 1,000 mL에 부유시키고, 가열하여 완전히 녹인다. 가압멸균해서는 안 된다(Do not autoclave). 50℃에 식혀서 Petri 접시에 붓는다. 이 배지에는 sucrose(설탕)가 있어서 산 생성 시 지시약 BTB와 작용하여 노란색 집락을 보이며 sucrose를 분해시키지 못하면 녹색 집락을 보인다.

TCBS에서 노란색 집락 : *Vibrio cholerae, V. fluvialis, V. furnissii, V. alginolyticus* 등이고 TCBS에서 녹색 집락 : *V. parahemolyticus, V. vulnificus, V. mimicus, V. hollisae* 등이 있다.

Thayer-Martin agar, modified (임균과 수막알균 선택 배지)

GC medium base	36 g
Dextrose	1.5 g
Agar	10 g
Hemoglobin	10 g
Supplement VX (Difco) 혹은	
IsovitaleX (BBL)	10 mL
Antimicrobic vial CNVT	10 mL
증류수	1,000 mL

1. GC agar base, dextrose 및 agar (1)을 500 mL의 증류수에 부유시키고 가열하여 녹인다.
2. 별도로 hemoglobin 10 g (2)를 증류수 500 mL (2% hemoglobin 용액)에 부유시키고 유리구슬을 적당히 넣어서 30분 이상 잘 섞는다.
3. 위의 두 가지, 즉 (1)과 (2)의 성분을 각각 121℃에 15분간 멸균한다. 55℃로 식힌다.
4. Antimicrobic vial CNVT (Difco 회사)병 (3)에 무균 증류수 10 mL를 넣어서 녹인다. 이 용액 10 mL는 다음 성분이 들어 있다.

Colistin sulfate	7,500 μg/mL
Nystatin	12,500 μg/mL
Vancomycin	3,000 μg/mL
Trimethoprim lactate	5,000 μg/mL

   배지 100 mL에 CNVT 용액 1 mL의 비율로 섞는다.
5. Isovitalex (BBL 회사)병 (4)에 무균 10% glucose 10 mL를 넣어서 녹인다(배지 1,000 mL용).
6. 55℃로 식힌 (1)과 (2) 성분에, CNVT인 (3) 성분과, 영양강화제인 (4) 성분인 IsoVitalex를 넣어 잘 혼합한 후 Petri 접시에 20 mL씩 붓는다.
7. IsovitaleX (BBL)의 1 mL 용액은 배지 100 mL를 제조할 수 있으며 다음 성분이 들어 있다.

Vitamin B_{12}	10 μg/mL
L-Glutamine	10,000 μg/mL
Adenine	1,000 μg/mL
Guanine HCl	30 μg/mL
ρ-Aminobenzoic acid	13 μg/mL
L-cystine	1,100 μg/mL
Glucose	100,000 μg/mL
Diphosphopyridine nucleotide oxidized (coenzyme Ⅰ)	250 μg/mL
Cocarboxylase	100 μg/mL
Ferric nitrate	20 μg/mL
Thiamine HCl	3 μg/mL
Cysteine HCl	25,900 μg/mL

Thioglycollate medium without indicator (pH 7.2 무산소성 증균 배지)

Yeast extract	5 g
Casitone	15 g
Dextrose	5 g
Sodium chloride	2.5 g
L-Cystine	0.25 g
Sodium thioglycollate	0.5 g
Agar	0.75 g
증류수	1,000 mL

29 g을 증류수 1,000 mL에 부유시키고, 가열하여 녹인 후 16 × 125 mm의 시험관에 15 mL씩 분주한다. 배지의 높이가 7 cm는 되어야 한다. 121℃에 15분간 멸균하여 실온에 보관한다. 이 배지에 산화–환원 지시약으로 resazulin이나 methylene blue를 넣을 수 있다. Resazulin이 든 배지는 상층이 분홍색(산소성 상태), methylene blue는 녹색(산소성 상태)으로 나타나는데, 배지의 1/3 이상이 산소성 상태이면 무산소성 배양에 사용할 수 없으며, 1회에 한해서 끓여 사용할 수 있다. 이 배지는 산소성, 조건무산소성 및 무산소성 세균의 배양에 사용된다.

Enriched Thioglycollate medium (무산소성 증균 배지)

새로 멸균한 Thioglycollate medium에(오래된 것은 10분간 끓이고 식힌 후에) vitamin K_1 용액 0.1 μg/mL, sodium bicarbonate 1 mg/mL, hemin 5 μg/mL 되게 넣는다. 토끼나 말 혈청 혹은 Fides enrichment를 넣을 수도 있다.

Todd–Hewitt broth (Streptococcus의 혈청군 동정용, pH 7.8)

Beef heart, infusion from	500 g
Neopeptone	20 g
Dextrose	2 g
Sodium chloride	2 g
Dipotassium phosphate	0.04 g
Sodium carbonate	2.5 g
증류수	1,000 mL

30 g을 증류수 1,000 mL에 부유 시 녹이고 시험관이나 병에 분주하여 121℃에 15분간 멸균한다.

Transport medium (미생물 배양용 검체의 수송 배지)

1. Amies transport medium without charcoal (pH 7.3, 검체 중의 병원균 보존용)

Sodium chloride	3 g
Potassium chloride	0.2 g
Calcium chloride	0.1 g
Magnesium chloride	0.1 g
Monopotassium phosphate	0.2 g
Disodium phosphate	1.15 g
Sodium thioglycollate	1 g
Agar	7.5 g
증류수	1,000 mL

23.25 g을 1,000 mL 증류수에 부유시키고 가열하여 녹인 후 시험관에 거의 가득 차게 분주하여 마개를 약간 열고 121℃에서 10분간 멸

균 후 즉시 마개를 막고 냉수에 식힌다. Amies transport medium with charcoal은 위의 처방 외에 charcoal이 10 g 들어 있다.

2. Cary and Blair transport medium(변 검체의 보존)

Agar	5 g
Sodium chloride	5 g
Sodium thioglycollate	1.5 g
Disodium phosphate	1.1 g
Calcium chloride	9 mL
증류수	991 mL

12.6g을 증류수에 부유시키고 가열하여 녹인 후 50℃에 식혀서 1% $CaCl_2$ 용액 9 mL를 넣고 pH 8.4로 맞춘다. 나사마개 시험관에 7 mL씩 넣고 15분간 100℃로 가열하는데 하루에 1회씩 2일간 한 후 마개를 꼭 닫아서 실온에 보관한다. Cary and Blair transport medium, modified 배지에는 산화-환원 지시약인 resazulin 등이 들어 있다.

3. Stuart transport medium (pH 7.3, 임균 등의 까다로운 세균도 수송 배지로 이용됨)

Sodium thioglycollate	1 g
Sodium glycerophosphate	10 g
Calcium chloride	0.1 g
Methylene blue	0.002 g
Agar	3 g
증류수	1,000 mL

14.1 g을 증류수 1,000 mL에 부유시키고 가열하여 녹인 후, 나사마개 시험관에 7 mL씩 분주하여 121℃로 15분간 멸균하여 실온에 보관한다. Methylene blue는 산화-환원 지시약으로 산소성 상태에서 청색이고 무산소성(환원) 상태에서는 무색이다.

Triple sugar iron (TSI) agar (pH 7.3) : 그람음성 막대균 감별 배지

Beef extract	3 g
Yeast extract	3 g
Peptone	15 g
Dextrose	1 g
Lactose	10 g
Sucrose (saccharose)	10 g
Ferrous sulfate	0.2 g
Sodium chloride	5 g
Sodium thiosulfate	0.3 g
Agar	12 g
Phenol red	0.024 g
증류수	1,000 mL

65 g을 증류수에 풀고 가열하여 녹인 후, 시험관에 분주하고 121℃에 15분간 멸균한다. 사면과 고층의 길이가 동일하도록 굳힌다. 마개를 약간 열어서 35℃에 18~24시간 배양 후에 결과를 판독하며 시간이 경과하면 반응이 달라진다.

TSI agar는 그람음성 막대균 동정의 첫 단계로 ① 탄수화물(1% lactose, 1% sucrose 및 0.1% dextrose) 발효와 ② H_2S(hydrogen sulfide) 및 ③ 가스(gas) 생성을 시험하기 위해 쓰이는데, KIA (Kligler iron agar)는 sucrose가 들어 있지 않은 점이 TSI agar와 다르다.

Tryptic(혹은 trypticase) soy agar (TSA, pH 7.3 혈액 우무 기초 배지)

Tryptone(혹은 trypticase)	15 g
Soytone(혹은 phytone)	5 g
Sodium chloride	5 g
Agar	15 g
증류수	1,000 mL

40 g을 증류수 1,000 mL에 부유시키고 가열하여 녹인 후 121℃에 15분간 멸균하여 45~50℃에 식혀서, TSA plate를 위해서는 Petri 접시에 붓고, 혈액우무를 위해서는 5% 탈섬유 혈액(defibrinatee blood)을 넣고 Petri 접시에 분주한다.

Tryptic (trypticase) soy broth (TSB, pH 7.3) 혈액배양 등

Tryptone (trypticase)	17 g
Soytone (phytone)	3 g

Dextrose	2.5 g
Sodium schloride	5 g
Dipotassium phosphate	2.5 g
증류수	1,000 mL

30 g을 증류수 1,000 mL에 부유시키고 녹여서 분주 후 121℃에 15분간 멸균한다.여러 가지 세균이 이 배지에서 신속히(6~8시간) 증식한다. 폐렴사슬알균이나 사슬알균도 혈액이나 혈청의 첨가 없이 증식된다. *Brucella*도 증식된다. 그러나 glucose가 발효되면 산이 생기고 폐렴사슬알균은 18~24시간이 지나면 죽을 수도 있다. 산소성 및 조건무산소성 세균을 위한 혈액배양에는 쓰이지 않는다.

Tryptopan broth (indole 시험용)

Trypticase peptone (tryptophan, BBL) 혹은 Tryptic (Difco)	10 g
Sodium chloride	5 g
증류수	1,000 mL

녹여서 시험관에 4 mL씩 분주하여 121℃에 15분간 멸균한다. 35℃에 24~48시간 배양하여 Kovac 혹은 Ehrlich 시약을 5방울 넣어서 적색을 보이면 양성이다. Ehrlich 시약은 넣기 전에 xylene이나 chloroform을 미리 넣어서 indole을 추출(extract)한 다음 시약을 떨어뜨려야 한다. Kovac 시약보다 Ehrlich 시약이 더 예민하나 조작이 불편하다.

Urea agar (Christensen, pH 6.8, urease 시험 배지로 Proteus, Klebsiella, Helicobacter 등 감별)

Urea agar base

Peptone	1 g
Dextrose	1 g
Sodium chloride	5 g
Monopotassium phosphate	2 g
Urea	20 g
Phenol red	0.012 g
증류수	1,000 mL

냉장고에 보관된 urea agar base를 실온온도가 되게 한 후 ① urea agar base 29 g을 증류수 100 mL에 부유시키고 흔들어서 완전히 녹인 다음 여과 멸균한다. 가열하거나 가압멸균해서는 안 된다. ② agar 15 g을 증류수 900 mL에 넣어서 가열하여 녹인 후 121℃에 15분간 멸균한다. 50~55℃에 식혀서 무균적으로 urea agar base를 섞어서 잘 혼합하고 멸균 시험관에 분주하여 깊이가 2 cm, 사면이 3 cm 되게 굳힌다. 사면에만 진하게 시험세균을 접종하고 35℃에 배양한다. 2~4시간 및 하룻밤 배양한 후에 적색이 보이면 urease 시험 양성이다. *Proteus*는 전체 배지가, *Klebsiella pneumoniae*는 사면만 적색으로 보인다.

Urea broth (Stuart, pH 6.8) : urease 시험 배지로 Proteus, Klebsiella, Helicobacter 등 감별

Yeast extract	0.1 g
Monopotassium phosphate	9.1 g
Dipotassium phosphate	9.5 g
Urea	20 g
Phenol red	0.01 g
증류수	1,000 mL

38.7 g을 증류수 1,000 mL에 부유시키고 완전히 녹인다. 여과 멸균하여 무균적으로 멸균된 14×125의 시험관에 3 mL씩 분주한다. 가열하거나 가압멸균을 하지 않는다. 이 배지는 완충작용이 크므로 강한 urease 반응을 보이는 세균인 Proteus, Morganella 및 Providencia rettgeri의 동정에 쓸 수 있다. 이 배지는 Brucella, Bacillus, Micrococcus, Mycobacterium의 urease 반응을 시험하기 위해서 쓸 수도 있다. 이때에는 더 오랫동안 배양해야 한다.

분해되면 암모니아를 생성하여 알칼리성으로 되기 때문에 지시약 phenol red의 작용으로 적색이 되어 urease 양성 반응이 된다. Urease 시험에 urea agar 배지보다 덜 예민하다.

Vancomycin, bacitracin, clindamycin (VBC) agar (*Haemophilus* 균종의 선택 배지)

용액 A

GC meddium base	18 g
Yeast extract	2.5 g
Distilled water	240 mL

용액 B

Hemoglobin power	5 g
Distilled water	10 mL

용액 C

Dextrose	2.5 g
Distilled water	10 mL

Supplement A

Vancomycin (5 mg/mL)	0.5 mL
Bacitracin (150 mg/mL)	1.0 mL
Clindamycin (1 mg/mL)	0.5 mL

Supplement B

IsoVitalex (BBL)	5 mL

위 배지는 500 mL 제조 시 용량이며, 용액 A와 용액 B를 초콜릿 배지 제조 시와 같은 방법으로 각각 녹여서 121℃로 15분간 멸균한다. 55℃로 식힌 뒤에 용액A와 B, C 및 Supplement A와 C를 거품나지 않게 섞은 후 20 mL씩 Petri 접시에 부어서 평판을 만든다.

Xylose lysine desoxycholate (XLD) agar (pH 7.4, 그람음성 막대균 분리와 감별 배지, 특히 *Salmonella, Shigella, Providencia* 등)

Xylose	3.5 g
Lysine	5 g
Lactos	7.5 g
Sucrose	7.5 g
Sodium chloride	5 g
Yeast extract	3 g
Phenol red	0.08 g
Agar	13.5 g
Sodium desoxycholate	2.5 g
Sodium thiosulfate	6.8 g
Ferric ammonium citrate	0.8 g
증류수	1,000 mL

57 g을 증류수 1,000 mL에 부유시키고 가열하여 완전히 녹인다. 너무 과열시키거나 가압멸균해서는 안 된다. 55~60℃에 식혀서 Petri 접시에 분주한다. HE agar보다 coliform bacilli가 덜 억제된다. 배지는 원래 변검체에서 *Shieglla*를 분리하기 위하여 변검체를 GN broth에 배양 후 XLD agar에 계대 배양한다. *E. coli, Klebsiella* 및 *Enterobacter*는 황색 집락, *Salmonella*와 *Salmonella arizonae*는 대부분 흑색과 함께 적색 집락, *Shigella, Providencia*는 불투명한 집락, *Citrobacter*는 검은색과 함께 황색 집락, *Proteus*는 검은색과 함께 황색이나 불투명한 집락이 나타난다. 이 배지는 xylose, lactose 및 sucrose를 비분해하는 세균은 적색 집락을, xylose 분해하고 lysine 비탈탄산화(non-decarboxylaton) 세균은 황색 집락을, lactose나 sucrose를 분해하는 세균도 황색 집락을 보인다. 최근에 우리나라도 *Salmonella*와 *Shigella* 분리 목적으로 이 배지를 사용하는 병원이 있다.

부록 VIII

미생물학에서 흔히 사용하는 신용어와 구용어

신용어	구용어	용어
굳은 궤양	경성하감	Chancre
두형태진균	이상성 진균 혹은 동종이형성 진균	Dimorphic fungus
막대균	간균	Bacillus
무른 궤양	연성하감	Chancroid
무산소성 세균	혐기성 세균	Anaerobe
무산소성	혐기성	Anaerobic
미산소성	미호기성	Microaerophilic
빛발색균	광발색균	Photochromogen
빠른 발육균	신속발육균	Rapid grower
사슬알균	연쇄구균	*Streptococcus*
산소성	호기성	Aerobic
산소성 세균	호기성 세균	Aerobe
수막알균	수막구균	*Neisseria meningitidis*
쌍알균	쌍구균	Diplococcus
알균	구균	Coccus
우무	한천	Agar
장알균	장구균	*Enterococcus*
절대무산소성 세균	편성혐기성 세균	Obligate anaerobe
절대미산소성균	편성미호기성균	Microaerophile obligate
절대산소성 세균	편성호기성 세균	Obligate aerobe
정상 균무리	상재균	Normal flora
조건무산소성	통성혐기성	Facultative anaerobic
조건무산소성 세균	통성혐기성 세균	Facultative anaerobe
짧은 막대균	구간균	Coccobacillus
폐렴사슬알균	폐렴구균	*Streptococcus pneumoniae*
포도알균	포도상구균	*Staphylococcus*

불법복제 및 불법스캔, 불법제본에 의한 저작권 침해 행위가 빈번하게 발생하고 있으며, 이에 대응하기 위해 한국 출판협동조합을 비롯한 출판계가 **엄격한 단속 및 법적조치**를 준비하고 있습니다. 저작권법 제136조에 의해 저작재산권, 그 밖에 이 법에 따라 보호되는 재산적 권리를 **복제, 공연, 송신, 전시, 배포, 대여**에 해당하는 자는 5년 이하의 징역 또는 5천만원 이하의 벌금에 처할 수 있습니다.

임상미생물학 실습 6판

1995년 3월 15일 초판 발행
1998년 1월 30일 2판 발행
2006년 8월 20일 3판 발행
2010년 2월 26일 4판 발행
2018년 3월 5일 5판 1쇄 발행
2019년 2월 26일 5판 2쇄 발행
2020년 3월 16일 5판 3쇄 발행
2023년 3월 5일 5판 4쇄 발행
2025년 2월 28일 6판 인쇄
2025년 3월 5일 6판 발행

저　　자 : 한국임상병리학과 미생물학 연구회 편
발 행 자 : 남학순
발 행 처 : 도서출판 고려의학
(02880) 서울 성북구 성북로9길 1 보문빌딩 3층
전화 : (02) 765-0333, 0337 / 팩스 : (02) 743-2288
이 메 일 : kmedbook@daum.net
홈페이지 : www.komb.co.kr
신고번호 : 제 2022-000006호

※ 검인은 저자와의 합의하에 생략합니다.
※ 낙장 및 파본은 교환해 드립니다.

ISBN 979-11-92422-76-3

정가 : 41,000원